Progress and Practice of Acute Severe High Altitude Disease

急性重症高原病进展与实践

◎ 名誉主编 吴天一 院士　　◎ 主编　裴智卫

中国科学技术出版社
·北京·

图书在版编目（CIP）数据

急性重症高原病进展与实践 / 裴智卫主编 . — 北京 : 中国科学技术出版社，2022.1
ISBN 978-7-5046-9068-5

Ⅰ . ①急… Ⅱ . ①裴… Ⅲ . ①高山病—急性病—诊疗 ②高山病—险症—诊疗 Ⅳ . ① R594.305.97

中国版本图书馆 CIP 数据核字（2021）第 095725 号

策划编辑	韩　翔　池晓宇
责任编辑	黄维佳　孙　超
装帧设计	佳木水轩
责任印制	李晓霖

出　　版	中国科学技术出版社
发　　行	中国科学技术出版社有限公司发行部
地　　址	北京市海淀区中关村南大街 16 号
邮　　编	100081
发行电话	010-62173865
传　　真	010-62179148
网　　址	http://www.cspbooks.com.cn

开　　本	889mm×1194mm　1/16
字　　数	783 千字
印　　张	36
版　　次	2022 年 1 月第 1 版
印　　次	2022 年 1 月第 1 次印刷
印　　刷	天津翔远印刷有限公司
书　　号	ISBN 978-7-5046-9068-5 / R·2712
定　　价	398.00 元

（凡购买本社图书，如有缺页、倒页、脱页者，本社发行部负责调换）

编著者名单

名誉主编　吴天一
主　　编　裴智卫
副 主 编　丁海全　曾玉英
编　　者　（以姓氏笔画为序）

丁海全　青海省格尔木市人民医院
王玉燕　青海省第五人民医院
李渊海　青海省卫生健康委
吴天一　青海高原医学科学研究院
党　旭　青海省格尔木市郭镇医院
徐雪芳　青海省格尔木市人民医院
唐万云　青海省中医院
曾玉英　青海省红十字医院
裴智卫　青海省格尔木市人民医院

内容提要

本书从重症医学与高原医学双重角度，对急性重症高原病的进展与实践进行了系统阐述。书中详细介绍了急性重症高原病的基础理论与诊治进展，并首次提出了急性重症高原病新的命名，探索、细化了急性重症高原病的含义，分析了脂肪类激素在急性重症高原病的病理生理作用；提出了急性重症高原病与脓毒症及多器官功能障碍综合征的变化关系，并对各系统器官缺氧性损伤进行了详细的分期和分型，提出了早期诊断的方法及治疗方案；观察了极高海拔地区缺氧性损伤所致实验动物脏器的病理变化，分析了500余例急性重症高原病的临床资料，为规范诊断和治疗急性重症高原病提供了理论依据。通过监测急性重症高原病的血流动力学数据，阐明了相关发病机制及血流动力学变化、心脏功能在急性重症高原病中的变化规律。此外，还列举了30余例少见的急性重症高原病病例及罕见珍贵图片，与前述理论相互辉映，进一步佐证了急性重症高原病的发生、发展、诊治经过及预后。

本书内容系统，图片丰富，基础知识与临床实践兼备，可为急性重症高原病的救治和预防提供理论依据与实践方案，适合高原科技工作者、专业医生、护师、医技人员阅读参考，亦可作为研究生、进修生继续医学教育的实用教材。

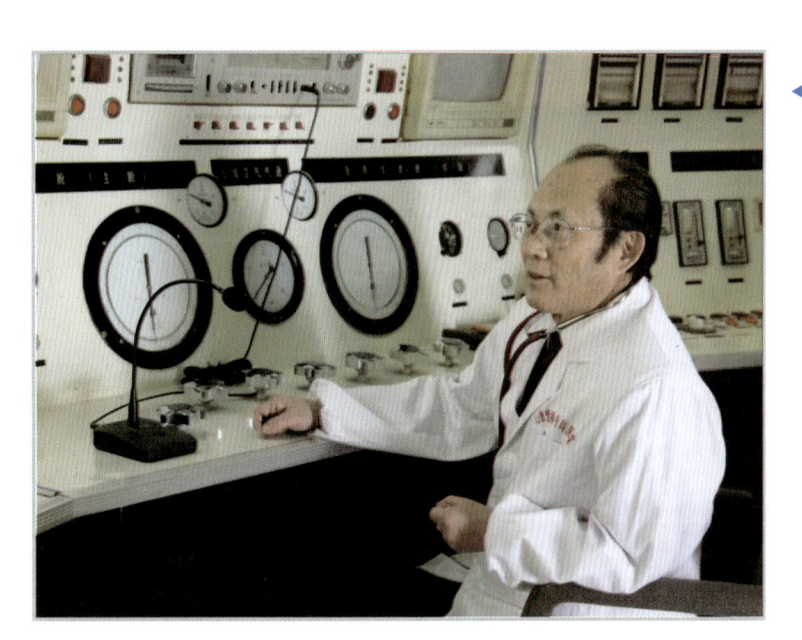

◀ 吴院士在进行低氧基础科学研究

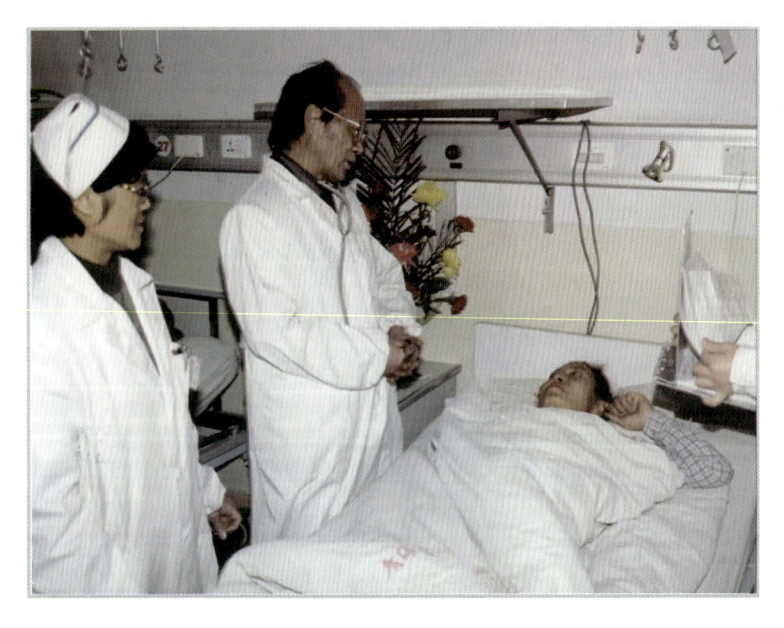

◀ 吴院士在临床一线为急性重症高原病患者查房

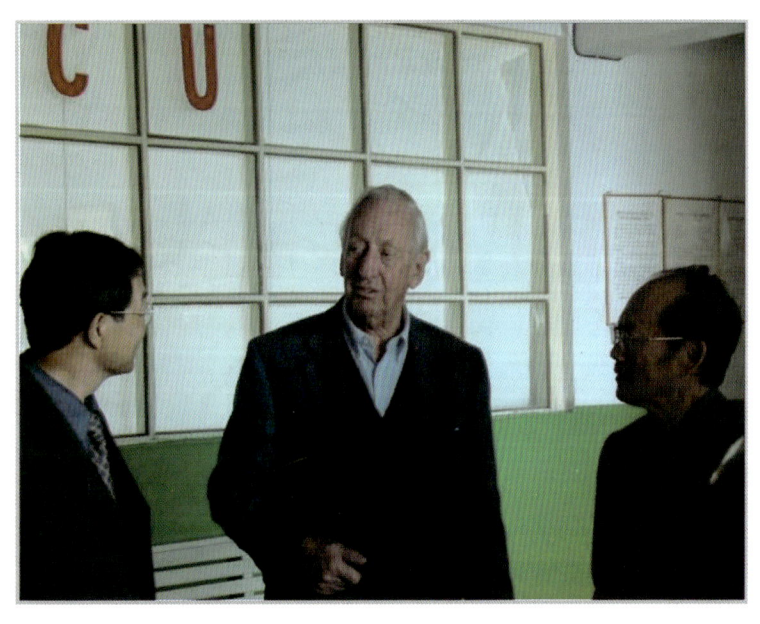

◀ 国际高山医学学会第一届主席，著名高原医学家 John B. West 教授（中）参观高原病科时说：你们是世界上少有的非常有高原特色的专科（左为裴智卫的老师张雪峰，右为吴天一院士）

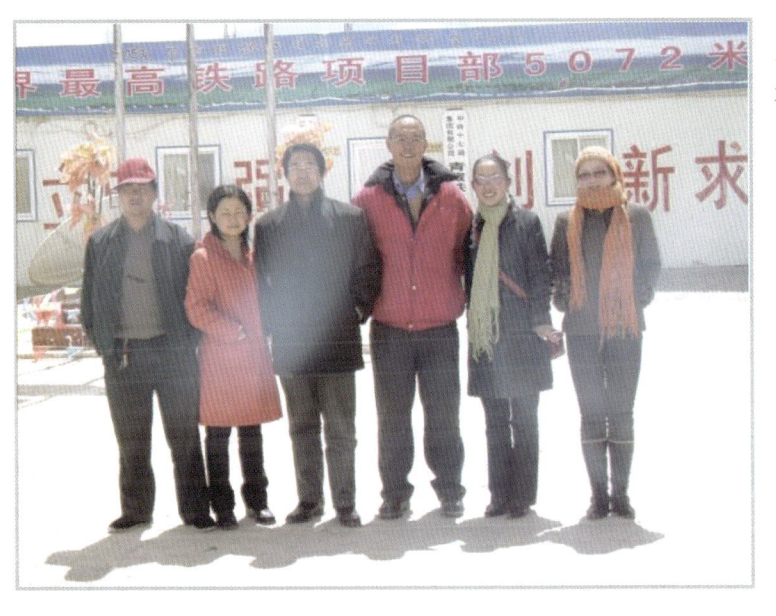

◀ 作者与工作伙伴合影（右三为裴智卫，右四为张雪峰，右五为曾玉英）

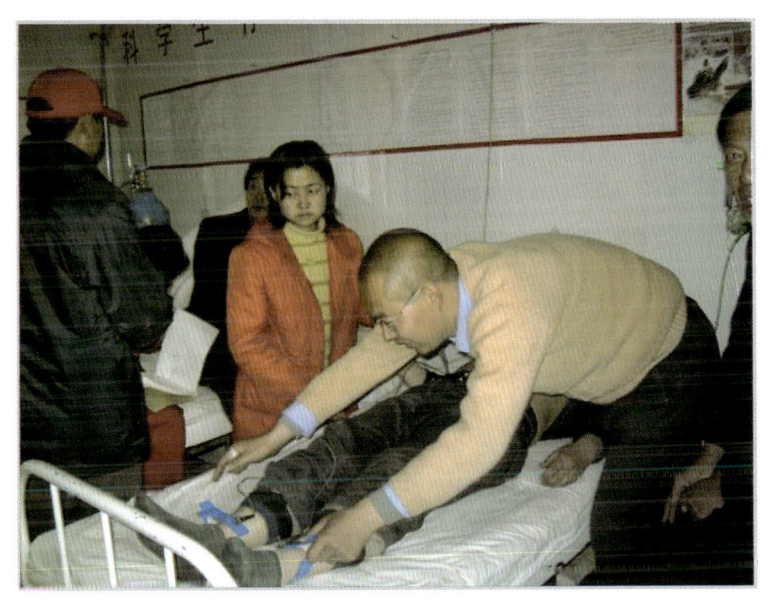

◀ 作者为患者做检查（右为裴智卫，左为曾玉英）

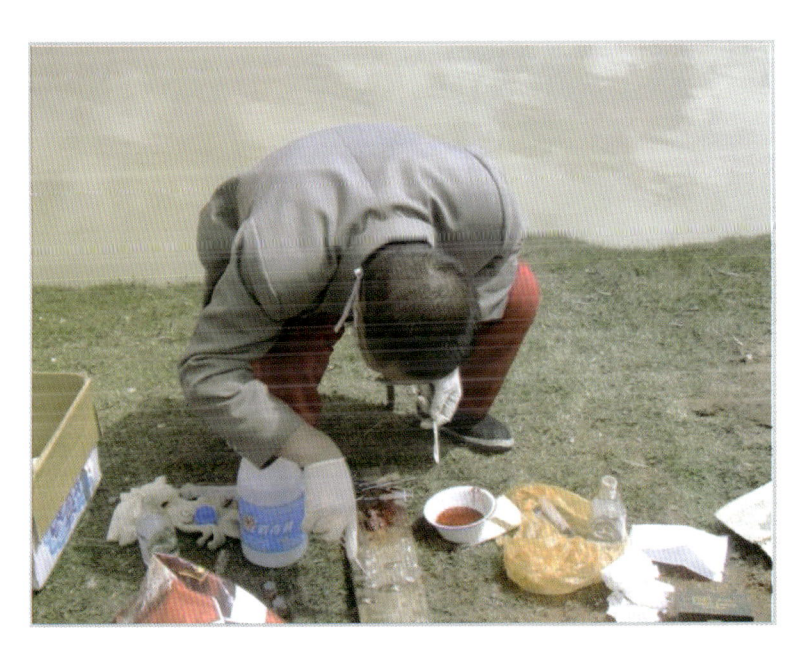

◀ 作者（裴智卫）在埋头进行动物试验

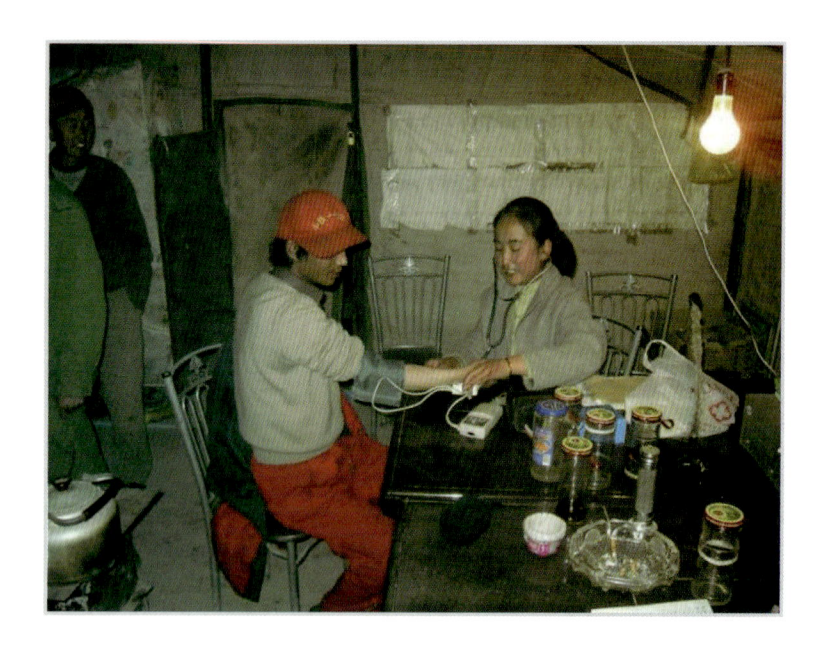

◀ 医务人员去患者居住地随访

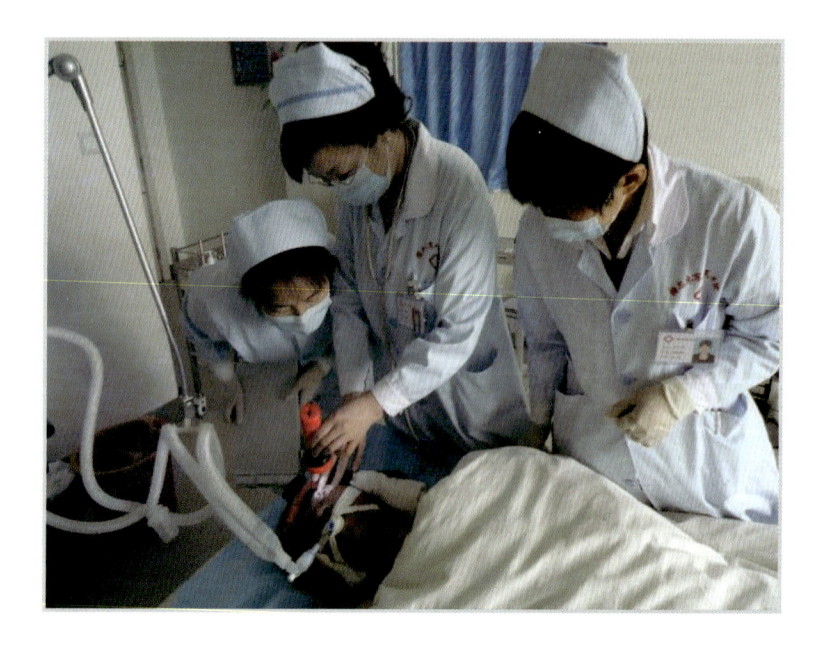

◀ 救治患者的日常工作（中为丁海全）

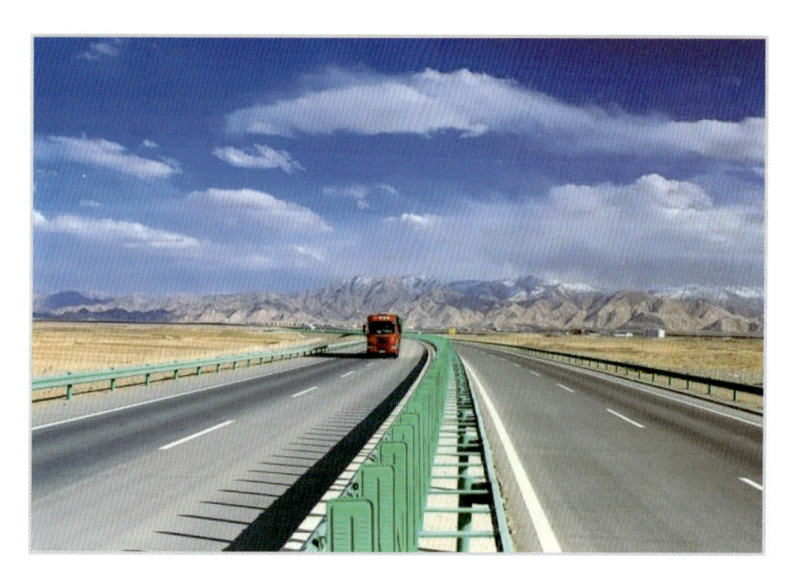

◀ 高原风光（青藏公路）

◀ 高原风光（昆仑山）

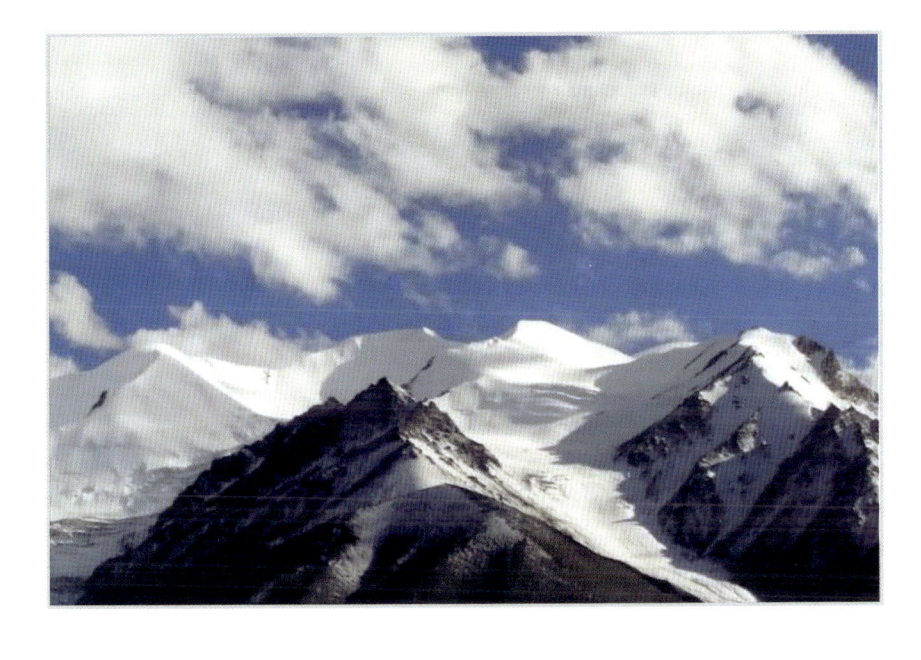

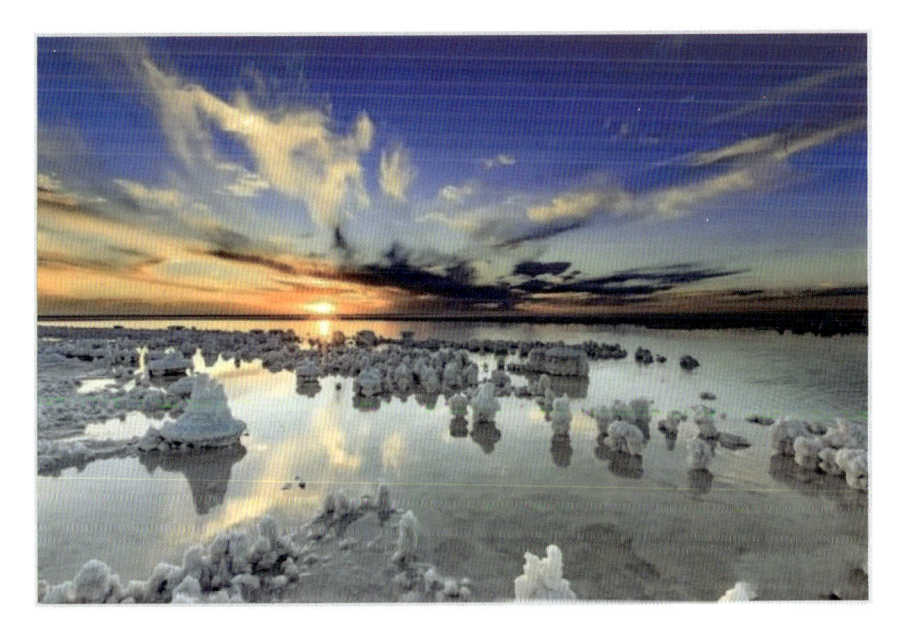

◀ 高原风光（盐湖）

序

  青藏高原号称"世界屋脊"和"地球第三极",总面积约为250万平方公里,约占全国总面积的1/4,气候干燥、高寒缺氧、紫外线强,生存环境极其恶劣。据统计,长期居住在青藏高原的人数约1500万,每年流动进入高原人口达1000多万(包括高原旅游、科学考察、登山探险及高原建设者)。有几百万人受到高原低氧性损伤而引起各种急、慢性高原疾病。恶劣的高原环境及严重的急性重症高原病使人们对高原心存恐惧,严重阻碍了高原地区的社会经济发展和国防建设。

  随着西部大开发战略的实施及高原地区的生态环境建设,高原地区自然灾害的抢险救灾(玉树地震等),可可西里世界自然遗产申请成功,高原地区优美的自然风光吸引着大量人群进入高原。

  世界高海拔地区的军事冲突不断发生,我国从天山、帕米尔高原、喀喇昆仑山到喜马拉雅山有着非常绵长的高山国防线。1962年发生的中印边境自卫反击战是一场发生在高海拔地区的战斗,当时有大量印军来到高原发生了急性高原病,高原肺水肿的发病率高达15.5%。在此次战斗中,印军因急性高原病造成的减员超过了因战伤造成的减员。

  我国的许多高山边防站及哨所都在海拔4000米以上,这些高山边防战士在低氧环境(只有海平面大气压和氧分压的50%左右)中从事军事活动,尽管施行了系统防护,但仍有发生急性重症高原病的风险。防治各型急性高原病,促进习服和提高高原战斗力成为当务之急。因此急性重症高原病就成为高原医学中备受关注的问题,开展相关研究也变得越来越迫切。随着重症医学的发展进步,相信未来急性重症高原病将成为高原医学发展中最令人瞩目的领域之一。

  裴智卫主任及其团队均为身处高原病诊治一线的医务工作者,在青藏高原腹地从事临床工作近30年,诊治10万余例急性高原病患者,积累了丰富的临床经验和珍贵资料。他们在参阅大量国内外文献的同时,结合自身临床经验,编写了这部《急性重症高原病进展与实践》。书中提出了急性重症高原病的新命名,重点描述了缺氧性损伤对脑、心、肝、肺、肾、胃肠及全身各个系统器官的影响和损害;结合重症医学的理论进展,提出了完整的系统治疗方案。本书的独到之处在于通过急性重症高原病的病理生理变化及临床表现,提出了分期、分型,通过分期、分型来提高急性重症高原病的超早期诊断,降低病死率,提高治愈率。特别是36个典型病例及资料是极其可贵的,在其他高原医学的权威著作中也没有如此全面及深刻,实为珍贵。

近年来，随着重症医学的发展及新理论体系的成熟，危重症的治疗方法不断增加和完善。根据病情的不断变化，人们对病情有了更深层次的理解，促使重症医学与高原医学完美地结合在一起，对急性重症高原病提出了许多新的理论及诊断、治疗方法。

本书内容丰富新颖、深入浅出，基础知识与临床实践相结合，是一部较理想的专业参考书。我深信此书的出版将有助于高原医学的发展，特别是弥补我国在急性重症高原病诊疗方面的不足，对提高我国急性重症高原病救治水平及降低病死率等方面将发挥积极作用，为急性重症高原病科研提供理论与实践的基础，同时兼具先进性、实用性和可操作性，期望为读者提供一部既有理论知识又有临床借鉴的参考书。

中国工程院院士　吴天一

前　言

青藏高原素有世界屋脊之称，其山川雄伟，资源丰富，环境壮丽，河流湿地密集，是长江、黄河的发源地，亦是野生动物的天堂。"戈壁明珠"格尔木就坐落于"聚宝盆"柴达木盆地南端的昆仑山脚下。

然而，急性高原病却成为高原地区社会发展及经济建设的拦路虎。本人有幸在青海海西工作近30年，参与诊断治疗了10万余例急性高原病，积累了丰富的临床经验和很多珍贵的临床资料，这些病例在世界范围内也属少见，在书中将与大家分享。尽管书中所用药物和剂量均为笔者工作实践所得，但考虑患者之间存在个体差异，仅供参考。望读者在实际应用中考虑具体情况，各自斟酌。

在这里，我要感谢我的几位患者魏永强、张大乡、马来塞、马乙四夫，正是他们激励我在急性重症高原病的研究领域不断探索。

感谢我的两位老师，吴孟君老师对患者认真负责的态度及严谨的工作作风影响了我的一生，张雪峰老师则带领我进入了高原病治疗研究的殿堂。

此外，还要感谢所有在高原病心血管科兢兢业业工作的全体同仁，正是他们日日夜夜守护在患者床旁。

最后，还要感谢我的家人，没有她们的支持，我无法顺利完成本书。

科技在发展，高原医学也在不断进步，书中所述可能存在错漏和不当之处，恳请同仁及专家指正。

裴智卫

目 录

第一篇 急性高原病总论

第1章 急性高原病 ··· 002
一、概论 ··· 002
二、急性高原病的定义及分型 ··· 003
三、急性高原病的预测 ·· 006
四、高原习服 ·· 012
五、急性高原病的预防 ·· 013
六、急性高原病的治疗原则 ·· 014

第2章 急性轻症高原病 ··· 017
一、概论 ··· 017
二、流行病学 ·· 017
三、病因及诱因 ··· 018
四、发病机制及病理生理变化 ··· 018
五、临床表现 ·· 020
六、诊断 ··· 022
七、治疗 ··· 023

第二篇 急性重症高原病的临床分型

第3章 高原肺水肿 ··· 028
一、概论 ··· 028
二、流行病学 ·· 029
三、病因及诱因 ··· 032
四、发病机制及病理、生理改变 ·· 032
五、临床表现 ·· 035

六、辅助检查 ··· 037
　　七、高原肺水肿的肺部超声变化 ·· 047
　　八、诊断标准及鉴别诊断 ··· 053
　　九、分期、分型新识 ·· 055
　　十、并发症 ·· 056
　　十一、高原肺水肿与急性呼吸窘迫综合征 ··· 057
　　十二、高原肺水肿与肺栓塞 ·· 060
　　十三、高原肺水肿对心功能的影响 ·· 066
　　十四、治疗 ·· 070
　　十五、预后 ·· 090
　　十六、高原肺水肿的超早期诊断 ·· 090

第4章　高原脑水肿 ·· 094
　　一、概论 ··· 094
　　二、流行病学 ··· 095
　　三、病因及诱因 ·· 095
　　四、发病机制及病理、病理生理变化 ·· 095
　　五、临床表现 ··· 097
　　六、诊断标准及鉴别诊断 ··· 109
　　七、分期、分型新识 ·· 112
　　八、高原脑水肿与颅内高压——脑疝 ·· 113
　　九、并发症 ·· 119
　　十、治疗 ··· 124
　　十一、高原脑水肿的超早期诊断 ·· 132
　　十二、预后 ·· 133

第5章　急性高原肾损伤 ·· 135
　　一、概论 ··· 135
　　二、分期、分型 ·· 138
　　三、发病机制及病理生理改变 ··· 138
　　四、急性高原肾损伤生物标志物研究进展 ·· 140
　　五、辅助检查 ··· 142
　　六、诊断标准 ··· 143
　　七、临床表现 ··· 143

八、治疗 144

　　九、预后 147

第 6 章　急性高原循环损伤 150

　　一、概论 150

　　二、高原性高血压 153

　　三、高原性低血压 157

　　四、急性高原微循环损伤及休克 159

　　五、急性高原心肌损伤 160

　　六、应激性心肌病 165

　　七、急性重症高原病的心功能变化 167

第 7 章　急性高原胃肠损伤 170

　　一、概论 170

　　二、急性高原胃损伤 175

　　三、急性高原肠损伤 178

　　四、腹腔高压与腹腔间室综合征 180

第 8 章　急性高原肝损伤 183

　　一、高原低氧对肝脏影响 183

　　二、急性高原肝损伤 183

　　三、急性肝功能衰竭 190

第 9 章　急性高原凝血功能障碍 193

　　一、概论 193

　　二、病理生理变化 196

　　三、弥散性血管内凝血 197

　　四、治疗 198

第 10 章　急性高原内分泌代谢障碍 200

　　一、概论 200

　　二、性激素的变化 200

　　三、甲状腺功能的变化 203

　　四、血脂变化 206

　　五、血糖异常 209

　　六、高血糖高渗综合征 210

　　七、糖尿病酮症酸中毒 212

第三篇 急性重症高原病相关研究

第 11 章 急性重症高原病的电解质及酸碱代谢紊乱 ········ 216
- 一、水钠及电解质平衡紊乱 ········ 216
- 二、酸碱平衡紊乱 ········ 219
- 三、高原低氧对机体水电解质及酸碱平衡的影响 ········ 220
- 四、急性重症高原病水电解质及酸碱平衡变化特点 ········ 222
- 五、血气分析 ········ 226

第 12 章 急性重症高原病与脓毒症、MODS 之间的关系 ········ 230
- 一、概论 ········ 230
- 二、急性重症高原病与脓毒症、MODS 之间的关系及病理过程 ········ 230
- 三、脓毒症 ········ 231
- 四、多器官功能障碍综合征 ········ 236

第 13 章 急性重症高原病相关分子生物学研究 ········ 240
- 一、概论 ········ 240
- 二、材料与方法 ········ 240
- 三、结果分析 ········ 240
- 四、讨论 ········ 241

第 14 章 急性重症高原病血流动力学监测 ········ 248
- 一、血流动力学基础理论 ········ 248
- 二、氧输送及氧代谢 ········ 252
- 三、血流动力学参数及临床意义 ········ 256
- 四、急性重症高原病的血流动力学变化研究 ········ 265
- 五、有创操作技术及血流动力学监测方法 ········ 269

第 15 章 急性重症高原病整体化、集束化护理方案 ········ 283
- 一、概论 ········ 283
- 二、高原肺水肿及相关并发症的护理特点 ········ 285
- 三、高原脑水肿及相关并发症的护理特点 ········ 291
- 四、急性高原肾损伤及相关并发症的护理特点 ········ 299
- 五、急性高原胃肠损伤及相关并发症的护理特点 ········ 300
- 六、脓毒症及其他器官损伤的护理特点 ········ 302

第四篇　典型病例分析

第 16 章　急性重症高原病病例报道 ... 306
病例 1 ... 306
病例 2 ... 315
病例 3 ... 323
病例 4 ... 324
病例 5 ... 330
病例 6 ... 332
病例 7 ... 338
病例 8 ... 342
病例 9 ... 348
病例 10 ... 352
病例 11 ... 357
病例 12 ... 361
病例 13 ... 370
病例 14 ... 374
病例 15 ... 380
病例 16 ... 382
病例 17 ... 389
病例 18 ... 404
病例 19 ... 414
病例 20 ... 421
病例 21 ... 424
病例 22 ... 435
病例 23 ... 440
病例 24 ... 444
病例 25 ... 456
病例 26 ... 465
病例 27 ... 472
病例 28 ... 479

病例 29	488
病例 30	496
病例 31	508
病例 32	517
病例 33	526
病例 34	538
病例 35	547
病例 36	553

第一篇 急性高原病总论

第 1 章 急性高原病 ·· 002

第 2 章 急性轻症高原病 ·· 017

第 1 章 急性高原病

一、概论

（一）概述

我国是世界上高原面积最大、居住人口最多的国家，高原边境线达数千公里，常年在青藏高原"世界第三极"居住的人口达 1 亿之多。随着国家对高原旅游、高原抢险救灾、高原环境、高原军事、高原地区民族团结及高原经济可持续发展的重视，国家加大了对高原的投入和建设，尤其是青藏铁路的建成、三江源国家公园及可可西里自然遗产申遗成功。进入高原人群逐年增多，对于急性高原病的防治也越来越受到关注及重视。

国外尤其是美国、日本以高山为主，高原面积相对较小，他们的急性重症高原病发病多为登山者，并且交通急救工具发达（以直升机为主），急性重症高原病的治疗以下送为核心，急性重症高原病较少发生、发展到极严重时期，所以对急性重症高原病的认识不够深入，病历资料较少。

据历史记载，国外最早认识高原肺水肿是 1898 年。法国医师 Jacotter 在攀登 4800m 高峰时死亡，他的同事 Mosso 等人对其进行了尸体解剖，出版了名为《Life of man on the high Alps》一书。书中详细描述了高原肺水肿的临床表现、查体、解剖所见，可见双肺明显水肿、无肺炎表现，这是世界上首例高原肺水肿病例尸检报告。1913 年，英国医生 Ranenhill 首次描述了一位 19 岁矿工在到达海拔 4800m 地方后，出现失语、走路不稳，并以神经性高山症报道。1964 年 Fitch 等在美国麦金利山抢救了一名 33 岁女性，并发表在《Annals of Internal Med》，正式命名为高原脑水肿（high altitude cerebral edema，HACE）。

（二）我国生物医学关于高原的定义

1956 年我国规定以黄海水平面为海拔高度的水准零点（青岛零点）。低海拔为 500~1500m，中度海拔为 1500~2500m，高海拔为 2500~4500m，特高海拔为 4500~5500m，极高海拔为大于 5500m。2004 年在青海省西宁市召开的第六届国际高原医学大会上，确定海拔 2500m 以上为高原。

（三）高原气候及环境的特殊性

1. 低气压、低氧分压

大气压随着海拔高度的升高而下降，大气中的氧含量又随着大气压下降而下降，一般海拔每升高 100m、大气压降低 5mmHg。

2. 低沸点

由于大气压降低、液体分子活跃，故沸点随

海拔升高而递减。海拔每升高 100m、水的沸点下降 0.6℃。

3. 低气温、气候干燥、风沙大

海拔每升高 1000m，大气温度下降 6.5~7℃。由于高原大气压低，大气中的含水量随海拔高度升高而递减。青藏高原平均湿度＜50%，气候干燥寒冷，高原植被极少，风沙及沙尘暴发生率极高。

4. 辐射强

由于空气稀薄，水蒸气及尘埃较少，紫外线被大气吸收减少，辐射强度增加。青藏高原有"世界第三极"之称，由于太阳的辐射作用，造成昼夜温差大。太阳辐射中的紫外线随海拔升高而增强。

5. 多风沙、高风速

风速年均为 1.5~3.1m/s，最大可达 40m/s。

6. 多变的气候

雷暴、冰雹、霜冻、寒潮等在青藏高原较为多见，有时一天可以见到四季变化。

二、急性高原病的定义及分型

（一）定义

高原病（high altitude disease，HAD）是发生于高原低氧环境的一种特发病，高原低压性缺氧是致病的主要因素。低氧性病理生理改变是发病的基础和临床表现的根据，脱离低氧环境则病情一般均呈好转。高原病按照发病急缓分为急性和慢性两大类。再根据低氧性损害在某器官系统更为集中和突出而作临床分型。根据在我国本病发病的高原地理环境实际，原则上在各型前均冠用"高原某某病或症"。根据国际疾病分类（International classification of disease，Geneva，WHO，1977）原则，一律用"disease"一词。

急性高原病（acute high altitude disease，AHAD）指人体进入海拔 2500m 以上的高原时，机体暴露于低氧环境一段时间（0~15 天），因习服不良或过度，在各种致病诱因及病因作用下而出现的高原特发性疾病，其发病率与海拔高度及登高的速度呈正相关。

1. 机体进入 2500m 以上高原，也可由 2500m 进入更高海拔地区而发病，但也有个别个体在到达 1500~2500m 中度海拔时而发生高原肺水肿的报道，说明机体对低氧耐受性极其敏感。

2. 机体暴露于低氧环境一段时间，即进入高原开始到 15 天左右的时间，是高原习服期，90% 的急性高原病发生在这段时间，其中 90% 又发生在 0~7 天，半个月后机体逐渐适应高原低氧环境，发病率下降。

3. 在各种病因及诱因作用下，机体因习服不良或过度而发病。

4. 疾病的发生、发展与个体进入的海拔高度及上山速度呈正相关。

（二）目前高原病的命名及分型

中华医学会在 1995 年 9 月对高原病进行了命名和分型（中华医学会第三次全国高原医学学术研讨会）。

1. 急性高原病（acute high altitude disease，AHAD）

(1) 轻型（mild type）：急性轻症高原病（acute mild altitude disease，AMAD）。

(2) 重型（serious type）：包括高原肺水肿（high altitude pulmonary edema，HAPE）和高原脑水肿（high altitude cerebral edema，HACE）。

2. 慢性高原病（chronic high altitude disease，CHAD）

(1) 高原衰退症（high altitude deterioration，HADT）。

(2) 高原红细胞增多症（high altitude polycythemia，HAPC）。

(3) 高原心脏病（high altitude heart disease，HAHD）。

(4) 慢性高山病（chronic mountain sickness，CMS）或蒙赫病（Monge's disease），即混合型CHAD。

急性高原病是指从平原进入高原或高原人群进入更高海拔的地区，机体在数小时到2周内发生的不适、机体代偿不良或过度而引起的一类高原性疾病。分为急性轻症高原病（高原反应）、高原肺水肿和高原脑水肿。

这种分类方法带有一定的局限性。因为高原病的发生发展，其核心是高原低压性缺氧引起的，低氧对全身各个系统脏器均造成损害，而非仅仅为脑、肺两个脏器，只是这两个器官对缺氧更加敏感、发病率较高，易引起重视；另外它们是同源性疾病，发病机制有相似之处。我们在临床上可见到6个系统器官损害的病例。以前的命名容易给临床思维和治疗带来混乱和困难，因此我们根据临床诊治的病例现提出新的分类方案。

（三）急性高原病新的命名及分型

1. 轻型（mild type）

急性轻症高原病（acute high altitude disease，AHAD）。

2. 重型（serious type）

(1) 高原脑水肿（high altitude cerebral edema，HACE）：即急性高原脑损伤（acute cerebral injury at high altitude）。

(2) 高原肺水肿（high altitude pulmonary edema，HAPE）：即急性高原肺损伤（acute lung injury at high altitude）。

(3) 急性高原肾损伤（acute renal injury at high altitude）。

(4) 急性高原肝损伤（acute liver injury at high altitude）。

(5) 急性高原凝血功能障碍（acute high altitude coagulation dysfunction）。

(6) 急性高原胃肠损伤（acute gastrointestinal injury at high altitude）。

(7) 急性高原循环（心肌）损伤[acute cyclic (myocardium) injury at high altitude]。

(8) 急性高原内分泌及代谢障碍（acute endocrine and metabolism dysfunction at high altitude）。

此种命名充分考虑到了高原低氧对各个系统的损害，既从整体的角度全面评估，又对已损害脏器进行重点治疗，防止损害脏器进入不可逆的衰竭阶段，并且防止其他脏器的医源性损害。就是说高原低压缺氧对人体的影响是全身性的，急性重症高原病是一种全身性损伤性疾病。此命名使我们对这类疾病的整体性和连续性得到充分的认识，提高了诊疗水平，为治疗决策的制定提供了依据。目的是防止患病器官进入衰竭阶段，降低死亡率及病死率。我们把重型当中的8种类型称为"急性重症高原病"。

上述各脏器的损伤只是疾病发展的一个阶段，经积极治疗可痊愈，但如不能脱离高原环境，使疾病进入疾病发展的下一期，就会给治疗带来极大困难。我们新的命名和分型既注重了疾病的整体性，又关注了疾病发展的各个阶段，并指导制定正确的治疗方案，值得接受和推广应用。在致病因子（高原缺氧）的作用下，虽已发生不同程度的脏器功能异常，但大多数患者经积极治疗后脏器功能可完全恢复正常，不留任何后遗症。关于上述9种急性高原病的命名、分型、病理生理变化、诊断、治疗均在以后的章节中进行详细描述。我们对239例急性重症高原病的发病率进行了分析（表1-1）。

表 1-1 239 例急性重症高原病各型的发病率（%）

	例　数	发病率（%）
急性高原脑损伤	132	55.23
急性高原肺损伤	231	96.65
急性高原肾损伤	57	23.85
急性高原肝损伤	39	16.32
急性高原循环（心肌）损伤	128	53.56
急性高原胃肠损伤	87	36.40
急性高原内分泌及代谢障碍	131	54.81
急性高原凝血功能障碍	32	13.39

（四）慢性高原病新的命名和分型

慢性高原病是长期慢性高原低氧引起的机体损害，其病理生理更加复杂。本书不做详细的论述，仅对慢性高原病分型提出见解。

1. 轻型（mild type）

高原衰退症（high altitude deterioration，HADT）。

2. 重型（serious type）

(1) 高原红细胞增多症（high altitude polycythemia，HAPC）。

(2) 慢性高原肾脏损伤（高原地区无明显肾病的肾功能衰竭）[chronic renal injury at high altitude（renal failure of no obvious nephrosis at high altitude）]。

(3) 慢性高原肺损伤（肺纤维化）[chronic lung injury at high altitude（pulmonary fibrosis）]。

(4) 慢性高原循环损伤（chronic cyclic injury at high altitude）：①高原性心脏病（慢性高原肺循环损伤）[high altitude heart disease(chronic pulmonary circulation injury at high altitude)]；②慢性高原高血压病（体循环高压）[chronic high altitude hypertension（systemic circulation hypertension）]；③慢性高原窦房结功能低下症（chronic high altitude sinus dysfunction）。

(5) 慢性高原内分泌代谢紊乱（chronic disorder of endocrine metabolism at high altitude）。

(6) 慢性高原胃肠损伤（chronic gastrointestinal injury at high altitude）。

(7) 慢性高原肝损伤（肝纤维化、肝硬化）[chronic liver injury at high altitude（cirrhosis）]。

(8) 慢性高原脑损伤（脑萎缩）[chronic cerebral injury at high altitude（brain shrinkage）]。

(9) 慢性高原性功能障碍（chronic sexual dysfunction at high altitude）。

(10) 慢性高原凝血功能障碍（高凝状态）[chronic high altitude coagulation dysfunction（hyper-coagulability）]。

(11) 慢性高原病（chronic mountain sickness，CMS）或蒙赫病（Monge's disease），即混合型（CHAD）。

我们对慢性高原病进行的分型不是很成熟，需进行大量的临床研究进一步确定。因机体进入高原后、在高原长期居住或移居高原，因低压性低氧造成机体脱适应而发生慢性高原病，它也是一个系统性疾病，可以造成全身各个系统及器官的慢性损伤，也可以造成多个器官的慢性损伤（即混合型）。这种命名可以使我们对慢性高原病进行全身性评价，有利于疾病的诊断、治疗及预防。

三、急性高原病的预测

机体进入高原后，在低氧、低压、低温的环境里，原有的稳态遭到破坏而发生内环境紊乱和生命活动障碍，机体通过习服来逐步适应高原环境，有一部分人发生习服不良或过度（也是对应激的反应）。反应不良或超反应均可导致急性高原病。

我们对这些易感人群，在进入高原前进行筛查显得十分重要。但如果要完全预测确定是否会发生急性高原病显得十分困难，并需进行大量研究，我们通过临床观察总结了一些方法，仅供参考。

（一）临床指标的预测

1. 体重指数（MBI）（平原预测方法）

(1) 计算方法：体重（kg）/[身高（m）]^2

(2) 判断标准：≤18.4 偏瘦，18.5～23.9 正常，24～27.9 超重，≥28 肥胖。

我们分析了 239 例体重指数与急性重症高原病的关系（表 1-2）。

我国学者格日力教授 2003 年在加拿大温哥华举行的"第四届国际野外医学及环境医学大会"上首次提出了肥胖与急性高原病的关系。BMI 可能是导致急性高原病发病的独立危险因素。其机制可能为 BMI 增大、人体单位体积血流量减少、肌体缺氧进一步加重，超过机体正常的生理代偿范围。有研究资料显示，肥胖者进入高原地区后发生急性高原病的可能性比正常人增加，到高原地区旅居者中，肥胖者更应防范急性高原病。

2. 心率、血压、血氧饱和度（高原预测方法）

机体进入高原后，因为低压性低氧的应激反应，心率、血压、血氧饱和度可发生代偿性变化，但这种变化超出一定范围，心率、血压过高或血压、血氧饱和度过低，均提示急性高原病发生率增高。

国外报道 247 名乘火车急进 4768～4905m 高原的志愿者，患病组（$n=71$）的血氧饱和度显著低于未患病组（$n=176$），患病组的心率、收缩压和舒张压显著高于未患病组。

3. 尿量（高原预测方法）

急性高原病发病的一个最常见特征就是尿量的减少。机体进入高原后，机体暴露于高原缺氧环境后可发生液体潴留，全身血液循环再分配，抗利尿激素分泌增加，交感神经兴奋，肾血管收缩、肾血流量减少、尿量减少，进而发生急性高原病。进入高原后，尿量增多者极少发病。而抗利尿激素在肾脏排尿过程中起着关键作用。

也就是说尿量变化与机体对缺氧的耐受性有关，机体对缺氧的耐受性好则可以持续数天多尿；反之则出现少尿，易发生急性高原病。

表 1-2　239 例急性重症高原病患者的体重、身高、体重指数（$\bar{X} \pm S$）

体重（kg）	身高（cm）	体重指数
73.52 ± 12.40	169.32 ± 7.05	25.58 ± 3.97

其中偏瘦 6 例占 2.5%，正常 80 例占 33.5%，超重 79 例占 33.1%，肥胖 74 例占 31%，超重和肥胖达 64.1%，达半数以上。说明急性高原病发病与体重有相关性，体重指数越高，重症高原病发病率越高，病情越严重

(二)试验室预测

1. 心肺运动试验

心肺运动试验（cardio-pulmonary exercise testing，CPET）是综合评估人体在运动负荷递增的情况下，通过呼吸、循环、神经、体液、内分泌代谢及全身脏器等多系统的共同参与下，对运动应激的整体反应，是心肺储备功能检测的金标准。CPET综合应用呼吸气体监测技术、计算机技术、运动平板或踏车技术，将受试者从静态到运动至最大极限状态及恢复期的血压、呼吸、气体交换、血氧饱和度等进行连续动态监测和分析计算，评估受试者整体功能状态，预测和干预可能存在的危机事件。

心肺运动试验通过运动了解心肺整体反应以满足机体器官的需氧量，换言之，通过运动了解机体各系统器官对缺氧的耐受程度，从而制订相应的标准。主要观察指标包括最大摄氧量（VO_2max）、每公斤体重最大摄氧量（VO_2max/kg）、最大运动功率（WRmax）、无氧阈（AT）、氧脉搏（O_2pulse）、最大分钟通气量（VEmax）、呼吸储备（BR）等。二氧化碳排出量（carbon dioxide output，VCO_2）、潮气量（tidal volume，VT）等指标用于判断在什么情况下易发生高原急性重症高原病，从而达到对其进行预测的目的。

近年来CPET广泛应用于预测评估心血管、神经系统及呼吸系统疾病，但在高原相关的疾病方面未见报道。目前开展CPET研究在国内尚处于起步阶段，何况是在高原地区。通过CPET生理学机制，我们认为其在高原低氧中有广泛的应用价值，值得推广和开展相关研究。

(1) CPET的生理学机制：CPET是一种可以使研究者同时观察患者的心血管系统和呼吸系统对同一种运动应激的反应情况的临床试验，可以同时反映心排血量、肺血流以及外周O_2的摄取。监测气体交换、心电图、心率、血压，在心肺运动试验中这些指标的变化与运动中的能量需要剧增相关。

心肺运动试验通过整合循环系统、呼吸系统、代谢、肌肉、神经、内分泌的运动试验，在线性功率增加的运动过程中测定氧摄取量、CO_2排出量、心率、通气量等数据，以及它们彼此的关系来分析机体的整体功能。它可以评估心肺系统在无氧ATP生成、乳酸中毒前所能动员的有氧ATP补充生成的应激水平，以及代谢应激时心肺储备能力的评价，评估从肺到细胞的气体交换偶联各个环节的最大工作能力，同时可以排除呼吸系统、心血管系统及代谢性疾病的前期病理生理变化。

机体进入高原后，由于低压性低氧，机体有氧代谢减少，无氧代谢增加。维持生命的能量腺苷三磷酸（ATP）来源于代谢底物（糖类和脂肪酸）的氧化作用，由于机体缺氧，ATP产生减少，同时机体处于高度应激状态，消耗大量能量。在海拔2000~3000m的高原，通过运动模拟机体处于高度应激状态，特别是心血管和呼吸两大系统，以满足肌肉运动时的需氧增加，排出生成CO_2，观察外呼吸状态，从而反映器官系统的功能状态，将外呼吸与细胞呼吸相偶联（图1-1）。通过心肺运动试验参数，判断器官系统功能及对缺氧的耐受性，预测急性重症高原病的发生，CPET可同步评价运动时相关的每一个器官系统。

(2) CPET设备：运动测力设备。

① 活动平板及功率自行车（踏车是最常用的CPET功率负荷方法）。

② 气体分析及肺功能仪。

③ 心电图仪。

④ 血压监测仪。

⑤ 脉搏氧饱和度仪。

(3) CPET实际操作：首先在静息状态下测定

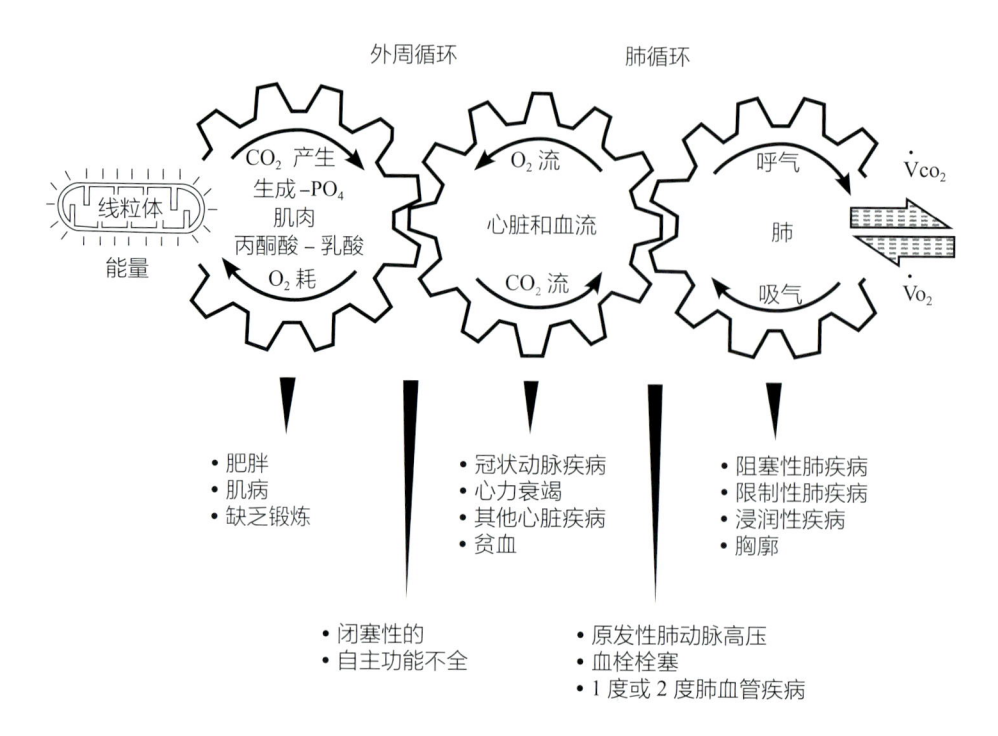

▲ 图 1-1 偶联细胞呼吸（内呼吸）与肺呼吸功能（外呼吸）的气体运输机制

引自 Karlman Wasserman. 心肺运动试验的原理和解读：病理生理及临床应用（第 5 版）. 孙兴国，译. 北京：北京大学医学出版社，2018.

人体的全套肺功能、全导联心电图、袖带无创血压、脉搏氧饱和度，继之在连续运动状态下动态监测记录进出气流、氧气和二氧化碳测定，全导联心电图、袖带无创血压、脉搏氧饱和度，甚至动脉和（或）静脉置管直接测定有创血压及抽取血液样本来分析血液中的气体和各种化学成分。从静息状态（≥3min），为功率负荷热身，根据性别、年龄和功能状态等选择 10～50W/min 的功率递增速率进行症状限制性最大负荷运动至运动受限，并持续记录≥5min 恢复情况。呼吸、血液循环和代谢系统在神经体液调节下，在消化、吸收、排泄、泌尿、皮肤等系统配合维持下联合完成的一个以氧气代谢为核心的整体生理学信息（图 1-2）。通过耐心细致的正确判断可以为呼吸系统、血液循环系统、代谢系统及其神经体液调控和消化、吸收、泌尿、排泄等为主的人体功能状态得到一个整体、客观、定量的科学评估，从而达到区分健康、亚健康和疾病的目的。

(4) 绝对禁忌证与相对禁忌证（表 1-3）：由于我们做的心肺运动试验均为健康的成年人，有器质性病变的人员是绝对禁止进入 3000m 海拔以上的高原的，所以我们的检测人群均为健康人群，无禁忌证。

(5) 受验者准备

① 运动试验前 3h 不能进食，可少量饮水。

② 测光脚时的身高及体重。

③ 知情同意书。

(6) 运动试验并发症（表 1-4）。

(7) 心电图和血压监测：记录静息卧位 12 导联 ECG 和血压，贴电极片及运动中心电图实时监测，血压监测间隔 5～15min 不等。

(8) CPET 方案选择：运动试验方案应个体化、递增功率应小、持续时间保持在 8～12min。

(9) 运动终点：预测绝对阳性体征。

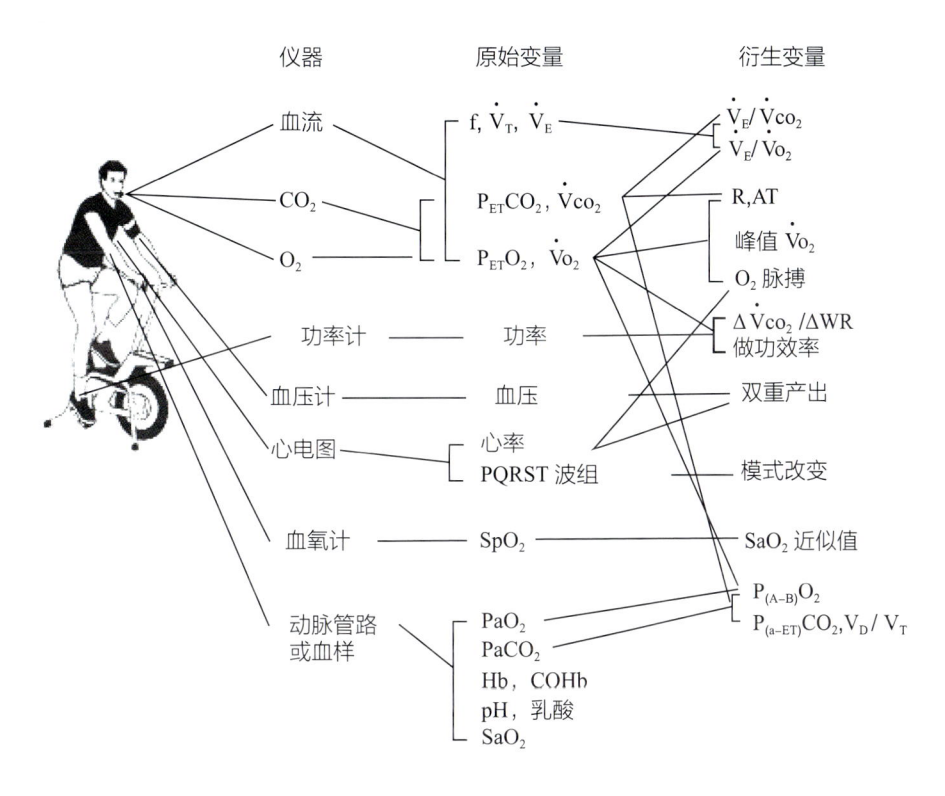

▲ 图 1-2 心肺运动试验整体评估及参数示意图

引自谭晓越，孙兴国．从心肺运动的应用价值看医学整体整合的需求 [J]. 医学与哲学，2013，34(5):28-31

表 1-3 心肺运动试验的绝对禁忌证与相对禁忌证

绝对禁忌证	相对禁忌证
急性心肌梗死、严重心律失常、严重主动脉瓣狭窄、急性心力衰竭、急性肺栓塞、急性呼吸衰竭、肺水肿	中度主动脉瓣狭窄、严重高血压、高度房室传导阻滞、重度肺动脉高压、肥厚性心肌病、水电解质紊乱

① 心电图 ST 段抬高＞1mV。

② 随功率递增，血压下降＞10mmHg。

③ 进行性胸痛症状。

④ 神经系统症状：眩晕、晕厥。

⑤ 低灌注表现：发绀、苍白。

⑥ 持续性室性心动过速或Ⅱ度或Ⅲ度 AVB。

⑦ 极度乏力、气促、喘鸣、下肢痉挛。

⑧ 运动中血压过度升高，收缩压＞250mmHg，舒张压＞115mmHg。

⑨ 中重度心绞痛发作。

⑩ 患者要求停止。

(10) 主要测定指标及生理学意义

① 峰值氧耗量 VO_2max 和 peak VO_2：VO_2max 指人体在极量运动时，氧的运输系统及各个环节的储备都已达到最高水平时，即人体单位时间内所能摄取的最大氧量，它也代表人体供氧能力的极限水平，是目前公认的反映心肺运动功能的重要指标，是评估有氧运动能力的金指标。

在运动负荷逐渐递增的过程中，VO_2 不再随运动负荷的增加而增加，出现一个平台，我们把这时的 VO_2 叫 VO_2max。注意受试者多不能维持功率继续增加而达到最大运动状态，没有平台出

表 1-4　心肺运动试验的并发症

心脏性	• 心动过缓 • 心动过速 • 急性冠脉综合征（ACS） • 心力衰竭 • 低血压、晕厥、休克 • 死亡
非心脏性	肌肉软组织损伤

现，叫 peakVO$_2$，单位为 ml/(kg·min)。

peakVO$_2$ 随年龄、性别、体重、活动水平、运动类型的不同而个体差异较大。凡是影响血液系统中氧携带能力（血红蛋白、氧分压）、心功能状态（心率、每搏量）、组织摄氧能力（线粒体功能、组织血液灌注）均可导致 peakVO$_2$ 下降，低于预测值的 84% 为 peakVO$_2$ 下降。

VO$_2$max 须满足下列 1 个或多个条件：a. 随运动负荷增加，VO$_2$ 和心率不再增加或稍降低；b. 峰值呼吸交换率（RER）：VCO$_2$/VO$_2$＞1.15；c. 运动后血乳酸浓度≥8mmol/L；d. 极度疲乏、精疲力竭；e. 心率≥180 次 / 分。

峰值摄氧量正常值：峰值 VO$_2$ 应使用峰值运动时 20~30s 数据平均值；18—30 岁与 30 岁相同；海拔 1600m 峰值 VO$_2$ 下降 5%，海拔 3200m 下降 15%~20%。

在测定峰值 VO$_2$ 时，应同时测峰值 HR，并计算其平均值。

VO$_2$max 和 peak VO$_2$ 的意义：人体供氧能力极限水平的估计值，目前虽未见急性高原病发病者与未发病者之间最大摄氧量 (VO$_2$max) 差异的报道，但 VO$_2$max 作为评价机体心肺机能状态和有氧劳动能力的重要指标，对急进高原人群的适应能力不失为一个较好的评价指标。其中 peakVO$_2$ 不仅仅是运动受限的指标，也是最灵敏的生命预后指标。Richalet 在 1988 年对 128 名登山者进行的研究中发现，与活动能力相关的不是低氧血症通气反应能力，而是 VO$_2$max。所以 VO$_2$max 和 peak VO$_2$ 对于预测急性高原病具有重要意义。需要大规模临床研究。

② 无氧代谢阈值：无氧代谢阈值（anaerobic threshold，AT）指随着运动负荷的增加，耗氧量增加，有氧代谢不能满足机体需求，产生无氧代谢，血乳酸开始升高，血 pH 下降，此时的临界点叫 AT。是人体还未发生无氧代谢的最高氧耗量。正常值大于 peakVO$_2$ 40% 以上。

无氧阈的意义是反映外呼吸、循环、代谢等综合能力的指标；能反映机体线粒体利用氧的能力；能更敏感地反映运动期间氧供与氧需的动态平衡，对主观因素影响极少。可以识别疾病的严重程度、预测最大心排血量。评估心功能损害程度。无氧阈值越低，对低氧耐受程度越差，预测发生高原病的概率增加。

③ 氧脉搏：氧脉搏（oxygen pulse）是 VO$_2$ 与心率的比值，是心血管效应的指标，反映心脏每搏输出量。能够导致动脉血氧量和每搏输出量下降的原因，均可导致氧脉搏降低。

④ 运动心率：a. 运动时心率的变化，即 VO$_2$ 每增加 3.5ml/（kg·min），心率增加 10 次 /s；b. 最大运动量的心率，即最大心率 =220—年龄（岁）；c.1 分钟心率恢复，及最大心率与运动后 1 分钟恢复时的心率正常差值＞10 次 /s，提示副交感神经的反应速度。

⑤ 运动血压：运动时交感神经张力增高，循环中儿茶酚胺增加引起血压升高，收缩压随运动量的增加而升高，舒张压增加不明显，提示心血管对运动的反应情况，VO$_2$ 每增加 3.5ml/（kg·min），血压增加 10mmHg。

⑥ 二氧化碳通气当量斜率（VE/VCO$_2$）：即排出 1L 的 CO$_2$ 所需的通气量。意义在于代表肺通气与血流匹配，反映肺通气效率，斜率增加提示肺灌注减少、无效腔增加，尤其与肺动脉压

有很强的相关性，病情越严重，斜率越高。VE/VCO$_2$ 斜率的正常值是 20～30。

⑦呼吸储备 (BR)：最大运动时通气能力进一步增加，这种通气增加的潜能用静息状态的最大通气量评估（MVV）。持续 12～15s MVV 测试可获得 MVV 正常值。MVV 与运动中最大分钟通气量 VE 之间的差值叫通气储备或呼吸储备，呼吸储备降低表明受试者的运动能力与通气能力受限。

MVV（FEV$_1$×40）而非直接 MVV：

a. 呼吸储备 =MVV- 运动中的 20～30s 内 VE 最高值。

b. 呼吸储备正常低限为间接测定 MVV 的 10% 或 11L/min，低于此范围证明为运动中通气受限。

c. 除运动员和间质性肺病，呼吸频率不超过 55 次 / 分；在功率递增早期阶段，呼吸频率不应超过 50 次 / 分。

d. 运动中 VT 一般不超过静息深吸气量（IC）的 80%～90%，更高的百分比见于间质性肺病。

e. 运动结束时 P$_{ET}$CO$_2$ 增高证明运动中通气受限。

总之，在海拔 2000～3000m 的地区，应用 CEPT、开展预测高原病发生的研究具有重要价值。许多参数与海平面的结果不一致，并且进入高原人群在中度海拔进行检测，机体由于缺氧已经处于代偿应激状态，再进行试验应与进入更高海拔相似。我们需进行大规模研究，确定参数变化，并通过研究确定什么样的参数变化更易发生急性高原病，从而预测急性重症高原病。心肺运动试验是反向论证，受试者在运动情况下达到极量运动负荷，缺氧状态达到了海拔 4000m 的高原，如受试者各种指标分析正常，说明受试者可习服高原环境，并排除心、肺、神经、内环境疾病。CEPT 可反映心肺储备功能，其代偿能力是决定进入高原后血氧水平降低程度的关键因素。血氧的降低是急性高原病发病的关键环节，因此 CEPT 是进入高原体检的首选检查方案，也是预测急性高原病的最佳选择。

2. 多导睡眠监测

我们通过临床观察和多导睡眠监测发现，患急性重症高原病患者出现严重的中枢性呼吸睡眠暂停，长时程的低通气。对于进入高原前的个体，在海拔 2000～3000m 地区进行多导睡眠监测，发现严重呼吸睡眠暂停和长时程的低通气是急性高原病的预测指标。因大多数急性高原病在睡眠时发病，次日凌晨被发现昏迷甚至死亡，说明患者夜间睡眠中处于极度缺氧状态而发病，此项目对进入高原人群有一定预测价值，预测地点最好在 2000～3000m 的地区进行测试。

3. 血浆皮质醇

有研究发现，机体进入高海拔地区后缺氧导致糖皮质激素分泌增加，易感人群进入高原后不能很快适应高原环境，糖皮质激素分泌不足，导致急性高原病的发生。

蔡万春等对 60 名新战士在进入高原前进行了 18 项内分泌指标的检测，追踪观察进入 5170m 高原 3 日内发生急性高原病 14 人。发病组在进入高原前血浆皮质醇及其主要代谢产物 17-羟皮质类固醇显著低于未发病组，提示在进入高原前检测这两项内分泌指标对于预测急性高原病易感人群可能有一定的价值。进一步的研究表明，受试者在急进高海拔区前，在低海拔地区采取空腹静脉血，用放射免疫法测定，当血浆皮质醇含量<552nmol/L 时即有较高的预测价值。预测成功率 80%～94%。

4. 低氧通气反应（HVR）

是指动脉血氧分压降低时，呼吸加深、加快，肺通气量增加，可以通过肺功能在 2500m 高原进行监测。

检查低氧通气反应是预测高原环境耐受性、筛选急性高原病易感者的一种方法，有证据表明，在患低氧血症时通气反应性较差的人对高原环境的耐受性亦较差。法国环境生理研究协会对174名登山运动员在参加一项高原探险前进行了模拟高原低氧和运动负荷试验。结果表明，低氧通气反应和心搏反应低下者易患急性高原病。所以用此方法可以预测急性高原病的高危对象。

四、高原习服

（一）定义

机体由平原进入高原或由高原（2500m）进入更高海拔地区，为适应低氧、低气压、低温的外部环境，保护细胞免受损伤的应激生理反应，并产生一系列代偿适应变化的过程，这种保护性生理反应称为高原习服。

人群进入高原后，由于高原环境变化（低气压、低氧分压、寒冷、干燥、紫外线辐射强），初入高原后机体通过代偿，各系统出现一系列适应性变化，此期为习服期。习服不良或过度可发生急性高原病，如持续移居高原，机体对高原环境发生适应性变化，一部分人发生适应不全可导致慢性高原病（图1-3）。

大多数人进入高原后习服良好，通过机体的代偿机制能够完全适应新的环境，不产生或产生很轻的高原反应，另一部分人则出现习服不良或过度，而发生急性高原病。

（二）影响因素

1. 海拔高度与登高速度

进入高原速度越快、海拔越高，机体越不能快速完全代偿，发生高原病的概率升高。

2. 个体因素

在机体习服过程中，个体之间存在明显差异，急性高原病易感者对高原低氧特别敏感。所以，急性高原病预测就是把这些人群找出，减少急性高原病的发生。

3. 身体健康状况

体重肥胖，既往高血压、糖尿病、冠心病、肺动脉高压、肺心病、COPD，精神心理因素、恐惧、精神创伤、营养因素、健康的生活方式，对高原习服均有影响。

4. 进入高原的方式及工作强度

要求阶梯式缓慢进入高原，如在从平原进入海拔2000m地区时，休整1～3天，再进入海拔3000m地区，休整1～3天，然后再进入4000m以上地区，可减少急性高原病的发生。

急进高原后立即开始高强度的工作，极易发生高原肺水肿，不利于习服，需安静休息一段

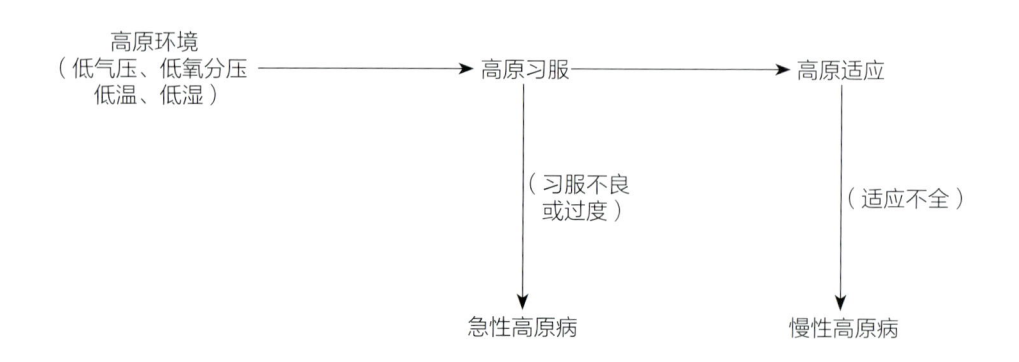

▲ 图1-3 高原习服与高原适应转归图
引自格日力. 高原医学 [M]. 北京：北京大学医学出版社，2015

时间。

5. 气候、温度、环境

寒冷会使血管收缩，机体耗氧量增加，进而降低机体的习服能力，因此应注意保暖。

（三）有利于高原习服的方法

1. 消除紧张恐惧心理，充分放松。
2. 上呼吸道感染者不宜进入高原。
3. 综合性锻炼习服。
4. 阶梯式进入高原。
5. 模拟性低氧习服和低氧预适应。
6. 预防性药物有助于高原习服，如红景天、黄芪等。
7. 进入高原后戒烟、戒酒，避免过度疲劳，合理膳食，切忌过饱，适量饮水，保证充足睡眠，如有条件睡眠时尽量吸氧，减少夜间低氧血症的发生，避免急性重症高原病的发生。

五、急性高原病的预防

（一）低氧预适应

低氧预适应（hypoxic preconditioning）又称预缺氧，是指机体经短时间缺氧后，对后续的更长时间或更严重的缺氧具有保护效应。

低氧预适应的实质，可理解为机体组织细胞在低氧条件下重新动员和启用内源性细胞保护潜能、细胞抗低氧等多种应激潜能的一种生物学策略。通过重复低氧暴露，激活颈动脉体、主动脉体以及其他器官组织的特异性氧感受器及信号转导通路，启动组织细胞节能和细胞保护程序等一系列的级联反应，借以维系机体各器官组织的生命活动。

进入高原前进行预适应锻炼，使个体处于短时缺氧状态。通过反复多次短暂低氧、复氧以提高机体对低氧、抗损伤的耐受性和适应性。使机体启动预适应的保护程序，减少急性高原病的发生，其中阶梯式进入高原也是一种预适应的方法。

低氧预适应的概念对防治高原病的发生提供了重要的理论和实用价值，提高了高危人群抗低氧的能力，从而保护各个脏器功能。因此低氧预适应是一种非特异性损伤适应，是机体对损伤性因素的对抗性和适应性调节，是防止高原病的有效措施。

高原低氧预适应的方法如下。

1. 适应性运动锻炼，反复多次登山，建议在海拔2000m左右地区进行。
2. 阶梯式进入高原，指在进入高原的过程中阶梯上升，即平原人先在较低海拔的高原上居留一定时期，使机体对较低海拔的高原有一定的习服之后，再上到中等高度地区并停留一段时间，最后到达预定高度。
3. 利用减压舱反复间断低氧，机体即可产生一系列与暴露高原环境相类似的变化。

尽管对预缺氧的研究方兴未艾，但在预缺氧促进机体对高原缺氧习服方面，尤其是预缺氧的方式（包括预缺氧的程度、预缺氧的时间、间隔时间及预缺氧的次数），目前研究不多，需进一步深入研究。

（二）基础预防——节氧

节氧是急性高原病预防的中心环节，包括以下几方面。

1. 控制活动量，不宜剧烈运动，避免过度疲劳，保证足够的休息和睡眠。
2. 进入高原前了解高原病的防治知识，正确对待高原反应，消除高原恐惧心理，以免交感神经兴奋过度，引起高原病。
3. 不宜过饱或过饥，改善居住环境，保障物质、医疗保健条件，防止受寒。
4. 进入高原前的体检，排除器质性心肺疾病及贫血，对既往患过高原肺水肿的人群禁止进入高原，防止再次发病。

（三）高危因素预防

1. 上呼吸道感染者暂缓进入高原，尽量治好后再进入高原，进入高原后患上呼吸道感染者要积极治疗。

2. 寒冷：高原温度低，应注意保暖。

3. 避免劳累、紧张、酗酒、吸烟、腹泻。

4. 肥胖：据研究进入高原患极重型高原病多见体型强壮、体重指数过高的人群。

5. 重度高原反应：重度高原反应可直接发展成急性重症高原病，对这些人群应重点观察，避免疾病进一步发展而危及生命。

（四）药物预防

药物预防急性高原病是指抗缺氧药物的应用，国内抗缺氧药物有上百种之多，包括各种中药及复方制剂，如高防1号、高防2号、高原安、红景天、党参、枸杞、黄芪、沙棘、利舒康胶、维生素C、维生素E等。但没有一种药物进行过大规模的临床实验，也没有一种药物有确切的预防急性高原病发生的作用。国外应用较多的是乙酰唑胺，此药已获美国FDA批准用于高山病的预防，但国内应用较少，主要原因是药源不充分。

六、急性高原病的治疗原则

（一）早发现，早治疗

对急速进驻高原人群要特别注意第1天、第3天、第7天、第15天的发病情况，对急性轻症高原病（高原反应）且症状严重的个体，要特别注意病情的进展。在我们的病例中有很多是进入高原第1日、次日清晨发现患者处于昏迷状态，可能与睡眠时的低氧有关。因为高原低压性低氧为始动因素，早治疗是指早期的氧疗及尽早脱离缺氧环境，解除病因，阻断恶性循环。

（二）就地治疗及后转

就地治疗、途中治疗、终点治疗是一个有机整体。就地治疗指早发现并给予氧疗，因条件有限，只能给予一般性治疗措施。途中治疗原则是哪里海拔低，送往哪里，绝对不能由低海拔进入更高海拔地区，这样会加重病情，往往会使一个本来轻型的患者转为极重型，甚至导致死亡。

应及时转运到有高压氧舱的高原病诊疗中心。高压氧是治疗高原病的基石，它能纠正缺氧造成的脏器损害，在高原病治疗中有独特的地位和价值。

患者转运到低海拔地区后，首先要选择一家有经验的高原病诊疗中心，不可送至诊所和社区，以免延误治疗的最佳时机。

（三）缺氧性损伤的整体性

首先，考虑缺氧可导致全身各个系统脏器的损伤，尤以肺、脑表现突出。其次，从急性轻症高原病（高原反应）开始就要重视急性重症高原病的预防，它只是一个疾病的发展过程，许多严重的高原反应可直接发展成高原肺水肿、脑水肿或极重型高原病。

参考文献

[1] 西藏军区总医院.高原病学[M].拉萨：西藏人民出版社,2001：30-36.

[2] 格日力.高原医学[M].北京：北京大学医学出版社,2015：109-118.

[3] 崔建华.高原医学基础与临床[M].北京：人民军医出版社,2012：105-112.

[4] 张雪峰.人到高原[M].青海：青海人民出版社,2001：109-115.

[5] 1995年中华医学会第三次全国高原医学学术研讨会推荐稿.我国高原病命名、分型及诊断标准[J].高原医学杂志,1996,6:2-4.

[6] 黄思贤,谭新红,王首红.心肺运动试验的临床应用[M].北京：人民卫生出版社,2008:120-126.

[7] Balady GJ,Arena R .Sietsema K,et al.Clinician's guide to caydiopulmonary exereise teseing in adults-A scientific statement from the American Heart Association[J].Circulation,2010,122(2):191-225.

[8] Chaundhry S,Arena R,Wasserman K,et al. Exercise-induced

myocardial ischemia detected by cardiopulmonary exercise testing[J]. Am Heart J,2009,103 (5):615-619.

[9] Karlman Wasserman. 心肺运动试验的原理和解读：病理生理及临床应用（第5版）[M]. 孙兴国，译. 北京：北京大学医学出版社，2018:8-57.

[10] 吴立玲. 心血管病理生理学[M]. 北京：北京大学医学出版社,2000:31-41.

[11] 孙兴国. 生命整体调控新理论体系与心肺运动试验[J]. 医学与哲学,2013,34（3A）：22-27.

[12] 谭晓越，孙兴国. 从心肺运动的应用价值看医学整体整合的需求[J]. 医学与哲学, 2013,34（3A）：28-30.

[13] 岩飞，次旦群佩，孙红娟，等. 体质指数与急性高原病发病的相关分析[J]. 中华急诊医学杂志,2006, 15(1)：85-86.

[14] Wu TY, Ding SQ, Zhang SL, et al. Altitude illness in Qinghai-Tibet railroad passengers[J].High Alt Med Biol, 2010,11(3):189-198.

[15] 蔡万春，尤柯，张凡，等. 十八项内分泌指标对急性高山病易感人群预测价值的初步探讨[J]. 高原医学杂志,1991,1(1):7.

[16] 李同方. 高原疾病防治[M]. 北京：人民军医出版社,1991:10.

[17] Morten H Best Le, Niels V Olsen, Troels D Poulsen, et al.Prolonged hypobaric hypoxemia att enuates vasopressin secretion and renal response to osmostimu-lation in men[J]. J Appl Physiol,2002, 92.1911-1922.

[18] 张华耀，张彦雪. 习服高原与脱习服[J]. 中国应用生理学杂志,2012,28(1):94-96.

[19] 吕国蔚. 缺氧预适应研究的进展与展望[J]. 生理科学进展, 2007,38(1): 20.

[20] 黄庆愿，蔡明春. 急进高原前缺氧预适应措施研究进展[J]. 解放军预防医学杂志,2012,30(6):459-462.

[21] Wasserman K, James EH, Darryl YS, et al. Pinciples of exercise testing and interpretation including pathophysiology and clinical applications[M].Amsterdam:Wolters Kluwer Health/Lippincott Wilkins&WIilkins,2008.

[22] Richalet JP, A Keromes, B Bersch. Physiological characteristics of high altitude climbers[J].Sci Sport, 1988, 3:89.

[23] 吴天一，李万寿，等. 心肺功能运动试验对高原低氧耐力的预测[J]. 高原医学杂志,1995,3(4):1-5.

[24] 吴天一，等. 心肺功能运动试验用于急性高山病的评价[J]. 中国应用生理学杂志,1992,8.298.

[25] VAUGHANDE.PAI-1 and atherothrombosis[J].J Th-romb Haemost,2005,3(8):1 879-1 883.

[26] BROWNNJ.Therapeutic potential ofplasminogen activa-tor inhibitor-1 inhibitors[J].Ther Adv Cardiovasc Dis,2010,4(5):315-324.

[27] Chant E,Pimplikar S W,Stinchcombe J C,et al,What the granins tell us about the formation of secretory granules in neuroendocrine cells[J].Cell Biophys,1991,19(1/3):85-91.

[28] Defyos L J.Chromogranin A:its role in endocrine function and as an endocrine and neuroendocrine tumor marker [J].Endocr Rev, 1991,12(2):181-187.

[29] Lavoie A,Emond M,Moore L el al. Evaluation of the prehospital index,presence of high-velocity impact and judgment of emergency medical technicians as criteria for trauma triage [J]. CJEM,2010,12(2):111-118.

[30] Oberg K,Casanovas O,Castano JP,et al .Molecular pathogensis of neuroendocrine tumors :Implications for current and future therapeutica approaches [J].Clin Cancer Res ,2013,19(2):2842-2849.

[31] Ginicki P，Jeske W,Chromogranin A (CgA)-the influence of various factors in vivo and vitro ,and existing disorders on it's concentration in blood Endokrynol [J].pol,2010,61(5):384-387.

[32] Yonekura H ,Yamamoto Y,Sakurai S et al .Novel splice variants of the receptor for advanced giycation end-producte expressed in human vascular endothelial cells and penicytes ,and their putative roles in diabetes-induced vascular injury[J].Bio Chem J,2003,370(pt3):1097-1109.

[33] Yilmaz Y ,Yonal O,Eren F ,et al .Serum levels of siluble receptor for advanced glycation endproducts(sRAGE)are higher in ulcerative colitis and correlate with disease ac tivity[J]. J Crohns Colitis,2011,5 (5): 402-406.

[34] Leclerc E,Fritz G, Vetter S W ,et al .Binding of s100 proteins to RAGE :anupdate [J].Biochim Biophys Acta ,2009,1793(6):993-1007.

[35] Bucciarelli L C,Kaneko M,Ananthakrishnan R ,et al .Receptor for advanced-glycation end productes:key modulayor of myocardial ischemic injury [J].CIRCULATION,2016,113(9)M:1226-1234.

[36] Tjwa M,Bellido-Martin L,Lin Y,et al.Gas6promotes inflammation by enhancing interactions between endothelial cells,platelets,and leukocytes[J].Blood,2008,111(8):4096-4105.

[37] Borgel D.Gas inflames cell interactions[J].Blood, 2008,111(8):3915.

[38] Sather S,Kenyon KD,Lefkowitz JB,et al.A soluble form of the Mer receptor tyrosine kinaseinhibits macrophage clearance of apoptotic cells and platelet aggregation[J]. Blood,2007,109(3):1026-1033.

[39] Fukuhara A, Matsuda M, Nishizawa M, ete. Visfatin: a protein secreted by visceral fat thatmimics the effects of insulin[J]. Science, 2005, 307(5708):426-430.

[40] Lim SY, Davidson SM, Paramanathan AJ, et al. The novel adipocytokine visfatin exertsdirect cardioprotective effects[J]. J Cell Mol Med,2008, 12: 1395-1403.

[41] Nadtochiy SM, Redman E, Rahman I, et al. Lysine deacetylation in ischaemic preconditioning: the role of SIRT1[J]. Cardiovasc Res, 2010

[42] Adya R, Tan BK, Punn A, et al, Visfatin induces human endothelial VEGF and MMP-2/9production via MAPK and PI3K/Akt signaling pathways: novel insights into visfatin-induced angiogenesis[J]. Cardiovasc Res, 2008, 78:356-365.

[43] Borradaile NM, Pickering JG. Polyploidy impairs human aortic endothelial cell function and is prevented by nicotinamide phosphoribosyltransferase[J]. Am J Physiol Cell Physiol,2010, 298: C66-C74.

[44] FukuharaA,MatsudaM,NishzawaM,et al.L.visfatin :aproteinse-cretedbyvisceralfatthatmimicstheeffectsofinsulin[J]. Science,2005,307(5708):426-430.

[45] Paolctli R .Jr Gotto A M, Hajjar D P.Inflammation in atherosclerosis and implications for therapy[J] Circulation,2004, 109(23 Suppl 1): Ⅲ 20~26.

[46] Wang P,Guan YF ,Du H,et al. lduction of autophagy contributes to the neuroprotection of nicotinamide phosphoriboxyltransferase in cerebral ischemia [J]. Autophagy,2012,8(1):77-87.

[47] Bi J ,Li H,Ye SQ,et al pre-B-cell colony-enhancing fator exertsa neuronal protection through its enzymatic ativity and the reduction of mitochondrial bysunction in in vitro ischemic models[J].J Neurochem,2012,120(2):334-346.

[48] Steppan CM ,Bailey ST,Bhat S,et al .The homane resisin linke

obesity to diabetes [J].Nature,2001,409(3):307-312.
[49] Malyszko J, Malyszko J S, Kozminski P, et al.Ele—vated resisfin is related to inflammation and residual renalfounction in haemodialysed patients [J]. Nephrology，2007，12（3）246-275.
[50] Bumeti M S, Lee C W, Kinnaird T D, et al. The Potential role of resistin in atherogenesis[J].Atherosclerosis，2005，182(6)：241-248.
[51] Michal P, Ludmila K, Vladimik T D, et al.Thegenlc And recombinant resistin imPair skeletal muscle glucose metabolism in the spontaneously hypertensive rat[J].Biol Chem，2003,278：45209-45215.
[52] Jung H S, Park K H, Cho Y M, et al.Resistin is secreted from macrophages in atheromas and promotes atherosclerosis[J]. Cardiovasc Res，2006，69(1)：76-85.
[53] 李宏禹，孙文夏，潘杰.瘦素功能研究进展 [J] 中国动脉硬化杂志,2004,12（1）：108-112.
[54] Ca mpfield L A ,Smith F,Gulsez Y,et al.Recombiant mouse OB piotein:evidence for a peripheral signal linking adipocity and cential networks[J].Science,1995,265:1546.
[55] Suter P M, Locher R ,Hasler E,et al .Is there a role for the ob gene product leptin in esential hypertension? [J].Am J Hypertens,1998,11: 1305-1311.
[56] Deban L,Russo RC ,Sironi M,et al .Regulation of leukocyte recruitment by the long pentraxin PTX3[J].Nat lmmunol, 2010,11:328-334.
[57] Mantovani A,Carlanda C,Doni A,et al. Pentraxins in innate immunity;from C-reative protein to the iong pentraxin PTX3[J]. J Clin lmmuno,2008,128:1-13.
[58] Yilmaz MI,Axelsson J ,Sonmez A,et al,Effect of rennin angiotensin sysem blockade on pentraxin 3 levels in type-2 diabetic patients with proteinuria[J].Clin J Am Nephrol,2009,4(3):535-541.
[59] Suliman ME,Yilmaz MICarrero JJ,et al.Novel linke between the iong pentraxin 3 ,endothelial dysfunction,and albuminuris in early and advanced chronic kidney disease [J].Clin J Am Soc Nephrol,2008,3(4):976-985.
[60] Muller B,Peri G,Doni A，et al Circulating ievels of the long pentaxin 3 PTX3 correlate with severity of infection in critically ill patients [J].crit Care Med,2001,29:1404-1407.
[61] Vezzoli M,et al.The clearance of cell remnants and the regeneration of the injured muscle depend on soluble pattern re cognitionreceptor PTX3[J]. Mol Med，2017，22: 809-820.

第 2 章 急性轻症高原病

一、概论

（一）概述

急性轻症高原病（acute mild altitude disease，AMAD）又叫急性高原反应（acute mountain sickness，AMS），是指机体由平原进入高原（海拔2500m）或由高原进入更高海拔的地区，机体对急性暴露于低压性缺氧环境适应不全或反应失调。出现头痛、头晕、心悸、胸闷、气促、乏力、纳差、睡眠障碍，重者可出现恶心、呕吐、发绀、少尿、呼吸困难、胸痛等症状；体征可变现为呼吸增快、心率加快、四肢冰凉、血压异常、颜面及四肢浮肿。发病原因可能与机体严重低氧血症、交感神经活动加强、钠水潴留增加、低氧通气反应弱化、低氧性脑血管扩张过度等有关。

急性轻症高原病一般在进入高原3~6h发生，2~3天达到高峰，7~14天机体逐渐适应高原环境后症状消失，可恢复正常，是一个良性的机体适应性应激反应过程。

机体由平原进入高原。多在海拔2500m时发生症状，也可在海拔2000m或海拔1500m时就发生高原反应，说明机体对缺氧的耐受性较差。

（二）定义

急性轻症高原病的症状和体征呈现多样性，包括全身各个系统均可出现症状，或出现幻觉、发作性视力障碍等精神、神经系统症状。

发病时间为0~15天，很多人进入高原后立即发生高原反应，3天左右可恢复正常。发病呈良性经过，是机体对缺氧的适应性应激反应，预后较好。对症状极其严重者，应密切观察，加强护理；有很少一部分人症状加重，发展成急性重症高原病。从急性轻症高原病到急性重症高原病，两者之间无明确界限，可以表现为一个疾病的不同发展过程。

二、流行病学

急性轻症高原病的发病率很难精确统计，这是因为我们进入高原时，每个人或轻或重都有些高原反应，我们都会对高原缺氧产生应激反应，并且与进入高原的海拔高度、上升速度、进入高原的季节以及调查对象、年龄和种族等因素有关。有研究结果显示，当人群分别到达海拔3000m、3700m、3900m、5500m时，AMS的发生率分别为48%、60%、89%和100%。有调查发现，旅游人群中男性AMS的发病率为

46.76%，女性为 88.00%，女性对 AMS 症状的反应程度比男性敏感可能是导致 AMS 发病率高于男性的原因。

一般来说，进入高原海拔越高、速度越快及冬季期间，症状越重，多数作者认为老年人的症状轻于年轻人，男性症状严重程度与体重指数呈正相关，说明肥胖健壮的男性易感性更高，女性症状严重程度与体重指数无相关性。

三、病因及诱因

高原低压性低氧是急性轻症高原病发病的主要致病因素。AMS 的诱因较多，如个体易感性、缺氧阈值、过度劳累、精神情绪过度紧张等心理因素、寒冷、上呼吸道感染、饮酒、过饱过饥、吸烟、呼吸睡眠异常等均是诱发因素，详见上一章节。

四、发病机制及病理生理变化

人类认识到高原会影响机体健康已有很长的历史，但对急性高原病尚无系统、长期的大规模循证医学研究。其基础方面的研究也很薄弱，急性轻症高原病的发病机制不是很明确，在人体急性暴露于低压性低氧及寒冷环境时，体内产生一系列应激反应，如肺通气增加、心率加快、肺动脉压升高，建立新的代偿机制以适应高原低氧环境。以下变化仅仅是机体进入高原急性期的变化，0~14 天身体适应后可恢复正常生理状态。高原低氧机体各个系统可能出现以下方面的改变。

（一）呼吸系统

平原人进驻高原后由于在高原低压低氧环境刺激下出现低氧通气反应，低氧通气反应是通过颈动脉体的周围化学感受器来实现的，表现为肺通气量增加、潮气量增加、呼吸频率加快、肺静态顺应性下降。

在低压环境中，肺总量、功能残气量都比平原高，使肺脏保持在较高的膨胀状态，从而代偿性增加肺表面积，扩大肺内气体交换面积有助于氧的弥散。

改善通气与血流 V/Q 比值、液体再分配、肺血流增加。

正常生理情况下由于肺的血液分布不均，从底部到顶部血液直线性减少，同时通气也呈线性减少，肺尖部呈生理性死腔，气体交换面积缩小。当人体暴露在高原环境后，由于低氧性肺血管收缩及肺动脉高压，使肺尖部血液明显增加，肺的 V/Q 比值分布更均匀，从而提高弥散能力。

肺循环变化。由于缺氧导致肺血管缺氧性收缩，肺动脉压呈代偿性升高。肺动脉压的适当升高可克服因重力作用引起的双肺肺尖部通气/血流分布不均，从而改善 V/Q 比值，提高摄氧能力，改善因过度代偿导致的高原肺水肿或急性右心衰竭。

（二）心血管系统

高原低氧环境下，由于化学感受器反射和压力感受器功能的改变，副交感神经活动降低、交感神经活动相对增强，自主神经系统功能受到抑制，引起 AMS 患者血压和心率增加。

交感神经系统兴奋，血管紧张素及血管加压素系统活性增加，外周动脉循环阻力增加，血压升高。醛固酮及抗利尿激素分泌增加，钠水潴留，循环血量增加，肾上腺皮质分泌增加，使血管平滑肌对儿茶酚胺更敏感。另外血压的升高可导致动脉内皮细胞损伤，诱发斑块破裂、血小板聚集、冠状动脉痉挛引起急性心肌梗死或猝死。所以既往有冠心病、高血压的患者，可引起血压进一步升高及急性心肌梗死的诱发，需调整药物。

初入高原机体还未适应高原低氧环境，首先表现为心悸、心动过速，自感虚弱疲劳等。大量资料表明高原低氧环境可以损害心脏结构、抑制心脏的功能，主要体现在以下几个方面。

1. 心率明显增高，并随海拔高度增加而增加，机体习服后心率会有所减缓。

2. 心排血量改变。进入高原早期尤其24h内，机体在缺氧条件下心率代偿性加快，收缩功能增强提高了血流速度和心排血量。但心肌代谢以有氧代谢为主，而高原地区氧含量降低造成了心肌细胞缺氧，随时间推移缺氧造成心肌细胞能量不足，最终影响心肌的收缩功能。当心率代偿性增快不能弥补每搏输出量的降低时最终导致心排血量下降，这可能是高原心肌低氧症的病理生理基础。

（三）内分泌系统

有研究表明，高原低氧引起下丘脑 - 垂体 - 肾上腺皮质轴强烈兴奋，糖皮质激素分泌增多。急性缺氧可致糖皮质激素分泌迅速合成，达正常分泌量的3~5倍，是应激的重要反应，对机体抵抗有害刺激起着极其重要的作用。应激时肾上腺皮质激素的增加对机体有广泛的保护作用。肾上腺皮质激素对许多炎症介质、细胞因子的生成释放和激活具有抑制作用，并稳定溶酶体膜，减少细胞因子和溶酶体对细胞的损伤，肾上腺皮质激素的分泌过度是急性高原病发生的病理基础。肾上腺皮质激素的升高是应激导致血糖升高的重要机制，糖尿病患者进入高原后易发生酮症，血糖升高易引起高渗性昏迷，该类患者进入高原后应监测血糖、尿酮体，及时增加胰岛素用量，避免发生糖尿病急性并发症。

寒冷、缺氧、低压环境作为一种应激刺激，使下丘脑促甲状腺激素释放激素增加，进一步刺激下游靶腺生成较多的促甲状腺激素，导致循环血中的T_3、T_4水平升高，使机体代谢过度消耗。肾素 - 血管紧张素系统（RAS）分泌增多，造成少尿，诱发急性高原病。

（四）神经系统

低氧对神经系统的损害广泛，临床表现为剧烈头痛、呕吐、表情淡漠、烦躁不安、共济失调等，而大脑作为人体最大的神经调节中枢，质量占全身2%，耗氧量却占20%。低压、缺氧环境会造成颅内压升高，这是由于脑血管扩张，流量剧增，颅腔 - 脊髓腔压力缓冲系统不足以应对，从而导致颅内压增高，这是造成高原性头痛的主要原因。高原性头痛多位于额叶（38.9%），顶叶区域最少（4.4%），常表现为前额和双侧颞部跳痛。

（五）蓝斑 - 交感神经 - 肾上腺髓质系统

机体处于高原缺氧环境时表现为血浆中儿茶酚胺浓度升高。应激时血浆儿茶酚胺的浓度迅速升高具有重要防御意义，首先可使心率加快，心肌收缩力加强，心排血量增加，其次儿茶酚胺引起支气管扩张，有利于增加肺泡通气量，以满足机体对氧的需求；另外儿茶酚胺兴奋α受体使胰岛素分泌减少，兴奋β受体使胰高血糖素分泌增加，血糖升高。儿茶酚胺过度分泌及分泌不足，可能是急性高原病发生的病理基础。

（六）消化系统

胃肠功能紊乱是急进高原人群中不可忽视一种高原反应，临床症状表现为食欲减退、恶心、呕吐、腹胀、腹泻等，如果肠道反应得不到及时控制，将造成肠黏膜的出血、充血、淤血、糜烂、溃疡，是急性高原胃肠损伤的重要原因。关于高原环境对胃肠功能的影响主要存在以下几种学说。

1. 肠黏膜学说

高原低氧环境暴露下引起肠黏膜通透性增

高，纤维蛋白及血细胞大量漏出，使黏膜屏障功能遭到破坏，引起胃肠黏膜分泌 IgG 减少，使黏膜的免疫屏障减弱。还可引起肠黏膜上皮凋亡，黏膜完整性被破坏。肠黏膜的破坏会造成细菌及毒素入侵引发全身炎症反应。

2. 肠道菌群学说

Kleessen 等研究认为，高原环境下肠道菌群改变使肠道免疫功能降低，引起胃肠功能紊乱，肠内细菌和毒素经损伤黏膜大量入血引起肠源性感染。

3. 自由基学说

平原个体急进高原后，由于高原急性缺氧的影响，胃肠道黏膜产生大量的氧自由基。当产生氧自由基的量超过其自身的清除能力时，便可导致个体的胃肠道黏膜损伤。

4. 胃动力学说

高原缺氧使大脑皮层功能紊乱，副交感神经兴奋性下降，引起胃肠肽类激素如血管活性肠肽、胃泌素、生长抑素、胃动素等释放，消化液分泌减少，引起胃肠动力紊乱，出现腹胀、食欲不振。

（七）液体潴留和液体再分配

高原缺氧导致水、电解质代谢障碍。目前研究认为机体暴露于高原环境后可发生液体潴留，也可发生脱水，而高原适应良好者有脱水现象，适应不全可发生液体潴留，容易发生急性重症高原病。另外内分泌抗利尿激素分泌增加，而肾素-血管紧张素-醛固酮系统活性亢进，引起水、钠潴留，以及高原低氧对肾脏的直接影响，均可导致液体潴留。

人体是一个有机整体，除了以上系统外，AMS 对机体其他各个系统都有损害。急性轻症高原病是机体为适应高原低压性低氧的一种代偿性反应，进入高原后机体会调动各个组织器官的生理性适应，以维持组织器官对氧的总需要量（图 2-1）。但是机体过弱或过强的代偿，均可导致急性重症高原病的发生。并且急性轻症高原病与重型高原病之间无明显的界限，它们是一个疾病发展的不同过程。急性轻症高原病的核心是组织器官无明显病理性损害，是机体对缺氧代偿产生的反应；而急性重型高原病是机体过度代偿与代偿不良产生的组织器官病理性损害，组织细胞出现水肿、出血、肿胀等病理变化。我们认为只要器官脏器出现病理性损害，均应诊断为急性重症高原病。所以我们要重视急性重症高原病的超早期诊断，对重度高原反应要严格筛查，避免病情进一步发展。

我们提出对严重高原反应的患者应密切观察并及早发现急性重症高原病，早期治疗，改善预后，并重点研究早期诊断急性重型高原病的方法。我们的后期分型治疗的初衷也是基于早发现、早治疗的原则。

低压性低氧引起的机体低氧血症是急性轻症高原病发生的直接原因。

五、临床表现

（一）临床症状

临床症状轻重不一，并且表现为多样性。依据发生频率依次为头痛、头昏、气促、呼吸困难、心悸、恶心、食欲不振、呕吐、腹胀、腹痛、腹泻、尿量减少、鼻出血，少见症状为极度乏力、发作性视力障碍、睡眠障碍、胸痛、漂浮感。精神症状包括紧张、忧郁、躁狂、焦虑、愤怒；认知障碍、感觉知觉障碍包括错觉、幻觉、缄默症、共济失调。所以急性轻症高原病的临床表现五花八门，可以出现任何系统的病症包括精神性疾病。

（二）临床体征

无特殊特征性体征，常见的有呼吸加深加

呼吸系统

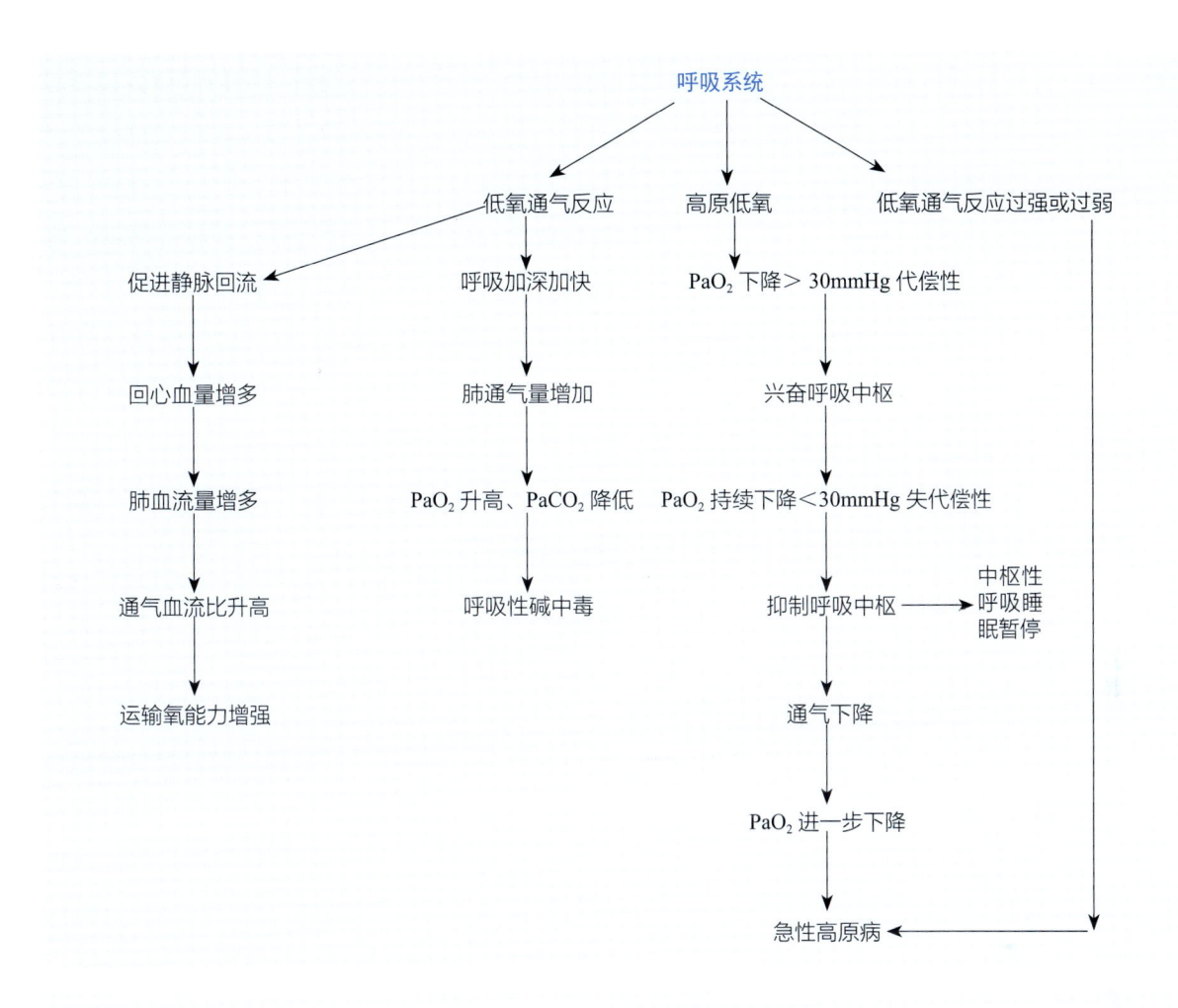

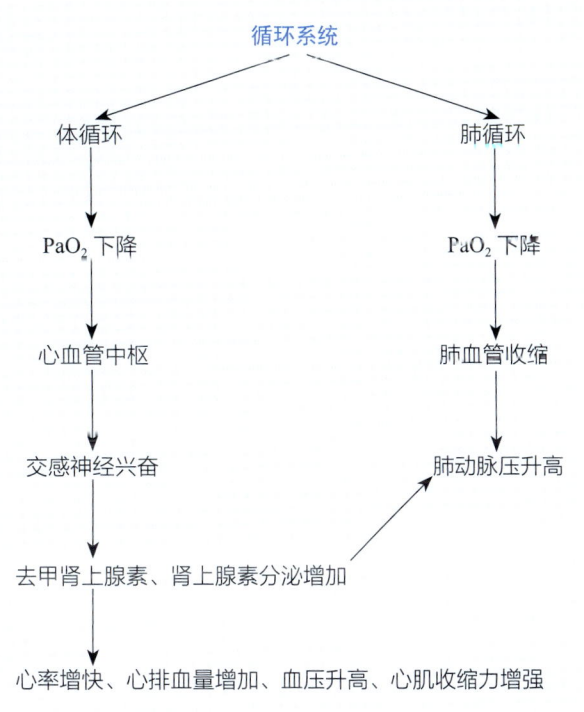

- 低氧通气反应
  - 促进静脉回流 → 回心血量增多 → 肺血流量增多 → 通气血流比升高 → 运输氧能力增强
- 高原低氧
  - 呼吸加深加快 → 肺通气量增加 → PaO₂升高、PaCO₂降低 → 呼吸性碱中毒
  - PaO₂下降 > 30mmHg 代偿性 → 兴奋呼吸中枢 → PaO₂持续下降 < 30mmHg 失代偿性 → 抑制呼吸中枢 → 中枢性呼吸睡眠暂停
    - 抑制呼吸中枢 → 通气下降 → PaO₂进一步下降 → 急性高原病
- 低氧通气反应过强或过弱 → 急性高原病

循环系统

- 体循环
  - PaO₂下降 → 心血管中枢 → 交感神经兴奋 → 去甲肾上腺素、肾上腺素分泌增加 → 心率增快、心排血量增加、血压升高、心肌收缩力增强
- 肺循环
  - PaO₂下降 → 肺血管收缩 → 肺动脉压升高

▲ 图 2-1　机体进入高原后呼吸、循环系统的代偿机制

快、心率加快、血压异常、四肢浮肿、口唇面部发绀，心脏听诊心音增强，肺动脉听诊区第二心音亢进，或可闻及收缩期杂音。

（三）实验室检查

1. 实验室检查

血常规、尿常规一般无明显变化，并发呼吸道感染时白细胞可升高或降低。尿微量白蛋白可升高。血气分析见动脉血氧分压、动脉血氧饱和度明显降低。

2. 心电图变化

(1) 心率加快，大于100次/分。

(2) ST段轻度下移≥0.05V。

(3) 窦性心律不齐、不完全性右束支传导阻滞。

(4) 频发室性早搏。

六、诊断

（一）诊断标准

进入高原（2500m）或由高原进入更高海拔地区发生的一系列症状及体征，经过在高原短期适应或经过对症治疗，其症状及体征显著减轻或消失。急性轻型高原病的症状（按症状出现频率由高到低排列）依次为头晕、头痛、心慌气促、食欲缺乏、倦怠、乏力、恶心、呕吐、腹胀、腹泻、胸闷痛、失眠、眼花、嗜睡、眩晕、鼻出血、手足发麻、抽搐等。体征常表现为心率加快、呼吸深快、血压轻度异常、颜面和（或）四肢水肿、口唇发绀等。

（二）症状评分诊断（Lake Louise 国际评分标准）

目前国际上对急性轻型高原病的诊断一律采用国际高原病专业会议制定的急性高原病临床症状计分法（AMS-score），该计分法是根据患者的临床表现对每一个症状进行自身打分（self-reported score）（表2-1）。

目前国内外主要有6种基于问卷诊断AMS的主观评分量表，包括路易斯湖急性高山病评分系统（the lake Louise acute mountain sickness scoring system, LLS）、临床评分量表（the clinical

表2-1 Lake Louise 国际急性轻症高原病评分标准

头痛	胃肠道症状	疲乏和（或）虚弱	头晕
0 无头痛	0 无症状	0 无疲乏	0 无头晕
1 轻度头痛	1 食欲差或恶心	1 轻微乏力或虚弱	1 轻度头晕
2 中度头痛	2 中度恶心或呕吐	2 中度乏力或虚弱	2 中度头晕
3 重度	3 严重恶心或呕吐	3 严重乏力或虚弱	3 重度头晕

睡眠障碍	精神状况改变	共济失调	周围性水肿
0 睡眠与平常一样	0 无任何改变	0 无共济失调	0 无水肿
1 睡眠不如平常	1 嗜睡/倦怠	1 能维持平衡	1 局部水肿
2 易惊醒，睡眠差	2 抑郁/模糊	2 走路不稳	2 全身水肿
3 夜间不能入睡	3 昏睡/轻昏迷	3 步行易摔倒	
	4 昏迷	4 不能站立	

根据上述自身症状计分值，将每个人的体力活动量评价为：0.日活动量正常；1.轻度降低；2.中度降低；3.严重降低，即卧床不起；症状计分值＞4分者可考虑为急性重症高原病

functional score，CFS）、视觉评分量表（visual analog scale score，VAS）、急性高山病-脑评分（the acute mountainsickness-cerebral score，AMS-C）、中国急性高原病评分（Chinese AMS score，CAS）及 Hackett 临床评分（the hackett clinical score）。

七、治疗

急性轻症高原病是机体进入高原后出现的代偿性反应过程，一般不需治疗，休息、睡眠后可减轻消除，症状较重者需密切观察，易发展为急性重症高原病。

（一）氧疗

条件允许可在夜晚睡眠时给予持续性低流量吸氧，以 1~2L/min 为宜，改善症状并且纠正因夜间呼吸睡眠暂停引起的低氧血症，防止急性重症高原病的发生。

（二）乙酰唑胺

又称醋氮酰胺或醋唑磺胺，是一种碳酸酐酶抑制药。在美国为治疗高原反应的首选用药，也是唯一被 FDA 批准用于急性高原病预防及治疗的药物。主要功效是利尿、增加肺通气功能，主要用于青光眼、脑水肿、心源性水肿、消化性溃疡。用法：125~250mg，3 次/天，连续 3 天。不良反应包括困倦、四肢麻木，久用可致低钾血症、代谢酸中毒、粒细胞减少。

乙酰唑胺口服容易吸收，与蛋白结合率高，口服 2~4h 血液达高峰，半衰期为 2.4~5.8h，24h 内给药 90%~100% 原形由肾脏排出。

（三）糖皮质激素

根据研究，急性进入高原人群，缺氧可诱发下丘脑室旁核释放促肾上腺皮质释放激素（CRH），引起 ACTH 和皮质醇水平分泌量增加，如外源性给予糖皮质激素可明显减少急性高原病的发生，对机体代偿是有益的。可用地塞米松初次 8mg 口服，以后每 6 小时服 4mg，应用 1~3 天。

（四）中草药

中医理论把高原病视为"气"不足所致，中草药以补气为主。常用药物如红景天口服液（10mg，每天两次）和黄芪口服液（10mg，每天 2 次）。

（五）氨茶碱

氨茶碱的主要作用有：①松弛支气管平滑肌，抑制致敏细胞释放变态反应递质，解痉同时还可减少支气管黏膜充血和水肿；②小剂量可增强呼吸肌收缩力和心排血量而不加快心率；③扩张冠状动脉和外周血管；④增加肾血流量，提高肾脏滤过率，具有利尿作用。氨茶碱溶液或 0.9% 氯化钠 100~200ml 稀释后静脉滴注，不超过 25mg/min，或口服，每次 1 片，每日 3 次。

（六）对症治疗

1. 头痛、头晕

养血清脑颗粒（4g，口服，每天 2 次）；芬必得（150mg，口服，每天 2 次）。

2. 恶心、呕吐

甲氧氯普胺（5~10mg，每日 2 次肌内注射）；维生素 B_6 注射液（静脉输注）。

3. 水肿

氢氯噻嗪（12.5mg，2 天）；呋塞米（10mg，口服，每天 1 次）。

4. 心动过速

比索洛尔（5~10mg，每天 1 次）；美托洛尔（12.5mg，口服，每天 2~3 次）。

5. 胸闷气短

复方丹参滴丸（每次 10 粒，每日 3 次）；氨茶碱片（1 片，每日 2 次）。

附：高原心肌低氧症——急性轻症高原病的特殊类型

1. 定义 高原心肌低氧症（high altitude myocardial hypoxidosis，HAMH）是机体急进高原后（海拔2500m以上）适应不良，心电图出现以典型心肌缺血、缺氧表现为主要特征，伴或不伴有其他习服不良表现的高原特发病。

2. 发病率 有研究对由平原进入海拔4500~5070m地区的劳动者进行流行病学调查发现，其发病率为10%~30%。

3. 临床表现及检查

(1) 症状：可出现胸闷、胸痛、心悸、呼吸困难，也可无任何症状。

(2) 体征：心率加快、血压异常、下肢浮肿、心脏听诊肺动脉听诊区第二心音亢进、二尖瓣听诊区可闻及收缩期杂音及早搏。

(3) 运动心电图对高原心肌低氧症有较好的预测价值。

(4) 化验检查：血气分析提示 PO_2/PCO_2 降低，血常规提示红细胞及血红蛋白升高，生化检查提示肌钙蛋白及肌酸激酶同工酶在正常范围。

4. 高原心肌低氧症病理生理 高原低压性低氧使冠状动脉 PaO_2 下降，心肌细胞缺氧，无氧代谢增加，细胞氧化代谢障碍，ATP产生减少，影响细胞膜离子转运，乳酸增高，自由基产生。心肌细胞缺血、缺氧，累及心肌复极时动作电位，造成心肌细胞损害和相应的心电图变化，是高原低氧直接造成心肌损害的病理学基础。但是李英锐等提出，高原心肌低氧症为慢性高原病的一个特殊类型，我们认为它是急性轻症高原病的特殊类型，因为100%患者为急进高原引起的心电图改变及胸痛、胸闷等症状，是高原习服期发生的病症，其中一部分人失代偿可发展成高原循环（心肌）损害，如移居高原这部分人群中的一小部分可发展为高原性心脏病。

5. 诊断

进入高原（2500m）地区后心电图出现以下改变，伴或不伴胸闷、气短、胸痛等症状。以下4项心电图表现中，有2项以上可诊断。

(1) 在R波占优势的导联上，ST段水平或T波垂直压低≥0.5mV。

(2) 在R波占优势的导联上，T波倒垂式双向。

(3) T波两肢对称性波形变窄高尖。

(4) ST段平坦延长≥0.16s。

6. 治疗

(1) 氧疗：鼻导管给氧或高压氧治疗。

(2) 药物治疗

① 复方丹参滴丸：扩张冠状动脉，保护缺氧缺血心肌细胞，清除氧自由基。用法为每次10粒，每天3次口服。

② 黄芪口服液或黄芪注射液：保护心肌细胞。用法为每次10ml，每天3次口服。

③ 盐酸曲美他嗪：每次20mg，每天3次口服。

参考文献

[1] 西藏军区总医院.高原病学[M].拉萨：西藏人民出版社，2001:70-95.
[2] 崔建华.高原医学基础与临床[M].北京：人民军医出版社,2012:125-133.
[3] 张雪峰,董维亚,裴智卫.复方丹参滴丸预防高原心肌低氧症价值的研究[J].铁道劳动卫生与环保，2006,33(4):161-164.
[4] 李英锐,王鹿朝,薛增军.高原心肌低氧症患者血浆肾素系统和心钠素的变化[J].中华内科杂志,1995,12：811-815.
[5] 李英锐,薛增军.高原心肌低氧症——慢性高原病的特殊类型[J].西藏医药,1996,2：5-8.
[6] 格日力.高原医学[M].北京：北京大学医学出版社，2015:133-144.
[7] 魏婧韬.高寒低氧环境下旅游人群急性高原病发病率调查[J].社区医学杂志，2017, 15(7):22-24.
[8] 吴天一.确立我国高原病诊断标准的综合评论[J].高原医学杂志，1995,5(3):3-8.
[9] 吴天一.急性高山病路易斯湖国际诊断计分系统及其实施[J].高原医学杂志，2010,20(1)：2-4.
[10] 陈国柱，黄岚.急性高原病的研究进展[J].军事医学，2013,37(5)：321-323.
[11] 饶明月，覃军，高旭滨，等.急性高原暴露后左心功能变化及与急性高原病的关系[J].中国应用生理学杂志，2014,30(3):223-226.
[12] 周琚，罗晓红.高原环境损伤与ＨＰＴ轴的应激性变化[J].西北国防医学杂志，2013,34（1）：57-59.
[13] Sun N L,Wang L Y，Yang X，et al. Effect of rennin-angiotensin system on arterial function in persons with acutemountain sickness[J].Int J Cardiol,2013,167(4):1641-1642.
[14] J Ali Zadeh R,Ziaee V，Aghsaeifard Z，et al.Charactteristice:a comparison between acute mountain sickness and non-acute mountainsickness headache[J].Asian J Sports Mwd,2012,3(2):126-130.
[15] Subudhi A W,Fan J L,Evero O,et al .Altitude Cmice :cerebral autoregulation during ascent ,acclimatization,and re-exposure to high altitude and its relation with acutemountain sickness[J].J Appl Physiol,2014,116(7):724-729.
[16] 杨定周，周其全.高原急性胃肠黏膜屏障功能损伤与急性高原病并发多器官功能障碍综合征的关系[J].中国病理生理杂志，2010,26(10):1972-1973.
[17] 李素芝，杨定周，郑必海，等.海拔5374m高原实地急性缺氧暴露下家兔肠黏膜屏障功能损伤观察[J].华南国防医学杂志，2011,25(4):273-276.
[18] Kleessen B,Schroedl W, Stueck M,et al.Microbial and immunological responses relative to high-altitude exposure in mountaineers[J].Med Sci Sporte Exerc,2005,37(8):1313-1318.
[19] 孙泽平，郑必海，陶成芳，等.急进高原个体外周血氧自由基变化与急性胃肠黏膜损伤分析[J].河南预防医学杂志，2011, 22(4):251-252.
[20] 马玉红.高原低氧环境与胃肠动力紊乱性疾病探讨[J].中外医疗，2008，31：147-148.
[21] 白谊涵，马全福，张永青，等.高原低氧环境对心血管系统影响的研究[J].中国急救复苏与灾害医学杂志，2012，7(3)：217-220.
[22] 张雪峰，青格乐图，等.运动心电图预测高原心肌低氧证价值的研究[J].现代预防医学,2006,33（9）:1523-1525.
[23] Li Y，Zhang Y，Zhang Y.Research advances in pathogenesis and prophylactic measures of acute high altitude illness[J]. Respir Med，2018，145(11): 145.
[24] Burgess K R，Johnson P，Edwards N，et al.Acutemountain sickness is associated with sleep desaturation at high altitude[J]. Respirology，2004，9(4): 485.

第二篇 急性重症高原病的临床分型

第3章	高原肺水肿	028
第4章	高原脑水肿	094
第5章	急性高原肾损伤	135
第6章	急性高原循环损伤	150
第7章	急性高原胃肠损伤	170
第8章	急性高原肝损伤	183
第9章	急性高原凝血功能障碍	193
第10章	急性高原内分泌代谢障碍	200

第 3 章 高原肺水肿

一、概论

（一）概述

高原肺水肿（high altitude pulmonary edema, HAPE）也称为高原急性肺损伤（acute pulmonary injury at high altitude）。国外最早认识高原肺水肿是在1898年，完整描述了1例高原肺水肿的临床表现和查体、解剖所见，是世界上首例高原肺水肿报道。1964年Hultgren报道了在秘鲁拉奥鲁亚市海拔3750m为4例典型高原肺水肿患者做了右心导管检查，发现高原肺水肿患者存在肺动脉高压而肺毛细血管楔压正常，100%氧气后肺动脉压下降，认为高原肺水肿是一种非心源性肺水肿，这一观点一直持续至今。在美国、英国、意大利，因缺乏理想的高原地区所以他们的研究对象主要为低压氧舱及登山、旅游人群，他们很快登上高山后所发生的特发疾病，由于交通工具便利，可迅速下转，使症状缓解，称之为高山病。

我国是在1951年川藏公路和青藏公路的建设中首次发现高原肺水肿，引起医学界的广泛重视，早期将本病描述为"高山肺炎"、高原肺炎、高原综合征的循环型、急性高原心力衰竭等诊断名称。仅仅由于对高原肺水肿病理生理的不同认识，造成了错误的治疗。近年来随着高原医学和重症医学的发展和进步，使很多急性高原病的病理生理机制得以认识，使急性高原病的诊治达到了一个前所未有的高度和水平。

（二）定义

高原肺水肿是指急进高原（2500m）人群因机体对缺氧的耐受性（遗传因素）及敏感性不同（缺氧阈值），以及在各种致病因素的作用下，引起肺脏的损害（直接或间接），造成肺泡内液体的渗出，而引起的一种高原特发病，临床表现是以呼吸困难、咳嗽、咳粉红色泡沫痰、双肺可闻及湿啰音为特征的一系列症状及体征。

本病是急性高原病的一种严重类型，多发生于海拔2500m以上地区，有报道也可见于1500m的低海拔地区，起病急、病情进展迅速、变化急骤，如不积极治疗，死亡率较高。易感人群进入高原初期0～15天发病率最高。多数为平原人首次进入高原者，或高原人群进入更高海拔区，亦可见于久居、世居高原已适应高原环境者。本病有记忆易感性，即第1次进入高原发生肺水肿，第2次、第3次……进入高原后，均可发生肺水肿，并且一次比一次严重。所以患过肺水肿的个体禁止再次进入高原。

二、流行病学

（一）发病率及一般资料研究

国内外关于高原肺水肿发病率的报道差异较大，一般为0.5%～1%。据有关资料报道，我国高原肺水肿发病率为0.15%～9.9%，发病率与进入高原途径、进入高原速度、海拔高度、劳动强度、环境气候有关。有研究报道，在3000m、3658m、3900m和4500m四个不同海拔高度的发病率分别为0%、0.77%、1.61%和6.66%，所以伴随海拔升高发病率有逐渐升高的趋势。

我们随机抽取我院2006年7月至2007年7月间发生急性重症高原病确诊病例203例（对照组），以及2016年7月至2017年7月发生急性重症高原病确诊病例239例（治疗组）进行临床对照分析。病例全部来源于青藏高原腹地，治疗地海拔为2800m，大气压为70.70～53.28kPa，氧分压为14.20～11.16kPa。两组一般情况及生命体征见表3-1至表3-5。

统计学处理采用SPSS18.0版软件包完成，数据以均数±标准差（$\bar{X} \pm S$）表示，计量数资料用t检验。计数资料用卡方检验，$P<0.05$认为有统计学意义。

通过分析两组急性重症高原病，男性明显多于女性，各民族均有发病。男性和汉族发病多可能与进入高原人数有关。久居高原与移居高原人群均有发病，农民工发病率最高，占一半以上，吸烟人员进入高原后发病率是不吸烟人员的1倍，吸烟可能是诱因。

入选病例治疗组239例、对照组203例。两组在年龄、体重、身高、发病海拔、生命体征上经均衡性检验差异无显著性。两组急性重症高原病的分期、分型分布的比较无显著性差异。

我们统计了2017年我院住院的急性重症高原病患者239例，其中高原急性肺损伤231例，发病率高达96.65%。

表3-1 急性重症高原病患者一般情况对照表

组别	男	女	汉族	回族	其他少数民族	吸烟	不吸烟
治疗组（n=239）	209（87.4%）	30（12.6%）	206（86.2%）	21（8.8%）	12（5%）	164（68.6%）	67（28.0%）
对照组（n=203）	181（89.2%）	22（10.8%）	177（87.6%）	17（8.4%）	9（4.5%）	142（69.8%）	61（30.2%）

$P>0.1$

表3-2 急性重症高原病患者构成比

组别	职工	农民工	学生	初入高原	久居	移居
治疗组（n=239）	86（36.1%）	138（57.7%）	15（6.3%）	124（51.9%）	57（23.8%）	58（24.3%）
对照组（n=203）	75（37.13%）	117（57.9%）	9（4.97%）	102（50.5%）	48（23.76%）	52（25.6%）

$P>0.1$

表3-3　急性重症高原病患病海拔、年龄、身高、体重的对比研究（$\bar{X} \pm S$）

组　别	年龄（岁）	体重（kg）	身高（cm）	体重指数	发病海拔（m）
治疗组（n=239）	38.63 ± 12.34	73.52 ± 12.40	169.32 ± 7.05	25.58 ± 3.97	4418 ± 921.84
对照组（n=202）	37.38 ± 10.52	72.20 ± 8.14	170.00 ± 5.13	24.91 ± 4.12	4324.42 ± 1050.04

$P > 0.1$

表3-4　急性重症高原病患者生命体征对比表（$\bar{X} \pm S$）

组　别	收缩压（mmHg）	舒张压（mmHg）	心率（次/分）	呼吸（次/分）	体温（℃）
治疗组（n=239）	122.21 ± 19.71	78.14 ± 14.89	101.11 ± 19.98	21.63 ± 2.43	36.9 ± 0.617
对照组（n=202）	111.63 ± 18.03	73.25 ± 14.13	103.96 ± 21.80	22.05 ± 4.19	37.21 ± 0.591

$P > 0.1$

表3-5　急性重症高原病各分型生命体征对比表（$\bar{X} \pm S$）

分　型	组　别	体温（℃）	呼吸（次/分）	脉搏（次/分）	舒张压（mmHg）	收缩压（mmHg）
轻型	对照组（n=44）	36.13 ± 0.52	20.44 ± 1.48	95.23 ± 17.69	77.53 ± 15.35	101.23 ± 17.69
轻型	治疗组（n=59）	36.09 ± 0.61	20.21 ± 1.27	97.60 ± 17.71	77.78 ± 13.38	105.19 ± 18.24
中型	对照组（n=61）	36.51 ± 0.53	21.24 ± 1.15	109.19 ± 21.90	79.19 ± 14.55	121.67 ± 18.36
中型	治疗组（n=75）	36.34 ± 0.68	21.33 ± 1.66	110.74 ± 22.99	78.44 ± 19.01	124.55 ± 19.33
重型	对照组（n=70）	36.89 ± 0.62	21.32 ± 1.28	112.09 ± 19.90	87.53 ± 17.45	131.19 ± 25.23
重型	治疗组（n=78）	36.93 ± 0.59	21.21 ± 1.27	117.60 ± 18.91	87.78 ± 16.68	131.67 ± 26.36
极重型	对照组（n=26）	37.84 ± 0.61	24.24 ± 1.26	119.62 ± 27.76	99.19 ± 20.35	144.57 ± 28.33
极重型	治疗组（n=27）	37.54 ± 0.88	24.33 ± 1.35	120.63 ± 26.99	97.44 ± 19.91	145.22 ± 30.76

$P > 0.1$

（二）病死率及治愈率

20世纪六七十年代，国外有研究文献资料报道高原肺水肿86例，病死率高达12.7%。1979年Dickinson报道39例高原肺水肿、脑水肿患者，死亡5例，病死率高达12.8%，国内报道的死亡率相对较低。

我们的治疗地为海拔2800m的青藏高原腹地，只需120km即可进入海拔4800m的昆仑山口，乘火车只需要1.5h，坡度非常高，登高速度非常快，极危重型急性高原病发病率非常高。我们随机抽取我院2007年急性重症高原病确诊病例203例（对照组），以及2017急性重症高原病确诊病例239例（治疗组）进行临床对照分析（表3-6和表3-7）。发现治疗组死亡4例，死亡率为1.7%；对照组死亡20例，死亡率为9.9%，提示我们现在的治疗方案（本书治疗章节介绍的内容）可显著降低死亡率，明显减少患者住院时间。

方案治疗组的平均住院天数缩短了27.88%，总治愈率提高了8.2%，突出表现为总死亡率与中型、重型及极重型死亡率分别下降了8.2%、1.64%、10%和31.35%，方案治疗组在中型、重型和极重型中均出现死亡率降低。

（三）死亡原因

1. 高原肺水肿死亡率及疾病严重程度与发病海拔及进入该地区的速度有关。
2. 高原地区边远、偏僻、无人区地域辽阔，医疗条件极差使病情延误。
3. 合并严重的并发症及多器官功能衰竭。
4. 医疗水平极差、治疗不得当、延误病情。
5. 病情进展迅速，进展性急性重症高原病患者迅速死亡，还有一部分人进入高原后当晚出现重度高原反应，次日发现时已经死亡。

表3-6 急性重症高原病分期、分型分布的比较

方案治疗组（n=239）				一般治疗组（n=203）			
轻型（n=59）	中型（n=75）	重型（n=78）	极重型（n=27）	轻型（n=44）	中型（n=61）	重型（n=70）	极重型（n=26）
24.69%	31.37%	32.64%	11.30%	21.78%	30.20%	34.65%	12.87%

χ^2检验，$P>0.1$

表3-7 急性重症高原病治疗组与对照组治疗效果及死亡率比较

组别	住院日（天）（$\bar{X}\pm S$）	治愈率 n	治愈率 %	死亡率 n	死亡率 %	轻型死亡率 N(n)	轻型死亡率 %	中型死亡率 N(n)	中型死亡率 %	重型死亡率 N(n)	重型死亡率 %	极重型死亡率 N(n)	极重型死亡率 %
方案治疗组（n=239）	4.68±1.96▲	239	98.3★	4	1.7★	59(0)	0.00★	75(0)	0.00★	78(0)	0.00★	27(4)	14.8★
一般治疗组（n=203）	6.49±2.04	202	90.1	20	9.9	44(0)	0.00	61(1)	1.64	70(7)	10	26(12)	46.15

与一般治疗组比较，▲ t检验，$P<0.001$；★ f检验，$P<0.001$

三、病因及诱因

高原肺水肿是高原所特有的疾病，它发生的核心环节是高原低压性低氧。凡能使机体耗氧量增加及对低氧的耐受力下降的因素均可诱发高原肺水肿，常见原因有劳累、寒冷、上呼吸道感染等。

（一）耗氧量增加

使氧耗增加的因素均可诱发高原肺水肿。

1. 高原环境，海拔高度，气候变化如寒冷、低温、干燥。
2. 精神心理因素，如紧张、焦虑、失眠、睡眠障碍。
3. 过度劳累、剧烈运动、过饱、过饥、肥胖、吸烟、饮酒、腹泻。
4. 上呼吸道感染。

（二）对低氧耐受力下降

紧急进入高原可减少对低氧的耐受性，机体暴露于低压低氧环境，机体对高原环境脱适应，易发生高原肺水肿。平稳、台阶式进入高原可增加对低氧的耐受力，减少肺水肿的发生。

（三）个体易感性及家族敏感性

病因与遗传因素有关，即种族差异。西藏军区总医院曾报道，923例高原肺水肿患者中患病2次以上者129例，占27%，最多者达7次。

四、发病机制及病理、生理改变

（一）发病机制

1. 肺动脉高压机制

高原肺水肿早期，高原缺氧导致肺血管不均匀收缩。肺小动脉根据有无环形肌纤维可分为肌性小动脉和非肌性小动脉，在低氧环境下肌性小动脉严重收缩，毛细血管前阻力增加，而非肌性小动脉发生扩张。其结果是血流自收缩区转移至非收缩区，即收缩区血流减少、血流缓慢；而非收缩区则血流增加、血流加速、毛细血管充血、流体静压增高，导致肺动脉压升高、肺毛细血管压力升高，微血管液体向肺间质移动。

2. 缺氧急性肺损伤机制

高原低压性低氧导致急性肺损伤为其病理生理核心机制，代谢极为活跃的Ⅱ型肺泡上皮细胞损伤尤为重要，导致表面活性物质减少，透明膜形成，发生局灶性肺不张，肺Ⅰ型细胞代谢障碍加重水肿形成，肺动脉血管上皮细胞的直接损伤导致水肿、坏死，使肺泡-血管结构的屏障破裂。

3. 细胞内环境紊乱机制

高原缺氧导致肺泡上皮细胞及肺动脉内皮细胞的无氧代谢增强、ATP产生不足，Na-K-ATP酶、Na通道、水通道、Na离子转运系统功能障碍，水钠清除障碍。病情进一步发展导致微循环障碍、三羧酸循环障碍和细胞呼吸功能异常。

4. 炎症损伤机制

随病情进一步发展，缺氧未改善，肺泡及毛细血管内皮急性损伤，发生炎性细胞的聚集和活化，刺激合成炎性介质，如肿瘤坏死因子（TNFα）、白介素（IL-1、IL-8）和花生四烯酸代谢产物，造成二次损伤肺泡上皮细胞，毛细血管通透性增加。

5. 凝血瀑布机制

炎性介质可同时激活补体及凝血纤溶系统产生凝血瀑布，使小动脉血栓形成，肺泡出血，加重肺动脉高压，使肺水肿进一步加重。

6. 自由基学说

缺氧性肺损伤使氧自由基激活，并表达黏附分子，释放大量炎症介质，对机体各个器官造成广泛损伤，产生氧化应激损伤，进一步使损伤扩大。

7. 血流动力学机制

早期高原低氧性肺血管收缩使肺动脉压

（PAP）升高，在一定限度内机体代偿使肺血管阻力（PVR）降低。但低氧仅对肺血管发生收缩，对体循环系统则导致血管扩张，进而发生体液重新分布、体循环阻力（SVR）下降，而肺循环阻力（PVR）进一步升高发生失代偿，导致肺水肿的加重。

综上所述，高原肺水肿病理生理变化早期，是由于缺氧损伤导致肺血管不均匀收缩，体循环血管扩张、体液重新分布、体循环阻力（SVR）下降，而肺循环阻力（PVR）升高、肺动脉压进一步升高，加重肺水肿，Starling等式被打破，此时压力增高在发病机制中起主要作用，为压力增高性肺水肿。缺氧可以直接导致肺血管上皮细胞的损伤，内皮细胞水肿、坏死，使肺泡-血管结构的屏障破裂。当炎性介质及自由基被激活，血管屏障功能进一步破坏并激活凝血系统、启动凝血瀑布，血管内广泛微血栓形成，这时的主要病理生理机制是通透性增高与压力增高共同存在，肺泡Ⅱ型上皮细胞分泌表面活性物质减少，透明膜形成，发生局灶性肺不张，致使病情进一步发展至ARDS（图3-1）。

（二）病理学改变

大体观察双肺体积明显增大，重量明显增加。尸检时右肺重量可达1060~2300g，左肺1090~2160g，呈暗红色，肺膜紧张。切面观察可有泡沫状浆液性血性液体流出，气管及支气管黏膜充血。

镜下可见肺毛细血管扩张淤血，内有红细胞淤积，血管周围出血，肺小动脉扩张、中断，毛细血管血栓形成，细支气管和肺泡呈透明膜性水肿，肺泡内充满蛋白质混合液或成团状的红细胞、中性

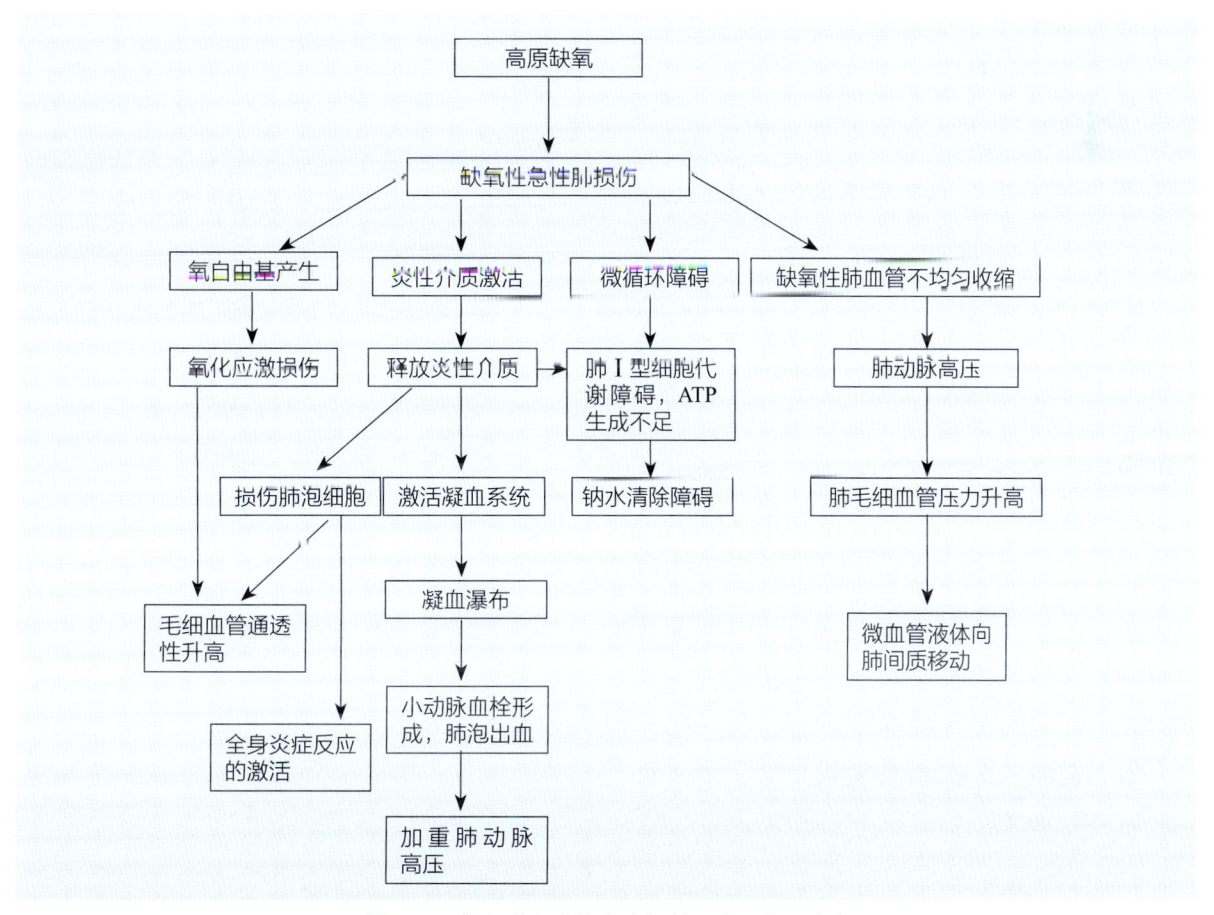

▲ 图3-1 高原肺水肿的发病机制及病理生理改变

粒细胞、单核细胞、淋巴细胞和纤维素。肺泡膈增宽、水肿，并可见局灶性肺不张及片状实变区。

（三）肺水肿的形成和清除机制

1. 高原肺水肿的形成

高原肺水肿的形成是一个渐进的过程。在高原肺水肿形成初期，液体从肺毛细血管壁渗出，在支气管周围及毛细血管周围的结缔组织形成水肿套。此时肺泡依然为张开状态，肺泡内依然是干燥的，称为间质肺水肿。随着肺间质水肿加重，漏出的液体在肺泡壁间质聚集，肺泡壁变厚，液体开始进入肺泡内，肺泡充气压不能维持肺泡张开，肺泡内充满液体，严重时肺泡水肿液中可含有血管内有形成分。随着肺水肿的进展，含气肺泡进行性减少，因肺泡表面张力不同，部分肺泡萎缩、塌陷，部分肺泡被液体取代，形成肺泡水肿。随着肺水肿的进展，含气肺泡进行性减少，导致肺容量减少。有研究提示，液体进入肺泡内初期的X线片显示正常，双肺未闻及湿啰音，但肺部超声已发生改变，同时血氧饱和度降低，提示肺部超声可以作为超早期诊断的检查项目。

2. 肺水肿的清除

由钠通道等离子通道及转运系统，将钠离子和氯离子主动地从肺泡腔透过肺泡上皮细胞转运到肺间质。肺泡中的水被动地随着离子转运形成的渗透梯度弥散到肺间质。高原低压性低氧，肺泡内皮细胞的损伤导致钠通道及Na^+-K^+-ATP酶活性降低，肺泡液体的清除率也进行性降低。肺泡水肿的形成和肺泡液的清除是一个动态平衡的过程。

3. 促进肺泡液清除的因素

(1) 高浓度氧。

(2) β肾上腺素受体介导因素。

(3) 多巴胺。

(4) 激素：如糖皮质激素。

(5) 胰岛素、细胞生长因子、甲状腺素。

4. 抑制肺泡液清除的因素

(1) 缺氧。

(2) 营养不良。

(3) 呼吸性碱中毒、CO_2下降。

(4) 过氧化物。

(5) 一氧化氮（NO）。

(6) 利多卡因。

肺损伤可抑制肺水肿的清除，当损伤因子对肺泡上皮屏障的破坏及对肺泡上皮细胞离子主动转运系统的破坏足够严重，液体以溢出为主，导致肺水肿进一步加重。

（四）高原急性肺损伤与多糖包被

很多研究提示，高原低压性低氧造成肺血管不均匀收缩，引起急性低氧性肺动脉高压为高原肺水肿的主要发病机制。但我们的研究提示，肺动脉高压只是疾病开始的一个部分，更重要的是缺氧对血管内皮细胞的损伤，引起渗出性病变，同时激活大量生物活性物质及炎症因子，导致疾病的发展和加重。在血管内皮细胞损伤的这个环节，很可能与多糖包被有关。多糖包被因高原缺氧而发生损害，导致肺毛细血管内皮受损，使内皮细胞的结构和功能无法维持，多糖包被可能是高原肺水肿发病的病理生理基础，需要加强对多糖包被在高原肺水肿中的研究。

多糖包被（glycocalyx，GCX）是位于血管内皮细胞腔面的一层复杂多成分的大分子结构，是血浆与内皮细胞之间的媒介或屏障。GCX具有维持血管通透性、信号传导、炎症调节等多种生物学功能，其降解产物可以反映血管损伤的程度及疾病进展，是诊断与预后的生物标志物。糖皮质激素对其具有保护作用，这可能是糖皮质激素治疗高原肺水肿的理论依据。

1. 多糖包被的结构

多糖包被是覆盖于血管内皮细胞表面的一层带负电荷的凝胶样结构层，蛋白聚糖、糖蛋白及血浆来源的大分子蛋白是构成多糖包被的主要成分。多糖包被分为核心蛋白和侧链两大部分，核心蛋白是多糖包被的骨架，主要成分是蛋白聚糖；侧链结构主要是连接在核心蛋白上的氨基葡聚糖，包括硫酸乙酰肝素（HS）、硫酸软骨素（CS）、硫酸皮肤素、硫酸角质素、透明质烷（HA），是一组特殊的糖蛋白。其中还包括血浆来源的大分子物质、血浆蛋白、酶类、细胞因子等，尤其是黏附分子的选择性整合素。

2. 多糖包被的功能

(1) 维持血管内皮细胞屏障：多糖包被覆盖于内皮细胞表面，是一道天然的机械屏障。

(2) 阻碍液体和蛋白渗出的屏障：多糖包被通过形成带电网状物质覆盖在细胞-细胞连接处，调节血管渗透压。极度缺氧可以造成多糖包被的降解，增加液体和蛋白的渗出。

(3) 防止中性粒细胞外渗的屏障（抗炎作用）：血浆多糖包被片段增加是提示炎症反应的特征之一，多糖包被的降解提示与炎症组织损伤相关。

(4) "滤过"作用：多糖包被具有滤过功能，能选择性通透血液中的各种大小分子物质和细胞成分，是一种多孔被膜结构。多种因素导致多糖包被降解，致使水及血管内成分进入肺泡及间质，形成肺水肿，这可能是肺水肿的病理生理基础。

(5) 多糖包被与微血管内血栓的形成：多糖包被可通过调节血管凝血与抗凝的平衡影响微血管内血栓形成，还可通过多种机制和途径参与维护血管内皮细胞结构和功能，调节炎症反应。可能在高原肺水肿的病理生理过程发挥作用。

(6) 多糖包被的脱落和降解使肺毛细血管通透性增加：Strunden等试验发现，给予肝素酶降解肺毛细血管表面的多糖包被后，肺毛细血管通透性明显增加，肺间质及肺泡水肿明显加重。而氢化可的松通过抑制多糖包被的多配体蛋白聚糖-1、硫酸乙酰肝素和透明质酸的脱落而减少肺间质水肿的发生，这可能是激素治疗高原肺水肿的病理生理机制。

（五）糖皮质激素对多糖包被的保护作用

Chappell通过实验证实，糖皮质激素通过稳定肥大细胞来保护内皮细胞表面的多糖包被，从而维持血管屏障、防止组织水肿，这是糖皮质激素对内皮细胞的保护机制。

肥大细胞内储存了大量的蛋白酶，应激时这些酶释放至细胞外，糖皮质激素可通过稳定肥大细胞膜，防止脱颗粒，抑制组织细胞的蛋白水解作用。而多糖包被的主要成分是蛋白质，故糖皮质激素可抑制多糖包被降解产物脱落，对多糖包被的完整性具有保护作用。

组胺在应激时大量释放，使内皮细胞之间的空隙变大，增加了血管的通透性，糖皮质激素使缺血缺氧后组胺释放减少，具有保护内皮细胞的作用。

五、临床表现

高原肺水肿与心源性急性肺水肿的常见临床表现相似，均有呼吸困难、发绀、咳嗽、咯大量白色或粉红色泡沫痰，双肺或一侧肺布满湿啰音。

（一）症状

早期大多出现剧烈头痛、呼吸困难、心慌、气促、胸闷、胸痛、烦躁不安、极度疲乏、精神萎靡、持续性干咳、睡眠障碍、面色苍白、皮肤湿冷。部分患者畏寒、发热、恶心、呕吐、失眠、食欲明显减退、尿少。随着病情发展，上述症状加重，出现最具特征性的临床表现，即严重的呼吸困难、不能平卧、咯泡沫样痰，最初为白色或淡黄色，后转为粉红色，量多者从口鼻涌出。患者烦躁不安，少数嗜睡、甚至昏迷。有些患者可出现腹痛、腹泻。

（二）体征

高原肺水肿突出的体征为肺部湿啰音，重者双肺满布湿啰音，伴有痰鸣音，心音常被遮盖，轻者双肺或一侧肺可闻及湿啰音。80%的患者出现唇、耳垂、指甲床及额部不同程度的发绀，由于呼吸困难，患者常采取半卧位。多半的患者出现发热，体温多在37.5～39℃，如体温持续在37.5℃以上，多提示合并肺炎。心率增快，心尖区可闻及收缩期杂音或奔马律，肺动脉瓣第二心音亢进或分裂。

我们分析了239例急性重症高原病临床分型的生命体征变化，见表3-8。

（三）鉴别诊断

高原肺水肿与一般心源性肺水肿的临床表现相比有以下特点。

高原肺水肿早期常仅有一般急性轻型高原病症状，如头痛、心悸、失眠、厌食、恶心等，可能提示为高原肺水肿之先兆，对于严重急性轻症高原病人群应高度警惕。其肺部听诊可能正常，X线检查也正常，但患者已发展成高原间质性肺水肿。我们在本书也提出了高原肺水肿的超早期诊断方案（见脑水肿相关章节）。

部分患者呈暴发型，发病紧急，病情危重，极度呼吸困难，有窒息感，满肺啰音，迅速变为濒死状态，在死前可在一侧或双侧出现血性胸水。

血压偏高，脉搏频细，心动过速，心尖区可闻及收缩期杂音或奔马律，肺动脉瓣第二心音亢进或分裂，多合并急性右心衰竭（因为肺血管收缩，肺动脉压升高，肺小动脉血栓形成，出现肺栓塞的表现，导致右心后负荷增加，急性右心功能衰竭）。

因多合并高原脑水肿，所以部分患者表现以神经精神症状为主，常有头痛、眩晕、复视、呕吐、谵妄、烦躁等。少数患者出现精神错乱或脑膜刺激症状，甚至并发昏迷，这类病例可发现颅内压增高和视神经乳头水肿，病理上多合并脑水肿，少数治愈后留有后遗症。

高原肺水肿起病多不发热，但少数有畏寒、低热，发病以后如出现发热并且体温逐渐升高，常说明有继发性感染，所以治疗应常规给予抗生素预防感染。

表3-8　239例急性重症高原病临床分型的生命体征变化（$\bar{X}\pm S$）

	轻型 (*n*=59)	中型 (*n*=59)	重型 (*n*=78)	极重型 (*n*=27)
体温（℃）	36.83 ± 0.52	36.93 ± 0.61	36.84 ± 0.53	37.34 ± 0.88
呼吸（次/分）	21.44 ± 1.48	21.21 ± 1.27	21.24 ± 1.15	24.33 + 5.66
脉搏（次/分）	101.23 ± 17.69	101.19 ± 21.90	97.60 ± 17.71	110.74 ± 22.99
舒张压（mmHg）	77.53 ± 15.35	77.78 ± 13.38	79.19 ± 14.55	77.44 ± 19.01
收缩压（mmHg）	121.19 ± 21.24	121.67 ± 18.36	124.55 ± 16.33	119.22 ± 27.76

六、辅助检查

（一）血常规的变化

在本章节我们只对高原肺水肿的血常规进行临床分析，其他生化检验指标见相关章节。

我们随机抽取我院2016年7月至2017年7月发生急性重症高原病的确诊病例239例（治疗组）进行临床对照分析。病例全部来源于青藏高原腹地，治疗地海拔为2800m，大气压为70.70～53.28kPa，氧分压为14.20～11.16kPa。

统计学处理采用SPSS18.0版软件包完成，数据以均数±标准差（$\bar{X}\pm S$）表示，计量数资料用t检验。计数资料用卡方检验，$P<0.05$认为有统计学意义。高原肺水肿血常规的变化详见表3-9。

对轻、中型急性重症高原病与重、极重型急性重症高原病的血常规对照研究发现（表3-10），白细胞（WBC）$t=-1.460$、$P=0.146$，无统计学意义，但随病情加重，白细胞有增高的趋势；淋巴细胞（LYMpH）$t=3.874$、$P=0.000$，随病情加重淋巴细胞明显降低，具有统计学意义，淋巴细胞降低是否能作为判断病情轻重的一项指标仍值得商榷；中性粒细胞（NEUT）$t=-2.971$、$P=0.030$，病情越严重炎症反应越严重；红细胞（RBC）、血红蛋白（HGB）、血细胞比容（HCT）无统计学意义，平均红细胞体积（MCV）、平均红细胞血红蛋白含量（MCH）、平均红细胞血红蛋白浓度（MCHC）在重、危重症患者呈增高的趋势；血小板（PLT）、血小板比积（PCT）在重、危重症患者呈下降趋势。

（二）心电图的变化

研究提示高原肺水肿常见的心电图表现包括窦性心动过速、电轴右偏、右束支传导阻滞、P波高尖或肺性P波、T波倒置、ST段缺血性下移、SIq Ⅲ T Ⅲ等改变（表3-11）。

（三）眼底的变化

出现眼底静脉扩张，视网膜视神经乳头水肿，视网膜出血，多为点状或大片状出血。

（四）X线的变化

高原肺水肿常以肺门为中心，向外呈扇形伸展，多数在肺双侧或单侧呈点片状或云絮状阴影，亦可呈斑点样、结节状阴影，以右肺多见，

表3-9　239例高原肺水肿血细胞分析的变化（$\bar{X}\pm S$）

WBC（$\times 10^9$/L）	LYMpH（$\times 10^9$/L）	NEUT（$\times 10^9$/L）	RBC（$\times 10^{12}$/L）	HGB（g/L）	HCT（%）
13.36±5.76	14.26±7.81	78.84±10.35	5.49±0.91	163.63±27.40	49.32±9.03

MCV（fl）	MCH（pg）	MCHC（g/L）	CV（%）	SD（fl）	PLT（$\times 10^9$/L）
90.88±6.37	29.91±2.55	329.21±18.04	13.08±2.12	42.58±6.83	195.83±81.40

MPV（fl）	PCT（%）	PDW（fl）	P-LCR（%）
9.73±1.44	0.19±0.07	15.46±2.83	29.87±8.74

WBC. 白细胞；LYMpH. 淋巴细胞；NEUT. 中性粒细胞；RBC. 红细胞；HGB. 血红蛋白；HCT. 血细胞比容；MCV. 平均红细胞体积；MCH. 平均红细胞血红蛋白含量；MCHC. 平均红细胞血红蛋白浓度；CV、SD. 红细胞分布宽度；PLT. 血小板；MPV. 血小板平均体积；PCT. 血小板比积；PDW. 血小板分布宽度；P-LCR. 血小板比率

表 3-10 239例高原肺水肿血细胞临床分型（轻、中型与重、极重型）对照研究（$\bar{X}\pm S$）

项 目	轻至中型（$n=127$）	重至极重型（$n=89$）	T 值	P 值
WBC（$\times 10^9$/L）	12.90 ± 5.16	14.06 ± 6.51	−1.460	0.146
LYMpH（$\times 10^9$/L）	15.74 ± 8.60	12.00 ± 5.79	3.874	0.000
NEUT（$\times 10^9$/L）	77.26 ± 10.45	81.29 ± 9.77	−2.971	0.030
RBC（$\times 10^{12}$/L）	5.56 ± 0.93	5.38 ± 0.89	1.487	0.136
HGB（g/L）	164.60 ± 27.53	162.15 ± 27.30	0.669	0.505
HCT（%）	49.41 ± 9.04	49.19 ± 9.06	0.180	0.857
MCV（fl）	89.62 ± 6.02	92.87 ± 6.46	−3.662	0.000
MCH（pg）	29.70 ± 2.53	30.24 ± 2.56	−1.55	0.123
MCHC（g/L）	331.35 ± 19.21	325.97 ± 15.65	2.288	0.023
CV（%）	13.11 ± 2.44	13.01 ± 1.844	0.330	0.742
SD（fl）	41.91 ± 7.00	43.61 ± 6.47	−1.857	0.650
PLT（$\times 10^9$/L）	207.47 ± 84.85	178.51 ± 73.05	2.754	0.006
PCT（%）	0.20 ± 0.073	0.17 ± 0.068	3.150	0.002
PDW（fl）	15.17 ± 2.79	15.91 ± 2.86	−1.919	0.057
P-LCR（%）	29.85 ± 9.53	29.90 ± 7.36	−0.039	0.969
MPV（fl）	9.78 ± 1.47	9.66 ± 1.41	0.676	0.50

WBC. 白细胞；LYMpH. 淋巴细胞；NEUT. 中性粒细胞；RBC. 红细胞；HGB. 血红蛋白；HCT. 血细胞比容；MCV. 平均红细胞体积；MCH. 平均红细胞血红蛋白含量；MCHC. 平均红细胞血红蛋白浓度；CV、SD. 红细胞分布宽度；PLT. 血小板；MPV. 血小板平均体积；PCT. 血小板比积；PDW. 血小板分布宽度；P-LCR. 血小板比率

少数融合成大片或蝶翼状阴影。肺尖部极少累及。病变主要表现为不对称性，左肺与右肺、上肺与下肺、肺段与肺段和各肺段之间。

我们结合病理生理变化对高原肺水肿进行了X线分期、分型，现报道如下。

1. 间质性肺水肿（间质性）

间质性肺水肿为高原肺水肿的早期表现，表现为肺门增大、结构模糊，肺纹理增多或模糊，肺野透亮度减低，呈毛玻璃状改变。部分患者肺下野呈网格状改变。严重者可见右侧或双侧小点片状高密度影，少部分患者肺X线可表现正常，但肺部可听诊双肺啰音，以右肺为著（图 3-2）。

2. 右肺肺水肿（右肺肺泡型）

左肺正常或为间质性水肿伴纹理粗乱，右肺野呈点片状或云絮状高密度影，且有融合成片的趋势，右肺表现为以肺门或下肺为中心，也可仅见于右肺一个肺段（图 3-3）。

表 3-11　164 例急性重症高原病心电图变化

重度顺中转		心律失常							T 波倒置	
无	有	房速	心房颤动	窦性心动过速	完全正常	窦性心动过缓	房性早搏	室性早搏	有	无
156	8	1	1	94	26	1	47	33	106	58
95.1%	4.9%	0.6%	0.6%	57.4%	15.9%	0.6%	28.66%	20.12%	64.6%	35.4%

S_I		$Q_{III}T_{III}$		$SIQ_{III}T_{III}$		p 波高尖	
无	有	无	有	无	有	无	有
51	113	104	60	129	35	145	19
31.1%	68.9%	63.4%	36.6%	78.3%	21.7%	88.3%	11.6%

ST 压低		右心房高电压		右心室高电压	
无	有	无	有	无	有
127	37	155	9	150	14
77.4%	22.6%	94.5%	5.5%	91.5%	8.5%

3. 双肺肺水肿（肺泡型）

此期以肺野实变为主者，表现为多叶段肺野实变，以不规则斑片状、云雾状致密阴影为主，呈非对称性分布，密度不均一，实变区与肺门间常有增粗模糊并混杂束状致密肺纹理结构，肺门结构增大模糊。透亮处呈代偿性过度通气。严重者融合成双肺大片状致密影，典型表现如蝶翼分布于两肺野（图 3-4）。

4. 高原肺水肿合并急性呼吸窘迫综合征的 X 线表现

以肺实变为主要特征，双肺弥漫性分布大片状密度不均匀的致密阴影，呈磨玻璃样改变。两肺广泛分布，上下肺野均可受累，左右肺分布可

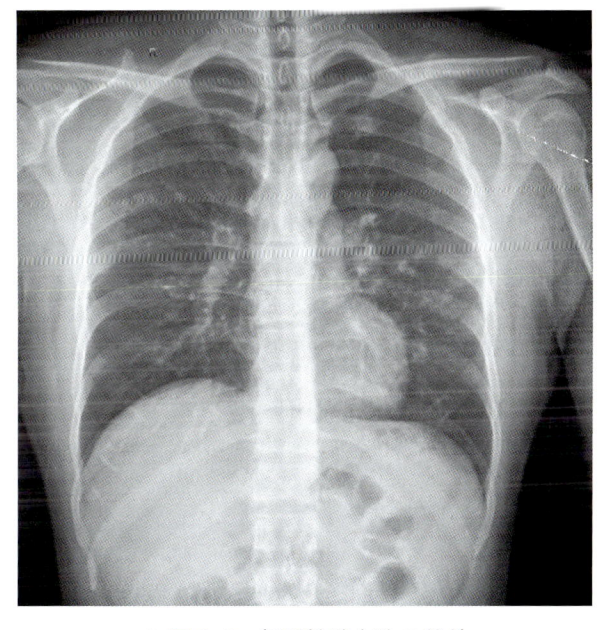

▲ 图 3-2　间质性肺水肿 X 线片

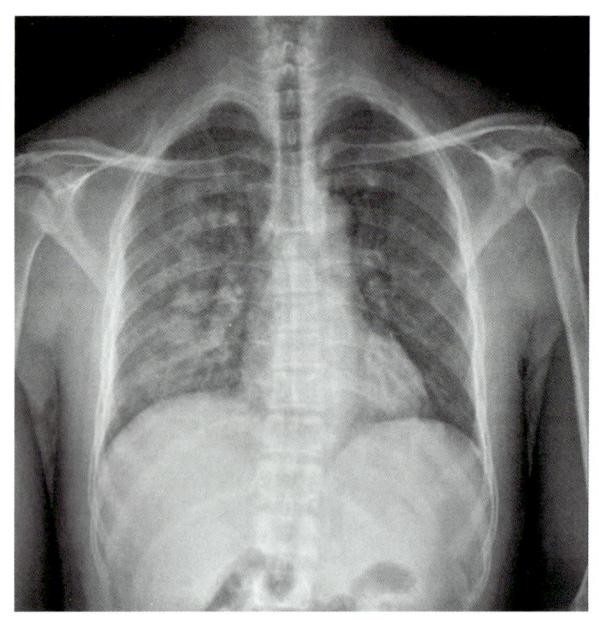

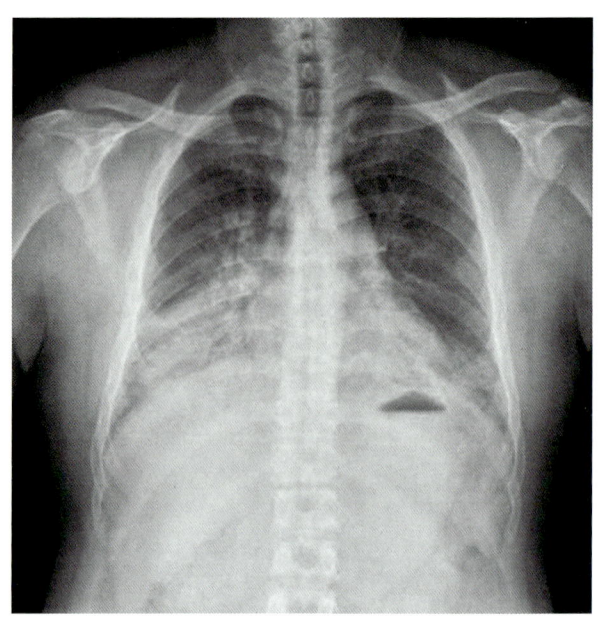

▲ 图 3-3 右肺肺水肿 X 线片

不对称。病变进一步发展常融合成肺野实变增白与心影密度相当，称为"白肺"，偶见肺野散在透光区。支气管气相明显，心缘不清或消失（图 3-5）。

5. 高原肺水肿恢复期的 X 线表现

此期的 X 线片表现与早期表现有些类似，表现为肺纹理增多、模糊，或呈局限性小淡片状阴影，或似絮状影改变，直至完全吸收（图 3-6）。

（五）CT 的变化

间质性肺水肿的 CT 扫描提示，肺纹理增多及纤细网纹状影，表现为蜘蛛样、细微的蛛网样或细网样结构，进而出现网状改变、支气管血管

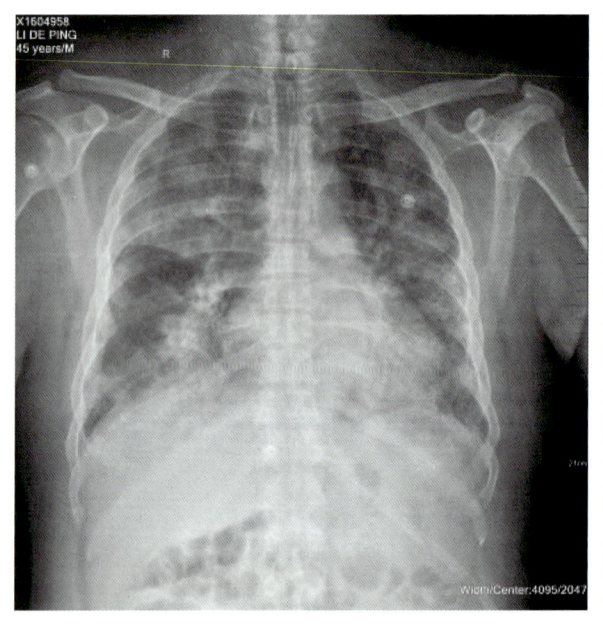

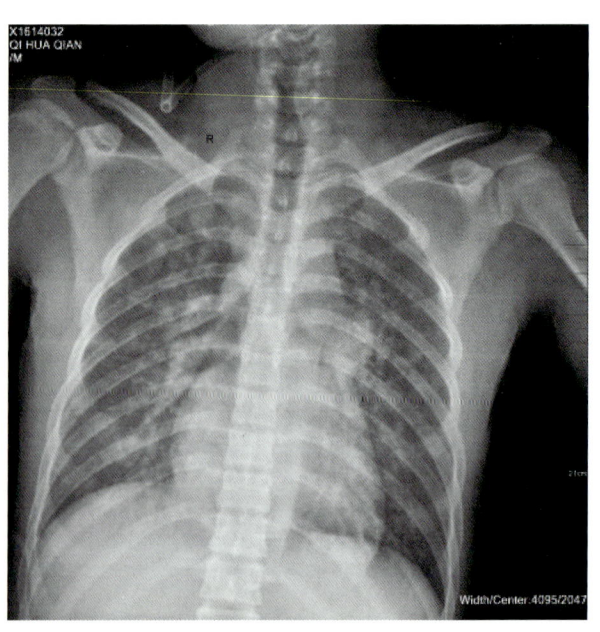

▲ 图 3-4 双肺肺水肿 X 线片（肺泡型）

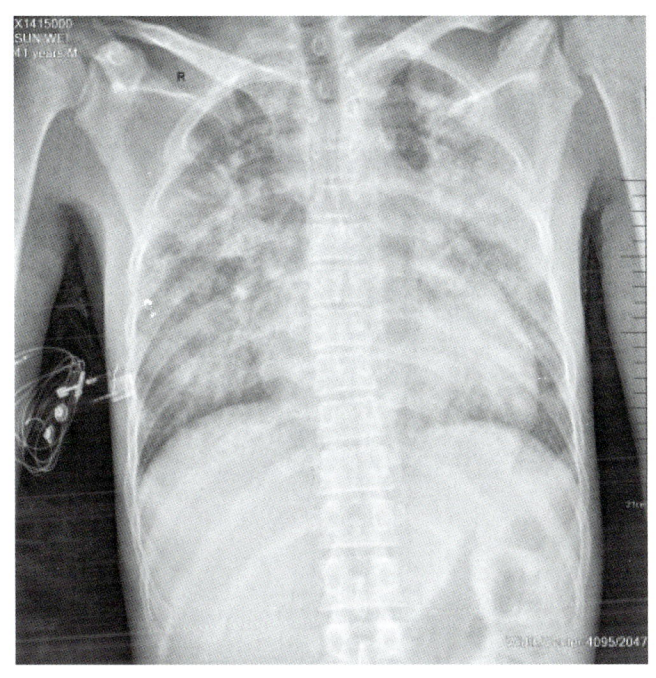

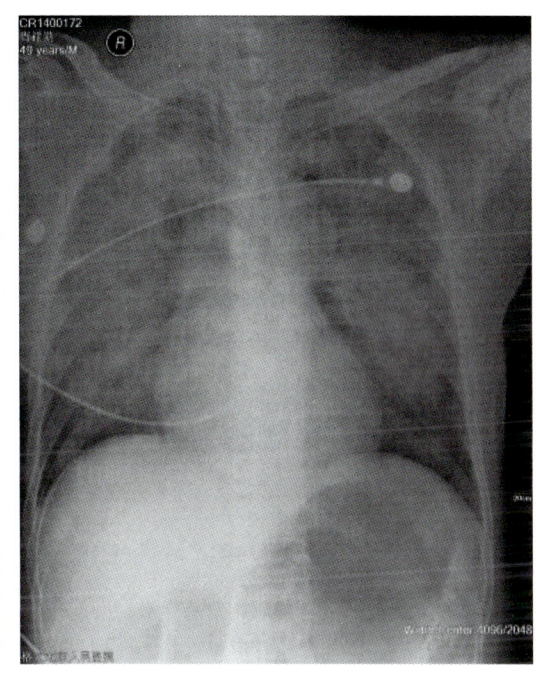

▲ 图 3-5 双肺肺水肿合并 ARDS 的 X 线片

束增粗等肺间质异常变化（图 3-7）。

右肺肺水肿的 CT 扫描提示，右肺单纯性小结节影，或融合成片，有磨玻璃样或云絮状密度增高阴影，多见于右肺下叶背段及右中叶病变。左肺表现为纤细网纹状影（图 3-8）。

间质 – 肺泡发展型肺水肿的 CT 扫描提示，有磨玻璃样改变，肺密度不均，其内依稀可见肺血管纹理，小结节样影沿增粗的肺纹理走行，为类圆形，直径超过 1cm，外带多见。进一步发展为小片状实变，为棉絮样类圆形高密度影，主要表现为可散在或弥漫分布于某一肺叶，其间可见低密度的含气肺组织等异常征象。

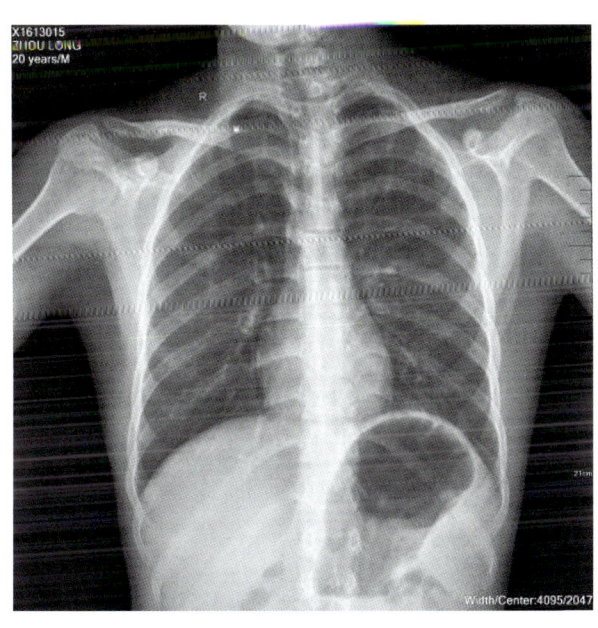

▲ 图 3-6 高原肺水肿恢复期 X 线片

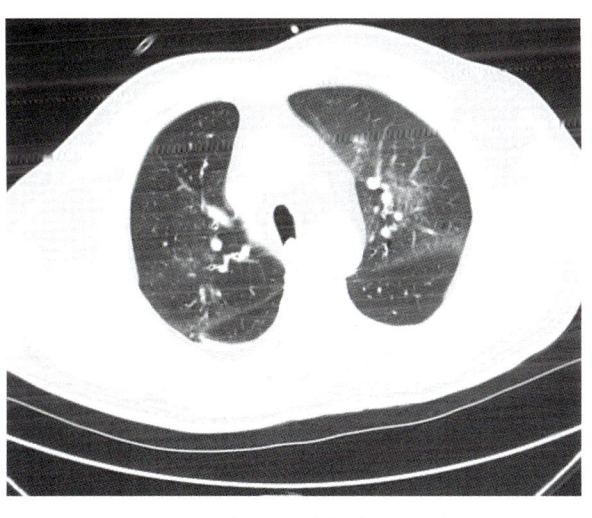

▲ 图 3-7 间质性肺水肿的 CT 表现

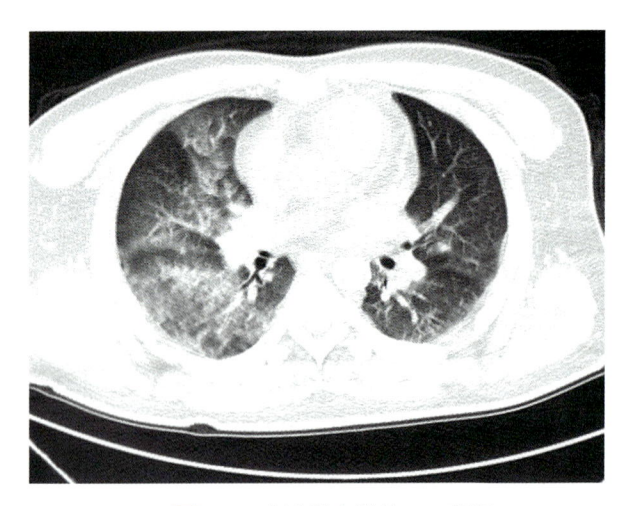

▲ 图 3-8 右肺肺水肿的 CT 表现

肺泡型肺水肿的 CT 扫描提示，弥漫分布的棉絮样结节相互融合，其间含气肺组织消失，部分结节间和周围显示为密度稍高的磨玻璃样改变；逐步发展到大片实变，表现为实变区肺密度增加，内部见不到肺纹理，可出现支气管空气征，在明显的大片实变中可有一个或几个透亮区；实变区以外可见明显的代偿性肺气肿，有的病变可同时表现为粗大网纹影、部分实变和磨玻璃样改变（图 3-9）。

（六）超声心动图的变化

我们统计了 97 例高原肺水肿患者，在患者入院和治愈出院时进行彩色多普勒超声心动图检查，使用仪器为 GE730 型彩色多普勒超声诊断仪，2.5MHz 相控阵探头，于胸骨旁和心尖各标准切面测量左右心室、心房和大血管内径及室壁运动搏幅，观察肺动脉瓣运动曲线，计算左室射血分数、胸骨旁左室长轴切面上右室面积变化率，并利用连续多普勒测量三尖瓣反流速度，计算肺动脉收缩压（表 3-12）。

应用 SPSS18.0 统计学软件包进行统计学处理，全部高原肺水肿患者治疗前后超声心动图指标数据用 $\bar{X}\pm S$ 表示，对各项指标进行患者治疗前后自身对照比较，做配对 t 检验，$P<0.05$ 为差异具有统计学意义。

用超声心动图检测高原肺水肿患者，发现其主肺动脉内径、左心室舒末内径、EF、右心室左右径、右室前后径、肺动脉收缩压均高于治疗后，具有统计学意义。本研究检测了高原肺水肿患者治疗前后的主动脉根内经、右房前后径、左

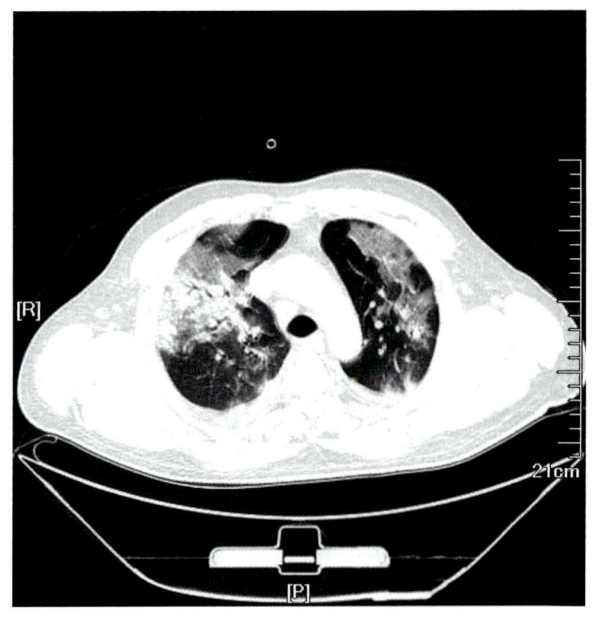

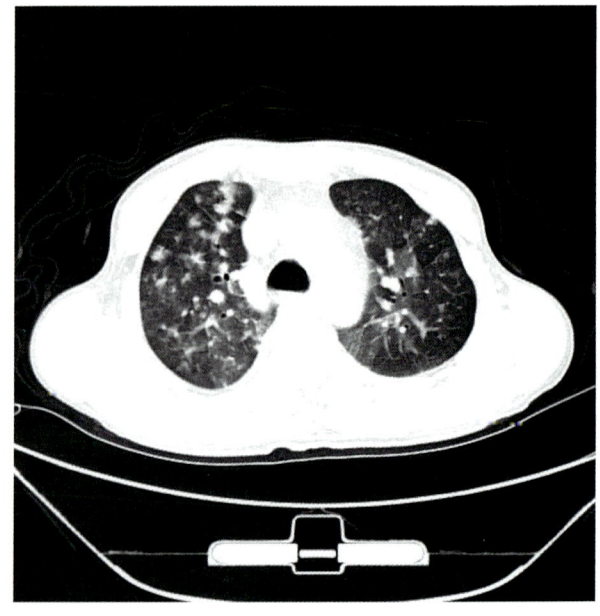

▲ 图 3-9 双肺肺水肿的 CT 表现

表 3-12 97 例急性重症高原病超声心动图变化

	治疗前	治疗后	P 值
主动脉根内径（mm）	27.80 ± 3.59	28.30 ± 4.17	0.862
主肺动脉内径（mm）	29.40 ± 2.86	23.27 ± 3.18	0.000
左室舒张末期内径（mm）	53.93 ± 5.08	48.80 ± 4.35	0.050
EF（%）	70.40 ± 8.15	60.80 ± 7.28	0.000
右房前后径（mm）	32.02 ± 5.07	31.80 ± 4.57	0.759
左室流出道（mm）	31.71 ± 4.25	29.50 ± 4.17	0.767
右房左右径（mm）	38.96 ± 5.10	36.97 ± 4.36	0.695
右室左右径（mm）	46.21 ± 5.15	40.06 ± 4.97	0.032
右室前后径（mm）	28.57 ± 2.24	22.32 ± 1.19	0.001
肺动脉收缩压（mmHg）	41.07 ± 12.69	31.01 ± 10.79	0.001

心室流出道、右心房左右径，未见显著差异，提示高原肺水肿患者不存在左心衰竭。高原肺水肿超声心动图特征性改变为右心室和肺动脉内径增大、肺动脉压增高、肺动脉内径增大、左室舒末内径增大（舒张性心功能不全）、EF 代偿性升高，严重者可出现右心呈"D"字形，室间隔运动异常，运动幅度减低甚至呈矛盾运动、压缩左室，这可能与肺动脉高压、右心室压力负荷和容量负荷增大有关。

超声心动图表现如下。

1. 肺动脉高压明显升高

治疗前为 41.07 ± 12.67，治疗后为 31.01 ± 10.79，$P=0.001$，有明显的统计学意义，说明肺动脉压力升高在高原肺水肿的发病机制中有重要意义。

2. 主肺动脉内径明显升高

治疗前为 29.90 ± 2.86，治疗后为 23.27 ± 3.18，$P=0.000$，有统计学意义，这可能与肺动脉压力升高、肺血流量增加有关。

3. 右心室左右径、前后径升高

治疗前为 46.21 ± 5.15、28.57 ± 2.24，治疗后为 40.06 ± 4.97、22.32 ± 1.19，明显缩小，说明患者存在右心功能不全。右心是一个重要的容量器官，衰竭时表现为右心扩大。

4. EF 值升高

治疗前为 70.40 ± 8.15，治疗后为 60.80 ± 7.28，说明右心系统变化增大、压迫左心，造成 EF 值升高。

以上结果说明高原肺水肿是右心系统的疾病，同时存在左心舒张功能不全和心室顺应性改变。

（七）高原肺水肿合并脑水肿的多导睡眠监测

多导睡眠监测（polysomnography，PSG）是睡眠医学的基础评价技术，是应用最广泛的客观检查，也是诊断睡眠呼吸疾患的金标准。标准多导睡眠监测可记录睡眠期间的多个生理信号，包括脑电图、眼动电图、肌电图（下颌和下肢）、心电图、呼吸气流、胸腹呼吸运动、体位、血氧饱和度等。

机体急进高原后，由于高原环境及低压性低氧使睡眠质量下降，出现中枢性睡眠呼吸暂停、低通气综合征、周期性呼吸增加。低氧通气反应进一步促使周期性呼吸产生。通过吸氧、药物干预和持续气道内正压通气等方法提高机体氧气储备、改善急进高原人群的睡眠呼吸紊乱、提高睡眠质量、优化睡眠和呼吸结构，有望进一步预防和治疗急性高原病，降低急性高原病的发生率和死亡率。睡眠障碍及睡眠呼吸紊乱是急性高原病的表现形式。高原缺氧环境下，睡眠剥夺作为一种应激源，可造成机体正常生理功能的紊乱。高原环境睡眠呼吸紊乱会促使急性高原病的发生及发展，并与预后相关。有研究发现，在睡眠剥夺和高原环境同时存在的情况下，大鼠交感神经的活性会比仅有高原环境或睡眠剥夺时进一步增强，此时水钠潴留加重，从而造成肺部毛细血管的过度灌注而形成肺水肿、脑组织缺血或缺氧性损伤、脑循环障碍，从而发生颅内压增高、脑水肿。

我们对高原肺水肿、脑水肿患者入院后进行多导睡眠监测仪检查，仪器为北京怡和嘉业POLY Pro YH-2000型多导睡眠监测仪。

1. 周期性呼吸

人体由平原进入高原后，由于缺氧性通气反应的作用，氧含量降低、CO_2排出增多而导致低碳酸血症，使呼吸不稳定，频繁发生呼吸频率和幅度的变化，以及时间与深度快速交换，并伴随中间呼吸暂停，称为周期性呼吸(periodic breathing, PB)，这种呼吸模式与慢性心力衰竭患者陈施式呼吸类似。周期性呼吸可能导致睡眠障碍、频繁觉醒和机体缺氧。急性高原暴露时，夜间发生周期性呼吸，心脏血管扩张，血容量增加，肺淤血及肺不张刺激反射中枢，肺容积减少合并肺部气体交换中氧气储备障碍，进一步加重缺氧，促使肺水肿的发生。

Nussbaumer-Ochsner等对急性暴露于海拔4559m的急性肺水肿患者的研究结果证实，低氧血症和睡眠相关的周期性呼吸为急性高原病发生、发展的病理生理基础，逆转低氧血症可预防和治疗急性高原病。Kupper等认为在PB这种呼吸模式下，当呼吸幅度减小、呼吸频率减慢甚至出现呼吸暂停时会导致血氧饱和度明显下降。此外，这种病理性呼吸模式还使觉醒次数及憋闷感显著增加，睡眠连续性遭到破坏，影响睡眠质量。

周期性呼吸（PB）的特点如下（清醒时及睡眠状态均可出现）。

(1) 呼吸不稳定，频繁发生呼吸频率和幅度变化，以及时间与深度快速交换。

(2) 伴随中枢性呼吸暂停及低通气。

我们在重症高原肺水肿伴脑水肿患者中监测到周期性呼吸（图3-10）。

2. 中枢性睡眠呼吸暂停综合征（CSA）

我们在急性重症高原病患中进行多导睡眠监测发现，很多患者发生中枢性呼吸睡眠暂停（图3-11），发作频率与病情的轻重呈正相关，伴有严重的低氧血症。

(1) 定义：口鼻气流停止，同时伴胸腹运动的消失。

(2) 诊断标准（PSG为金标准）

① 每小时睡眠中枢性呼吸暂停/低通气事件>5次。

② 事件持续时间>10s。

③ 呼吸气流减低，胸腹运动消失。

3. 阻塞性睡眠呼吸暂停综合征

我们在急性重症高原病患者中进行多导睡眠检测发现，很多患者存在阻塞性睡眠呼吸暂停综合征（OSA），详见第16章病例28、29、31、33。

(1) 定义：口鼻气流消失，胸腹式呼吸仍然存在，由于咽与气道的阻塞而出现呼吸暂停，但中枢神经系统正常，发出呼吸运动的指令，兴奋呼吸肌，胸腹式呼吸存在。

(2) 诊断标准（PSG为金标准）

① 阻塞性呼吸障碍指数 RDI ≥ 5 次/h。

② 事件持续时间 > 10s。

③ 口鼻气流消失，胸腹呼吸存在。

4. 低通气综合征

我们同样在急性重症高原病患者中监测到广泛低通气现象，并且低通气持续时间较长（图3-12）（这些患者因为病情严重，我们均给予吸氧治疗，带氧后的血氧饱和度、氧流量为3～7L/min）。

低通气综合征的诊断标准如下。

(1) 低通气呼吸气流和呼吸强度 ≥ 30%。

(2) SO_2 下降 4%。

(3) 持续时间 ≥ 10s。

5. 呼吸极快

我们对高原肺水肿患者进行呼吸睡眠监测时发现，患者出现极快的呼吸频率（图3-13），达80～100次/分，随病情缓解呼吸减慢，同时伴有 PCO_2 下降、代谢性酸中毒和 PO_2 下降（清醒期）。

总之，高原肺水肿、脑水肿患者的动态呼吸睡眠表现为周期性呼吸、中枢性呼吸睡眠暂停（CSAS）、低通气综合征、呼吸极快等变化。通过高原肺水肿、脑水肿的动态呼吸睡眠研究，为

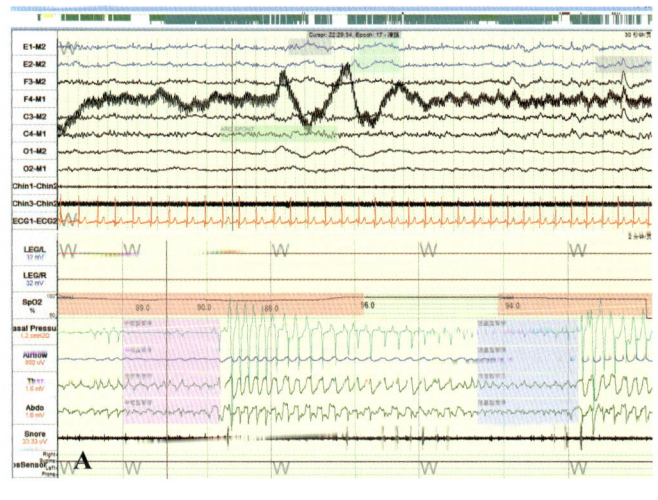

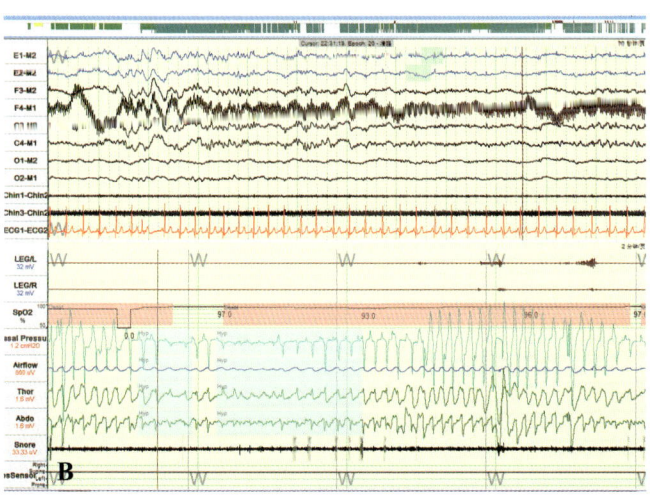

◀ 图3-10　高原肺水肿动态呼吸睡眠变化（周期性呼吸）

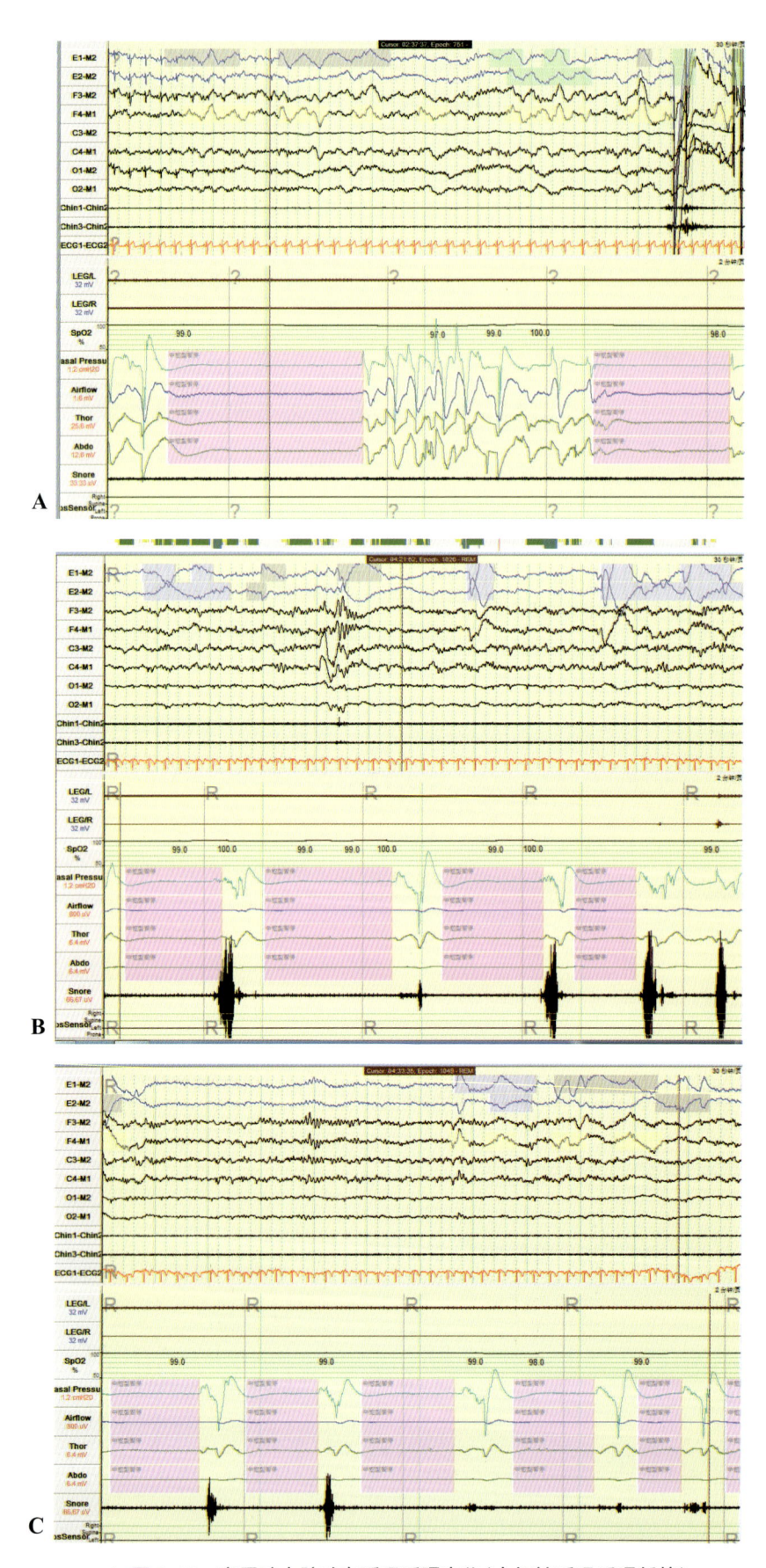

▲ 图 3-11 高原肺水肿动态呼吸睡眠变化（中枢性呼吸睡眠暂停）

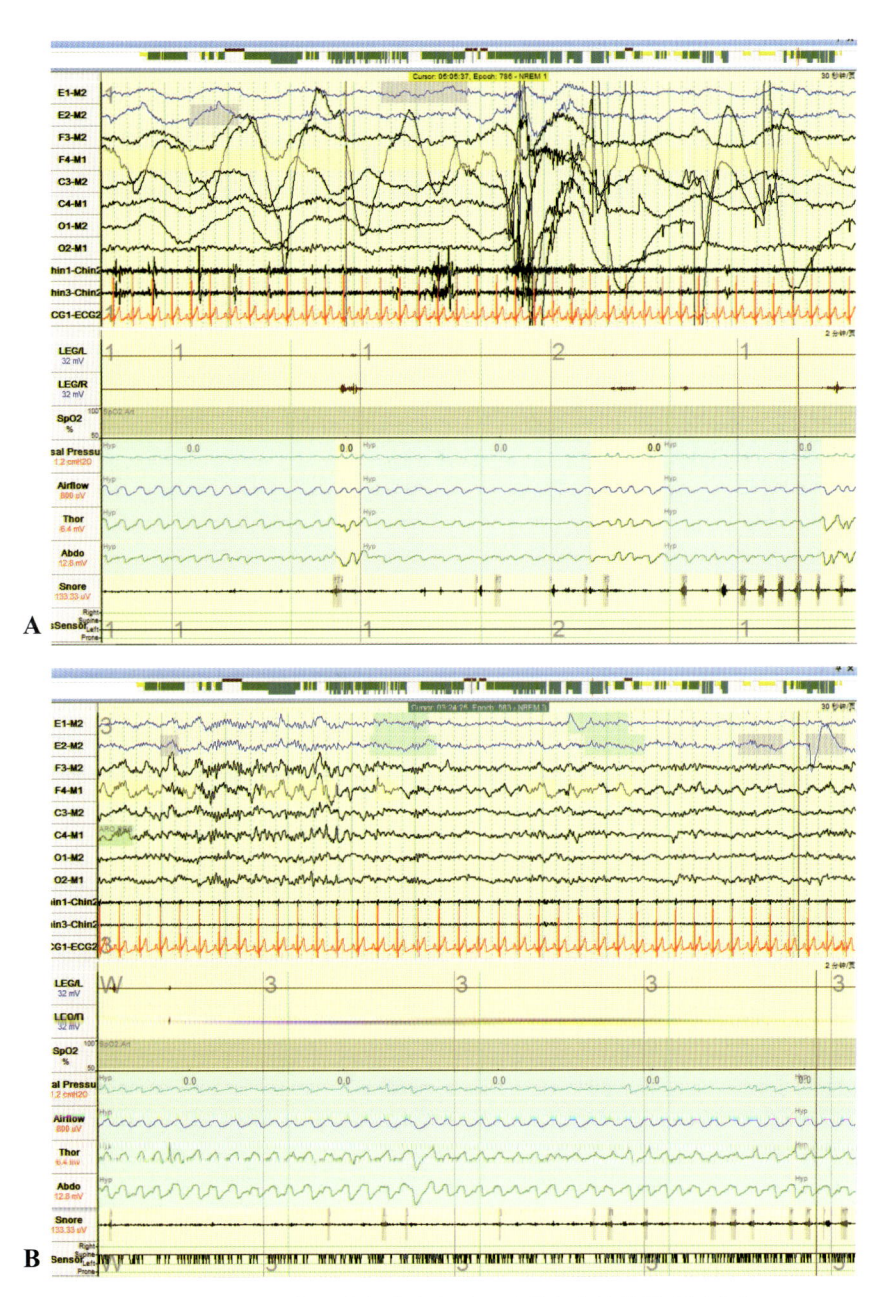

▲ 图 3-12 高原肺水肿动态呼吸睡眠变化（低通气综合征）

患病人群进入高原后行无创机械通气、预防和临床合理治疗提供了理论依据。

（八）血流动力学改变

有研究提示，高原肺水肿的血流动力学变化为肺动脉压力明显增高、肺动脉阻力增高、左心房压力正常、肺毛细血管楔压正常或稍低、心脏循环指数正常或稍低。我们通过肺动脉导管和 PICCO 对高原肺水肿进行了详细的血流动力学研究（详见本书第 14 章）。

七、高原肺水肿的肺部超声变化

以前，由于富含空气以及骨和胸腔的阻挡，肺部被认为是超声检查的禁区。然而，当心肺功能障碍（如心力衰竭）时肺泡和间质含水量的改变可产生超声影像及伪像，使肺部超声检查成为

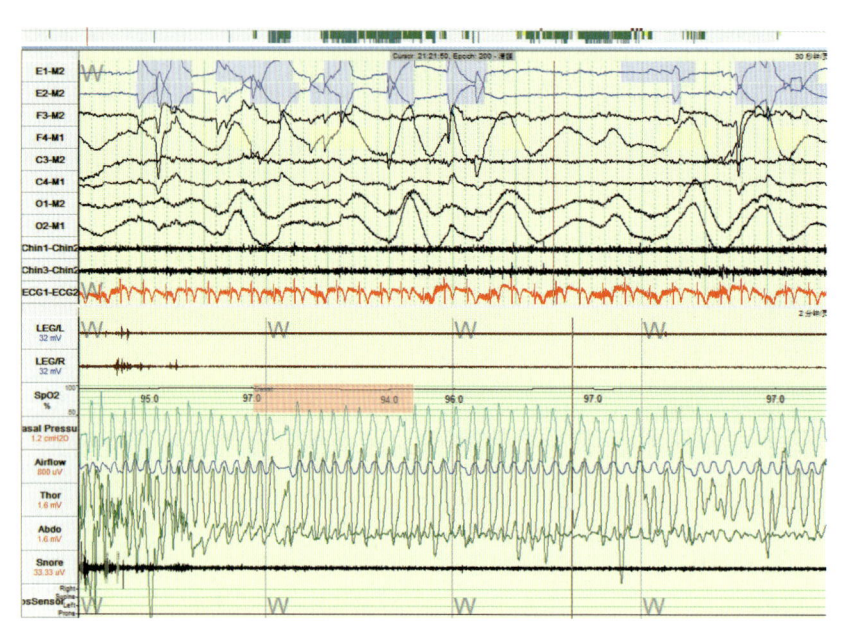

▲ 图 3-13　高原肺水肿动态呼吸睡眠变化

可能。肺部超声作为一项简便、价廉、实时、无辐射、易于在床旁操作的影像学检查方法，能够弥补胸部 X 线片和 CT 检查在肺水肿诊断方面的不足。近年来国外研究表明，在诊断肺水肿方面，床旁肺部超声较胸部 X 线片、CT 具有更高的敏感性。1982 年，Ziskin 等首次描述了肺水肿时的肺部超声伪像肺彗尾征（ULC），其发自胸膜线、高回声、镭射样、不衰减、直达屏幕边缘并可随呼吸来回移动，又称为 B 线。研究表明 B 线对肺水肿具有一定的诊断意义。目前肺部超声已成为无创、快速的辅助诊断方法，由于其具有动态和可重复性，对疾病的诊断、动态监测和治疗方案的调整有重要意义。

肺部超声对高原肺水肿具有重要的临床应用价值，但将肺部超声应用于高原肺水肿的诊断、指导治疗未见相关报道。迄今为止，高原肺水肿主要依靠临床症状、体征及进入高原史、结合胸部 X 线和 CT 进行诊断。随着医学的进步发展以及肺部超声的广泛应用，我们发现肺部超声可以作为诊断超早期高原肺水肿的依据、进行相关分期、分型，以及判断病情的严重程度。我们应用肺部超声对 1 例高原肺水肿进行了检查，并与胸部 X 线片进行了比较，现报道如下。

（一）胸部 X 线片与肺部超声的比较

胸部 X 线片提示，两肺野可见磨玻璃样改变，肺密度朦胧增加，双肺满布不规则弥漫样分布的斑片状、云雾状致密阴影，呈非对称性分布，密度不均一，肺门结构增大模糊，有融合成双肺大片状致密影的趋势（图 3-14）。

高原肺水肿的肺部超声可见胸膜下高回声区域、B 线隐约可见、B 线融合，形成弥漫不均一的白肺，可以说明高原肺水肿的严重程度（图 3-15）

（二）肺部超声形成机制

由于空气对声波的衰减作用，超声波束不能穿透空气的解剖结构，无法分辨肺泡内空气与间质组织微小但广泛的气液界面。仅在胸膜与肺内气体间的界面形成声反射，以及随呼吸滑动的水平胸膜线，在胸膜线下可见一系列等间距、平行的水平线状回声，强度依次减弱，即"A"线。"彗

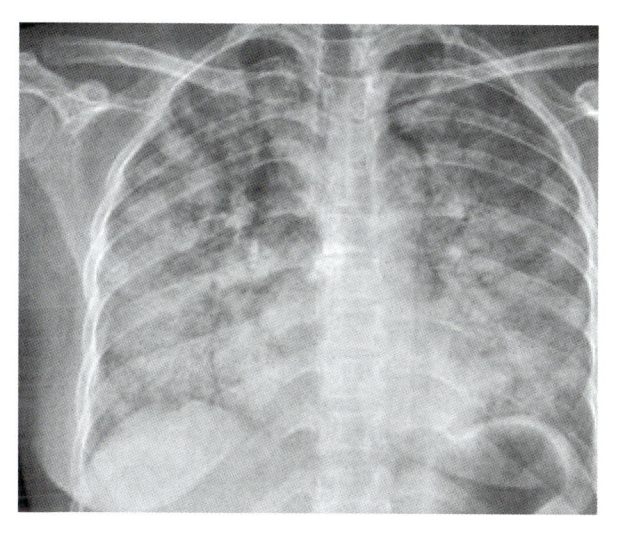

▲ 图 3-14 高原肺水肿胸部 X 线片

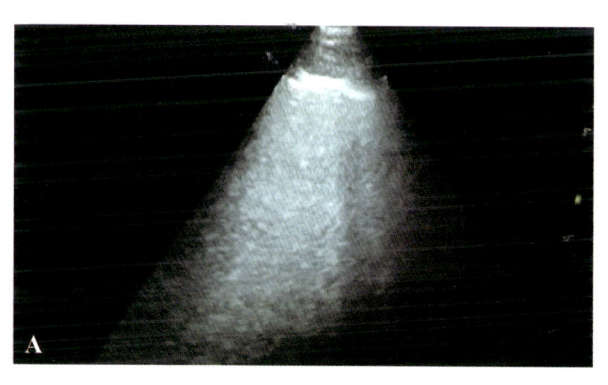

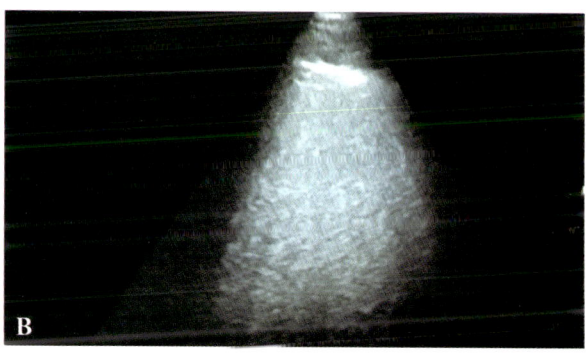

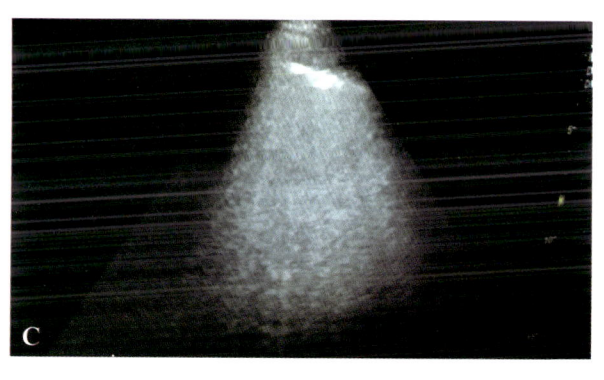

▲ 图 3-15 高原肺水肿的肺部超声

尾征"也源于胸膜线，胸膜下小叶间隔液体充盈，胸膜下肺组织内空气与水不同比例的混合导致声波相互作用是产生不同伪影的基础。

（三）肺部超声的要求

没有滤波功能的二维超声是最佳选择。5～15MHz 高分辨率的线阵探头及扇形凸阵探头（临床多用）。M 型超声可评价肺和膈肌运动。

检查体位：仰卧位可检查前胸和侧肺区；坐位及侧卧位可检查背部肺的情况；经胸骨、胸骨旁及肋间隙用于前纵隔、胸膜腔及肺的检查；胸骨上和锁骨上检查上纵隔及肺尖。沿身体长轴、垂直于肋骨走行方向的长轴检查法为首选检查法，平行肋骨间隙的平行肋间法应多角度倾斜探头。

（四）肺的检查区域

2012 年国际肺部超声循证医学推荐 POCUS（point of care lung ultrasound）方案，肺部超声检查患者取平卧或半卧位，自胸骨旁线至腋前线将胸壁分为前区、自腋前线至腋后线分为侧区，每区再分为上、下两区，双侧共 8 区。使用心脏探头沿肋间扫查，探头垂直于胸壁，每侧肺野分为 4 个区域，两侧共 8 个区，即胸骨旁线、腋前线和腋后线 3 条纵线将每侧肺野分为前胸部及侧胸部，再根据第 4 肋间水平线将其分为上下两部分，前胸上下部和侧胸上下部依次记为第 1、2、3、4 分区，两侧共 8 个区域，每个分区记录 B 线数量（0～10 条），并进行汇总（0～80 条）。

2012 年的国际共识指南中，提出了 8 区肺部超声检查方案，这适用于非紧急情况下。为了在紧急情况下快速找出异常区域，Lichtenstein 等提出了 BLUE 方案，指出了胸壁中的 3 个特定位置，即"BLUE 点"（上部 BLUE 检查点、下部 BLUE 检查点和 PLAPS 检查点）（图 3-16）。BLUE 点主要用于急性呼吸窘迫病因的诊断，其联合静脉超声的准确率可达 90.5%，能够在几秒内排除气胸、ARDS、肺栓塞等危重疾病；PLAPS 点在 BLUE 方案的第三阶段有意义，当双侧肺前部（即上 BLUE 点与下 BLUE 点）超声表现正常，PLAPS 点出现异常提示肺炎，若存在静脉血栓则提示肺栓塞。

（五）肺部超声的正常表现（图 3-17）

1. 胸膜线即蝙蝠征

超声探头扫描显示，蝙蝠征由上一肋骨（左

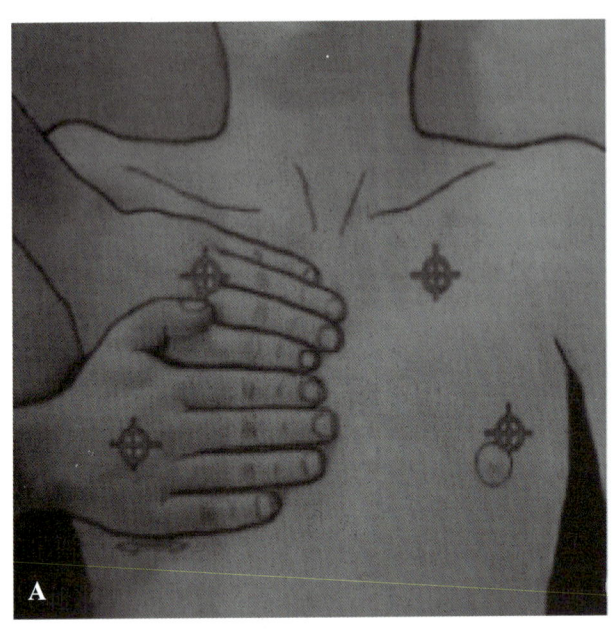

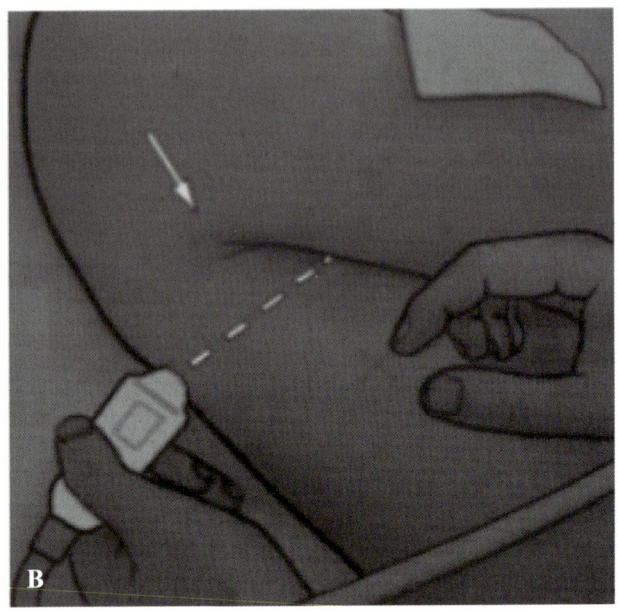

▲ 图 3-16 BLUE 方案中的 3 个关键点

A. 将手置于患者前胸部，拇指叠加，左手小指位于锁骨下缘，右手小指边缘平肺下界。上 BLUE 点位于拇指之间上方三四指根部，下 BLUE 点位于右手掌中央，这两点主要体现前胸部的病变。B. 右小指边缘向后延伸与腋后线的交点为 PLAPS 点，体现后外侧的病变，这种命名方式避开了心脏

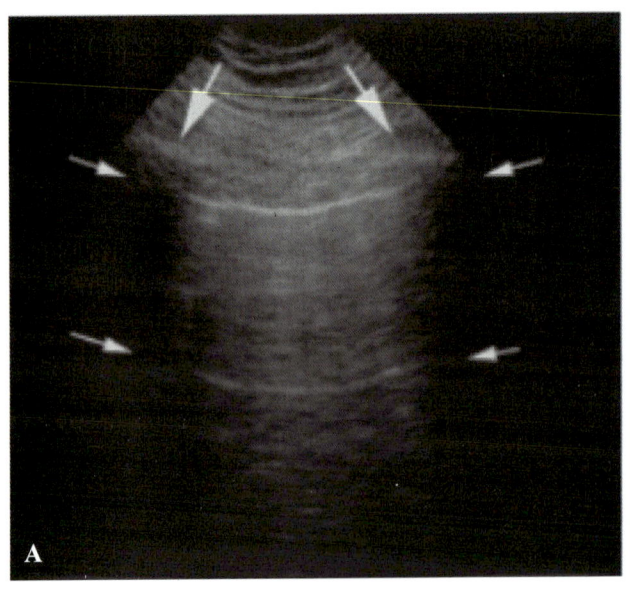

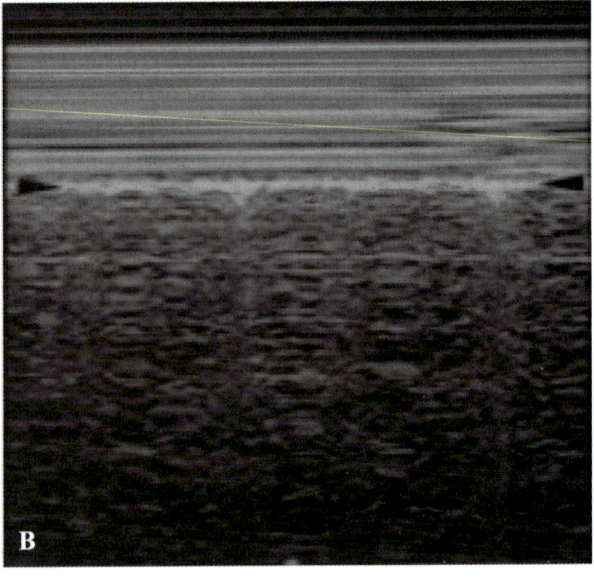

▲ 图 3-17 正常的肺部超声成像

A. 纵向箭头表示相邻的肋骨，两肋骨中间向下 0.5cm 处高回声线为胸膜线（PL）（横向箭头所示），与胸膜线平行的横向箭头所指的高回声线为 A 线，其随呼吸左右摆动，称肺滑动；B. 正常肺组织的 M 型模式，称海滨征，横向箭头指胸膜线

翼）、胸膜线（腹部）和下一肋骨（右翼）组成。上下肋骨为平滑的曲线状回声，下方伴声影，在肋骨下方0.5cm处高回声的随呼吸往复运动的胸膜线，向上分别为肌肉组织和皮下组织，构成了蝙蝠征。

2. A线征

胸膜-肺界面存在明显阻抗，导致在胸膜线下形成与胸膜线间距平行的高回声水平人工伪影，这些亮线即为A线。A线伴随肺滑动征为肺正常组织。

3. 肺滑动征

应用7.5～10MHz的线阵探头扫描，可见壁胸膜与脏胸膜的相对运动形成肺滑动征，是一种在胸膜线处可见的与呼吸同步的闪烁移行伪影。

4. 海岸征

在M型超声下形成海岸征（正常肺），在胸膜线以上静止胸壁组织无任何运动，形成平行线；而在胸膜线以下为均匀的颗粒样，表现与沙滩类似，也叫沙滩征。

肺部超声检查的七大原则如下。

(1) 没有滤波的二维超声。

(2) 理解气液比，重视气液关系。

(3) 肺的定位及检查关系。

(4) 确定胸膜线。

(5) 确定A线。

(6) 确定肺滑动征。

(7) 确定病变、急性病变都有浅表而广泛的定位。

（六）肺部超声的异常征象

1. B线

(1) B线（彗尾征）是一类边界清晰、与肺滑动同步移动的垂直伪影。

(2) B线的7条标准：①总是有彗尾伪影；②总是起源于胸膜线；③随肺滑动而运动；④轮廓清晰、呈镭射样；⑤B线很长，自胸膜到屏幕的底部不会衰减；⑥高回声；⑦B线会淹没A线。

(3) B线特征：起源于胸膜线，垂直于胸膜线发出的高回声、界限清晰、类似激光样波束，可消除A线，延伸远端无衰减，与肺滑动同步移动。B线数量取决于肺的气血比，B线之间平均距离由线性和凸性探头测量，含重要临床信息。B线间距为7mm左右提示肺小叶间隔增厚、间质性肺水肿；B线间距为3mm左右，提示TC肺组织呈磨玻璃样改变，肺泡性肺水肿，大量布散整个肺野，B线提示肺血管外肺水增多。前胸及侧胸壁发出的弥漫性B线，称弥漫性间质综合征。

(4) B线评估肺水肿：肺部超声通过识别B线可对肺水积聚进行半定量，即记录在胸骨旁、腋前线、腋中线、腋后线的B线数量，用B线总和来表示肺水肿的分数。因此肺部超声是检测肺水肿的一种有效且可靠的工具，BLUE四区方案同样是有效的（图3-18A）。在危重肺水肿患者中，超声通过增厚的肺泡隔膜反射产生特征性回响，表现为D线模式。正常肺组织也会出现B线，但一般不超过3条，且多孤立存在，在前区3条以上B线视为异常，当多条B线间隔≥7mm且相对较规则时，为间质水肿，由增厚的小叶间隔引起（图3-18B）；相反，当多条B线间隔≤3mm且拥挤合并时，为肺泡水肿，由肺泡内液体反射形成（图3-18C）。随着肺水的增加，B线数量更多且相互融合，呈现一片弥漫性白色状态，称为"白肺"（图3-18D）。B线数量反映了肺水肿的程度，并从胸部基底部开始按比例上升到顶点。正常的肺组织也可存在B线，起源于胸膜线，呈局限性、孤立性或未达屏幕边缘，一般为3条以内。应注意的是，另一种伪像"Z线"易与B线混淆，Z线同样起自胸膜线，相对于B线回声

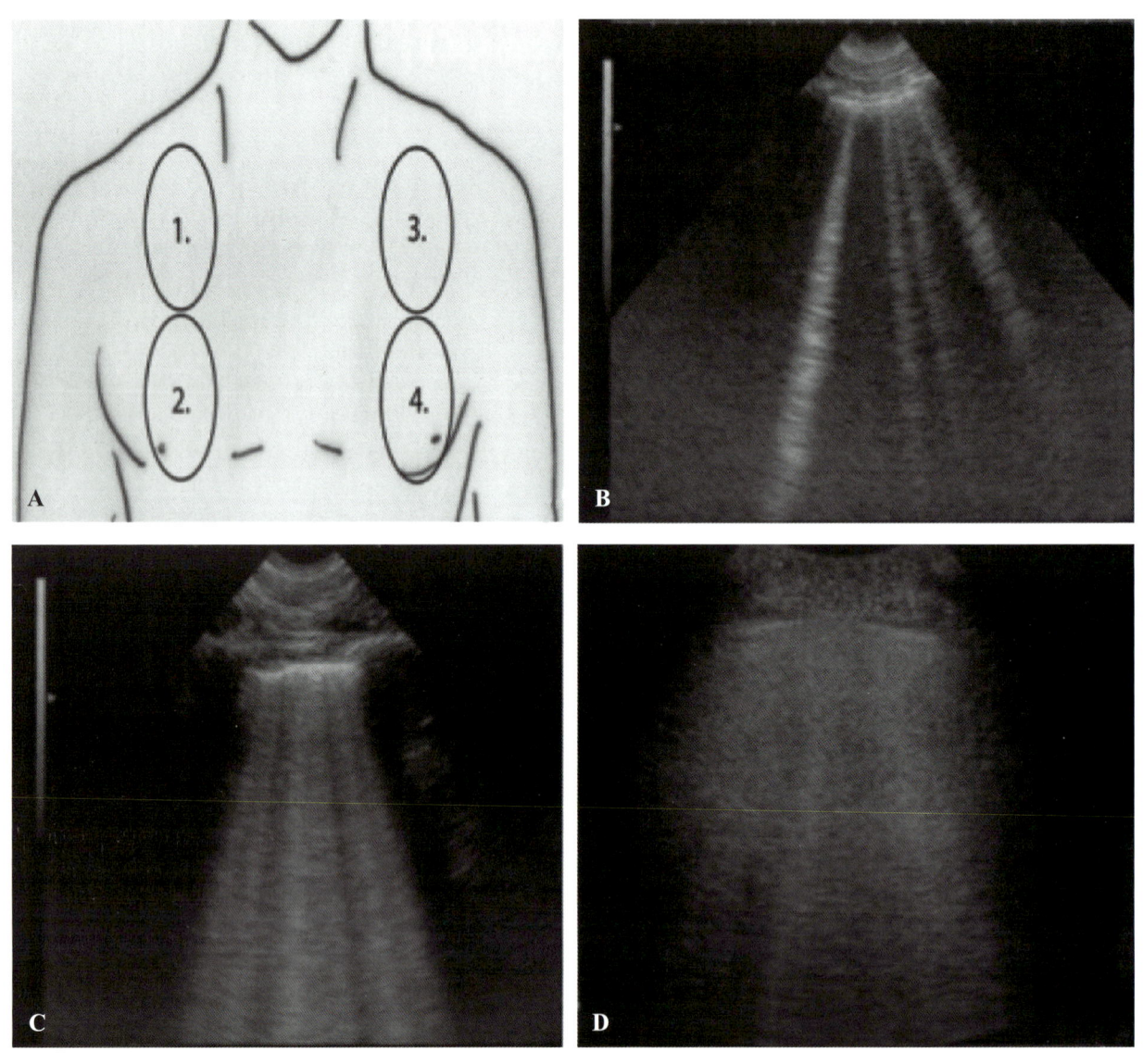

▲ 图 3-18 四区超声检查区域与肺水肿超声图像

A. 四区肺部超声检查的区域；B. B 线间隔≥ 7mm，称为 B7 线，提示间质水肿；C. B 线间隔≤ 3mm，称为 B3 线，提示肺泡水肿；D. 更多 B 线数量呈现弥漫性白色状态，称为"白肺"

较暗、较短，未达屏幕边缘，不随呼吸运动，A 线存在。通过 B 线数量的总和产生的肺部超声评分可评估和预测肺水肿患者病情的严重程度。如前所述，B 线可用于评估肺水状态，需要注意的是，B 线并不是肺水肿的特有变化，它还可见于 ARDS、间质综合征、肺炎、肺不张等疾病中。

我们按 8 区 B 线总和来表示高原肺水肿的分数，根据 B 线数目对高原肺水肿进行分期和分型：① 20～45 条为轻度；② 45～70 条为中度；③ > 70 条为重度；④白肺为极重度（详见高原肺水肿分期、分型章节）。

2. 白肺

胸膜下高回声的区域，掩盖 A 线，为高密度的肺突变前状态，伴随着胸膜线的不连续，可表现为双 B 线及 B 线融合后形成弥漫不均一的白肺。

3. 肺实变

肺组织肝样化，即为变质脏器的超声征象，

肺部后方回声增强，可以是感染、肿瘤，也可以是ARDS时肺泡塌陷、阻塞性肺不张和肺损伤引起。

4. ARDS在肺部超声的表现

根据2012年国际共识指南，ARDS在肺部超声的主要成像模式如下。

(1) 肺实变：胸膜下回声不足，轻者表现为碎片状，重者呈现组织样回声，类似肝脏样外观，内有高回声点状、分支状的空气或液体支气管征。

(2) 胸膜线异常：不规则增厚的碎片样。

(3) 双侧白肺：双肺弥漫性非均匀分布，由3条以上B线密集形成。

(4) A线消失或减少：肺滑动消失，严重患者会出现胸腔积液。值得注意的是，胸膜线异常、"白肺"、肺实变以及A线消失或减少并不是ARDS的特有表现。

八、诊断标准及鉴别诊断

（一）高原肺水肿的诊断标准

根据1995年中华医学会第三次全国高原医学学术讨论会推荐稿，高原肺水肿的诊断标准如下。

1. 近期抵达高原（3000m以上），出现静息性呼吸困难、胸部压塞感、咳嗽、咳白色或粉红色泡沫样痰、全身乏力。

2. 一侧或双侧肺野出现湿啰音或哮鸣音、中央性发绀、呼吸过速、心动过速。

3. 胸部X线片可见以肺门为中心向一侧或两侧肺野呈点片状或云絮状浸润阴影，常呈弥漫性不规则分布，亦可融合成大片状阴影。心影多正常，但亦可见肺动脉高压及右心增大征象。

4. 经临床及心电图等检查排除心肌梗死、心力衰竭等其他心肺疾患，并排除肺炎。

5. 经卧床休息、吸氧等治疗或低转，症状迅速好转，X线征象可于短期内消失。

（二）高原肺水肿的鉴别诊断

1. 心源性肺水肿

急性心源性肺水肿是左心功能衰竭最严重的症状，任何原因的左心功能受损、二尖瓣狭窄，引起左房压力升高后毛细血管血压的升高均可导致肺水肿，症状表现为突发、极度气急、极度焦虑、咳嗽、咯粉红色泡沫样痰、有溺死感，患者端坐呼吸、呼吸频率快、吸气性三凹征明显、大汗、皮肤苍白、双肺可闻及大量干啰音、喘鸣音、细湿啰音、捻发音。X线可见自肺门向周围蝴蝶样浸润、肺门阴影界限消失、肺小叶间隔增厚、RerleyB线、肺上野血管影增深。

主要鉴别要点包括以下几点。

(1) 病因：心源性肺水肿的发病因素主要有高血压病、心肌梗死和主动脉疾病、心脏瓣膜病等引起的急性左心衰竭，既往有左心功能受损导致的左心增大，由于突发因素导致的急性肺静脉淤血，肺动脉高压发病。

HAPE最根本的发病原因是机体在从平原进入高原环境时的急性缺氧导致。

(2) 发病机制：首先机体从平原进入高海拔，低压性低氧导致肺毛细血管不均匀收缩和肺动脉高压，低氧直接损害肺动脉血管的内皮细胞，导致自由基增多，炎性细胞释放大量细胞因子和炎性介质。

心源性肺水肿的发病是因为心脏本身的各种基础病变急性失代偿导致急性肺淤血，其发病的核心环节是由于心源性原因造成静脉淤血和钠水潴留而引起毛细血管压力升高，由于心脏功能受损造成肺静脉血压升高或血流动力学的变化，从而使肺毛细血管内的血浆成分渗出，积聚在肺组织造成肺水肿。

(3) 临床表现：两者有很多相似之处，从症状、体征上不易鉴别。高原肺水肿多合并有高原脑水肿，会出现爆裂性头痛、神志改变、嗜睡、甚至昏迷、精神异常。另外缺氧症状较心源性肺水肿严重，可出现重度颜面部、口唇及肢体末端发绀。心源性肺水肿伴随急性心肌梗死时胸痛和胸闷症状明显。两者均可出现咳粉红色泡沫样痰或白色痰、高原肺水肿有时呈进行性加重，吸氧、利尿和强心治疗均不能缓解。

两者的体征均可出现心动过速、呼吸急促、双肺均存在浊音区，听诊单肺或双肺均有不同程度的湿啰音，严重者双肺可闻及满肺浊音和广泛水泡音。心源性肺水肿的常见体征有心界扩大，心脏听诊可能会闻及病理性杂音，有时也伴有严重的心律失常或明显的对称性下肢水肿，端坐呼吸为心源性肺水肿的特征性表现。

(4) 辅助检查：高原肺水肿早期的X线表现为间质性肺水肿。心源性肺水肿的X线征象则通常表现为肺泡性肺水肿，可出现蝶翼征或蝙蝠征，并且一般都有心界扩大。

① 超声检查：高原肺水肿以肺动脉压力升高或右心功能不全为主；心源性肺水肿则表现为全心扩大、左心室收缩力下降、顺应性降低、超声EF值降低，有鉴别价值。

② 心电图检查：心源性肺水肿易出现恶性心律失常。

③ 血液检查：由于高原的特殊环境，高原性肺水肿患者的血常规结果通常提示红细胞计数显著升高，以及血红蛋白水平增加；心源性肺水肿患者红细胞有代偿性升高，但幅度不明显。高原性肺水肿及心源性肺水肿的血浆pro-BNP以及肌钙蛋白均可升高，如合并急性心肌梗死，肌钙蛋白及心肌酶会出现酶峰样变化。心源性肺水肿血浆pro-BNP升高的幅度较高原肺水肿高出许多，有鉴别价值，值得推广。

2. 支气管哮喘

支气管哮喘是以肺内气流可逆性阻塞为特征的慢性疾病，气道处于高反应状态，病理学表现包括气道痉挛、气道壁增厚、管腔内黏液及脱落的上皮细胞、炎性细胞浸润。患者表现为严重的呼吸困难、奇脉，迫取坐位和广泛的哮鸣音，焦虑不适，鼻翼煽动。

患者既往有类似的发作史，查体可见胸廓过度扩张，叩诊呈过清音，哮鸣音呈高调乐音样。

X线表现为肺过度充气伴小而狭长的心脏影。

3. 肺炎

(1) 病因：高原肺水肿的发病原因是在高原低氧、低气压环境下导致缺氧所致；肺炎是病原体（如细菌、病毒）及过敏、吸入煤油、汽油等有害物质所致的肺部炎症。

(2) 临床表现：两者均有体温和血象升高等症状。但肺炎一般起病急骤，有寒战、高热，体温在数小时内上升至39~40℃，呈稽留热，白细胞计数及中性粒细胞计数均显示增加，总数可高达（20~30）×10^9/L，中性粒细胞多在80%以上，可见到核偏左或胞质内出现毒性颗粒及空泡。

高原肺水肿患者咯泡沫样痰或粉红色泡沫样痰，量大时呈涌出状，非常典型；肺炎患者咳痰开始为黏液性，以后呈脓痰状，也可出现铁锈色痰。

(3) X线：肺水肿多为密度不均、形态及大小不一致的致密阴影，或呈点状、片状、云絮状阴影，病灶边缘模糊，不受叶间隙限制。上述表现可广泛散布于双肺。肺炎多表现为早期肺纹理增多，肺野透光度降低，随后可见大小不等的点片状阴影，或融合成片状阴影，但其病变多限制在一个肺叶或一个肺段。肺炎和呼吸道感染可诱发高原肺水肿，而高原肺水肿又容易并发肺炎，故在诊断及治疗时应注意。

九、分期、分型新识

高原肺水肿的分期、分型治疗并不是要我们机械地套用，而是让我们早期识别、早期诊断，判断疾病的凶险及严重程度，以及疾病发展的病理生理经过。分期、分型的方法是为了补充而非取代仔细的临床检查。只有详细而清楚的病史和仔细认真的体格检查才是诊断疾病、评估患者的基石。

在这个分期、分型（图3-19）中，我们结合肺部超声、胸部X线、胸部CT的变化，结合病理生理过程，注重早期诊断，防止脏器进一步损害到不可逆的水平。首先我们把高原肺水肿根据病情发展分为7个时期，一期为极重型的高原反应（高原肺水肿超早期），肺部超声检查已经有变化，但胸部X线及CT无明显变化；二期为间质性肺水肿，胸部X线及CT表现为特有改变，肺部超声提示B线明显增多（20~45根）（轻度肺水肿）；三期为单侧肺水肿（右侧肺水肿），胸部X线及CT出现特有的表现，肺部超声显示右侧B线多于左侧（中度肺水肿）；四期为双侧肺泡性肺水肿，胸部X线及CT出现特有的表现，肺部超声显示B线有45~70根（重度肺水肿）；五期为高原肺水肿伴另外一个或多个器官损害，胸部X线及CT出现特有的表现，肺部超声显示B线＞70根或白肺（极重度肺水肿）；六期表现为一个或多个脏器出现严重并发症及病理变化，如脑疝、尿崩症、ARDS、急性肾功能衰竭、急性肝功能衰竭、高原休克、DIC、腹腔间室综合征、消化道出血、高渗性昏迷、酮症酸中毒；七

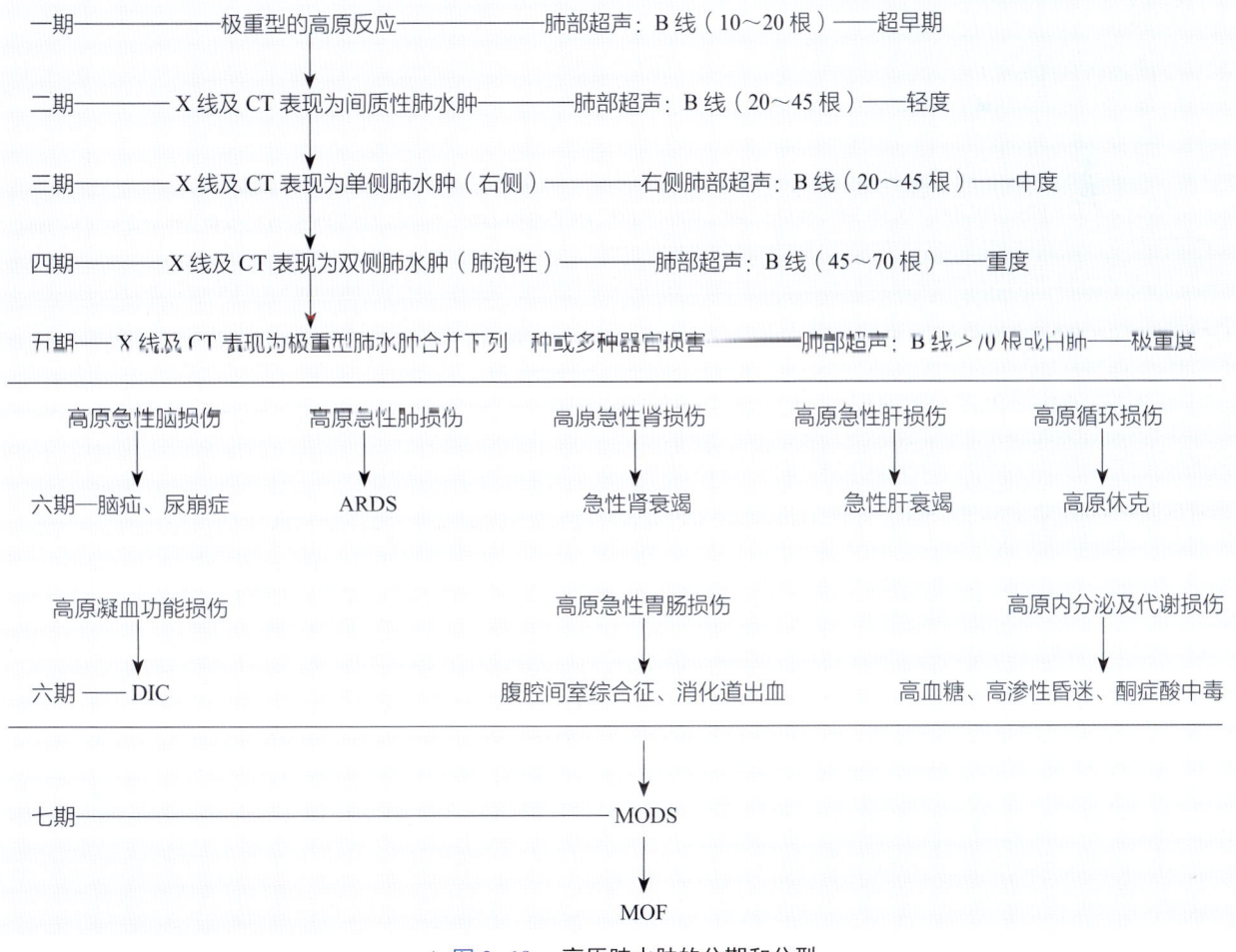

```
一期 ──── 极重型的高原反应 ──── 肺部超声：B线（10~20根）──── 超早期
  ↓
二期 ──── X线及CT表现为间质性肺水肿 ──── 肺部超声：B线（20~45根）──── 轻度
  ↓
三期 ──── X线及CT表现为单侧肺水肿（右侧）──── 右侧肺部超声：B线（20~45根）──── 中度
  ↓
四期 ──── X线及CT表现为双侧肺水肿（肺泡性）──── 肺部超声：B线（45~70根）──── 重度
  ↓
五期 ──── X线及CT表现为极重型肺水肿合并下列一种或多种器官损害 ──── 肺部超声：B线＞70根或白肺 ──── 极重度
```

高原急性脑损伤	高原急性肺损伤	高原急性肾损伤	高原急性肝损伤	高原循环损伤
六期—脑疝、尿崩症	ARDS	急性肾衰竭	急性肝衰竭	高原休克

高原凝血功能损伤	高原急性胃肠损伤	高原内分泌及代谢损伤
六期 —— DIC	腹腔间室综合征、消化道出血	高血糖、高渗性昏迷、酮症酸中毒

```
           ↓
七期 ──────────── MODS
           ↓
          MOF
```

▲ 图 3-19　高原肺水肿的分期和分型

期表现为多器官功能障碍综合征（MODS）、多器官功能衰竭（MOF）。也可由急性轻症高原病直接发展到第五期（极重型高原肺水肿）。

胸骨旁线、腋前线和腋后线3条纵线将每侧肺野分为前胸部及侧胸部，再根据第4肋间水平线将其分为上下两部分，前胸上下部和侧胸上下部依次记为第1、2、3、4分区，两侧共8个区域，每个分区记录B线数量（0～10条），并进行汇总（0～80条）。我们根据8区B线总和来表示高原肺水肿的分数，进而对高原肺水肿进行分期、分型。①轻度：B线数量为20～45根；②中度：B线数量为20～45根，右肺大于左肺；③重度：B线数量为45～70根；④极重度：B线数量＞70根或白肺。对于用肺部超声诊断高原肺水肿，我们还需进行更深入的研究，进一步确定B线数量与高原肺水肿的关系。

十、并发症

（一）胸腔积液

胸腔内含有微量润滑液，产生及吸收处于动态平衡中，任何原因的加速产生、减少吸收均可发生胸腔积液。高原肺水肿合并胸腔积液的病理生理机制如下。

1. 高原肺水肿时，高原低压性低氧，肺血管收缩，肺动脉压升高，肺毛细血管静脉压升高，同时胸膜的毛细血管静脉压升高，产生胸腔积液（漏出液）早期表现。

2. 随病情进展，肺泡出血、坏死及各种致病因子作用，胸膜毛细血管通透性增加，产生胸腔积液（渗出液）晚期表现。

3. 高原肺水肿使胸腔内压升高，导致胸膜壁层淋巴管引流障碍，产生胸腔积液（漏出液）。

4. 一般高原肺水肿引起的胸腔积液量很少，只有在CT检查时发现。

5. 以积极治疗原发病为主，高原肺水肿治愈后，胸腔积液可缓慢吸收，无须治疗，量大时可行胸腔穿刺引流。

（二）肺炎

肺炎和呼吸道感染可诱发高原肺水肿，高原肺水肿又容易合并肺炎。

1. 病理生理学机制及临床表现

高原肺水肿发生后，肺泡内充满液体，肺泡液中含有血管内的有形成分，它们是很好的病原微生物培养基，如消除不及时会发生细菌性肺炎。当出现如下情况时应考虑合并肺炎。

(1) 体温升高达38～40℃，呈稽留热。

(2) 血常规白细胞及中性粒细胞计数均升高，总数达（20～30）×10^9/L，中性粒细胞达80%以上。

(3) 咳嗽，咯黄痰、浓痰、黏液性痰，也可呈铁锈色。

(4) 高原肺水肿治愈后，X线病灶迟迟不消退，表现为肺纹理增多、肺透光度降低、斑点状阴影或融合成片状，呈肺叶或肺段分布。

2. 治疗

(1) 首先明确病原微生物，第一时间行药敏试验。

(2) 在高原肺水肿早期立即给予抗生素治疗，防止感染。

(3) 积极雾化，稀释痰液，排出痰液。

(4) 扩张支气管。

（三）纵隔气肿

自发性纵隔气肿是高原肺水肿的一种并发症，肺泡破裂为最常见原因。剧烈运动或咳嗽，导致肺泡内压力升高或相对肺血管压力降低时，可造成肺泡与相邻的肺小血管间的压力差增大，导致局部肺泡在脏层胸膜下破裂，形成间质性肺气肿，在呼吸运动推动下，气体再沿血管鞘或支气管树剥离面进入纵隔。

大量纵隔气肿导致纵隔内压力升高，压迫腔

静脉，使静脉回流受阻，中心静脉压增高，回心血流量减少，心脏排血量减低，严重影响心脏泵血功能。气肿对肺动脉的压迫使肺动脉压升高，肺动静脉吻合支开放，导致解剖分流增加。

高原肺水肿并发轻度的纵隔气肿仅需要卧床休息和对症处理，严重的纵隔气肿需积极手术治疗。

十一、高原肺水肿与急性呼吸窘迫综合征

（一）急性呼吸窘迫综合征的定义

急性呼吸窘迫综合征（acute respiratory distress syndrome，ARDS）是在严重感染、休克、创伤及烧伤等疾病过程中，肺毛细血管内皮细胞和肺泡上皮细胞炎症性损伤造成弥漫性肺泡损伤，导致的急性低氧性呼吸功能不全或衰竭。以肺容积减少、顺应性降低、严重的通气/血流比例失调为病理生理特征，临床上表现为非均一性的渗出性病变。ARDS是急性肺损伤最严重的阶段。

弥散性肺泡损伤主要损害肺气体交换功能，故氧合（甚至CO_2清除）障碍被认为是ARDS肺交换功能损害的可靠标志。ARDS弥漫性肺泡损伤引起的是高通透性肺水肿，高蛋白性肺泡水肿是ARDS的特征。

ARDS是由不同病因造成的具有明显特征的肺损伤，病理上表现为弥漫性肺泡损伤，以肺泡上皮和毛细血管内皮损伤、肺泡膜通透性明显增加导致高蛋白性肺泡和间质水肿为病理生理特征，低氧血症与呼吸窘迫为其主要表现的临床综合征。

高原肺水肿的病理生理机制就是缺氧性肺损伤，如治疗不及时，肺泡上皮和毛细血管内皮损伤持续加重，炎症因子、自由基及凝血瀑布激活，可进一步发展成ARDS。

（二）急性呼吸窘迫综合征的诱因

ARDS发生的危险因素较多，直接肺损伤包括吸入性肺炎、肺炎、吸入有害气体、肺挫伤，间接肺损伤包括脓毒症、脓毒性休克、急性胰腺炎。

高原肺水肿是高原缺氧导致的直接肺损伤，ARDS是其病理生理发展的进一步结果，所以高原肺水肿是ARDS的诱因。

（三）高原肺水肿导致急性呼吸窘迫综合征的病理生理基础

近年来研究表明，发生于高原低氧环境下的成人急性呼吸窘迫综合征(ARDS)具有某些特殊的病理生理过程和临床表现（图3-20），其与HAPE不仅有某些共同的病理生理基础和相似的临床特征，有时HAPE尚可继发ARDS。HAPE一般不引发ARDS，但如果延误诊断或治疗不及时，进一步造成肺损伤、肺微循环障碍及微血栓形成、肺内动静脉分流等，则可以发展为ARDS。

高原肺水肿早期，高原低压性低氧导致肺动脉不均匀收缩，肺动脉压急剧升高，肺毛细血管静水压升高，使液体进入肺泡。同时高原缺氧直接造成肺泡内皮细胞及毛细血管内皮细胞损伤，从而引起通透性增高，是一种高压、高渗性肺水肿，从而发生高原肺水肿。

高原缺氧致交感神经兴奋性增加及内皮细胞损伤，炎症介质激活、自由基产生、凝血瀑布激活进一步加重肺泡上皮细胞和毛细血管上皮细胞的损伤，发生血浆漏入肺间质和肺泡腔，导致弥漫性肺泡损伤和右向左的肺内分流及低氧血症，发生ARDS。

在上述致病因素作用下，发生肺广泛性充血和肺泡内透明膜形成，引起气体弥散障碍和肺内分流，造成严重的低氧血症和呼吸窘迫，这是ARDS特征性的病理改变。

高原低压性低氧导致急性肺损伤，使代谢极为活跃的Ⅱ型肺泡上皮细胞损伤尤为严重，导致表面活性物质减少、透明膜形成，发生局灶性肺

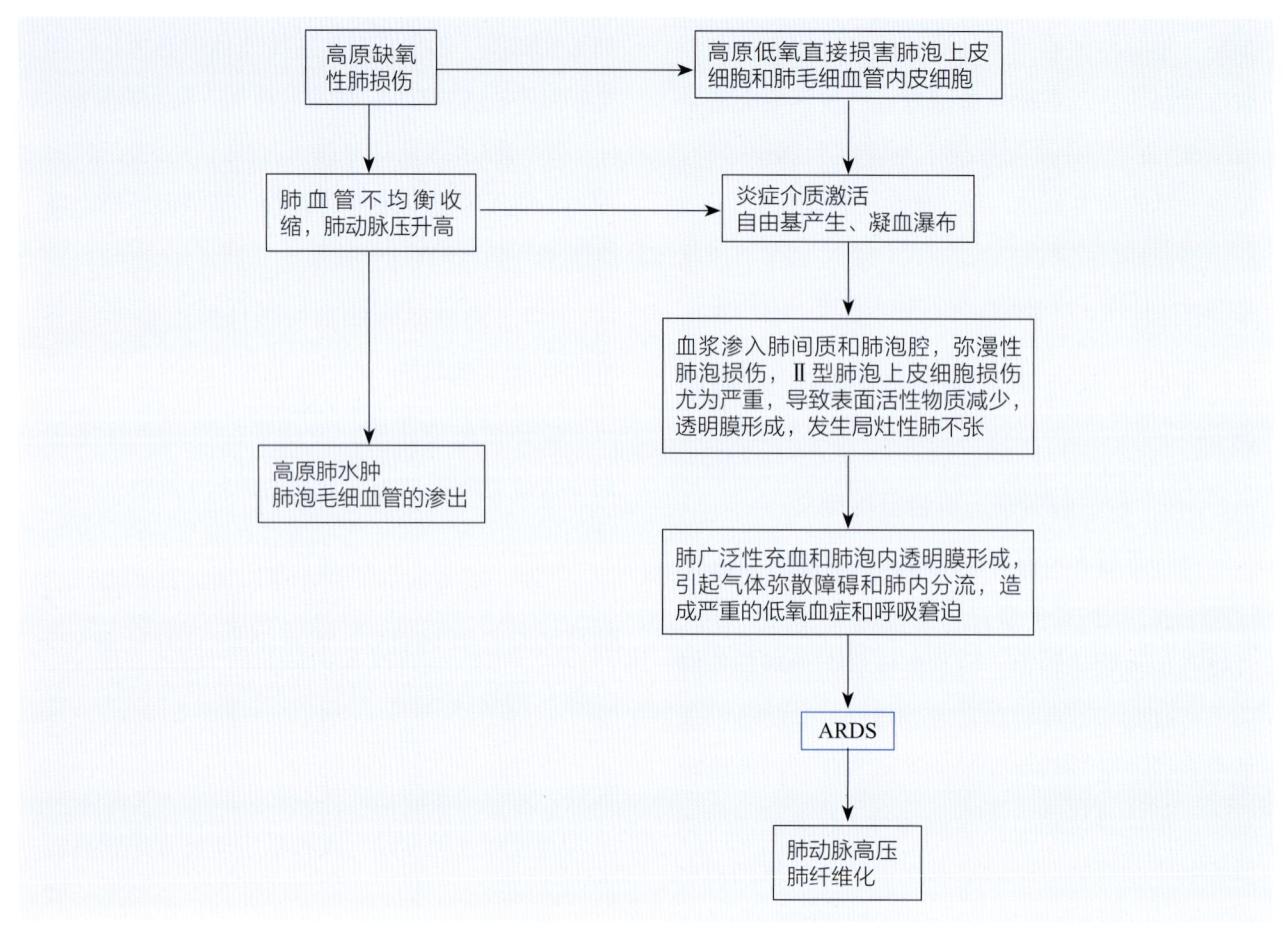

▲ 图 3-20 高原肺水肿发生 ARDS 的病理生理基础

不张，致使病情进一步发展至 ARDS。

急性呼吸窘迫综合征肺表面活性物质减少的原因如下。

1. 水肿液冲刷肺泡腔。
2. Ⅱ型肺泡细胞损伤。
3. 肺表面活性物质与血浆蛋白结合，使其活性消失。

（四）急性呼吸窘迫综合征的临床特征和诊断标准

1. 急性呼吸窘迫综合征的临床特征

ARDS 典型的临床表现是在诱因作用下，短时间内发生的急性呼吸衰竭，表现为明显的呼吸窘迫，伴浅快呼吸，弥漫性湿啰音，呼吸频率快，咳出大量的粉红色泡沫样痰，X 线提示双肺弥漫性浸润影，最后发展为广泛分布和融合的肺泡内高密度影。血气分析为显著的低氧血症，伴呼吸性碱中毒及低碳酸血症。

2. 急性呼吸窘迫综合征的诊断标准

柏林标准（表 3-13）。

（五）急性呼吸窘迫综合征（ARDS）治疗的特殊性（肺保护性通气策略）

肺保护性通气策略机械通气是目前治疗 ARDS 的标准方法，是唯一证实降低死亡率的方法。肺保护性通气策略机械通气的治疗目标是氧分压（PaO_2）达到 55~80mmHg，吸入氧浓度为 50%~60%，高浓度氧气会对肺泡上皮细胞造成更严重的损害。肺保护性通气策略的重点是合理设置潮气量及 PEEP，小潮气量通气策略的平台压目标是 25~30cmH_2O（平台压不超过 30cmH_2O）；潮气量目标是 4~6ml/kg，

表 3-13　ARDS 的诊断标准（柏林标准）

- 急性起病
  - 1 周内急性起病或加重的呼吸系统症状
- 胸部 X 线
  - 双肺浸润影，不能由胸腔积液、结节、肺叶/肺塌陷完全解释
- 水肿来源
  - 心力衰竭或液体超负荷，不能完全解释的呼吸衰竭
- 低氧血症
  - 轻度 ARDS：200mmHg＜PaO_2/FiO_2≤300mmHg 且 PEEP 或 CPAP≥$5cmH_2O$
  - 中度 ARDS：100mmHg＜PaO_2/FiO_2≤200mmHg 且 PEEP≥$5cmH_2O$
  - 重度 ARDS：PaO_2/FiO_2≤100mmHg，PEEP≥$5cmH_2O$

FiO_2. 吸入氧浓度；PaO_2. 动脉血氧分压；PEEP. 呼气末正压；CPAP. 持续气道正压

最大不超过 8ml/kg；氧合目标是 PaO_2 维持在 55～80mmHg，SaO_2 维持在 88%～95%。小潮气量通气是 ARDS 肺保护性通气策略的重要措施，可以减少肺损伤。小潮气量通气不仅能明显降低气道平均压，还能控制平台压，以及过高的气道正压通气，造成肺泡塌陷与过度膨胀，导致肺泡毛细血管和肺泡间毛细血管阻力增大，加重肺动脉高压，造成右心功能损害。低潮气量通气策略的 pH 应控制在 7.30～7.45，可提高呼吸机的呼吸频率（RR）直到 pH＞7.30，$PaCO_2$＜25mmHg。呼吸频率（RR）等于 35 次/分，$PaCO_2$＜25mmHg，可静脉应用碳酸氢钠；如 pH＜7.15，可应用碳酸氢钠 1ml/kg，或提高潮气量（V_T）至 pH＞7.15；如 pH＞7.45，应减少呼吸频率。

小潮气量通气策略 PEEP 的作用为，选择合适的呼气末正压 (PEEP) 能够维持复张塌陷的肺泡开放，改善肺顺应性、减少肺内分流、增加氧合，此外还有肺复张作用。由于 ARDS 肺部病变的不均一性，不适当的 PEEP 会导致肺泡塌陷或过度膨胀，均可导致肺毛细血管压力改变，增加肺动脉压和右心室负荷。能使 PaO_2/FiO_2 值最佳而不降低呼吸系统顺应性、或能改善顺应性的 PEEP 为最佳 PEEP，其值为 7～$8cmH_2O$，此时 PEEP 可在肺复张和过度膨胀之间取得较好的平衡。该策略主要包括 3 个要素：通过限制平台压和驱动压降低肺应力，改善氧合以逆转缺氧性肺血管收缩，减轻高碳酸血症，尤其以跨肺压导向的小潮气量设置可能更为合理。PEEP 值越高，右心室后负荷增加越明显，右心室射血就越少。高碳酸血症通过诱导肺循环血管收缩可引起右心室功能障碍，在 ARDS 治疗过程中应保持 $PaCO_2$＜48mmHg，即允许性高碳酸血症。俯卧位通气的原理为肺水分布在肺的重力依赖区，仰卧位分布于后部；俯卧位会导致积液肺泡由右向左分流减少，可提高 PaO_2。俯卧位通气是重症 ARDS 肺保护及肺复张的重要手段，是经典复张的延伸和补充，也能明显改善肺部的分泌物引流；俯卧位通过体位改变，改善肺组织压力梯度，明显减少背侧肺泡的过度膨胀和肺泡反复塌陷 - 复张，改善局部肺顺应性和肺均一性，改善氧合，并可减少肺复张的压力、PEEP 水平，降低应力和应变，同时俯卧位通气可使肺通气更均匀、降低 CO_2。持续气道正压通气（CPAP）肺复张手法是 $CPAP 30cmH_2O$ 持续 30s，或 $CPAP 40cmH_2O$ 持续 40s，不良反应包括可诱发低血压低血氧饱和度和心动过缓。

ARDS 有创机械通气不同的吸入氧浓度百分比（FiO_2）对应的 PEEP 水平，分步骤完成氧和目标，确定最佳 PEEP（表 3-14）。

表 3-14　ARDS 有创机械通气 FiO$_2$- PEEP 步骤完成氧和目标

	1	2	3	4	5	6	7
FiO$_2$	0.3	0.4	0.4	0.5	0.5	0.6	0.7
PEEP	5	5	8	8	10	10	10

	8	9	10	11	12	13	14	15
FiO$_2$	0.7	0.7	0.8	0.9	0.9	1.0	1.0	1.0
PEEP	12	14	14	16	18	20	22	24

十二、高原肺水肿与肺栓塞

高原肺水肿合并肺栓塞在临床并不少见，并且容易疏漏、误诊，造成严重的后果。主要原因为高原低压性低氧引起机体发生一系列病理生理变化和功能紊乱，主要表现为凝血功能紊乱、红细胞及血红蛋白增加、血液黏度增高、血管舒缩功能障碍、血管内皮损伤、血流动力学及血液流变学发生改变。

另外，高原肺水肿的病理改变包括高原低氧导致肺动脉不均匀收缩、肺动脉高压、血管通透性增强、血管内液体漏入肺泡、低氧导致肺泡壁与毛细血管壁细胞膜损伤、肺毛细血管及肺小动脉内广泛的小血栓形成、毛细血管红细胞淤积。病情进一步发展激活炎症因子、凝血瀑布，在这种基础的病理生理变化下，导致肺动脉血栓形成。如再合并下肢或全身静脉的血栓形成脱落，导致肺栓塞形成加重肺动脉高压，形成急性右心衰竭，从而导致猝死的发生，需在临床上引起高度重视。高原肺水肿与肺栓塞的许多病理生理变化发生交叉重叠。我们考虑高原肺水肿及高原环境的变化就是导致肺栓塞的诱因。

（一）相关定义

1. 静脉血栓栓塞症

静脉血栓栓塞症（venous thromboembolism, VTE）指血液在静脉内不正常的凝固，形成血栓，使血管部分或全部阻塞，血栓脱落后栓塞至肺动脉，引起急性肺动脉高压，导致循环及呼吸功能障碍，分为深静脉血栓形成（deep venous throboembolism, DVT）和肺血栓栓塞症（pulmonary thromboembolism, PTE）两个阶段，VTE 是 DVT 和 PTE 的总称。

2. 肺栓塞

肺栓塞（pulmonary embolism, PE）是以各种栓子堵塞肺动脉系统为病因的一组疾病或临床综合征的总称，包括肺血栓栓塞、脂肪栓塞、羊水栓塞、血气栓塞。

3. 肺动脉血栓形成

肺动脉血栓（pulmonary thrombosis）指肺动脉病变基础上（高原肺水肿、肺血管炎），原位血栓形成的基础上形成，多见于肺小动脉。肺 CT 表现为纵隔窗无血栓形成，并非外周静脉血栓脱落所致，两者可合并存在，但不易鉴别。

(二)肺栓塞的危险因素

任何导致静脉血流瘀滞、血管内皮损伤和血液高凝状态的因素(Virchow 三要素)均为 VTE 的危险因素。

急进高原红细胞代偿性增多和血红蛋白浓度增高是高原地区 PTE 的独立危险因素。高原地区低氧、低压环境及机体缺氧状态引起红细胞和血红蛋白浓度代偿性增高,从而引发一系列全身性病理改变,如血液黏滞度增高、血流速度降低,血管内压力增高及低氧血症导致血管内膜损伤等改变最终诱发血栓的形成。

动脉粥样硬化、吸烟、肥胖、高脂血症、高血压、糖尿病、心力衰竭也是危险因素。

肢体制动及反复的血管损伤也是 VTE 的一个重要危险因素。

其他危险因素还包括高龄、恶性肿瘤、手术或外伤导致的血管损伤、妊娠产后期、COPD、长期卧床、某些药物(避孕药)、静脉导管。

机体进入高原后,由于高原气候干燥、不显性蒸发增加,大量出汗,不适当的应用利尿药预防、治疗急性高原病等因素,使机体急性脱水,红细胞数量相对增加、血液浓缩、处于高凝状态,易使血栓形成。

(三)肺栓塞的病理生理变化

高原肺水肿并发肺栓塞大多是肺动脉原位血栓形成,在凝血功能及血液流变学的变化下,血栓延展到上一级或更大的肺大动脉而发生肺栓塞,也有一部分血栓来源于下腔静脉、上腔静脉和右心腔(并发心心房颤动或心房扑动),并且多数栓子来源于下肢深静脉。随着导管(颈内静脉、锁骨下静脉)的临床应用,上腔静脉血栓的发生率也有所增加。所以在高原肺水肿的治疗诊断过程中,应注重下肢静脉血栓问题,提前预防肺栓塞的发生,避免不良事件(猝死)的发生。

1. 血流动力学的变化

血栓阻塞肺动脉及分支达一定程度后(30%~50%),因机械阻塞作用,肺动脉缺氧性收缩,导致右心室压力(PVR)突然增加,右心后负荷增加,肺动脉压力升高,肺血管阻力增加。当右心室收缩压>50mmHg,右心室扩大,室壁运动减低,右心排血量下降,发生急性右心功能不全。随着病情进展,右心室压力持续升高,室间隔左移,左心室舒张末容积减少,左室舒张功能受限,充盈减少,心搏量下降,发生体循环低血压、休克。右心房压升高,主动脉压下降,冠状动脉灌注压下降,右室壁张力增加,心肌氧耗量增多,心肌缺血。

2. 呼吸功能变化

表现为高原肺水肿与 PTE 共同变化。

(1) 通气/血流(V/Q)比例失调:肺栓塞的部位有通气无血流,肺泡无效腔增大,正常肺 A 区压力增高,血流增加,但肺通气量不增加,形成 V/Q 比例失调,是造成低氧血症的主要原因。

(2) 通气、弥散功能障碍:肺栓塞面积较大时,反射性引起小支气管痉挛,气道阻力增加,肺通气功能障碍,弥漫性肺水肿,肺顺应性下降,肺弥散功能进一步下降。

(四)临床表现及急性 PTE 分型

1. 肺栓塞症状

当高原肺水肿合并肺栓塞时,临床表现既有高原肺水肿的症状也有肺栓塞的表现,需认真仔细判断。高原肺水肿的诊断及体征见相关章节。急性 PTE 的临床表现多种多样,无特异性,典型征象不多,其症状的轻重与血栓大小、多少、范围、发病速度有关,从呼吸频率改变、胸闷、憋气到右心功能不全、休克甚至猝死。

(1) 呼吸困难:最常见呈劳力性呼吸困难,活动后明显加重,进行性呼吸困难,并发肺水肿时此症状一致，无特异性。

(2) 胸痛：呼吸或咳嗽时加剧，为胸膜炎性胸痛，也可表现为心绞痛样胸痛，因冠状动脉供血不足导致。

(3) 咳嗽、咯血：与高原肺水肿症状无特异性，因高原肺水肿咯粉红色泡沫痰，表现为单独咯血者极少见，两者可合并为咯粉红色泡沫样痰。

(4) 晕厥：见于主动脉型PTE、大面积PTE，心排血量下降、血压下降、脑供血不足所致，为一过性的。

2. 肺栓塞体征

(1) 发热：与高原肺水肿比较无特异性。

(2) 呼吸系统征象：呼吸频率>20次/分，最高达40~50次/分，双肺布满干湿啰音，与高原肺水肿比较无特异性。

(3) 心血管征象：心动过速、心律失常、三尖瓣反流、下肢水肿、低血压、休克。

3. 急性肺栓塞（PTE）分型

(1) 肺梗死（出血）型：持续进行性加重的胸痛、咯血、低热、胸膜积液。

(2) 不能解释的呼吸困难：呼吸困难和气促，活动后加重。

(3) 急性肺源性心脏病型：呼吸困难、发绀、颈动脉怒张、下肢水肿等右心衰竭表现。

(4) 休克型：表现为晕厥、低血压、休克和心绞痛样胸痛，可发生猝死。

（五）肺栓塞诊断及危险分层

1. 肺栓塞诊断

急性PTE的临床表现体征无特异性，两者合并时与高原肺水肿极难鉴别，主要依靠实验室检查。

(1) 血浆D-二聚体测定：D-二聚体（D-dimer,DD）是一种纤维蛋白溶解的标志物，是交联纤维蛋白在纤溶系统作用下产生的可溶性降解产物，血栓形成时因血栓纤维蛋白溶解导致D-二聚体浓度升高。

D-二聚体对急性PTE的诊断敏感度在92%~100%，对低度或中度可能性患者有较高的阴性预测价值，若D-二聚体<500μg/L可排除PTE。试验方法对D-二聚体检测的敏感性差异显著，多采用酶联免疫吸附分析、酶联免疫荧光分析、化学发光法。

(2) 动脉血气分析：PTE表现为低氧血症、低碳酸血症，也可完全正常，无特异性。肺通气/血流比例失调，血气表现为Ⅰ型呼吸衰竭。PaO_2降低（正常值为80~100mmHg）；$PaCO_2$降低（正常值为35~45mmHg）；$P(A-a)O_2$[等于$150-1.25\times(PaCO_2-PaO_2)$]升高（正常值为5~15mmHg）。

(3) 血浆肌钙蛋白：血浆肌钙蛋白（CTnT、CTnI）是心肌损伤的指标，如PTE并发右心衰竭时CTnT可升高，有研究发现CTnT升高与急性PTE预后不良有关。

(4) 脑钠肽与N-末端脑钠肽前体：脑钠肽（BNP）与N-末端脑钠肽前体（NT-proBNP）是心室肌细胞在心室扩张或压力负荷增加时合成分泌的心源性激素。在PTE两者可以升高，升高水平反映了RVD及血流动力学紊乱的严重程度。

(5) 心电图表现：非特异性心电图异常，表现为V_1~V_4 T波改变，ST段异常，也可出现$S_ⅠQ_ⅢT_Ⅲ$完全性、不完全性右束支传导阻滞，新发的心房颤动或心动过速。

(6) X线：PTE胸部X线常有异常表现，但缺乏特异性，不能确诊或排除。PTE合并肺水肿时，仅表现为肺水肿的X线征象，单纯胸部X线片表现为肺纹理稀疏、消失，双肺透亮度增加，尖端指向肺门的楔形阴影，肺不张，反映肺动脉高压或右心负荷增加的肺动脉扩张、肺动脉段膨隆及右心室扩大征，上腔静脉扩张常提示肺动脉高压及右心功能不全。

(7) 超声心动图：PTE与高原肺水肿在超声心动图的表现上有共同特征，对于诊断合并肺栓塞无特异性，但对排除其他心血管疾病有重要价值，主要表现为右心负荷过重。具体表现如下。

① 右心室扩张呈"D"字形，左心室减小。

② 右心室室壁运动异常，室间隔与右心室游离壁运动不协调。

③ 三尖瓣反流。

④ 肺动脉高压，肺动脉收缩压估测在55~60mmHg以上，主肺动脉增宽。

⑤ 卵圆孔开放，右向左分流。

⑥ 下腔动脉扩张。

(8) 肺栓塞确诊性影像学检查：包括CT肺动脉造影（CTPA）、核素肺通气/灌注（V/Q）显像、磁共振、肺动脉造影（MRPA）。除CTPA外，其他检查均复杂且时间较长，不适于高原肺水肿合并肺栓塞的检查。

① CT肺动脉造影（CTPA）：无创、便捷，是PTE的首选检查方法。CT对中心型肺栓塞的诊断敏感性与特异性均为100%，但对于合并高原肺水肿时，因其发病机制不同，特异性降低，但合并肺栓塞时特异性增高。可直观显示肺动脉内血栓的形态、部位及血管堵塞程度。

② 直接征象：肺动脉内充盈缺损，部分或完全包围在不透光的血流之间（轨道征），或完全充盈缺损，远端血管不显影。

③ 间接征象：肺野楔形，条带状高密度影或盘状肺不张、中心肺动脉扩张及远端血管分支减少或消失。

2. 危险分层综合评估

PTE危险分层主要是基于患者血流动力学状态、心肌损伤标志物、右心室功能等指标进行综合评估，便于医师对PTE病情严重程度进行准确评价。具体分层如下。

(1) 高危PTE：以休克和低血压为主要表现，体循环收缩压<90mmHg，或较基础值下降幅度≥40mmHg，持续15min以上。

(2) 中危PTE：血流动力学稳定，但存在右心功能衰竭（RVD）影像学证据和心脏生物标志物升高。

(3) 中高危PTE：RVD和心脏生物标志物同时升高。

(4) 中低危PTE：单纯存在RVD或心脏生物标志物升高。

(5) 右心功能衰竭（RVD）的诊断标准如下。

① 右心室扩张（右心室舒末内径/左心室舒末内径>1.0或0.9）。

② 右心室游离壁运动幅度减低。

③ 三尖瓣反流速度增快。

④ 三尖瓣环收缩期位移减低（<17mm），心脏生物标志物为BNP、NT-proBNP、CTnT、CTnI。

⑤ 低危PTE：血流动力学稳定，不存在RVD和心脏生物标志物升高。

⑥ 弥漫性肺微血栓栓塞：为高原肺水肿的病理变化。同时合并有右心及静脉系统来源的血栓，可进一步加重肺栓塞的形成，形成大面积PTE，为高原肺水肿合并肺栓塞的病理基础。

3. 诊断策略

目前急性PTE的诊断与处理主要基于疑诊、确诊、求因、危险分层的策略。

(1) 对高原肺水肿合并多种危险因素的人群，应注意观察临床症状、体征。出现不明原因的与原疾病不相符合的低氧血症、胸痛、咯血、晕厥，特别是伴有休克或单侧、双侧下肢肿胀疼痛时，需特别注意肺栓塞的发生。

(2) 结合心电图、胸部X线片、血气分析，初步疑诊PTE或排除其他疾病。

(3) 尽快行 D-二聚体检测，排除诊断。

(4) 超声心动图可迅速得到结果，并可在床旁进行，CT 肺动脉造影（CTPA）为确定性诊断，方便快捷。

（六）治疗

1. 一般支持治疗

严密监测呼吸、心率、血压、心电图及血气的变化，并给予积极的呼吸与循环支持。

对于高危 PTE 合并低氧血症，应使用鼻导管或面罩吸氧，合并呼吸衰竭的给予无创正压通气或有创机械通气，应采用低潮气量（6~8ml/kg），使呼气末平台压<30cmH$_2$O，尽量避免气管切开，以免在抗凝或溶栓过程中发生局部大出血。

合并休克或低血压 PTE 患者，进行血流动力学监测。肾上腺素、去甲肾上腺素仅应用 PTE 合并低血压患者，可改善右心功能，提高体循环血压，改善冠状动脉灌注；多巴酚丁胺及多巴胺用于心指数较低的 PTE 患者；对焦虑、紧张患者给予镇静药巴比妥类；对胸痛患者可给予止痛药；合并高血压患者，尽快控制血压。

2. 急性肺栓塞的抗凝治疗

(1) 急性期抗凝治疗：抗凝治疗是 PTE 的基础治疗手段，可以有效地防止血栓再形成和复发，同时促进机体自身纤溶机制溶解已形成的血栓。目前应用的抗凝药物主要分为胃肠外抗凝药物和口服抗凝药物。

① 胃肠外抗凝药物主要包括以下几种。

a. 肝素注射液：肝素注射液（UFH）首选静脉给药，先给予 2000~5000U 或 80U/kg 静脉注射，继之以 18U/(kg·h) 持续静脉泵入。在开始治疗后的最初 24h 内每 4~6h 监测 APTT，根据 APTT 调整剂量（表 3-15），使 APTT 在 24h 内达到并维持于正常值的 1.5~2.5 倍。达到稳定治疗水平后，改为 APTT 监测每天 1 次。UFH 也可采用皮下注射方式给药，一般先予静脉注射负荷量 2000~5000U，然后按 250U/kg 皮下注射，1 次 /12h。调节注射剂量使 APTT 在注射后 6~8h 达到治疗水平。

UFH 可能会引起肝素诱导的血小板减少症（HIT）。对于 HIT 高风险患者，建议在应用 UFH 的第 4~14 天内（或直至停用 UFH），至少每隔 2~3 天行血小板计数检测。如果血小板计数下降>

表 3-15 静脉泵入 UFH 时 APTT 的监测与药物调整

APTT 监测	初始剂量及调整剂量	下次 APTT 测定的间隔时间（h）
治疗前检测基础值	初始剂量 80U/kg 静脉注射，继以 18U/(kg·h) 静脉滴注	4~6
<35s（<1.2 倍正常值）	给予 80U/kg 静脉注射，继以静脉滴注剂量增加 4U/(kg·h)	6
35~45s（1.2~1.5 倍正常值）	给予 40U/kg 静脉注射，继以静脉滴注剂量增加 2U/(kg·h)	6
46~70s（1.5~2.3 倍正常值）	无须调整剂量	6
71~90s（2.3~3.0 倍正常值）	静脉滴注，剂量减少 2U/(kg·h)	6
>90s（>3 倍正常值）	停药 1h，继以静脉滴注剂量减少 3U/(kg·h)	6

UFH. 普通肝素；APTT. 活化部分凝血活酶时间

基础值的50%，应停用UFH，并改用非肝素类抗凝药。

对于出现UFH伴血栓形成的患者，推荐应用非肝素类抗凝药，如阿加曲班和比伐卢定。合并肾功能不全的患者，建议应用阿加曲班。病情稳定后（如血小板计数恢复至150×10⁹/L以上）可转为华法林或利伐沙班。

b. 低分子肝素（LMWH）：必须根据体质量给药。不同种类的LMWH的剂量不同，每天1～2次皮下注射。我国用于PTE治疗的LMWH种类见表3-16。应用LMWH的疗程＞7天时，应注意监测血小板计数。LMWH由肾脏清除，对肾功能不全者慎用。

c. 磺达肝癸钠：为选择性Xa因子抑制药，通过与抗凝血酶特异性结合，介导对Xa因子的抑制作用。磺达肝癸钠应根据体质量给药，每天1次皮下注射，无须监测。应用方法见表3-16。对于中度肾功能不全（肌酐清除率30～50ml/min）患者，剂量应减半。对于严重肾功能不全（肌酐清除率＜30ml/min）患者禁用磺达肝癸钠。

d. 阿加曲班：阿加曲班为精氨酸衍生的小分子肽，与凝血酶活性部位结合发挥抗凝作用，在肝脏代谢，药物清除受肝功能影响明显，可应用于HIT或怀疑HIT的患者。用法：2μg/(kg·min)静脉泵入，监测APTT维持在1.5～3.0倍基线值（≤100s），酌情调整用量[≤10μg/(kg·min)]。

e. 比伐卢定：比伐卢定为一种直接凝血酶抑制药，其有效抗凝成分为水蛭素衍生物片段，通过直接并特异性抑制凝血酶活性而发挥抗凝作用，作用短暂（半衰期25～30min）而可逆，可应用于HIT或怀疑血小板减少症（HIT）的患者。用法：当肌酐清除率＞60ml/min时，起始剂量为0.15～0.2mg/(kg·h)，监测APTT维持在1.5～2.5倍基线值；当肌酐清除率为30～60ml/min或＜30ml/min时，起始剂量分别为0.1与0.05mg/(kg·h)。

② 口服抗凝药物主要包括以下2种。

a. 华法林：最常用，初始剂量可为3～5mg，INR达标之后可以每1～2周检测1次INR，推荐INR维持在2.0～3.0，稳定后可每4～12周检测1次。口服华法林的患者，如果INR在4.5～10，无出血征象，应将药物减量；如果INR＞10，无出血征象，除将药物暂停使用外，可以口服维生素K。一旦发生出血事件，应立即停用华法林，并根据出血的严重程度给予维生素K治疗，5～10mg/次，建议静脉应用。

b. 直接口服抗凝药（DOAC）：目前的DOAC主要包括直接Xa因子抑制药与直接Ⅱa因子抑

表3-16 常用LMWH和磺达肝癸钠的使用

药 品	使用方法（皮下注射）	注意事项
依诺肝素（克赛）	100U/kg，1次/12h或1.0mg/kg，1次/12h	单日总量≤180mg
那曲肝素（速碧林）	86U/kg，1次/12h或0.1ml/kg，1次/12h	单日总量≤17 100U
达肝素（法安明）	100U/kg，1次/12h或200U/kg，1次/天	单日总量≤18 000U
磺达肝癸钠（安卓）	• 5.0mg（体质量＜50kg），1次/天 • 7.5mg（体质量50～100kg），1次/天 • 10.0mg（体质量＞100kg），1次/天	

LMWH. 低相对分子质量肝素，简称低分子肝素

制药。直接Xa因子抑制药的代表药物是利伐沙班、阿哌沙班和依度沙班等。直接凝血酶抑制药的代表药物是达比加群酯。DOAC的具体用法详见表3-17。

如果选用利伐沙班或阿哌沙班，在使用初期需给予负荷剂量（利伐沙班15mg，2次/天，持续3周；阿哌沙班10mg，2次/天，持续1周）；如果选择达比加群酯或者依度沙班，应先给予胃肠外抗凝药物5～14天。

由于目前国内尚缺乏DOAC特异性拮抗药，因此患者一旦发生出血事件应立即停药，可考虑给予凝血酶原复合物、新鲜冰冻血浆等。

③抗凝疗程：抗凝治疗的标准疗程为至少3个月。部分患者在3个月的抗凝治疗后，血栓危险因素持续存在，为降低其复发率需要继续进行抗凝治疗，通常将3个月以后的抗凝治疗称为延展期抗凝治疗。

(2) 急性肺栓塞的溶栓治疗：溶栓治疗可迅速溶解部分或全部血栓，恢复肺组织再灌注，减小肺动脉阻力，降低肺动脉压，改善右心室功能，减少严重VTE患者的病死率和复发率。

溶栓的时间窗一般定为14天以内，但鉴于存在血栓的动态形成过程，对溶栓的时间窗不作严格规定。溶栓治疗的主要并发症为出血。用药前应充分评估出血风险，必要时应配血，做好输血准备。溶栓前宜留置外周静脉套管针。

溶栓治疗的禁忌证分为绝对禁忌证和相对禁忌证（表3-18）。对于致命性高危PTE，绝对禁忌证亦应被视为相对禁忌证。

常用的溶栓药物有尿激酶、链激酶和rt-PA。三者溶栓效果相仿，临床可根据条件选用，具体用法见表3-19。

溶栓治疗结束后，应每2～4小时测定1次APTT，当其水平＜正常值的2倍，即应重新开始规范的抗凝治疗。考虑到溶栓相关的风险，溶栓治疗结束后可先应用UFH抗凝，然后再切换到LMWH、磺达肝癸钠或利伐沙班等，更为安全。

十三、高原肺水肿对心功能的影响

(一) 右心的解剖结构及生理特点

解剖结构上右心与左心有很大的差别和不同，右心室游离壁薄（2～3mm），并且具有复杂的几何形态，呈锥形，其重量为左室的1/6，肺循环阻力是体循环阻力的1/10。

右室心肌为横行纤维，左室心肌为斜行纤维，室间隔也主要是斜行肌纤维，并延伸至左室流出道；两者的运动方式不同，左室的斜行肌为"拧毛巾"样扭动，而右室的横行肌为"拉风箱式运动"。对抗后负荷方面，右心不如左心，而在容积变化方面则右心容纳性更好。

表3-17 直接口服抗凝药物的特点及其在肺血栓栓塞中的用法

药 物	用法用量	肾脏清除
达比加群酯	胃肠外抗凝至少5天，达比加群酯150mg，2次/天	++++
利伐沙班	利伐沙班15mg，2次/天×3周，后改为20mg，1次/天	++
阿哌沙班	阿哌沙班10mg，2次/天×7天，后改为5mg，2次/天	+
依度沙班	胃肠外抗凝至少5天，依度沙班60mg，1次/天	++

表 3-18 溶栓禁忌证

绝对禁忌证	相对禁忌证
• 结构性颅内疾病 • 出血性脑卒中病史 • 3个月内缺血性脑卒中 • 活动性出血 • 近期脑或脊髓手术 • 近期头部骨折性外伤或头部损伤 • 出血倾向（自发性出血）	• 收缩压＞180mmHg • 舒张压＞110mmHg • 近期非颅内出血 • 近期侵入性操作 • 近期手术 • 3个月以上缺血性脑卒中 • 口服抗凝治疗（如华法林） • 创伤性心肺复苏 • 心包炎或心包积液 • 糖尿病视网膜病变 • 妊娠 • 年龄＞75岁

表 3-19 溶栓药物的使用方法

药物	方案
链激酶	• 负荷量 25万 U，静脉注射 30min，继以 10万 U/h 持续静脉滴注 12～24h • 快速给药：150万 U 持续静脉滴注 2h
尿激酶	• 负荷量 4 400U/kg，静脉注射 10min，继以 2200U/(kg·h) 持续静脉滴注 12h • 快速给药：2万 U/kg 持续静脉滴注 2h
rt-PA	• 50mg 持续静脉滴注 2h

rt-PA. 重组组织型纤溶酶原激活药

（二）右心的生理及病理生理变化

右心功能取决于全身静脉回流（前负荷）、肺动脉压力（后负荷）、心包顺应性、右室游离壁和室间隔的收缩力。右心承接全部外周静脉的回流，克服肺血管阻力，作为静脉回流的终点，右心与容量相互匹配；而作为肺循环的起点，与肺循环相互匹配，同时右心还与左心相匹配，以及肺循环与体循环相匹配。

1. 右心与全身静脉回流（前负荷）

右心的作用就是接纳全身回流的静脉血。它室壁薄、可扩张性好，对肺循环和左心能起到缓冲作用。

随着前负荷的增加（静脉回流增加），右心分为无张力、低张力和高张力阶段。无张力容积阶段称为布口袋期，右心不符合 Starting 曲线；如前负荷继续增加，即进入低张力期，此时右心符合 Starting 曲线变化，随着前负荷增加，心排血量增加，右心血液进入肺循环也明显增加；当前负荷进一步发展增加，即进入高张力阶段，此时右心室舒张末期压力迅速增加，也称为"恃弱凌强期"。此时右心室室壁顺应性下降，导致右心室压力明显升高，增大的右心室使室间隔左移，压迫左室影响左心舒张，导致心肌灌注下降，左心排血量下降，这时可通过液体负平衡改变右心室高张力状态，从而增加左心排血量。因此，液体治疗要依据右心所处的阶段来管理患者的容量状态，千万不能盲目输液或利尿。

中心静脉压反映了右心室舒张末期压力，中心静脉压过高时，静脉回流受阻，由于下游压力升高，导致微循环灌注减少，器官功能受损，中心静脉压作为右室充盈的评估指标，可用于评估右心舒张功能。

2. 右心与肺动脉压（后负荷）

在临床工作中，很多情况会出现右心后负荷即肺动脉压增加。而右心对后负荷的突然升高耐受性极差，会出现急性肺源性心脏病，也是高原肺水肿的心功能表现。

急性右心功能衰竭（acute right heart failure，ARHF）是由于右心扩张和功能障碍导致的体循环充血，出现组织低灌注、低血压、心肾综合征、心肝综合征等急性进展性综合征。致病因素为多种原因导致的肺血管阻力升高，进而出现严重的血流动力学紊乱（表3-20）。

3. 左右心的相互作用

左心功能不全时，右室舒张，左右心室收缩、舒张不同步，当左室开始舒张时，右室还在收缩，而且扩张的右室会使室间隔在舒张期向左室运动，从而影响左室的舒张及充盈，导致左室收缩力减低，心排血量减少。当右室压力急剧升高时这种压力甚至出现在收缩期。

4. 右心与心包

心包腔的容积是固定的，右室扩张会因心包限制影响左心充盈，形成梗阻性休克。

5. 右冠状动脉灌注与左冠状动脉

右冠状动脉灌注与左冠状动脉不同，主要见于收缩期和舒张期，在右室壁内压力升高和动脉压力降低的情况下，右室在高压力负荷时右室舒张末压升高，同时导致右冠状动脉血流减少，诱发心内膜下缺血。

表3-20 肺动脉高压的血流动力学

定　义	特　征	分　型
肺动脉高压	MPAP≥25mmHg	
毛细血管前PH	MPAP≥25mmHg PAWP≤15mmHg	肺疾病导致的肺动脉高压
毛细血管后PH	MPAP≥25mmHg PAWP＞15mmHg	
单独的毛细血管后PH	DPG≤7mmHg 或PVR≤3WU	左心疾病相关PH
同时存在毛细血管前PH 和毛细血管后PH	DPG≥7mmHg 或PVR＞3mmHg	

DPG. 舒张期压力阶差（舒张期PAP-PAWP）；MPAP. 平均肺动脉压；PAWP. 肺动脉楔压；WU. 伍德单位；PH. 肺动脉高压；PVR. 肺血管阻力

（三）高原肺水肿右心功能变化（急性右心功能衰竭）

有研究提示，左心功能衰竭并非高原肺水肿的发病机制，而高原肺水肿患者心血管系统的另一明显改变为右心室和肺动脉内径呈增大趋势，室间隔运动异常，运动幅度减低甚至呈矛盾运动。这可能是由于低氧引起肺小血管痉挛、肺循环阻力升高导致的肺动脉高压，右心室压力负荷增大，而容量负荷没有显著变化，三尖瓣反流量均较小，因此右心房容积无显著改变。从而也提示右心心功能不全是高原肺水肿的并发症。Huez等发现并救治1例抵达海拔3700m地区、24h内突发急性右心衰竭的登山者，提示高压低氧可能会导致心肌供血不足、急性肺动脉高压、右心功能不全甚至急性心力衰竭。右心系统有着复杂的几何形态和收缩模式，它的解剖特点决定了其生理特点为阻力低、容量大且易受后负荷影响。提示急性低氧状态下，右心系统表现出以肺动脉压增高为核心的系列改变，其改变情况和程度与适应情况及临床表现相关。肺小动脉呈持续性收缩，肺血管阻力明显升高，从而使右室后负荷增加。肺血管阻力的急剧升高会触发一系列恶性循环，最终导致急性右心衰竭。还有研究发现，高原肺水肿个体和急进高原引起的急性、亚急性高原病右心衰竭患者的平均肺动脉压均较高。

高原肺水肿的主要致病因素为高原低压性低氧；低氧引起交感神经兴奋性增高，全身血流重新分配，肺血容量急剧增加，肺毛细血管内压力增高，形成肺动脉高压；低氧使肺血管不均匀收缩，导致肺动脉高压；缺氧还导致肺血管内皮细胞和肺泡上皮细胞损害、通透性增高；凝血瀑布、炎症因子激活，肺小动脉血栓形成，加重导致肺动脉高压；低氧对心肌细胞和循环系统本身的影响最终发展为急性右心功能不全。

1. **高原肺水肿右心功能衰竭的定义** 某些原因使右心室心肌收缩力急剧下降或右心室后负荷突然增加，引起右心排血量急剧减小的临床综合征。

2. **高原肺水肿导致右心功能衰竭的病因**

(1) 高原低压性低氧造成心肌缺血缺氧，产生的心肌损伤使部分心肌处于顿抑和心肌冬眠状态，从而导致心功能不全。

(2) 高原肺水肿出现持续严重的肺动脉高压，使右心室后负荷增加和扩张，导致右心衰竭，病情进一步发展，右心排血量降低导致体循环和左心功能改变，血压下降，冠状动脉灌注不足，心内膜下心肌缺血，加重右心功能衰竭。

综上所述，高原低氧、低压环境在急进高原初期会导致右心收缩与舒张功能改变，以及以右室后负荷加重为主的一系列右心功能改变。高原肺水肿对心功能的影响详细见图3-21。

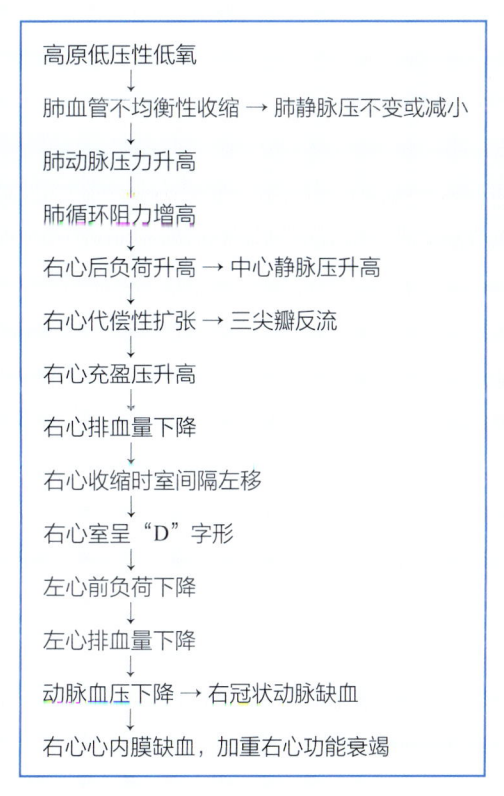

```
高原低压性低氧
    ↓
肺血管不均衡性收缩 → 肺静脉压不变或减小
    ↓
肺动脉压力升高
    ↓
肺循环阻力增高
    ↓
右心后负荷升高 → 中心静脉压升高
    ↓
右心代偿性扩张 → 三尖瓣反流
    ↓
右心充盈压升高
    ↓
右心排血量下降
    ↓
右心收缩时室间隔左移
    ↓
右心室呈"D"字形
    ↓
左心前负荷下降
    ↓
左心排血量下降
    ↓
动脉血压下降 → 右冠状动脉缺血
    ↓
右心心内膜缺血，加重右心功能衰竭
```

▲ 图3-21 高原肺水肿的右心功能变化

十四、治疗

高原肺水肿是急性高原病中的急危重症，病情变化快、进展迅速，如患者得不到及时的治疗可危及生命，所以高原肺水肿患者下送的速度、及时早期的诊断治疗对预后有极其重要的意义。

近年来对高原肺水肿的治疗无特殊性，以况允为代表的治疗方案应用已久，但对危重型高原病极不适用。随着重症医学的飞速发展，给危重型高原病的诊治带来了希望。

（一）基础治疗

1. 下送

很多高原病专家提出"就地治疗的概念"，通过我们接触的病例看，因高海拔地区医疗条件有限，无高压氧、呼吸机等医疗设备，并且患者持续处于缺氧环境，如果就地治疗可导致病情进一步加重。当地卫生所及医护人员可给予适当的处理，迅速通过120或自行下送至有条件的高原病诊疗中心，下送的时间与并发症的发生率、死亡率成正相关，耽误的时间越久、路径越遥远、下送的方法不当、运送的交通工具（如拖拉机）等都可导致死亡率呈直线上升趋势，其并发症的发生率越高，死亡率也越高。下送是治疗成败的关键因素，下送途中可给予氧疗及一般性基础治疗。

2. 糖皮质激素

糖皮质激素具有抗炎、稳定细胞膜和溶酶体膜、降低毛细血管通透性等作用。并且有研究发现，急性高原病患者血浆中糖皮质激素明显低于健康人群，因此可常规应用。地塞米松10mg，每天1~2次静脉推注，连续使用3~5天。氢化可的松100mg，每天1次静脉注射，连续使用3~5天。

3. 利尿药

如为单纯高原肺水肿可给予小剂量利尿药10~20mg，1~2次/日。大剂量可引起血液浓缩、严重脱水、血压下降，使氧的运输途径发生障碍，导致血栓形成，甚至发生肺、脑栓塞，应常规监测ACT及凝血功能的变化，有条件的地区可行血流动力学动态监测中心静脉压，从而指导利尿药的应用。

4. 强心药

高原肺水肿发生后，因心肺交互作用，肺动脉压升高，影响心脏功能，易发生急性右心功能衰竭。当临床发现心率过快时（100次/分以上），可给予洋地黄类药物。如西地兰0.2~0.4mg加10%葡萄糖溶液20ml，缓慢静脉推注。

5. 氨茶碱的作用机制

（1）抑制磷酸二酯酶（PDE）的活性为主要途径：茶碱为非选择性PDE抑制药，使细胞内cAMP、cGMP水平升高，cAMP、cGMP分别通过激活蛋白激酶A与蛋白激酶G而舒张支气管平滑肌。

（2）拮抗腺苷受体：在治疗浓度时茶碱可以阻断腺苷而避免气道收缩。

（3）阻碍气管平滑肌细胞中Ca^{2+}的转运：直接抑制细胞内钙离子释放，以及间接抑制细胞膜超极化，减少细胞内钙离子的释放，产生气道平滑肌的松弛作用。

（4）促进纤毛运动，加速黏膜纤维的清除速度，从而缓解急性哮喘的症状。

（5）在达到血浆药物浓度时，可以调节免疫功能，并通过抑制肥大细胞释放炎症介质而起到抗炎作用。

该药容易获得，一般诊所、药房均有该药。由于该药的有效血药浓度范围极窄，易发生药物中毒，临床应用需检测血药浓度，且毒副作用多，但在运送过程中该药品极易获得，可常规应用。氨茶碱0.25g静脉输液，1~2次/日。

6. 化痰药

氨溴索注射液15mg雾化吸入，3~4次/日；

氨溴索注射液 30mg 静脉输液，1～3 次/日。

7. 抗生素

常规预防性应用抗生素，防止肺部感染。首选青霉素 320 万 U，8～12 小时一次。

8. 其他药物

扩血管药物（硝酸甘油、酚妥拉明、硝普钠、肼屈嗪），钙离子拮抗药（硝苯地平），一氧化氮（NO），血管紧张素转化酶抑制药（ACEI）卡托普利、依那普利及乙酰唑胺等没有确切疗效，要不就是药物不易获取，需行大规模临床试验或循证医学研究，确定患者是否获益。上述药物如硝普钠静脉应用、硝基扩血管药、钙离子拮抗药、ACEI 等对肺血管扩张作用有限，反而可以引起血压下降，影响组织血流的灌注，确切疗效仍需进一步研究，在此不建议应用。

降低肺动脉高压的药物包括钙离子、内皮素受体拮抗药（波生坦）、磷酸二酯酶抑制药（西地那非）、前列环素类药物（依前列醇），后三类药物用于肺动脉高压的治疗效果明确，但是未见该类药物用于高原肺水肿的治疗报道，但笔者认为它们是最有希望的药物，需进行大规模循证医学研究。另外硝普钠作为一种 NO 供体药物，需雾化吸入低剂量（≤0.01ml），可选择性扩张肺血管、降低肺血管阻力，对体循环无明显改变，雾化吸入硝普钠可能是一种有前景的选择性肺血管扩张药，对治疗早期高原肺水肿有一定疗效，但需大规模循证研究。

（二）氧气疗法

高原肺水肿是一个系统性疾病，高原低压性缺氧是其核心机制，这种缺氧可以导致全身各个脏器系统的损伤，尤以肺、脑为主，所以其治疗的中心环节也是改善氧代及氧供。因此，增加氧供、改善机体缺氧至关重要。由于氧在组织中不能被储存的特点，组织细胞每时每刻都需要氧的供给，所以在最短的时间使患者脱离缺氧环境、改善氧代谢、纠正组织细胞缺氧成为持续性氧疗治疗的中心目标。

1. 氧气疗法的核心问题

（1）氧债偿还期：在疾病治疗初期，因高原低压性缺氧导致机体处于氧缺陷状态，维持正常组织氧合需要充足的氧输送，偿还疾病发生过程中的氧债，所以要求氧供（DO_2）在临界值以上，必须满足各器官的氧需求，检测全身 CO、Hb、SaO_2、VO_2 及乳酸，综合评价以确保终末器官的灌注，氧气应给予高吸入氧浓度（FiO_2）。

（2）氧代谢平衡期：随着疾病的发展及缺氧的纠正，FiO_2 可降低，一般维持 SaO_2>92%～94%，如持续高流量吸氧，FiO_2 可导致氧中毒及氧自由基损害，造成二次打击，不利于病情恢复，严重者可发生 ARDS 及脓毒症。

（3）氧中毒：吸入氧分压过高、给氧时间过长可引起细胞损害、器官功能障碍，称为氧中毒（oxygenintoxicatin）。氧中毒的发生主要取决于吸入气的氧分压而不是氧浓度。在高气压环境下（高压舱、潜水），即使吸入气的氧浓度正常，也会由于吸入气的氧分压过度增高而容易发生氧中毒。相反，在低气压环境下（高原、高空），即使吸入纯氧，吸入气的氧分压也不致过高，不易发生氧中毒。

（4）防止氧自由基对机体的二次打击及损害。

2. 改善氧供及氧代谢的方法（氧气疗法）

（1）鼻导管给氧法：仅适用于轻度患者，以高流量 5L/min 以上适宜，持续给氧，维持血氧饱和度在正常范围（90%～100%）。

（2）面罩给氧法（普通面罩）：适用于轻中型患者，使用普通面罩时，FiO_2 可达到 35%～55%，氧流量为 6～10L/min，要求不低于 6L/min。建议常规面罩给氧，如无条件可鼻导管给氧，有条件以中高流量（3～7L/min）为佳，对分泌物泡沫较多者可在湿化瓶中加 10% 酒精吸入。

(3) Venturi 面罩法：是一种特殊设计的供氧面罩，利用氧喷射气流产生的负压从面罩侧孔带入一定量的空气，以稀释氧气，达到规定氧浓度的要求。吸入氧浓度可按需要调节并能保持稳定，适用于严重的呼吸衰竭患者。

(4) 高压氧治疗

① 作用机制：高压氧（HBO）使血液运输氧的方式发生变化，可以将氧经血浆直接运送给组织，显著增加了血液中的溶解氧，即高压氧治疗是一种不依靠血红蛋白的携氧能力，而通过增加血中的溶解氧量来改善机体低氧症的特殊给氧方法。能迅速纠正组织缺氧，增加缺血区的血流量，改善缺血缺氧组织的血供。

高压氧治疗时，呼吸道及肺泡内的气体压力增高，肺组织间压力相继增高，超过毛细血管静水压时即可阻止毛细血管渗出，增加淋巴回流，迅速控制肺水肿（高气压作用），使毛细血管渗出减少，肺泡上皮细胞和血管内皮细胞功能恢复。高气压还可使气体密度加大，呼吸道内气泡体积缩小或破碎，呼吸道变得通畅，从而改善通气功能。

高压氧治疗时吸入纯氧，全身血管处于收缩状态，血流量减少。高压氧具有肾上腺素样作用，可使血管收缩、减少局部的血容量，有利于脑水肿、肺水肿的减轻。需注意的是，虽然局部的血供减少，但通过血液带入组织的氧量却是增加的。

高压氧下血氧含量增加，肺泡氧分压迅速提高，扩大氧的弥散半径，血液中的氧含量（不仅是 SaO_2）随之增加，组织的氧储量亦增加，氧的有效弥散范围增大。肺泡内氧分压与肺毛细血管内氧分压差增大，氧从肺泡弥散入血的量相应增加，迅速改善各组织器官的缺氧状态。

高压氧对心脏的作用包括心肌收缩力加强，心排血量增加，回心血量增加，静脉压和毛细血管压力降低，肺动脉压下降。

高压氧能迅速纠正肾脏低氧，改善组织的缺氧状态，减少酸性物质的产生，纠正酸中毒，调整酸碱平衡，对肾脏的微循环也有改善作用，加强 Na^+ 水排量，利于水肿消退。

受益最早、最大的是中枢神经系统，高压氧可使正常脑血管收缩、阻力增加、脑血流量减少，从而减轻脑水肿；可使椎底动脉系统血管扩张，网状系统血流量增加，可对缺血的脑组织增加血流量（反盗血现象），改善脑组织缺氧。高压氧能提高血氧弥散和增加脑组织内氧的有效弥散距离，使脑组织的氧分压相应提高，可减轻脑水肿，促进意识恢复。

氧本身就是一种广谱抗生素，它不仅抗厌氧菌，也抗需氧菌。高压氧治疗是大多数疾病治疗的基础，不管是什么疾病，其疾病的康复必须建立在不缺氧的基础上，然而普通吸氧对许多情况的缺氧是无能为力的，临床上有许多特殊缺氧状况必须采用高压氧治疗。高压氧治疗对少数疾病有独特的作用，如气栓症和减压病是不能通过药物、手术或其他治疗手段来治疗的，唯一的办法是高压氧治疗。高压氧对急性高原病也有独特的疗效和作用。所以说高压氧治疗是一种作用独特、必须及时采用的急救治疗手段，同时又是一种用途广泛的基础治疗。如果人在高压环境下吸氧，就能提高血浆内物理性溶氧量，改善氧对组织的供应和储备，促进机体自我更新的过程，增强细胞的活力，修复损伤的组织以对抗疾病。

总之，高压氧治疗纠正了机体缺氧，迅速偿清了氧债，使心、脑、肾等重要脏器得到有效保护；纠正酸中毒；缩血管作用可提升血压，增加血管对活性物质的反应；抑制休克及炎性介质的释放，阻断疾病的发展过程。早期进行高压氧治疗可以迅速控制高原肺水肿的进一步发展，减少并发症的发生，可以加强机体对高原的适应能力。

我们观察到一组高原肺水肿患者患病后立即进行高压氧治疗，随舱内压力增高，在还没有吸氧以前肺水肿即完全吸收、双肺啰音消失。

② 治疗方法

a. 早期治疗，在肺、脑水肿发生前有预防作用，发生后可迅速控制肺、脑水肿，打断恶性循环。

b. 压力及时程：压力不超过 0.2MPa、2ATA，延长加压、减压时间，升压 40min，稳压吸收 30min，吸空气 10min，再吸氧 30min，减压 40min。

c. 重症患者可在治疗结束时，将舱压降至 0.1MPa 水平，常规治疗，下次从 0.1MPa 开始升压治疗。

d. 或者采取压力 0.2～0.25MPa，稳压时吸氧 30min，中间吸空气 15min，过程一般反复 3 次，重症可每日治疗 2～3 次，为防止反跳可延长减压时间。

③ 不良反应：当压差大于 1/16 个大气压（6.3kPa、47.3mmHg）即会引起组织充血、水肿、变形、改变，称气压伤。

a. 中耳气压伤：中耳是个空腔，称鼓室，由咽鼓管与外界相通，开口在鼻咽部，呈"活瓣"状，只有吞咽才开放。中耳气压伤是高压氧治疗时最常见的不良反应。

中耳气压伤的原因：上感鼻炎引起鼻咽部及咽鼓管充血水肿，分泌物增多，造成咽鼓管堵塞；升压减压时患者不配合；氧舱加压速度过快。

中耳气压伤的治疗：1% 麻黄素溶液滴鼻，应用抗生素预防感染。

中耳气压伤的预防：升压时，患者不断做吞咽动作或咀嚼口香糖，少量饮水，耳痛、耳堵时可捏鼻鼓气。

b. 肺气压伤：表现为气胸、纵隔气肿、气体栓塞，发生率较低。

c. 氧中毒：发现时立即停止吸氧，改吸空气；间断吸氧，提高患者对氧的耐受性；服用抗氧化剂维生素 C、维生素 E、SOD 等。

高压氧在高原病的治疗地位就像心力衰竭治疗中的 ACEI，是高原病治疗的基石。但在应用高压氧舱治疗的过程中，需慎重选择病例，注意个体差异和病情严重程度，如为极重型并且血压非常高，患者可发生脑出血或死亡，造成灾难性后果，但在中重型治疗中要求低压力、长时程治疗，每日可给予 1～2 次，甚至 3～4 次高压氧治疗，可取得较好疗效。

（三）高原肺水肿的机械通气

1. 无创机械通气

近年来无创通气在临床中的应用非常广泛，特别是中国在 SARS 和新冠病毒肺炎大规模疫情的救治下，无创通气因其治疗过程更为舒适、损伤小、并发症少，操作简便，节约住院费用、减少住院日，患者治疗配合较好，不需要建立人工气道，并保留吞咽、谈话、咳嗽等正常生理功能，允许间歇性使用，并可减少镇静、镇痛和肌松药的使用，而得到临床的广泛应用。无创正压通气于 1989 年起在临床上使用，目前已经发展成为治疗各种呼吸系统疾病及肺水肿的一线方案。无创正压通气通过正压通气、改善患者气体交换和膈肌运动，增大患者每分通气量，使呼吸肌休息的同时延长呼吸时间，且通过较高的吸气压力帮助患者克服气道阻力，在增加肺泡通气量的同时促进肺泡中氧的弥散，还能通过 PEEP 对抗内源性呼气末压力，增加功能残气量，提高氧分压，最终改善通气指标。无创正压通气与人工气道辅助通气相比，具有操作简单、能随时撤机、无创等优势，因此临床应用价值极高。有报道表明，重症高原性肺水肿患者通过无创正压通气进行治疗，获得很好的治疗效果。我们对高原肺水肿中的重型进行常规性的无创机械通气治疗，并取得较好的临床疗效，主要采用双水平正压通气（BIPAP）模式，对重型病情危重者也可选用无创-有创-无创的序贯通气治疗方案。但在适应证及禁忌证的把握上不易控制，需详细观察病情变化。

（1）目标：避免气管插管，使呼吸肌充分休息，增加肺泡通气，改善气体交换。高原肺水肿无创通气（NIV）时，可使充满液体的肺泡扩张，并给正压通气（EPAP）使肺泡内液体进入肺泡毛细血管，致增加氧合，改善肺顺应性，增加功能残气量。

（2）禁忌证：绝对禁忌证包括心脏骤停或呼吸骤停（微弱），此时需要立即心肺复苏、气管插管等生命支持。

相对禁忌证包括意识障碍、意识不清或躁动（合并极严重的高原脑水肿）；无气道保护能力、无法自主清除气道分泌物，无咳嗽、吞咽反射，有误吸的风险；严重上消化道出血；血流动力学不稳定；上气道梗阻；未经引流的气胸或纵隔气肿；无法使用面罩，如面部手术外伤；焦虑无法配合的患者。相对禁忌证患者应用无创通气时需综合考虑患者情况、权衡利弊后再做决策，否则会增加无创通气治疗失败或可能导致患者损伤的风险。

（3）适应证：无创机械通气主要适用于呼吸窘迫、辅助呼吸肌做功、腹式矛盾呼吸的中至重度高原肺水肿的早期救治，也可用于有创-无创通气序贯治疗，辅助撤机。

患者状况：神志清醒；能自主清除气道分泌物；呼吸急促（频率>25次/分），辅助呼吸肌参与呼吸运动。

血气指标：海平面呼吸室内空气时，pH<7.35、动脉血氧分压（PaO_2）<60mmHg、伴或不伴二氧化碳分压（$PaCO_2$）>45mmHg。

（4）通气模式：NIPPV是一种正压通气方式，可在一定程度上开放塌陷的上气道、提高肺通气容积、改善通气与通气/血流比值、改善氧合及二氧化碳潴留等基本作用。临床常用的NIPPV模式有持续气道正压（CPAP）和双水平气道正压（BIPAP）。

CPAP是指在患者自主呼吸条件下，在整个呼吸周期中，呼吸机持续给予同一水平的正压支持，辅助患者完成全部的呼吸运动。吸气时，正压有利于克服气道阻力，减少呼吸肌做功；呼气时，气道内正压可防止小气道陷闭，增加功能残气量，改善氧合。此外，CPAP产生的胸腔正压可减少回心血量（前负荷），对于急性心源性肺水肿患者的综合效应是有益的，但对于已存在明显心排血量降低的患者，过高的CPAP则可能有害。

BIPAP是时间切换-压力控制的机械通气模式，可分别调节吸气相气道正压（IPAP）和呼气相气道正压（EPAP），是CPAP模式的扩展。根据吸-呼相转换机制，BIPAP可分为自主呼吸（Spontaneous，S）通气辅助模式、时间控制（Timed，T）模式和自主呼吸通气辅助结合时间控制（S/T）模式等。S模式由患者通过超过一定阈值的吸气流速或吸气负压信号触发呼吸机按预置的IPAP辅助通气，当气体流速或压力降到预置的阈值时，转换为呼气相，按预置的EPAP通气；T模式相当于控制呼吸模式，呼吸机按预置的时间常数（或频率）进行吸-呼相转换；S/T模式由患者自主呼吸频率和机控呼吸频率共同控制吸-呼相转换，机控频率设置通常慢于患者自主呼吸频率但高于最低安全频率，呼吸机按患者自主频率触发呼吸机辅助吸，当自主呼吸频率过慢或呼吸停止、吸气流速或负压不够，不能触发呼吸机时，呼吸机按照机控频率工作。BIPAP（S/T）模式可保留患者自主呼吸并使其与呼吸机有较好配合。采用小吸气流量触发预置的 IPAP 可避免吸气相内压力下降过快，减少患者吸气做功，增加肺泡通气量；但过低的吸气流量触发易于被非呼吸因素误触发，导致人机不协调。EPAP 可防止呼气相小气道过早闭合，促进人工气道内 CO_2 排出。自主呼吸时，IPAP 和 EPAP 两个压力水平各自的时间由设定的呼吸时间决定。

(5) 设置及操作：选择合适面罩，并贴合紧密。舒适的面罩对 NIV 非常重要，口鼻面罩上沿在鼻梁和软骨之间，下沿紧贴下唇下方为最佳，不能过大或过小。

通气模式应用持续气道正压通气（CPAP）和双水平气道正压通气（bilevel positive airway pressure，BIPAP）S/T；吸气压力（IPAP）起始应为 6～8cmH$_2$O，并且逐渐增加，最高可达 21～30cmH$_2$O，呼气压力（EPAP）应为 4～6cmH$_2$O；吸气时间（TI）通常为 0.8～1.2s，呼吸频率（RR）通常为 12～16 次/分；吸气压力上升时间（TIRR）应为 5%～30%，吸氧浓度（FiO$_2$）维持 SO$_2$90% 以上，给予 <60% 是最安全的 FiO$_2$；根据病情逐步调整 IPAP 和 EPAP，使患者有足够的舒适度，达到充足潮气量和呼吸频率、很好的人机同步性，峰值压力不超过 20cmH$_2$O。调整 IPAP 使 V$_T$ 为 5～7ml/kg。注意细节问题，无创通气 1h 内必须检查血气；EPAP 增加，IPAP 也需增加，以维持 EPAP 与 IPAP 之间的梯度，保证足够的 V$_T$ 输送；小剂量镇静亦有必要，用来协助患者的依从性。

(6) 监测：在使用无创呼吸机时，应勤于巡视观察，除了了解患者的主观感觉外，还要观察客观反应，观察通气效果。除监测呼吸频率、心率、发绀、意识、SpaO$_2$、血气分析、并发症外，还要监测：①通气量及漏气情况；②呼吸困难的程度及氧合状态；③与自主呼吸的协调情况；④分泌物多寡；⑤人体协调性、患者的舒适性与配合情况；⑥口鼻、面部压迫等情况。由于无创机械通气治疗需要较长的时间，因此这种观察也应是长期的，并应根据实际情况调整治疗方案。

(7) 并发症

① 面部皮肤损伤：与鼻面罩接触的面部皮肤发生过敏、肿胀、破溃甚至坏死，是最常见的并发症，给予接触处涂抹糊膏或垫以敷料，或定时进行皮肤按摩。

② 腹胀：当 IPAP≤25cmH$_2$O 时可能出现，较少发生，应常规应用促胃肠动力药物。

③ CO$_2$ 潴留：鼻面罩使死腔量增加，有可能造成 CO$_2$ 重复吸入而致 CO$_2$ 潴留。普通面罩的死腔量是 250ml，鼻罩为 150ml，在 NIPPV 过程中仍需经常监测动脉血气分析。

④ 低血压、黏液堵塞、误吸等。

(8) 注意事项

① 行 NPPV 前充分与患者交流，减轻心理不安，增加对治疗的信心，这对治疗成功是十分重要的。

② 适应性连接：半卧位头抬高 30°，选择适合面罩，调整呼吸机参数，原则是由低到高，逐步调节，BIPAP 模式。呼吸气压 EPAP 为 4cmH$_2$O，吸气压 TPAP 为 8～12cmH$_2$O，开始给予高流量氧 100%～70%，以后缓慢下调，以保持 SPO$_2$≥90% 为目标确定给氧量。

③ 无创通气气道湿化：气道湿化可改善患者舒适度及 NIV 依从性，加湿器可使黏膜干燥程度降低，利于排痰和增加舒适度。

(9) 有创-无创序贯通气：根据病情动态把握 NPPV 的指征，临床决策中有 3 个相互关联的情况。

无须机械通气 ⇌ 无创通气 ⇌ 有创通气

通过临床细致的观察及血气分析，动态把握并及时调整治疗方案，NPPV 的应用始终是在与有创通气对比中动态掌握。当出现 NPPV 2h 后呼吸困难、无缓解，缺氧进一步加重，并出现或加重了二氧化碳潴留，呼吸频率升高、心率加快、血气分析无改善或恶化，呼吸道分泌物增多，呕吐或消化道出血，严重的心律失常等异常表现时，均应改为有创机械通气。有创 - 无创序贯通气可明显缩短有创通气时间，降低呼吸机相关肺炎（VAP）的发生率，缩短住 ICU 的时间，并有可能降低患者的病死率。

(10) 无创通气转为有创机械通气的标准。

① pH 和 $PaCO_2$ 恶化。

② 呼吸急促＞30 次 / 分。

③ 血流动力学不稳定。

④ SPO_2＜90%。

⑤ 意识水平下降。

⑥ 不能清除分泌物。

⑦ 不能耐受无创通气的连接口。

采用无创机械通气治疗高原肺水肿，越早效果越好。在很多情况下是当病情加重，其他药物治疗等措施观察一段时间效果不好时才被动使用机械通气，往往错失良机。2012 年欧洲心脏病协会发布的急慢性心力衰竭治疗指南中将 CPAP 用于急性肺水肿治疗作为Ⅱa 类推荐。我国的机械通气临床应用指南也推荐在急性肺水肿治疗时首选 CPAP。

2. 有创机械通气

(1) 指征

① 急性呼吸衰竭：PaO_2 降低＜70mmHg，PaO_2＞50mmHg，pH＜7.2，氧合指数（PaO_2/FiO_2）＜200。

② 呼吸泵衰竭：中枢神经系统损伤 (高原脑水肿)，神经肌肉疾病。

③ 呼吸功增加：胸部创伤。

(2) 禁忌证

① 气胸：易发生张力性气胸，造成肺组织进一步压缩。

② 咯血：相对禁忌证。

③ 肺气肿：有创通气造成肺大泡，压力升高，破裂，引起气胸、皮下气肿。

④ 低血压及心力衰竭：正压通气可增加胸内压，减少回心血量，减少心排

血量，加重低血压和心力衰竭，血容量不足，应慎用机械通气。

(3) 气道评估

① 实施心肺复苏的应使用球囊面罩给予100% 纯氧后，行气管插管。

② 面罩高流量给氧，改善全身氧合状态，赢得更多时间对患者评估，做出治疗选择。

③ 评估意识状态，高原脑水肿可引起反应迟钝、意识恍惚或昏迷。意识障碍可同时引起气道梗阻，肺内误吸，肺不张以及肺炎，咽反射缺失，均应气管插管。

④ 呼吸

a. 呼吸＜10 次 / 分（中枢神经功能障碍）以及呼吸急促＞35 次 / 分，见于呼吸系统顺应性下降（肺水肿、肺病变、HRDS）。

b. 上呼吸道梗阻（胸壁凹陷、胸腹矛盾呼吸、气管是否居中、呼吸音消失）。

c. 胸部听诊注意呼吸音是否对称，是否有支气管痉挛、干啰音或提示肺水肿的啰音。

d. 氧饱和度仪可评估氧合是否充分。

⑤ 动脉血气结果和 pH 有助于评价疾病严重程度。

(4) 患者评估

① 药物过敏史：大部分与镇静催眠药物无关，有高热者限制了琥珀酰胆碱的应用。

② 误吸风险：对于上消化道出血、肥胖及糖尿病患者，预防误吸是必需的。

③神经状态：迟钝患者微量或不需要给予镇静药物，反应比较激烈的患者，需要给予更大剂量的镇静药确保插管安全。

④凝血状态：凝血功能异常、严重的肝病或应用双联抗血小板或华法令的患者，防止鼻腔损伤出血造成插管困难。

⑤肥胖与全身水肿：肥胖与全身水肿可使气道控制困难，多次插管可造成气道黏膜受损、水肿或出血。

(5) 气管插管术

①术前准备：助手；将患者摆好体位；持续心电监测；插管设备及气管插管（ETT），喉镜 Macintosh3-4 号，7～8mm 成人常用；负压吸引；静脉通路。

②药物辅助

a.麻醉药：利多卡因，1～1.5μg/kg 静脉输注。

b.镇静催眠药：咪达唑仑，0.5～1μg。

c.肌松药：琥珀酰胆碱是唯一去极化肌松药，起效时间短，持续时间短，1～1.5μg/kg，60～90s 起效，8～9min 恢复自主呼吸。

d.如持续肌松，应给予去极化肌松药，维库溴铵，0.05～0.1mg/(kg·h)，持续滴注。

e.可替代琥珀酰胆碱，罗库溴铵，1.0μg/kg 静脉输注。

f.持续镇静药：丙泊酚，10～100μg/(kg·min)；咪达唑仑，1～4mg 静脉输注，0.25～2.0μg/kg 静脉输注。

③气管插管方法（表 3-21）。

④气道分泌物清除：机械通气时，湿化系统应至少提供 30mgH$_2$O/L 的绝对湿度，温度在 31～35℃，有些医师倾向于选择温化温度在 35～37℃（表 3-22）。

⑤机械通气的吸痰

a.人工气道清理：指在患者气管导管内置入吸引管，而后缓慢旋转退管负压吸引。

b.吸痰之前预先 100% 高浓度吸氧 30s，吸完后再进行 100% 纯氧通气 1min。

c.吸痰过程尽量短暂，不超过 5s。

表 3-21 气管插管方法

流　程	具体内容
准备工作	• 基本设备：吸引器、吸引管、配备 Macintosh 3 号或 2 号喉镜 • 吸引器功能检查 • 气管插管型号：气管导管（ETT），女性，7.0mm；男性，8.0mm
体位	• 用折叠的毯子将患者背部垫高，并使头部处于伸展位，即用力吸气体位，此时，口、咽、喉轴线重合，从口唇至声门成一直线
操作	• 可将弯曲的管芯插入 ETT，距 ETT 尖端 2～3in（1in=2.54cm），曲棍球杆状，不会损伤器官黏膜部结构，吸引呕吐物及异物。因喉部位置靠前，可压迫甲状软骨和环状软骨 • 将叶片伸入会厌谷，沿其长轴向上提手柄，显露声带和喉 • 插入 ETT：右手执笔状，从口角右侧插入口腔，通过声带，ETT 近端处于声带以下，拔出管芯，上切牙处测量，女性深度为 21cm，男性为 23cm，将套囊充气 20～30cmH$_2$O 可密闭气管 • 确定位置：ETT 在直视下通过声带，通气时有胸腹运动，呼吸音存在，插管时在气管处可触及 ETT，呼气相 ETT 内充满水蒸气，吸气相消失，确认氧合及通气充分 • 胶带固定牢固

表 3-22 分泌物黏稠程度评估

分泌物黏稠程度评估方法	
稀薄	吸痰管表面无残留物
中等	吸痰管表面有残留物，以清水清理吸痰管，残留物容易清除
黏稠	用清水清理吸引管时，残留物附着在吸痰管表面难以清理

d. 吸痰过程中应间断施加负压，而不是持续吸引，退管也是边旋转边退出。

e. 吸痰可引起咳嗽、气道痉挛、气道水肿、黏膜溃疡。

⑥ 声门下分泌物持续吸引：Hi-LoEvac，气管内导管，在背侧气囊上方有一个负压吸引口，去除导管气囊上分泌物，降低呼吸机相关性肺炎（VAP）风险，持续吸引，一般负压为 20mmHg。

⑦ 生理盐水灌注：吸痰前先气道内灌洗 3~5ml 生理盐水，接纯氧通气后，负压吸引，目的是稀释分泌物并刺激咳嗽。

目前研究提示，生理盐水不能稀释分泌物，灌注过程中有可能增加细菌定植及细菌播散风险，导致医源性肺炎。

⑧ 吸痰后评估：应听诊双肺呼吸音，确认吸痰的效果以及气管导管的位置，吸痰过程中可导致导管滑入右主支气管。吸痰体位仰卧位；右侧 45°俯卧位；左侧 45°俯卧位。

⑨ 气管插管位置的判断。

a. 听诊：听诊上腹部或胸部，以区分气管插管是在气管内还是在食管内；听诊左侧或右侧胸部，以区分气管插管是在气管分支内还是在主支气管内。

b. 望诊：气管插管在气道内胸部成对称性起伏、气管插管内壁可见雾气。

c. 胸部 X 线提示：气管插管末端在气管分叉之上且居中，与主动脉弓在同一水平。

(6) 呼吸机模式选择

① 机械通气分类

a. 完全呼吸支持（FVS）：呼吸机完全提供维持患者有效肺泡通气所需的能量。

FVS 结果是动脉二氧化碳分压（$PaCO_2$）<45mmHg；频率>8 次/分；潮气量 V_T 足以满足患者需求。

b. 部分呼吸支持（PVS）：患者需主动参与呼吸做功，即有自主呼吸参与，调整频率<6 次/分，维持有效肺泡通气以保持正常的 $PaCO_2$ 水平。

PVS 模式包括间歇指令通气（IMV）、压力支持通气（PSV）和容量支持通气。

② 吸气的启动、触发变量。

a. 触发机制：呼吸机用来终止呼气和启动吸气的机制。

b. 时间触发：呼吸机控制每分钟输送的呼吸次数控制模式。

c. 患者触发：呼吸机探测到压力、流速或容量改变时，则发生患者触发，压力灵敏度通常变量为 $-1cmH_2O$。

③ 以容量作为控制参数：以容量为恒定值，不随压力的变化而变化。

a. 特点：不论患者肺顺应性、气道阻力和自主呼吸努力如何变化，可保证特定的送气量和呼气量，目标是维持 $PaCO_2$ 为某一特定的水平。缺点是峰压和肺泡内压升高，可引起肺泡过度膨胀。

b.容量控制下气道压力的影响因素：肺、胸壁顺应性减低，可导致峰压和平台压升高；气道阻力增加可导致峰压增加；吸气流速增高，气道峰压增高；容量控制通气，容量设置较高，峰压和平台压较高；增加PEEP水平，也增加峰压和平台压。

④以压力目标为控制参数：以压力为恒定值，而输送容量随肺特性变化而变化，需密切监测呼吸机的供气量。

以压力目标为控制参数的优点包括，允许设置最高压力，以限制作用于的肺部正压大小来降低肺过度膨胀风险；压力控制通气，呼吸机输送减速流速模式波形；限制峰压可避免肺泡过度扩张，是肺保护性通气策略之一；降低患者呼吸做功，大大改善舒适度。

(7)通气输送和通气模式：呼吸机有3种供气方式，包括持续指令通气（CMV）、同步间歇指令通气（SIMV）和自主呼吸模式。

①持续指令通气（CMV）：所有呼吸均以压力或容量为目标的强制通气，呼吸可以是患者触发或时间触发。

a.患者触发：持续指令通气（CMV）被称为辅助/控制通气（A/C）模式。

b.时间触发：持续指令通气（CMV）被称为控制通气，患者无自主呼吸能力。

控制通气（时间触发）模式仅仅适用于无自主呼吸能力的患者，需充分监护和进行报警设置，均应设置触发灵敏度，患者的呼吸被锁定，呼吸机对患者的呼吸完全无反应。

持续指令通气是由时间触发或患者触发的CMV模式，由医师设置最小呼吸频率、触发灵敏度和通气方式（压力或容量），在每一次呼吸时呼吸机均按设定的压力或容量来实施气体输送。

②间歇指令通气和同步间歇指令通气：间歇指令通气（IMV）是指根据预先设置的时间间隔（时间触发）来实施的周期性的容量或者压力控制通气，在IMV时允许患者在指令通气间期以任何设定的基础压力水平进行自主呼吸。

同步间歇指令通气指呼吸机以压力控制或容量控制的方式进行指令通气，在指令通气的间歇如果患者有自主呼吸触发，则呼吸机允许进行自主呼吸。使用IMV-SIMV的目的是让患者能够自主呼吸，避免每一次自主呼吸努力时都接受指令通气。临床医师需减少患者自主呼吸做功，可以对使用IMV-SIMV患者的自主呼吸进行压力支持（PSV）。

③自主呼吸模式

a.包括持续正压通气（CPAP）和压力支持通气（PSV）。

b.在这种呼吸模式下，患者通过呼吸回路自主呼吸，不接受任何指令性通气，也称T管通气方式。

c.持续正压通气（CPAP）可改善急性肺损伤难治性低氧血症和低功能残气量（FRC）患者氧合。

d.压力支持通气（PSV）是一种特殊辅助通气模式，首先患者具备持久可靠的自主呼吸，在吸气时呼吸机会对患者提供持续的压力支持。操作者设置吸气压力、PEEP、流速切换标准、灵敏度；患者决定患者的吸气频率、吸气流速和吸气时间（T_I）。

压力支持通气是患者触发，压力限制和流量切换的一种通气模式。

(8)连接呼吸机及呼吸机的初始设置

①容量控制呼吸时的初步设定：分钟通气量的设置：分钟通气量——V_E。

男性 $V_E=4×$ 体表面积（BSA）

女性 $V_E=3.5×$ 体表面积（BSA）

潮气量和呼吸频率设置：

健康成人正常自主呼吸时应设置:V_T为6~8ml/kg；呼吸频率为15~20次/分；V_E为100ml/kg；COPD及哮喘机械通气设置：V_T为8~10ml/kg；呼吸频率为8~12次/分；肺纤维化或ARDS机械通气设置：V_T为4~6ml/kg；呼吸频率为15~25次/分；平台压低于30cmH₂O，平台压高于30cmH₂O需要调整V_T。

FiO_2：刚开始为1.0，并根据PaO_2和SaO_2变化逐渐下调。

吸气流速：60~70L/min。

吸呼比（I∶E）：1∶2，由其他设置导出，而非预测参数。

② 压力通气时呼吸机的初步设定：最低水平PEEP为3~5cmH₂O，生理性PEEP，维持患者正常功能残气量。

初始压力设置：以低压力（10~15cmH₂O）开始，检查V_T后重新调整压力以达到需要容量。

压力支持通气（PSV）的初始设置：当患者使用SIMV或自主呼吸CPAP时，PSV用于人工气道患者的自主呼吸支持，设定压力水平应充分避免呼吸机的疲劳。可通过询问患者"呼吸是否容易或气够不够用？"，从而有助于调整PSV。通常有肺部疾病患者，应设置为8~14cmH₂O的压力水平补偿导管和呼吸机系统额外做功，对于无肺疾病的患者，5cmH₂O左右的压力可补偿额外呼吸做功。

调节PSV目标：有助于增加V_T，4~8ml/kg；减少呼吸频率，<30次/分；减少与通过人工气道相关的呼吸做功。

③ 压力控制通气的初始设置：PC-CMV初始压力设置为VC-CMV测得的平台压力值，也可用VC-CMV时峰压值减去5cmH₂O（PIP——5cmH₂O）为起点。

初始压力也可设为10~15cmH₂O，并同步进行容量调整和测定。

④ 双水平气道正压通气的初始设定：吸气正压IPAP，5~10cmH₂O，以3~5cmH₂O的增量递增，至呼吸频率达25次/分或更低，或V_T为4~8ml/kg；EPAP呼吸正压或PEEP 2~5cmH₂O，3~5cmH₂O增量递增。

(9) 完善呼吸机设定（表3-23）：选择吸入氧浓度（FiO_2）

① 对于严重缺氧的患者，建议选择FiO_2>0.5，在氧债和乳酸蓄积发生时，以恢复正常氧合；对危重患者来说，不应控制100%纯氧使用；对任何将患者置于低氧风险操作应给予纯氧，如吸痰前后、支气管镜检查。

目标：SpO_2>92%；PaO_2>60mmHg；在开始通气10~20min应查动脉血气，评估通气和氧合情况。

当需要FiO_2>0.5来维持氧合时，需加用PEEP。FiO_2>0.5会增加氧中毒风险，因高氧导致肺不张，使肺内分流增加。

② 触发灵敏度设定：流速触发的设置范围：当流量变化2~3L/min时触发呼吸机。

压力触发灵敏度：通常设置为-1~2cmH₂O。

流速触发呼吸机响应时间更快的原因：呼气阀在流速触发时不需要关闭。

吸气时回路中会存在持续气流，使得吸气流速控制阀门保持开放。

③ 呼气末正压设定：呼气末正压（PEEP）定义，即气道压力在呼气末>0。

外源性呼气末正压（PEEPE）=呼吸机上设定PEEP水平。

内源性呼气末正压（Auto-PEEP）（PEEPi）=呼气末或无外源性PEEP时，呼气末肺中的压力数值。

PEEPi产生的原因：主动呼吸强烈，肺容积正常或小于正常；较高分钟通气量>20L/min，而呼气时间过短，肺容积无法回到功能残气量

表 3-23 呼吸机常见参数设置

名　称	设置值
潮气量（VT）	• 理想体重 8～10ml/kg：尽量保持气道峰压不超过 40cmH$_2$O，平台压不超过 30cmH$_2$O • 小潮气量 6～8ml/kg：ARDS、严重气流阻塞
呼吸频率（f）	• 成人：8～20 次 / 分
吸气峰流速（flow）	• 一般设置为 40～100L/min，平均 60L/min；婴儿 4～10L/min • 目前呼吸机多配备自动流速调整，即 AutoFlow
吸气时间（Ti） 吸呼比（I:E）	• 设置：0.8～1.2s；吸气暂停时间：0.1～0.3s • I:E 设置：1:1.5～1:2
呼气触发灵敏度（ETS）	• 一般设置于 25%（ETS 越大，潮气量和吸气时间越小）
触发灵敏度	• 压力触发：1～3cmH$_2$O • 流量触发：1～5L/min
PEEP	• 一般从低水平（3～5cmH$_2$O）开始，逐渐上调（每次 2～3cmH$_2$O），待病情好转，再逐渐下调 • ARDS 患者拐点水平的压力为 10～15cmH$_2$O • COPD:75%～80%PEEPi • 急性肺水肿：5～10cmH$_2$O
FiO$_2$	• FiO$_2$＞50% 时需警惕氧中毒（原则是在保证氧合的情况下，尽可能使用较低的 FiO$_2$）

水平，气道阻力较高，导致呼吸流速受限，如 COPD 患者。

PEEP 设置：应用 PEEP 的目标在于复张萎陷肺泡的同时避免已开放肺泡的过度膨胀；增加组织氧合；维持 PaO$_2$≥60mmHg 和 SpO$_2$≥90% 及可接受的 pH 范围；复张肺泡并维持它们处于合气状态；恢复功能残气量。

PEEP 用于解决引起肺泡和小气道萎陷的肺部问题，如肺泡萎陷面积广泛，更多肺组织有血流灌注而无通气，导致肺内分流。

PEEP 范围：最小或低水平 PEEP，即用最小 PEEP 水平（3～5cmH$_2$O）来保留患者正常的功能残气量；治疗性 PEEP 是指 5cmH$_2$O 和更高水平压力，治疗肺内分流增加和通气血流失调及肺顺应性下降导致的顽固性低氧血症。

高水平的治疗性 PEEP（≥15cmH$_2$O）对小部分 ARDS 有利。

最适 PEEP：最适 PEEP 是指产生最大收益效应的 PEEP 水平，该 PEEP 水平同时也因为不产生显著的心肺不良影响而被认为是最适的。最适 PEEP 水平是基于安全吸入氧浓度水平获得的（FiO$_2$＜0.4）。

PEEP 适应证：胸部 X 线片显示双肺浸润影；复苏肺不张伴有低功能残气量；肺顺应性降低；FiO$_2$＞0.5 时，PaO$_2$＜60mmHg；ARDS（PaO$_2$/FiO$_2$＜200mmHg）和 ALT（PaO$_2$/FiO$_2$＜300mmHg）；顽固性低氧血症：FiO$_2$ 增加 0.2，PaO$_2$ 增幅＜10mmHg。

PEEP在疾病早期即开始应用,以避免高气道压、容量和FiO_2导致的肺损害。

当内源性PEEP存在时,难以触发呼吸机;当患者吸气时,使用辅助呼吸肌或呼吸费力,考虑有内源性PEEP;在下一次呼吸开始前,吸气气流不能回到零点,提示内源性PEEP存在。

④ 减少内源性PEEP方法:增加流速(缩短吸气时间);减少V_1;减低频率;清除气道分泌物;改变通气模式;允许更多自主呼吸;使用较高的吸入流速,缩短吸气时间,以延长呼气时间T_E,同时应用小潮气量并降低呼吸频率。

⑤ 呼吸机参数调整:根据血气分析PaO_2和pH调整呼吸机参数。

a. 呼吸性酸中毒:$PaO_2>45mmHg$,pH<7.35代表患者存在呼吸性酸中毒,提示肺泡通气量不足。见于肺实质病变(肺水肿、肺炎);气道病变(哮喘);胸膜异常,炎症渗出;胸壁异常;神经肌肉病变;中枢神经系统病变。

容量和压力通气参数调整:增加VE(分钟通气量);潮气量设置5~8ml/kg;确保平台压小于$30cmH_2O$,如果潮气量调整平台压大于$30cmH_2O$,则应增加呼吸频率;PC-CMV通气模式下,增加设置压力,来达到目标V_T。

b. 呼吸性碱中毒:$PaCO_2<35mmHg$,pH>7.45,存在呼吸性碱中毒提示过度的肺泡通气。见于缺氧所致代偿性过度通气;肺实质病变;机械通气。

过度通气是导致机械通气患者呼吸性碱中毒的常见原因。

容量和压力通气参数调整:容量控制模式可减少呼吸频率,也可减少V_T来降低分钟通气量;压力控制模式首选减少呼吸频率,必要时再降低压力设置。

CO_2是强效脑血管扩张药,增高CO_2水平能加重脑水肿,增加颅内压(ICP),进而加重颅脑病变,允许性高碳酸血症,禁止使用于脑损伤的患者。

(10)拔管及脱机时机:拔管及脱机筛查的时机及指征:导致机械通气的病因好转或去除;氧合指数,$PaO_2/FiO_2>150~200mmHg$;呼吸机正压,PEEP≤5~6cmH_2O;吸入氧浓度≤40%~60%;pH≥7.25;COPD、PH>7.30;动脉血气分压>50mmHg;吸入氧浓度<35%;血流动力学稳定;自主呼吸能力强(表3-24)。

表3-24 拔管和脱机的时机及指征

标准	说明
客观的测量结果	• PaO_2≥60mmHg,吸入氧浓度≤40% • PEEP≤5~10cmH_2O,氧合指数PaO_2/FiO_2≥150~300mmHg • 循环功能,心率<100次/分,血压稳定,仅小剂量血管活性药物 • 无高热 • 无呼吸性酸中毒 • 血红蛋白≥8~10g/dl • 神志清楚,可唤醒,格拉斯哥昏迷评分GCS≥13 • 无连续镇静药输注 • 稳定的代谢状态
主观评估	疾病恢复期,有咳痰能力

自主呼吸试验（spontaneous breathing trial, SBT）的方法是短期降低呼吸机支持水平或断开呼吸机后，观察患者自主呼吸情况及各项生理指标的变化，以及患者自主呼吸能力的判断，为撤机提供参考。

① SBT方法：T管法，直接断开呼吸机，通过T管吸氧；低水平持续气道内正压（CPAP），调至CPAP模式，压力改为5cmH$_2$O；低水平压力支持通气PSV，5～7cmH$_2$O。

② 2分钟SBT：2分钟T管试验或持续气道内正压通气（CPAP）/压力支持通气（PSV）。观察出现下列情况立即机械通气：呼吸频率/潮气量（呼吸浅快指数）<105；呼吸频率>8或<35次/分；自主呼吸潮气量>4ml/kg；心率<140次/分或心率变化<20%；SaO$_2$>90%。

2分钟SBT通关后，继续自主呼吸30～120min，患者耐受可撤机，拔除气管插管。

③ 气道评估。气道通畅程度的评价：机械通气时，把气管插管的气囊放气，评估上气道开放程度，拔管后喘鸣可用类固醇和肾上腺素，也可用无创通气。

气道保持能力评价：吸痰时咳嗽的力度、有无过多分泌物、需吸痰的频率>每2小时1次或更长。

④ 拔管：咳嗽反射足以清除气道分泌物，具有气道保护能力，可拔管。

(11) 气管切开时机：预期或需较长时间机械通气治疗；上呼吸道梗阻，导致气管插管困难；气道保护机制受损，咳嗽反射消失，排痰困难，下呼吸道分泌物潴留；减少通气死腔，利于机械通气支持；高位颈椎受伤；插管后2～6周需行气管切开。

(12) 气管内管维护

① 吸引：吸引有助于减少ETT内黏液栓的形成。

② 压力：套囊内压力应小于25mmHg，以减少缺氧性损伤，如压力小于25mmHg不能保持密封，应更换直径较大的套管。

③ 调整胶带：可损伤面部和颈部皮肤。

长期插管的一个重要的可能并发症是发生插管后喉气管狭窄，应定期更换气管内套管。

高原脑水肿颅内压升高、脑细胞损害，可抑制呼吸中枢，造成中枢性呼吸暂停。出现陈施呼吸、Biot呼吸，脑细胞的损伤导致呼吸抑制，使分钟通气量和肺泡通气量降低，最终加重低氧血症和高碳酸血症。

3. 机械通气并发症

(1) 呼吸机相关性肺炎：呼吸机相关性肺炎（VAP）为机械通气48h后发生的肺炎。VAP有效管理包括早期诊断和合理使用抗生素，以避免发生多重耐药病原体感染。VAP的主要病原菌为革兰氏阴性细菌。

病理机制为呼吸道、消化道致病菌的定植；污染的分泌物误吸入下呼吸道，继而感染性微生物在正常状态下，在无菌的下呼吸道及肺实质内定植。

VAP的诊断标准见表3-25。

(2) 呼吸机相关肺损伤：气压伤表现为皮下气肿、积气、气胸、气腹。其发病原因为气道峰压高而呼气末压力低；肺大疱（肺气肿、肺结核）；PEEP高水平伴大潮气量；坏死性肺炎；ARDS。

(3) 气管插管并发症：气管插管时间过长；插入右主支气管；过早拔管；导管堵塞；意外脱管。

(4) 医源性并发症：肺泡通气不足；肺泡过度通气；胃胀气；肺不张；肺炎；低血压。

(5) 呼吸机并发症：机械故障；湿化不足；吸入气体湿度过高。

表 3-25　VAP 的诊断

指　标	0	1	2
体温（℃）	36.1～36.4	36.5～38.9	≤36 或 ≥39
白细胞计数（×10^9/L）	4～11	<4 或 >11	
分泌物	无	有，非脓性	有，脓性
PaO$_2$/FiO$_2$（mmHg）	>240，或 ARDS		<240，无 ARDS
胸部 X 线片	无渗出	弥散性片状渗出	局部的炎性渗出
微生物	无生长	中度、重度生长 G$^+$ 菌再加 1 分	

> 6 分诊断为 VAP

（四）高原肺水肿的 ECMO 治疗

早在 20 世纪 70 年代，ECMO 技术就已经用于临床危重患者的救治。由于 ECMO 能够提供长达数天至数周的有效心肺辅助，置入方式快捷简便，并能够提供 4～6L/min 的血流量，因此近年来 ECMO 在危重症患者中的应用越来越广泛，尤其是在难治性心源性休克、心搏骤停、重症急性呼吸衰竭，为恢复患者心肺功能赢得了时间。国内 ECMO 的起步较晚，前期主要应用于心脏病领域，在呼吸衰竭领域的应用则始于新型甲型 H$_1$N$_1$、SARS、新型冠状病毒性肺炎在国内的大流行，使国内 ECMO 的使用得到了飞速的发展。目前未见应用 ECMO 救治急性重症高原病的报道，但是对于极危重型高原肺水肿并发 ARDS，以及进展性肺水肿、肺内充满血性分泌物、双肺完全失去气体交换功能，可急诊给予 VV-ECMO 治疗，降低病死率。

1. ECMO 的定义

体外膜肺氧合（extracorporeal membrane oxygenation，ECMO）技术是一种持续的体外生命支持手段，其作用机制是通过体外设备在一定的时间内全部或部分替代心肺功能，即利用体外循环代替自然循环，由离心泵提供血流动力，静脉血经氧合器氧合成动脉血，回注机体完成输氧功能，以维持心、肺基本功能，从而为治疗原发病争取时间。

2. ECMO 的原理

ECMO 通过泵（其作用类似人工心脏）将血液从体内引至体外，经膜式氧合器（其作用类似人工肺，简称膜肺）进行气体交换之后再将血回输入体内，完全或部分替代心和（或）肺功能，并使心肺得以充分休息。按照治疗方式和目的，ECMO 主要有静脉-静脉 ECMO（VV-ECMO）和静脉-动脉 ECMO（VA-ECMO）两种。VV-ECMO 适用于仅需要呼吸支持的患者，VA-ECMO 可同时进行呼吸和循环支持。对于呼吸衰竭，VV 方式的并发症和病死率略低于 VA 方式，故最为常用。

VV-ECMO 仅提供肺支持作用，ECMO 引血端（多为股静脉）及回血端（多为颈内静脉）均位于腔静脉内，相当于人工膜肺与患者肺串联，从而使患者动脉血氧含量得以改善。从股静脉引流出来的静脉血，经氧合器氧合后，泵入右心房，与体循环回流的静脉血混合，提高氧分压，降低 CO_2，经肺进入体循环，对中心静脉压、左右心室充盈度和血流动力无影响。VV 模式转流中，通过动脉和静脉血氧饱和度的差异可以准确衡量自身肺功能状况。

VV-ECMO 对 $PaCO_2$ 的改善程度与以下因素相关：① ECMO 血流量；②静脉回心血量；③再循环血流量，即引血端及回血端之间距离过近造成的部分血流再循环至 ECMO 引血端，这种再循环血流会减少经膜肺充分氧合的血液进入肺循环，从而影响氧合；④混合静脉血氧饱和度；⑤患者残存肺功能。尽管 VV-ECMO 不能提供循环支持，但由于其运行中所需正压通气支持压力的降低及冠状动脉氧供的增加，患者的心功能往往也能在一定程度上得以改善。

VA-ECMO 对患者的心脏和肺都有支持作用，通过腔静脉（股静脉或颈内静脉）置管，人工泵将体循环血流引至体外，经膜肺氧合后再经颈动脉或股动脉导管回到体内，相当于膜肺与患者肺进行并联，这种方式与传统的体外循环（cardiopulmonary bypass，CPB）相同。运行过程中的 SaO_2 受到 ECMO 和患者自身心脏功能的共同影响，当左心室不具有射血功能时，患者 SaO_2 完全由 ECMO 回血端血氧饱和度决定；当左心室具有一定射血功能时，SaO_2 由来自 ECMO 和左心室的混合血流血氧含量共同决定。因此，当肺功能严重障碍且 ECMO 回血端位于股动脉时，由于左心室射血血流的氧含量低，因而存在上半身（冠状动脉、颅内血管及上肢血管供血区）缺氧的潜在危险。如果患者尚有部分残存肺功能，或者 ECMO 回血端位于主动脉近端，可规避以上风险。

3. ECMO 的适应证及禁忌证

ECMO 治疗的目的是提供比常规呼吸支持更有效、更安全的通气与氧合支持，为治疗原发病争取更多时间。ECMO 仅是一种脏器支持手段，对原发病无直接治疗作用，需判断原发病的可逆性，是是否应用 ECMO 的重要先决条件。

VA-ECMO 的适应证：心搏骤停；以下原因引起的心源性休克，包括急性心肌梗死、急性病毒性心肌炎、缺血性或非缺血性心肌病进展、肺栓塞导致的急性右心室衰竭、肺疾病导致的右心室衰竭进展、先天性心脏病进展、难治性室性心动过速；体外循环撤机失败。

VA-ECMO 的绝对禁忌证：严重而不可逆的心脏以外的器官衰竭而影响生存（如严重缺氧性脑损伤或转移癌）、不可逆性心力衰竭且不考虑移植或长期心室辅助、主动脉夹层。

VA-ECMO 的相对禁忌证：严重凝血功能障碍或存在抗凝禁忌证（包括晚期肝病）、血管入路有限（严重的外周动脉疾病、极度肥胖、截肢等）。

VV-ECMO 的适应证：任何原因（原发或继发）引起的低氧呼吸衰竭中，当死亡率≥50% 时应考虑 ECMO，当死亡率≥80% 应进行 ECMO 治疗；高气道平台压（≥$30cmH_2O$）机械通气时仍存在二氧化碳潴留；严重漏气综合征；等待肺移植的患者需要气管插管；紧急的心脏或呼吸衰竭。

VV-ECMO 并无绝对禁忌证，相对禁忌证均是与预后不良有关的临床情况。

4. ECMO 的治疗时机

目前 ECMO 建立的时机是救治成败的关键因素，延误了 ECMO 的建立与支持就错过了重要脏器抢救的黄金时机。发生如下情况，应及时采取 ECMO 治疗。

(1) 病情进一步加重。

(2) 在机械通气参数达极限时，仍不能维持满意的氧合。

(3) 充分考虑患者存在的并发症可能降低 ECMO 治疗的成功率。

(4) 经济-效益比。ECMO 成本昂贵，需充分考虑患者的经济条件以及患者所获得的益处。

5. ECMO 相关并发症

根据 ELSO 建议，通常将 ECMO 的并发症分为两大类，即患者机体并发症（与治疗相关的并发症，包括手术创面及插管部位出血、栓塞、末端肢体缺血、溶血、神经系统功能异常、肾功能不全及感染等）和 ECMO 机械系统并发症（与 ECMO 管路、器材相关的并发症，主要包括氧合器氧合不良、血浆渗漏、循环管道破裂、驱动泵和热交换器功能异常等）。

(1) 血栓与出血：在 ECMO 辅助期间，出血和血栓是最常见且显著增加患者死亡率的并发症，两者常在同一患者中共存。平衡出血和血栓形成的相对风险非常困难，因为与出/凝血相关的多种因素均与患者疾病、体外支持类型、促炎和抗炎途径之间的平衡有关，而这些因素在不同患者之间存在很大不同。ECMO 辅助期间患者处于持续高凝状态，体内各个部位，包括下肢静脉、肺静脉、膀胱、脑动脉、肢体动脉，甚至收缩运动减低的心腔内等均可形成血栓或栓塞；但由于无血管内皮覆盖、存在血液湍流等原因，包括氧合器和血泵在内的插管和管路是发生血栓最常见的部位。

(2) 末端肢体缺血：肢体缺血是 VA-ECMO 患者的严重并发症之一，典型表现为肢体苍白、脉搏消失及坏疽，少数可出现骨筋膜室综合征。可以通过肢端血氧饱和度及临床表现判断肢端缺血情况。肢体缺血坏死与 ECMO 插管有较明确的关系，留置导管的口径太大可阻塞血流，而血栓形成和栓塞也可造成肢体缺血。

放置远端灌注管对于减少 VA-ECMO 患者末端肢体缺血有显著作用，因此，近年来发表的国内外 ECMO 指南或专家共识，均强烈建议在股动/静脉插管完成、连接 ECMO 环路获得稳定的辅助流量后，放置远端灌注管，以增加动脉插管侧下肢血液供应，预防下肢严重缺血。

(3) 神经系统并发症：ECMO 辅助的神经系统并发症主要包括脑死亡、颅内出血、脑梗死及癫痫。

(4) 肾功能损伤：AKI 在 ECMO 患者中非常常见，严重影响患者预后。危重患者在启动 ECMO 治疗前，其原发病及为了维持呼吸循环稳定而进行的相关治疗本身就可能诱发 AKI。

6. ECMO 对机械通气的管理

(1) 总目标：让患者肺脏得到充分休息，为受损肺组织提供修复愈合条件。

(2) 潮气量：ECMO 治疗时，应实施更加严格的保护性通气策略。潮气量 4～8ml/kg，降低吸气压 10～12mmHg，气道峰压低于 20～25cmH$_2$O。

(3) 呼吸末正压（PEEP）：随着潮气量的下降，肺组织可能出现肺不张和肺突变，致肺顺应性下降，增加毛细血管通透性及右心负荷，ECMO 时应应用较高水平 PEEP10～20cmH$_2$O。

(4) 频率：4～10 次/秒。

(5) 氧浓度：21%～40%，防止氧中毒。

(6) 模式：压力型转助/控制通气，压力支持通气。

7. ECMO 管理流程

(1) 流量管理：根据辅助前心肺功能和所需要支持的力度，调整 ECMO 流量。

(2) 抗凝管理：抗凝的目标为不出血、不堵管，采用普通肝素抗凝，监测全血活化凝血时间，根据检测结果以及渗血、出血情况调整肝素用量。

(3) 呼吸管理：按保护性肺通气策略进行机械辅助通气。

(4) 血流动力学管理：密切监测心率、血压

（右上肢）、血氧饱和度（右手），监测血气分析、中心静脉血氧饱和度、乳酸。随着心功能好转，尽早下调血管活性药物用量，减少血管活性药物的不良反应。

① 镇静镇痛：常规镇静镇痛，病情稳定后可减少剂量，恢复自主呼吸。慎用脂类镇静药物，如丙泊酚。咪达唑仑：50ug/kg，10～50ug/(kg·h)；瑞芬达尼：1ug/kg，0.01～2ug/(kg·h)。

② 血容量管理：目标是使细胞外液容量恢复，并保持在正常水平，HCT 30%～35%，胶体渗透压 20～24mmHg。

③ 抗凝管理：2018年我国《成人体外膜氧合循环辅助专家共识》及2019年《美国心脏病学会杂志》科学专家组均建议在使用肝素时应进行凝血功能监测。由于活化凝血时间（activated clotting time，ACT）检测快捷简便，因此常被用于床旁监测，使ACT延长至正常上限的1.5倍，即180～220s。但ACT并不能准确监测肝素的作用，还应定期监测活化部分凝血活酶时间（activated partial thromboplastintime，APTT）、凝血酶原时间、纤维蛋白原、抗凝血因子Xa及血小板计数。ECMO运转期间，应维持血小板计数>$50×10^9$/L，血红蛋白水平维持在80～100g/L，必要时可输注血小板、新鲜冰冻血浆及红细胞。因此，2017年ELSO《体外生命支持通用指南》推荐，在不能通过其他措施控制出血时，可在不进行全身抗凝的情况下管理ECMO；在无全身抗凝的患者中，血流量应维持在较高水平，如果管路中出现凝血块则应更换管路。

全程应用肝素，开始100u/kg，以后半小时追加5～30u/kg，ACT控制在140～160s（中空纤维氧合器）或180～220s（硅胶氧合器）。

④ 血压管理，MAP控制在50～60mmHg，灌注流量50%。

⑤ ECMO管道管理、4～5天更换膜氧合器和管道。

8. ECMO建立与相关操作

(1) VV-ECMO相关操作：常规备800ml悬浮红细胞，400～800ml血浆，ECMO开机前，提前补充悬红和血浆，减少开机后血压下降，常规消毒操作，seldinger技术穿刺颈内静脉置入深度14～15cm，股静脉深度43～47cm，全身肝素化，与预冲好的ECMO套包相连，开机试运行，连接水箱，打开离心泵1500r/min，开通氧气，氧气与血流的比1∶1，如提高氧合则增加ECMO血流量，如降低CO_2水平则增加氧供气量的流量。

(2) ECMO组成：血泵（离心泵和滚压泵）；膜肺（固体中空纤维膜）；氧供气流（100%纯氧或5%CO_2+95%纯氧）；管路；水箱。

(3) ECMO撤除指征：VA模式，随着心功能的恢复，灌注流量达正常血流量10%～25%，或ECMO血流量降至患者心排血量的20%(1.5～2L/min)时，在小量血管活性药物的条件下，血流动力学保持稳定，可考虑撤机。

VV模式，随着患者肺功能恢复，吸入氧浓度21%，FiO_2<50%，呼吸机指标达到PIP<30cmH_2O、PEEP<8cmH_2O、血气正常。将ECMO血流量下降至1.5～2L/min，暂停氧供气流，在较低条件的机械通气支持下，若SpO_2能在95%左右且呼吸频率、呼吸形式无明显变化，可考虑撤机。

（五）高原肺水肿的特殊治疗

1. 微循环治疗

山莨菪碱类药物是治疗高原肺水肿的主导核心药物，654-2是治疗高原肺水肿的消泡剂。

(1) 山莨菪碱治疗高原肺水肿的作用机制：山莨菪碱是从茄科植物唐古特山莨菪的根与种子中提取出的一种生物碱，天然品为氢溴酸山莨菪碱，人工合成品称为消旋山莨菪碱，为M胆碱能受体拮抗药，可竞争性地拮抗乙酰胆碱对M

受体的激动作用，解除血管平滑肌痉挛，降低血液黏度。山莨菪碱还具有钙拮抗作用，可抑制外钙离子内流、扩张血管、降低肺动脉压，以及降低总外周阻力，改善全身各脏器的血液供应；扩张微血管，可解除肺部微血管痉挛，降低微循环通透性，改善肺部微循环，缓解支气管平滑肌痉挛、减轻支气管黏膜水肿，减轻肺瘀血、肺水肿，减少呼吸道分泌物、改善肺泡通气，有利于血氧交换；山莨菪碱可抑制血小板聚集，减轻肺内微血栓形成，并稳定溶酶体酶，减少溶酶体酶对肺组织的损伤。此外，山莨菪碱具有抗脂质过氧化、对血管内皮细胞具有较好的保护作用。山莨菪碱还有中枢镇静作用，有利于降低患者呼吸肌做功，减少机体耗氧量。

(2) 用法：山莨菪碱(654-2)10mg，5～10min静脉推注1次，共3次，以后50～100 mg山莨菪碱加入5%葡萄糖溶液200ml，10～20滴/分，静脉滴注。200mg山莨菪碱加入5%葡萄糖溶液30ml，1～2ml/h持续泵入。

(3) 不良反应：该药有加快心率的作用，当心率>150次/分时，要慎用此药；避免引起尿潴留，一旦发生排尿困难应及时导尿。

2. 自由基清除剂

(1) 自由基作用机制。儿茶酚胺源性自由基生成增多：缺氧条件下，交感-肾上腺髓质系统分泌大量儿茶酚胺。儿茶酚胺一方面具有重要的代偿作用，另一方面过多的儿茶酚胺特别是它的氧化产物，往往又成为对机体有害的因素。实验证明，儿茶酚胺的氧化能产生具有细胞毒性的氧自由基。

脂质过氧化增强可损伤生物膜：再灌注时大量形成的自由基，尤其是羟自由基可引发生物膜中多价不饱和脂肪酸的皲裂，形成脂性自由基和脂质过氧化物，改变膜的结构，降低膜的流动性，造成膜受体、膜蛋白酶、离子通道和膜转运功能障碍，从而导致膜的通透性增加、酶活性降低等。

引起细胞内Ca^{2+}超载：自由基引起的细胞膜脂质过氧化增强，使膜的液态性和流动性降低、通透性增强，细胞外Ca^{2+}内流增加；Na^+泵活性降低使细胞内Na^+浓度增加，Na^+-Ca^{2+}交换增强，使胞内Ca^{2+}浓度升高。线粒体膜的液态性及流动性也降低，导致线粒体功能障碍，ATP生成减少，钙泵活性减弱，细胞质中过多的Ca^{2+}不能泵出而导致细胞质内Ca^{2+}超载。

(2) 自由基清除剂清除自由基的条件：自由基清除剂要有一定的浓度；自由基活泼性极强，一旦产生马上就会与附近的生命大分子起作用，所以自由基清除剂必须在自由基附近，并且能以极快的速度抢先与自由基结合，否则就起不到应有的效果；在大多数情况下，清除剂与自由基反应后会变成新的自由基，这个新的自由基的毒性应小于原来自由基的毒性才有防御作用。

(3) 临床常用自由基清除剂

① 维生素C：又称为抗坏血酸，抗坏血酸通过逐级供给电子而转变成半脱氢抗坏血酸和脱氢抗坏血酸，在转化的过程中达到清除O^{2-}、OH、ROO等自由基的作用。维生素C具有强抗氧化活性，能增强免疫功能、阻断亚硝胺生成、增强肝脏中细胞色素酶体系的解毒功能。

使用用法：维生素C 5～10g，静脉输注，1～2次/日。

② 依达拉奉：依达拉奉分子进入体内后变成依达拉奉阴离子，其能提供一个电子给氧自由基使后者变成不带活性的分子，从而降低或消除氧自由基的危害。依达拉奉阴离子给出电子后其本身也变成自由基，但其活性很弱，对机体无危害。因此依达拉奉是通过提供电子给氧自由基并灭活其活性而抑制膜脂质过氧化连锁反应，减轻羟自由基引起的细胞毒性作用，抑制氧自由基介

导的蛋白质、核酸不可逆的破坏作用。

使用方法：依达拉奉 30mg 溶于 100ml 生理盐水中，每 2 次天，连用 7～10 天。依达拉奉禁用于重度肾衰竭患者和既往对本品有过敏史者。

3. 高原肺水肿的液体治疗

按高原肺水肿的病理生理进程，应严格按分期、分型进行液体治疗。在"开放"或"限制"输液中取得平衡，确保组织灌注，防止液体潴留。

在疾病初期（发病最初 1～48h 内），因高原肺水肿病理生理及血流动力学提示，存在液体潴留，所以强调以偏干液体管理策略，但不是一味地脱水，而是在治疗过程中给予胶体（人血红蛋白）+晶体（生理盐水），尽量维持液体出入量的少量负平衡（干体重目标）。

目的：改善器官和组织毛细血管灌注，防止微循环功能障碍；恢复和维持机体氧运输能力；预防炎症介质的激活；提高血浆渗透压（缓解器官水肿）；防止血液浓缩，防止血栓形成。

在疾病中期（48～72h），液体以量出为入的策略，尽量保持平衡，加强液体管理，改善组织灌注和保护心、肾、肺、脑等脏器功能，维持内环境稳定。

72h 以后，加强液体灌注，有效清除炎性介质，重建机体免疫内稳态。

(1) 急性重症高原病的液体治疗策略：急性重症高原病（高原肺水肿及高原脑水肿）的发病机制提示，由于高原低压性低氧，造成肺血管收缩及脑血管的扩张，以及缺氧对血管平滑肌细胞的损伤，引起液体进入肺泡内和脑细胞内、造成细胞或器官水肿。这时我们给予大剂量脱水利尿治疗，造成体循环血量的大量丢失及静脉回流减少、前负荷下降、心排血量下降，引起组织细胞灌注不足，以及血液浓缩加重组织细胞缺血缺氧，形成恶性循环。这里我们提出高原肺水肿、脑水肿的液体治疗方案——偏干的液体治疗策略。

(2) 根据高原肺水肿、脑水肿的不同阶段分为 A、B、C、D 四个时期。

A：利尿脱水治疗，它贯穿于脑水肿、肺水肿治疗的全过程。特别是颅内压升高的患者（详见颅内高压治疗方案）。

B：在利尿脱水过程中伴有大量液体丢失，我们的目标是防止血液浓缩、防止血流动力学不稳定。我们通过血细胞比容（HCT）、血小板计数（PLT）、红细胞（RBC）判断血液是否浓缩，通过中心静脉压（CVP）、肺动脉楔压（PAWP）、血压、尿量判断体循环血容量，进行液体治疗，根据肺血容量、血管外肺水、肺血管渗透性指数判断体循环、肺循环的容量状态，判断肺水肿严重程度。既要保持正常范围血容量，还要保证清除水肿的有效性。减少并发症发生、防止脑细胞大量坏死，使机体达到一个偏干的模式（入量稍小于出量）。

C：在经上述治疗的同时，我们立即启动氧代谢恢复，还清内脏器官的氧债，提高氧供方式（氧疗、高压氧、无创有创呼吸机），使氧输送大于 $600ml/(min·m^2)$、氧摄取率小于 30%、动脉乳酸正常、SVO_2 大于 65%、$SCVO_2$ 大于 70%、混合静脉血氧分压大于 35mmHg。

D：防止电解质酸碱平衡紊乱，防止炎性介质激活，防止并发症发生，保护未损伤器官功能，防止缺血再灌注损伤，防止肠道细菌移位。

4. 镇静镇痛（详见脑水肿章节）

高原肺水肿的镇静镇痛如下。

(1) 给予机械通气（无创、有创）情况下，详见高原脑水肿章节。

(2) 无机械通气情况下，可适当镇静，因很多镇静镇痛药物可发生呼吸抑制，加重低氧血症的发生，应慎重应用。

(3）可适当小剂量给予鲁米钠注射液 100ml，肌内注射；非那根 12ml，肌内注射。

十五、预后

高原肺水肿起病急，发病突然，如不及时下送诊治，常可危及生命。如及时合理治疗，可立即见效。肺部啰音即刻消退，咳嗽、咳粉红色泡沫样痰 2～3 天消失，胸部 X 线 1～7 天可完全正常，99% 的患者 3～5 天可临床好转。

高原肺水肿的预后取决于早发现、早诊疗、早治疗、发病地区医疗条件、发病后下送时间以及是否存在并发症。高原肺水肿最常见的并发症是高原脑水肿，造成广泛脑细胞坏死的救治十分困难，死亡率较高。此外，本病若能及时合理诊治，高原肺水肿患者一般 1 周左右即可痊愈。不管任何情况，进入高原后如发生高原肺水肿，建议立即送往海拔较低的高原病医疗中心进行治疗，或前往有高压氧舱的高原医疗站进行就地治疗。如高原肺水肿不及时治疗可发展成 ARDS，给治疗造成极大的困难，并且死亡率极高。对于病情凶险，毫无抢救条件，又不能及时下送低海拔地区，则后果非常严重。

高原肺水肿痊愈后一般不留任何后遗症。对于反复发生高原肺水肿的易感个体不宜再进入高原。严重患者病情发展成 ARDS，治愈后则形成肺纤维化，以及不可逆的肺动脉高压，预后极差。

十六、高原肺水肿的超早期诊断

对于急性重症高原病（高原脑水肿、高原肺水肿）的临床诊断，已建立了明确的诊断标准。但对于急性轻症高原病即将发展成急性重症高原病时（即亚临床型急性重症高原病），也就是高原肺水肿、脑水肿的超早期诊断，无明确标准及检查方法。随着高原医学的发展，使超早期诊断急性重症高原病成为可能，对提高救治率及改善预后有重要的意义。在国外的报道中，急性重症高原病的发病率和病死率均较高，其发病率在 0.5%～15.5%，病死率在 0.33%～12.8%。强调急性重症高原病的早诊断、早发现、早治疗具有积极的意义，尤其在高原部队的大规模军事行动中，对提高部队作战能力更是具有重大的意义。

（一）高原肺水肿超早期诊断的症状和体征

正是由于各型急性高原病在其早期有着共同的发病机制，故各型急性高原病在其早期均有着类似于急性轻型高原病的临床症状和体征。但只要通过严密的观察便可以发现，随着缺氧性损伤的继续，各型急性高原病便逐渐表现出各自的临床特征。

急性轻症高原病与高原肺水肿之间的临床症状、体征之间有太多的相似，如心慌、胸闷、呼吸困难、咳嗽、咯痰、呼吸频率加快、口唇发绀、心率加快、血压升高、双肺呼吸音粗、嗜睡。但我们要仔细分析观察，因为当双肺听诊啰音非常明显、并咯粉红色泡沫样痰时，肺水肿已经形成，并且已到中晚期。只能观察症状及体征的严重程度，如咯痰（量大、非粉红色）、咳嗽较重、口唇中重度发绀、心率>120 次 / 分、呼吸频率>25 次 / 分、尿量减少明显，需注意高原肺水肿的超早期。

（二）高原肺水肿超早期诊断的 CT、X 线变化

大量的临床经验证实，常规 X 线检查对中晚期的高原肺水肿能作出准确的诊断，而对早期肺水肿的检出率较低，甚至漏诊。CT 与常规 X 线检查相比，具有更高的密度分辨力，可提高正常小叶间隔的显示率，即可清晰显示小叶间隔的增厚，也可显示胸膜下、支气管血管周围间隙增宽

等征象，以及不被常规 X 线检查所显示的轻度肺纹理异常及局限性点、斑片状阴影，并且可以准确显示病变的确切位置和范围。

肺 CT 对高原肺水肿的超早期诊断具有特异性，较 X 线可更早地发现病灶，只要出现肺啰音或不出现肺啰音，CT 可出现异常。

1. 肺纹理增粗、增多。
2. 双肺多发小结节样改变。
3. 散在或孤立终末支气管肺泡水肿。
4. 肺部纤细、网格状阴影。
5. 双肺磨玻璃样改变。

（三）高原肺水肿超早期诊断的肺部超声

近年来随着对肺部超声的认识，床旁超声在肺部的应用由禁区变为无创评估工具，肺部超声半定量计算、胸壁的 B 线数目，以发现超早期高原肺水肿，因其无创、方便，为高原肺水肿的超早期诊断带来了希望，详见高原肺水肿分期、分型治疗。

肺水肿时肺组织中气体和水的比例发生明显变化，气液间的声阻抗增大，超声在气体和水的界面上即产生强烈的混响，声束在反射体内来回往返，形成多次反射，表现为"B 线征"。至少 3 束 B 线，且相互间距＜7mm，像火箭发射，称为"肺火箭征"；每侧肺分成前、侧区域，每块区域再等分为上下两部分，每侧肺部至少在 2 个以上的肺分区内发现 B 线；双侧均存在 B 线。

（四）高原肺水肿的血流动力学检测

胸部 X 线片相对滞后于临床，而湿啰音、特异性敏感性均较低、有创血流动力学 EVLWI＞7ml/kg 可确诊水肿。

（五）急性重症高原病的特异生化标志物

进一步深入研究急性重症高原病的特异性生化标志物，对于急性重症高原病的早期诊断具有重大意义。

参考文献

[1] Vink H Duling BR.Indentification of distinct luminal domains for macr moleculus,erythrocytes,and leukocytes within mammalian capillaries[J]. Circ Res,1996,79:581–589.

[2] Strunden MS ,Bornscheuer A. Glycocalyx degradation causes microvascular starch 130/0.4 pretratment attenuates thisresponse [J].Shock,2012,38:559–566.

[3] Chappell D,Jacob M.Hydrocortisone preserves the vascular barrier by protecying the endothelial glycocalyx[J]. Anesthesiology,2007,107:776–784.

[4] MOchizuki S,Vink H,Hiramatsu O,et al. Role of hyaluronic acid glycosaminoglycans in shear–induced endothelium derived nitric oxide release[J].Am J Physiol Heart Circ Physiol,2003,285:H722–H726.

[5] Johansson PI,Stensballe J,Rasmussen IS,et al.A high admission syndecan–1 level,a marker of endothelial glycocalyx degradation,is associated with inflammation,protein C depletion. Fibrinolysis,and increased mortality in trauma patients[J]. Ann Surg,2011,254:194–200.

[6] Ostrowski SR Johansson PI. Endothclial glycocalyx degradation induces endogenous heparinization in patients with severe injury and early traumatic coagulopathy[J].J Trauma Acute Care Surg,2012,73:60–66.

[7] Levick J R,Michel C C.Microvascular fluid exchange and the revised Starling principle [J].Cardiovasc Res,2010,87(2):198–210.

[8] van den Berg B M,Vink H,Spaan J A. The endothelial glycocalyx protects against myocardial edema[J].Circ Res,2003,92(6):592–594.

[9] Lipowsky H H.The endothelial glycocalyx as a barrier to leukocyte adhesion and its mediation by extracellular proteases [J].Ann Biomed Eng,2012,40(4):840–848.

[10] Nelson A,Berkestedt I,schmidtchen A,et al.Increased levels of glycosaminoglycans during septic shock:relation to mortality and the antibacterial actions of plasma [J]. Shock,2008,30(6):623–627.

[11] Steppan J,Hofer S,Funke B,et al Sepsis and major abdominal surgery lead to flaking of the endothlial glycocalix[J].J Surg Res,2011,165(1):136–141.

[12] Henrich M，Gruss M,Weigan MA. Sepsis–Induced Degradation of Endothlial glycocalix[J]. Sci World J,2010,10:917–923.

[13] Chappell D，Westphal M,Jacob M.The impact of the glycocalyx on microcirculatory oxygen distribution in critical Illness[J].Cur Opin Anaesthesiol,2009,22:155–162.

[14] Jianjie Wang,Susan Bingaman,huxley VH. Intrinsic sex–specific differences in microvascular endothclial cell phosodiesterases[J]. Am J Physiol Heart Circ Physiol,2010,298:1146–1154.

[15] 西藏军区总医院.高原病学 [M].拉萨：西藏人民出版社，2001:102–153.

[16] 格日力.高原医学 [M].北京：北京大学医学出版社，2015:144–157.

[17] 崔建华.高原医学基础与临床 [M].北京：人民军医出版社，2012:133–143.

[18] 1995 年中华医学会第三次全国高原医学学术研讨会推荐稿.我国高原病命名、分型及诊断标准［J］.高原医学杂志，1996,6:2–4.

[19] 童茂荣，裴兰，童茂清．多导睡眠图学技术与理论 [M]．北京：人民军医出版社，2004:76-136.
[20] 高和，江晓丽．美国睡眠医学会睡眠及相关事件判读手册 [M]．北京：人民军医出版社，2010:9-43.
[21] 蒋瑾，仁青多吉，席增华，等．高原肺水肿X线表现与病理生理改变的关系［J］．医学科技,2001,9(3):48-49.
[22] 李木成，毕玉田，张继万，等．高原肺水肿分期、分型治疗体会［J］．西南国防医药,1995,5：54-56.
[23] 王玮，陈辉武，魏经国．高原肺水肿CT影像及病理对照[J]．第四军医大学学报,2005,26(4):363-367.
[24] 高钰琪．高原病理生理学 [M]．北京：人民卫生出版社，2006:97-100,167-177.
[25] 张波，高和．实用机械通气治疗手册 [M]．北京：人民军医出版社，2002:177-180.
[26] 陆再英，终南山，等．内科学 [M] .7版，北京：人民卫生出版社，2007:15-20,86-89，90-94.
[27] Modesti PA，Vanni S,Morabito ,el al.Pumonary blood flow heterogeneity during and high-altitude pulmonary edema[J].Am J Respir Crit Care Med,2005,171:83-87.
[28] Densmore JC,Signorino PR,Ou J,et al.Endothelium-derived microparticles induce endothelial dysfunction and acute lung injury[J].Shock,2006,26:464-471.
[29] Jain M,Sznajder JI.Effectc of hypoxia on the alveolar epithelium[J].Proc Am Thorac Soc,2005,2:202-205.
[30] Swenson ER,Maggiorini M,Mongovin S,et al.Pathogenesis of high-altitude pulmonary edema:inflammation is not an etiologic factor[J].JAMA,2002,287:2228-2235.
[31] Kotlikoff MI,Wang YX.Calcium release and calcium-activated chloride channels in airway smooth muscle cells [J].Am J Respir Crit Care Med,1998,158:s109-s114.
[32] Maggiorini M.High altitude-induced pulmonary edema[J]. Cardiovasc Res，2006,72(1): 41-50.
[33] Schoene RB.Unraveling the mechanism of hing altitude oulmonary edema[J].High Alt Med Biol,2004,5(2):125-135.
[34] Dehnert C,erger MM,Mairbaurl H,et al.High altitude pulmonary edema:a pressure-induced leak[J].Respir Physiol Neurobi ol,2007,158(2-3):266-273.
[35] Swenson WR,Maggiorini M,Mongoxin S,et al.Pathogenesis of high altitude pulmonary edema:inflammation is not an etiologic factor[J].JAMA,2002,287(17):2228-2235.
[36] West JB,Mathieu-Costello O.Stress failure of pulmonary capillaries:role in lung and heart disease[J].Lancet,1992, 340(8822):762-767.
[37] Askew EW.Work at high altitude and oxidative stress:antioxidant nutrients[J].Toxicology,2002,180(2):107-119.
[38] Phua J,Badia JR,Adhikari NK,et al.Has mortality from acute respiratory distress syndrome decreased over time?A systematic review[J].Am J Respir Crit Care Med,2009,179:220-227.
[39] Ranieri VM,Rubenfeld GD,Thompson BT,et al.Acute respiratory distress syndrome(ARDS):The Berlin Definition[J]. JAMA,2012,307(23):2526-2533.
[40] Paul N.Lanken，Scott Manaker.ICU诊疗精要（第2版）[M]．于荣国，译．北京：中国科学技术出版社，2017:509-515.
[41] Gerard J.Criner,Rodger E.Barnette.重症监护学 [M]．王萍，译．2版．北京：人民军医出版社，2014:25-32.
[42] 陈真英．高压氧治疗重症急性高原病并发MODS的疗效分析 [J]．高原医学杂志,2008,18（2）:29-30.
[43] 陈力，李银平，黎檀实．高原氧治疗多器官功能障碍综合征的研究进展 [J]．中国危重病急救学,2006,18(3):190-192.
[44] Masahiko S,Shinichi U,Kenji K,et al.A potential role of hyperbaric oxygenexposure through intestinal nuclearfactor kappa B[J]. Crit Care Med,2004,32:1722-1729.
[45] 高春锦，杨捷云．高压氧医学基础与临床 [M]．北京：人民卫生出版社．2008:193.
[46] 张雪峰．高压氧在高原病中的应用与循证 [J]．西南国防医药.2010,20(7)：82-85.
[47] 刘大为．实用重症学 [M].2版．北京：人民卫生出版社，2017:160-181.
[48] Armando Sarti F.Luca Lorini.重症心脏超声 [M]．严静，译．北京：人民卫生出版社，2016:212-218,302-306.
[49] Krisa Van Meurs,M.D,Kevin P.Lally,M.D.ECMO:危重病体外心肺支持 [M]．李欣，译.3版．北京：中国环境科学出版社，2011.
[50] 李桂源．病理生理学 [M].2版．北京：人民卫生出版社，2010.
[51] Ranieri VM,Rubenfeld GD,Thompsom BT,et al.Acute respiratory distress syndrome(ARDS):The Berlin Definition[J]. JAMA,2012,307(23):2526-2533.
[52] Agricola E,Bove T,Oppizzi M,et al. "Ultrasound comet-tail images" :a marker of pulmonary edema:a comparative study with wedge pressure and extravascular lung water[J]. Chest,2005,127(5):1690-1695.
[53] Lichtenstein D,Meziere G,Biderman P,et al.The comet-tail artifact an ultrasound sign of alveolar-interstitial syndrome[J]. Am J Respir Crit Care Med,1997,156(5):1640-1646.
[54] Richalet JP.Decrease cardiac response to isoproterenol infusion in acut and chronic hypoxia[J].J App Physiol, 1988,65(7):1957-1963.
[55] 向兴利，杜智敏，马志习，等．高原肺水肿的CT诊断 [J]．中华放射学杂志,2002,36:137-138.
[56] Nussbaumer-Ochsner Y，Schuepfer N，Siebenmann C，et al. High altitude sleep disturbances monitored by actigraphy and polysomnography[J]. High Alt Med Biol，2011，12:229-236.
[57] 李华君，高钰琪，等．睡眠剥夺对模拟高原环境下高原肺水肿形成的影响 [J]．西南国防医药，2010，12：1277-1279.
[58] Leung R S，Comondore V R，Ryan C M，et al. Mechanisms of sleepdisordered breathing: causes and consequences [J]. Pflugers Arch，2012，463(1): 213-230.
[59] Lombardi C，Meriggi P，Agostoni P，et al. High-altitude hypoxia and periodic breathing during sleep: gender-related differences[J]. Journal of Sleep R esearch，2013，22：322-330.
[60] Nussbaumer-Ochsner Y，Schuepfer N，Ursprung J，et al.Sleep and breathing in high altitude pulmonary edema susceptible subjects at 4，559 meters[J].SLEEP，2012，135：1413-1421.
[61] Ziskin MC,Thickman DI,Goldenberg NJ,et al. The comet-tail artifact[J]. J Ultrasound Med，1982,1(1):1-7.
[62] Volpicelli G,Elbarbary M,Blaivas M,et al. International Liaison Committee on Lung Ultrasound (ILC-LUS)for Interna tional Consensus Conference on Lung Ultrasound (ICC-LUS). International evidencebased recommendations for point-of-care lung ultrasound[J]. Intensive Care Med,2012,38(4):577-591.
[63] Gargani L. Lung ultrasound: a new tool for the cardiologist[J]. Cardiovasc Ultrasound,2011,27(9):6.
[64] Volpicelli G,Elbarbary M,Blaivas M,et al. International evidencebased recommendations for point-of-care lung ultrasound[J]. Intensive Care Med,38(4):577-591.
[65] Platz E，Jhund PS,Campbell RT,et al.Assessment and prevalence of pulmonary oedema in contemporary acute heart

[65] ...failuretrials:a systemporary acute heart failuretyials:a systematic review[J].Eur JHeart fail,2015,17:906-916

[66] 吴天一．高原肺水肿与急性呼吸窘迫综合征 [J]．高原医学杂志，2001，11(2)：63-66．

[67] 张世范，张德海，刘惠萍，等．高海拔地区急性呼吸窘迫综合征和多器官功能障碍综合征诊断标准的研究 [J]．中国危重病急救医学杂志，2003，15(3)：176-178．

[68] 马四清，罗勇军．高原急性呼吸窘迫综合征诊断与治疗进展 [J]．第三军医大学学报，2019，41(8)．

[69] 中华医学会心血管病学分会肺血管病学组．急性肺血栓栓塞症诊断治疗中国专家共识 [J]．中华内科杂志，2010，49(1)：74-81．

[70] Kumar D R, Hanlin E, Glurich I, et al.Virchow's contfi—bution to the understanding of thrombosis and cellular biology[J].Clin Med Res，2010，8(3-4)：168-172．

[71] 曹成瑛，陈秋红等高原地区肺动脉血栓栓塞的临床特点及危险因素分析 [J]．第三军医大学学报，2017，39(4):390-393．

[72] 邹青，林元．无创正压通气治疗重症急性高原性肺水肿的临床探讨 [J]．中外医疗,2017,36(6):95-97．

[73] 迟海红．经鼻(面)罩气道正压通气治疗急性高原性肺水肿的临床疗效分析 [J]．中国社区医师：医学专业，2012,14(19):63．

[74] 中华医学会重症医学分会．机械通气临床应用指南 [J]．中国危重病急救医学，2007，19(2)：67-68．

[75] 中华医学会呼吸病学分会呼吸生理与重症监护学组,《中华结核和呼吸杂志》编辑委员会．无创正压通气临床应用专家共识 [J]．中华结核和呼吸杂志，2009，32(2)：86-98．

[76] 王小亭，刘大为，张宏民，等．重症右心功能管理专家共识 [J]．中华内科杂志，2017（12）：962-973．

[77] 中华医学会心血管病学分．右心衰竭诊断和治疗中国专家共识 [J]．中华心血管杂志,2012,10(6):449-460．

[78] Konstam A.Kiernan M S. Bernstein D. et al. Evaluation and management of right-sided heart failure: a scientific statement from the American Heart Association [J]. Circulation,2018,137(20):e578-622．

[79] Haddad F. Doyle R. Murphy D J, et al. Right ventricular function in cardiovascular disease，part II: pathophysiology，clinical importance ,and management of right ventricular failure [J]. Circulation，2008,117(13):1717-1731．

[80] Damman K，Van Deursen V M,Navis G，et al. Increased central venous pressure is associated with impaired renal function and mortality in a broad spectrum of patients with cardiovascular disease [J]. J Am Coll Cardiol,2009,53(7):582-588．

[81] Felker G M，Lee K L，Bull D A，et al. Diuretic strategies in patients with acute decompensated heart failure [J]. N Engl J Med,2011,364(9):797-805．

[82] 中华医学会心血管病学分，中华心血管杂志编辑委员会．中国心力衰竭诊断和治疗指南 2014[J]．中华心血管病杂志，2014,42(2):98-122．

第 4 章 高原脑水肿

一、概论

（一）概述

高原脑水肿（high altitude cerebral edema，HACE）[急性高原脑损伤（acute cerebral injury at high altitude）]是机体急速进入高原（海拔 2500m），或从高原进入更高海拔的地方，以及极个别久居高原者由于机体对缺氧的耐受性（遗传因素）及敏感性（缺氧阈值）不同，以及在各种致病因素的作用下，引起脑细胞的损害（直接或间接），造成中枢神经系统功能严重障碍，从而引起的一种高原特发病，临床表现为嗜睡、昏迷及病理征阳性为特征的一系列症状及体征。

本病是急性高原病的一种严重类型，多发生于海拔 2500m 以上地区，有报道也可见于 2500m 以下的低海拔地区，起病急，病情进展极其迅速，变化急骤，如不积极治疗，死亡率极高。易感人群进入高原初期 0～15 天发病率最高。多数为由平原首次进入高原者，亦可见于久居、世居高原已适应高原环境者。

国内外对高原脑水肿的认识和研究较晚。1913 年，Raunhill 报道，急性高原病除普通型（急性轻症高原病）以外，可分为心脏型和神经型（高原脑水肿）。1975 年，Houston 分析了 12 例高原脑水肿的特点。国内学者对此病的认识和研究始于 1951 年康藏公路建设时期，1960 年，国内学者正式确认该病为急性高原病独立的一型，即"高原昏迷"。关于命名，由于其发病机理、病理生理尚未清楚，病例较少见，曾有"高山昏迷""脑型高山病""高原颅内压增高综合征""急性高山病脑型""急性高原病昏迷型""高原脑病"等。1991 年，在加拿大召开的第七届班夫国际低氧讨论会上，将其统一命名为"高原脑水肿"。1995 年，中华医学会在青海西宁召开的第三届全国高原医学学术讨论会上，正式确定该病命名为"高原脑水肿"。

（二）高原脑水肿的特点

高原脑水肿属于严重的低氧血症。病情紧急，发展迅速。明显的中枢神经系统、精神疾病的症状和定位体征均可出现，其中以头痛、呕吐、癫痫、共济失调、视力障碍、各种精神系统疾病的表现（躁狂症、抑郁症）及进行性意识障碍多见。影像学检查（CT）可见脑水肿征象。病理改变包括脑组织缺氧性损伤，脑脊液循环障碍，引起脑水肿及颅内压升高，可出现一系列的并发症（脑出血、脑梗死、尿崩症等）。病死率较高，强调以早诊断、早治疗、规范化治疗为其核心。高原指海拔超过2500m的地区，但不是绝对的，因个体对缺氧的耐受程度不同，发病海拔亦不同，目前报道的最低海拔2100m（Dickinson，1979年）。颅内压升高的表现为，脑脊液压力升高＞180mmHg，眼底视盘水肿，严重者发展为脑疝。

二、流行病学

高原脑水肿（急性高原脑损伤）的患病率各种报道不一。1965年，西藏军区调查了由青藏公路的进藏人员，发生脑水肿者为0.5%。国外1976年，Hackett和Renmie报道，在尼泊尔（登山海拔4247～5500m）登山者中，HACE的发病率高达3.4%。Singh调查了1969年在急进高海拔（3350～5000m）地区的印度士兵，HACE发病率为1.2%。我们统计了2016年我院住院的239例急性重症高原病患者，急性高原肺损伤高达51.46%。该病发病率极高，在急性重症高原病中有一半的患者患脑水肿，具体的人群发病率无统计。

综上所述，高原脑水肿的人群患病率在0.05%～2%，随海拔升高及劳动强度增加，发病率也明显升高。

高原脑水肿死亡率与发病海拔、治疗地海拔、医疗条件、下送时间与速度成正比。有学者报道，在3580m地区，高原脑水肿死亡率高达5%～16.7%，在4500m地区，死亡率达33%。我们统计，2005年3月—2006年7月高原脑水肿死亡率为5.45%，而采用新的治疗方案后，2016年3月—2017年3月死亡率为1.26%，疗效显著。

三、病因及诱因

急性重症高原病的病因及诱因一致，见急性高原肺水肿相关章节。

四、发病机制及病理、病理生理变化

（一）发病机制

高原脑水肿其发病核心是高原缺氧，由低气压引起，与高原肺水肿及其他分型为同源性疾病，发病机制有相似之处。

高原脑水肿早期病理生理变化为，高原低压性低氧导致脑血管缺氧性扩张，全身其他脏器血管因低氧多处于收缩状态，导致体内液体重新分布，脑循环血量增加、脑血流量增加，脑内毛细血管流体静压升高，脑内液体潴留。根据Frank-Starling定律，毛细血管液体向组织间液转移，血脑屏障破坏，形成血管性脑水肿。高原脑水肿早期MRI检查发现，主要是血管源性水肿，而非细胞毒性水肿，其本质是脑血管的通透性增高，血脑屏障破坏。高原脑水肿死亡病例尸检结果显示，其血管通透性增高，且主要发生在大脑白质，而灰质无显著变化。Fischer等研究也证实，缺氧可损伤血脑屏障，引起脑血管通透性增高，形成间质性脑水肿。随病情进展，在多种因素（局部神经递质、化学介质、氧自由基）作用下，脑血管处于收缩状态，可进一步加重脑缺氧，发生脑微循环障碍，此时为细胞毒性脑水肿。所以高原脑水肿中、后期治疗以维持正常的脑血流量和微循环灌注，适当扩张脑血管提高脑灌注压对保证脑组织正常生理功能极其重要。

1 高原缺氧对脑细胞和血管内皮细胞的直接损伤

高原低压性低氧可直接损害脑毛细血管内皮细胞，使内皮细胞水肿，血脑屏障破坏，血管通透性增加；内皮细胞肿胀还可导致毛细血管腔狭窄，加重脑细胞缺氧，进一步加重脑水肿。

高原低压性低氧可直接损伤脑细胞，导致脑细胞无氧代谢增强，乳酸产生增加，细胞膜系统功能障碍，Na^+-K^+-ATP酶、$Ca^{2+}-Mg^{2+}-ATP$酶活性降低，细胞内外 Na^+、K^+、Mg^{2+}、Ca^{2+} 交换障碍，Na^+ 积储细胞内，细胞内高渗状态，引起脑细胞内水肿，同时 Ca^{2+} 交换障碍，Ca^{2+} 大量进入细胞内，产生细胞内 Ca^{2+} 超载，引起一系列病理生理损害，例如产生自由基，损害细胞骨架系统和细胞膜，促使脑血管痉挛和通透性增加，发展为细胞毒性水肿。

2. 氧自由基损伤

高原低压性低氧使氧自由基的生成与清除平衡破坏，氧自由基生成增多并形成恶性循环，产生大量的自由基，而脑组织更易受到体内氧自由基的损害，其原因有以下几个方面：①脑组织细胞膜脂质富含胆固醇和多价不饱和脂肪酸，氧自由基可破坏磷脂膜不饱和酸的结构，导致细胞溶解。②脑组织富含具有催化自由基生成作用的铁离子，氧自由基生成增多。③脑细胞仅含有中等量的抑制自由基反应的抗氧化酶系统，缺氧导致氧化氢酶生产减少，导致氧自由基的清除减少。氧自由基对脑组织的损害机制经研究证实为，激活磷脂酶 A2 降解膜磷脂，产生花生四烯酸（AA），再经级联反应最终生成 PGI2、TXA2 和白三烯，同时产生更多的自由基。这些物质作用于神经细胞和脑胶质细胞，抑制 Na^+-K^+-ATP 酶导致细胞毒性脑水肿。大量的氧自由基和花生四烯酸及其代谢产物主要作用于脑微血管内皮细胞，使血脑屏障通透性增高，造成血管源性脑水肿。

3. 炎症因子作用

病情发展导致炎症反应激活、炎症因子通过血脑屏障进入脑组织，进一步损害脑细胞，加重脑水肿。

4. 凝血

高原缺氧使凝血系统激活，激发凝血瀑布，使小动脉、小静脉内血栓形成，使脑组织微循环障碍，加重脑水肿。

5. 钙离子

超载 Ca^{2+} 是神经细胞信息传递的重要第二信使，参与神经细胞表面生物电活动和细胞生化过程。正常情况下，神经细胞依靠钙泵、细胞膜的钠钾泵交换系统、线粒体膜钙泵系统及内质网运转系统来维持细胞内外钙离子浓度差，使细胞处于正常的生理功能状态。研究表明高原低压性低氧，导致 ATP 产生减少，钙泵、线粒体、内质网等摄取、储存钙离子能力减低，维持细胞内外离钙离子浓度差机制失效，导致细胞内钙离子浓度显著增加；高原脑水肿也可激活神经介质（如去甲肾上腺素、谷氨酸、5-羟色胺、肾素及血管紧张素）等大量释放，启动钙通道开放，导致钙离子内流增多；细胞内钙离子超载对血管内皮细胞可产生多种损害作用，影响细胞代谢导致细胞死亡。钙离子进入脑血管内皮细胞增加，使内皮细胞收缩，紧密连接扩大，细胞间隙增大，胞饮作用增强，脑微血管血脑屏障开放，通透性增高，产生血管源性脑水肿。

6. 水孔蛋白 4

1991 年，Peter Agre 在红细胞膜上发现了一种对水有特异性通透的蛋白分子，被定义为水孔蛋白（aquaporins，AQP）。迄今为止，已发现哺乳动物组织中存在 13 种水孔蛋白（AQP 0~12），AQP 是一类对水选择性通透的膜转运蛋白，其中 AQP4 具有较强的水转运能力，被认为是脑内最主要的 AQP，在调节脑内水分子的跨膜转运和维持水电解质平衡方面发挥着重要作用。以往研究表明，在脑组织中分布最为广泛的是 AQP4，参与脑脊液的重吸收、脑内渗透压的调节等，在各种脑损伤和脑疾病继发的脑水肿形成过程中发挥了重要作用，是脑水肿形成的分子生物学基础。Manley 等最早验证了 AQP4 在细胞毒性脑水肿的形成过程中发挥了重要作用，提示在缺氧环境下 AQP4 蛋白表达升高，可能与脑水肿的形成密切相关，表明 AQP4 表达上调是产生细胞内水肿的关键分子机制。研究显示，高原脑水肿的大鼠脑组织水含量增加，水肿明显，AQP4 mRNA 和蛋白表达量上调，提示对 AQP4 的干预可减轻高原脑水肿损伤。AQP4 表达量的增加在高原缺氧脑水肿的形成过程中发挥了重要作用，因此，通过抑制 AQP4 表达或降低其活性可能成为临床预防和治疗高原脑水肿的一种新思路。还有研究表明，高原脑水肿、AQP4 在脑毛细血管壁及胶质纤维呈阳性表达，在高原脑水肿的发生发展中呈表达后降低的趋势。

7. ET/NO 系统

ET 是血管内皮细胞通过旁分泌产生的一种强烈的缩血管多肽，对循环系统具有重要的调节作用。NO 是由血管内皮细胞分泌的另一种内皮衍生因子，具有强烈的舒张血管、抑制血小板聚集作用。ET 和 NO 是一对调节血管舒张收缩的内皮衍生因子，在血管的舒缩活动中起重要调节作用。ET/NO 的动态平衡对脑血管的正常结构与功能具有重要作用。有研究表明，在高原急性低氧暴露下，脑内 ET 和 NO 平衡破坏，可引起脑血管过度扩张和血脑屏障功能障碍，脑血流量增加而致高原脑水肿形成。

随病情进一步发展，在各种致病因子作用下，脑细胞水肿加重，随之发生脑容积增大，小静脉受压，血液回流受阻，脑脊液压力升高，脑血管收缩，出现颅内压高压病理生理表现，如颅内压控制不佳，最后可进一步发展成脑疝，死亡率极高（图 4-1）。

（二）病理学改变

(1) 高原脑水肿尸检肉眼观：脑充血、水肿，脑膜血管及静脉窦充血扩张，脑沟脑回消失，脑组织肿胀，质软，有不同程度的脑疝形成，脑室受压缩小，部分腔室呈闭合状态，毛细血管淤血，脑实质有点状或片状出血灶，蛛网膜下腔大量积液。

(2) 高原脑水肿光镜：实质细胞肿胀退行性变，炎性细胞浸润，白质神经纤维结构疏松成空泡状或网状。神经髓鞘不规则断裂及溶解，轴索断裂消失，神经胶质细胞水肿，毛细血管扩张淤血，内皮细胞肿胀突入腔内，小静脉血栓形成，小动脉周围间隙有点片状出血，尼氏小体减少或消失。

(3) 高原脑水肿电镜：胶质细胞变性，包浆内有较多的初级溶酶体及板层状小体，染色质减少，基质水肿，髓鞘融合、溶解，神经元纤维排列紊乱或溶解，线粒体变性空泡化、囊性变。

五、临床表现

格拉斯哥昏迷量表（Glasgow coma scale, GCS）是目前国际上最常用的临床意识状态和脑损伤程度判定标准。有研究提示，GCS 评分对判断高原脑水肿的病情严重程度和预后有较大价值，对指导临床治疗有很大帮助，并且评分方法简单，非常容易掌握。GCS 评分越低，预示着脑水肿越明显，脑细胞损害越严重，预后越差。所以，GCS 评分越低，治愈时间越长，死亡率越高。对于所有的高原脑水肿患者，入院后应进行 GCS 评分（表 4-1），根据评分判断病情轻重，按格拉斯哥昏迷量表并给予高原脑水肿分期、分型，并根据分期、分型进行治疗。高危患者及时给予高压氧、机械通气及高强度的降颅压治疗，防止并发症的发生。

我们在临床上应用 GCS 对高原脑水肿患者进行分期、分型，其中 13~15 分为轻型，9~12 分为中型，6~8 分为重型，3~5 为分极重型。

GCS 主要反映皮层功能和部分脑干功能。

（一）高原脑水肿症状

高原脑水肿的突出表现为进行性意识障碍。

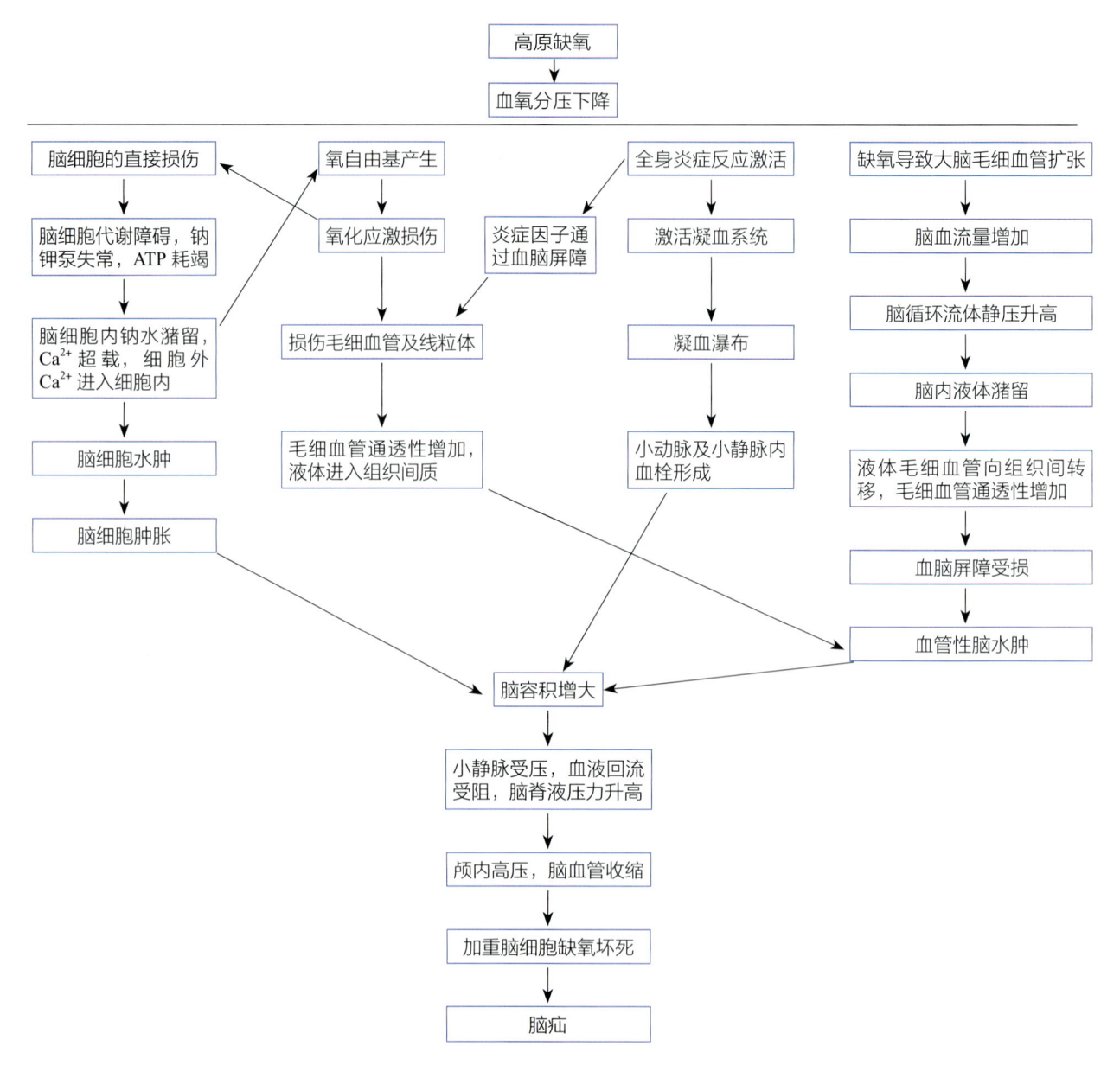

▲ 图 4-1　高原急性脑损伤（高原脑水肿）的发病机制及病理生理变化

表 4-1　格拉斯哥昏迷量表

体动项目	评 分	语音项目	评 分	睁眼项目	评 分
遵嘱运动	6	回答切实	5	自主睁眼	4
疼痛定位	5	回答错误	4	呼唤睁眼	3
疼痛躲避	4	言语混乱	3	疼痛刺激睁眼	2
刺激后反常屈曲	3	仅能发声	2	无反应	1
刺激后四肢过伸	2	无反应	1	无法评价	C
无反应	1	无法评价	T		

评分标准：最低 3 分，最高 15 分

1. 高原脑水肿昏迷前期

此期非常重要，需重点识别早期脑水肿，早诊断、早治疗，从而改善预后。一般发生在进入高原1~3天，发现患病后应立即下送到高原病诊疗中心进行治疗。昏迷前期的主要症状及体征如下。

(1) 持续进行性加重的头痛：伴恶心、呕吐（喷射状）、发绀、嗜睡、大小便失禁等。

(2) 兴奋型：感觉障碍，精神异常或精神障碍，可表现为精神分裂症，或出现失忆、幻觉、错觉、幻视、幻听、大哭大笑、哭笑无常、狂奔、欣快、多语、自言自语、嗅觉异常、思维障碍，视物不清，神经系统症状由兴奋转为抑制或强制兴奋。

(3) 抑制型：精神症状由兴奋转为抑制状态，表现为表情淡漠、精神抑郁、视物不清、朦胧状态、嗜睡、反应迟钝、萎靡不振。

(4) 谵妄状态：意识清晰度降低同时，产生大量幻觉、错觉，患者产生紧张反应，定向力障碍。

(5) 惊厥及癫痫状态：可表现为持续性癫痫，此症状可能为高原脑水肿的首发症状。

(6) 体征：发绀，呼吸加快，步态不稳，昏厥，发生小脑水肿，可发生共济失调，有时可见瞳孔忽大忽小。

(7) 暴发型：进入高原无任何不适，一旦发病，立即昏迷，大小便失禁，瞳孔散大固定或不等大，形成脑疝。另一部分患者表现为抑制型，蜷缩在一个角落，次日清晨发现已经死亡。进入高原后，对于这部分患者，我们要保持高度的警惕性，及时发现，及时处理。

2. 高原脑水肿昏迷期

脑水肿只有在大脑两半球发生广泛病变或中脑病变及上行激活系统损害时，才能造成昏迷。昏迷的深度和发病时间与海拔高度呈正相关，表现为进行性意识丧失，躁动不安，喷射状呕吐，大小便失禁或抽搐，瞳孔忽大忽小或不对称，对光反应迟钝或消失，心率或慢或快，血压升高，四肢肌张力增高，颈强直抵抗，大脑强直状态，浅反射消失，病理反射在个别患者呈阳性，具体如下。

(1) 去皮层强直：全身肌张力增高，上肢屈曲，下肢伸直，双下肢出现病理反射。

(2) 去大脑强直：全身肌张力升高，四肢伸直。

(3) 大脑深部水肿：出现角弓反张，颈肌强直，颈肌张力增高，颈向后仰，四肢伸直，脊柱伸肌张力增高而后弯。

(4) 额叶水肿：主要表现为精神障碍。

3. 意识障碍的分级

(1) 意识迟钝：昏迷前的一种状态，表现为精神活动贫乏、嗜睡、少动，对周围发生的事情冷漠，理解问题困难，回答问题缓慢，很多问题未回答。

(2) 昏迷：分为浅昏迷、中度昏迷、深昏迷。

浅昏迷（轻度昏迷）：大脑皮层及皮层下功能处于抑制状态，而脑干及脊髓功能存在，患者意识丧失，压迫眶上有表情反应，刺激足底有防御反射，角膜反射亢进，吞咽存在。

中度昏迷：脑干及脊髓功能抑制，对外界无反应，眼球固定，眼半关闭，瞳孔小，光反应弱，角膜反射减低，强痛刺激有反应，有病理反射。

深昏迷：整个神经系统功能抑制，对任何刺激无反应，各种反射消失，不能吞咽，心脏功能障碍。

4. 高原脑水肿恢复期

经治疗清醒，表现为痴呆、疲乏无力，此时的治疗多以高压氧为主，脑水肿未完全吸收，需积极治疗，减少并发症的发生。

（二）高原脑水肿体征

高原脑水肿可见任何神经系统的症状及体征，并具有明确的定位体征。

（三）高原脑水肿实验室检查

1. 高原脑水肿脑脊液变化

(1) 脑脊液压力：轻到中度升高，18~60cmH₂O。
(2) 脑脊液蛋白：可轻度升高。
(3) 脑脊液糖：含量随机体血糖变化可升高。
(4) 氯及细胞数：正常。

2. 高原脑水肿眼底变化

(1) 视网膜及视盘：水肿。
(2) 中心静脉：淤血潴留。
(3) 视网膜：点片状、火焰状出血。

3. 高原脑水肿的脑 CT 变化

(1) 高原脑水肿超早期的 CT 灌注扫描（CTP）变化：20 世纪 90 年代，Miles 等首先将 CTP 用于临床，并初步探讨了其临床应用价值。CTP 本质上是团注对比剂后 CT 动态扫描得到的一系列参数图像（表 4-2），可快速、准确地定量反应局部组织血流灌注量的改变，进而评估器官、组织的血流灌注状态，能够提供组织器官更多、更全面的病理生理信息，CTP 具有经济实用、扫描设备简单、成像时间短、时间分辨力高、图像空间丰富、无须使用放射性同位素、影响因素少等特点，因而成为目前组织器官血流动力学研究最实用、方便和有效的方法。因此，对脑缺血性病变脑的 CTP 检查可了解大脑生理功能及能量代谢的情况。CTP 广泛应用于脑梗死早期及短暂性脑缺血发作的诊断，对颅内肿瘤的诊断和分级也具有较高的价值，也常用于心肌缺血性疾病的诊断，评估脑血管痉挛及脑微出血有最有价值。

我们在临床中发现高原脑水肿早期 CT 无任何改变，影像学表现为正常 CT，而患者已进入昏迷状态，给高原脑水肿的早期诊断、鉴别诊断及治疗带来极大困难，此时需查 MR 或 CT 灌注成像（表 4-3）。CT 灌注成像用于脑水肿超早期检查，未见相关报道。根据高原脑水肿病理生理变化，早期脑血管是扩张的，脑血流量增加明显，CTP 肯定出现相应的影像学变化及脑组织灌注参数的变化。随着病情发展，普通 CT 未出现改变，脑细胞水肿，脑血流相对减少，脑组织灌注参数也会出现相应的变化，我们推测 CTP 影像学应该会出现广泛大脑低密度影（脑梗死早期

表 4-2 CTP 参数

CBF[ml/(100g·min)]	CBV（ml/100g）	MTT（s）	TTP（s）
脑血流量	脑血容量	平均通过时间	降值时间
每 100g 脑组织每分钟的脑血流量（ml）	每 100g 脑组织的脑血容量（ml）	通过病灶的平均时间（s）	注射到扫描脑内最大峰值时间（s）

表 4-3 脑组织正常灌注参数

	CBF[ml/(100g·min)]	CBV（ml/100g）	MTT（s）
灰质	60	4	4
白质	25	2	4.6

改变）。病情进一步发展，CTP可以检出脑实质微出血，对于判断病情严重程度有重要意义。同时，对CTP诊断高原脑水肿超早期还需进一步深入研究。

1982年，Torack首次用第三代CT观察水肿程度，每100g脑组织中水含量增加1.26ml，可以引起CT值下降1Hu（小于此限额不能被CT发现）（表4-4）。

(2) 高原脑水肿早中期CT表现（间质性脑水肿、血管性脑水肿）：脑灰白质CT值差值增大是CT早期诊断高原脑水肿的关键。有些患者仅仅表现为灰质和白质的密度不均。CT表现为脑白质弥漫性低密度水肿（弥漫性分布的脑白质密度降低），白质水肿呈指状伸向脑灰质区。胼胝体轻度密度减低，脑灰质（皮质）未发现明显密度异常。脑组织发生血管源性水肿时，由于灰质细胞排列较紧密，水分易于向阻力较小的白质神经束路间扩散。因此，从CT表现推断高原脑水肿早期以血管源性水肿为主，脑室系统除侧脑室前角轻度扩大，第三和第四脑室轻度缩小，侧脑室体部、外侧裂均无明显异常。脑沟轻度受压存在，脑回无明显变化，清晰，大脑镰密度增高，中线结构居中（图4-2）。

(3) 高原脑水肿中晚期变化（颅内高压期、脑细胞肿胀期）：CT在此期间特征性变化表现为，弥漫性大脑白质密度明显降低不明显，或白质、灰质密度一直，均出现降低，胼胝体轻度密度减低，周边见"指压征"形成，脑室系统、颅底各池变窄、模糊、消失，侧脑室消失或明显变小，第三、第四脑室变小或模糊、消失，外侧裂模糊不清，脑沟脑回受压模糊、消失，大脑镰密度明显增高，中线结构居中，此期表现为细胞毒性脑水肿。脑沟脑回及脑室系统受压、模糊、消失情况与颅内高压密切相关，由此可判断颅内高压的严重程度（图4-3）。

(4) 高原脑水肿恢复期变化：CT在此期间表现大脑镰密度减低，弥漫性大脑白质密度减低非常明显（与水的CT值接近），与灰质边界清晰，并向皮质延伸，面积扩大，脑沟脑回逐渐清晰，周边见指压征明显，各脑室逐渐显影，但脑室较正常明显减小，看似病情加重（图4-4）。

(5) 高原脑水肿治愈后的CT表现：弥漫性大脑白质密度减低较前减少，但脑白质内有不均匀的密度减低区，脑沟脑回清晰，脑室显影，但较正常脑室明显减小，大脑镰密度减低，其余基本恢复正常（图4-5）。

4. 高原脑水肿MRI变化：在正常人体组织中，MRI信号80%来自细胞内，20%来自细胞间隙。由于水在细胞内或是在细胞外增多广为分布，组织水对造成MRI信号的影响最大，组织含水量的轻微改变即可造成MRI信号强度的明显改变，所以MRI检查在脑水肿的检出方面较

表4-4 脑部组织CT值

CT值<0	CT值=0	CT值>0
• 空气<-1000Hu • 脂肪 -30~-70Hu	• 水	• 骨、金属>10000Hu • 点状钙化 30~500Hu • 血 60~100Hu • 灰质 30~35Hu • 白质 20~25Hu • 肌肉 20~40Hu

脑组织水分每增加1%，CT值增加2.5Hu

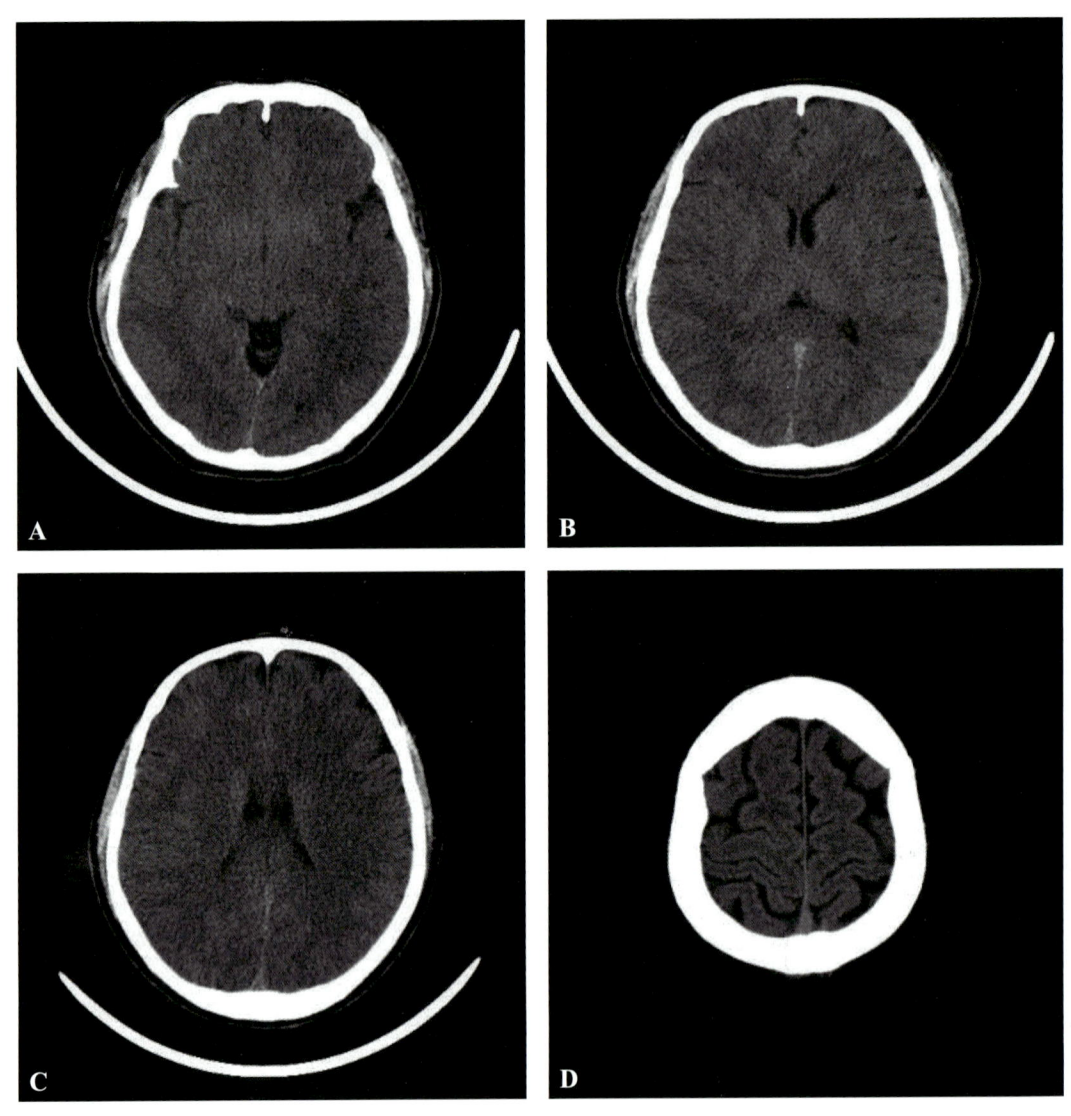

▲ 图 4-2 高原脑水肿早期 CT 表现

其他影像学检查方法更为敏感。因此，MRI 检查可以清晰显示，由于缺氧引起的脑细胞内和细胞间质水肿，脑肿胀引起的脑池、脑室变小，脑沟、脑裂变浅的征象，同时可以清晰显示由于颅内高压引起的脑疝。所以 MRI 检查在高原脑水肿中较 CT 更加敏感。但高原脑水肿患者躁动明显，无法配合检查，并且 MRI 时间较 CT 长，所以此项检查相对局限。MRI 要求 DWI、PWI 绝对安静、不能移动，以及各种不可控因素，常造成检查失败。MR 是对超早期或可疑脑水肿（无躁动）首选检查方案。

MRI 对组织水含量的轻微增减有明显的敏感性。高原脑水肿因脑组织含水量的增加，延长其 T_1、T_2 时间，在常规扫描中主要表现为，双侧较为对称的脑室变小，脑沟变窄稀疏，脑池变窄，大脑、小脑及胼胝体多有肿胀征象。其 MRI 信号主要表现为，大脑皮层下白质、小脑、胼胝体、扣带回及透明隔等区域的长 T_1 长 T_2 信号改变，信号可对称或不对称，可较均匀或呈斑片状。

(1) T_1WI：主要用于显示颅内正常结构及高原脑水肿造成的大脑形态、结构的异常改变，以及脑水肿组织 T_1 时间延长形成的低信号改变。

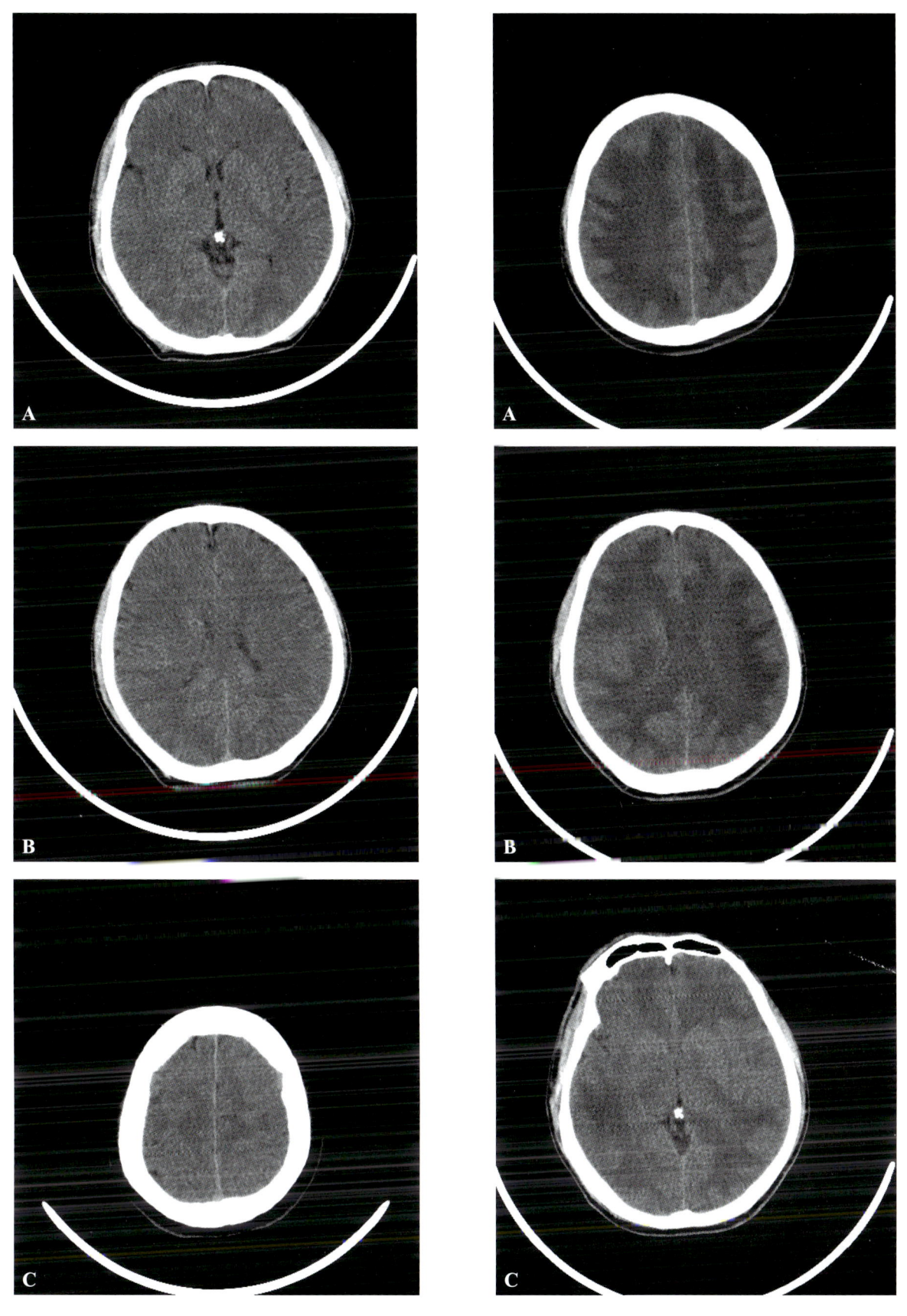

▲ 图 4-3　高原脑水肿中晚期 CT 表现　　　　　　　　▲ 图 4-4　高原脑水肿恢复期 CT 表现

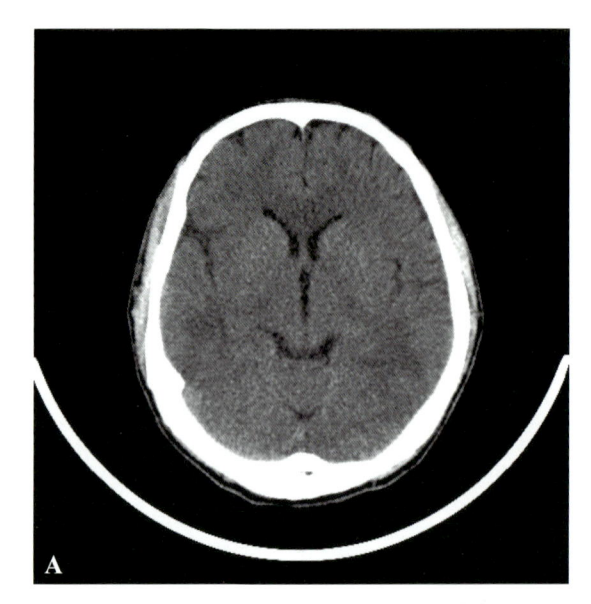

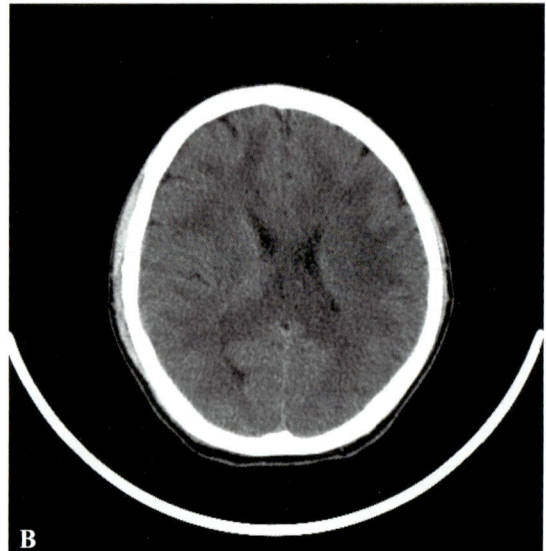

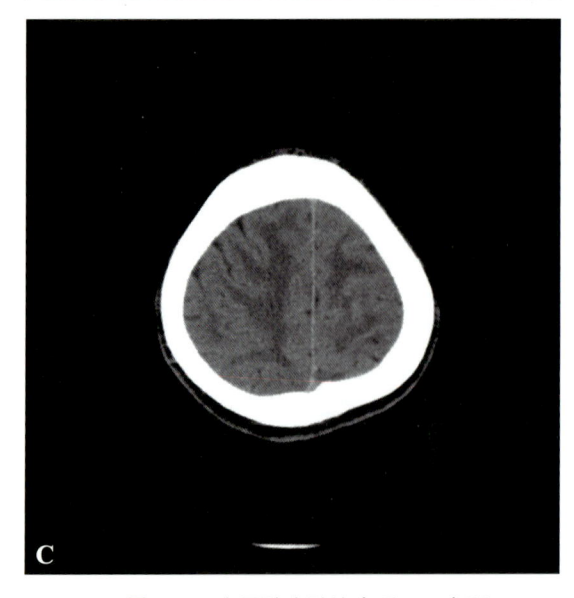

图 4-5 高原脑水肿治愈后 CT 表现

在 T_1WI 上表现为低信号

(2) T_2WI：主要用于显示高原脑水肿造成的受累脑组织 T_2 时间的延长，主要表现为病变区域均匀或不均匀的片状高信号改变。由于在 T_2WI 图像中，脑室、脑池、脑沟内的脑脊液也表现为高信号，易于掩盖病变区域信号改变，此时加做 FIR 序列，可以抑制脑脊液自由水的高信号，使脑水肿区域高信号改变单独显示出来。在 T_2WI 表现为高信号。

(3) FIR：可抑制脑脊液自由水的高信号，使脑水肿信号单独显示。高原脑水肿因含有蛋白质为结合水，所以在水抑制序列表现为高信号。在 FRI 序列，所有的病变均呈高信号。

(4) 扩散加权成像（DWI）：对脑水肿的探测具有特殊的敏感性和特异性。DWI 是一种基于水分子微观运动对比的 MR 技术，其基础为水分子在媒介中的布朗运动。ADC 值可反映水分子移动的自由度，任何原因引起机体内水分子的 ADC 值改变，均可导致 DWI 信号变化，这是 DWI 成像的基本生物学机制。近年来，DWI 在脑水肿研究中的应用受到重视，在缺氧早期，细胞钠钾泵功能障碍，细胞内水增加，细胞外空间减少，使细胞外小分子扩散运动受限而减弱，引起 DWI 信号增高，所以在超早期可确诊高原脑水肿只在不能确诊或安静时进行此项检查。

LSDW 成像是反映水分子微观运动的图像，主要通过在 SE 序列 180°脉冲前后施加强梯度场，对水分子随机运动产生的 MRI 信号进行采集。水分子的运动越剧烈，采集的信号越弱。在高原脑水肿早期，由于缺血缺氧导致细胞钠钾泵功能失调，导致细胞内水分增加出现肿胀，细胞外空间减少，使细胞外水分子扩散运动受到限制而减弱，引起弥散加权像信号增高。所以在高原脑水肿早期，在常规序列扫描没有出现明确信号改变时，缺血缺氧引起的脑细胞水肿即可在弥散加权序列中表现出来。弥散加权序列虽然可以在脑水肿早期发现病变，但由于弥散加权成像时间长（需8~10min），易受运动等诸多因素影响，在检查的10min左右时间内的患者轻微运动即可造成图像极度模糊。因此我们只把弥散加权作为选做序列，在患者临床症状明显而常规扫描未发现异常时加做矢状面、冠状面检查，主要用于显示水肿造成的大脑形态、结构的异常改变和发现脑疝的存在，DWI、PWI表现为大片状、斑片状高信号影。

(5) 高原脑水肿MRI表现：高原脑水肿累及部位多，分布广、范围大、程度重，大脑、胼胝体、小脑、丘脑、脑干均可累及，呈弥漫性改变，以胼胝体为中心，多呈对称性分布，将高原脑水肿的MRI的直接表现为：①胼胝体水肿，为高原脑水肿特征性改变。②大脑水肿，包括大脑皮、髓质及基底节水肿，灰白质均受累，白质重于灰质。③小脑水肿。④丘脑水肿。⑤脑干水肿，其中小脑、丘脑或脑干水肿多并发于胼胝体，其中大脑白质的水肿，不单独发生。间接表现为：①脑室、脑沟、脑裂变窄。②皮髓质分界不清。根据以上直接、间接表现，可确立高原脑水肿的MRI诊断标准：①胼胝体水肿。②大脑白质对称性弥漫性水肿，可累及内外囊。③脑室、脑沟变窄。④小脑水肿。⑤皮髓质分界不清。⑥大脑灰质水肿，双侧苍白球对称性肾形水肿，丘脑对称性水肿，脑干水肿及脑裂变窄。

可见大脑皮层下白质、小脑、胼胝体、扣带回及透明隔T_1WI低信号，T_2WI斑点状高信号。

(6) 高原脑水肿超早期MRI表现：高原脑水肿早期在常规扫描未发现明显异常改变时，加做扩散加权序列，有时可以发现高原脑水肿形成早期出现的大脑缺血缺氧改变，主要表现为病变区域散在的大片状或斑片状高信号影。

(7) 高原脑水肿恢复期MRI表现：恢复期变化为脑肿胀范围缩小，脑沟、脑室复张，形态大小逐渐恢复正常，异常信号范围逐渐缩小直至恢复正常，扩散加权序列信号完全恢复正常的时间较常规序列信号所需的时间长。

(8) 高原脑水肿MRI检查注意事项：由于高原脑水肿患者颅内高压，多有烦躁症状，制动困难。而MRI检查对轻微运动都非常敏感，极易产生运动伪影。对于此类患者，检查者必须要有足够的耐性。同时注意选用合适的检查序列，减少检查时间。对确实不能制动、难以完成检查的患者，应中断检查，或由临床医生予以处置后再行检查。

高原脑水肿的患者，在检查时多不能中断氧疗，而现有的氧气瓶都为钢制品，不能进入MRI检查室。因此，可以考虑在MRI检查时多准备氧气袋，用氧气袋给患者供氧，在氧气使用完后在各序列间隙更换氧气袋，以确保检查、治疗同步进行。

5. 高原脑水肿动态脑电图的变化

脑电图是大脑半球的生物电活动通过电子放大器放大并记录下来，呈节律性的脑电活动，脑电图技术在临床上的应用已有80多年的历史。Caton早在130年前即发现了自发的脑电活动。20世纪20年代，德国精神病学家Hans Berger教授从人类头皮表面明确记录到脑电活动，并通过大量的实验研究确认了脑电活动的存在。脑电图依其频率不同可分为α、β、γ、θ和δ5类波，不同的年龄、不同的意识状态、不同的脑功能水平显示出不同的波形。脑电图是脑部结构和功能正常与否的重要外在表现。对癫痫、智力迟缓、脑部寄生虫病、痴呆、出血、缺血性脑病、闭合性脑外伤等疾病都有较好的诊断效果。

动态脑电图是近年来临床应用较为广泛的一种检查诊断方法，能较为直观地反映患者脑功能损伤程度，通过持续动态监测，动态评价脑功能的反映状态，是反映大脑功能的一个较好指标，尤其在脑死亡早期做出正确的判断，从而为患者昏迷深度、治疗效果和预后情况提供重要参考依据。

Sand T 等研究显示，在中等高度（4500m）发生高原脑水肿的患者脑电图与没有发生者没有区别，但进入更高时急性高原病患者表现为 α 频段波幅降低，描述脑电图的改变可能可以预测急性高原病的发生。杨定州等探讨了脑电图在高原脑水肿早期的主要表现及其诊断价值，认为高原脑水肿早期的脑电图异常表现主要为慢波性异常，包括基本脑波节律慢化，α 波显著减少，θ、δ 波占慢波比例增多，严重时呈弥漫性分布。部分高原脑水肿患者早期可出现脑电图异常，主要为慢波性异常，包括高波幅 θ 波活动明显增多、中等量 δ 活动等，偶有高波幅 β 波活动增多。但因为缺乏特异性及敏感性，确定脑电图对高原脑水肿早期诊断的意义不大，其主要作用在于对高原脑水肿患者病情发展及治疗效果预后的评估有重要意义。我们对本院住院的高原脑水肿重症昏迷患者入院前与治愈后进行动态脑电图监测，发现存在异常，并根据昏迷患者脑电图进行分级，现报道如下。

(1) 昏迷患者脑电图变化及分级：EEG 反应性是表示 EEG 对外界刺激的反应是否存在，可以反映脑功能运行的保留情况，对评估昏迷患者预后有重要价值。患者给予刺激时脑电背景出现频率和波幅的反应性变化，提示大脑皮层和皮层下功能损害较轻，其意识恢复的可能性大于无反应者，其准确性要比 EEG 分级和 GCS 评分高。

Synek 标准将脑功能分为 5 级：① Ⅰ 级，规律的 α 节律伴少量 θ 波，有反应性（正常脑电图）。② Ⅱ 级，支配性的 θ 活动，a 为有反应性，b 为无反应性。③ Ⅲ 级，弥漫性、规则或不规则的 δ 活动，有反应性，a 为高幅、节律性 δ 活动（150μV），有反应性；b 为纺锤波昏迷；c 为低幅、弥漫不规则的 δ 活动，无反应性。④ Ⅳ 级，爆发－抑制，无反应性，a 为癫痫样活动（阵发性或普遍性多棘波、尖波）；b 为 α 昏迷；c 为 θ 昏迷；d 为低电压 EEG（<20μV 的 δ 波）。⑤ Ⅴ 级，等电位（<2μV，静息电位）。

(2) 高原脑水肿纺锤波（纺锤型昏迷）：表现为中央－顶区为主的 12～14Hz 纺锤型节律，常伴顶尖波出现，多见于病情较轻、时间短的脑水肿昏迷患者，提示中脑损伤、大脑半球、间脑、脑桥、小脑广泛损伤，并提示大脑半球保留一部分功能，见于急性脑缺氧、脑炎，提示预后较好。EEG 的睡眠现象（纺锤波）反映了脑干上行网状激活系统的功能完整性（图 4-6），没有睡眠纺锤波对于昏迷患者可能提示没有睡眠觉醒周期，拥有睡眠纺锤波提示预后良好，EEG 睡眠纺锤波可较准确地预测植物状态患者的意识恢复能力，可作为临床评估植物状态患者意识恢复能力的辅助方法。

(3) 高原脑水肿持续非节律性 δ 活动：出现持续非节律性 δ 活动（persisted norhyhmic deltd activity，PNDA）是高原脑水肿典型脑电图表现（图 4-7），提示大脑皮层和脑白质广泛性损伤，为 1～3Hz 高－极高波，幅度不规则的 δ 活动持续发放。

PNDA 主要见于广泛性脑损伤及病变，主要累及皮层下白质下结构，提示皮层失传入。

(4) 高原脑水肿间断节律性 δ 活动：间断节律性 δ 活动（intermitted rhythmic deltd activity，IRDA），见于高原脑水肿昏迷早期或病情好转时，为间断出现的中－高波幅，2～3Hz 节律性 δ 活动（图 4-8）。

IRDA 多见于皮层下深部损伤、缺氧性脑病，是脑内唤醒系统功能障碍的早期表现。

(5) 高原脑水肿 α 节律：为 α 频段节律，

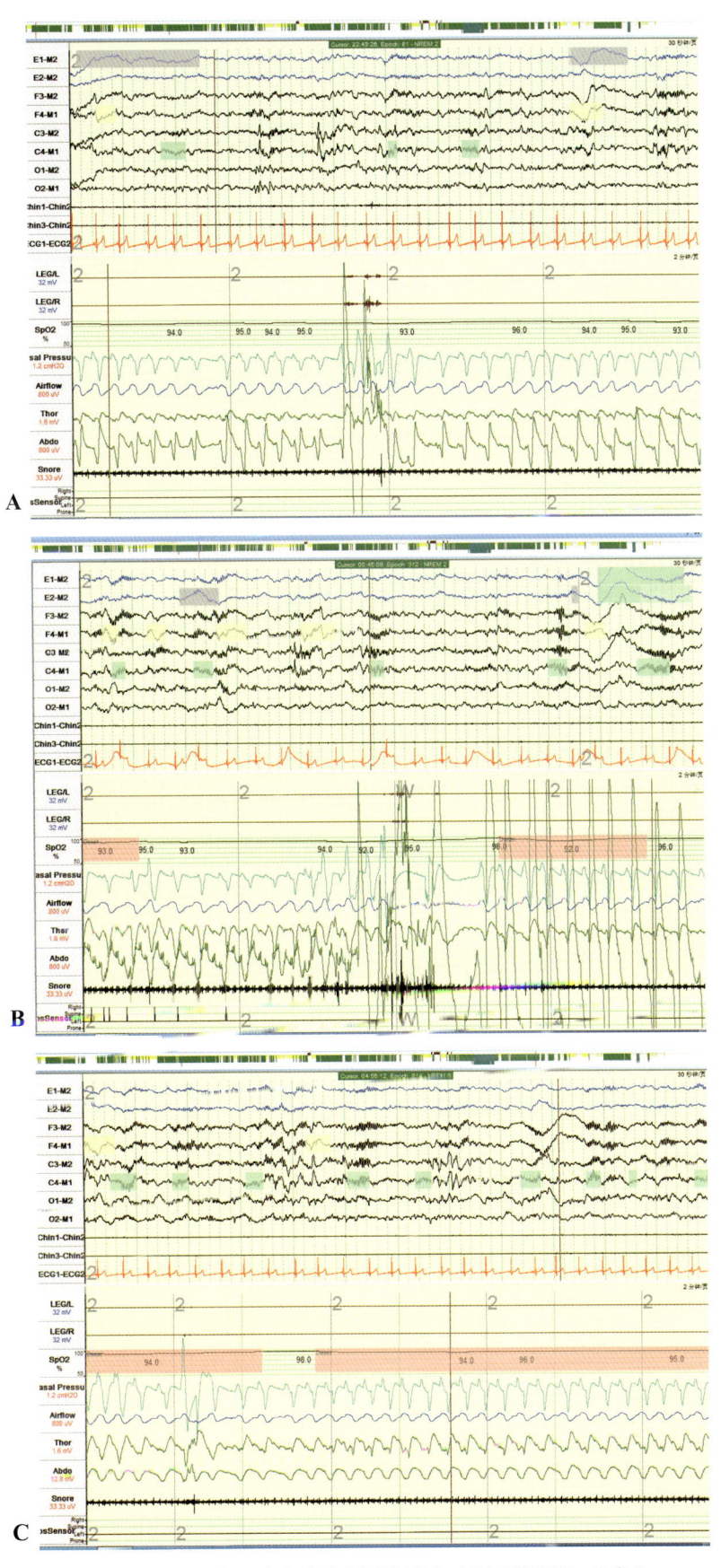

▲ 图 4-6 高原脑水肿脑电图纺锤波（纺锤型昏迷）的变化

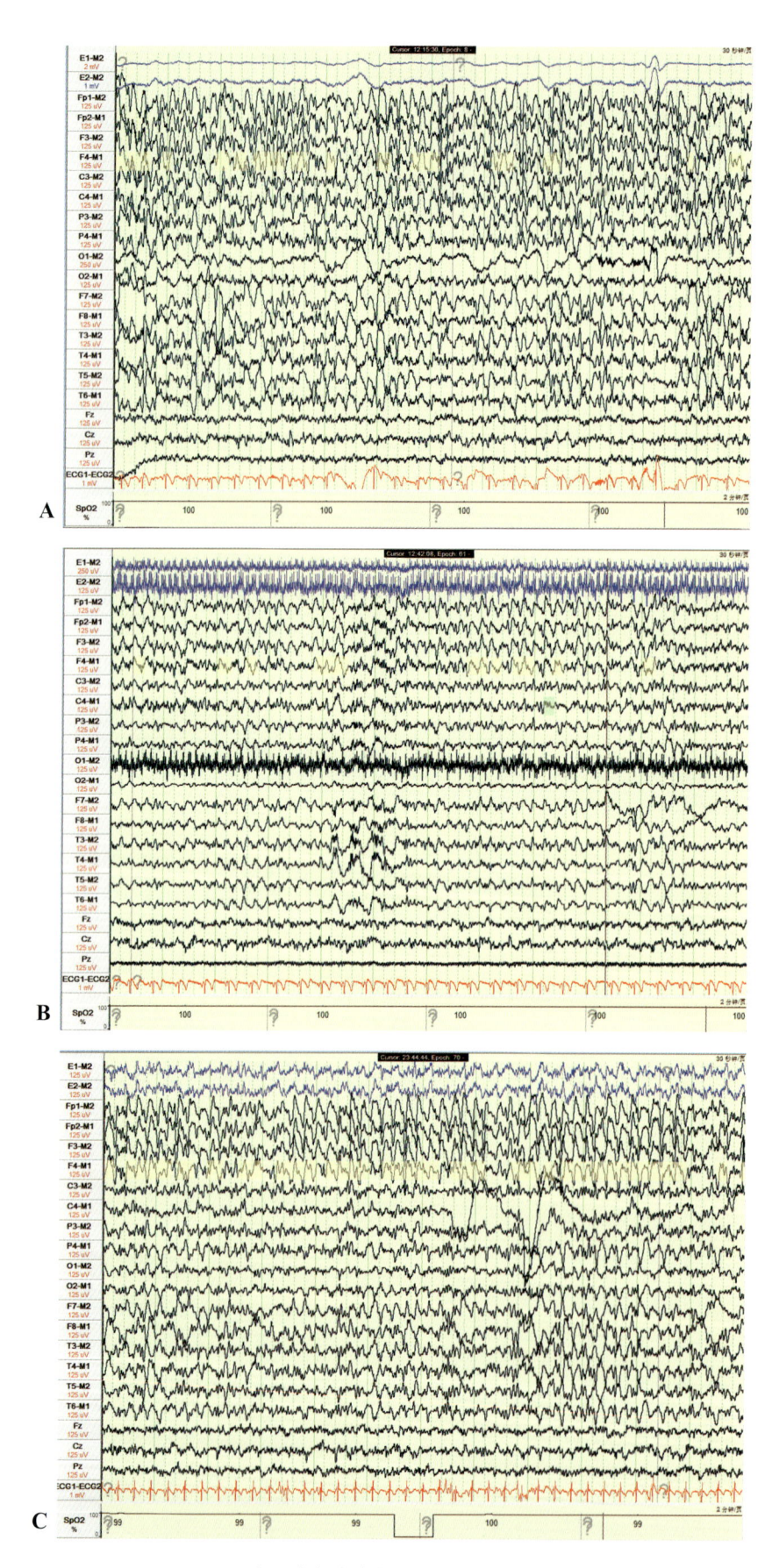

▲ 图 4-7 高原脑水肿脑电图持续非节律性 δ 活动的变化

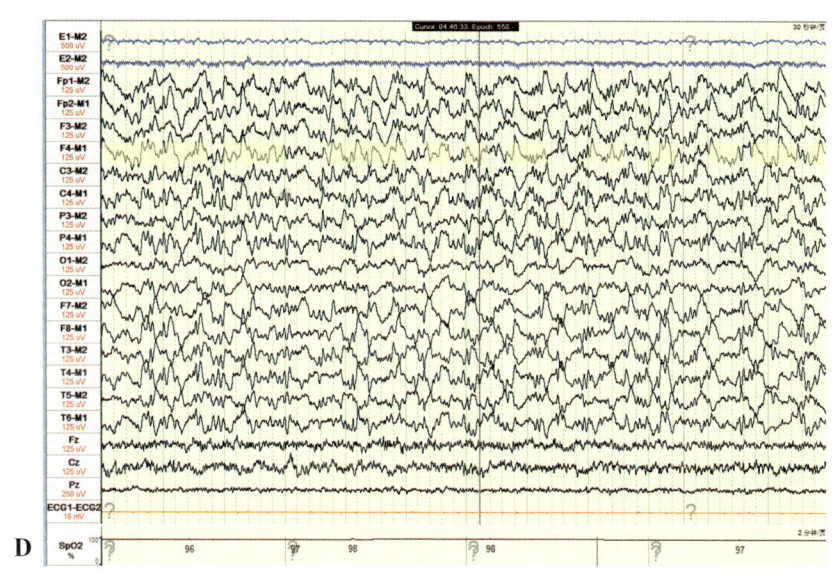

▲ 图 4-7（续） 高原脑水肿脑电图持续非节律性 δ 活动的变化

8～13Hz、10～50μV 的节律，或由 α 或 δ 脑波构成（图 4-9），最常见于高原脑水肿昏迷，为一种正弦样 α 活动，全头广泛分布，以额区明显，见于早期或恢复期。高原脑水肿治疗后清醒恢复期表现为广泛性 α 节律。

高原脑水肿病情恢复后，脑电图恢复正常。

脑电图表现为：规律的 α 节律伴少量 θ 波（图 4-10）。

六、诊断标准及鉴别诊断

（一）高原脑水肿诊断标准

根据 1995 年中华医学会第三次全国低氧医学西宁学术讨论会，高原脑水肿诊断标准如下：①近期抵达高压后发病，海拔 2500m 以上。②神经系统症状及体征，剧烈头痛、喷射状呕吐、烦躁不安或表情淡漠、神志恍惚、意识蒙眬、嗜睡、昏迷，可出现肢体功能障碍，病理征阳性。③眼底视盘水肿及视网膜出血。④CT 出血特征性脑水肿表现（临床常用诊断手段）。⑤脑脊液压力升高，细胞及蛋白正常。⑥排除脑血管意外、CO 中毒、药物中毒、癫痫、脑膜炎。⑦多数患者经吸氧、脱水、皮质激素等治疗及低转后缓解。

（二）高原脑水肿鉴别诊断

1. 脑膜炎和脑炎

高原脑水肿首先有进入高原的病史，这是鉴别其他诊断的首要问题，其他鉴别如下：①脑膜炎有脑膜刺激征，但脑水肿合并蛛网膜下腔出血时也有此体征。②有发热、头痛、恶心、呕吐等前驱症状。③脑脊液检查有特异性异常，生化检查出现脑脊液蛋白升高、糖降低、细胞数增高等特征表现。④头颅 CT 或 MR 可进一步协助鉴别诊断。

2. 急性药物中毒

临床最多见的为安定类药物，患者进入高原后，服用安定药物鉴别困难，注意患者是否有安定药物服药史。急性药物中毒的临床表现为嗜睡、共济失调、视物不清、精神错乱，严重者出现意识丧失、抽搐、昏迷，与高原脑水肿不易区别。头颅 CT 或 MR 可进一步协助鉴别诊断。

治疗：洗胃，并用盐类泻剂；10% 葡萄糖以利排泄，防止水电解质酸碱紊乱；循环衰竭可应用去甲肾上腺素；呼吸抑制可注射中枢兴奋呼吸药物及机械通气。

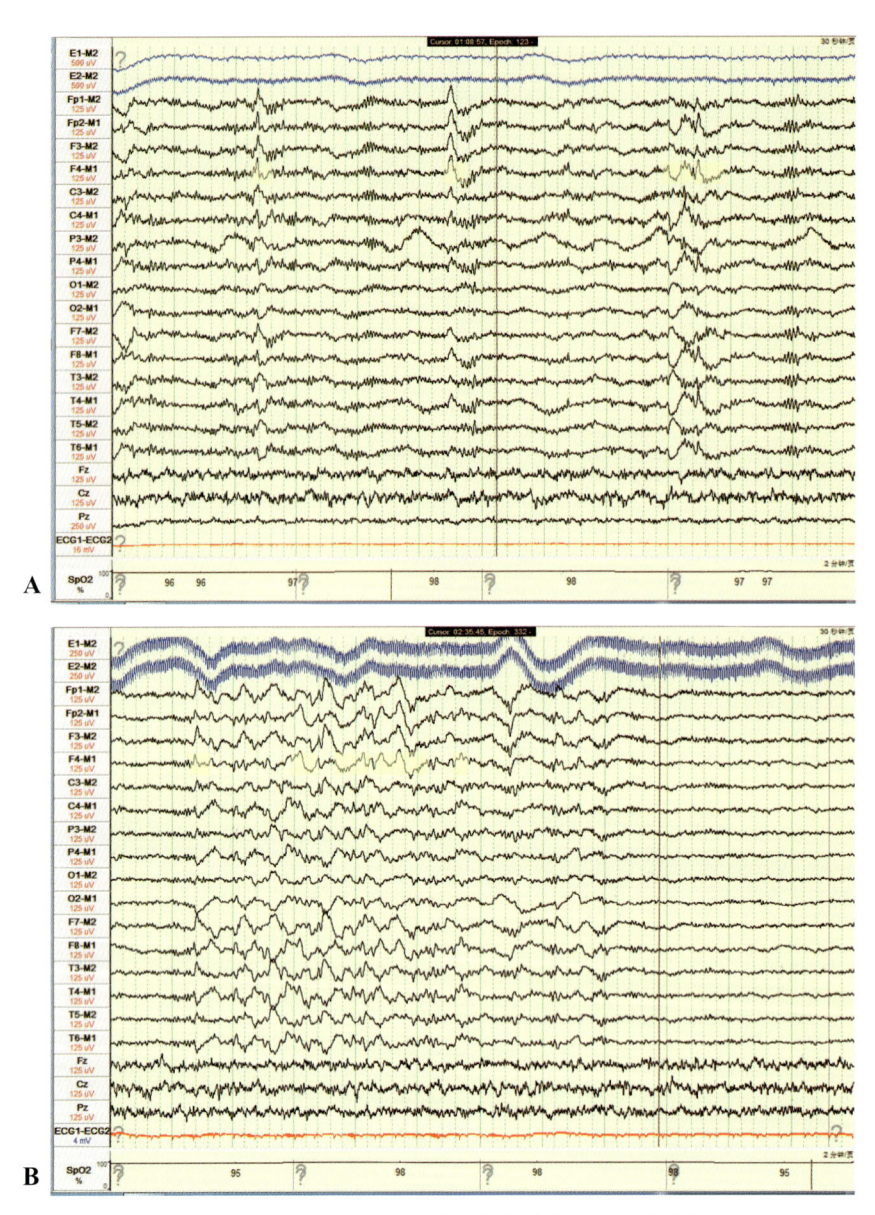

▲ 图 4-8　高原脑水肿脑电图间断节律性 δ 活动的变化

3. CO 中毒

进入高原后，由于气候寒冷，昼夜温差大，条件艰苦，常使用煤炉取暖，所以发生 CO 中毒机会大，需与高原脑水肿鉴别诊断。

高原脑水肿与低氧有关，昏迷会出现低氧血症，口唇、面色青紫，四肢末梢发绀；而 CO 中毒，口唇呈樱桃红色，面色通红，皮肤凉而湿润。

CO 中毒引起组织缺氧，形成 CO-Hb。CO-Hb 不能携带 O_2，CO 与肌球蛋白结合，影响氧从血液弥散到线粒体，损害线粒体，也可引起大脑缺氧，从而诱发高原脑水肿，或与高原脑水肿同时发生，应引起注意。

CO 中毒症状表现为头痛、头晕、四肢无力、嗜睡、谵妄、意识不清、昏迷，与高原脑水肿表现一致。头颅 CT 或 MR 可进一步鉴别诊断。

治疗：纠正缺氧，氧疗及高压氧治疗；防止脑水肿；促进脑细胞代谢，胞磷胆碱 0.5g，静脉

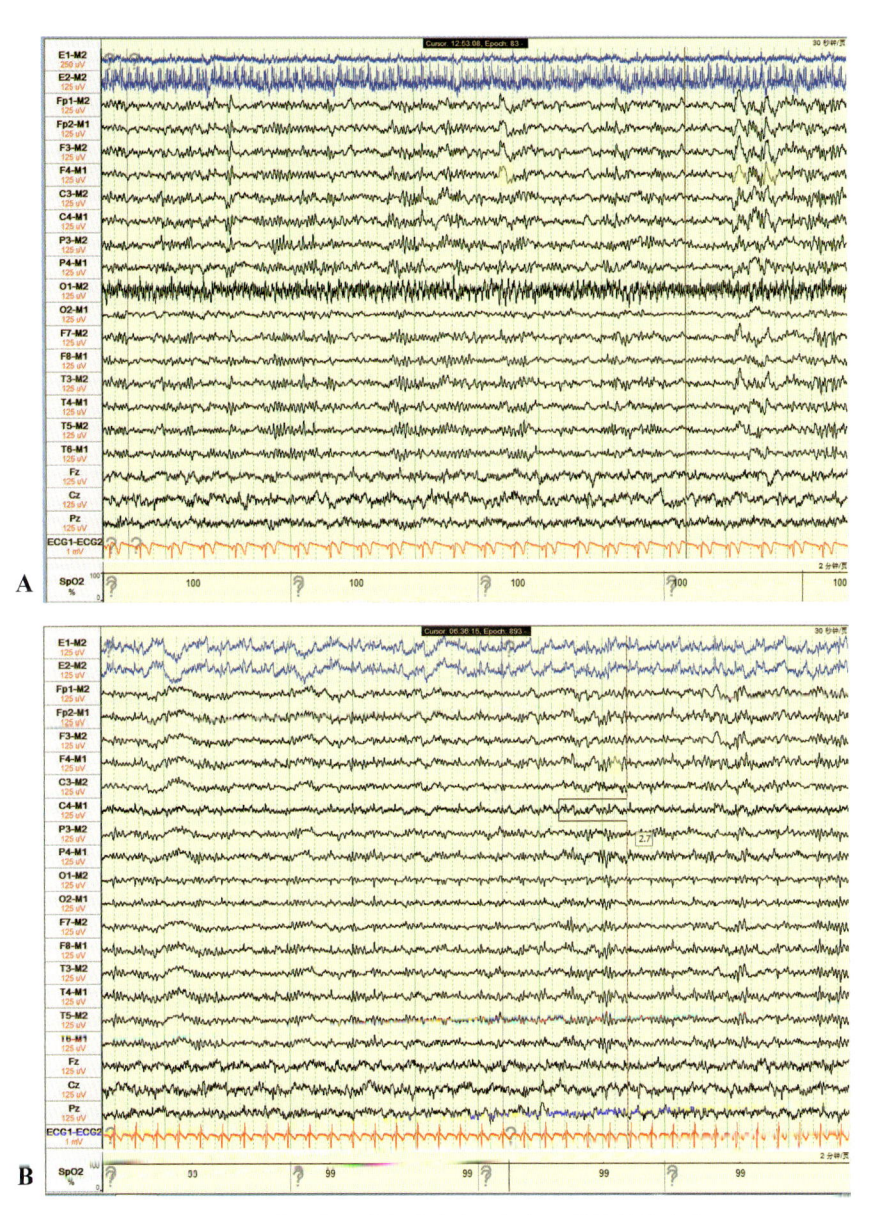

▲ 图 4-9　高原脑水肿脑电图间断 α 节律性的变化

滴注，应用糖皮质激素。

4. 低血糖性昏迷

机体进入高原后，由于高原反应，不能进食或拒绝饮食，以及产生内分泌紊乱，从而造成低血糖昏迷，这是因为血液中的葡萄糖是脑代谢唯一的能量来源。临床表现为与高原脑水肿相似，头颅 CT 或 MR 可进一步鉴别诊断。

脑功能障碍伴头痛、精神错乱、抽搐、昏迷；交感神经亢进、苍白、出汗、心悸；正常人血糖≤2.8mmol/L，糖尿病患者血糖≤3.9mmol/L，可诊断低血糖。

糖尿病患者进入高原后需要严密监测血糖，调整 RI 用量，防止低血糖发生。

治疗：可给予碳水化合物食品，补充含糖类食物；意识障碍可给予 50% 葡萄糖 20～60ml，静脉输入，血糖不升高可重复给予；无效可给予胰高血糖素 0.5～1.0mg，10～15min 可恢复意识，60～90min 血糖升高。

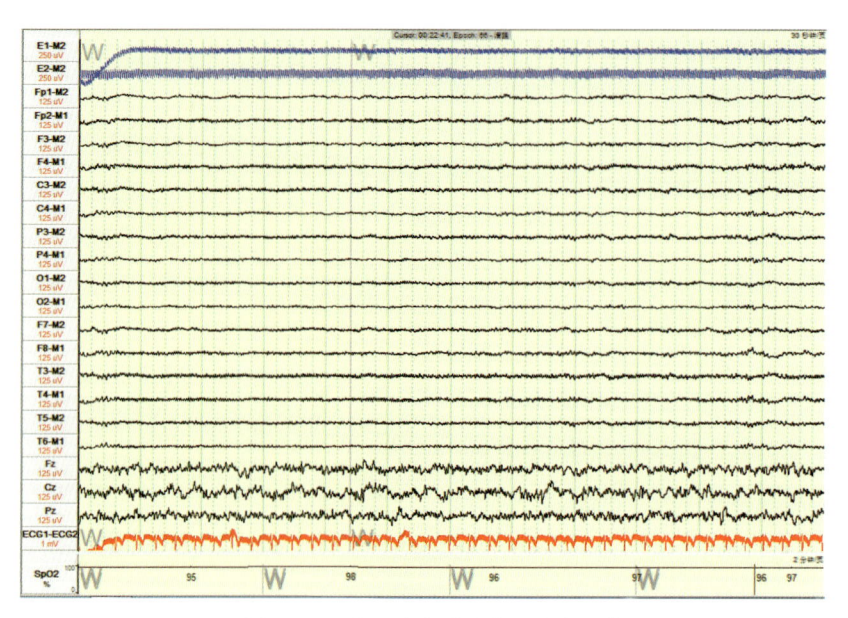

▲ 图 4-10　高原脑水肿脑电图恢复正常

5. 脑卒中

机体进入高原后，特别是既往有高血压的患者，随海拔升高，血压也会升高，这部分人群极易发生脑卒中，在血压升高及高原低氧作用下，动脉硬化的斑块不稳定，可发生单纯性脑卒中，CT 可正常，需查 PCT 或 MRI PWI、DWI 可进一步确诊，查体可有神经系统定位体征。同时，脑卒中也是高原脑水肿的并发症，我们要区别以下几种情况，即：①首先发生的脑卒中，无高原脑水肿。②先发生脑水肿可合并脑卒中。③脑水肿治疗过程中出现脑出血和蛛网膜下腔出血。

另外，我们发现有些患者可脑水肿合并缺血性脑卒中，早期 CT 可见脑水肿表现，需查 PCT 或 MRI DWI、PWI，可明确诊断。临床表现为神经系统定位体征，并且昏迷程度加深。高原脑水肿治疗过程中发生脑出血和蛛网膜下腔出血，是高原脑水肿并发症。

6. 癫痫

既往有相同病史非常重要，但是高原脑水肿也可以癫痫持续状态为首发症状，鉴别有一定的困难。

7. 各种代谢性疾病导致昏迷

各种代谢性疾病导致昏迷如糖尿病性昏迷、尿毒症昏迷，需进行全面的病史询问及详细查体。

七、分期、分型新识

首先缺氧因子直接损伤脑血管内皮细胞（比脑细胞缺氧更敏感），导致血脑屏障破坏，微血管通透性增加。随着病情进展，缺氧最直接使脑细胞代谢发生障碍，ATP 产生不足，钠钾泵功能障碍。细胞内钠离子堆积，无氧酵解增强，乳酸产生增多，进一步刺激炎症因子释放，氧自由基产生，产生脑细胞毒性水肿，即脑细胞水肿期。病情进一步进展，凝血瀑布，产生脑小血管的微血栓形成，颅内压增高并压迫脑血管，脑细胞肿胀，脑微循环发生障碍，形成脑肿胀期。根据其发病机理的病情变化，我们对高原脑水肿通过 MR、CT 检查及 GCS 评分进行分型（图 4-11）。

高原脑水肿的分期、分型治疗，不是机械的套用并采取什么样的治疗方法，而是临床医生早

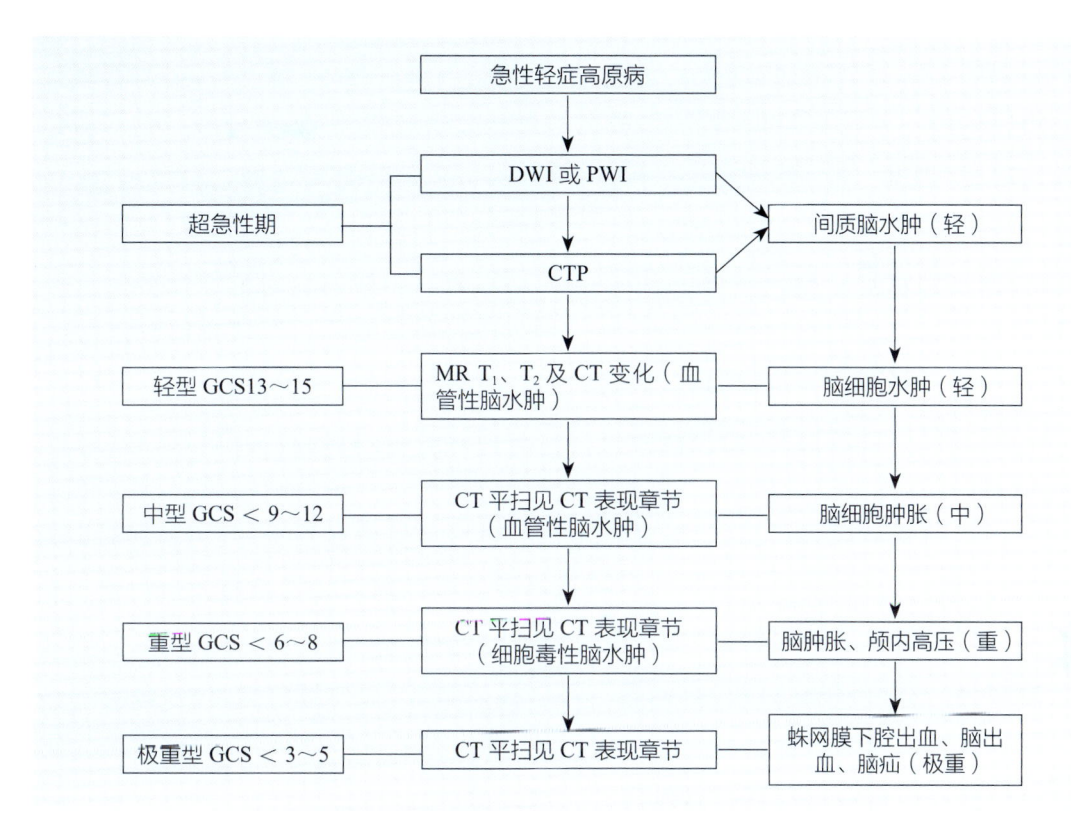

▲ 图 4-11 高原脑水肿（高原急性脑损伤）的分期和分型

期识别、早期诊断，判断疾病的凶险及严重程度，注重疾病发展的病理生理过程。例如，暴发性高原脑水肿从重度高原反应直接进入多脏器衰竭，或在睡眠中死亡，而 CT 表现却是正常或轻度变化。

CT 脑水肿早期影像学的变化可能正常或轻度水肿，而患者症状、体征已十分严重。所以我们结合 MR 的表现，提出更早诊断，避免耽误病情。以 MR 结合 CT 判断疾病，早期诊断、早期治疗，可打断疾病的发展链，阻止大脑进一步损害。

这些方法的临床应用只是为了补充，而非取代仔细的临床检查。只有详细而清楚的病史和仔细认真的体格检查才是诊断疾病、鉴别疾病、评估患者的基石。另外，我们要认真学习病理及病理生理的变化，认识疾病的发生、发展规律，才能更好地理解分期、分型的临床意义。

八、高原脑水肿与颅内高压——脑疝

（一）概念

颅内压（intracranial pressure，ICP）是指颅腔内容物对颅腔壁所产生的压力。正常成人在身体松弛状态下侧卧时的腰椎穿刺或平卧时测脑室内的压力为 6.0~13.5mmHg，平卧时成人颅内压持续超过正常限度 15mmHg，即为颅内高压。如不能及早发现和及时处理颅内高压，可导致脑灌注压降低，脑血流量减少，脑缺血缺氧造成昏迷和脑功能障碍，脑水肿加重，甚至发生脑疝，危及生命。造成颅内高压的病因很多，常见于颅脑外伤、颅内感染、脑血管病和脑肿瘤，各种原因导致的脑水肿等颅脑疾病。高原脑水肿的病理生理变化，可导致颅内压增高，处理不及时也可发展为脑疝，从而危及生命。

根据 Monro-Kellie 的学说，颅内容物的容积应该是恒定的，原则是一部分颅内容物的扩张会造成其他内容物的受压，则出现 ICP 增高。颅内压是颅内容物（脑组织、脑血容量和脑脊液）所表现出来的压力之和，任意一种内容物表现出来的压力都源于其体积变化，即 ICP = P_{脑组织} + P_{脑血液} + P_{脑脊液}。正常人囟门闭合后，中枢神经系统包括脑组织、脊髓组织、脑脊液及脑和脊髓内的血液，密闭在几乎不可压缩的颅骨和椎管内。其中颅骨无代偿空间，椎间隙可提供很少量的代偿空间。正常成人颅腔的总容积约为 1500ml，其中脑组织占 80%~88%，血液占 7.5%~10%，脑脊液占 4.5%~10%。

临床分类：正常 ICP 为 6~15mmHg，轻度颅高压为 15~20mmHg，中度颅高压为 21~40mmHg，重度颅高压 >40mmHg。

（二）颅内压增高的生理

1. 颅内压代偿调节

(1) 颅内压升高，脑脊液会减少产生或增加吸收，可减少颅腔容积的 8%。

(2) 颅内压升高，血液会流向低压的静脉系统，减少血管容积。

2. 脑

正常情况下，脑漂浮于脑脊液中，由大脑镰和小脑幕固定脑的位置，脑组织大约 78% 是水分，其中 80% 存在于细胞内，其余部分存在于组织间隙。病理状态下，脑水分的增加通常会增加它的体积。血脑屏障的破坏引起颅内整体水分的增加（血管源性水肿），细胞成分的破坏引起渗透压的改变，导致液体由细胞间隙转移到细胞内（细胞毒性水肿）。

3. 脑脊液

正常情况下，脑脊液的生成和吸收处于动态平衡中，脑室和蛛网膜下腔有 90~150ml 的脑脊液存在。

脑脊液循环由侧脑室脉络丛分泌，经室间孔入第三脑室，再经大脑导水管入第四脑室，再经正中孔和两个侧孔进入小脑延髓池和基底池，上升到大脑半球蛛网膜下腔，或经基底池下行脊髓蛛网膜下腔腰大池返回基底池，在蛛网膜颗粒及硬脑膜吸收入静脉窦。颅内压升高时，蛛网膜颗粒重吸收轻度增加。

4. 脑血流和脑血容量

流动于脑血管内的血液是颅腔内容物组成的第三大部分，正常情况下，颅内血容量主要由脑血流量和脑血管紧张度决定。脑血流量增加，脑血容量随之增加，反之亦然。

5. 脑代谢和脑血流量

大脑仅占体重的 2%~3%，血流量却占心输出量的 15%~20%。脑代谢依赖于为大脑提供充足能量的氧和葡萄糖的连续供给，运送这些能量主要取决于脑血流量。CBF 临床很难测出，我们一般应用脑灌注压（CPP）替代 CBF，CPP = MAP-ICP。无论是平均动脉压下降还是颅内压升高，均可影响脑灌注压和脑组织的血流量。

（三）高原脑水肿颅内高压的病理生理机制

高原脑水肿发病机制提示，高原缺氧导致大脑血管扩张，导致毛细血管静水压升高，脑部毛细血管通透性改变，毛细血管内容物进入组织间质，发生间质性脑水肿，缺氧导致毛细血管内皮细胞紧密连接（血管屏障）破坏（血管源性脑水肿），高原低压性低氧导致细胞膜上的钠钾泵和钙泵功能障碍，脑细胞内水分增加导致细胞肿胀（细胞毒性水肿），自由基及炎症因子作用于血脑屏障及血管内皮细胞，导致渗透性脑水肿。上述原因导致脑容积增加，颅内压增高，所以高原脑水肿最终会发展成颅内压增高及脑疝形成。

病理生理作用机制如下。

1. 生理调节功能丧失（脑脊液的调节及脑血流量调节消失）。

2. 高原缺氧及广泛脑损伤，造成生理调节功能丧失。

3. 脑脊液循环功能障碍（脑脊液增多），颅内压急性升高，造成各脑室及蛛网膜下腔环流通路阻塞，促使脑脊液不断分泌，造成颅内压进一步升高。

4. 脑血液循环障碍（脑血容量增加）：①高原脑水肿导致颅内压升高及动脉血压变化，当舒张压>130cmH$_2$O，增加颅内高压。②静脉压升高，高原缺氧对脑静脉系统影响，激活凝血瀑布，静脉系统血栓形成，颅内压升高，脑容积增加，同时颅内高压压迫静脉系统，静脉压升高，颅内压进一步增加。

5. 脑体积增大（体积增大），高原脑水肿组织间隙及细胞内液体增加，引起脑体积增大，颅内压升高。

（四）颅内压增高分期

1. 代偿期

高原脑水肿初级发展阶段，由于颅腔有8%~10%代偿空间，只要病理变化所占体积不超过这一限度，颅内压不升高。此期进展的速度取决于病变性质、部位、发展速度等因素。

2. 早期

超过颅腔代偿容积，但低于平均体动脉血压的1/3，小于47.6cmH$_2$O。此期脑血管自动调节功能和血管加压反应良好，出现血压升高，脉缓慢，脉压增大，呼吸减慢。

3. 高峰期

颅内压为平均动脉压的1/2，47.6~68cmH$_2$O，脑血流量下降为正常的1/2，PaCO$_2$<50mmHg。如不及时治疗，脑干功能衰竭。

4. 晚期

颅内压等于平均动脉压，脑灌注压明显降低（<20mmHg），血管阻力增加，脑血流量极度减少，脑代谢每分钟耗氧量<0.7ml/100g，PaCO$_2$>50mmHg，患者深度昏迷，各种反射消失，瞳孔散大，去皮质强直，血压下降，出现脑死亡。

（五）临床表现

1. 头痛

进行性、加重性头痛，伴躁动不安。

2. 呕吐

喷射状呕吐，由中枢缺氧引起。

3. 眼底

视盘充血、水肿。

4. 瞳孔变化

忽大忽小，边缘不整，变化多端：单侧瞳孔散大，对光反射消失，提示颞叶钩回疝；双侧瞳孔扩大，对光反射消失，提示枕骨大孔疝；眼球凝视，固定向上，提示损伤脑干凝视中枢。

5. 意识障碍

进行性意识障碍。神志急剧变化是颅内高压的早期症状。

6. 抽搐

大脑皮质或脑干受增高的颅内压影响，可诱发抽搐。

7. 中枢性呼吸衰竭

呼吸由深变慢，节律不整，严重者有叹气样呼吸。

8. 循环改变

血压升高，脉搏慢而有力。后期可出现脑性休克，血压下降，多由小脑扁桃体疝压迫心血管中枢所致。

（六）颅内压、脑血流、脑组织氧分压监测

近年来，临床上监测大脑功能状况的技术和设备发展很大。

1. 颅内压监测及脑血流的测定

(1) 颅内压监测指征：影像学检查证实存在严重颅内病变和显著颅内压增高征象时，可考虑

颅内压监测，以评估病情、指导治疗。

(2) 有创性颅内压监测：脑室内置管测压是 ICP 监测的"金标准"，但手术复杂，需神经外科配合，并发症多，对手术技术要求高，在基层医院实施困难。

(3) 无创颅内压监测：虽然无创性（非侵入性）ICP 监测技术并不成熟和精确，但初步研究结果已经证实与有创 ICP 监测具有较好的相关性。目前可选择眼压计测量眼内压或眼部超声测量视神经鞘直径分析 ICP，但 TCD 技术分析 ICP 的准确性有待监测与分析技术改进，可靠性尚需更多研究证实。

(4) 颈颅多普勒超声技术：从特点、检测窗口和脑损伤中的应用进行介绍。

TCD 特点：包括 TCD 可以无创、动态、连续、及时监测脑血流动力学，可测定半个脑血管的血流速度（V_{mean}），可反映脑血流量变化的许多生理特性。

TCD 监测窗口包括：①颞骨窗口，即在颞骨上方，从眼眶外侧至耳之间的区域观察大脑前动脉、大脑中动脉、颈动脉中末端、大脑后动脉、基底动脉分支，最常用颞骨窗口观察大脑中动脉，方法为经颞骨窗口，取样深度 50～55mm 血流方向朝向操头为正向频谱。②眼眶窗口，观察眼动脉。③枕骨大孔窗口，观察椎动脉颈内段和椎动脉。

TCD 在脑损伤中的应用：①诊断脑血管痉挛，大脑中动脉（MCA）平均血流速度正常值 55cm/s，应用 Lindegaard 比值，即 MCA 血流速度/颅外动脉血流速度（颈内动脉），若 MCA＞120/s，比值＞3，提示脑血管痉挛；若 MCA＞120/s，比值＜3，提示高动力循环状态。②间接评估脑血流量。

2. 脑氧及脑代谢监测

颈静脉静脉氧饱和度（jugular venous oxygen saturation，$SJVO_2$）经颈内静脉逆行置管，测颈静脉球部以上，大脑半球混合静脉血氧饱和度，反映氧供及氧消耗之间的平衡，间接提示脑代谢状况。

(1) 颈静脉静脉氧饱和度测量的两种方法：①间断抽血，血气分析测氧饱和度。②光纤探引，直接测定。

(2) 颈静脉静脉氧饱和度正常值及意义：$SJVO_2$ 正常值 55%～75%；$SJVO_2$＜40%，严重缺氧；$SJVO_2$＜50%，CBF 灌注不足；$SJVO_2$＞75%，脑氧代谢下降及动静脉分流。

$SJVO_2$ 降低：见于脑氧输送降低，原因为全身缺氧、低血压、血管痉挛或颅内高压导致脑灌注压降低，脑氧耗增加，可由癫痫、发热导致。

$SJVO_2$ 升高：见于脑血流高动力循环状态，自身调节机制受损，脑氧耗降低，如低温治疗。脑组织失去提取氧的机会、ICP 与 MAP 一样高时，如不及时处理，患者很快死亡。

(3) 脑动静脉氧含量差（$AVDO_2$）：脑动静脉氧含量差=动脉血氧分压-颈内静脉血氧分压。$AVDO_2$ 受血红蛋白影响，$AVDO_2$ 增加，提示脑缺血；$AVDO_2$ 减少，提示脑充血。

(4) 脑氧摄取率（CEO_2）：脑氧摄取率=动脉血氧饱和度-颈内动脉血氧饱和度，正常值 24%～42%，反映脑氧耗状况。CEO_2 可直接反映脑氧耗，不受血红蛋白影响。

3. 脑干功能的临床监测

(1) 中脑功能受损：临床表现为瞳孔中度大小、固定，眼肌麻痹，偏瘫，巴宾斯基征阳性。

(2) 高位脑桥功能受损：临床表现为针尖样瞳孔，反射存在。

(3) 低位脑桥功能受损：临床表现为水平凝视，偏瘫。

(4) 延髓功能受损：临床表现为呼吸紊乱，循环紊乱。

（七）脑疝综合征

高原脑水肿尸检时，由于脑容积增加，形成颅内高压，脑沟脑回变浅，脑室受压消失，可出现各种脑疝。依脑疝发生的部位，可分为蝶骨嵴疝、大脑镰下疝、小脑幕切迹疝、枕前大孔疝、枕骨大孔疝和小脑幕裂孔疝，可压迫脑干，阻碍脑脊液循环，使颅内压更高。

脑疝病程发展有一定规律性，按其进程分3期。

1. 初期

脑疝形成前阶段，主要是颅内高压使脑组织缺氧的程度突然加剧所致，注意表现为突发或再度加重的意识障碍，轻度的呼吸加深加快，脉搏持续加快，血压、体温上升。

2. 中期（代偿期）

中期为脑疝形成压迫脑干，全脑病变加剧，可通过一系列调节机制维持生命。表现为昏迷加深，肌张力改变，呼吸更深或慢，脉搏持续减慢，血压和体温更高。

3. 末期（衰竭期）

末期为脑干极严重损害、无力持续维持生命的阶段，表现为呼吸、循环衰竭，双瞳散大固定，肌张力消失，血压下降，不规则间歇呼吸。

(1) 大脑镰下疝（扣带回疝）：①病因为一侧大脑半球病变，压迫对侧大脑前动脉。②病理为脑组织进入大脑镰下空腔，扣带回受压，皮质出血坏死，压迫大脑前动脉及大脑内静脉。③表现为对侧下肢瘫痪，深感觉障碍。

(2) 小脑幕裂孔疝（颞叶沟回疝）：①病因为幕上病变致颅内压增高。②病理为幕上脑组织（颞叶的海马回、沟回）被压迫，通过小脑幕切迹进入幕下，进而压迫中脑及同侧动眼神经。③表现为特征性，患侧瞳孔扩大，对光反射消失，眼睑下垂，对侧肢体中枢性瘫痪，中枢性呼吸衰竭，生命体征不稳定。

(3) 枕骨大孔疝（小脑扁桃体疝）：①病因为幕上或幕下病变致颅内压增高。②病理为小脑扁桃体经枕骨大孔被挤向椎管内，延髓受压。③表现为颈项强直，强迫头位，双侧瞳孔散大，眼球固定，对光反射消失，呼吸抑制、缓慢、不规则，可突然呼吸停止，生命体征不稳定，肌张力、深反射消失。

（八）颅内高压及脑疝治疗

1. 颅内高压脑疝总治疗方案

(1) 治疗时机：当ICP＞20mmHg、CPP＜60mmHg，持续10min以上开始治疗。

(2) 治疗目标：维持CPP＞70mmHg。

(3) 治疗方法：①维持正常体温，镇静，抬高床头位30°；②应用脱水利尿药、甘露醇；③脑室外引流；④亚低温治疗；⑤开颅减压；⑥巴比妥昏迷疗法；⑦机械通气，$PaCO_2$ 30～35mmHg；⑧颅内压监测及脑血流的测定，如无创颅内压监测，监测颈静脉氧饱和度、脑动静脉氧含量差间接评估脑血流量。

2. 颅内压与脑灌注压阶梯治疗方案（图4-12）

升高脑灌注压方法包括：①降低颅内压；②升高血压，即采用液体复苏、血管加压素治疗。

3. 脱水利尿药的合理应用

目标：维持正常血浆渗透压基础上，合理应用脱水利尿药。

(1) 初始甘露醇：0.75～1.0g/kg，每3～5小时1次，以后常规给予甘露醇0.25～0.5/kg应用，小剂量甘露醇（0.25g/kg）与高剂量相同，但作用时间缩短。

(2) 高渗盐水：23.4%，可扭转脑疝症状。临床降低颅内压高渗盐水有以下浓度：3%、5%、7%、10%、23.4%，可静脉注射，也可持续静脉输入。

```
阶梯治疗①  气管插管，正常机械通气，维持 PaCO₂ 32~36mmHg，充分镇静与止痛，必要时应用肌松药
    ↓
阶梯治疗②  头部抬高 30°
    ↓
阶梯治疗③  脑室外引流
    ↓
阶梯治疗④  甘露醇 0.25~0.5g/kg，静脉注射
    ↓
阶梯治疗⑤  轻-中度亚低温治疗（32~34℃）
    ↓
阶梯治疗⑥  手术减压
    ↓
阶梯治疗⑦  在脑电图控制下，90% 脑电抑制，采用巴比妥昏迷疗法，CPP 维持＞70mmHg
```

▲ 图 4-12 颅内压与脑灌注压阶梯治疗方案

一般应用的浓度为：3% NaCl 150ml，每 4~6 小时 1 次，静脉注射，或 0.5~1.0ml/(kg·h)，持续注射；23.4% NaCl 30~60ml，每 6 小时 1 次，静脉注射。

(3) 人血白蛋白：提高血浆胶体渗透压，联合甘露醇脱水，降低颅内压效果更佳。

应用任何利尿脱水药的同时，应监测电解质及渗透压，严防高钠血症、低钾血症、低钠血症的发生。为避免脱水低血压，按尿量多少等量补充生理盐水。

4. 手术减压

(1) 去骨瓣减压术：降低颅内压，改善脑血流，改善脑氧代谢状态，减轻脑肿胀，改善预后。

作用：高 ICP 难以控制时用于治疗，预防难以控制的高颅内压。

目的：扩大颅腔，使颅内压下降；解除血管卡压，增加静脉回流。

手术指征：半球性弥漫性脑肿胀、不可控制的 ICP、脑疝。

(2) 双额减压术：用于弥漫性脑水肿（肿胀），阶梯治疗后 ICP 仍高，GCS 评分 4~8 分，CPP＜60mmHg，ICP＞45mmHg，TCD 舒张期流速下降，仅获收缩期血流波形。

5. 巴比妥昏迷疗法

巴比妥昏迷疗法是颅内高压的代谢治疗，其机理为巴比妥类药物为脂溶性，可通过血脑屏障，降低脑代谢和脑氧耗量，减少脑组织对氧的需要，提高脑组织耐受缺氧的能力，收缩血管，增加脑血管阻力，降低脑血流量，降低 ICP，限制脂质膜的过氧化损害，清除氧自由基，抑制癫痫发作，减少脑组织和全身各系统的应激反应，降低颅压，作用迅速而明显。

(1) 巴比妥昏迷疗法指征：①其他治疗无效，作为最后控制 ICP 方法。②减压手术中并发脑肿胀。

(2) 巴比妥昏迷疗法用法：①硫喷妥钠 250mg，静脉注射，数秒内可降 ICP，药效持续 15~20min，可连续或重复给药。②戊巴比妥，负荷量为 10mg/kg＞30min，5mg/(kg·h)（3h），维持量为 1mg/(kg·h)，调整血浆水平到 30~40mg/100ml 或脑电抑制为止。

6. 避免引起加重颅内压的各种因素

(1) 头部体位：头部抬高 15°~30°，避免扭曲或压迫颈部，保持颈动脉引流通畅。

(2) 控制体温：体温升高，可加重脑代谢和脑血流量，加重脑水肿，使颅内压进一步升高。

(3) 控制躁动、烦躁：避免颅内压增高。

(4) 保持体循环血压：低血压可导致脑灌注压下降，影响脑组织供血，加重脑水肿，避免低血压发生；严重的高血压也导致脑血流量增加，

加重脑水肿和升高颅内压,需进行适当控制。

(5) 保持呼吸道通畅:气管插管,机械通气,$PaCO_2$ 保持 25~35mmHg。

(6) 镇静镇痛:防止持续性癫痫发作。

九、并发症

(一)急性症状性癫痫

高原缺氧可以诱发癫痫,即既往有癫痫病史进入高原的人群因高原缺氧可导致癫痫发作,有些患者可表现为癫痫持续状态。而癫痫发作也可以导致高原脑水肿,两者互为因果。

高原脑水肿也可以以急性症状性癫痫发作为首发症状,易造成误诊、漏诊。如果高原脑水肿患者急性症状性癫痫发作被误诊为癫痫,并且仅从癫痫的角度进行治疗,必将会出现误诊、误治,错过最佳治疗时机。

急性症状性癫痫发作是由多种病因引起的一组综合征,临床也称之为继发性癫痫,应与传统的典型的癫痫发作有所区别。人到高原,由于高原低压性低氧,导致血氧分压下降,交感神经兴奋,氧耗增加,脑组织氧供减少。中枢神经系统对低氧最敏感,脑细胞对缺氧尤其敏感,血脑屏障破坏,发生高原脑水肿,引起脑部神经元异常过度放电,导致症状性癫痫发作,这是高原缺氧导致脑部神经元异常过度放电而出现的一过性体征和症状。因合并高原脑水肿,急性症状性癫痫发作症状不是典型发作,发作后患者可持续昏迷。急性症状性癫痫发作也需要抗癫痫药物治疗,以免加重高原脑水肿使颅内压升高,病情恶化。高原脑水肿出现急性症状性癫痫发作,需积极治疗。一部分患者脑水肿痊愈后,留有严重的癫痫后遗症,给生活、学习带来不便。

惊厥是指剧烈、不自主的肌肉收缩反应,这种收缩功能是一种运动性症状,可以是强直性、阵挛性、强直-阵挛性。惊厥的发作可以是高原脑水肿的一个症状,也可能是首发症状,这种表现在高原脑水肿中并非少见,应引起临床重视。高原脑水肿伴惊厥发作只是一个症状,不代表以后会发生癫痫。

急性症状性癫痫发作药物治疗有以下几种:丙泊酚,首剂 3~5mg/kg,以后以 1~15mg/(kg·h)维持;苯巴比妥,初始负荷至 20mg/kg,然后以 10mg/kg 维持;咪达唑仑,静脉注射 4mg,以后以 0.1~0.4mg/(kg·h)维持;地西泮,0.5mg/kg,首次 5~10mg。

(二)谵妄状态

我们在高原脑水肿的治疗过程中经常可以碰到谵妄状态的患者。高原脑水肿合并谵妄患者,经治疗意识清醒后 2~3 天,出现失眠及以谵妄为主的一系列症候群,并可持续 7~14 天,症状消失后不留后遗症。发病原因复杂,主要为多种身体和环境因素交织在一起所致。前驱症状主要是失眠,同时表现为谵妄与焦虑。目前将危重病脑功能障碍分为 3 类:昏迷、谵妄和认知障碍。谵妄是急性脑损伤过程的临床标志,常常出现在昏迷之前或昏迷之后,随之而来的是认知障碍。

谵妄是一种急性的、可逆的精神紊乱综合征,以精神状态急性变化和波动为特点,主要临床表现为注意力易转移、感觉异常(存在幻觉与错觉)、思维混乱、意识障碍、行为异常(活动过度或活动减少)、精神亢奋、睡眠-觉醒周期紊乱和情绪波动。其中,注意力障碍是核心症状。谵妄的症状繁多而无特异性,易与临床其他疾病相混淆而导致误诊与漏诊。早期诊断谵妄并予积极治疗可以促进患者康复。

1 谵妄临床分型

(1) 活动过多型:多语,运动增多,以攻击行为、刻板动作、反应敏捷为主。

(2) 活动过少型:面无表情,说话缓慢,运动迟缓，反应迟钝，精神萎靡。

（3）混合型：谵妄状态不断变化，一段时间情感淡漠，短时间又变得不安宁、焦虑、易激惹。

2. 谵妄诊断标准及评估（表4-5和表4-6）

诊断谵妄必须满足①和②，以及③和④中的一项，即：①精神状态的急剧变化（或精神状态波动）。②注意力不集中。③思维紊乱。④意识水平变化。

3. 危险因素

昏迷是ICU患者发生谵妄的独立风险因子，苯二氮䓬类药物的应用是成人发生谵妄的风险因子。

4. 治疗

（1）氟哌啶醇：活跃型谵妄治疗的首选药物，间断静脉注射，不良反应有QT间期延长，发生尖端扭转性室性心动过速。

（2）地西泮：治疗镇静药减量引起的谵妄，其他原因禁用。

（3）右美托咪定：一种高选择的α_2受体激动药，除具有镇静、抗焦虑作用外，有镇痛作用，同时对谵妄有治疗作用。对于非苯二氮䓬类药物戒断或酒精戒断综合征的ICU谵妄者，建议应用右美托咪定。

（4）奥氮平和氯氮平：谵妄是各种原因引起的急性脑器质性综合征，发病机制是器质性疾病损害了大脑代谢及中枢神经递质，特别是多巴胺及GABA神经通路。奥氮平和氯氮平是非典型抗精神病药物，对多巴胺及5-羟色氨受体有双重阻滞作用。小剂量奥氮平能有效控制谵妄症状，缩短起效时间，提高疗效。

（三）精神障碍急性综合征及认知功能障碍

精神障碍急性综合征是以精神障碍为主要表现的综合征，是一大类精神系统疾病，包括精神病性症状群、抑郁症状群、焦虑症状群。

认知功能障碍是以认知和意识功能障碍为主的综合征，是精神障碍急性综合征一个特殊类型。认知功能障碍是高原脑水肿后遗症，也可以是首发症状。有研究表明，急进高原后高原低压低氧环境会导致人体认知功能障碍，急进高原致大脑认知功能障碍是客观存在的。

精神障碍急性综合征诊断依据为进入海拔2500m高原，由于高原低氧性低氧，高原脑水肿引起的精神障碍；高原低氧与精神症状有联系；精神症状随高原脑水肿的变化而变化。

临床表现除高原脑水肿引起的一系列症状体征外，有一部分可发生精神障碍症候群。

1. 精神病性症状群

认知功能障碍，幻觉、错觉，思维混乱，妄想症，有时躁狂、兴奋、多语、言语不清，思维

附：美国精神病学会《精神疾病诊断与统计手册》第四版（DSM-Ⅵ）关于谵妄的诊断标准

表4-5 谵妄的诊断标准

A. 意识障碍（对环境感知的清晰度下降），伴有注意力的不集中和持续或变换目标能力的减退
B. 认知改变（记忆力、定向力、语言障碍）或知觉障碍，不能用原有痴呆来解释
C. 在短期内（数小时至数天）出现，并在一天过程中有所波动
D. 病史、体格检查、实验室所见证明，一般躯体情况的生理学直接后果引起

表 4-6 ICU 谵妄诊断的意识状态评估法（CAM-ICU）

临床特征	评价指标
1. 精神状态突然改变或起伏不定	• 患者是否出现精神状态的突然改变 • 过去 24h 是否有意识状态的任何波动（如时有时无，或者时而加重时而减轻） • 过去 24h 镇静评分（SAS 或 MAAS）或昏迷评分（GCS）是否有波动
2. 注意力散漫	• 患者是否有注意力极度困难 • 患者是否有保持或转移注意力的能力下降 • 患者注意力筛查（ASE）得分情况（如 ASE 的视觉测试是对 10 个画面的回忆准确度；ASE 的听觉测试是患者对一连串随机字母读音出现"A"时点头或捏手示意）
3. 思维无序	• 若患者已脱机拔管，需要判断其是否存在思维无序或不连贯，常表现为对话散漫离题、思维逻辑不清或主题变化无常 • 若患者在带呼吸机状态下，检查其能否正确回答以下问题 　- 石头会浮在水面上吗 　- 海里有鱼吗 　- 1 磅比 2 磅重吗 　- 你能用锤子砸烂一根钉子吗 • 在整个评估过程中，检查患者能否跟上回答问题和执行指令 　- 你是否有一些不太清楚的想法 　- 举起这几个手指头（检查者在患者面前举两个手指头） 　- 换另外一只手做同样的动作（检查者不用再重复动作）
4. 意识程度变化（指清醒以外的任何意识状态，如警醒、嗜睡、木僵或昏迷）	• 清醒：正常、自主地感知周围环境，反应适度 • 惊醒：过于兴奋 • 嗜睡：瞌睡但易于唤醒，对某些事物没有意识，不能自主、适当地交谈，给予轻微刺激就能完全觉醒并应答适当 • 昏睡：难以唤醒，对外界部分或完全无感知，对交谈无自主、适当的应答。当予强烈刺激时，有不完全清醒和不适当的应答，强刺激一旦停止，又重新进入无反应状态 • 昏迷：不可唤醒，对外界完全无意识，给予强烈刺激也无法进行交流

若患者有特征 1 和 2，或特征 3，或特征 4，就可诊断为谵妄
SAS. 镇静躁动评分；MAAS. 肌肉活动评分；GCS. 格拉斯哥昏迷量表评分

不连贯，肢体语言多。

2. 抑郁症状群

情绪低落，沮丧，压抑，心情不畅，对任何事物无兴趣、无热情。

3. 焦虑症状群

以焦虑、紧张、恐惧的情绪障碍，常伴有自主神经症状和运动不安等特征。

4. 治疗

(1) 积极治疗原发病（高原脑水肿）：加强氧疗及高压氧治疗，改善大脑供血。

(2) 促进脑细胞功能恢复：胞二磷胆碱 500mg，静脉滴注；醒脑静 20ml，静脉滴注。

(3) 精神症状处理：阿普唑仑 0.2～0.4mg，每日 2 次。

(4) 治疗焦虑失眠：可用艾司唑仑、氯硝西泮。

(5) 改善抑郁：可选用 SSR2 类药物，如氟西汀、帕罗西汀，每日 20mg。

(6) 缓解兴奋紊乱：小剂量的锂盐治疗，必要时给予氯丙嗪、氟哌啶醇。

（四）糖尿病酮症和高渗性昏迷

临床见于既往有糖尿病的患者进入高原后，由于内分泌代谢紊乱，可以造成糖尿病酮症和高渗性昏迷。高原脑水肿合并糖尿病酮症或高渗性昏迷，给治疗及诊断造成极大的困难。此外，还见于既往无糖尿病患者，因为低氧导致高原内分泌代谢紊乱，造成血糖升高，严重者可发生高渗性昏迷，也可见于危重病导致的血糖异常。所以高原病并发高血糖，情况复杂，治疗困难。

诊断标准：①高血糖，葡萄糖 250mg/dl。②代谢性酸中毒，pH≤7.3。③ HCO_3 ≤18mEq/L。④酮尿和酮血症。

高原脑水肿合并高渗性昏迷以严重高血糖、高血浆渗透压脱水为特点，表现为：血糖＞600mg/dl，pH＞7.3，HCO_3 ＞18mEq/L，血浆渗透压＞720mOsm/kg。

（五）尿崩症

高原脑水肿并发尿崩症是高原脑水肿终末期的变化，主要是下丘脑缺血缺氧、水肿、坏死引起。这是由于下丘脑-神经垂体功能低下，抗利尿激素分泌不足，抗利尿激素严重缺乏使肾小管重吸收水的功能障碍或肾脏对 AVP 反应性缺陷，引起的多尿、多饮、低比重尿和低渗尿为特征的一组综合征。

除高原脑水肿终末期，病情延误至颅脑损伤严重时也会并发尿崩症。

高原脑水肿发病早期，由于丘脑下部、视上核、垂体柄及室旁核等受到缺氧性损伤，刺激机体代偿性的抗利尿激素分泌增加，而到疾病后期（终末期）下丘脑因缺血缺氧（水肿、坏死），垂体功能耗竭，AVP 分泌不足，造成远曲小管和集合管对水的通透性降低，流经远曲小管和集合管的低渗小管液不能被重吸收，大量游离水从终尿中排除，形成低渗尿；肾脏由于缺血缺氧，肾小管上皮细胞功能障碍，对 AVP 失去反应，尿浓缩、稀释功能障碍而导致多尿。

高原脑水肿合并尿崩症的临床表现：除高原脑水肿症状外，还出现多尿、多饮，烦渴，严重者出现高张综合征。

1. 诊断

尿比重和渗透压均降低为最具特征性变化，尿比重 1.001～1.005，尿渗透压 50～200mOsm/kg，低于血浆渗透压。尿电解质如尿 K^+、尿 Na^+、尿 Ca^{2+} 降低。抗利尿激素测定：正常值 1～5ng/L，高原脑水肿合并尿崩症时可显著降低，患者 24h 尿量达 5～10L。

2. 治疗

(1) 维持内环境稳定：给予足够液体摄入，量出为入。

(2) 垂体后叶素：中心静脉持续泵入，0.01U/min 开始，随尿量调整剂量。

(3) 水剂 AVP：5～10U 皮下注射，每 6～8 小时 1 次。

(4) 鞣酸 AVP：5U/ml，0.3ml/次，肌内注射，维持 36～70h。

(5) 去氨加压素：DDAVP50mg/次，每日 2 次。

（六）蛛网膜下腔出血

高原脑水肿并发蛛网膜下腔出血在临床中并不少见，并且是高原脑水肿非常严重的并发症，给治疗带来非常大的困难。

高原低压性低氧缺氧使持续性脑血管扩张，脑血流量增加，脑内毛细血管流体静压增加，脑血管壁损伤。通透性明显增加，不但能透出小细胞的水分子，还能透出大分子的血细胞。在脑血管周围形成袖套状或环状出血灶，引起脑血管破裂出血。

患者既往高血压病史，颅内动脉瘤形成，以及存在动脉硬化，进入高原后，交感兴奋血压急剧升高，发生动脉破裂，进入蛛网膜下腔，形成蛛网膜下腔出血，进而加重高原脑水肿，特点为出血量大。

脑水肿致脑容积增高，颅内压增高。从高原脑水肿病理分析，脑表面和脑实质血管扩张充血，血管内血栓形成，扩张的毛细血管周围大量广泛出血，脑表面和脑实质大量淤点血肿，蛛网膜出血，其特点多为点状小灶性出血。

血液进入蛛网膜下腔，引起颅内压升高，血液刺激引起无菌性脑膜炎，引起剧烈头痛、脑膜刺激征，血液刺激引起脑血管持久痉挛，加重脑缺血，加重颅内高压，大量渗出液引起蛛网膜粘连，影响脑脊液循环，同时加重颅内压升高。脑脊液吸收的蛛网膜颗粒堵塞，引起脑脊液吸收障碍、脑积水，加重颅内高压。高原脑水肿合并蛛网膜下腔出血病情极其危重，导致使昏迷时间延长，预后极差。

1.临床表现

(1) 突然起病：剧烈难以忍受的头痛，进行性加重，不易缓解，烦躁、昏迷加重，脑膜刺激征、克尼格征、布鲁津斯基征阳性。

(2) 颅脑CT表现：蛛网膜下腔、桥池、枕大池、大脑前后纵裂、侧裂、脑沟脑回可见高密度影，脑实质弥漫性肿胀，脑沟变浅消失，脑室系统受压或缩小，脑白质密度普遍减低，灰白质对比模糊。

(3) 脑脊液：腰椎穿刺见脑脊液为血性。

2.治疗

(1) 绝对安静卧床。

(2) 止血：6-氨基己酸，首次4～6g，加5%葡萄糖，30min注射完，以后1g/h，维持12～24h，2～3周，或口服2～3g/次，每日3～4次。

(3) 手术治疗：脑脊液引流置换术、病变血管手术、血肿清除术。

(4) 扩张血管（脑血管痉挛治疗）：尼莫地平20～40mg/次，每4小时1次，口服；尼莫地平注射液20mg，加0.9%生理盐水，持续泵入。

（七）脑出血

脑血管扩张，静脉系统血栓形成，血管压力升高，发生脑小动脉破裂出血，延长高原脑水肿昏迷时间。

缺氧导致血脑屏障损害，血管通透性增加，自由基及炎症因子产生作用，血管通透性进一步增加，导致血管有形成分渗出到血管周围，形成微小脑出血。

高原脑水肿、颅内高压导致心率减慢，血压升高，如患者既往有高血压病史，可使血压更高，以及入院时血压控制不佳，均可导致继发性脑出血（大量出血），破入脑室，影响脑脊液循环，加重高原脑水肿。

大脑本就缺血缺氧、水肿，颅内压升高，高原脑水肿合并脑出血后，又阻碍了静脉及脑脊液回流，增大脑灌流阻力，更加重了大脑缺血缺氧、水肿，颅内压进一步升高，形成恶性循环，导致脑疝，从而危及生命。

1.临床表现

(1) 壳核出血：外侧豆纹动脉破裂引起，出现对侧偏瘫，偏身感觉障碍、失语，可破入脑室。

(2) 丘脑出血：偏身感觉障碍。

(3) 脑叶出血：额叶，精神异常；颞叶，幻觉、幻听、失语；顶叶，单下肢感觉障碍；枕叶，皮质盲。

(4) 脑桥出血：昏迷，四肢瘫痪，双瞳孔针尖样。

(5) 小脑出血：步态不稳，共济失调，眼球震颤。

(6) 颅脑 CT 表现：可明确出血部位、范围，CT 对脑出血的诊断敏感而准确，为高原脑水肿和脑出血的表现。

(7) 急性期：<1 周，边界清楚，均匀一致的高密度影，周围有一低密度环。

(8) 吸收期：2 周～2 个月，血肿周边溶解，血肿变小，密度变低，边缘模糊，3～4 周血肿完全吸收，呈低密度影。

(9) 囊肿形成期：>2 个月，6～8 个月，低密度影明显缩小，呈囊腔，边缘清晰。

2. 治疗

(1) 调控血压：维持血压在 150～160/90～100mmHg；控制脑水肿，降低颅压；防止感染。

(2) 手术治疗：出血量>50ml，可行血肿清除术；钻颅穿刺引流术。

（八）脑梗死

高原脑水肿患者均有凝血机制紊乱，机体处于高凝状态。此外，高原缺氧可损伤脑血管内皮细胞，造成血小板聚集，血栓形成，形成脑梗死。高原脑水肿并发脑梗死多为腔隙性脑梗死，大面积脑梗死相对少见。

高原脑水肿激活凝血系统，血液处于高凝状态，在血管内形成原位血栓，造成脑梗死。这种梗死灶较小，形成微小梗死灶，加重脑水肿。

既往脑动脉硬化严重，斑块形成。此时，在高原缺氧及各种炎症因子激活血管活性物质参与下，损伤血管内皮细胞，造成斑块破裂，发生出血及血小板集聚，产生血栓，阻塞血管，造成脑梗死。

1. 临床表现

(1) 病史：既往高血压、糖尿病及高脂血症。

(2) 非典型性症状：头昏、头痛、恶心、呕吐。

(3) 定位体征：偏瘫、中枢性面瘫、偏盲、偏身感觉障碍。小脑梗死，可出现共济失调；脑干梗死，出现眩晕、耳鸣、声嘶、吞咽困难、交叉瘫痪、交叉性感觉障碍。

2. 诊断

CT 表现为高原脑水肿和脑梗死的表现，超早期（24h 内）PCT 或 MRI 可见底在外的三角形扇形密度减低区，发病 24～48h 后 CT 可见病灶。

3. 治疗

(1) 抗凝：低分子肝素 0.4ml，每 12 小时 1 次，皮下注射。

(2) 抗血小板：拜阿司匹林 0.1g，每日 1 次，口服。

(3) 中药活血化瘀治疗：丹参注射液、血栓通注射液。

(4) 积极治疗原发病：高原脑水肿的治疗。

十、治疗

（一）常规治疗措施

(1) 保持体位：头正中抬高 15°～30°，或颅内压监测下调整头位，保证脑灌注压>70mmHg。

(2) 控制 PaO_2 和 $PaCO_2$：尽早气管插管，行机械通气成为脑保护的主要措施，机械通气模式为压力控制通气 +SIMV+PS。

(3) 控制动脉血压：CPP= 平均动脉压（mSAP）− 平均颅内压（mICP）。目标脑灌注压维持 70mmHg 以上，积极控制动脉血压。高血压患者尽量维持在 160/90mmHg，如血压较低，可给予多巴胺及去甲肾上腺素。

(4) 积极控制血糖：血糖应控制在 6.1～9.3mmol/L。

(5) 积极控制感染：感染可使病死率增加，神经功能恢复延缓，住院费用及时间延长。

(6) 控制癫痫：癫痫可使脑血流量增加，脑顺应性下降，颅内压增高，脑细胞坏死。

(7) 应用巴比妥类药物：巴比妥类药物可降

低脑代谢率，降低颅内压，增加缺血脑组织供血，减少谷氨酸、天冬氨酸等神经介质。戊巴比妥，首剂 5～20mg/kg，维持 1～4mg/（kg·h），脑灌注压应维持在＞70mmHg，常规监测 $SJVO_2$。

(8) 应用神经元保护剂，即早期缺血神经元保护剂：①阿片受体拮抗药，如纳洛酮。②谷氨酸转换抑制药，如苯妥英。③自由基清除剂，如依达拉奉。④钙通道阻滞药，如尼莫地平，合并蛛网膜下腔出血或脑水肿后期适量应用。⑤膜稳定剂，如胞磷胆碱。⑥神经元恢复剂，如单唾液酸四己糖神经节苷脂钠盐。⑦促醒剂，如醒脑静，这是一种中药复方制剂，主要成分为麝香、冰片等开窍药物，可增强大脑皮层神经细胞抗缺氧能力，保护神经元及胶质细胞，对意识障碍有较好的促醒作用。

(9) 应用糖皮质激素：糖皮质激素降低毛细血管通透性，保护血脑屏障功能，减轻脑水肿；下调微血管内皮细胞的内皮受体，减轻内皮素所致的血管收缩反应，改善脑血流；抑制脑脊液分泌；清除氧自由基，抑制炎症反应，抑制神经细胞膜的脂质过氧化反应。

糖皮质激素应用主张早期、短时、大剂量应用；地塞米松 10～40mg，连续 3～7 天；氢化可的松 100～200mg，连续 3～7 天。

（二）高原脑水肿氧疗

1. 普通氧疗（见肺水肿相关章节）。

2. 高压氧治疗（见脑水肿相关章节）。

高压氧治疗可迅速降低颅内压，收缩脑血管，使血管床容积缩小，脑血流减少，颅内压降低；减轻脑水肿；改善机体缺氧，恢复细胞功能，细胞内 Na^+、Cl^- 增高，纠正细胞内水肿；加速血管内皮细胞、神经胶质细胞修复，恢复血脑屏障及毛细血管通透性，减少血管内液体渗出；改善肝功能、肾功能，加强水钠排出。

3. 无创机械通气（见肺水肿相关章节）。

因高原脑水肿呼吸睡眠监测出现频繁的中枢性呼吸睡眠暂停、低通气综合征、低氧血症，我们建议所有高原脑水肿患者除高压氧治疗外，常规给予无创呼吸机辅助呼吸。

4. 有创机械通气及气管插管时机（见高原肺水肿相关章节）。

（三）基础治疗

1. 亚低温治疗

高温 37～42℃时，体温每升高 1℃，脑氧消耗增加 5%～7%，同时兴奋性氨基酸、氧自由基、炎性介质等脑损害物质增多。亚低温治疗可显著降低重型颅脑损伤患者的死亡率，改善神经功能预后，不产生严重并发症。

(1) 保护机制：降低脑组织氧耗量，减少脑组织乳酸堆积。体温在 22～37℃时，体温每降低 1℃，氧消耗下降 5%～7%，从而改善氧供和氧耗的失衡，无氧酵解减少，乳酸产生减少。

保护血脑屏障，减轻脑水肿，提高脑灌注压。脑水肿随体温的降低而减轻，血脑屏障通透性改善，颅内压在 35℃时明显降低，脑灌注压在 35～35.5℃降低最多。

亚低温可以抑制内源性毒物对脑细胞的损害，抑制兴奋性氨基酸、谷氨酸、天冬氨酸释放，自由基生成减少。亚低温还能明显抑制脑组织多巴胺、去甲肾上腺素、5-羟色胺等单胺类物质的生成和释放，阻断毒性物质对神经细胞的损害。

抑制 Ca^{2+} 超载，钙泵对温度极敏感，低温时细胞膜钙泵活性减低，钙离子内流减少，低温可维持细胞膜 ATP 酶功能，减慢 Na^+/Ca^{2+} 交换，抑制低氧所造成的神经元钙离子内流，降低神经细胞内钙浓度，发挥重要脑保护作用。

减少脑细胞结构蛋白破坏，促进脑细胞结构

和功能修复，NO合成少，细胞凋亡抑制，神经细胞坏死减少，可显著减少脑水肿后弥漫性轴索损伤。

(2) 治疗方法：低温目标温度32～35℃，开始时间越早越好。

具体方法包括诱导低温、持续低温和控制复温：①诱导低温，应该速度平稳，3～5h内达到目标温度33～35℃。②维持低温，一般3～5天或24～72h，因高原脑水肿颅压高峰为7天，建议维持7天。③控制复温，每4小时升高0.1℃，时程50～90h，可有效控制颅内压反跳和脑灌注压急剧升高，防止脑疝发生；或每24小时升高1℃为主，总时程48～72h，复温结束后，需继续控制体温在35～36℃，防止颅内压升高，并采取主动缓慢控制性复温，以防ICP反跳。

亚低温方式有体表低温和血管低温2种：①体表低温，局部冰帽降温，结合颈部血管降温、全身降温毯降温，可维持低温状态，方便有效。②血管内低温，将热交换导管自股静脉置入下腔静脉的技术，热交换导管由输注腔（输注药物）和盐水腔（3个可循环生理盐水的长形冷却球囊）组成，后者与血液充分接触，进行热量交换，热交换导管与体外启动套件和温度调节装置连接，温度调节装置可设定目标温度和降温或升温的速度，置于膀胱的温度探头导尿管与温度调节装置连接，后者通过膀胱体温信息传入调节盐水腔温度，从而实现对核心体温的控制。

(3) 适应证：脑水肿GCS评分＜10分；心脏骤停复苏后。

(4) 禁忌证：血流动力学不稳定；凝血功能障碍。

(5) 终止指征：心律失常（心率＜40次/分或＞120次/分）；血流动力学不稳定，平均压＜60mmHg；瞳孔对光反射消失；凝血功能障碍；温度低于30℃；严重酸中毒或其他器官功能衰竭。

(6) 并发症处理：①寒战，可应用BSAS评估量表。②芬太尼，负荷量1～3μg/kg，维持1～2μg/(kg·h)。③咪达唑仑，负荷量0.125～0.2mg/kg，维持0.05～0.2mg/(kg·h)。④罗库溴铵，负荷量0.6mg/kg，维持10mg/(kg·min)。⑤硫酸镁，2g/100ml，应用超过2h。

2. 降低颅内压治疗

常规首选甘露醇降低颅内压治疗。由于高渗盐降低颅内压幅度和持续时间比甘露醇更具优势，亦可选择高渗盐降颅压，但需注意长期、大量输注渗透性利尿药引发的药物不良反应，如肾前性肾功能障碍、充血性心功能障碍、高钠血症、渗透性脑病等。甘油存在短时明显反弹现象，不推荐作为首选降颅压药物。

高原脑水肿早期常用量甘露醇125ml，每6～8小时1次；呋塞米20mg，每日1～2次。不可加大剂量应用，因脑水肿形成初期，颅内压不严重，不可强烈降颅压、脱水，主要以改善氧供及氧代谢为主。

甘露醇（表4-7）、甘油果糖、血蛋白、高渗盐水、维持液体内环境稳定（图4-13）。

(1) 甘露醇：快速静脉注射后，迅速增高血浆渗透压，使血管外组织间液和细胞内的水分吸收入血液中，而后经肾脏排出水分，起到脱水的作用。

每克甘露醇可带出100ml水，10min后颅内压开始下降，20～60min达到最低水平，持续4～6h。常规剂量1.0～1.5g/kg，以后0.25～0.5g/kg，用药时间不宜超过20min，每4～6小时注射1次。脑疝时，100g/次，每2小时1次。监测液体出入量、电解质及血浆渗透压，保持内环境稳定。

(2) 呋塞米：抑制肾小球对Na⁺吸收而产生利尿，同时抑制脉络丛分泌脑脊液。

(3) 人血白蛋白：提高血浆胶体渗透压，对

表 4-7 高原脑水肿甘露醇分级应用表

高原脑水肿分型	人血白蛋白（g/d）	用法	甘露醇用量（ml）
轻型		每 12 小时 1 次	125
中型		每 8 小时 1 次	125
重型	10～20	每 8 小时 1 次	250
极重型	10～20	每 6 小时 1 次	250
	10～20	每 8 小时 1 次 +3% 高渗盐，交叉	150

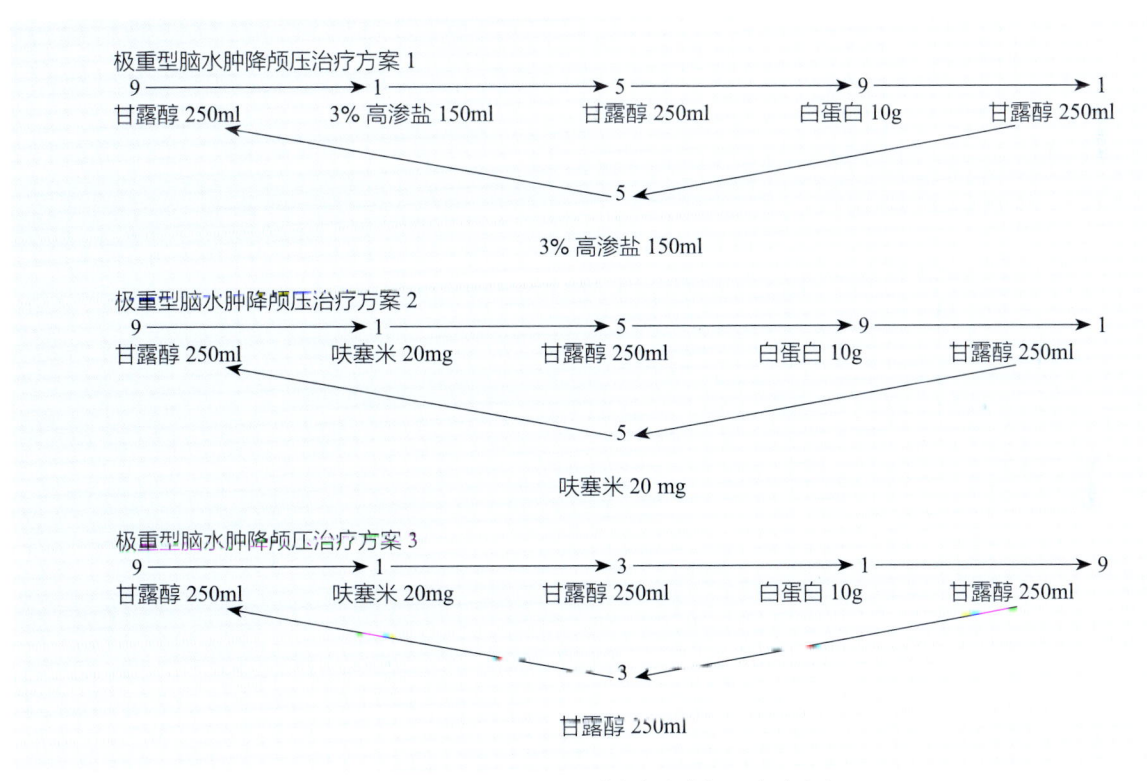

极重型脑水肿降颅压治疗方案 1
9 → 1 → 5 → 9 → 1
甘露醇 250ml　3% 高渗盐 150ml　甘露醇 250ml　白蛋白 10g　甘露醇 250ml
　　　　　　　　　　　　　　↓ 5
　　　　　　　　　　　　3% 高渗盐 150ml

极重型脑水肿降颅压治疗方案 2
9 → 1 → 5 → 9 → 1
甘露醇 250ml　呋塞米 20mg　甘露醇 250ml　白蛋白 10g　甘露醇 250ml
　　　　　　　　　　　　　　↓ 5
　　　　　　　　　　　　呋塞米 20 mg

极重型脑水肿降颅压治疗方案 3
9 → 1 → 3 → 1 → 9
甘露醇 250ml　呋塞米 20mg　甘露醇 250ml　白蛋白 10g　甘露醇 250ml
　　　　　　　　　　　　　　↓ 3
　　　　　　　　　　　　甘露醇 250ml

▲ 图 4-13 极重型脑水肿降颅压治疗方案

维持血容量极为重要，可有效增强其他利尿脱水剂的作用。25% 人血白蛋白 50～100ml，每日 1 次，静脉滴注。

(4) 高渗盐水：直接影响血浆钠水平，达到预期的血浆渗透压。注意经常监测血清钠水平，避免血钠变化过快而导致脱髓鞘，加重脑水肿。可加重充血性心力衰竭，高危患者慎用。

高渗性盐水用法，即 3% NaCl 150ml，4～6 小时 1 次；或 0.5～1ml/(kg·h)，持续注射。23.4% NaCl 30～60ml，每 6 小时 1 次，静脉滴注。23.4% NaCl 作为渗透性利尿药，而非高渗性静脉滴注制剂，快速滴注发挥利尿作用。

(5) 血管扩张药：如钙通道阻滞药等血管扩张剂，在高原脑水肿早期应慎用。因高原脑水肿早期的病理生理就是脑血管扩张，导致脑水肿增加，血脑屏障破坏，液体渗出，此时扩张血管可加重脑水肿。发病中后期可给予尼莫地平，持续泵入。

(6) 甘油果糖：10%甘油果糖含甘油10g、果糖5g、氯化钠0.9g。用法为250ml，每12小时1次。不良反应包括肾功能衰竭、高渗性昏迷、溶血、血红蛋白尿。

3. 控制性液体治疗

以往认为，高原脑水肿患者应慎重补液，严格限制液体的入量和补液速度。我们认为补液可能增加死亡率，加重脑水肿，增加并发症的发生，在上述控制液体的基础上，再应用呋塞米、甘露醇，可使细胞内脱水，加重脑水肿；由于血容量下降，细胞外液减少，血液浓缩，可激活凝血系统，发生血栓形成，另外可造成脑灌注压降低，脑缺血性损害加重。建议采用维持正常血容量及脑灌注压，以血浆渗透压为核心，以血流动力学监测指标为手段的偏干液体策略。

(1) 血容量监测：瞳孔大小、皮肤色泽、心率血压及尿量；氧供、氧耗、乳酸水平、氧饱和度、红细胞压积、红细胞计数；平均动脉压、中心静脉压、心排量。

(2) 脑灌注压监测：见上文。

(3) 血浆渗透压监测：正常血浆渗透压280～320mOsm/L，当小于260mOsm/L，应予处理。

既要充分液体复苏，也要保持较干体重，需充分脱水、利尿，提高血浆渗透压，避免过量液体造成加重脑水肿及颅内压升高。治疗目标是维持内环境稳定。

4. 过度通气

过度通气可使$PaCO_2$降低，细胞外液pH增高，脑血管收缩，脑血流容积减小，颅内压降低。

过度通气所致的颅内压降低效应不会持续过长。

过低的$PaCO_2$不仅不能提高$PbrO_2$（脑组织氧分压），反而会增加大脑缺氧缺血，使大脑氧供减少。$PaCO_2<30mmHg$，可造成脑损害。

过度通气适用于颅内压增高（脑疝综合征）而临床情况每况愈下的患者，是有效地降低颅内压的方法之一。

过度通气采用提高通气频率，提高VT 12～19ml/kg的方法。使$PaCO_2$维持在30～35mmHg，稳定颅压后6～12h，以后逐渐减弱过度通气。

（四）特殊治疗

1. 高原脑水肿镇静镇痛

高原脑水肿镇静镇痛可消除或减轻患者疼痛，减少交感神经兴奋，减轻或消除焦虑、躁动、谵妄，防止无意识挣扎，干扰治疗，保护患者安全，同时降低代谢率及氧耗。

需要对意识恢复及镇静镇痛疗效进行评估。镇痛评估使用数字评分法（NRS）（图4-14）；镇静评估使用Ramsay评分（表4-8）和Riker镇静躁动评分（表4-9），理想是达到患者达到安静入睡、容易唤醒的镇静效果。

(1) 镇痛治疗：①首选瑞芬太尼，超短效阿片药物。②芬太尼，镇痛作用是吗啡100倍，立即起效，作用持续30～60min，延长输注时间，由于药物向脂肪组织中再分布而使作用时间延长（表4-10）。芬太尼有升高ICP作用，不予推荐。

(2) 镇静治疗：①咪达唑仑，作用时间短，应持续给药，长期应用可产生蓄积，具有快速耐受性。②异丙酚，长效镇静催眠药，立即发生作用，半衰期10～15min，持续输注；也是GABA受体激动药，具有遗忘作用，可在脂肪组织中蓄积，作用时间延长，可导致剂量依赖性呼吸抑制、低血压；脂肪乳剂易发生细菌污染，每6小时更换1次，可导致高甘油三酯血症，胰酶升高。③α受体激动药右美托咪定，高选择性$α_2$受体激动药，无呼吸抑制作用，适用于无创呼吸机患者；长时间应用右美托咪定，出现戒断综合征，如躁动、心动过速、低血压（表4-11）。

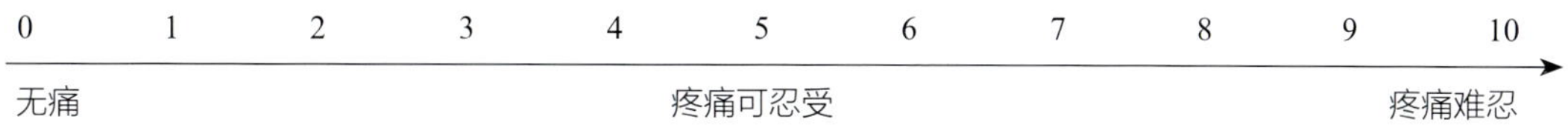

```
0    1    2    3    4    5    6    7    8    9    10
无痛                   疼痛可忍受                    疼痛难忍
```

▲ 图 4-14 数字评分法

表 4-8 Ramsay 评分

分值	描述
1	焦虑，躁动不安
2	配合，有定向力，安静
3	对指令有反应
4	嗜睡，对轻叩眉间或大声听觉刺激反应敏捷
5	嗜睡，对轻叩眉间或大声听觉刺激反应迟钝
6	嗜睡，无任何反应

表 4-9 Riker 镇静躁动评分

分值	描述	定义
7	危险躁动	拉拽气管内插管，翻越床栏，攻击医务人员，在床上辗转挣扎
6	非常躁动	需保护性束缚，反复语言提示劝阻，咬气管插管
5	躁动	焦虑或身体躁动，劝阻可安静
4	安静合作	安静，容易唤醒，服从指令
3	镇静	嗜睡，语言刺激或轻轻摇动可唤醒，服从简单命令但迅即入睡
2	非常镇静	对躯体刺激无反应，不能交流，有自主运动
1	不能唤醒	对恶性刺激无或轻微反应

表 4-10 镇静药物的选择

	单剂（mg）	输注速度（mg/h）	起效时间（min）	不良反应
瑞芬太尼	0.025～0.25	0.025～0.25	2	心动过缓
芬太尼	0.025～0.25	0.025～0.25	5	输液时间延长 作用延长
吗啡	1～10	1～50	5	肾功能不全

表 4-11 镇静药物的治疗

药物名称	首 剂	维持剂量
咪达唑仑	1～2mg	0.5～5mg/(kg·h)
丙泊酚	0.25～2mg/kg	0.25～3mg/(kg·h)
右美托咪定	1μg/kg	0.2～0.8mg/(μg·h)泵入

④氟哌啶醇，一类精神安定类药物，用药5～20min起效，半衰期2～5h，初始剂量2～5mg，每10～20分钟剂量倍增，直到可以有效控制躁动和镇静，最大单药剂量40mg；可以单独应用，也可以联合劳拉西泮（氟哌啶醇5mg，劳拉西泮0.5mg，协同作用）。

镇静治疗需注意程序性镇静和每日唤醒。

对患者疼痛及应激程度的评估系统，以前述评估结果为基础，调整药物使用剂量及方式的方案流程。

每日唤醒指每日有一段时间暂时停止镇静药物输注，直至患者清醒，并简单回答3～4个问题；或患者不适或躁动，而后以初始负荷剂量的一半再次镇静，并给药逐渐调整药物用量至需要镇静水平。

护士每2小时评估1次镇静程度，根据目标调整镇静药物剂量。

每天均定时中断或减少镇静药物静脉给药剂量（宜9—10时进行），使患者完全清醒，回答几个问题或完成几个简单动作，即睁眼、握拳、抬头、伸舌1次。情况极差，只需发生生命体征变化（如血压升高、心率加快、不自主运动）便已达目的。

2. 营养支持治疗

消化道具有重要营养和免疫功能，早期肠内营养可以使为重病患者明显获益。

应激状态下，机体代谢改变的特点与规律表现为代谢率明显增高，能量与蛋白质消耗和需求增加，出现一系列代谢紊乱。

水的潴留和血管通透性增加，发生液体转移和水肿；肝糖原分解增加，糖原异生，胰岛素抵抗导致高血糖；脂肪分解增加（脂肪为主要能量来源），蛋白分解增加，肌肉蛋白合成减少，骨骼肌与内脏蛋白质迅速消耗。

营养支持指征：既往体健，营养状态好，7天未接受营养支持；预计病程超过7天，不能保证营养摄入；危重病患者；既往营养不良或体重下降大于15%。

肠内营养（EN）与肠外营养（TPN）是两种不同的方式，TPN可抑制免疫功能，增加感染风险；EN可减少感染，促进愈合，降低消化道黏膜通透性。

EN禁忌证：血流动力学不稳定、腹胀、肠穿孔、消化道出血、腹泻、肠痉挛。

对于危重患者，应24h内经鼻胃管或鼻肠管开始EN，即便非常缓慢的速度也可减少胃轻瘫及喂养不耐受的发生率。

肠内营养在蠕动泵控制下，持续输注。小于1个月，使用鼻胃管、鼻肠管；大于1个月，放置空肠营养管。床头抬高30°，防止误吸。

肠外营养：葡萄糖1.5～7g/kg，最大剂量；脂肪乳剂2.5g/kg，最大剂量；氨基酸是肌肉生成和维持正常平衡所必需底物，1.2～1.5g/(kg·d)。

免疫增强配方：谷氨酰胺，肠上皮细胞和T

淋巴细胞营养底物，保护消化道黏膜的完整性和免疫系统，高危患者缺乏谷氨酰胺；精氨酸，在氮代谢和一氧化氮合成中起重要作用；ω-3多不饱和脂肪酸（鱼油），参与细胞膜形成，抑制炎性介质形成。

3. 脑脊液置换术

通过腰椎穿刺反复排放脑脊液，同时以等量无菌生理盐水注入蛛网膜下腔，加快蛛网膜下腔积血的清除，降低颅内压，减轻对脑膜和神经根的刺激，促进血管活性物质的排除，减少脑血管痉挛和脑积水的发生。同时因注入生理盐水，使颅内压保持相对稳定，又稀释了脑脊液。如果还向椎管内注入地塞米松，可减少渗出，预防蛛网膜粘连，有助于减轻脑水肿。

(1) 操作方法：一般在发病后1～5天进行。

实施如下步骤：①术前0.5h先给甘露醇和（或）呋塞米降低颅内压。②常规腰椎穿刺。③腰椎穿刺成功后先测初压（最好接上三通管），而后缓慢放出脑脊液5～10ml，再向椎管内注射无菌生理盐水或人工脑脊液5～10ml，如此间隔2～3分钟重复1次，使置换总量达到20～30ml，根据需要可达50～60ml，最后1次注入地塞米松或抗生素生理盐水；每1～2日置换1次，一般不超过7次；亦可进行不等量置换，即注入总量较放出总量少5～10ml。

(2) 注意事项：①基础治疗，要在一般治疗的基础上置换，如蛛网膜下腔出血的镇静止痛、脱水降颅内压、抗纤溶药物、抗感染等。②灭菌消毒，除严格无菌观念外，熟练操作，变换穿刺部位以减少同一椎间隙穿刺，可防止和减少感染，也有利于防止脑脊液漏的发生。③体位，注意轻度缓慢转变体位，身体（尤其头颈）不宜过度弯曲。④放液速度，用细穿刺针（7G），放液速度宜慢，放液过多过快易致低颅压，影响颅内环境的稳定。⑤置换量，一般等量置换，1次置换量不宜超过50ml。椎管内注射也要缓慢。⑥术中监测，术中严密观察患者的意识、生命体征、瞳孔大小，一旦病情恶化，立即停止放液。

(3) 适应证：①蛛网膜下腔大量出血，头痛剧烈，脑膜刺激征明显，一般止痛剂无效。②蛛网膜下腔出血者，意识障碍发展而又无偏瘫体征。③脑室出血进入蛛网膜下腔，或蛛网膜下腔出血合并脑室出血，尤其中脑导水管以下积血时。

(4) 禁忌证：①深昏迷、呼吸困难、高热的患者。②有颅内血肿、占位病变、中线移位或脑疝表现者。③首次腰椎穿刺压力低于正常、头痛剧烈者，提示枕大孔疝的可能。④急性梗阻性脑积水。

(5) 并发症：按照严格的操作方法，掌握适应证，这通常是安全的。可能出现的并发症为颅内感染（如脑膜炎），偶有诱发脑血管痉挛、脑积水、暂时性截瘫甚至脑疝死亡者。

4. 减压性手术

严重脑水肿颅内压增高，一般疗法不能缓解颅内压力，防止脑移位及脑疝的发生，可紧急行双侧颞肌下减压术或双侧大骨瓣减压术。

(1) 颞肌下减压术：在颞肌下开一个前窗，使脑组织得以向外膨出，以降低颅内压力，保存视力和预防脑疝发生。

(2) 双侧大骨瓣减压术：前起前额头状线发际内，沿矢状线，向后延伸至中点，再向颞侧，于耳尖上方弯向前下，止于耳屏前颧弓上方，形成一个弧形大骨瓣，T字形剪开硬脑膜，以暴露额叶、颞叶、顶叶、颅前窝、颅中窝，止血后减张缝合硬脑膜，分层缝合头皮。

5. 腰大池穿刺置管持续脑脊液置引流术

(1) 适应证：①颅内感染，需有效引流感染性脑脊液。②蛛网膜下腔出血，需有效引流清除积血。③颅压增高、脑水肿、脑积水，需降低颅内压。

(2) 手术步骤：具体如下。

调整体位：患者应侧卧于硬板床上，保持背部与床板垂直，膝部向脑部弯曲，使脊椎尽量后弓，以增宽椎间隙，便于进针。

穿刺定位：选择 $L_{3\sim4}$、$L_{4\sim5}$ 椎间隙穿刺。

穿刺置管：1% 利多卡因局部麻醉，常规腰椎穿刺 2 处，2 次分别送入 2 根导管。

使用特制穿刺针穿刺腰大池，经穿刺针置入硅胶管，向头侧蛛网膜下腔置入软质导管 8~10cm，将脑脊液流出通畅，拔出穿刺针，连接尾帽并封闭，并连接三通延长管末端接集液袋。再常规腰椎穿刺 $L_{4\sim5}$，置入软质导管，接尾帽，并与输液器相连通，并给予 0.9% 生理盐水 50ml，以每分钟 1~5 滴的滴速调整。

根据集液袋内采集的脑脊液的量，调整盐水速度，一般以量出为入为原则。头部抬高 20°~30°，集液袋的高度以入口处高于外耳道平面 10~20cm 为宜，日引流量控制在 250~350ml。

(3) 注意事项：①注意引流量、速度及输入的液体速度，以量出为入为原则，防止颅压过高导致枕大孔疝、脑出血；引流量应控制在 10~15ml/h，每日不超过 250~350ml 为宜，7~10 天。②严防颅内感染，引流时间 7~10 天，不超过 14 天。③注意患者体位与集液袋高度，绝对卧床，可左右翻身。④常规应用抗生素，防止颅内感染。⑤密切观察生命体征与神经系统症状。

十一、高原脑水肿的超早期诊断

(一) 高原脑水肿早期临床症状体征

高原脑水肿与急性轻症高原病临床症状及体征有太多重叠，如头痛、头晕、恶心、呕吐、嗜睡。超早期表现只能评价症状程度，如剧烈头痛，频繁喷射状呕吐，共济失调，这是小脑水肿特异性体征。瞳孔的变化最为特异性，瞳孔忽大忽小、大小不一致、超出正常大小，对光反射迟钝，均为小脑水肿特异性变化，如出现病理征可确诊。

(二) 高原脑水肿脑 MRI

高原脑水肿 MRI 超早期表现具体如下。

脑实质 T_1WI 低信号和 T_2WI 高信号的斑点状或小片状改变，信号均匀，边缘较模糊。FIR 可抑制脑脊液自由水的高信号，使脑水肿信号单独显示。高原脑水肿因含有蛋白质为结合水，所以表现为高信号。

扩散加权成像对脑水肿的探测具有特殊的敏感性和特异性，在高原脑水肿早期，由于缺血缺氧，细胞钠钾泵功能失调，导致细胞内水分增加出现肿胀，细胞外空间减少，使细胞外水分子扩散运动受到限制而减弱，引起弥散加权像信号增高，所以在超早期可确诊高原脑水肿，且只在不能确诊或安静时进行此项检查。高原脑水肿早期在常规扫描未发现明显异常改变时，加做扩散加权序列，有时可以发现高原脑水肿形成早期出现的大脑缺血缺氧改变，主要表现为病变区域散在的大片状或斑片状高信号影。

MRI 受限于检查时间长，需患者配合，在患者烦躁时无法检查，所以适用于未出现显著精神神经症状的早期脑水肿患者。

(三) 格拉斯哥昏迷量表评分

结合格拉斯哥昏迷量表评分和症状、体征，可获得满意诊断结果，但对高原脑水肿的早期诊断帮助不大。

(四) 高原脑水肿脑 CT

高原脑水肿脑 CT 早期诊断较差。临床工作中发现，很多患者存在昏迷、瞳孔变化，但脑 CT 表现为正常。CT 不能作为高原脑水肿早期诊断检查，但可以判断病情轻重及预后，具有重要意义。CT早期表现为脑沟变窄，脑实质密度减低。

CT灌注成像可快速、准确地定量反应局部组织血流灌注量的改变，进而评估器官、组织的血流灌注状态，提供组织器官更多、更全面的病理生理信息。因此，对于脑缺血性病变脑CTP检查可了解大脑生理功能及能量代谢的情况。根据高原脑水肿病理生理变化，即早期脑血管扩张，脑血流量增加明显，CTP肯定出现相应的影像学变化及脑组织灌注参数的变化，我们推测CTP影像学应该会出现广泛大脑低密度影（脑梗死早期改变）。CTP对于判断高原脑水肿超早期诊断有重要意义，同时还需进一步深入研究

（五）动态脑电图

有研究表明，高原脑水肿脑电图出现异常，但缺乏特异性和灵敏性，常表现为慢波性异常，包括基本脑波节律慢化，α波减少，θ、δ慢波比例增多，严重呈弥漫性分布。动态脑电图可以作为高原脑水肿辅助检查手段，有助于了解病情及治疗效果，最重要的是对判断预后有无后遗症有重要意义。

十二、预后

高原脑水肿经积极救治，绝大多数可能痊愈，不留任何后遗症，但也有个别病例因延误治疗或脑组织缺氧时间过久，造成不可逆性损害，如发生全面性痴呆，视力障碍，合并脑梗死，可有偏瘫、肢体功能障碍，轻者可有记忆力减退、失语、视物模糊。所以，高原脑水肿患者延误治疗时间越长，并发症也越多，预后越差。后遗症及死亡率与以下因素有关：①发病地海拔高，下送时间久。②合并脑出血、脑疝、蛛网膜下腔出血、脑梗死。③昏迷及缺氧时间长。④不规范治疗造成脑神经不可逆损害。

参考文献

[1] 李桂源.病理生理学[M].第二版.北京：人民卫生出版社,2010.
[2] 格日力.高原医学[M].北京：北京大学医学出版社,2015:158-167.
[3] 崔建华.高原医学基础与临床[M].北京：人民军医出版社,2012:144-153.
[4] 1995年中华医学会第三次全国高原医学学术研讨会.我国高原病命名、分型及诊断标准[J].高原医学杂志,1996,6:2-4
[5] 高玉琪.高原病理生理学[M].北京：人民卫生出版社,2006:164-170.
[6] 西藏军区总医院.高原病学[M].拉萨：西藏人民出版社,2001:158-184.
[7] 张雪峰.人到高原[M].青海：青海人民出版社,2001:130-137.
[8] 刘大为.实用重症学[M].第二版.北京：人民卫生出版社,2017:200-209,753-822.
[9] 张永海,白峻虎,霍明欣,等.高原脑水肿的CT研究[J].中华反射学杂志,2008,42(3):327-329.
[10] 隋宦杰,刘复生,果红.成人急性高原性脑水肿的病理学研究[J].西藏科技,1997,76:25-26.
[11] 谭健,王须武,陈辉武,等.高原脑水肿的MRI检查方法[J].西南国防医药,2005,15(1):61-62.
[12] 童世君.进驻高海拔区人群急性高原脑水肿流行病学调查[J].医学信息,2009,1(9):270.
[13] PeterH.Hackett,RobertC.Roach.高原脑水肿[J].青海医学院学报,2005,26(1):19-32.
[14] 马廉亭.颅内压增高危象——脑疝综合征(二)[J].中国临床神经外科杂志,2007,12(3):190-192.
[15] 李龙.高原脑水肿的研究进展[J].国外医学医学地理分册,1996,17(3):123-126.
[16] 王岩飞.高原脑水肿诊断和治疗过程中应注意的几个问题[J].高原医学杂志,2004,14(3);60-61
[17] 杨岳炜,陈伟.腰大池持续引流在神经外科中的应用[J].吉林医学,2012,33(14).3027-3029.
[18] 黄如训,苏镇培.脑卒中[M].北京：人民卫生出版社,2004.
[19] 丁铭臣.神经系统疾病诊断学[M].山西：山西科学技术出版社,1997.
[20] Ebersole.J.S.现代临床脑电图学[M].第三版.北京：人民卫生出版社,2009.
[21] 刘晓燕.临床脑电图学[M].第二版.北京：人民卫生出版社,2017.
[22] Wong SH,Turner N,Birchall D,et al. Reversible abnormalities of DWI in high-altitube cerebral edema [J]. Neurologe, 2004, 62:335-336.
[23] Hackett PH,Roach RC. High altrtue cerebral edema (Review)[J]. High Alt Med Biol,2004,5:136-146.
[24] 陆再英,终南山.内科学[M].第七版.北京：人民卫生出版社,2007:15-20,502-511,378-379.
[25] 杨定周,李素芝,胡海燕.脑电图在高原脑水肿早期的表现及诊断价值[J].华南国防医学杂志,2010,24(3):171-173.
[26] 刘大为,邱海波.重症医学 2011[M].北京：人民卫生出版社,2010.
[27] Paul N. Lanken,Scott Manaker,Benjamin A.Kohl,et al.ICU诊疗精要[M].于国荣,石松菁.第二版.北京：中国科学技术出版社,2017.

[28] 沈渔邨. 精神病学 [M]. 第二版. 北京：人民卫生出版社, 1989.
[29] 刘大为, 邱海波, 严静. 重症医学专科资质培训教材 [M]. 北京：人民卫生出版社, 2013.
[30] 李困平, 黄思庆, 惠旭辉, 等. 289 例持续腰大池脑脊液引流在神经外科应用的临床总结 [J]. 华西医学, 2000, 15(1):53-54.
[31] 李彤, 顾征, 赵奇煌, 等. 持续腰大池引流在神经外科中的临床应用 [J]. 中国神经免疫学和神经病学杂志, 2009, 16(3):206-208.
[32] Reqet F,Mann W J. Lumbar cerebrospinal fluid drainage for prevention of cerebrospinal fluid fistulas [J].HNO, 1993,41(7):335-338.
[33] Bhanji F,Donohue A J,Wolff M S,et al. Parl 14:Education:2015 American Heart Association Guidelines Update for Cardiopulmonary Resuscitation and Emergency Cardiovascular Care[J].Circulation,2015,132(18 suppl 2):561-573.
[34] 刘大为, 邱海波. 重症医学：2010[M]. 北京：人民卫生出版社, 2010:343-352.
[35] 中华医学会神经病学分会神经重症协作组. 神经重症低温治疗中国专家共识 [J]. 中华神经科杂志, 2015,48(6):453-458.
[36] Burykh EA. Interaction between changes in local and temporospatial speelral EEG characteristics during exposure of humans to hypoxia[J]. Neurosci Behav Physiol,2007,37(2):133-146.
[37] 闫俊强, 杨金升, 王为民, 等. 高原缺氧对外训官兵脑电图的影响 [J]. 第四军医大学学报, 2008,29(15):1435-1437.
[38] 杨晓文, 可金星, 等. 高原环境中大鼠脑水肿与水通道蛋白 4 的表达变化 [J]. 中国临床康复, 2005,9(9):84-86.
[39] 梁林, 杨术旺. 高原脑水肿大鼠脑组织水通道蛋白 -4 表达的变化及意义 [J]. 新乡医学院学报, 2014,31(2):90-92.
[40] 鲁宏, 胡惠, 何占平, 等. 基因沉默对缺血脑组织水通道蛋白 -4 表达的影响 [J]. 解剖学杂志, 2012,35(1):4-8.
[41] Manley GT,Fujimura M,Ma T,et a1.Aquaporin-4 deletioninmice reduces brain edema after acute water intoxication and ischemic stroke[J]. Nat Med,2000,6(2):159-163.
[42] 周其全, 王静, 汪云利, 等. 血氧自由基在高原暴露下血脑屏障通透性改变中的作用及其与高原脑水肿的关系 [J]. 中国微循环, 2007,11(3):149-153.
[43] 周其全, 杨景义, 谢新民, 等. 高海拔区暴露下脑微循环障碍与急性高原脑水肿 [J]. 中国微循环, 2001,5(2):159-163.
[44] 刘洋, 吕发金. 颅脑 CT 灌注成像研究进展 [J]. 中国医学影像技术, 2015,31(5):779-782.
[45] Anonymous. Molecular mechanism of brain injury and oedema [J]. Ac ta-Neurochir,2000,76(1):27-28.
[46] 李玉萍. 昏迷患者动态脑电图分析 [J]. 基层医学论坛, 2019, 4(23):1439-1440.
[47] 刘晓燕, 吴逊. 临床脑电图学 [M]. 北京：人民卫生出版社, 2006.
[48] Sand T,Tygaard O. To investigate if the EEG response at moderate altitude may predict a person's tolerance to acute mountain sickness (AMS)[J]. Acta Neurol Scand,1998, 98(6):386-390.
[49] 杨定周, 李素芝, 胡海燕, 等. 脑电图在高原脑水肿早期的表现及诊断价值 [J]. 华南国防医学杂志, 2010,24(3):171-173.
[50] 郑建保, 李素芝. 格拉斯哥昏迷记分与高原脑水肿患者预后的关系 [J]. 高原医学杂志, 2006,6(1):13-14.
[51] 米玛, 格桑顿珠. 高原性脑水肿并蛛网膜下腔出血 2 例 CT 表现 [J]. 西藏医药杂志, 2012,33(2):64-65.

第 5 章 急性高原肾损伤

一、概论

（一）定义

急性高原肾损伤指进入高原（2500m）以上地区 1~20 天，在致病因子（高原低压性低氧）作用下发生的临床表现为组织检测和影像学检查下不同程度的肾脏结构、功能及肾损害标志物的异常，包括急性肾小管坏死等疾病，造成肾功能急剧下降，而发生的高原特发病。

我们进行的大量临床研究分析及动物实验证实，高原低氧暴露会造成不同程度的肾脏损伤。有动物实验研究发现，肾缺血缺氧 10~15min 即可造成损伤。既往急慢性高原病研究也表明，高原低氧对肾功能会产生明显影响。急性高原低氧暴露会引起不同程度的急性高原病，关于重症高原病的回照顾性研究表明，该病可并发肾功能损伤。杨卫波等研究发现，重症高原病患者常伴随不同程度的肾功能损伤，而且肾功能损伤的严重程度与急性重症高原病的类型密切相关，严重的急性重症高原病常伴随着较重的急性肾损伤，最终发展至肾功能衰竭期并死亡。

（二）肾脏的正常生理功能

肾是维持机体内环境稳定的重要器官之一，其生理作用排除机体的大部分代谢终产物及异物，调节细胞外液量和渗透压，保持细胞外环境稳定，维持水电解质及酸碱平衡。

尿液的形成需要经过 3 个过程，即肾小球滤过、肾小管重吸收、肾小管分泌。

肾小球滤过主要取决于有效滤过压和滤过系数。由于肾小囊的滤液中白蛋白极低，所以肾小球毛细血管血压是滤出的唯一动力，即肾小球有效滤过压 =（肾小球毛细血管压 + 囊内液胶体渗透压）-（血管内胶体渗透压 + 肾小囊内压）。

肾小管重吸收为肾小管和集合管的上皮将小管液的水分和溶质重新转运回血管的过程。

肾小管的分泌和重吸收是相反的过程。

单位时间内（min）两肾生成的超滤液量，称为肾小球滤过率。

GFR 的测量对临床评估肾脏疾病的程度非常必要，连续 GFR 测定对肾脏疾病的诊断、肾脏功能不全的进展或改善、药物的合适剂量及开始透析治疗时机的确定十分必要。

血清肌酐浓度（Scr）可反映肾脏功能，并且影响因素很多。当 GFR 从 120ml/min 下降到 60ml/min 时，Scr 上升幅度非常小，原因是肾小管分泌肌酐增加；当 GFR 从 60ml/min 下降到 40ml/min 时，肾小管分泌肌酐不再增加。GFR 非常小的变化，可导致 Scr 大幅变化。

肾小球滤过率可以用以下方法测量。

(1) CG 公式：$\dfrac{140-\text{年龄（岁）}\times\text{体重（kg）}}{72\times\text{血肌酐（mg/dl）}}\times 0.85\text{（女性）}$

(2) MDRD 公式：$186\times[\text{血肌酐（mg/dl）}]^{-1.154}\times\text{年龄}^{-0.203}\times[0.742]\text{（女性）}\times[1.20\text{（非裔美国人）}]$

（三）急性高原缺氧对肾脏的主要影响

1. 尿量减少

机体急进高原后，由于低压性低氧及高原环境的变化，可造成低氧对肾脏的损害，机体为习服高原环境发生变化，尿量是一个非常重要的习服期变化指标。刚进入高原后，习服好的人群，适应高原环境，尿量增加；而习服不良的人群（易发生急性重症高原病），尿量减少。尿量改变是高原低氧环境对机体肾功能影响的表现之一，同时，尿量改变与缺氧程度、个体缺氧耐受性有关。对高原低氧环境耐受者，由于多尿排钠，体液总量明显减少，血细胞比容增加，体重减轻。所以，体重的持续监测也是人群进入高原后急性重症高原病的预测指标。习服不良的个体，体液潴留，尿少，易发生急性重症高原病。

(1) 肾血流改变：平原人进入高原后，有效肾血流量明显减少。缺氧可造成肾血管收缩，刺激红细胞增生，血液黏滞性增高，血流阻力增大，肾动脉阻力增大，肾小球囊内压升高。

(2) 儿茶酚胺分泌：高原低氧，交感神经兴奋，肾上腺儿茶酚胺分泌增加，肾血管收缩，肾循环血量减少。

(3) 体液重新分布：为适应高原低氧，机体通过液体重新分布，以适应高原低氧环境。肺和脑血流量增加，而肾和胃肠供血相应减少，最终导致肾小动脉收缩，肾血管阻力增大，肾血流量减少，肾小球滤过率降低，尿液生成减少。

2. 高原蛋白尿

大量研究证明，进入高原后低压性血压导致肾脏功能改变——蛋白尿发生，周其全研究表明，高原低氧环境暴露下尿蛋白出现迅速且与进驻的海拔高度呈正相关，尿酮体与进驻高原的时间呈正相关，可反映机体的代谢状况和缺氧对肾脏的损伤程度。

机体初入高原，尿蛋白量增加且尿液平均蛋白浓度与海拔高度有明显正相关性。

肾小球毛细血管通透性增加是高原蛋白尿的主要原因，肾小球低氧，肾血流下降，肾血管收缩，肾通透性改变，而滤过分数增加，肾小球囊内压升高，蛋白尿发生。

高原低氧引起肾小管上皮细胞对蛋白的重吸收功能降低，急性高原低氧性蛋白尿的产生，是提示高原低氧环境对肾脏损伤的一个标志，并且是加速肾损伤的一个过程。尿蛋白排泄增加，说明是高原低氧环境对肾脏损伤的作用。

缺氧可导致肾血流量明显减少，高原蛋白尿是肾脏低氧损伤的主要表现，且随海拔升高而增加。低氧环境下，肾脏的损伤是广泛性的。

高原环境对机体任何系统和器官均可造成损害，肾脏也不例外。有研究表明，高原低氧环境引起尿量变化与缺氧程度有关，轻度低氧引起多尿，严重低氧则可引起少尿。人体进入高原时的尿量变化与机体对缺氧的耐受性有关，机体对缺氧耐受性好，可引起多尿，反之则引起少尿。我们认为，急进高原人群早期机体处于应激状态，适应高原环境的人群由于肾脏的代偿功能及抗利尿激素分泌增多，以及肾上腺皮质激素分泌增加，排钠、排水增加；另一部分人群由于代偿不充分或失代偿，发生急性轻症高原病，由于没有及时脱离高原缺氧环境，进一步发展为急性高原肾损伤。

附：急性高原肾损伤的动物实验

1. 实验地区

青藏线唐古拉山区，海拔5030m，大气压为5309kPa。

2. 实验对象

[昆明种]wistar 雄性大鼠，体重20～250g，由青海大学实验动物中心提供。大鼠均置于清洁动物饲养室[（22±2.5）℃，相对湿度为40%～70%，分笼饲养，饲料为全价颗粒饲料，水为生活饮用水]。

光镜、电镜标本的制备及观察实验20天后全部处死，并迅速取出肺、心、肝、肾、脑及脾组织各一小块，将其切成1mm^{3}置于戊二醛二甲砷酸钠乳液（pH7.4）中，病理电镜检验由北京大学医学部病理系完成。方法：1%锇酸固定，脱水环氧树脂包埋，超薄切片，在Hitachi-500电镜下观察摄片；普通病理标本用甲醛溶液固定后石蜡包埋切片HE染色作病理常规形态学观察（图5-1和图5-2）。

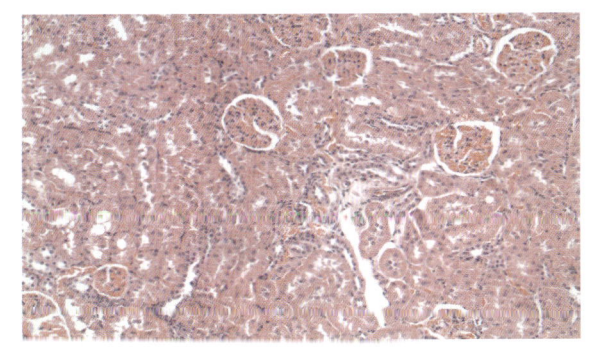

N9BK（对照组）

▲ 图5-1 大鼠肾脏病理解剖

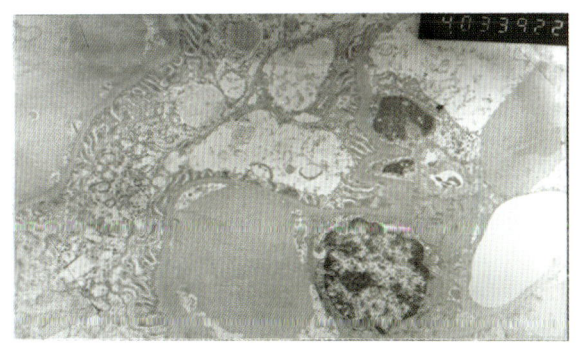

N 12-3922（对照组）

▲ 图5-2 大鼠肾脏电镜解剖

3. 实验结果

大鼠肾脏病理变化：肾小球毛细血管明显淤血，肾球囊腔减小。肾小管细胞水肿明显，肾间质小血管明显淤血，肾间质可见小灶状出血及少量淋巴细胞浸润。

4. 大鼠肾脏电镜变化

肾小球毛细血管腔明显扩张，充满大量红细胞，上皮细胞明显肿胀，部分崩解。肾小管上皮细胞明显肿胀，基地部皱褶明显减少，系膜区偶见淋巴细胞浸润。

5. 结论

该试验充分证明高原低压性低氧可以造成肾脏明显损伤。

二、分期、分型

我们根据改善全球肾脏病预后组织（KDIGO）急性肾功能损伤指南（2012版），对急性高原肾损伤进行了定义，对分级标准、分期及AKI肾脏替代治疗方法进行了全面阐述（表5-1和表5-2），并且使急性高原肾损伤的诊断、治疗与国际指南接轨。

机体急进高原（2500m）地区后，由于低压性低氧造成肾功能变化，分为继发性急性高原肾损伤、原发性急性高原肾损伤。

继发性急性高原肾损伤：患者既往存在慢性肾脏疾病，或潜在的肾损伤风险，肾功能处于代偿期，由于低压性低氧，导致肾功能恶化，临床表现为血肌酐的急剧升高，肾功能急性恶化。

原发性急性高原肾损伤：既往体健，无任何肾脏病史，由于低压性低氧，直接导致急性高原肾损害。我们统计了239例急性重症高原病，发生急性高原肾损害的57例，占23.84%。

三、发病机制及病理生理改变

高原低压性缺氧不仅可引起高原脑水肿，同样可引起肾脏和其他体内器官的损害，甚至可导致多器官功能衰竭。有研究显示GCS评分越低，肾功能异常的发生率越高，说明高原脑水肿患者病情程度与肾功能损害有明确的关系。高原脑水肿不是急性高原肾损害的致病因素和发病机制，只能说明这两个器官对低氧的损害更加敏感。所

表 5-1 急性肾损伤（AKI）的 RIFLE 分级标准

	CFR 或 Scr	尿 量
危险	Scr 增加 1.5 倍或 GFR 下降＞25%	＜0.5ml/（kg·h），持续 6h
损伤	Scr 增加 2 倍或 GFR 下降＞50%	＜0.5ml/（kg·h），持续 12h
衰竭	Scr 增加 3 倍或 GFR 下降＞75% 或 Scr≥335μmol/L 和 Scr 升高＞44.2μmol/L	＜0.5ml/（kg·h），持续 24h 或无尿 12h
丢失	持续肾功能完全丢失＞4 周	
终末期肾病	持续肾功能完全丢失＞3 个月	

引自改善全球肾脏病预后组织指南（2012版）

表 5-2 KDIGO 指南的急性肾损伤严重程度分期标准

分 期	血清肌酐	尿 量
1 期	升高达基线的 1.5～1.9 倍	＜0.5ml/（kg·h），持续 6～12h
2 期	升高达基线的 2.0～2.9 倍	＜0.5ml/（kg·h），持续＞12h
3 期	• 升高大于基线的 3 倍 • ≥353.6μmol/L（4mg/dl） • 开始肾替代治疗，小于 18 岁 • eGFR 下降＜35ml/（min·1.73m^2）	• ＜0.3ml/（kg·h），持续 24h • 无尿≥12h

引自改善全球肾脏病预后组织指南（2012版）

以高原脑水肿合并急性高原肾损伤时，GCS评分有助于判断肾脏损害的病情，GCS越低，越应该重视保护肾功能，防止肾损害。一旦出现肾功能异常，要积极处理，防止肾功能不全进一步加重。

急性高原肾损害和高原肺水肿、高原脑水肿为同源性疾病，病理生理变化有相似之处。

高原低压性缺氧可引起体液重新分布，由于全身血管收缩，脑血管扩张，导致脑等重要脏器的血流量增加，而肾、四肢、消化道等脏器的血流量减少。开始时，肾脏出入球小动脉均收缩，但入球小动脉收缩明显，而出球小动脉较弱，导致尿量增加（代谢性调节）。随着病情进展，因缺氧及肾脏低灌注，激活交感-肾上腺髓质系统，儿茶酚胺分泌增多，内皮素/一氧化氮产生失衡，肾素-血管紧张素系统及交感神经系统激活，导致入球小动脉收缩，而前列腺素、缓激肽、一氧化氮及缺氧导致酸性代谢产物增加，出球小动脉扩张，肾小管内压下降，肾脏低灌注，表现为肾前性氮质血症。

低氧血症、肾脏低灌注发生肾损害，首先发生在产生尿的肾髓质，造成肾小管顶端细胞纤毛消耗，细胞骨架蛋白、细胞与细胞紧密连接部断裂，膜转运蛋白破裂，引起细胞运输功能降低，黏附分子激活（结合素、整合素），细胞向管腔内脱落，与整合素结合，形成棕色管型，引起急性肾小管坏死，管型引起肾小管阻塞，肾小囊内压升高，GFR显著下降。

低氧条件下，无氧酵解增加，ATP产生减少，导致线粒体损害，钠钾泵转运失活，Na^+进入细胞内，引起肾小管上皮细胞和血管内皮细胞水肿、损伤、凋亡和坏死。

高原低压性低氧直接损伤肾小球皮质细胞和肾小管上皮细胞，激活细胞因子和炎症趋化因子，活性氧自由基，机体氧化-抗氧化失调，自由基大量产生，导致肾小球基底膜和足细胞损伤（水肿、变性）。肾小球的损伤既破坏了机械屏障，也破坏了电荷屏障，导致蛋白尿的产生，造成急性肾损伤。引起肾小管阻塞和肾微循环低灌注，加重肾小球滤过率降低。

缺氧刺激和不适当的利尿导致血液浓缩红细胞增多，使血液黏度高，血流阻力增大，血流速度减慢，微循环受损，引起肾小球毛细血管阻力增加，肾小球内压升高，血流灌注不足致肾组织细胞、肾间质细胞功能受损。

肾血管内凝血，缺氧导致血液黏度增加，氧自由基及炎症反应激活，同时激活凝血瀑布使凝血功能亢进，肾小管纤维蛋白降解产物FDP增多，纤维蛋白和血小板沉积，进一步加重肾小管阻塞，肾功能受损。

急性肾功能衰竭（ARF）通常分为肾前性、肾性、肾后性3类。肾前性ARF由肾灌注不足引起，肾性由肾脏本身病变引起，而肾后性ARF多由尿路梗阻引起。高原急性肾损伤大多是肾前性及肾性ARF，是高原低氧导致肾功能损伤的重要因素之一。

患病后，患者往往不能正常饮食，血容量不足，引起肾灌注不足。治疗过程中，由于过度脱水，血容量明显减少，引起肾灌注不足；使用大量的对肾脏有损害的药物（如大量使用甘露醇、庆大霉素、利尿药等），导致肾脏损害。

急性肾小管坏死（ATN）是急性肾功能衰竭的常见类型，是由肾缺血、缺氧或酸中毒诱发小管细胞损伤，导致肾功能急骤进行性减退而出现的临床综合征，是ARF的最常见病因，约占ARF的40%。

机体进入高原后由于低压性低氧，导致肾脏血流动力学改变（缺氧性肾血管收缩），导致肾脏缺血，发生急性肾小管坏死。另一个原因肾小管对缺氧的耐受程度较肾小球低，缺氧直接导致肾小管损害，从而导致急性肾小管坏死。所以急性高原肾损伤多数为急性肾小管坏死。

急性肾小管坏死的分为3个阶段。

早期：肾小管上皮细胞变性，水肿刷状缘破坏。

坏死期：上皮细胞坏死脱落，形成棕色管型。

修复期：反应性小管上皮细胞伸长增殖或在小管内大量细胞呈葡萄样繁殖，移动到肾小管基底膜并黏着。在重新分化过程中，肾小管细胞不能浓缩尿，便形成了多尿期。最后小管上皮细胞极性形成，结构重建，功能恢复。所以，高原急性肾损伤多数可恢复正常。

急性重症高原病与急性高原肾损伤的关系：首先高原低压性低氧，可以造成全身各个脏器的损害，尤其是高灌注的肾脏极易受缺血缺氧的影响，低氧可以造成肾脏的直接损伤。我们认为它是一个单独的疾病，就像高原肺水肿、脑水肿一样，只是每个器官对低氧的阈值不同，发病时间及机会也就不同。但它们可能互为因果，相互促进，共同发展。一方面，先发病的肺脏产生代谢产物，细胞因子、机体缺氧毒性代谢变化可引起肾功能损伤，另一方面，肾功能损伤可能导致水钠潴留，加重肺水肿和脑水肿，造成恶性循环。

四、急性高原肾损伤生物标志物研究进展

（一）材料

收集我院2016年住院的急性重症高原病患者50例。取治疗前后血浆、-70℃低温保存，患病人群为进入海拔为（3798±921.84）m高原的人群。男性43例，女性6例，年龄38.63±12.34岁，治疗地海拔2800m。大气压为70.70～53.28kPa，氧分压为14.20～11.16kPa。

（二）方法

检测采用放射免疫分析法，试剂盒由北京爱迪博生物科技有限公司提供。代理美国Benefcial Solution公司adipobioscience试剂盒。

诊断病例均符合中华医学会第三次全国高原医学学术讨论会急性重症高原病诊断标准。

统计学处理，采用SPSS18.0版软件包完成处理，数据以均数±标准差（$\bar{X}\pm S$）表示，计量数资料用t检验。计数资料用卡方检验，两组间采用配对样本t检验，相关分析采用皮尔逊相关检验，$P<0.05$认为具有统计学差异。

（三）结果分析

我们研究了50例急性重症高原病治疗前后的血浆中性粒细胞明胶酶相关脂质运载蛋白（NGAL）、肾损伤分子-1（KIM-1）、血清半胱氨酸蛋白酶抑制剂C（cystatin C），考虑NGAL、KIM-1、半胱氨酸蛋白酶抑制剂C可能参与了急性高原肾损害的发病经过（表5-3），对研究急性高原肾损伤的发病机制有重要意义。通过自身对照研究发现，治疗前NGAL为2.56±0.76，KIM-1为3.25±2.74，半胱氨酸蛋白酶抑制剂C为386.46±138.42。治疗后NGAL为1.44±0.87，

表5-3 急性重症高原病NGAL、KIM-1、半胱氨酸蛋白酶抑制剂C的变化

	NGAL（ng/ml）	KIM-1（ng/ml）	半胱氨酸蛋白酶抑制剂C（ng/ml）
肺水肿（治疗前）	2.56±0.76	3.25±2.74	386.46±138.42
肺水肿（治疗后）	1.44±0.87	1.37±1.18	301.86±190.51
P值	0.000	0.000	0.029

$n=50$

KIM-1 为 1.37±1.18，半胱氨酸蛋白酶抑制剂 C 为 301.86±190.51。在急性重症高原病发生时，NGAL、KIM-1 及半胱氨酸蛋白酶抑制剂 C 明显升高，病情痊愈后明显下降。P 值分别为 0.000、0.000 及 0.029，具有显著的统计学意义，说明高原缺氧时对肾脏造成损害，并提示这些指标的变化可能是诊断高原急性肾损害的早期标志物。这些指标明显高于治疗痊愈后的水平，我们认为它们参与了急性重症高原病肾脏损伤的发病机制。

1. 中性粒细胞明胶酶相关脂质运载蛋白

中性粒细胞明胶酶相关脂质运载蛋白最早是由瑞典 Venge.P 和丹麦 Kjeldsen.L 在人的中性粒细胞 B 颗粒中发现的一种糖蛋白，是一种小分子量分泌性蛋白，是脂质运载蛋白家族成员之一，NGAL 是诊断急性肾损伤最有效的生物学标志物，是在肾脏受到损伤性刺激时由肾小管上皮细胞所分泌。

NGAL 主要生物学效应如下。

损伤后的肾小管上皮细胞分泌 NGAL，可诱导间质浸润的中性粒细胞凋亡，以保护肾组织免受炎性细胞的侵害，可能是肾脏阻止炎症因子的激活，减少炎症反应，减轻肾组织损伤状态下发挥的代偿性防御措施。

NGAL 具有类似转铁蛋白的铁转运功能，与微生物竞争铁吸收，防止感染。

NGAL 可诱导肾间充质细胞向肾小管上皮细胞转化，从而诱导肾小管上皮细胞再生。

我们发现，在急性重症高原病治疗前统计，NGAL 为 2.56±0.76；治疗后下降至 1.44±0.87，P=0.000，说明肾脏损伤发生时，NGAL 显著升高，可能是机体启动的一种保护性机制。

NGAL 在肾脏损伤开始 2h 就可检测到，为早期肾小管功能受损的诊断和临床肾功能受损情况的评估提供了更敏感可靠的指标，为急性高原肾损伤早期诊断和治疗提供了依据。

NGAL 可反映出多种病理生理过程中中性粒细胞的活性，通过以下两个途径来参与机体的感染过程：感染时大量中性粒细胞进入循环，NGAL 作为分泌性蛋白被释放入血，可与基质金属蛋白酶 -9（MMP-9）结合形成复合物，保护 MMP-9 不被降解，维持其酶活性，进而促进基质降解，使炎症进一步扩散；依赖铁载体与特定的转运蛋白结合以完成自我修复来保护铁元素的供应，NGAL 可以与铁载体螯合阻止其摄铁而达到抑菌状态。

持续高水平的血清 NGAL 在严重脓毒症/脓毒性休克的发生发展过程中有重要意义：NGAL 可能对脓毒症多器官功能障碍综合征的发生率及病死率有预测作用。

NGAL 是一种与中性粒细胞明胶酶相联结的载脂蛋白，以低表达状态广泛存在于肾脏、肺、大肠等。肾缺血或肾毒性损害时，NGAL 可在受损肾小管显著表达。在 AKI 早期（2h 内）便可在尿液中检测到 NGAL，其水平可随肾小管上皮细胞的修复和再生而降低。NGAL 是早期诊断 AKI 较为理想的生物标志物。

NGAL 除可作为早期诊断 AKI 的敏感生物标志物外，在脓毒症中也可增高，且可能对诊断脓毒症、评估脓毒症严重程度有一定作用。

2. 肾损伤因子 -1

肾损伤因子 -1 是一种由 334 个氨基酸残基组成的跨膜蛋白，属于免疫球蛋白家族，是 1996 年 Lchimura 等在缺血-再灌注损伤中识别到一种新的 I 型跨膜蛋白，并发现 KIM-1 分子在肾损伤早期，近曲小管上皮细胞表达明显增加，其生物学功效如下。

（1）KIM-1 参与了肾小管的损伤与修复：可能与上皮细胞的去分化和增殖、迁移及整合过程有关，并参与了肾小管上皮细胞形态和功能完整性恢复。

(2) KIM-1是一种磷脂酰丝氨酸受体：表达上皮细胞的吞噬细胞表型，具有吞噬和清除功能，参与了肾损伤后凋亡及坏死细胞的清除。

(3) KIM-1的结构与黏附分子相似：具有黏附功能，肾损伤会引起小管上皮细胞极性消失，致细胞脱落的管腔，形成管腔梗阻。KIM-1可使基底膜顶部的整合素失活，避免脱落细胞之间及脱落细胞与纤维蛋白之间黏附，减少管型形成和小管阻塞。

(4) KIM-1可以通过T细胞分化和巨噬细胞活化：调节免疫反应过程。

(5) KIM-1是一种表达于肾损伤后肾小管上皮细胞的跨膜蛋白：对缺氧、缺血、肾毒性、AKI、急性高原肾损伤的早期诊断有更高的敏感性和特异性。

总之，KIM-1是一种Ⅰ型跨膜糖蛋白，在正常肾组织中表达甚微。在肾缺血或肾毒性药物引起的急性肾小管坏死时，KIM-1在近端肾小管上皮细胞显著过表达。当肾脏缺血性损伤时，KIM-1大量表达，促进肾脏修复，其水平升高发生在肾损伤的数小时内，对缺血性肾损伤具有特异性，KIM-1在AKI中具有保护作用。尿KIM-1还可区分AKI病因，有研究发现，肾前性AKI患者尿KIM-1水平不升高，而缺血性急性肾小管坏死患者尿KIM-1水平显著高于非缺血性因素（如造影剂）引起的AKI和慢性肾衰竭，患者对缺血性AKI和肾毒性AKI具有较好的特异性。

3. 血清半胱氨酸蛋白酶抑制剂C

血清半胱氨酸蛋白酶抑制剂C又名血清胱抑素C，是一种非糖基化的碱性小分子量蛋白质、分子量为1.33kDa，是半胱氨酸蛋白酶抑制剂（CPI）家族中的一员。

其生物学功效如下。

(1) 由120个氨基酸残基组成：由所有的有核细胞以恒定的速率产生，可自由通过肾小球滤过，在近曲小管上皮细胞被分解代谢。

(2) 由有核细胞产生：生成速度稳定，不受性别、肌肉量、饮食、炎症、胆红素、溶血等因素影响，在肾功能损害早期比Scr更敏感。

(3) 对早期肾功能损害有价值：可敏感反映肾小球滤过功能。

(4) 分子量：大于肌酐，带正电荷，使得它更易反映肾小球滤过膜的膜通透性的早期变化，是比Scr更敏感的指标。

(5) 半胱氨酸蛋白酶抑制剂C升高：血中主要反映肾小球滤过率，尿中半胱氨酸蛋白酶抑制剂C升高，反映肾近曲小管的早期损伤，是反映肾小球滤过率较为理想的标志物。

总之，半胱氨酸蛋白酶抑制剂C是有核细胞产生的半胱氨酸蛋白酶抑制蛋白，可经肾小球自由滤过，被巨噬细胞受体促进的内吞作用完全重新吸收，并在近端肾小管分解代谢，不能被肾小管分泌至管腔内，故尿液中不会出现大量的半胱氨酸蛋白酶抑制剂C。肾小球滤过率可影响半胱氨酸蛋白酶抑制剂C水平，但不受年龄、性别、种族或肌肉含量等因素影响。与血清肌酐相比，血清半胱氨酸蛋白酶抑制剂C水平更能反映肾小球滤过率，尿半胱氨酸蛋白酶抑制剂C可反映肾小管损伤。

五、辅助检查

（一）尿常规

我们研究了128例急性重症高原病患者的尿常规，分析如下：尿比重及尿酸碱度基本正常，尿蛋白发生率70.3%，尿糖阳性发生率27.35%，酮体阳性12.5%，潜血阳性18.8%，尿胆原46.1%，微量白蛋白89.8%，说明急性重症高原病尿液的变化明显，主要提示是肾脏、肝脏损害，几乎90%患者呈阳性变化（表5-4）。

表 5-4　急性重症高原病的尿常规变化

检验项目		结　果
尿比重		1.02 ± 0.01
尿酸碱度		5.96 ± 0.67
蛋白质	有	90（70.3%）
	无	38（29.7%）
葡萄糖	无	93（72.66%）
	有	35（27.34%）
酮体	无	112（87.5%）
	有	16（12.5%）
尿白细胞	无	125（97.7%）
	有	3（2.3%）
潜血	无	104（81.2%）
	有	24（18.8%）
尿胆原	无	69（53.9%）
	有	59（46.1%）
微量白蛋白尿	有	115（89.8%）
	无	13（10.2%）

n=128

表 5-5　急性重症高原病肾功能变化

检验项目	结　果
UREA（mmol/L）	7.05 ± 2.97
CREA（μmol/L）	98.23 ± 47.60
UA（μmol/L）	443.04 ± 142.17
cystatin C（mg/L）	0.921 ± 0.323
CK（U/L）	669.29 ± 481.86

n=239

（二）肾功能

我们随机抽取我院 2016 年 7 月—2017 年 7 月发生急性重症高原病确诊病例 239 例（治疗组），进行临床对照分析。病例全部来源于青藏高原腹地，治疗地海拔 2800m，大气压为 70.70～53.28kPa，氧分压为 14.20～11.16kPa。

统计学处理，采用 SPSS18.0 版软件包完成处理，数据以均数 ± 标准差（$\bar{X}±S$）表示，计量数资料用 t 检验。计数资料用卡方检验，$P<$ 0.05 认为有统计学意义。急性重症高原病肾功能的变化详见表 5-5 和表 5-6。

我们统计了 239 例急性重症高原病患者肾功能的变化，并按轻-中型、重-极重型进行了临床对照研究及分析。其中发现：UREA，轻-中型 6.65 ± 2.75，重-极重型 7.63 ± 3.18，P=0.012；CREA，轻-中型 87.91 ± 20.05，重-极重型 112.93 ± 67.67，P=0.000；UA，轻-中型 411.99 ± 126.22，重-极重型 488.68 ± 151.50，P=0.000；半胱氨酸蛋白酶抑制剂 C，轻-中型 0.88 ± 0.25，重-极重型 0.98 ± 0.39，P=0.013，具有统计学意义，说明急性重症高原病病情越严重，急性高原肾损伤程度越严重。

六、诊断标准

结合改善全球肾脏病预后组织急性肾功能损伤指南（2012 年），急性高原肾损伤诊断标准如下：①血肌酐 48h 内升高＞0.3mg/dl（26.5μmol/L）。②7 天之内血肌酐达到基础肌酐 1.5 倍。③尿量＜0.5ml/(kg·h)，且持续 6h 以上。④近期（15 天内）抵达高原后发病（2500m 地区）。

七、临床表现

高原急性肾损伤临床表现如下。

表 5-6 急性重症高原病肾功能轻－中型与重－极重型对照研究

检验项目	轻－中型（*n*=134）	重－极重型（*n*=105）	*T* 值	*P* 值
UREA（mmol/L）	6.65 ± 2.75	7.63 ± 3.18	−2.544	0.012
CREA（μmol/L）	87.91 ± 20.05	112.93 ± 67.67	−4.143	0.000
UA（μmol/L）	411.99 ± 126.22	488.68 ± 151.50	−4.319	0.000
cystatin C（mg/L）	0.88 ± 0.25	0.98 ± 0.39	−2.444	0.013
CK（U/L）	466.12 ± 326.70	905.17 ± 672.38	−3.864	0.000

1. 特征性表现为少尿

2. 尿量减少或无尿

每日尿量少于 400ml 为少尿，少于 100ml 为无尿，持续一般 1～2 周，也有不典型患者，尿量在 1100～2000ml（非少尿型）。

3. 进行性氮质血症

血肌酐及尿素氮进行性升高。

4. 水电解质平衡紊乱

(1) 水潴留：表现为稀释性低钠血症，体重增加，血压升高，加重肺及脑水肿。

(2) 高钾血症：尿排钾减少，代谢性酸中毒，导致钾由细胞内到细胞外。

(3) 代谢性酸中毒：酸性产物排出减少。

(4) 低钙血症及高磷血症。

(5) 低钠血症和低氯血症（水过多稀释性低钠、低氯血症）。

5. 心血管系统表现为高血压

一般 140～180/90～110mmHg。

6. 进入多尿期

此时，肾功能不能恢复，防止感染发生及消化道出血等并发症。

7. 恢复期

肾功能持久不恢复，提示永久性损害，尿毒症期。

八、治疗

（一）ICU 管理模式

ICU 综合管理模式：有创压力监测（肺动脉压、中心静脉压、中心静脉血氧饱和度），血糖控制（6.0～9.0mmol/L），充分镇静，防止感染，液体管理，治疗。

（二）常规治疗

1. 高压氧（HPOT）治疗

高压氧用于治疗中毒、脑损伤及肺部疾病多见，但应用在急性肾损伤报道较少。高压氧治疗急性肾损伤时，可减少肾小管坏死，减少肾细胞凋亡；减少肾血流，GFR 增加，肾组织"富氧状态"，改善肾脏缺氧；增强机体抗氧化能力，减少组织的氧化损伤；促进成成纤维细胞、胶原纤维增生，帮助受损肾小球修复，新生血管的生发，利于局部微循环重建及功能恢复；抑制炎症因子和促进抗炎细胞因子的形成，减少中性粒细胞的浸润；HBOT 的收缩血管作用使毛细血管通透性降低，减少水肿、渗出，肾小球毛细血管收缩，有效滤过面积减少，毛细血管内皮细胞间隙变小，渗透性降低。

2. 自由基清除剂

(1) 维生素 C：大剂量（5～10g）应用，每日

1次，静脉滴注。

(2) 肌苷：直接透过细胞膜进入体细胞，从而使处于低能缺氧状态的细胞继续顺利进行代谢；0.6~1.2g/d，静脉滴注。

(3) 还原性谷胱甘肽：是细胞抗氧化防御系统中主要非蛋白性硫醇，由半胱氨酸、甘氨酸和谷氨酸构成，可清除细胞无氧代谢产生的产物，从而在细胞抗氧化物过程中发挥重要作用。

3. 减少应用肾损害药物应用

(1) ACEI 及 ARB：血管紧张素Ⅱ是强烈出球小动脉收缩药，肾脏低灌注、低氧时可维持肾小球灌注压和 GFR，ACEI 及 ARB 会增加 AKI 风险。

(2) 非甾体抗炎药（NSAIDS）：NSAIDS 影响前列腺素前体合成、血管舒张性，前列腺素对于维持正常的肾内血流动力学非常重要。肾脏低灌注、低氧时，NSAIDS 抑制前列腺素的生成，抑制前列腺素扩血管作用，减少肾脏血流，加重肾损伤，可选用吲哚美辛、布洛芬等。

(3) 氨基糖苷类（AGS）：AGS 不被代谢，仅经肾小球滤过排除，近端肾小管毒性作用。

4. 无创机械通气

目的是阻断肾脏缺氧、低灌注造成的损害，见高原肺水肿相关章节。

5. 维持水电解质酸碱平衡

(1) 轻度高血钾：<6mmol/L，严格限制含钾高的食物和药物。

(2) 血钾：>6.5mmol/L，可应用。

(3) 10% 葡萄糖酸钙：10~20ml，2~5min 注完。

(4) 5% 碳酸氢钠：100ml，5min 注完。

(5) 50% 葡萄糖：40ml 静脉输入，5min 注完；同时胰岛素 10 个单位，皮下注射。

(6) 多尿期：防止低钾血症。

血钠为补液提供了依据，不明原因血钠骤降，提示入液量过多，导致稀释性低钠血症；不明原因血钠升高，说明缺水状态，引起浓缩性高钠血症。

6. 液体治疗

积极治疗肾脏的缺氧状态，防止急性肾损伤进一步加重。在有创血流动力学滴定下，谨慎启动液体治疗和血管活性药物。当循环血量不足时，血管活性药物可减少肾脏血流，不考虑血管内容量而一味补液会造成液体超负荷。

轻度 AKI 评估容量状态，防止低灌注和容量超负荷。少尿期保持液体平衡，纠正液体缺失后，以量出为入为原则，前一日尿量 +400ml；多尿期注意水电解质监测，可补充葡萄糖、复方氯化钠注射液，用量为尿量的 1/3~2/3。

容量不足会减少肾脏血流，肾脏低灌注，加重肾脏损伤，应补充血容量。液体超负荷导致静脉压力升高和肾间质性水肿，导致肾脏纤维囊内压力升高，降低肾脏血流和肾小球滤过率。

7. 营养治疗

应激早期应采取允许性低热量原则。糖代谢紊乱，胰岛素抵抗和血糖升高，糖氧化利用能力明显降低；氨基酸、蛋白质分解代谢增强；脂肪代谢影响较少，为 AKI 主要能量来源。AKI 患者提供糖、脂肪双能源非蛋白热量，脂肪热量补充达 40%~50%；严格限制食物蛋白摄入，<0.6 g/(kg·d)，以优质动物蛋白为主，如鸡肉、牛奶等；钾、镁、磷排泄障碍，而 CRRT 时，导致微量元素、维生素丢失，应注意补充，尤其是钙、维生素 D。

8. 祥利尿药

祥利尿药改善少尿患者的液体管理，可抑制钠离子转运，降低髓祥的氧耗，减轻肾小管缺氧损伤，冲刷肾小管的坏死组织，增加肾血流量，呋塞米可静脉注射、泵入，剂量从小到大。

（三）连续性肾脏替代治疗

肾脏替代治疗包括间断性和连续性的清除

溶质及对脏器功能起支持作用的各种血液净化技术。

其中，连续性肾脏替代治疗有良好溶质清除效应和稳定的液体平衡系统，成为AKI治疗主要手段。

1. 应用指征

液体负荷过重；血钾＞6.5mmol/L；代谢性酸中毒，pH＜7.15；血钠＜120mmol/L；高分解，尿素氮每日升高＞10.7mmol/L，血肌酐＞176.8mmol/L。

2. 治疗时机

其核心为评估人体"需求"与肾脏清除"能力"的平衡，当容量负荷和代谢需求超过肾脏能力，就需考虑RRT治疗。除AKI以外，CRRT作为一种有效的清除体液的方法，可被应用于容量超负荷的非AKI疾病，如充血性心力衰竭或急性肺水肿。若机体处于高分解代谢状态或因AKI导致肾脏清除能力下降时，"需求"大于"能力"，应启动CRRT。但在启动CRRT时，还要评估每位患者的非肾性并发症、急症的危重程度及溶质和液体负荷情况，个体化判断CRRT启动时机，而不是仅依据肾功能指标或AKI的分级来判断是否启动。

早期行CRRT治疗有助于改善AKI患者肾功能，降低病死率。AKI出现明显并发症前，应尽早开始CRRT，尿素氮尿量可作为开始RRT的参考，尿素氮35.7mmol/L开始RRT，尿量＜0.5ml/(kg·h)开始CRRT。

3. 血管通路建立

首选股静脉，护理方便，不增加感染风险，深度为19～24cm，应用Seldinger技术。

并发症为出血、血肿、血气胸、导管相关感染。

4. 肾脏替代治疗模式与选择

缓慢持续性超滤：液体在压力梯度作用下，通过半透膜的运动叫超滤。当膜的一侧液面压力大于另一侧时，在膜的两侧产生跨膜压，小分子溶质以原溶液相同的浓度随水分子一起通过半透膜而被清除。

持续静脉-静脉血液透析（弥散）：将血液通过半透膜与含有一定成分的透析液相接触，两侧可以透过半透膜分子（水、电解质、小分子肌酐、尿素氮）做跨膜移动。

持续静脉-静脉血液滤过（对流）：血液引入滤器，在跨膜压的作用下，液体从压力高的一侧通过半透膜向压力低的一侧移动，液体内溶质也随之通过半透膜清除，通过置换液补充水分和电解质。

持续静脉-静脉血液滤过透析：在持续静脉-静脉血液滤过（对流）基础上实施滤过和透析，通过滤器两侧的压力差及浓度梯度达到清除水分和溶质的目的，从而可以清除过多的水分，可以清除一定氮质代谢物，保持机体内循环稳定。

威胁生命的电解质、酸碱紊乱、高钾血症，首选血液透析，快速高效降低血钾。

CRRT用于血流动力学不稳定患者，溶质清除率高，有利于清除炎症介质。

5. CRRT治疗剂量

AKI至少给予20ml/(kg·h)的治疗剂量，重症患者治疗剂量应在35ml/(kg·h)以上。

6. CRRT抗凝

(1) 全身抗凝：肝素首次负荷剂量2000～5000U，静脉注射，维持剂量500～2000U/h，负荷剂量25～30U/kg，静脉注射；APTT，正常的1～1.4倍。

(2) 局部抗凝：具体如下。

出血风险高的患者：血小板＜60false10^9/L；INR＞2；APTT＞60s。

滤器前持续输注肝素，滤器后输鱼精蛋白。肝素1100～1666U/h滤器前持续输入，并在滤器后以 1mg 鱼精蛋白：（100~130）U 肝素输注，ACT 在滤器前>250s，滤器后<180s。

本治疗组有 3 例极危重症患者，给予 CRRT 治疗取得满意效果无一例死亡，高容量血液滤过 HVHF，>45ml/（kg·h）。可能的机制为调整和稳定血流动力，改善氧代谢，炎症介质、氧自由基清除。

（四）急性高原肾损伤合并高原肺水肿的治疗

高原肺水肿多合并其他脏器损害，高原肺水肿合并急性肾功能衰竭时，病情变得非常复杂，治疗变得非常困难和矛盾，此时利尿药无任何作用。它们的病理生理可能是：①急性肾功能衰竭无尿所致高血容量性加重肺水肿。②血容量升高后血浆胶体渗透压相对降低，导致毛细血管通透性增加，血管内的血浆中的水分大量外渗，进一步加重肺水肿。

我们有 1 例高原肺水肿合并急性高原肾损伤，治疗相互矛盾，患者持续咯粉红色痰，量大，持续无尿，常规药物治疗如利尿、扩张支气管氧疗无效，最终患者死亡。治疗方法如下。

（1）立即气管插管：给予有创机械通气，SIMV+PSV，PEEP10~20，如血氧不能达标，SpO_2 80% 以下时，可以给予俯卧位通气。

（2）立即给予 CEMO+CRRT：血流动力学稳定患者采用 IDH（高流量血液透析）+超滤，出水量达 500~1000ml/h；血流动力学不稳定，CRRT+超滤，目的达到利尿脱水目标 2h 后，减少治疗剂量，维持内环境稳定。CEMO 为 V-VCEMO 模式。

（3）血流动力学监测：指导液体治疗及血管活性药物应用。

九、预后

我们治疗的患者多数急性高原肾损伤在积极合理治疗后，病情可完全恢复正常，但也有个别急性重症高原病肾损伤的患者，未及时脱离缺氧环境或治疗不及时，病情发展快，病情极其严重，最后发展成为不可逆的终末期肾病（尿毒症），需终身透析治疗。

附：急性高原骨骼肌损伤

1. 概述

我们在临床中发现，许多急性重症高原患者 CK 值明显升高，我们对 239 例急性重症高原病患者的 CK 值进行了统计学分析，并将他们分成轻-中型与重-极重型。血浆中的 CK 值的变化为，急性重症高原病的 CK 值为 669.29±481.86。发现轻-中型 466.12±326.70，重-极重型 905.17±672.38，P=0.000，具有显著的统计学意义，说明病情越重肌酸激酶值越高（表 5-5 和表 5-6）。

肌酸激酶通常存在于骨骼肌、心肌、脑组织的细胞质及线粒体内，主要功能为在 ATP 参与下，催化肌酸磷酸化，形成磷酸肌酸和 ADP，以及催化磷酸肌酸的高能磷酸键转移给 ADP 生成 ATP，并形成肌酸。

当 ATP 消耗时，ADP 与磷酸根结合生成 ATP。磷酸肌酸成为急速恢复 ATP 的高能酸物质，是一种能量储存形式。

肌酸激酶有四种同工酶：CK-MM、CK-BB、CK-MB、CK-MiMi。CK-MM 主要存在于骨骼肌中，CK-BB 主要存在于脑细胞中，CK-MB 主要存在于心肌细胞中，CK-MiMi 主要存在于心肌和骨骼肌线粒体中，血清 CK 指总的活性。

　　CK 以骨骼肌含量最高，其次为心肌，正常情况下，细胞外液的 CK 浓度仅为细胞内的 1/1000～1/10000，因此血清中 CK 升高一般提示骨骼肌组织细胞的通透性增强或组织细胞破坏。

2. 高原缺氧对骨骼肌的影响机制

　　高原缺氧导致肌纤维受损，破坏细胞内外的钠钙稳态，使肌肉组织肿胀、变性，肌细胞膜的通透性升高，细胞内容物渗漏到血循环，细胞膜受损，Na^+-K^+-ATP 酶导致 Na^+ 进入细胞内，$Ca^{2+}-Mg^{2+}$ 交换障碍，Ca^{2+} 大量进入细胞内，Ca^{2+} 在细胞内聚集，进一步损伤细胞，最终导致胞内酶及蛋白大量释放进入血液循环。

3. 骨骼肌损伤的临床表现

(1) 肌肉炎症反应表现：发热。

(2) 全身重度乏力：肌肉疼痛、压痛，肌无力。

(3) MRI：受累肌肉肿胀，T_1、T_2 均为高信号。

(4) CK 升高正常值的 5～10 倍：严重者有肌红蛋白尿，外观为茶色或葡萄酒色尿；尿蛋白阳性（+），可见颗粒管型；尿肌红蛋白升高；严重可导致低血容量性休克、急性肾衰竭、弥散性血管内凝血（DIC）。

4. 治疗

(1) 氧疗及高压氧疗：切断骨骼肌缺氧，保护肌肉细胞，减少并发症发生。常规行高压氧治疗，病情恢复较快，并发症少。

(2) 预防肾小管坏死：具体如下。

容量复苏：尽早治疗，损伤后立即进行液体治疗；输入 4.5%NaCl 及 0.63%$NaHCO_3$，尿量维持在≥20ml/h；速度 500ml/h，保持尿量 200～300ml/h，致肌红蛋白消失，CK＜1000U/L；监测中心静脉压，一般成人液体量 3～6L/d。碱化尿液：应用 $NaHCO_3$，目标为尿 pH＞7.0。

保护肾小管：抗氧化剂，如谷胱甘肽、维生素 C、肌苷等。

(3) 血透或血滤（见肾脏替代治疗相关内容）

　　我们没有检索到缺氧引起骨骼肌损伤的相关报道和资料。我们在急性重症高原病中发现，CK 升高明显，最高达几十倍甚至上百倍，考虑为高原低压性低氧导致的骨骼肌损伤，但须进一步深入研究。CK 升高后，肌电图的变化、肌肉 MRI 及 TCMOP 显像等影像学资料，需要进行进一步深入研究，在此我们提出了急性高原骨骼肌损伤。

5. 预后

　　骨骼肌损伤可导致肾功能受损，可能是肌红蛋白在肾小管沉积，引起肾小管堵塞，导致急性肾小管坏死。

参考文献

[1] 高钰琪.高原病理生理学[M].北京：人民卫生出版社，2006:207-215.
[2] 马四清，吴天一，张雪峰.急性重症高原病与多器官功能障碍综合征[M].北京：人民卫生出版社，2014:307-323,.
[3] 袁延年，马全福，李丽.不同居住时间高原性蛋白尿蛋白组分的变化[J].中华肾脏病杂志,2009,25(9):705.
[4] Uchino S,Bellomo R,Goldsmith D,et al. An assessment of the RIFLE criteria for acute renal failure in hospitalized patients[J]. Crit Care Med,2006,34:1913-1917.
[5] Bagshaw Sean Ma,Bellomo.Ccystatin C in acute kidney injury[J]. Current Opinion in Critical Care,2010,16(6):533-539.
[6] 刘大为，杨荣利，陈秀凯，等.重症血液净化：从理论到实践[J].中华医学杂志,2012,92(45):3169-3172.
[7] 袁延年，屈宽运，王英，等.高原性蛋白尿的定量分析[J].高原医学杂志,1999,9(3):43-45.
[8] Newan DJ,Thakkar H,Idwards Rq,et al. Serum Cystain C measured immunoassay:A more sensitive marker of changes in GFR than serum creatinine[J].Kidney Int,1995,47(1):312-318.
[9] Mori K,Lee HT,Rapoport D,et al. Endocytie delivery of lipocalin-siderophore-iron complex rescues the kidney from ischemia-reperfusion injury[J].J Clin Invest,2005,115(3):610-621.
[10] Laterza OF,Price CP,Scott MG.Cystatin C:an improved estimator of glomerular filtration rate[J].Clinical Chemistry,2002,48(12):699-707.
[11] Risch L,Huber AR.Assessing the diagnostic accuracy of cystatin C as a marker of impaired glomerular filtration raet[J].Am J Kidney Dis,2002,39:661-662.
[12] 李家瑞，乔佑杰.急性肾损伤与液体管理策略[J].增高中西医结合肾病杂志,2011,12(11):1024-1026.
[13] 李晓宁.急性肾损伤研究新进展——从基础到临床[J].医学新知杂志,2011,21(3):215-219.
[14] 赵子秀，毕增祺.血清胱蛋白酶抑制剂C测定临床意义[J].国外医学泌尿系统分册,2002,22(2):103-104.
[15] 魏有仁，张远春.早期肾小管损伤标记物尿Cystatin C的临床应用前景与亟待解决的问题[J].中华检验医学杂志,2006,7:583-584.
[16] Jaya Mishra,Qing Ma,Anne Prada,et al.Identification of NGAL as a nove early urinary biomarker for ischemic renal injury[J]. Am Soc Nephrol,2003(14):2534-2543.
[17] Devarajan P.Neutrophil gelatinase-associated lipocalin (NGAL).a new marker of kidney disease[J].Clin Lab Invest Suppl,2008,241:89-94.
[18] Mishra J,Mori K,Ma Q,et al Amelioration of ischemic acute renal injury by neutrophi 1 gelatinase2 associated lipocalin[J]. Am Soc Nephrol,2004,15:30732-30821.
[19] 吴继明，刘畅，安成，等.急性肾损伤患者尿液中KIM-1及NGAL的变化[J].现代中西医杂志,2010,19(20):1431.
[20] Bundgaard JR,Sengslov H,Borregaard N,et al.Molecular cloning and expression of a cDNA enaoding NGAL:a lipocalin expressed in human neutrophils[J].Biochem Biophys Res Commun,1994,202:1468.
[21] 杨美平.血清Cys-C、KIM-1及NAGL在急性肾损伤早期诊断中作用[J].现代仪器与医疗,2016,22(4):67-68.
[22] Luca M.Bigatello,Hasan B.Alam..麻省总医院危重病医学手册[M].杜斌.第五版.北京：人民卫生出版社,2012:362-382.
[23] Kellum JA，Lameire N，Aspelin P,et al.Kidney Disease: Improving Global Outcomes(KDIGO)Acute Kidney Injury Work Group.KDIGO Clinical Practice Guideline for Acute Kidney Injury[J].Kidney inter,2012,2(Suppl):1-138.
[24] Bellomo R,Ronco C,Kellum JA,et al.Acute renal failure-definition,outcome measures,animal models,fluid therapy and information technology needs:the Second International Consensus Conference of the Acute Dialysis Quality Initiative(ADQI)Group[J]. Crit CARE,2004,8:R204-212.
[25] Vanlaere I,Libert C. Matrix metalloproteinases as drug targets in infections caused by gram-negative bacteria and in seotic shock[J]. Clin Microbiol Rev,2009,22(2):224-239.
[26] Nasioudis D,Witkin SS. Neutrophil gelatinase-associated lipocalin and innate immune responses to bacterial infections[J]. Med Microbiol Immunol,2015,204(4):471-479.
[27] Macdonald SP,Stone SF,Neil CL,et al. Sustained elevation of resistin,NGAL and IL-8 are associated with severe sepsis/septic shock in the emergency department[J]. PLoS One,2014,9(10):e110678.
[28] Harhay MN,Harhay MO,Coto-Yglesias F,et a1.Altitude and regional gradients in chronic kidney disease prev—alence in costa rica:data from the costa rican longevity andhealthy aging study[J]. Trop Med Int Health,2016,21(1):41-51,29.
[29] 李素芝，郑必海，周其全，等.高原地区重症急性高原病并发多器官功能障碍的结果分析[J].高原医学杂志,2006,16(1):5-7,30.
[30] 马全福，袁延年，罗莉，等.高原低氧应激对肾脏的影响[J].中华实验外科杂志,2009,26(8):1057-1058.
[30] 敖强国，宋世涛，邹攀.高原低压低氧环境对平原健康男青年血象和肾功能影响[J].中华保健医学杂志,2011,13(6):456-458.
[31] Goldfarb-Rumyantzev AS,Alper SL. Short.term responses of the kidney to high altitude in mountain climbers[J].Nephrol Dial Transplant,2014,29(3):497-506.
[32] Chen W,LU Q,Wang H,et a1.Prevalence and risk factors of chronic kidney disease:a population study in the tibetan population[J].Nephrol Dial Transplant,2011,26(5):1592-1599.
[33] Yijiang Z,Jianhua Z. FEILI L.Acute kidney injury at high altitude[J].High Alt Med Biol,2013,14(2):183-185.
[34] 杨卫波，李素芝.急性肾功能损伤在急性高原病发病过程中的差异研究[J].第三军医大学学报,2018,40(12):1109.
[35] 周其全，王福领.高原低氧环境暴露对移居人群肾功能和尿液成分的影响[J].中国病理生理杂志,2010,26(10):1972.

第 6 章 急性高原循环损伤

一、概论

（一）概述

高原自然环境对人体影响主要体现在低压性低氧、低气温、干燥和强日照辐射。当个体暴露于高原缺氧环境时，机体各器官功能和代谢会出现一系列的适应性改变，循环系统特别是心脏组织对缺氧十分敏感，主要表现为心脏做功增加（心输出量增加），肾上腺素释放增加，肺动脉压增加，外周毛细血管收缩（非重要脏器血管收缩，而心、脑血管扩张）。呼吸加快，心率加快，血压升高，收缩压、舒张压均显著升高，但以舒张压升高为主，舒张压显著增高是高原血压升高的重要特点，具有重大意义，可能与外周血管收缩、低氧性红细胞增多、血液黏滞性增大导致外周阻力增加有关，是一种应激性代偿变化，称为"低氧性增压反应"。这些都属于生理学代偿性改变，是机体对缺氧反应的代偿性机制，其目的使机体适应新的环境，这些反应具有普遍性，尤其在人初到高原 1 周内更为明显，但随时间推移逐渐恢复到正常水平。个别个体对缺氧的耐受性（遗传因素）及敏感性不同（缺氧阈值），以及在各种致病因素的作用下，随应激反应的加重，进而出现病理及病理生理改变，发生急性高原循环损伤。

急性高原循环损伤是机体急进入高原（海拔2500m），或从高原进入更高海拔的地方，机体对缺氧的耐受性（遗传因素）及敏感性不同（缺氧阈值），以及各种致病因素的作用下，引起心肌细胞的损害（直接或间接）及循环系统功能异常，而引发的一组高原特发病，分为高原高血压、高原低血压、高原休克、高原心功能不全、应激性心肌病。

本组疾病是急性高原病的一种严重类型，多发生于海拔 2500m 以上地区，起病急，病情进展迅速。易感人群进入高原初期 0~30 天发病率最高。多数为平原生活首次进入高原者，亦可见于久居、世居高原已适应高原环境者。

（二）急性高原循环损伤的分类

人体进入高原低氧环境时，机体进行一系列适应性的调节，通过多种代偿机制使功能改变而达到高原习服。循环系统是人体对缺氧较为敏感的器官，容易因严重缺氧缺血造成心肌及循环系统的损伤。开始机体表现为代偿性心血管反应，失代偿时，心血管系统表现为严重的急性高原循环损伤。具体表现在血压的升高或降低，血压升高称为高原性高血压，可发展成高血压危象，持续控制不佳易发展为高原原发性高血压；血压降低称为高原性低血压，严重者发展成为高原休克。高原微循环功能障碍是发展成高原休克的基础。而心肌损伤则表现为心肌酶的升高、心肌细胞坏死、心脏舒张、收缩功能降低，易发生心律失常、心功能不全或应激性心肌病。急性高原循环损伤分类详见图6-1。

（三）高原低氧对心脏舒张功能及每搏输出量的影响

舒张性心功能不全（DHF）：在心室收缩功能正常的情况下，心室松弛性和顺应性减低，使心室充盈量减少和充盈压升高，从而导致肺和体循环淤血的综合征。

心脏舒张特征包括两个方面，即心室松弛性和室壁僵硬度，两者为不可分割的整体。心室松弛是一个动态的过程，于心室收缩终止时开始，出现在等容舒张期和心室充盈早期。心室舒张速率受肌浆网 Ca^{2+} 摄取及心肌细胞 Ca^{2+} 外流，Ca^{2+} 移动是逆浓度梯度的耗能过程，高原低氧，血压分压下降，无氧酵解增加，ATP产生减少，ATP耗竭可妨碍这个过程，从而减慢心肌松弛。

肌球-肌动蛋白复合体迅速解离是心肌舒张的关键步骤，也需要ATP支持。由于高原低氧，ATP缺乏，Ca^{2+} 与肌钙蛋白亲合力增加，肌球-肌动蛋白复合体解离困难，影响舒张和充盈。

心室顺应性降低，指心室在单位压力变化下所引起的容积改变，其倒数为心室僵硬度，P-V曲线可放映心室顺应性和僵硬度，顺应性下降曲线右移。当心肌缺氧，心肌细胞处于"冬眠状态"。心肌炎症反应，自由基损伤，引起心室壁成分改变，心室顺应性下降。左心室舒张末期，压力升高，肺静脉压升高，出现肺淤血和肺肿胀。这也许和高原肺水肿的发病机制有一定联系，高原肺水肿不一定是单纯的肺血管内皮损伤。由于心肺交互作用，心脏也许参与了高原肺水肿的发病机制，值得进一步深入研究。

进入高原早期，左心室等容收缩期延长，射血期缩短，并随海拔增高有增大趋势，可能也是心功能受损的反映。

进入高原后，搏出量变化较大，与高原停留时间和海拔高度有关，61%～83%搏出量减少，4.6%不变，13%～33%增加。

搏出量减少可能原因：心率加快，舒张期缩短，心室充盈不足；交感神经兴奋，儿茶酚胺增加，外周阻力增加，红细胞增多，血液黏滞性增加，后负荷增加；进入5000m以上或更高海拔地区，心肌缺氧导致心肌收缩性降低；进入高原后，尿量增多，饮水减少，导致血浆容量减少，回心血量减少，前负荷下降，心室充盈压减少，搏出量下降。

（四）高原低氧对冠状动脉影响

据研究，平原人群进入高原后早期，冠状动脉血流增加，血管扩张。其原因可能是：PO_2 下降，心肌氧供需失衡，腺苷含量增多，冠状动脉扩张；交感神经兴奋，心率加快，心肌代谢增强，腺苷含量增多；心肌缺氧使前列腺素、一氧化氮等扩张血管物质合成释放增加，冠状动脉扩张；缺氧引起全身血管收缩，而心脏和大脑血管

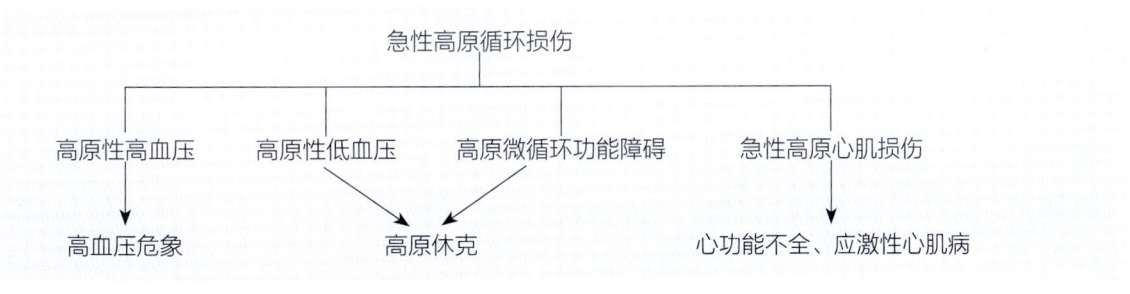

▲ 图6-1　急性高原循环损伤分类

扩张，提高冠状动脉灌注压力。

相反，由于高原低压性低氧及高原寒冷，以及在精神、应激等刺激下，交感神经兴奋，儿茶酚胺分泌增多，组胺及5-羟色胺分泌增加，吸烟、饮酒可引起血脂紊乱，导致发生冠状动脉痉挛，心肌酶升高，心肌细胞大量坏死，个别可发生急性心肌梗死，甚至猝死。

（五）高原低氧对冠状动脉斑块的影响

平原急进高原人群，缺氧可以使稳定性斑块破裂，变成不稳定性斑块，造成原因可能是在缺氧时大量巨噬细胞激活、浸润，释放大量水解酶，金属蛋白酶使保护性间质基质降解，抑制胶原纤维的生成，导致斑块破裂。另外，心动过速、冠状动脉内压力、冠状动脉血管的张力也可影响斑块破裂。

所以，刚进入高原的平原人群中，既往有冠心病心绞痛病史或有危险因素（高血压、高血脂、肥胖、吸烟）的人群要特别注意急性心肌梗死等突发事件的发生。

慢性缺氧可使冠状动脉侧支循环建立，对缺氧耐受性增加，所以高原冠心病发病率较平原低。

（六）高原低氧对心肌影响

高原缺氧造成心肌氧供应与氧需求之间的不平衡。由于高原低压性低氧氧供明显减少。而由于交感神经兴奋、心肌氧需增加，造成机体（心肌）处于低氧状态。有一部分人因各种危险因素（遗传、肥胖、基因、上呼吸道感染、腹泻）导致缺氧阈值降低，而发生急性高原病，造成器官脏器的损害。缺氧阈值的检测，可以通过心肺运动试验测得。

俞启福等报道，大鼠在缺氧后，其心肌超微结构改变很明显，主要有线粒体固缩、水肿或空泡样变；肌原纤维排列紊乱，肌节断裂；核膜皱折消失，染色质边移和细胞核周围水肿。我们认为，心肌超微结构改变是心肌细胞损伤的病理基础，缺氧导致的病理学改变充分证明了缺氧对心肌的损伤。

我们通过动物试验发现，初入高原1～30天，心肌细胞肿胀并有小灶状坏死。我们认为高原低氧对心肌细胞造成损伤，随着机体氧分压变化，心肌的新陈代谢和功能因缺氧受到影响。因此，循环系统的改变既有代偿性适应，又有损伤性改变，严重者发生心力衰竭。

通过动物实验及急性重症高原病心肌酶变化，提示高原低压性低氧对心肌细胞造成严重损害，心肌细胞会出现如下3个方面的病理生理损害和变化。

1. 心肌顿抑（心血管概念）

心肌顿抑是1975年Heyndrick等学者在犬的缺血-再灌注实验模型中发现并提出的一种现象，定义为心肌经历短暂急性缺血后血流恢复正常或接近正常。但此时心肌收缩功能障碍，在这种状态下，心肌细胞虽不至于发生坏死，但会引起心肌结构、代谢、功能的改变，即使恢复有效灌注后，心功能也需要一段时间才可恢复。试想，当进入极高海拔地区，由于低压性低氧、心肌处于极度缺氧状态，心肌结构、代谢、功能发生改变，可造成心肌顿抑，心脏扩大，发生应激性心肌病的基础。

2. 心肌冬眠

1978年，Diamond首次提出了心肌冬眠的概念。这是指心肌在长期低血流灌注下通过自身调节降低其功能使心肌血流量和心肌功能达到一个平衡的状态，心肌并未发生不可逆性坏死，在恢复心肌灌注或减少心肌耗氧时，受损心肌的功能可部分或全部恢复正常。当机体长期处于极高海拔时，心肌细胞持续处于缺氧状态，可发生心肌冬眠。

3. 心肌坏死

当机体发生急性重症高原病时，心肌细胞在

多种因素作用下（低压性低氧、生物活性物质激活、氧自由基等），可发生心肌细胞坏死。

正电子发射 X 线断层显像（PET）是检测心肌存活的"金标准"。常用方法有 $^{13}NH_3$ PET 显像和荧光去氧葡萄糖代谢 X 线显像。这是目前最准确的方法，但价格昂贵，难以普及。

心肌灌注显像有 ^{201}TL 和 ^{99m}TC 心肌显像，可用于检测细胞膜的完整性，是临床检测心肌活力的主要方法。

冬眠心肌整体表现为低灌注-低功能相适应的状态，内部却发生着进行性细胞退化，包括胞内结构蛋白的减少、胞外基质蛋白及胚胎期蛋白的增加，甚至表现为细胞凋亡，随着缺氧缺血时间延长及缺血程度加重，冬眠心肌细胞结构呈进行性加重的损害，可发生为心肌坏死。

冬眠心肌的意义在于，心肌缺血缺氧时，通过某种自身调节机制，降低心肌组织对氧的需求，与氧的有限供给相配合，同时进行适应性下调，防止心肌细胞的进一步损伤或坏死发生。

二、高原性高血压

根据《中国高血压防治指南》（2016 年修订版），将各种原因导致的收缩压 ≥ 140 和（或）舒张压 ≥ 90mmHg 定义为高血压。但目前在全世

附：高原心肌损伤的动物实验研究

1. 实验地区

青藏线唐古拉山区，海拔 5030m，大气压为 5309kPa。

2. 实验对象

[昆明种]wistar 雄性大鼠，体重 20～250g，由青海大学实验动物中心提供。大鼠均置于清洁动物饲养室 [（22±2.5）℃、相对湿度为 40%～70%，分笼饲养，饲料为全价颗粒饲料，水为生活饮用水]。

3. 光镜、电镜标本的制备及观察

实验 20 天后全部处死，并迅速取出肺、心、肝、肾、脑及脾组织各一小块，将其切成 1mm³ 置于戊二醛二甲砷酸钠乳液（pH7.4）中，病理电镜检验由北京大学医学部病理系完成。方法：1% 锇酸固定，脱水环氧树脂包埋，超薄切片，在 Hitachi-500 电镜下观察摄片；普通病理标本用甲醛溶液固定后石蜡包埋切片 HE 染色作病理常规形态学观察（图 6-2）。

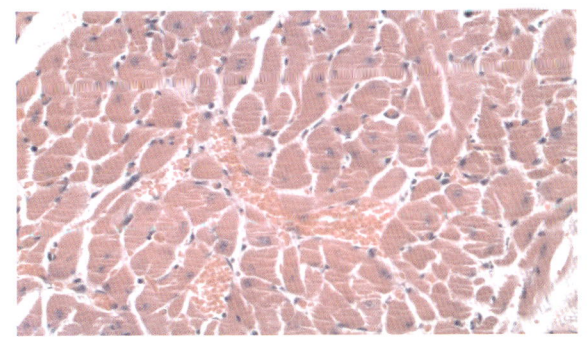

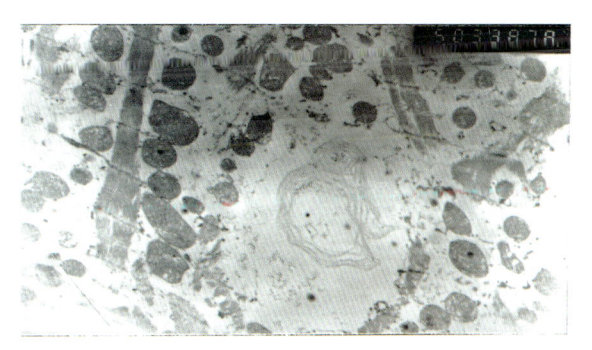

N9BH（对照组）　　　　　　　　N-3878（对照组）

▲ 图 6-2　大鼠心肌普通病理及电镜病理变化

> 4. 结果
>
> 　　大鼠心肌普通病理提示，心内膜和心肌间小血管可见淤血，心肌间隙增宽，并可见小灶状出血。灶状心肌纤维水肿，胞质内嗜酸颗粒增多。局灶心肌纤维变细且染色加深，核结构不清。这提示大鼠心肌细胞确有水肿、变性、坏死及髓样小体形成。
>
> 　　大鼠心肌电镜病理提示，心肌细胞水肿，肌原纤维间距增宽，部分肌原纤维坏死崩解呈颗粒状或溶解消失，可见髓样小体形成。

界没有高原性高血压的统一定义或指南。

根据多数学者认为高原性高血压是一个慢性高原病的临床类型。我们认为，高原性高血压应该是机体进入高原后一种急性高原病。高原性高血压不是高原地区的高血压病。

（一）定义

目前国内对于高原性高血压的概念比较混乱，存在把高原性高血压认为是高原地区的高血压的现象，但两者有明显不同。

传统的高原性高血压定义：在低海拔地区血压正常、进入海拔>3000m高原后，因高原低氧，通过血管收缩反射或交感神经活性亢进，心输出量增加，致血压持续上升，收缩压≥160mmHg或舒张压≥95mmHg，并伴有高血压症状，即为高原性高血压症。

新的高原性高血压定义：既往无高血压病史的人群，在低海拔平原血压正常，急进高原（海拔2500m以上）或由高原进入更高海拔地区后，因高原低压性低氧，血压升高≥140/90mmHg，回到平原后血压可恢复正常。既往原发性高血压的患者，急进高原后，血压持续升高，较原基础血压升高≥20/10mmHg，也要诊断为高原性高血压。

为与国际高血压指南接轨，其诊断标准也应该发生变化，以往高原性高血压诊断标准为血压升高到160/95mmHg以上，收缩压与舒张压单项增高即可，现在应修改为≥140/90mmHg以上。高原高血压的特点是进入高原后血压升高，而回低海拔地区（平原）血压正常。

另外，我们在临床中观察到既往原发性高血压患者进入高原后，血压持续升高，这也应该是高原性高血压的一部分人群，在诊断中应该加入这部分人群。国内资料显示，高原性高血压主要是舒张压的升高或收缩压、舒张压同时升高，仅仅收缩压升高的较少见。

（二）发病率及危险因素

以往国外资料多认为，初入高原者，血压会暂时性升高。关于高原性高血压研究报道较少见，对患病率调查报道更为少见。1952年，国内学者即发现在高原筑路部队（均为移居人群）中，高血压患病率90%，以舒张压升高人数较多，回归平原后，血压很快下降，有关症状消失。南疆军区于20世纪70年代时，在海拔5200m地区居住2个月的38例男性青年调查发现，几乎100%血压升高，说明高原性高血压发病率非常高。宋仕忠研究发现，高原性高血压发病率达30.75%，15—25岁年龄组最低，达6.02%，55岁以上年龄组最高，达62.80%。这种高发病率较国内大规模普查材料的发病率高出4~9倍。

高原性高血压的危险因素包括：进入高原的速度、海拔高度、年龄、性别、是否抽烟、饮食习惯、高血压家族史等因素。

（三）发病机制

机体进入高原后，由于低压性低氧，循环系统发生应激性适应，一部分人群表现为血压升高，即"低氧性增压反应"。随着机体对高原的适应，这部分人群中的一部分血压恢复正常，另外一部分人持续血压增高，发展成高原性高血压。一般发病时间为1～3个月，随病情发展，如持续高原居住，高原性高血压中的一部分人发展成高血压病，就是高原地区的高血压；另外一部分人可在一定时间内恢复正常；也有极少数病情进展，出现高原性高血压危象、高血压脑病，造成严重的靶器官损害。

在高原低氧环境下，心血管中枢功能失控，大脑的神经活动可能出现兴奋与抑制功能失调，大脑皮质功能紊乱，皮质下中枢调节作用减弱，交感神经兴奋增高，而副交感神经活动减弱，肾上腺髓质活性增强，血液内儿茶酚胺水平增多，导致小动脉收缩外周阻力增加，引起血压升高。

机体缺氧，动脉血氧饱和度下降，刺激颈动脉窦和主动脉体化学感受器，以及精神紧张、寒冷刺激致外周血管收缩，阻力增加，心率加快，血压上升。

高原低氧也可引起体内血液重新分布，肾血管收缩，肾血流量下降，激活肾素-血管紧张素-醛固酮系统活性，导致血压升高。

在高原高血压发病过程中，血清中气体信号分子内源性H_2S与NO含量显著升高，H_2S的升高更加明显，且随病情发展呈升高趋势，这可能是H_2S与NO代偿性升高，对抗内皮素、肾素等缩血管物质。

缺氧可使肾脏促红细胞生成素增多，以及低氧性红细胞增生作用，从而使红细胞增多，使血液比重增加，血液黏度增大，外周阻力增加。

缺氧应激导致交感神经兴奋，使血中肾上腺素及去甲肾上腺素水平升高使心输出量增多，周围小动脉收缩，外周阻力增加血压升高。

（四）临床表现

症状：以头痛、头晕、心悸、气短、胸闷、失眠、多梦等表现多见。高原高血压症状突出，但与血压升高程度不相称，多为高原反应的症状，无特异性。

体征：心脏听诊主动脉瓣区第二心音亢进，心尖可闻及Ⅰ～Ⅱ级收缩期杂音。

（五）实验室检查

1. 动态血压变化

张雪峰研究提示，高原性高血压动态血压变化为，以白昼血压升高为主，单纯舒张性高血压比例显著高于单纯收缩期高血压，昼夜节律呈勺形变化曲线，心率变化与高原高血压有密切关系。

ABPM的高原高血压诊断标准为：平均SBP/DBP24h≥130/80mmHg；白天≥135/85mmHg；夜间≥120/70mmHg。HBPM的高血压诊断标准为≥135/85mmHg。

2. 眼底变化

早期视网膜动脉痉挛，后期可有渗出出血，血管硬化。

3. 尿常规

多数患者有蛋白尿及颗粒管型。

（六）诊断标准及分级

1. 高原性高血压诊断标准

据1982年全国高原医学学术讨论会拟定试行方案，高原性高血压诊断标准如下：①一般系居住在海拔3000m以上地区移居者，发病年龄多较年轻，移居高原前无高血压病史。②移居高原后，血压升至160/95mmHg，以收缩压或舒张压单项增高即可。③返抵平原后，血压自行下降，而重返高原后，血压又复升高。④排除原发性高血压或其他继发性高血压。

我们认为上述诊断概念不清，不能与国际高血压指南接轨，我们提出新的诊断标准如下：①紧急进入高原（海拔 2500m 以上）地区 1～90 天。②进入高原前无高血压病史者，进入高原后血压≥140/90mmHg，单纯收缩压或单纯舒张压单项增高即可。③既往有高血压史，目前正在使用降压药物，血压控制正常，进入高原后血压≥140/90mmHg，或血压在原升高基础≥20/10mmHg，即收缩压升高 20mmHg，舒张压升高 10mmHg。④返抵平原后血压自行下降，而重返高原后，血压又复升高。

2. 高原高血压分级

高原高血压与国际指南高血压定义基本相同：在未使用降压药物的情况下，非同日 3 次测量诊室血压，SBP≥140mmHg 和（或）DBP≥90mmHg。SBP≥140mmHg 和 DBP＜90mmHg 为单纯收缩期高血压。增加了单纯舒张期高血压＜140 和≥90。既往有高血压史，目前正在使用降压药物，血压控制正常，进入高原后血压≥140/90mmHg，或血压在原升高基础≥20/10mmHg，即收缩压升高 20mmHg，舒张压升高 10mmHg，也可诊断高原高血压。根据血压升高水平，又进一步将高血压分为 1 级、2 级和 3 级（表 6-1）。ABPM 的高原高血压诊断标准为：平均 SBP/DBP24h≥130/80mmHg；白天≥135/85mmHg；夜间≥120/70mmHg。HBPM 的高血压诊断标准为≥135/85mmHg，与诊室血压的 140/90mmHg 相对应（表 6-1）。

（七）治疗

高原高血压患者首选血管紧张素转化酶抑制药、血管紧张素受体拮抗药及 β 受体拮抗药。对轻 - 中度高原高血压予非药物治疗，如氧疗、低盐饮食、戒烟限酒、适当运动及锻炼。

主要治疗药物包括 β 受体拮抗药、ACEI 或 ARB、CCB。

1. β 受体拮抗药

2006 年，英国 NICE 高血压治疗指南提出，β 受体拮抗药不再作为一线降压药物。2014 年，美国高血压指南 JNC 8 不再推荐 β 受体拮抗药作为一线降压药物。但是，高原高血压仍为治疗的首选药物。

不同 β 受体拮抗药治疗高原高血压的机制不同。

心脏 β 受体拮抗药：阻滞心脏 $β_1$ 受体，表现

表 6-1 高原高血压血压水平分类和定义

分 类	血 压
正常血压	SBP＜120 和 DBP＜80
正常高值	SBP 120～139 和（或）DBP 80～89
高血压	SBP≥140 和（或）DBP≥90
1 级高血压（轻度）	SBP 140～159 和（或）DBP 90～99
2 级高血压（中度）	SBP 160～179 和（或）DBP 100～109
3 级高血压（重度）	SBP≥180 和（或）DBP≥110
单纯收缩期高血压	SBP≥140 和 DBP＜90
单纯舒张期高血压	SBP＜140 和 DBP≥90

当 SBP 和 DBP 分属于不同级别时，以较高的分级为准

为负性变时、负性变力、负性传导作用，使心率减慢，心肌收缩力减弱，心排血量下降，血压略降，心肌耗氧量降低。

中枢兴奋性β受体拮抗药：通过中枢兴奋性β受体阻滞，抑制外周交感神经，产生降压效应。阻滞突触前β受体，取消去甲肾上腺素的正反馈作用，减少 Na^+ 的释放，降低外周阻力。

肾素血管紧张素抑制：抑制肾脏旁器细胞的 $β_1$ 受体，阻滞肾素释放，减少血管紧张素形成而降压。

高原高血压主要机制为交感神经兴奋，所以β受体拮抗药为首选药物。该类药物选择性β受体阻滞，可抑制β受体亢奋导致的交感神经兴奋症状，从而降低血压。比索洛尔为水脂双溶性β受体拮抗药，生物利用度达88%，并有血管扩张作用，选择作用于 $β_1$ 受体。

首选比索洛尔：首剂5mg，每日1次，最大剂量20mg，每日1次。

美托洛尔：12.5mg，每日2次，最大剂量100mg，每日2次。

2. ACEI 和 ARB

(1) ACEI：通过抑制血管紧张素转化酶，使血管紧张素生成减少。抑制激肽酶是缓激肽降解减少，发挥降压作用。

作用机制：作用于循环及组织的RAS系统，使血管紧张素Ⅱ减少，Ang（1~7）升高；减少去甲肾上腺素释放；减少内皮素形成；增加缓激肽及扩血管的前列环素形成；减少醛固酮分泌，水钠潴留减少。

(2) 血管紧张素转化酶抑制药：直接阻断血管紧张素Ⅱ，发挥降压作用，AT_1 受体拮抗药选择性与 AT_1 受体结合，拮抗 AngⅡ 的作用，血压下降。

作用机制：①与 AngⅡ 竞争受体，而无内在激动活性，直接抑制 AngⅡ 的缩血管反应。②拮抗 AngⅡ 的交感兴奋作用，抑制中枢与外周交感神经系统。③直接抑制 AngⅡ 所致肾小管 Na^+ 重吸收。④减少 AngⅡ 所致醛固酮释放，间接减少肾小管 Na^+ 重吸收。

常用ACEI：依那普利5mg，每日2次；贝那普利10mg，每日1次；培哚普利4mg，每日1次；福辛普利10mg，每日1次。

常用ARB：氯沙坦50mg，每日1次；缬沙坦80mg，每日1次；厄贝沙坦150mg，每日1次。

3. CCB

CCB扩张血管，阻滞血管平滑肌细胞的 Ca^{2+}，发挥扩张血管作用。

常用：非洛地平缓释片5mg，每日1次；氨氯地平（络活喜）5mg，每日1次；硝苯地平控释片（拜新同）30mg，每日1次。

（八）预后

本病大多数患者预后良好，或脱离低氧环境后100%可恢复正常，也有一部分人群持续生活在高原地区而发展为高血压病，很少发生高血压危象及急性心功能衰竭。

二、高原性低血压

急进高原前人员进入高原前血压正常，进入高原后血压下降低于90/60mmHg，或收缩压＜90mmHg，舒张压＜60mmHg，以收缩压降低为主，并排除内分泌疾病及外周血管疾病所引起的症状性低血压即为高原低血压。

有研究表明，高原性低血压的患病率为8.6%，另有资料表明，在海拔3658~5100m人群低血压发生率为10%左右。

高原性低压性临床表现为头晕、乏力、眼花、心悸，活动时加重，也有出现四肢麻木、头痛、气促等症状。脉搏60~80次/分，血压≤90/60mmHg。

附：高原高血压危象

高原高血压危象是原发性或继发性高血压在疾病发展过程中，由于某些诱因作用，使全身小动脉发生暂时性强烈收缩，周围血管阻力明显上升，血压急骤升高，引起心、脑、肾等靶器官损害，分高血压急症和高血压次急症。

高原高血压急症：指血压明显升高（＞180/120mmHg），伴随症状发生或进行性靶器官损害，通常发生在血压＞200/140mmHg。包括以下情况：①高原高血压脑病。②急进型/恶性高血压伴有心、脑、肾、眼底损伤。③高血压合并脑出血。④高血压合并急性左心衰竭伴肺水肿。⑤高血压伴进行性肾功能不全。⑥高血压伴主动脉夹层。⑦高血压伴心肌梗死。

高原高血压次急症：指血压急剧升高而无靶器官损害。

1. 特殊类型

(1) 高原高血压脑病：血压骤然急剧升高引起的一种暂时性、急性全面脑功能障碍综合征。

临床表现为头痛、头胀，伴恶心、呕吐；中枢神经症状，兴奋、烦躁不安，严重者出现嗜睡、昏迷；可有视物不清、偏盲、黑矇；一过性偏瘫、失语、颈项强直、四肢抽搐。

眼底检查可见局限性、弥漫性血管痉挛，视盘水肿、出血。

CT提示脑室受压，对称性低密度影，提示脑水肿。

(2) 高原急进性恶性高血压：由极度疲劳、精神创伤、精神过度紧张、激动、吸烟、寒冷刺激引起的疾病。

临床表现为急进性高血压不及时治疗，发展成恶性高血压，很快死亡。头痛，视力障碍，失明，血尿，常合并心、脑、肾功能不全；眼底小血管节段性或弥漫性痉挛，视网膜水肿，反光增强，呈波纹状、条状或火焰状出血，蜡状或棉絮状渗出，视盘水肿，静脉增粗。

2. 病理生理

体液调节物质（如儿茶酚胺）急剧和过度释放，以及肾素-血管紧张素-醛固酮系统激活，引起血管强烈收缩，血压增高对血管壁产生机械压力，引起内皮损伤，激活凝血级联反应，导致管腔内血小板、纤维蛋白沉积，并使血管通透性增加，更严重的是导致小动脉纤维素样坏死。

3. 患者评估及检查

高血压患者重点关注内容：①双上肢测量血压是否相同；②股动脉波动是否存在；③是否有Ⅲ级或Ⅳ级视网膜病变；④是否能够分辨时间、地点、人物；⑤双侧瞳孔是否等大，对光反射是否灵敏；⑥是否有颈项强直；⑦是否有双肺啰音；⑧腹部是否有杂音；⑨是否有神经功能定位诊断。

4. 治疗

(1) 治疗原则：争分夺秒，积极降压。首要措施尽快将血压，短时间内将血压降到安全水平，防止更严重并发症。

脑出血、脑梗死血压按指南控制在180/100mmHg左右。

连续静脉注射硝普钠，应放置动脉导管监测血压。

(2) 血压下降幅度和速度：2～3h内血压下降到20%～25%即可，在短期内将血压降到正常，会导致心、脑、肾供血不足。

(3) 目标和方法：2～3h将血压下降25%以下，应非肠道给药，而后逐渐降压到舒张压100～110mmHg。

(4) 药物治疗：①硝普钠。②拉贝洛尔。③硝酸甘油。④乌拉地尔。

硝普钠：舒张压＞140mmHg，患者出现并发症，硝普钠静脉应用，十分有效。硝普钠降压迅速、有效，成为治疗危及生命的高血压危象很好的治疗药物，然而硝普钠使静脉和小动脉都扩张，静脉回流与心输出量降低，颅内压升高，合并高原脑水肿时慎用。0.3μg/（kg·min），开始最大10μg/（kg·min），避光输入，每6小时更换1次。老年人敏感，应用硝普钠时应谨慎，注意氰化物中毒，应用硝普钠24h以上应进行硫氰酸盐监测，要小于10ng/dl（1.7mmol/L）。耐受良好，可通过透析排出。

拉贝洛尔：具有α、β肾上腺受体阻断作用。0.5～2μg/min，持续给药，最大剂量300μg/min。

硝酸甘油：小剂量单纯扩张静脉，大剂量动静脉均可扩张。5～100μg/min，持续应用。

乌拉地尔：50～400μg/min，持续应用。乌拉地尔是尿嘧啶类选择性α₁受体拮抗药，具有外周和中枢双重降压机制，外周作用于突触后α₁受体，扩张血管，降低外周血压；中枢作用于5-HT$_{2A}$受体，降低心血管中枢交感反馈调节，抑制交感张力。25mg+（10～20）ml生理盐水，缓慢静脉注射，以后50mg+50ml生理盐水，1.3～2.6μg/（kg·min）泵入。

（一）发病机制

高原低氧使周围血管平滑肌松弛，毛细血管开放增多，致周围血管阻力下降；缺氧对心肌有直接抑制作用，使高原人群每搏输出量减少，引起心输出量下降；心脏收缩能力下降使其对血液推动力不足，同时血容量减低，导致体循环血压下降（主要表现在收缩压）；缺氧致自主神经功能紊乱，功能失调，高原缺氧使迷走神经兴奋占优势，导致高原低血压。

（二）诊断标准

1982年，全国高原医学学术讨论会拟定试行方案如下：①机体进入海拔2500m以上地区发病。②平原血压正常，进入高原后血压≤90/60mmHg。③低血压症状：眩晕、头痛、头重、耳鸣、易疲劳、衰弱感、不安、易出汗、四肢冷感、失眠、晕厥。④返抵平原后血压自行恢复正常，再返高原血压又下降。⑤排除其他器质性疾病。

（二）治疗

1. 高原低血压治疗目的

不在于血压上升，而是减轻症状，需卧床休息、吸氧，尽早适应高原环境。

2. 高原低血压药物治疗

调节自主神经：谷维素30mg，每日3次，口服；中药如生脉饮、参麦注射液、参麦饮（党参10g、麦冬10g、五味子10g、黄芪20g）。

四、急性高原微循环损伤及休克

（一）高原低氧对微循环的影响

有研究发现，高原缺氧导致微血管收缩，微

动脉缩小，毛细血管血流缓慢，毛细血管、细静脉通透性升高。高原缺氧还会导致毛细血管壁损伤，白细胞贴壁，红细胞聚集；微静脉和毛细血管扩张，管袢出血，血液浓缩，微血流速度减慢。

（二）高原休克

早期表现为高原低血压及高原微循环改变，但机体持续处于低压性低氧状态，持续血压下降，微循环损伤，微循环崩溃，可发生高原休克。这是一种病理性过程，一般都合并高原肺水肿、脑水肿，病情危重，治疗矛盾。我们有 1 例患者，当时发生高原休克时，我们给予液体复苏，但肺水肿加重，最后在机械通气的模式下，应用血管活性药物，患者脱离危险，痊愈出院。

（三）病理生理及发病机制

低氧使血管舒缩功能紊乱，血管平滑肌松弛；使心肌细胞损伤，造成舒张/收缩功能障碍；造成微循环障碍，微血管收缩，毛细血管血流缓慢，毛细血管渗透性升高；导致毛细血管壁损伤，白细胞黏附，红细胞聚集，血流淤积，血浆外渗，血容量减少。内皮损伤导致炎症激活，自由基损伤，凝血功能紊乱，最后发展成组织氧代谢障碍（组织 DO_2 减少，组织氧利用障碍）、微循环障碍（微血管痉挛、微血管灌流量减少、代谢产物堆积、微循环淤血、微血管床容量增加、血压进行性下降），病情进一步发展为以线粒体功能障碍为核心的细胞利用氧障碍。

（四）高原休克的治疗

(1) 血管活性药物：去甲肾上腺素 0.003～1.5μm/(kg·min)，多巴胺 5～20μg/(kg·min)，多巴酚丁胺 2～20μm/(kg·min)。

(2) 高压氧疗：改善缺氧，恢复血管正常舒缩功能。

(3) 山莨菪碱：改善微循环。

(4) 机械通气：如合并高原肺水肿、脑水肿，常规应用。

(5) 液体复苏：合并肺水肿时应，量出为入，应限制性液体复苏。

(6) 糖皮质激素：氢化可的松 300mg/d，分 2～3 次给予；地塞米松 10mg，静脉注射。

除以上治疗外，还应进行血流动力学监测（PICCO 导管植入）。

关于高原休克，需积极治疗保护其他脏器避免损失。我们认为高原休克是一种分布性休克，通过总结实际治疗病例的经验提出上述治疗方案，但还有待进一步完善。

五、急性高原心肌损伤

急性高原心肌损伤是急进高原（海拔 2500m 以上地区）1～30 天，在致病因子（高原低压性低氧）作用下，出现心律失常、心绞痛或心肌缺血等症状、体征，同时心电图出现心肌缺血样改变，伴 cTnT 升高＞0.1ng/ml，伴或不伴其他脏器（高原肺水肿、脑水肿）的损害，冠状动脉造影正常（排除急性心肌梗死及心绞痛），而发生的高原特发病。

（一）心肌酶的变化及临床研究

国内很多研究表明，高原低压性低氧导致心肌缺血、缺氧，致使心肌细胞膜通透性升高，肌原纤维大量崩解，或形成所谓"波浪样纤维"，肌钙蛋白持续释放入血。持续缺血、缺氧导致心肌细胞酸中毒，结构蛋白不断大量分解。心肌酶的变化反映了机体对高原的适应过程及高原心肌损害程度。由此可以看出，高原低氧环境心肌酶活性的升高，反映了低氧对心脏的影响是存在的，其损伤程度与缺氧程度、进入高原的海拔高度、个体敏感性及进入高原的速度有关。

我们统计了239例急性重症高原病心肌酶的变化，其中发生心功能改变的有128例，占53.56%，说明高原心肌损害发病率在急性重症高原病中非常高，达一半以上。并按病情轻-中型（134例）及重-极重型（105例）进行分型，对心肌酶变化进行统计学分析，心肌酶检验结果详见表6-2和表6-3。

数据应用SPSS18.0处理，数据以均数±标准差（$\bar{X}±S$）表示，样本对照研究，采用独立样本t检验，$P<0.05$认为有统计学意义。

急性重症高原病心肌酶检验结果提示：cTnT，轻-中型为0.51±0.32，重-极重型为1.23±0.81，$P=0.000$；CK-MB，轻-中型为18.52±12.07，重-极重型为30.30±27.17，$P=0.000$；LDH，轻-中型为243.71±177.67，重-极重型为350.72±211.59，$P=0.000$；HBDH，轻-中型为199.58±139.18，重-极重型为296.33±204.89，$P=0.000$；HCY，轻-中型为10.18±5.66，重-极重型为13.09±6.69，$P=0.000$；CRP，轻-中型为37.66±26.66，重-极重型为54.54±37.07，$P=0.000$。上述均有明显统计学意义，说明高原低氧对心肌确有损害，并且随病情加重而升高，高原心肌损害与炎症反应及炎症介质参与有密切关系。

1. 乳酸脱氢酶

乳酸脱氢酶是一种糖酵解酶，存在于所有机体组织细胞的胞质内，是参与糖无氧酵解和糖异生的重要酶。

LDH在组织的分布：心、肾以LDH1、LDH2为主，肺以LDH3、LDH4为主，骨骼肌以LDH5为主，肝肾以LDH4、LDH5为主。血清中LDH含量：LDH2＞LDH1＞LDH3＞LDH4＞LDH5。

我们病例中，LDH在轻-中型为243.71±177.67，在重-极重型为350.72±211.59，$P=0.000$。因心肌细胞中LDH活性高于其他数百倍，95%LDH升高提示心肌细胞损伤。另外急性重症高原病主要原因是低压性低氧，机体所有器官的代谢处于无氧酵解，造成LDH升高，如：高原脑损伤，LDH1升高；高原肺损伤（高原肺水肿），LDH3升高；肝细胞损伤坏死，LDH4、LDH5

表6-2 急性重症高原病心肌酶变化

心肌酶	CK-MB（U/L）	LDH（U/L）	HBDH（U/L）	HCY（μmol/L）	CRP（mg/L）	cTnT（μg/ml）
结果	23.23±20.52	289.68±199.03	239.48±175.61	11.38±6.26	44.62±32.33	0.81±0.51

$n=239$

表6-3 急性重症高原病轻-中型与重-极重型心肌酶对照研究

	cTnT（μg/ml）	CK-MB（U/L）	LDH（U/L）	HBDH（U/L）	HCY（μmol/L）	CRP（mg/L）
轻-中型（$n=134$）	0.51±0.32	18.52±12.07	243.71±177.67	199.58±139.18	10.18±5.66	37.66±26.66
重-极重型（$n=105$）	1.23±0.81	30.20±27.17	350.72±211.59	296.33±204.89	13.09±6.69	54.54±37.07
T值	-4.860	-4.510	-4.230	-4.357	-3.631	-2.974
P值	0.000	0.000	0.000	0.000	0.000	0.004

升高；肾损伤，LDH4、LDH5升高。所以急性重症高原病导致器官脏器损伤，均可造成LDH升高。

2. α-羟丁酸脱氢酶

HBDH是与α-羟丁酸有高度亲合力的乳酸脱氢酶的一部分，可能是LDH1相同的类似物质，反映了LDH1活性。HBDH在心肌损害的特异性高度敏感。

我们研究了239例急性重症高原病，并分为轻-中型和重-极重型，HBDH在轻-中型为199.58±139.18，在重-极重型为296.33±204.89，$P=0.000$，具有统计学意义。HBDH随病情加重而升高，说明急性重症高原病心肌损害明显。

3. 同型半胱氨酸

HCY目前已是公认的心脏血管疾病独立危险因素，在急性重症高原病中无相关报道。我们研究了239例急性重症高原病，并分为轻-中型和重-极重型，HCY在轻-中型为10.18±5.66，在重-极重型为13.09±6.69，$P=0.000$，说明HCY在急性重症高原病中发挥作用，并随病情加重而升高。

HCY在急性重症高原病中作用可能是HCY升高引起内皮细胞损害，可直接诱导血管平滑肌细胞增殖，促进血栓因子表达，激活蛋白C和凝血因子Ⅻ和Ⅴ，促进血小板黏附、聚集，血栓形成。

4. C反应蛋白

我们对239例急性重症高原病CRP进行统计分析，并分为轻-中型和重-极重型，CRP在轻-中型为37.66±26.66，在重-极重型为54.54±37.07，$P=0.004$，具有统计学意义，说明CRP（炎症）参与了急性重症高原病的发病过程。

CRP功能特性介绍如下。

（1）结合坏死的内源性物质：在钙离子作用下，CRP可结合坏死的内源性物质及细胞。

（2）作用于细菌真菌的细胞壁磷酸胆碱：具有保护机体、抗细菌感染的能力，保护机体抵抗各种炎性介质；可刺激细胞吞噬作用，抑制血小板活化因子（PAF）刺激的血小板聚集。

（3）CRP诱导炎症反应：调节内皮细胞黏附分子表达，刺激IL-1、IL-6、IL-10、IL-8及肿症坏死因子的释放。

CRP升高提示炎症反应在急性重症高原病中的重要作用，炎症反应参与了急性重症高原病的器官损害。

5. 心肌肌钙蛋白

肌钙蛋白作为心肌细胞损伤的特异性标记蛋白，其浓度变化反映了心肌细胞损害的程度，亦即反映了心肌超微结构改变的轻重。同时高原低氧时机体所产生的大量炎性介质如肿瘤坏死因子、IL-6及氧自由基等在心肌损伤过程中也扮演了重要角色。心肌细胞结构的破坏，必然导致心肌收缩力的降低，急性重症高原病时确实存在心肌损伤。肌钙蛋白与CK-MB均能反映急性重症高原病时心肌损伤程度，但以肌钙蛋白特异性更强。肌钙蛋白是一项具有高灵敏度、高特异性的血清心肌损伤标志物，对高原急性心肌损害的诊断、病情分析有一定价值。

（二）病理生理改变

低氧对心肌造成的损害是有限的，急性重症高原患者发生心肌损伤是多方面原因造成的。高原心肌损伤合并高原肺水肿、高原脑水肿及其他脏器损伤，激活细胞因子及自由基，对已缺氧损害的心肌造成二次打击，造成进一步损害。

1. 心功能改变

高原低压低氧环境暴露导致动脉血氧饱和度（SaO_2）降低，左心室舒张末内径减小，左心室舒张末容积（LVEDV）降低，每搏输出量（SV）降低，心率（HR）增加，射血时间（ET）缩短，左心室心肌做功指数（左心室 Tei 指数）升高，提示左心功能下降，主要是左心室舒张功能下降。急性低压低氧环境暴露会引起右心 Tei 指数明显增加，提示右心功能下降。

2. 红细胞增高影响

高原低压低氧环境暴露还会引起红细胞增生，使血液红细胞比容升高，理论上有利于增加血液氧含量，但过度升高的红细胞比容会使血液黏度增加，从而增加了微循环阻力，血流变缓慢，红细胞较易聚集，不利于组织灌流，反而会影响血液对氧的运输。红细胞增生是机体缺氧下导致心肌细胞改变的主要因素之一。

3. 氧自由基及炎症介质作用

高原低压低氧环境增加氧化应激反应，导致心肌细胞中活性氧自由基（ROS）大量蓄积，而 ROS 对组织细胞、蛋白和 DNA 具有明显损伤作用，脂质过氧化物含量增高，炎性因子增多，使组织细胞遭受破坏，心肌细胞受损，膜的流动性和通透性增加，细胞坏死。

4. 交感神经激活

在高原低氧环境下，交感神经及 RAS 系统激活，儿茶酚胺类物质分泌增加，对心肌损害有极其重要的作用。交感神经激活胞内多个信号传导系统，导致细胞凋亡。

5. 低氧对心肌细胞的直接作用

机体在急性高原低压性低氧（应激状态）下，心肌细胞无氧代谢增加，ATP 产生减少，钠钾泵功能下降，钠离子在细胞内积累，细胞水肿，细胞内渗透压升高，降低了细胞膜的稳定性，使细胞内的酶逸出入血；细胞膜的通透性增高，心肌细胞坏死。

6. 冠状动脉痉挛

由于高原低压性低氧及高原寒冷，以及在精神、应激等因素刺激下，交感神经兴奋，儿茶酚胺分泌增多，组胺及 5-羟色胺分泌增加，吸烟、饮酒加剧血脂紊乱，可以导致冠状动脉痉挛，心肌酶升高，心肌细胞大量坏死，个别可发生急性心肌梗死。

（三）诊断标准

急进高原，海拔在 2500m 以上地区；进入高原后 1~30 天，出现心绞痛（胸痛、胸闷）、室性期前收缩或不典型心绞痛（如上腹痛）等症状；同时伴有 cTnT 的升高，cTnT>0.1ng/ml；伴或不伴有其他脏器损害。

鉴别诊断具体如下。

(1) 心肌梗死：cTnT 升高呈动态变化，心电图更有动态变化过程，有胸痛病史。冠状动脉造影可明确诊断。

(2) 心力衰竭：cTnT 升高，但有心衰症状，可见双下肺啰音，双下肢浮肿，颈静脉怒张，肝肿大，呼吸困难，端坐呼吸等。既往有心血管病史。

附：大鼠病理改变

刘红刚等对高原低氧大鼠心肌病理变化研究发现，光镜下主要表现为心肌细胞浊肿、空泡变性，心肌间质水肿，血管充血，心肌纤维部分肿胀疏松，肌丝横纹模糊，严重时发生心肌纤维溶解断裂、排列紊乱等病理变化。电镜下可见线粒体高度肿胀，嵴溶解消失，肌浆网高度扩张，肌原纤维排列紊乱及大片溶解，核染色质高度凝结及边聚，糖原颗粒减少或消失，细胞内及间质水肿，肌膜破裂缺损，线粒体等溢出细胞外，间质毛细血管内皮细胞肿胀等病理变化。

（3）心肌炎：cTnT 升高，但既往有病毒感染史，心肌酶无动态变化过程，发病年龄较轻，以青少年、儿童多见。

（四）临床表现

该病可表现为心律失常（室性期前收缩、房性期前收缩、房性心动过速、室性心动过速、心房颤动等），伴有胸痛，症状不典型，可以是阵发性，也可以是持续性，与呼吸有关，应用硝酸甘油不能缓解，有恶心、呕吐、胸闷气短、呼吸困难，也有表现为上腹痛。活动或剧烈运动后加重。

（五）电图变化

(1) 冠状动脉痉挛：①显著的 ST 段抬高。② ST 段压低。③或只有 T 波高尖。

(2) 高原心肌损伤：①室性期前收缩、室性心动过速。②房性期前收缩、房性心动过速、心房颤动。③ ST 段压低，T 波倒置。

（六）治疗

1. 高压氧治疗

高压氧治疗是治疗的基础，可以迅速改善心肌的氧气供应，改善心肌代谢，使心肌能量供应增多；改善心脏功能，增强心肌收缩力，增加心搏出量。

2. 扩张冠状动脉，防止冠状动脉痉挛

(1) 离子拮抗药：预防冠状动脉痉挛首选药物。地尔硫䓬 30mg，每日 3 次，口服。

(2) 他汀类药物：有助于缓解冠状动脉痉挛。阿托伐他汀 20mg，每晚 1 次，口服。

(3) 硝酸酯类：迅速缓解冠状动脉痉挛，是扩张冠状动脉最有效药物，可舌下含服，也可静脉给药。

3. 心律失常

寻找并去除窦性心动过速的原因；首选 β 受体拮抗药；不能用 β 受体拮抗药者，可用地尔硫䓬。

4. 房性期前收缩

去除诱因，多不需治疗，症状明显可用 β 受体拮抗药、稳心颗粒。

5. 房性心动过速

治疗基础疾病，去除诱因；发作时可用毛花苷 C、β 受体拮抗药、地尔硫䓬、胺碘酮，静脉注射，口服稳心颗粒。

6. 室性期前收缩

多数室性期前收缩不需治疗，只需治疗基础疾病，去除诱因；对紧张、焦虑者，可用镇静药、小剂量 β 受体拮抗药或稳心颗粒；对发作特别频繁者，可给予普罗帕酮及胺碘酮。

7. 室性心动过速

去除诱因及病因，注意电解质紊乱，纠正缺氧；有血流动力学障碍，立即同步电复律。药物复律可给予利多卡因 100mg，静脉滴注，0.9% 生理盐水 250ml+ 利多卡因 250mg，静脉滴注，1～4mg/min；或 5% 葡萄糖注射液 20ml+ 胺碘酮 150mg，静脉注射；5% 葡萄糖注射液 500ml+ 胺碘酮 300mg，静脉滴注维持；稳定后给予美托洛尔 25mg，每日 2 次。

8. 心房颤动（一般指初发性心房颤动）

(1) 转复心室律：电转复，150J 同步复律，术前安定 20mg。

(2) 药物转复：首选胺碘酮，治疗方法见室性心动过速治疗。药物维持，胺碘酮片 0.2g，每日 3 次，7 天；0.2g，每日 2 次，7 天；0.2g，每日 1 次，维持；抗凝，预防血栓，可给予肝素或低分子肝素。

(3) 营养心肌治疗：①大剂量维生素 C，即 5% 葡萄糖注射液 500ml+ 维生素 C 10g，静脉滴注，每日 1 次，清除氧自由基，营养心肌。②曲美他嗪，抑制游离脂肪酸 -β 氧化，促进葡萄糖

氧化利用有限的氧产生更多的 ATP，增加心肌收缩力。1 片（30mg），每日 3 次，口服。③磷酸肌酸 1g，每日 1~2 次，静脉滴注。

9. 急性心力衰竭

半卧位或端坐位、吸氧增加 FiO_2 或 CPAP、NIPPV，减少肺泡液体渗出，减少左心回心血量，或有创机械通气。

(1) 利尿药：呋塞米 20~100mg，肺淤血或容量过多时使用。

(2) 血管扩张药：硝酸甘油 20~200μg/(kg·min)持续应用；硝普钠 0.3~0.5μg/(kg·min)。

(3) 正性肌力药物：多巴酚丁胺 2~20μg/(kg·min)；米力农 0.25~0.75μg/kg，静脉滴注，1.25~7.5μg/(kg·min)，持续应用。

(4) 血流动力学监测：PICCO 监测，指导治疗。

(5) 强心苷：可小剂量应用，地高辛 0.125~0.25mg，口服，每日 1 次；或西地兰 0.2~0.4mg，静脉注射。

(6) β受体拮抗药：患者水肿消除，双肺无啰音可小剂量开始应用，美托洛尔 6.25g，每日 1 次。

(7) ACEI：早期小剂量应用改善心肌重构，防止心肌细胞坏死。

六、应激性心肌病

应激性心肌病（stress-induced-cerdiomyopathy，SCM）是一种与精神或躯体应激相关的暂时性左心室心尖部全壁运动功能异常为表现的新型心脏病。本病是 1990 年在日本学者首次提出，在心室造影时心脏形态与"takolsubo"（一种日本捕章鱼用的瓦罐）相似而命名为"Takotsubo 心肌病"，后根据其诱发因素或心室造影表现，也称为"心碎综合征""暂时性左心室心尖气球样变综合征""坛型心"。

Sato 等对应激性心脏病进行了描述：该病为短暂的心脏综合征，患者受到严重的心理、躯体等相关应激性因素，出现酷似急性心肌梗死的表现。超声心动图可见左心室心尖运动消失，基底部收缩增强。多数患者经历过严重情绪事件和机体应激（由平原进入高海拔地区）而发生为应激性心脏病。

2006 年，美国心脏病学会（AHA）将其归为获得性心肌病，成为心脏病学领域的研究热点。应激性心肌病在急进高原人群中未见报道，我们有 1 例患者行冠状动脉造影提示正常，但心肌酶、心电图均异常表现，超声心动图提示心尖部运动异常饱满、膨隆，诊断应激性心脏病。所以进入高原在低压性低氧及寒冷应激环境中，发生胸痛、胸闷、心电图异常表现，超声心动图异常者，应高度怀疑应激性心肌病。

根据近期日本和欧美国家的报道，在最初被怀疑为急性冠状动脉综合征患者中，有 2%~3% 的患者为应激性心肌病，SCM 的发病率为 0.7%~2.5%。目前报道显示，应激性心肌病的患者中有 90% 病例为 60~75 岁绝经后女性，10% 的男性也为同样的年龄段，只有小于 10% 应激性心肌病在 50 岁以下。

（一）分类

应激性心肌病可分为心尖部球囊样变、左心室中部球囊样变、左心室基底部球囊样变、累及其他节段（右心室）球囊样变 4 类。

其中，心室造影显示舒张期及收缩末期左心室中部和心尖部典型形态，在收缩期末心尖部和左心室下段可明显呈气球样扩张，又称"心尖球形综合征"，最为多见。

（二）发病机制及病理生理

SCM 的发病机制及病理生理过程目前尚不明确，可能与下列因素有关。

1. 交感神经过度兴奋与儿茶酚胺的心脏毒性作用

交感神经系统和儿茶酚胺介导的心肌顿抑，可能是其重要的病理生理基础。Wittstein等在13例SCM患者中，进行了神经体液因子的测定，发现在住院的1~2天内，其血浆儿茶酚胺水平是急性心肌梗死患者的2~3倍，是正常的7~34倍，在住院7~9天恢复到峰值的1/3~1/2，但仍高于急性心肌梗死患者相应的血浆浓度。因此认为，交感神经的过度激活在发病过程中起关键作用，其机制可能是儿茶酚胺对心肌细胞的直接损害，导致心肌顿抑。高浓度的儿茶酚胺通过钙超载、氧自由基释放等使心肌细胞受损，导致心脏收缩功能降低，表现为室壁运动异常和心功能不全。有研究表明，心尖部心肌对交感神经刺激的反应性强，可能与左心室的心尖部心肌内的肾上腺素能受体密度升高有关。这提示心尖部心肌对交感神经刺激的反应性强，更易受到血中儿茶酚胺水平升高的影响。

2. 冠状动脉痉挛与冠状动脉微血管功能障碍

交感神经过度亢进可引起交感神经末梢释放大量神经肽及儿茶酚胺类物质，诱发冠状动脉痉挛。有学者对SCM患者进行冠状动脉造影时发现，其有自发性冠状动脉痉挛现象。

大量儿茶酚胺还可直接或通过引发微血管收缩，导致微血管内皮损害及功能障碍，Elesher等应用冠状动脉造影，TIMI心肌灌注分级技术评估了42例诊断为SCM的患者，69%发生心肌灌注异常，表明存在微血管功能障碍。

3. 儿茶酚胺的直接心脏毒性

儿茶酚胺过度释放可直接对心脏产生毒性作用，且对心脏的直接毒性作用比通过血流到达心脏引起的毒性作用更加明显。交感神经过度兴奋可使去甲肾上腺素直接从心脏交感神经末梢外溢。通过cAMP介导钙超载，直接导致心肌细胞损伤。

4. 雌激素水平减低

SCM好发于绝经后女性，占90%以上，此时雌激素水平明显下降、缺乏。而在生理情况下，雌激素可通过内皮依赖性和抗交感活性，改善冠状动脉血流及减轻应激对心肌细胞的损伤，对抗儿茶酚胺的心脏毒性。而绝经期后，雌激素水平降低可增加交感神经的兴奋性和促进内皮细胞功能损伤，这表明绝经后女性由于缺乏雌激素保护效应，可使交感神经系统易激惹，以及心肌细胞易受到儿茶酚胺的影响，从而引起SCM。

（三）诊断标准

欧洲心脏病学会（ESC）心力衰竭协会关于SCM的诊断标准。

1. 压力触发（心理或生理）导致左心室或右心室心肌短暂局部室壁运动异常，经常发生，但不总是出现。

2. 局部室壁运动异常，通常会超出单一心外膜血管分布范围，常导致涉及的心室节段周围功能异常。

3. 不能用冠状动脉粥样硬化性疾病（包括急性斑块破裂、血栓形成、冠状动脉夹层或其他病理状态）来解释观察到的一过性左心室功能障碍（如肥厚性心肌病、病毒性心肌病）。

4. 急性期（3个月）新发和可逆的心电图异常（ST段抬高、ST段压低、左束支传导阻滞、T波倒置、QT间期延长）。

5. 急性期显著升高的血清钠尿肽（BNP）水平。

6. cTnT虽然阳性，但只是轻度升高（肌钙蛋白水平和受累心肌量不一致）。

7. 随访发现心室收缩功能3~6个月恢复。

（四）临床表现

SCM与急性心肌梗死的临床症状比较相似，很难鉴别，比较多见的症状是心前区疼痛和呼吸困难，心悸，上腹疼痛，晕厥，心律失常，甚至呼吸、心脏骤停和猝死，心功能不全，急性肺水肿或心源性休克。

（五）辅助检查

1. 心电图

SCM 最常见的心电图表现为 ST 段抬高（以胸前导联为主），T 波倒置，ST 间期延长，肢体导联低电压及心律失常（室性、房性），也可见异常 Q 波及新发传导阻滞。通常 2～3 天后 ST 段恢复正常，ST 段压低，T 波倒置，4～6 周恢复。心功能正常后，心电图大多可恢复正常。

SCM 心电图演变可分为四期。

(1) 第一期：ST 段抬高，发病不久。

(2) 第二期：T 波倒置，3 天。

(3) 第三期：T 波倒置暂时性改善，3 周。

(4) 第四期：T 波再度深度倒置（可持续数月），与急性心肌梗死鉴别，Q 波短时间消失或不出现 Q 波。

2. 血液生物标志物

大部分患者 CK、CK-MB、cTnT、cTnI 轻度升高，但 CK-MB 通常不高于 10.5U/L，cTnI 不高于 4.5ng/ml，可与急性冠状动脉综合征相鉴别。

SCM 血浆 proBNP、NT-proBNP 升高，两者是判断心力衰竭严重程度的指标，BNP 高峰发生于 24h 内，持续≥10 天，3 个月左右完全恢复正常。

3. 超声心动图

超声心动图对应激性心肌病诊断起十分重要的作用，是检测室壁运动的重要手段，对并发症的发现也起重要作用，如左心室流出道梗阻、附壁血栓、心脏破裂。

心脏超声特殊性表现为，左心室心尖部呈球囊样扩张，室壁运动减弱，消失或矛盾运动，心基部运动代偿性增强，形似"章鱼罐"且室壁运动异常范围常超出单支冠状动脉血管的供血区。少数合并二尖瓣、三尖瓣、主动脉瓣关闭不全。左心室射血分数明显降低＜30%，恢复期 EF 值可达 50% 以上。

4. 冠状动脉造影

冠状动脉造影提示冠状动脉不存在有意义的狭窄，可见少数血管痉挛。

（六）治疗

目前应激性心肌病的治疗无标准治疗指南，主要是去除诱因，避免应激，积极治疗原发病及对症治疗。尚未明确诊断之前，按急性心肌梗死监护、治疗，吸氧，抗凝和抗血小板。如无溶栓禁忌证，溶栓治疗是允许的。

儿茶酚胺过量的发病机制需要防止心室重构，应用 β 受体拮抗药及血管紧张素转化酶抑制药、血管紧张素受体拮抗药是合理的，并给以最大耐受剂量。

抗凝治疗目的主要是防止左心室心尖部血栓形成，防止脑栓塞的发生，建议应用华法林或利伐沙班，直到心尖部室壁运动异常消失，合并心律失常可应用胺碘酮。其他支持治疗包括主动脉内囊反搏（IABP）及 ECOM。

七、急性重症高原病的心功能变化

急性重症高原病时，低压性低氧对机体的损害是全方位的，心功能变化如下。

1. 缺氧直接作用于心肌细胞，使心肌细胞缺氧，很少部分心肌细胞缺氧发生坏死，另一部分心肌像冬眠动物一样，暂时处于睡眠状态。当缺氧恢复，心肌细胞可恢复正常，心肌功能降低到较低水平，与减少心肌供氧一致，引起心肌的自我保护作用。

2. 缺氧导致心肌顺应性改变，僵硬度改变，发生舒张功能不全。

3.高原低压性低氧性，导致高原肺水肿、肺动脉压升高，导致右心功能不全。右心室的心肌较薄，顺应性很高，当肺动脉高压，右心室压力升高，右心室舒张末期增大，右心室扩张，室间隔出现反常运动，如右心室压力持续升高，室间隔在舒张期、收缩期左移，导致左心室容积明显减少，左心室顺应性降低，加之缺氧及冬眠心肌，左心室最终发生收缩舒张功能不全。

4.高原低压性低氧，缺血组织内的氧合血红蛋白被消耗，能量代谢从有氧氧化转变成无氧酵解为主，糖酵解产生ATP，成为维持心肌存活的唯一能量来源。脂肪酸氧化代谢产生等量ATP的耗氧量比糖代谢高，并产生大量乳酸。当心肌缺血缺氧时，冠状动脉内脂肪酸升高，高原低氧可抑制丙酮酸脱氢酶活性，阻止葡萄糖有氧代谢，增加乳酸及质子的积聚，抑制心肌做功，心肌收缩力下降，在终末期，左心室舒张收缩功能均受累。

5.急性重症高原病心功能的变化要动态评估，在早期（高原反应及肺水肿早期）心功能呈代偿性增强。心功能不全，是由高原低氧及高原肺水肿导致肺动脉高压的结局（主要是急性右心功能障碍）。急性右心功能不全也可能是高原肺水肿的并发症。

6.缺氧导致肺血管收缩，肺动脉压升高，右心室压力相应升高，右心室扩大且机体处于缺氧环境，血流量重新分配，使左心室的前负荷下降，左心室缩小，射血分数、心输出量和每搏输出量明显下降。

7.机体刚进入高原低氧环境，血浆儿茶酚胺水平明显升高，心功能也出现一过性增强，但几日后，心肌β肾上腺素能受体因血浆过高的儿茶酚胺而出现下调，心肌对儿茶酚胺的反应出现迟钝现象，心肌收缩性和心功能下降。

8.缺氧对心肌的直接损害。缺氧可引起心肌细胞线粒体微管明显破坏，导致细胞线粒体通透性升高，影响细胞活性，引起细胞缺氧性损害，能量代谢障碍，进而使左心功能出现减退。

9.左右心室相互作用，高原缺氧引起肺动脉高压时，右心负荷过大，右心室充盈压增加，肥厚和僵硬度最大的室间隔向左膨隆，左心室适应性降低，左心室舒张末期容量低于正常，故心输出量和左心室射血分数下降。

总之，急性重症高原病心功能不全的发生原因是多发性的，包括：①高原缺氧对心肌的直接损害。②右心功能不全导致左心功能异常。③高原低氧导致右心僵硬度改变，顺应性下降，舒张性功能不全。④低氧直接损害。⑤心肌坏死。⑥冬眠心肌。

参考文献

[1] 封吉化.中西医结合治疗高原缺氧性心肌损伤的临床疗效[J].中西医结合心血管病杂志[J],2014,2(9):105-106.
[2] 李春富.中西医结合治疗高原缺氧性心肌损伤的临床观察[J].河南职工医学院学报,2009,18(3):222-223.
[3] 加永泽培,高明东.急性高原肺水肿心肌损伤机制的研究[J].西藏医药杂志,2008,29(2):3-5.
[4] 刘洪刚,王扬利.高原急性缺氧对大鼠心肌结构的影响[J].首都医科大学学报,2000,21(1):37-40.
[5] 葛雪微.高原环境人血清心肌酶与平原水平比较探讨[J].高原医学杂志,2009,19(4):53-55.
[6] 张彦博.人与高原[M].西宁：青海人民出版社,1996:142.
[7] Katus HA, Looser S,Hallertnayer K,et al. Development and in vitro characterization of a new immunoassay of cardtac tropnin T[J]. ClinChem,1993,38(3):386-393.
[8] 俞启福,扬哗,官颖鹏,等.急性缺氧后心肌超微结构的变化及其与血浆内皮素含量关系的探讨[J].中华航空医学杂志,1993,4(3):129-131.
[9] 崔建华,张西洲,何富文,等.健康青年进驻高原血清TNF-α和IL6的变化[J].西北国防医学杂志,1999,20(3):197.
[10] 崔建华,张西洲,王引虎.高原肺水肿治疗前后血清心肌肌钙蛋白T的变化[J].中华航空航天医学杂志,2009,11(3):174.
[11] 孙迎彬.高原高血压危象一例分析[J].西南国防医药,2012,22(11):1245.
[12] 青格乐图,张雪峰,裴智卫.高原高心血压的动态血压变化[J].临床血管病杂志,2006,22(10): 583-584.
[13] 余振球,赵连友,刘国仗.高血压防治进展与实践[M].北京：科学出版社,2003.
[14] 裴志伟,张雪峰,唐朝枢.硫化氢及一氧化氮气体信号分子在高原高血压发病中的作用[J].中华高血压杂志,2006,14(2):106-109.

[15] 西藏军区总医院.高原病学[M].拉萨：西藏人民出版社，2001:102-153.
[16] 高玉琪.高原病理生理学[M].北京：人民卫生出版社，2006:107-133.
[17] 徐巧莲，叶如陵，梁兵.高原低血压140例分析[J].西藏医药杂志,1995,16(2):4-5.
[18] 郑必海，李素芝，何祎，等.重症急性高原病对心脏功能损害的研究[J].人民军医，2008,51(2):95-96.
[19] 王延玲.急进高原环境对大鼠心肌损伤作用及药物保护机制研究[D].兰州：兰州大学,2014.
[20] 刘红刚，王扬宗.高原急性缺氧对大鼠心肌结构的影响[J].首都医科大学学报,2000,21(1):37-40.
[21] 龚茜芬，王登高.模拟高原条件下心肌细胞病理损害的实验研究[J].职业卫生与病伤,1994,9(4):234-235.
[22] Burtscher M, Flatz M, Faulhaber M. Prediction of susceptibility to acute mountain sickness by SaO2 values during short-term exposure to hypoxia.[J]. High Altitude Medicine & Biology,2004,5(3):335-340.
[23] Stembridge M, Ainslie PN, Shave R. Short-term adaptation and chronic cardiac remodelling to high altitude in lowlander natives andHimalayan Sherpa[J]. Exp Physiol,2015,100: 1242-1246.
[24] Kjaergaard J,Snyder EM,Hassager C,et al. The effect of 18h of simulated high altitude on left ventricular function [J]. Eur J Appl Physiol,2006,98: 411-418.
[25] Rao M,Li J,Qin J,et al. Left ventricular function during acute high altitude exposure in a large group of healthy young Chinese men[J].PLoS One,2015,10:e116936
[26] Siebenmann C,Hug M,Keiser S,et al. Hypovolemia explains the reduced stroke volume at altitude[J]. Physiol Rep,2013,1:94.
[27] 王福领，罗勇军，蒋春华，等.青年男性完全习服高原环境后的左心超声心动图变化[J].西南国防医药,2010,20(10):1117-1118.
[28] 彭莉，邓树勋.持续性低氧对心血管系统的影响[J].辽宁体育科技,2002,24(2):26-27.
[29] 白谊涵，马全福，张永青，等.高原低氧环境对心血管系统影响的研究[J].中国急救复苏与灾害医学杂志,2012,3(7):217-220
[30] 朱燕，白智勇.初入高原100名新兵血压变化分析[J].西藏科技,2011(1):21.
[31] Rhodes HL,Chesterman K,Chan CW,et al.Systemic blood pressure,arterial stiffness and pulse waveform analysis at altitude[J].J R Army Med Corps,2011,157(1):110-113.
[32] Siqués, P,Brito J,Banegas JR,et al.Blood pressure responses in young adults first exposed to high altitude for 12 months at 3550 m[J].High Alt Med Biol,2009,10(4):329-335.
[33] Sizlan A,Ogur R,Ozer M,et al.Blood pressure changes in youngmale subjects exposed to a median altitude[J].Clin Auton Res,2008,18(2):84-89.
[34] Mazzeo RS,Bender PR,Brooks GA,et al.A~efial catecholamine responses during exercise with acute and chronic high-altitude exposure[J].Am J Physiol,1991,261(4 Pt 1).E419-E424.
[35] Mazzeo RS,Wolfel EE,Butterfield GE,et al.Sympathetic response during 21 days at high altitude(4300m)as determined by urinary and arterial catecholamines[J].Metabolism,1994,43(10):1226-1232.
[36] 刘阳，黄岚.高原环境对动脉血压影响的研究进展[J].医学综述,2014,20(6):963-966.
[37] 宋仕忠.高原高血压病发病率与发病因素的分析[J].解放军预防医学杂志, 1993 11,6:444-446.
[38] 崔建华，张西洲.高原肺水肿治疗前后血清心肌肌钙蛋白T的变化[J].中华航空航天医学杂志,2000,11(3):174-175.
[39] 孙迎彬.高原高血压危象1例分析[J].西南国防医药,2012,22(11):1245.
[40] Simpson JA, Van Eyk JE, Iscoe S. Hypoxemia-induced modification of troponin I and T in canine diaphragm[J]. Journal of Applied Physiology，2000，88(2):753-760.
[41] 朱妙章，袁文俊，吴博威.心血管生理学与生理[M].北京：高等教育出版社,2002:316-323.
[42] Elsasser A ,Suluki K ,Loyonz M ,et al .The role of opoptosis in myocardial ischemia acriticalappraisal [J].Basic Res cardiol,2001,96(3):219-226.
[43] 黄元铸.应激性心肌病研究进展[J].临床心电学杂志,2015(2):136-144.
[44] Tsuchihashi K,Ueshima K,Uchide T,et al .Angina Pectoris-Myocardial Infarction Investigations in Japen.Transient left ventricular apical ballooning without coronary artery stenosis:a novel heart syndrome mimicking acute myocardial infarction.Angina Pectoris-Myocardial Infarction Investigations in Japen [J].J Am Coll Cardiol,2001,38(1):11-48.
[45] Elesber A, Lerman A, Bybee K A, et al. Myocardial perfusion in apical ballooning syndrome: Correlate of myocardial injury[J]. American Heart Journal，2006，152(3):469.e9-469.e13.
[46] Basso C,Thiene G.The pathophysiology of myocardial reperfusion:a pathologist's perspective [J].Heart,2006,92:1559-1562.
[47] Ellison GM,Torella D,Karakikes I,et al.Acute beta-adrenergic overload produces myocyte damage through calcium leakage from the ryanodine receptor 2 but spares cardiac stem cells [J].J Biol Chem,2007,282(15):11397-11409.
[48] Sanchez-Recalde A，Costero O，Oliver IM,et al.Images in cardiovascular medicine.Pheochromocytoma-related cardiomo-pathy:inverted Takotsubo contractile pattern[J].Circulation,2006,113(17):e738-739.
[49] Prasad A,Lerman A,Rihal CS.Apical ballooning syndrome(tako-tsudo or stress cardiomyophy):a mimic of acute myocardial infarction [J].Am Heart J,2008,155:408-417.
[50] Cocco G,Chu D.Stress-Induced Cardiomyothy:A Review[J].Eur J Int Med,2007,18(5).369-379.
[51] Patel HM,Kantharia BK,Morris DL,et al.Takotsudo Syndrome in African-American Woman with Atypical Presentations:A Single-Center Experience[J].Clin Cardiol,2007,30(1):14-18.
[52] Nguyen TH,Neil CJ,Sverdlov AL,et al.N-terminal pro-brain natruretic protein levels in takotsudo cardiomyopathy [J].Am J Cardiol,2001,108(9):1316-1321.
[53] 中国高血压防治指南修订委员会.中国高血压防治指南（2016年修订版）[J].心脑血管防治,2019,19(2):1-44

第 7 章 急性高原胃肠损伤

一、概论

（一）概述

高原缺氧对人体影响的研究，在世界范围内正逐渐成为热点。在近年的研究报道中，越来越多的研究认为高原缺氧对机体存在系统性多脏器损伤。高原缺氧对胃肠道功能的影响，这些年正逐渐引起人们的关注，并且人们进行了广泛大量的研究，很多研究认为胃肠功能障碍可能与急性高原病患者的发病及其病情有密切的关系，许多研究也明确了高原低氧对胃肠黏膜的损伤作用，但是对急性高原胃肠损伤没有明确的概念，对胃肠功能障碍与急性高原病的关系未完全阐明。我们认为"急性高原胃肠损伤"为一个独立的疾病，它和其他急性高原病（高原肺水肿、脑水肿）为一个系统的疾病，但是它们相互独立，相互影响，相互作用，相互促进。我们还要明确急性高原胃肠损伤的发病经过，这样我们就可以更全面地认识急性高原胃肠损伤。

急性高原胃肠损伤的危害及病情发展体现在两个方面：第一，严重者可发展为腹腔高压与腹腔间室综合征；另外，各种因素（包括高原低氧）引起胃肠黏膜屏障功能损伤，均可导致细菌和毒素移位，甚至引发全身炎症反应综合征（systemic inflammatory response syndrome，SIRS）、多器官功能障碍综合征（multiple organ dysfunction syndrome，MODS）和多器官功能衰竭（multiple system organ failure，MSOF）。动物实验研究表明，高原缺氧暴露可引起严重的肠黏膜屏障功能损伤，并导致细菌和毒素移位，可能是引起高原多器官功能障碍综合征（high altitude multiple organ dysfunction syndrome，H-MODS）的重要原因。

（二）定义

急性高原胃肠损伤是机体急进入高原（海拔2500m），或从高原进入更高海拔的地方，机体对缺氧的耐受性（遗传因素）及敏感性不同（缺氧阈值），以及在各种致病因素的作用下，引起胃肠道内皮细胞的损害及急性胃肠功能损伤、消化系统功能异常的一组高原特发病，临床表现为严重腹泻、腹胀、恶心、呕吐、上消化道出血、便血或便秘、肠梗阻。严重者可发展成腹腔高压或腹腔间隔室综合征，分急性高原胃损伤（上消化道出血）和急性高原肠损伤。

（三）急性高原低氧对胃肠功能影响

平原人群快速进驻海拔2500m，消化系统症状的发生率较高，尤其以恶心、呕吐、腹泻、腹胀、食欲不振等消化道症状最为突出。胃肠道因高原低氧表现为蠕动亢进或减弱。据有关研究资料表明，初进高原的人群有一半左右可出现腹泻，甚至频繁呕吐或腹泻而引起的脱水、电解质紊乱。也有极个别进入高原后出现长期慢性腹泻的症状，虽经各种检查尚未发现细菌和其他病因。当患者返回平原地区后这些症状可自行消失。其原因可能与高原环境、低压性低氧等因素导致胃肠道吸收功能紊乱，对脂肪吸收不能耐受。低氧可引起肠液、唾液腺分泌减少，参加消化的肠淀粉酶亦减少，影响消化吸收功能。研究显示，急性高原或长期居住在高原的健康人血清胃泌素浓度与平原人相比可显著升高，机体在低氧环境下交感神经兴奋，促使肾上腺释放儿茶酚胺，即可促进胃泌素的释放，这对急进高原后急性高原胃肠损伤机制具有重要的意义。急进高原，由于对高原的焦虑和恐惧，再加上气候和缺氧的影响，这些直接影响到胃肠排空障碍，继而出现胃潴留。低压低氧应激导致胃排空和分泌延迟，高原缺氧使下丘脑-垂体应激反应增强，是引起胃肠动力紊乱最直接的原因。

（四）发病过程

机体进入高原低压性低氧环境后，可引起各系统一系列的应激反应，从而使机体发生暂时性功能紊乱，胃肠道作为对低氧十分敏感的器官，可最早发生应激性反应，一部分人反应轻微，甚至无反应；还有一部分表现为（急性轻-中高原病）高原反应，可出现纳差、腹胀、腹痛、腹泻、恶心、呕吐等症状。一般人群3~7天适应高原环境后，恢复正常；还有一小部分人群，因为对低氧耐受性（缺氧阈值）低，以及在致病因素作用下，发生急性高原胃肠损伤，表现为消化道出血、肠梗阻。也有很少一部分人群进入高原后即刻出现消化道大出血，属于急性高原胃肠损伤一种。国内外有很多研究提示，高原低氧致胃肠应激性溃疡，是机体在高原低氧环境下发生的急性胃肠黏膜缺血、缺氧，黏膜屏障破坏，严重者引起消化道大出血和穿孔，危及生命，这其实就是我们所说的急性高原胃肠损伤。

（五）分期、分型

按部位分为急性高原胃损伤、急性高原肠损伤。

按性质分为原发性急性高原胃肠损伤、继发性急性高原胃肠损伤。

原发性急性高原胃肠损伤由高原低压性低氧直接导致胃肠道器官的直接损伤（首次打击），这是本章重点讨论的内容。

继发性急性高原胃肠损伤是患者以前患有胃溃疡病史（或消化道出血病史），或其他急性重症高原病（危重患者）继发发生的机体反应，而不是消化系统的原发病变所致的胃肠道损伤（二次打击）。

自2012年欧洲危重病学会首次提出急性胃肠损伤（AGI）概念以来，越来越多的学者意识到胃肠道功能障碍定量诊断的重要性，而明确急性胃肠损伤的发生原因及分级，对于该病的合理处理与有效预防有着重要意义。由于高原缺氧可导致胃肠道功能障碍，我们结合欧洲危重病医学会推荐的胃肠道功能障碍指南（2012版），以及急性高原胃肠损伤的发病经过，对急性高原胃肠损伤进行了分期、分型，详细内容参见表7-1。

(1) Ⅰ级（应激反应期）：指高原低压性低氧等危险因素，导致胃肠道功能轻度抑制，机体适应高原环境后，可恢复正常，也可发展至Ⅱ级，表现为病因明确的暂时的胃肠道症状。

(2) Ⅱ级（胃肠功能障碍期）：也就是急性轻症高原病，表现为胃肠道的消化吸收功能障碍。

(3) Ⅲ级（胃肠道损伤）：胃肠道损伤导致

表 7-1 高原急性胃肠损伤分期、分型

分 期	症 状	治 疗
Ⅰ期：高原低压低氧期（应激反应期）	纳差、腹胀、腹痛、腹泻、恶心、呕吐、食欲下降、肠鸣音减弱等	• 纠正缺氧 • 给予适当胃肠动力药，如甲氧氯普胺、曲美布丁 • PPI 应用
Ⅱ期：胃肠道功能障碍期（急性轻症高原病）	胃轻瘫伴大量胃潴留、反流，下消化道麻痹、腹泻或麻痹性肠梗阻，肠鸣音消失	• 纠正缺氧 • PPI 应用 • 24～48h 给予肠内营养；给予胃肠动力药，如甲氧氯普胺、曲美布丁 • 鼻胃管/结肠减压
Ⅲ期：胃肠损害期（急性高原胃肠损伤）	上消化道出血，持续胃肠麻痹，肠管扩张	• 纠正缺氧，高压氧治疗 • PPI 应用 • 恢复胃肠功能，止血 • 鼻胃管/结肠减压
Ⅳ期：腹腔高压期	胃肠道缺血坏死，休克，腹腔高压，全身炎症反应及 MODS	• 手术治疗 • 结肠镜减压 • 液体治疗

引用 Intensive Care Med，2012，38（3）

胃肠功能部分丧失，临床表现为消化道出血、肠梗阻。

(4) Ⅳ级（腹腔高压期或全身炎症反应及MODS）：病情进一步发展成为直接危及生命的因素，并伴有腹腔高压、多脏器功能不全和休克。

（六）发病机制及病理、生理改变

高原低压性低氧导致机体 PaO_2 下降，胃肠道黏膜是对缺氧最敏感的器官之一。胃肠道黏膜脆弱的血供结构特征，使胃肠道很早就表现出缺血缺氧性损害，功能恢复也最晚，这一切说明胃肠道是急性重症高原病低氧耐受性的"前哨"器官。

1. 高原低压性低氧对胃肠黏膜屏障损伤

胃肠道不仅是消化吸收的重要器官，其他功能如免疫调节、内分泌功能、黏膜屏障功能，也逐渐被重视。胃肠黏膜屏障由机械屏障、免疫屏障、化学屏障和生物屏障组成，四种屏障相互依存、相互依赖，共同组成复杂的肠黏膜屏障系统。将肠腔与机体内环境分隔，从而避免腔内的有害物质进入机体。高原低压性低氧引起的胃肠黏膜损伤，可导致胃肠黏膜屏障功能障碍。

(1) 胃肠黏膜机械屏障：机械屏障包括胃肠蠕动、完整的胃肠黏膜上皮及胃肠上皮细胞紧密连接、胃肠黏液等。其结构的完整性对防止细菌易位起重要作用。紧密连接结构是阻止溶质和离子自由穿透上皮细胞的重要结构。另外，胃肠运动及纤毛的摆动功能也是构成胃肠黏膜机械屏障之一。有实验表明，高原缺氧条件下可致肠蠕动能力减弱。研究发现，海拔 5500m 大鼠高原缺氧模型，病理可见小肠黏膜上皮细胞超微结构排列紊乱，大量萎缩、脱落，细胞内线粒体肿胀，内质网扩张，细胞出现水肿，结构紊乱，表明高原缺氧对胃肠黏膜上皮造成严重损伤。

(2) 胃肠黏膜免疫屏障：免疫屏障由肠黏膜

固有层浆细胞分泌产生的特异性的分泌型免疫球蛋白 A（sIgA）和肠道相关淋巴组织共同构成，可以防止细菌黏附到黏膜细胞，防止肠抗原摄取，防止内毒素或微生物与微绒毛结合，溶解细菌，阻碍细菌复制，阻碍细菌与上皮细胞受体结合，构成肠黏膜的免疫屏障。在高原低压低氧状态，机体存在应激反应，交感神经兴奋，肠血管收缩，肠道缺血缺氧加重，肠黏膜处于低灌注状态下而受到损伤，固有层浆细胞数量和质量下降，导致 IgA 及 B 淋巴细胞分泌免疫球蛋白减少，黏膜面 IgA 含量下降，有利于细菌、毒素侵入体内，同时还可引起激活氧自由基。

（3）胃肠黏膜化学屏障：胃肠道分泌物，如胃酸、胆汁、各种消化酶、溶菌酶、黏多糖和糖蛋白等化学物质组成胃肠黏膜有一定杀菌作用的化学屏障。高原低氧环境使下丘脑-垂体应激反应增强，使抗利尿激素和醛固酮分泌增加，导致皮层功能紊乱，副交感神经兴奋性降低，消化液分泌减少，胃液酸度明显低于平原地区呈低酸度状，进而减弱了胃酸清除进入胃肠道细菌的能力，增强了细菌在胃肠道上皮的黏附和定植概率，因此肠内容物滞留导致细菌过度繁殖。同时，肠内容物滞留压迫肠壁，影响血液供应，加剧上皮缺血缺氧。

（4）胃肠黏膜生物屏障：生物屏障正常肠道菌群由大肠杆菌、产气杆菌、变形杆菌、绿脓杆菌、葡萄球菌、肠球菌属、产气荚膜杆菌和双歧杆菌属等组成，这些肠道细菌在肠腔内形成一个多层次的特殊生物层，成为肠道非特异性免疫的生物屏障。肠道细菌的寄居部位、数量及各菌群之间比例的恒定，均是维持肠道内环境稳定所必需，各种破坏肠道微生态平衡的因素都将损害此生物屏障，易导致细菌移位的发生。快速进入高原低氧环境中，机体对于以缺氧为主的诸因素进行严重持久的应激，交感神经兴奋增加，使胃、十二指肠黏膜下动静脉开放，流经胃、十二指肠黏膜血流减少，加剧胃肠黏膜缺血缺氧，使肠黏膜受损，肠黏膜通透性增高，氧自由基主要作用于肠上皮细胞膜，使其发生脂质过氧化损伤。而肠屏障功能的受损，破坏了机体内环境的相对稳定，当肠黏膜通透性增加到一定程度时，大分子物质细菌和脂多糖即能穿越损伤的肠黏膜进入组织，发生细菌移位。此时肠道内处于紊乱状态，肠腔中病原菌过度繁殖，定植机会增加，产生大量代谢产物和毒素，大量有害物质蓄积并被人体吸收入血，破坏肠黏膜结构，进一步增加了细菌移位。

2. 解剖学结构影响

胃肠黏膜血流的小动脉从黏膜下动脉以直角分出，不利于红细胞流入，也就是说，胃肠道黏膜氧输送在正常情况下已低于机体的平均水平，胃肠黏膜（尤其是绒毛顶端）更易于受到缺氧缺血的打击。另外，缺氧使黏膜下动静脉短路开放，且流经胃肠黏膜的血液分流至黏膜下层，不再流经胃肠黏膜，加重了黏膜缺血。

3. 低氧血管收缩性损害

高原低氧，PaO_2 下降，交感神经兴奋，为了保证重要器官足够的氧供应，对体内血液供应进行再调整和再分配，使脑血管扩张，而皮肤、胃肠道血管收缩。胃肠血管收缩导致胃肠缺氧进一步加重，导致胃肠道黏膜受到明显的损伤。

4. 激活凝血瀑布及血栓形成

高原低压性低氧直接损害胃肠道黏膜及血管内皮细胞，激活凝血系统，导致胃肠道血管血栓形成，进一步加重缺氧。高原红细胞增多也可引起微血管广泛性血栓形成，引起胃黏膜缺氧，导致急性消化道出血。

5. 炎症因子激活

高原缺氧可引起胃肠道黏膜屏障的严重损

伤，并可导致胃肠黏膜通透性增加，以及全身炎症反应物质增多，肠道保护性物质减少，抗脂质过氧化反应能力减弱，使肠道细菌和毒素移位。肠源性的细菌及内毒素移位，一方面可激活肝脏库普弗细胞释放大量细胞因子，另一方面进入血液环境形成内毒素血症，可激活体内单核-巨噬细胞、T 淋巴细胞和 B 淋巴细胞等活性细胞分泌大量细胞因子，形成细胞因子瀑布效应，产生细胞因子的级联反应。同时还可刺激炎症介质的大量释放，如前列腺素、前列腺素 I、NO、血小板活化因子、白三烯、缓激肽等，诱发 SIRS 的发生。由于 SIRS 进一步激发炎症介质的释放，形成炎症介质的"瀑布效应"，进一步加重肠黏膜屏障的损伤，肠道免疫功能受抑制，使更多的细菌和毒素移位，成为产生后期 SIRS 的基础。因此，肠道既是 SIRS 的靶器官，又是 SIRS 的启动者。胃肠道黏膜进一步损害，发生出血、坏死、脱落。

6. 无氧酵解及能量代谢障碍

高原低压性低氧导致黏膜上内皮细胞能量代谢障碍，无氧酵解增加，由于 ATP 产生减少，线粒体损害，钠钾泵转运失活，Na^+ 进入细胞内，胃腔中 H^+ 顺浓度差弥散至黏膜组织，H^+ 不能被 HCO_3^- 和血流运走，使黏膜 pH 明显降低，导致黏膜损伤。胃肠内皮细胞和血管内皮细胞水肿、损伤、凋亡、坏死、出血。

7. 氧自由基激活

SOD 活性可以反映机体清除氧自由基的能力，MDA 是脂质氧化反应链的终产物，可反映脂质过氧化损伤，NO 为抗氧化物质，高原缺氧导致肠黏膜损伤时可引起 SOD 活性降低、NO 含量减少、MDA 含量增加，说明氧自由基在急性高原胃肠损伤发病中扮演重要角色。

8. 病理改变

胃镜活检病理改变主要限于胃黏膜浅层，胃小凹和腺体颈部上皮变性、坏死，腺体轻度减少，胃小凹上皮增生等。糜烂病变侵犯较浅，不超过上皮层基底膜，表现为黏膜上皮剥脱、糜烂面急性渗出等。溃疡处可见上皮脱落、坏死。底部和边缘无纤维组织。急性溃疡则穿过基底膜达黏膜下并进入肌层，但很少穿越肌层，可有大量炎性细胞浸润和点状出血。若侵犯裸露的黏膜下血管可造成大出血。

胃黏膜改变的病理生理基础为低氧环境下血黏度高。胃黏膜微循环不能进行有效的物质和气体交换，导致无氧代谢增多，酸性代谢产物和有毒物质大量堆积，直接损害毛细血管内皮，血管受损，通透性增加，造成渗出、出血、水肿，高凝状态可致小血管内血栓形成，致使胃黏膜缺血、糜烂、坏死。

（七）临床表现

我们根据欧洲重症学会对急性胃肠损伤的临床表现，对急性高原胃肠损伤的临床表现也作了如下相应描述。

1. 胃潴留。
2. 腹泻。
3. 胃肠道出血。
4. 下消化道麻痹（麻痹性肠梗阻）。
5. 腹腔内高压。
6. 腹腔间隔室综合征。

高原低氧致急性高原胃肠损伤可发生于任何年龄、性别，多数起病隐匿。一般于进入高原后 10 天左右发病，无明显前驱症状如胃痛、反酸等。主要临床表现为急性、无痛、反复的上消化道大出血，可导致失血性休克，并可伴腹痛、腹胀、恶心、呕吐等消化系统症状。

（八）急性高原胃肠损伤与 MODS 关系

2005 年 9 月，中华医学会高原医学分会与胸心外科分会联合在兰州召开了全国高原与平原危急重症与多器官功能障碍综合征学术研讨会，对 H-MODS 作出了新的评分诊断标准，称为"兰州标准"。该标准对 H-MODS 和 HAPE/HACE 进行了新的解释和界线划定，确定海拔≥1500m 是 MODS 和 H-MODS 的低端分界线，而海拔≥3000m 是 H-MODS 和 HAPE/HACE 的高端分界线；并给予 H-MODS 新的定义，还将超过 24h 无好转或加重的 HAPE/HACE 合并为 H-MODS。因有高原低氧作为原发病因的叠加，还有以高原急性胃肠损伤为原发因素的参与形成联级效应，所以，H-SIRS/H-MODS 更具有高原危重病病理生理的特点。高原低压性低氧为始动原发因素引起的胃肠黏膜损伤导致细菌和毒素移位，使机体出现内源性失控的高原全身炎症反应（H-SIRS）仍是 H-MODS 重要的病理学基础和形成的根本原因。

胃肠道是人体最大的细菌及毒素贮存库，高原低压性低氧所致的胃肠黏膜屏障功能损害，可使其通透性增高，细菌和毒素可通过破损的胃肠黏膜移位到肠系膜淋巴结或其他远隔器官，形成细菌易位。肠源性的细菌及内毒素，一方面激活肝脏库普弗细胞释放大量细胞因子，另一方面进入血液环境形成内毒素血症，而激活体内单核 - 巨噬细胞、T 淋巴细胞和 B 淋巴细胞等沾性细胞分泌大量的细胞因子，形成细胞因子网络，产生细胞因子的联级效应，激活炎症介质释放，主要有花生四烯酸代谢产物，如 PGE2、PGI2、NO、PAF、缓激肽等，诱发 SIRS 的发生。由于 SIRS 激发炎症介质的释放，形成炎症介质的"瀑布效应"，进一步加重肠黏膜屏障的损伤，这种互为因果的关系形成恶性循环，使机体出现内源性、自毁性失控的全身炎症反应，加重组织和器官的进一步损害，最终导致 MODS 的发生。胃肠道是 SIRS 和 MODS 的"枢纽器官"，是炎症介质的扩增器。

二、急性高原胃损伤

高原消化道出血是高原常见病，发病率较高，不仅多发于高原久居人群，也常见于高原移居人群。解放军 18 医院报道，该院急性上消化道出血者占该院住院人数的 0.8%，而该院在海拔 3700m 的三十里营房医疗站收治的上消化道出血者占该站收治人数的 1.5%。有调查结果表明，在藏北某医院的高原消化道出血占该院内科住院人数的 6.7%。有研究表明，高原消化道出血发病率随着海拔增高而增高。

我们统计了 239 例急性重症高原病发生高原胃肠损伤的 87 例，占 36.8%。

（一）发病机制及病理、生理改变

高原低氧导致交感 - 肾上腺髓质兴奋，胃黏膜血管强烈收缩，血流灌注显著减少，黏膜缺血使能量代谢障碍，碳酸氢盐及黏液分泌减少，使黏膜细胞之间的紧密连接及覆盖于黏膜表面的碳酸氢盐 - 黏液层所组成的黏膜屏障破坏，胃腔中的 H^+ 顺浓度差弥散进入黏膜组织。在缺氧缺血状态下，H^+ 不能被血液中 HCO_3^- 带走，而使黏膜 pH 下降，黏膜损伤。

高原低氧导致糖皮质激素分泌增多，抑制胃黏液的合成和分泌，另外使胃肠黏膜蛋白质合成减少，分解增加，黏膜再生能力减低，削弱了屏障功能。

一般高原急性胃损伤发生出血给予 IPP 及局部止血，改善供氧可很快恢复正常，但合并有溃疡导致局部动脉破裂可发生大出血，危及生命，导致血流动力学不稳定。

高原低压性低氧，缺氧使黏膜能量代谢障碍，代谢产生蓄积，H^+ 反向弥散增加，结果细胞内 pH 值下降，溶酶体酶被激活，细胞坏死，低氧刺激肥大细胞和胃窦 G 细胞释放组胺和胃泌素，使 H^+ 分泌增加。组织胺具有扩张毛细血管，并使其通透性增加，引起血浆外渗，使血液黏稠度增加，再加上缺氧使红细胞增多，血液黏稠，易发生胃肠局部黏膜供血障碍，使血流更趋淤滞。毛细血管淤血、血栓及出血形成，最终导致胃黏膜表层细胞因缺血而糜烂、溃疡、坏死。

（二）临床表现

急性高原胃肠损伤消化道出血大多是急性胃黏膜出血，消化道出血可表现为呕血、黑便或便血，以黑便最多，但有时仅为隐匿性出血。消化道出血的症状和体征取决于出血量和速度，急性高原胃损伤典型表现为呕血、黑便、血便，常伴有失血性休克。

1. 呕血

呕血是上消化道出血的特征性症状。呕吐物的颜色主要取决于是否经过胃酸作用：出血量小，在胃内停留时间长，呕吐物多为棕褐色和咖啡渣样；出血量大，出血速度快，在胃内停留时间短，呕吐物呈鲜红色，有血凝块。

2. 黑便或血便

黑便或柏油样便是血红蛋白的铁经肠内硫化物作用，形成硫化铁所致，出血量大、速度快，粪便可呈暗红色或鲜红色。

3. 失血性休克

出血量大，出血速度快，可发生急性循环衰竭，四肢湿冷，心率加快，血压下降，尿少，意识改变。

4. 贫血

急性大出血早期血红蛋白无明显变化，因血液稀释，血红蛋白及红细胞或降低。

5. 发热

24h 内出现低热，持续 1～7 天。

6. 氮质血症

由于血液蛋白在肠道被吸收、分解，可引起肠源性氮质血症；发生休克，引起肾前性氮质血症；严重不能纠正休克，可发生肾性氮质血症。

7. 胃潴留

将单次胃液回抽超过 200ml 定义为大量胃潴留。欧洲危重病学会腹部疾病工作组将 24h 残留量超过 1000ml 作为异常胃排空的一项指征。

（三）诊断注意事项

近期抵达高原（2500m）。

鉴别诊断：呼吸道起源的出血，少数患者无呕血、黑便即发生休克。

出血严重性评估：出血量＞5～10ml/d，便隐血呈阳性；出血量 50～100ml/d，黑便；胃积血 250～300ml/d，呕血；快速失血且出血量＞500ml，可休克；3h 内需输血 1500ml 才纠正休克，为严重出血。

活动性出血的判断：反复呕血或转为鲜红色，黑便变为暗红色，伴肠鸣音亢进；周围循环衰竭，快速补液输血才可使血压稳定；红细胞、血红蛋白、血细胞比容持续下降。

（四）内镜检查

内镜检查已成为诊断出血来源的最有力手段，同时对病灶给予相应治疗，是消化道出血定性、定位的首选方法，最好在生命体征平稳后进行。

内镜表现：内窥镜检查可见胃、十二指肠溃疡及胃黏膜广泛性糜烂、坏死。

主要表现：①病变以胃体部最多见，亦可见于食管、十二指肠和空肠。②病变形态以多发性糜烂及急性、多发、浅表小溃疡为主，糜烂表现为多发性出血点或出血斑，边缘整齐，溃疡深度可至黏膜下、固有肌层和浆膜层。

（五）血管造影

选择性血管造影操作迅速，定位准确，对消化道大出血有一定诊断价值，还可通过介入治疗止血。

（六）治疗

急性重症高原病发生急性胃肠损伤，致消化道大出血，90% 出血量较少，一般性局部治疗即可获得满意的临床效果。

1. 一般治疗

出血量较少时，可给予：云南白药 1 支，每日 2~3 次，口服；去甲肾上腺素 8mg+0.9% 生理盐水 100ml，每 4~6 小时 1 次，口服；凝血酶 8000~40 000U，用生理盐水稀释后口服，每 4 小时可重复给药，或每日 2 次。

止血药，不建议全身应用。

氧疗是治疗高原胃肠损伤的核心，高压氧在明确无活动性出血或出血停止后立即给予高压氧治疗。

2. 上消化道大出血

监测患者生命体征，观察皮肤和黏膜的颜色，以迅速了解患者的血流动力学状态，尽早取得血常规、生化、凝血功能检查，交叉配血。

(1) 临床评估方法：出血症状，>300ml 呕血；50~100ml 黑便；短时间>1000ml，出现血便，伴有血容量不足。

出血早期，生命体征是判断血流动力学状态和评估失血程度的最佳指标。出血初期，最早出现的体征是直立性低血压，患者由卧位转为直立位时收缩压下降 15~20mmHg，心率加快>20 次/分，提示失血量超过血容量的 20%，随失血量增加，心率进一步增快，持续失血，最终将出现卧位性低血压。此时，血管塌陷，最终出现苍白、出汗和晕厥等休克表现。

由于患者等比例丢失血浆和红细胞，因而早期不会出现变化。补充血容量，血管外液体进入血液循环，红细胞比容才下降，24~72h 才达最低点，其变化滞后于出血状态，因此红细胞比容不能判断出血程度。

(2) 紧急处理方式：大量出血患者，根据血流动力学、出血速度及并发症，进行个性化的初始治疗，建议外周给予 6~7 天导管，建立静脉通路，给予生理盐水或复方氯化钠注射液。

输注浓缩红细胞，提高携氧能力；新鲜冰冻血浆，纠正凝血功能障碍；输注血小板，治疗血小板减少。要求心率<100 次/分，平均血压>60~65mmHg，维持血红蛋白 7g/dl。

3. 抑酸药物

胃酸是导致溃疡产生的重要因素，抑制胃酸分泌可以加快溃疡愈合，酸性环境可延缓凝血过程，并促进凝血块被蛋白溶解酶分解，不利于止血。

负荷剂量（奥美拉唑 80mg）静脉注射，以后持续静脉泵入，大剂量质子泵抑制剂 8mg/h，静脉持续泵入 72h。

4. 生长抑素

大量出血可选用，但必须在缺氧改善后，可减少内脏血流，降低门静脉阻力，抑制胃酸、胃蛋白酶分泌，抑制胃肠道及胰腺类激素分泌。

方法：首剂 250U，快速静脉输注，维持 250mg/h，持续泵入。

5. 抗菌药物

活动性出血时常存在，胃黏膜和食管黏膜水肿，预防性应用抗生素有助于止血，可减少早期再出血及感染的血液灌注。

6. 急诊内镜检查

内镜检查为上消化道出血诊断的关键检查，尽可能在出血后 24~48h 进行及内镜局部止血治疗。

目前推荐质子泵抑制剂 PPI+生长抑素+抗菌药物联合用药。

7. 介入治疗（选择性血管造影+栓塞治疗）

针对造影剂外溢的部位经导管灌注血管加压

素或去甲肾上腺素，使小动脉收缩，无效可使用明胶海绵栓塞。

8. 胃潴留

推荐静脉使用胃复安和（或）红霉素。不推荐常规使用促动力药物西沙比利。尽可能避免或减少使用阿片类药物，降低镇静深度。

三、急性高原肠损伤

急性高原肠损伤为机体进入高原（海拔2500m）地区后，由于高原低压性低氧造成肠道黏膜功能损伤，出现消化、吸收功能障碍，胃肠道动力障碍的一组综合征。

（一）临床表现

1. 消化、吸收障碍（食物不耐受综合征）

临床表现为腹泻，对肠内营养物质不耐受。

病理生理基础：缺氧导致各种消化酶分泌减少；低氧导致肠黏膜细胞功能下降；肠动力下降；肠道细菌过度生长，致营养物质消耗，分解胆盐、脂肪、维生素B等；肠淋巴和肠血液循环障碍；肠黏膜缺血、淤血、水肿，致肠黏膜血供减少，吸收障碍。

2. 肠道动力障碍（下消化道麻痹、麻痹性肠梗阻）

临床表现为腹胀、肠梗阻、肠鸣音减弱、消失及大便不畅，腹腔内压力升高。

高原低氧导致胃肠道平滑肌缺血缺氧，代谢障碍，水肿，甚至变性坏死，收缩力下降，兴奋性降低，炎症细胞浸润，细胞连接破坏导致无效收缩；高原缺氧导致交感神经兴奋，抑制胃肠道运动；胃肠道运动障碍，消化、吸收和排空障碍，引起胃肠内容物积滞，肠内压增高，器官组织牵张，加重肠壁血液循环障碍，黏膜损伤加重，菌群失调。

麻痹性肠梗阻指肠蠕动功能受损，导致粪便不能排出体外。临床症状包括至少3天肛门停止排便，肠鸣音存在或消失，同时需排除机械性肠梗阻。

典型的麻痹性肠梗阻腹平片的一般表现：卧位，整个胃肠道普遍胀气、扩张，尤以结肠胀气明显；立位，在小肠和结肠内可见宽窄不等、位置高低不等的气液平面；透视下见肠管蠕动明显减慢或消失。

3. 肠黏膜屏障功能损伤

临床表现为肠道细菌、内毒素易位，肠源性感染。正常情况，肠道蠕动是肠道非免疫防御的重要机制，肠蠕动意义不仅在于食物的消化、吸收和排泄，也是肠道内环境的"清道夫"，防止肠内有害物质的积聚，限制细菌生长。

肠道处于低压性低氧状态，激活黄嘌呤氧化酶，产生自由基，损伤肠黏膜；高原低氧对肠黏膜直接损害；肠腔细菌过度繁殖，黏附到肠壁的细菌增多，产生大量代谢产物和毒素，破坏肠黏膜；肠道抗原递呈细胞活化，产生大量细胞因子，肠道黏膜损伤。肠道菌群紊乱，导致肠道黏膜破坏，为病原微生物入侵敞开大门，导致肠源性内毒素血症，发展成脓毒症或MODS。

高原低氧使肠道处于缺血状态，黏膜细胞水肿，代谢障碍，甚至出现变性、坏死。

（二）预防和治疗

1. 常规治疗

（1）氧疗：氧疗是治疗急性高原肠损伤核心，可改善肠道组织缺氧及氧供，普通氧疗见高原肺水肿治疗相关章节，高压氧治疗见高原肺水肿治疗相关章节。

高压氧治疗急性高原肠损伤作用机理：减少肠腔内气体，缓解肠腔内压力；高压氧下肠道的气体吸收增加；高压氧治疗可以迅速增加血氧分压，改善肠壁血供，增加病变组织供血、供氧；

增加氧供，改善缺氧状态，肠壁血管收缩，血管渗出减少，水肿减轻，出血、坏死减轻；增加肠蠕动功能；有助于肠道继发感染的预防和控制；减少、抑制细菌分泌的毒素，减少毒素吸收。

(2) 早期肠内营养：研究证明，早期肠内营养可以改善，肠黏膜屏障功能，增加肠血流，促使肠蠕动、sIgA、黏液和胆汁分泌功能恢复，促进胃肠道激素分泌，为肠黏膜提供营养物质，预防肠黏膜坏死，保护肠黏膜屏障具有积极意义，减少病原体在肠道上皮细胞的黏附均有重要作用。

2. 改善组织灌注及有效循环血容量

组织低灌注是肠道功能损害发生的重要环节，可产生应激性溃疡及肠道通透性增加，维持良好的组织灌注是治疗的基本原则。可用改善肠道微循环的药物，目前多应用小剂量多巴胺、山莨菪碱及前列腺素等，以解除肠系膜微血管的痉挛，改善内脏组织灌流，维护肠黏膜的灌流和代谢，减轻肠黏膜损害。

3. 对症支持治疗

发生肠梗阻时可给予大黄及芒硝局部热敷，可给予大承气汤及四磨汤治疗；发生腹泻可给予思密达、整肠生，维持肠道菌群紊乱，促动力药，如 5-HT 受体激动药（莫沙必利）、红霉素等，可促进胃肠道平滑肌收缩，促进肠道运动，增加胃肠动力；维持酸碱平衡紊乱、水电解质平衡，给予广谱抗生素，抗感染治疗。

4. 胃肠黏膜特需营养物

(1) 谷氨酰胺：目前研究比较深入的是谷氨酰胺（Gln），Gln 是肠黏膜代谢的重要底物，既能通过三羧酸循环产生 ATP 供能，又能提供氮源作为合成核酸及蛋白质的原料。除保持肠道黏膜结构的完整性外，还能调节肠道局部和全身的免疫功能，维持肠相关淋巴组织功能，促进 SIgA 合成和分泌，降低细菌黏附，维持肠黏膜屏障，预防肠道菌群易位，减少肠管通透性，改善葡萄糖及钠吸收，最大限度增加肠道功能，保护上皮细胞，对抗内毒素/氧化物相关损害。

(2) 生长激素及生长抑素：①生长抑素，可减少胃肠液分泌，降低炎症反应。②生长激素，促进黏膜细胞生长，促进蛋白质组织合成及黏膜生长、修复，防止肠黏膜萎缩，肠细菌易位。生长激素及生长因子通过动物和人体的研究均证实，重组人生长激素（rhGH）能促进蛋白质的合成，增进组织修复，刺激肠黏膜上皮细胞生长，从而维护肠黏膜屏障的完整性，减少细菌易位。

(3) 膳食纤维：饮食中水溶性和非水溶性纤维素对肠道黏膜生长和细胞增殖均有促进作用，非水溶纤维素可增加粪便容积，加速肠道运转；而水溶性纤维素（果胶）延缓排空，减慢肠道运送时间，有抗腹泻作用；短链脂肪酸易于被结肠黏膜吸收，对肠黏膜有营养作用。注意这些物质的联合应用。

(4) 补充肠道正常菌群：维持肠道正常菌群补充外源性双歧杆菌，如金双歧片；口服适量的肠道清洁剂，包括口服不吸收的抗生素和促进排泄的药物等。有研究表明，双歧杆菌具有修复胃肠黏膜生物屏障的作用，可有效增强机体的免疫功能，抑制肠道机会菌的过度繁殖，减少肠内细菌和内毒素的吸收。

(5) 自由基清除剂：自由基清除剂如维生素 C 等，维生素 C 作为还原剂参与抗氧化过程，能阻断自由基的生成链，减少自由基的产生；黏膜保护剂思密达可与黏蛋白结合形成特有的黏膜保护层，可防止细菌移位。

5. 麻痹性肠梗阻治疗

尽可能撤除减慢肠蠕动的药物（儿茶酚胺、镇静、阿片类药物）和纠正损害肠动力的因素（高血糖、低钾血症）。通便药物必须尽早或预防性使用。阿片拮抗药的长期作用效果和安全性尚不清楚，故不推荐常规使用。促动力药物如多潘立酮、胃复安和红霉素，可用于刺激上消化道（胃和小肠），而新斯的明可以促进小肠和结肠动力。促动力药应作为肠道动力紊乱的一个标准治疗措施。

四、腹腔高压与腹腔间室综合征

急性重症高原病发生腹腔间室综合征的非常少见，但我们的病例中可见发生腹腔高压及肠梗阻，所以在急性重症高原病治疗过程中，需要警惕腹腔间室综合征的发生。

（一）腹腔高压的定义

腹腔高压（intra-abdominal hypertension, IAH）是指至少 2 次测得腹腔内压（IAP）为 12mmHg（1mmHg=0.133kPa）或者更高，2 次测量间隔为 1～6h，即指 6h 内至少 2 次测量 IAP≥12mmHg。

IAP 的测量要求（膀胱测量技术）患者保持腹部肌肉处于放松状态，在空虚的膀胱中注入灭菌生理盐水，不超过 25ml，取平卧位，于液中线水平，测量零点，然后在呼气末测量。

腹腔高压的危险因素分类包括腹壁顺应性降低、肠道内容物增加、腹腔内容物增加、毛细血管渗漏、液体复苏及其他因素。

（二）腹腔间室综合征定义

腹腔间隔室综合征（abdominal compartmentsyndrome, ACS）指腹腔内压持续增高，6h 内至少 2 次腹内压测量均超过 20mmHg，并有新的器官功能障碍。

（三）病理生理改变

1. 腹腔高压对胃肠道的影响

IAP 升高：①＞20mmHg，肠道通透性显著增加，门静脉内毒素含量升高，肠道细菌可易位至肠系膜、淋巴结及肝脏。②降低肠动脉血流，直接压迫肠系膜静脉，导致静脉压升高。③肠系膜血管广泛血栓形成，发生肠缺血和坏死。④使肠壁淋巴回流明显下降，组织间隙水肿，肠壁毛细血管压力升高，水肿加重，IAP 进一步升高。⑤致胃肠血流灌注减压，组织缺血缺氧，肠黏膜屏障受损，细菌移位，造成其他脏器功能衰竭。

2. 腹腔高压对呼吸系统影响

IAP 升高：①导致 PaO_2 下降，$PaCO_2$ 升高，表现为高通气阻力。② IAP 通过膈肌直接将压力传导给胸腔，使胸内压升高，肺实质压缩，肺容积减少，肺毛细血管氧输送减少，肺血管阻力增加。③肺内分流指数增加，通气血流比失调，肺泡死腔增加，气道峰压或平均压增加。

3. 腹腔高压对循环影响

IAP 升高：①导致回心血量减少，心输出量下降。② IAP 升高，大腔静脉、门静脉压力升高，CVP、PAWP 升高。

4. 腹腔高压对肾脏影响

ACS 可导致肾功能不全，少尿或无尿及氮质血症，IAP15～20mmHg 即可少尿，达 30mmHg 出现无尿。

腹腔间室综合征时，肾灌注下降，肾血流减少，肾静脉压及肾血管阻力升高，肾小球滤过率下降。

5. 腹腔高压对中枢神经系统影响

IAP 升高，可导致颅内压明显升高，脑灌注压显著下降，脑组织灌注不良。

（四）治疗

非手术治疗

(1) 腹腔内高压处理指南：必须进行监测以避免过度的液体复苏。采用持续胸段硬膜外镇痛可能会降低 IAP。建议使用鼻胃管/结肠减压以清除胃肠道的内容物。对于腹腔积液患者，推荐使用经皮置管引流，将床头抬高20°。神经肌肉阻滞药可降低IAP，但是由于不良反应较多，仅对特定的患者才考虑使用。

（2）改善腹壁顺应性：镇静，镇痛，使用神经肌肉阻滞药，床头抬高＞30°。

（3）排空肠胃（消化道）内容物：直肠减压，给予胃、结肠促动力药，鼻胃管减压。

（4）排除腹腔内游离液体（消除腹腔积液）：腹腔穿刺，经皮穿刺置管引流。

（5）纠正毛细血管渗漏（纠正液体平衡）：避免过度液体复苏，利尿，用高渗溶液及胶体人血白蛋白。

（6）脏器功能的支持：机械通气和进行肺复张。

（7）腹腔间隔室综合征处理指南：尽管外科减压是治疗ACS唯一确切的处理措施，但其适应证和手术时机的选择仍然存在争议。对于保守治疗无效的ACS患者，推荐外科减压作为抢救生命的重要措施。手术指征：IAP＞30mmHg，并有新发器官功能障碍，IAH/ACS对非手术治疗无效，可考虑开腹减压术。

附：急性高原胰腺损伤

我们统计了239例急性重症高原病的血淀粉酶（AMV）的变化，并将这组患者分为轻－中型和重－极重型，应用SPSS18.0处理，进行统计学分析，数据以均数 ± 标准差（$\bar{X} \pm S$）表示，样本对照研究，采用独立样本 –t 检验，$P＜0.05$ 认为有统计学意义。检查结果详见表7-2。

表7-2 239例急性重症高原病轻－中型与重－极重型胰酶对照研究

	AMV（U）
轻－中型（n=134）	43.68 ± 18.50
重－极重型（n=105）	61.36 ± 43.92
t 值	–4.041
P 值	0.000

1. 结果

我们发现在血淀粉酶，轻－中型为43.68 ± 18.50，重－极重型为61.36 ± 43.92，P=0.000，具有显著的统计学意义。在极重型中AMV显著升高，说明AMV升高在急性重症高原病发生中有重要意义。

2. 讨论

AMV升高提示胰腺损伤的风险，可能与高原低压性低氧有关。机体 PaO_2 降低，对胰腺的腺体细胞直接损伤。另外，高原低氧导致交感神经兴奋，腹腔及胰腺血管收缩，加重胰腺缺氧及胰腺的灌注不足。细菌易位，导致胰腺外分泌功能失调，最终导致胰腺损伤。

高原胰腺损伤的病理生理机制胰腺对缺氧较为敏感，缺氧易导致胰腺腺泡细胞损伤和死亡，其可能的机制是缺氧造成组织自由基大量增加，导致脂质过氧化反应加强。细胞内钙超载，导致细胞损伤。另外，钙超载可能激活线粒体膜上的某些脂酶，使线粒体膜受损，氧化磷酸化过程受阻，钙泵失活，钙离子不能泵出，线粒体内钙离子进一步积聚，导致线粒体损伤。

高原低氧是否对胰腺造成损伤，目前检索不到任何资料，没有任何相关研究，需进一步检查胰腺CT及B超或胰脂肪酶等特异性标志物证实胰腺的损伤，这有待进一步研究，在此我们提出高原急性胰腺损伤。

参考文献

[1] 沈有秀，熊元治，主建云，等.西宁地区上消化道出血内镜检查分析[J].高原医学杂志,2006,16(1):47-48.

[2] BELCHER JM, SANYAL AJ, PEIXOTO AJ, et al. Kidney biomarkers and differential diagnosis of patients with cirrhosis and acute kidney injury[J]. Hepatology，2014，60(2): 622-632.

[3] Nakamura S, Matsumoto T, Sugimori H, et al.Emergency endoscopy for acute gastrointestinal bleeding: prognostic value of endoscopic hemostasis and the AIMS 65 score in Japanese patients[J]. Dig Endosc，2014，26(3): 369-376.

[4] SCHROEDER G D, KWON B K, ECK J C, et al. Survey of cervical spine research society members on the use of high-dose steroids for acute spinal cord injuries[J]. Spine，2014，39(12): 971-977.

[5] 次尔央初，邓玉华.高原地区1248例上消化道出血病因及相关因素分析[J].内蒙古中医药,2012,19:33-46.

[6] 李素芝，郑必海，周其全，等.高原地区重症急性高原病并发多器官功能障碍的结果分析[J].高原医学杂志,2006,16(1):5-7.

[7] 纳么机，朗么磋.高原脑水肿并发上消化道出血35例临床分析[J].中国社区医师,2013,15(4):44.

[8] 马四清，吴天一，张雪峰.急性重症高原病与多器官功能障碍综合征[M].北京：人民卫生出版社,2014:286-291.

[9] 刘大为，邱海波.重症医学专科资质培训教材[J].中华医学会,2011:212-222.

[10] Marc B,Jean PQ,Alan B.Stress-related mucosal disease in the critically ill patient[J]. Gastroenterol.Hepatol,2015,12 (2):98-107.

[11] MacFie J,O'Boyle C,Mitchell CJ,et al. Gut origin of sepsis:a prospective study investigating associations between bacterial translocation,gastric microflora,and septic morbidity[J]. Gut,1999,45(2):223-228.

[12] 柏愚，李延青，任旭，等.应激性溃疡防治专家建议(2015版)[J].中华医学杂志,2015,95(20):1555-1557.

[13] Puleo F,Arvanitakis M,Van Gossum A,et al.Gut failure in the ICU[J].Semin Resoir Crit Care Med,2011,32(5):626-638.

[14] Reintam Blaser A,Malbrain ML,Starkopf J,et al. Gastrointestinal function in intensive care patients:terminology definitions and management. Recommendations of the ESICM Working Group on Abdominal Problems[J]. Intensive Care Med,2012,38(3):384-394.

[15] 王吉文，张茂.欧洲危重病医学会关于急性胃肠损伤的定义和处理指南[J].中华急诊医学杂志,2012,21(8):384-394.

[16] 中国医师协会急诊医师分会.急性上消化道出血急诊诊治专家共识[J].中国急救医学,2010,30(4):289-293.

[17] 杨文秀.血清胆碱酯酶测定在重症肺炎中的应用及意义[J].吉林医学,2012,33(21):4504.

[18] 张建松.危重症患者血清胆碱酯酶测定的临床意义[J].浙江中西医结合杂志,2012,22(2):125-127.

[19] 王日兴，付爱玉，曾琦.危重患者高淀粉酶血症临床研究[J].现代预防医学,2011,38(18):3820-3823.

[20] 周波，杨定周，周其全.模拟高原低氧环境暴露下家兔小肠黏膜扫描电镜观察[J].胃肠病学和肝病学杂志,2009,18(8):751-753.

[21] 杨定周，周其全.高原急性胃肠黏膜屏障功能损伤与急性高原病并发多器官功能障碍综合征的关系[J].中国病理生理杂志,2010,26(10):1972-1973.

[22] 吴天一.关注高原胃肠道出血症[J].高原医学杂志,2000,10(1):1-3.

[23] 马晓春.欧洲危重病学会(2012)急性胃肠损伤共识解读[J].临床外科杂志,2013,21(3):159-161.

[24] 郑必海，李素芝.高原急性缺氧致急性胃肠道黏膜损伤及其机制探讨[J].华南国防医学杂志,2011,25(01):4-7.

[25] 张小平，杨拔贤，夏萍.谷氨酰胺对饥饿大鼠肠黏膜屏障功能的保护作用[J].中华麻醉学杂志,2006,26(7):642-645.

[26] 杨定周，周其全，李素芝，等.急性重症高原病患者胃肠功能紊乱与多器官功能障碍综合征的关系[J].中国危重病急救医学,2009,21(2):95-98.

[27] Blaser A R, Malbrain M L N G, Starkopf J, et al. Gastrointestinal function in intensive care patients: terminology，definitions and management. Recommendations of the ESICM Working Group on Abdominal Problems[J]. Intensive Care Medicine，2012,38(3):384-394.

[28] 周波，周其全.高原胃肠应激综合征[J].西北国防医学杂志,2006,27(4):293-295.

第 8 章 急性高原肝损伤

一、高原低氧对肝脏影响

高原地区空气稀薄，气压低、低氧、气候寒冷多变、太阳辐射等构成了急性高原病的致病因素。当人体急进高原时，会发生急性缺氧反应，全身组织、器官、细胞处于低氧应激状态，机体产生系列生理、功能、内分泌及组织形态学方面的代偿性变化。这些变化的目的在于，提高机体氧供量，减少机体耗氧或提高机体所有器官、组织对缺氧的耐受性，从而维持机体基本生理氧需要。超出这一界限，可发生急性高原病，所以低氧损伤可以造成全身各个脏器的损伤。既往的高原病研究主要集中在高原肺损伤、高原脑损伤及高原性心脏病等方面，而对于高原低氧环境导致肝损伤的研究大多停留在动物实验。因此，对高原缺氧这种特殊环境下所导致肝脏损伤的发病机制研究非常必要。

肝脏是机体最重要的代谢器官，是机体的能量加工厂及各种生理活性物质的重要合成场所，是机体最重要的代谢器官，对缺氧极为敏感。大量临床资料研究表明，高原低氧导致了肝损伤，出现转氨酶升高。还有研究提示，高原缺氧初期，肝脏可以在代偿范围内产生适应性变化，表现为糖酵解增强，细胞线粒体数目增多，肝细胞膜表面积增大，呼吸链中细胞色素氧化酶和琥珀酸脱氢酶等增加以提供能量。但持续的缺氧导致肝脏内血管充血扩张，血液淤滞，肝内微循环障碍，肝细胞膜通透性增强；同时，由于肝组织持续缺氧，肝细胞营养不足，肝组织屏障减退，导致肝脏处理胆红素能力不足及免疫功能低下，出现肝细胞损害，最终引起肝功能异常。有研究显示，大鼠置于模拟海拔 5000m 的低压氧舱内连续低氧 1 个月，可引起大鼠肝功能指标血清 ALT 和 AST 活性明显升高。这表明高原缺氧可引起肝细胞损害，导致肝功能异常。文献报道，高原缺氧性肝损害与缺氧时间及海拔高度呈正相关。

二、急性高原肝损伤

（一）定义

急性高原肝损伤是机体急进入高原（海拔 2500m），或从高原进入更高海拔的地方，机体对缺氧的耐受性（遗传因素）及敏感性不同（缺氧阈值），以及在各种致病因素的作用下，造成肝细胞供氧不足，肝细胞发生变性、水肿、坏死，产生功能障碍，如不及时脱离低氧环境并积极治疗，可发展成急性肝功能衰竭。但因肝脏对缺氧的耐受程度高及肝脏的解剖学特点，其代偿功能强大，发病率和死亡率都非常低。

附：急性高原低氧肝损伤的动物实验

1. 实验地区

青藏线唐古拉山区，海拔 5030m，大气压为 5309kPa。

2. 实验对象

[昆明种]wistar 雄性大鼠，体重 20~250g，由青海大学实验动物中心提供。大鼠均置于清洁动物饲养室[（22±2.5）℃、相对湿度为 40%~70%，分笼饲养，饲料为全价颗粒饲料，水为生活饮用水]。

3. 光镜、电镜标本的制备及观察

实验 20 天后全部处死，并迅速取出肺、心、肝、肾、脑及脾组织各一小块，将其切成 1mm³ 置于戊二醛二甲砷酸钠乳液（pH7.4）中，病理电镜检验由北京大学医学部病理系完成。方法：1% 锇酸固定，脱水环氧树脂包埋，超薄切片，在 Hitachi-500 电镜下观察摄片；普通病理标本用甲醛溶液固定后石蜡包埋切片，HE 染色作病理常规形态学观察（图 8-1）。

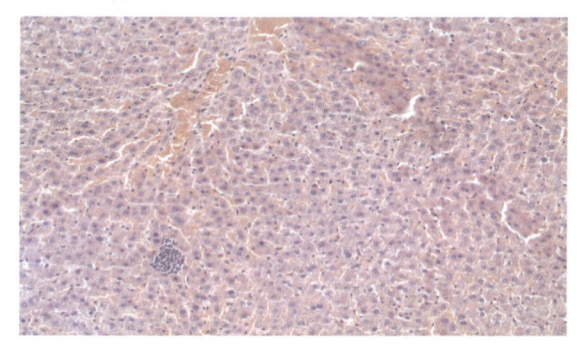

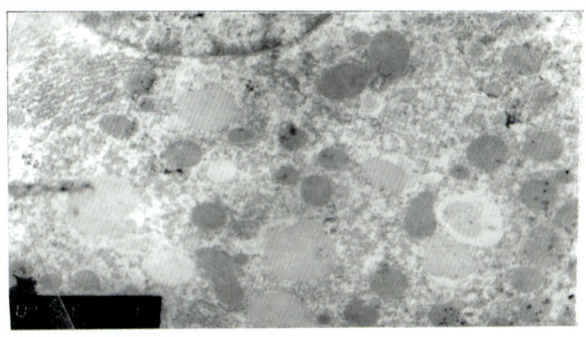

N-BLI 20（对照组）　　　　　　　　　　N 9-3910（对照组）

▲ 图 8-1 大鼠肝脏普通病理及电镜病理变化

4. 实验结果

大鼠肝脏病理结果：小叶结构存在，肝窦扩张，汇管区小静脉淤血。部分肝细胞轻度水肿，肝小叶中央区肝细胞点状坏死。汇管区有少量淋巴、单核细胞浸润。

5. 大鼠肝脏电镜结果

肝细胞水肿，胞质疏松网化，线粒体肿胀，溶酶体和粗面内质网数量多，部分肝细胞内可见髓样小体。肝小叶中央区肝细胞点灶状溶解坏死。

6. 结论

高原低压性低氧造成大鼠肝脏损害，病理解剖见肝细胞水肿，肝小叶中央区肝细胞点灶状溶解坏死。

（二）病理生理及发病机制

1. 肝脏解剖学特点

肝脏血供的特殊性，形成了肝脏内氧分压梯度代谢现象，因此肝脏对缺氧极为敏感。肝脏具有双重血供——肝固有动脉和门静脉，肝固有动脉的血液供应占肝脏血流量的1/4，主要为肝脏供氧；门静脉提供肝脏3/4的血供，主要为肝脏提供营养，肝动脉和门静脉经肝门入肝后发出许多分支，分别形成小叶间动脉和小叶间静脉，其动静脉血液在肝窦内混合并与肝细胞发生物质交换，随后汇入中央静脉。故肝脏的微循环就是门静脉与肝固有动脉终末支经肝窦然后到细小肝静脉的循环，肝窦内皮细胞是肝窦的主要成分，具有机械屏障、物质转运、代谢及分泌等功能，肝脏许多病理过程的发生都有肝窦内皮细胞的参与。肝窦内皮细胞在肝脏缺氧时出现功能异常的时间早于肝脏实质细胞，而其结构和功能的恢复却晚于后者，肝窦内皮细胞成为高原缺氧肝损伤的中心，受损后导致肝脏微循环障碍，继而加重肝细胞的损伤。同时，肝窦内皮细胞可释放多种生物活性物质、自由基，造成肝细胞二次损伤。血液从门静脉到中央静脉沿着肝窦的氧代谢形成明显的氧分压梯度，氧分压从门静脉周围区域65mmHg降至中央静脉周围35mmHg，形成了氧分压梯度，中央静脉的肝脏代谢以无氧酵解为主。肝脏在低氧状况下具有一定的调节适应能力，有较高代偿和自我保护能力，同时肝细胞具有较高摄氧能力，可避免自身发生缺氧损伤。但高原低压性低氧导致血氧分压下降，超过一定阈值后，肝脏无法代偿，导致高原缺氧性肝损伤。

(1) 低氧性肝血管收缩：高原低压性低氧导致交感神经兴奋，可引起除脑血管外全身其他血管收缩，肝血管收缩，加重肝脏缺氧，血液从门静脉到中央静脉沿着肝窦的氧代谢形成明显的氧分压梯度几乎消失，导致小叶间动脉收缩，肝窦血管充血扩张，血液淤滞，肝内微循环不畅，肝组织营养障碍，肝细胞膜通透性改变，致肝细胞充血、水肿及脂肪变性。

高原缺氧还可引起肺血管收缩，肺动脉高压，右心房压力增加，肝静脉回流受阻，导致肝静脉淤血，加重肝脏充血、肿胀、坏死。

(2) 低压性能量代谢障碍：高原低压性低氧导致肝细胞无氧代谢增强，主要表现在细胞膜、线粒体、溶酶体变化上。ATP生成不足，Na^+-K^+、Ca^{2+}-Mg^{2+}交换障碍，Na^+、Ca^{2+}进入细胞内，细胞膜对离子通透性高，使钠钾泵发生功能性障碍，钠离子进一步内流，造成肝细胞水肿、坏死。

(3) 氧化应激损伤：高原缺氧使交感神经兴奋导致氧自由基激活，氧自由基产生增多加重细胞损伤，抗氧化剂SOD活性下降，使体内氧化与抗氧化作用失衡，中性粒细胞炎性浸润，产生大量氧化中间产物，导致体内自由基堆积，肝细胞膜受损，加重了肝细胞的缺血缺氧及损伤，尤其是肝细胞的超微结构及线粒体的数量和质量发生改变，从而导致组织损伤。

(4) 凝血功能障碍：高原缺氧激活凝血系统，造成肝静脉系统血栓形成及淤血，使肝细胞对缺氧更加敏感。中央静脉血栓形成，压力几乎为零，肝细胞损伤更加严重。

2. 急性高原肝损害病理变化

(1) 低氧肝脏损伤普通病理：肝内血管充血扩张，血液淤滞，肝内微循环障碍，肝细胞膜通透性改变，肝细胞充血水肿，脂肪样变性。肝小叶中央区细胞变性、坏死，由于肝小叶中央区的肝细胞血流较周围带少，接受氧供和营养最少。

(2) 低氧肝损伤的电镜超微结构：①肝细胞表面结构发生变化，窦状隙面肝细胞表面微绒毛数量减少，形态不规则，部分绒毛肿胀；毛细胆管电子密度增加，其内绒毛减少、肿胀、变形，重者消失。②多数肝细胞电子密度降低，细胞器减少，线粒体、粗面内质网明显较少，基质内散在圆形高密度颗粒，部分线粒体呈梭形，基质内有条状物，残留的粗面内质网呈大小不等的囊状，有脱粒现象。③肝窦病变，窦内皮细胞表面突起减少，粗面内质网扩张，线粒体基质密度降低，嵴模糊，吞饮小泡减少，见少数溶酶体核，以常染色体为主；储脂细胞增多，体积大小不等，脂浆脂滴减少，散在吞噬细胞浸润，胶原纤维增多。电镜下的这些结构显示，从细胞水平上客观证实了急性高原低氧环境可造成严重的肝细胞损伤。

3. 病理生理变化及疾病发展转归

高原低氧性低氧从两个方面影响肝功能：首先，高原低氧造成肝血管收缩，肝窦、肝静脉血栓形成；其次，氧化应激反应激活氧自由基与炎性介质，造成肝细胞坏死，如积极治疗，减少切断低氧环境，可很快恢复。但延误治疗、长时间不能脱离低氧环境可发展成急性肝功能衰竭，增加死亡率（图8-2）。

（三）肝功能检查

随机抽取我院2016年7月—2017年7月发生急性重症高原病确诊病例239例，进行临床对照研究。病例全部来源于青藏高原腹地，治疗地海拔2800m，大气压为70.70～53.28kPa，氧分压为14.20～11.16kPa。239例急性重症高原病患者中，急性高原肝损伤为39例，占16.31%，无一例发生急性肝衰竭。

研究了急性重症高原病患者肝功能的变化，并且把急性重症高原病的轻-中型与重-极重型分为两组，两组之间对照研究进行独立样本t检验，详细参见表8-1和表8-2。

统计学处理，应用SPSS18.0版软件包完成处理，数据以均数±标准差（$\bar{X}\pm S$）表示，计量数资料用t检验。计数资料用卡方检验，$P<0.05$认为有统计学意义。

1. 谷丙转氨酶、谷草转氨酶

ALT在轻-中型为117.61±67.55，在重-极重型为183.08±121.10，$P=0.000$；AST在轻-中型为93.82±33.66，在重-极重型为156.07±81.68，

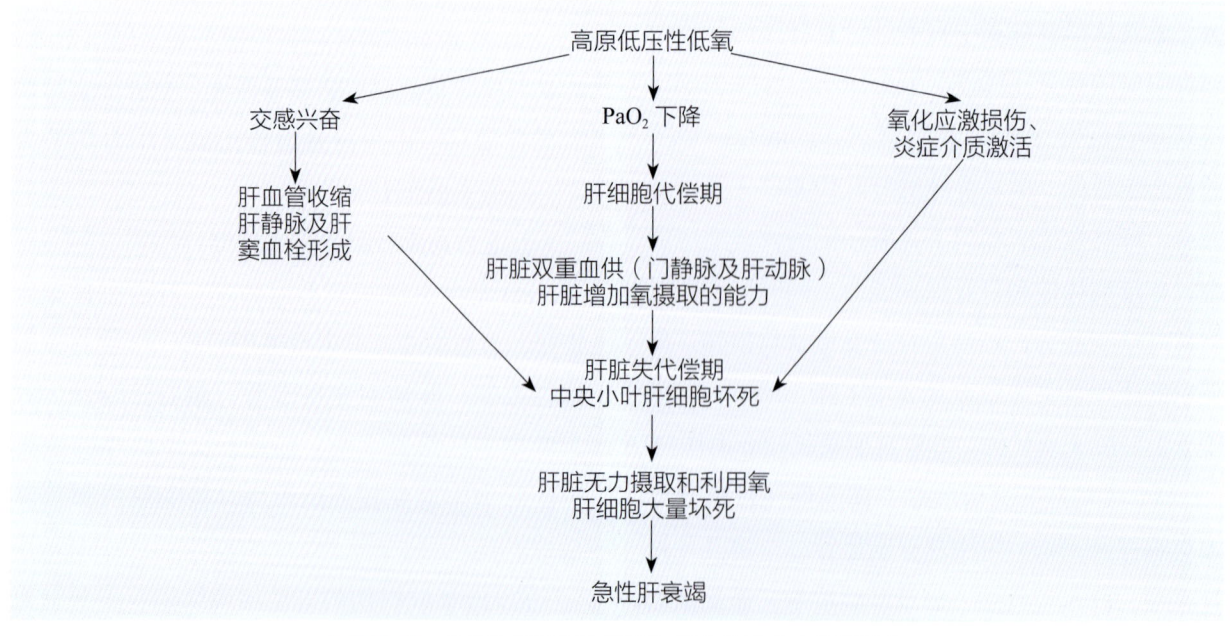

▲ 图8-2 急性高原肝损害病理生理变化及疾病发展转归

表 8-1 急性重症高原病的肝功能变化

检验项目	结　果
TBIL（μmol/L）	20.32 ± 11.56
DBIL（μmol/L）	6.51 ± 4.50
IBIL（μmol/L）	13.76 ± 7.72
ALT（U/L）	150.53 ± 93.74
AST（U/L）	125.25 ± 53.45
TP（g/L）	59.77 ± 7.17
ALB（g/L）	39.22 ± 4.64
GLB（g/L）	20.55 ± 4.15
CHE（U/L）	6791.53 ± 1910.14
MAO（U/L）	11.04 ± 5.59

n=239

P=0.000。具有显著统计学意义，说明病情越严重，肝脏损伤越严重。

高原低压性低氧，随着动脉血氧分压的下降，会出现血清中 ALT、AST 的增高，这些酶活性升高与高原低氧引起的肝细胞膜通透性增加、肝细胞坏死有关。ALT 和 AST 是体内糖和蛋白质互相转变所需的酶，主要存在于肝脏中，正常细胞有细胞膜包裹，ALT 和 AST 不会释放入血，当肝细胞受到损害后，细胞出现变性、坏死，细胞膜通透性增加，肝细胞内的 ALT 和 AST 就会释放进入血液，使血中 ALT 和 AST 活性增加。因此，血清 ALT 和 AST 活性反映了肝细胞损伤的严重程度。其原因是：在高原低氧情况下，肝细胞溶酶体破坏或"激活"，使溶酶体酶释放到其周围的细胞质中，溶酶体特征酶酸性磷酸酶活力增高。当溶酶体活化后，细胞膜通透性增加，致使转氨酶进入血液。溶酶体的损害程度取决于

表 8-2 急性重症高原病轻 – 中型和重 – 极重型的肝功能变化对比研究

检验项目	轻 – 中型 （n=134）	重 – 极重型 （n=105）	T 值	P 值
TBIL（μmol/L）	18.87 ± 9.59	22.38 ± 13.70	−2.218	0.028
DBIL（μmol/L）	5.76 ± 2.71	7.58 ± 6.07	−2.974	0.003
IBIL（μmol/L）	13.03 ± 7.08	14.81 ± 8.48	−1.669	0.037
ALT（U/L）	117.61 ± 67.55	182.08 ± 121.10	−3.115	0.000
AST（U/L）	93.52 ± 33.66	156.37 ± 81.68	−3.818	0.000
TP（g/L）	60.95 ± 6.95	58.08 ± 7.18	2.943	0.004
ALB（g/L）	40.09 ± 4.45	37.96 ± 4.64	3.411	0.001
GLB（g/L）	20.85 ± 3.93	20.12 ± 4.42	1.276	0.204
CHE（U/L）	7395.16 ± 1930.39	5930.17 ± 1517.40	5.980	0.000
MAO（U/L）	10.21 ± 4.77	12.22 ± 6.43	−2.633	0.009

低氧程度，随着海拔高度的增加，溶酶体膜的通透性显著增加，溶酶体被破坏的程度亦趋严重。随着溶酶体酸性磷酸酶活力增高，相应的转氨酶活力升高。低氧导致的氧化应激在肝细胞损伤中发挥重要作用，它可以直接或间接作用于肝细胞，改变其细胞膜和亚细胞器的结构，使其变性或者坏死。

急性高原肝损伤 ALT 升高的特点：高原低氧引起的血清转氨酶的升高一般仅见于轻度至中度升高，且患者多无自觉症状，ALT 升高较 AST 升高显著，肝细胞严重坏死时，则 AST 可高于 ALT。

2. 总胆红素、间接胆红素、直接胆红素

轻 - 中型总胆红素 18.87 ± 9.59，间接胆红素 5.76 ± 2.71，直接胆红素 13.03 ± 7.08；重 - 极重型总胆红素 22.38 ± 13.70，间接胆红素 7.58 ± 6.07，直接胆红素 14.81 ± 8.48，P 值分别为 0.028、0.003、0.037，提示总胆红素和间接胆红素及直接胆红素均具有显著统计学意义，并且病情越严重，胆红素升高越明显。这说明高原低氧导致胆红素代谢紊乱，肝细胞坏死，肝功能异常。

高原低氧导致肾小球旁细胞大量分泌促红细胞生成素，此酶促使红细胞生成刺激素增加，加速红细胞产生和释放，从而血中胆红素代谢增加。由于肝细胞浊肿，肝脏处理胆红素能力下降，因而血中胆红素升高；长期缺氧导致肝内血管充血扩张，血液淤滞，肝内微循环障碍，肝组织缺氧，肝细胞膜通透性增强，血清 ALT 增高；肝脏微循环障碍，肝细胞营养不足，肝组织屏障减退，造成免疫功能低下，从而引起肝细胞损害致肝功能异常。

3. 总蛋白、白蛋白、球蛋白

总蛋白在轻 - 中型为 60.95 ± 6.95，在重 - 极重型为 58.08 ± 71.8，明显降低，P=0.004，具有统计学意义；白蛋白在轻 - 中型为 40.09 ± 4.45，在重 - 极重型为 37.96 ± 4.64，明显降低，P=0.001，具有统计学意义，而球蛋白无变化。白蛋白随病情严重程度的变化而变化，病情越重白蛋白降低越明显。

白蛋白的生理作用，即白蛋白是人体细胞外液中含量最多的蛋白质，由 585 个氨基酸组成单一肽链，分子量约 66.2kDa。人体中白蛋白的总量约为 300g，其中 40% 分布于血液，60% 分布于细胞外液中，在两者之间维持动态交换，循环半衰期为 16～18h。白蛋白在肝脏中合成，每日合成 9～14g，同时几乎相同数量的白蛋白在组织中代谢分解以及经肾或粪便排出。白蛋白的合成速率基本稳定，主要受肝脏血管内外间隙渗透压和胰岛素、甲状腺素、皮质激素等神经内分泌活动调节。急性高原肝损伤时白蛋白在肝脏中合成障碍，造成血中白蛋白降低，降低程度与肝损伤的程度呈正相关。白蛋白主要生理作用如下。

(1) 维持胶体渗透压：血浆胶体渗透压的 80% 来自于白蛋白，是机体血管内外水分的主要调节物质。

(2) 物质代谢的最主要载体：体内的许多物质需要白蛋白作为配体助溶和载体运输，如胆红素、某些电解质（钙、镁等）、多种药物（所谓"蛋白结合率"），甚至脂类等。

(3) 重要的自由基清除剂：有负电荷的白蛋白可以结合清除包括 OH⁻ 在内的某些自由基基团。

(4) 稳定水电解质酸碱平衡：作为蛋白酸根的主要成分，白蛋白在血浆阴离子间隙的变化和体液酸碱平衡调节中有着不可替代的重要作用，而且间接影响着血清钠等电解质的水平。

(5) 调节凝血与血管通透性：白蛋白通过抑制血小板聚集和增强抗凝血酶Ⅲ（AT-Ⅲ）对 X

因子的抑制作用，协助维持正常的凝血与抗凝平衡；同时，通过胶体渗透压和对血管内皮细胞的保护，维持血管通透性的正常。

4. 胆碱酯酶

我们发现在胆碱酯酶中，轻－中型为7395.16±1930.39，而重－极重型为5930.17±1517.40，$P=0.000$，具有显著统计学意义。在极重型中，CHE明显减少，说明CHE的减少在急性重症高原病发生中有重要意义。

胆碱酯酶主要存在于脑、肝、血、胆碱能神经末梢的突触间隙中，分为乙酰胆碱酯酶和丁酰胆碱酯酶。其降低的可能机制及临床意义如下。

(1) 急性重症高原病分解代谢旺盛：导致血清胆碱酯酶分解增多。

(2) 急性重症高原病因高原低压性低氧：导致肝功能损害，胆碱酯酶合成减少。

(3) 全身血管通透性增加：引起血清胆碱酯酶渗漏至组织间隙。

(4) 高原低压性低氧：氧供减少，氧耗增加导致肝细胞、肠道内皮细胞水肿、淤血，导致胆碱酯酶合成抑制。

5. 单胺氧化酶

单胺氧化酶是生物体内的一种黄素蛋白酶，主要分布在脊椎动物的脑和肝中，对大脑的发育和功能起着重要的作用，可以催化细胞中的各种单胺氧化反应。MAO是一种具有多个结合部位的酶，对底物的特异性不高，可使多种单胺氧化脱氨，从而具有调节生物体内胺浓度的功能。当MAO活性升高时，可能因肝硬化、急性肝炎肝坏死等肝病使患者肝脏功能受损，蛋白质和酶的合成都会受到影响。

MAO单胺氧化酶在轻－中型为10.21±4.37，在重－极重型为12.22±6.43，$P=0.009$，具有统计学意义，MAO随病情严重程度的变化而变化，病情越重MAO升高越明显。

（四）诊断及临床表现

1. 症状及体征

急性重症高原病的症状、体征均可出现，表现为头痛、头晕、恶心、呕吐、胸闷气短、心悸、呼吸困难、口唇和皮肤发绀、双下肢浮肿及双肺啰音。

肝脏表现主要有疲倦、乏力、头昏、夜间睡眠差、恶心、呕吐、食欲减退、腹胀、腹泻、肝区隐痛不适、黄疸、少量腹水、口唇发绀和肝脾肿大等。

2. 诊断标准

诊断标准为：①近期（1～30天）到达高原（2500m以上）地区生活。②血清谷丙转氨酶快速显著增高，ALT快速升高达正常上限的3倍以上，经治疗且具有可逆性，治疗7～10天可降到正常。③排除其他原因的急性肝炎。

（五）治疗

对于急性高原肝损伤，应当早发现、早诊断、早治疗，具体措施如下。

1. 脱离高原低氧环境

2. 高压氧及氧疗

增加动脉氧分压，增加毛细血管内氧弥散半径，可增加肝脏坏死区域缺血病灶细胞氧的供应，加速病变细胞恢复，加速肝细胞再生。

改善肝脏微循环、血液循环，改善血液黏滞性，肝血流量增加。

治疗压力：0.2～0.25MPa，每次吸氧60～120min，每日1～2次，连续5日，休息2日，共2个疗程。

3. 保护肝脏药物

水飞蓟素是从水飞蓟种子中提取的一种新型黄酮类化合物，是一种淡黄色粉末状物质，对细胞膜结构和细胞代谢有稳定作用，可抑制血清中总胆固醇及肝脏脂质的含量。水飞蓟素可通过抗脂质过氧化反应维持细胞膜的流动性，保护肝细胞膜，促进肝细胞的修复和再生。

4. 清除自由基

(1) 还原型谷胱甘肽：抗氧化，解毒，清除自由基，保护肝细胞膜。

(2) 维生素 C：5g 静脉滴注，抗氧化。

(3) 半胱氨酸：在体内代谢的途径之一是经过氧化生成亚磺丙氨酸，再经氧化生成牛磺酸，而牛磺酸有抗氧化、消除自由基、保护细胞膜和线粒体、延缓疲劳的功能。半胱氨酸在体内代谢的另一途径是经过氧化脱氨生成丙酮酸，丙酮酸是糖异生的重要原料。

三、急性肝功能衰竭

（一）定义

急性肝功能衰竭是指在各种损害因素（缺血缺氧、休克、药物）作用下，直接或间接作用于原无肝病或有肝病但长期无症状的、2周内引发的肝细胞广泛坏死或脂肪浸润，而肝细胞再生能力不足，导致肝细胞合成解毒和生物转化、转运和排泄等功能障碍为共同病理生理表现，以进行性黄疸、意识障碍、出血、肾衰、肝性脑病为表现的一组综合征。

高原急性肝损害为急性肝功能衰竭的早期表现，两者是一个连续渐进的病理生理过程。

（二）病因及发病机制

病因归纳如下。

1. 缺血缺氧，休克、心功能不全。

2. 脓毒症，肝脏作为物质能量代谢的中心成为最易受损的靶器官之一。

3. 病毒、药物及有毒物质中毒。

4. 创伤和手术打击。

该病发病机制非常复杂。原发性损害、损肝因素对肝脏具有直接损伤效应，继发性损伤、细胞因子与炎症介质、自由基对肝脏造成间接损伤。肝细胞急剧坏死，同时肝细胞再生能力不足以进行代偿，肝细胞通过凋亡和坏死两条途径发生死亡。凋亡特征为细胞核和胞质固缩，坏死的特征为 ATP 耗竭、细胞肿胀、细胞裂解。

（三）临床表现及诊断

急性肝功能衰竭早期可出现恶心、呕吐、腹泻等临床表现，急性期可表现为黄疸、凝血障碍、昏迷等，肝性脑病主要表现为精神迟钝、错乱，以及嗜睡、昏睡、昏迷等。ALF 的临床表现主要取决于病因和就诊时间。

急性肝功能衰竭临床表现为黄疸、出血、肝性脑病 3 大症状。

1. 极度乏力、厌食、腹胀、恶心、呕吐。

2. 短期内黄疸进行性加深，胆红素 > 34.2μmol/L。

3. 凝血功能障碍，INR ≥ 1.5。

4. 谷丙转氨酶 AST > 2 倍正常值。

5. 肝脏进行性缩小。

（四）肝性脑病分期

Ⅰ前（前驱期）：以性格改变行为异常为主。精神症状有欣快激动或淡漠少言，可有神经症状有扑翼样震颤（+）。肌张力、反射及脑电图正常。

Ⅱ期（昏迷前期）：以精神错乱，睡眠障碍，行为异常为主。有定向力障碍，定时力障碍，神经症状有扑翼样震颤（+），肌张力增强，腱反射亢进。

Ⅲ期（昏睡期）：以昏睡和精神错乱为主。精神症状有昏睡，能唤醒，醒时尚能应答问话，神经症状有扑翼样震颤（+）。肌张力增强，四肢被运动常有抵抗，脑电图异常。

Ⅳ期（昏迷期）：神志完全丧失，不能唤醒。浅昏迷时相当于Ⅳ级HE，对疼痛刺激和不适体位尚有反应，肌张力及腱反射仍亢进，扑翼样震颤不能引出，脑电图异常。

（五）肝功能监测

1. 血清转氨酶及其同工酶

血清转氨酶是肝细胞膜通透性变化或肝细胞破坏程度的敏感监测指标，整个肝脏内转氨酶的含量约为血中含量的100倍，只要1%的肝细胞坏死便足以使血清中酶活性增加1倍。在肝细胞膜损伤通透性增加时，即使无坏死，细胞内转氨酶也可由于此种浓度差而泄漏入血中。

2. 血清蛋白质测定

血清白蛋白下降通常反映肝细胞对其合成减少。需要注意的是，白蛋白体内半寿期长达21天，即使白蛋白合成完全停止，8天后也仅减少25%，所以肝损害后白蛋白的降低常在病后1周才能显示出来。成人体内可交换性白蛋白约为50%，其中40%分布于血管内，60%分布于各器官组织和组织液中（血管外池）。白蛋白降解代谢增加在脓毒症尤为明显。

3. 凝血酶原时间试验

PT反映凝血因子Ⅰ、Ⅱ、Ⅴ、Ⅶ、Ⅹ的活性而不受凝血因子Ⅷ、Ⅸ、Ⅺ、Ⅻ和血小板的影响。PT有三种表达方法：①PT延长的秒数，正常值12~16s，延长或缩短3s为异常。②国际正常化比值≥1.2为异常，AHF者INR≥1.5。③凝血酶原活动度正常值80%~100%，AHF者PTA≤40%。

（六）治疗

1. 尽快祛除肝损伤病因（增加氧供）。
2. 改善患者病情，促进肝功能恢复。
3. 预防并发症。
4. 积极寻找原位肝移植供体。
5. 控制肝细胞坏死，促进肝细胞再生。

参考文献

[1] 李桂源. 病理生理学[M]. 第二版. 北京：人民卫生出版社, 2010:385-406.

[2] Lucar M, Bigatello, Hasan B.Alam. 麻省总医院危重病医学手册[M]. 杜斌. 第五版. 北京：人民卫生出版社, 2012:383-394.

[3] 刘大为，邱海波. 重症医学专科资质培训教材[J]. 中华医学会, 2011:228-242.

[4] 荣黎，曾维政，吴晓玲. 高原缺氧与肝脏损伤[J]. 世界华人消化杂志, 2009, 17(21):2171-2178.

[5] 张红梅，王海，黄海宝. 慢性高原病肝功能及血清酶的改变[J]. 中外健康文摘, 2008, 5:43-44.

[6] 张翠萍，谢印芝，尹韶云. 高原低氧对消化系统生理功能影响及病理性损伤[J]. 解放军预防医学杂志, 2003, 21:229-231.

[7] 刘丽萍，阿祥仁. 高原红细胞增多症患者体内氧自由基代谢的研究[J]. 临床荟萃, 2003, 18:316-317.

[8] 彭全升，袁振才，等. 青藏铁路不同海拔施工人员谷丙转氨酶改变的临床分析[J]. 高原病医学杂志, 2006, 16(3):42-44.

[9] 张彦博，汪源，刘学良，等. 人与高原[M]. 西宁：青海人民出版社, 1996:189-190.

[10] Qian J, Jiang F, Wang B, et al. Ophiopgonin D prevents H_2O_2-induced injury in primary human umbilical cells[J]. J Ethnopharmacol, 2010, 128(2):438-445.

[11] 荣黎，戴立里，曾维政，等. 红景天甙对拟高原缺氧大鼠肝损伤的保护作用[J]. 中国组织工程研究与临床康复, 2010, 14(31):5813-5817.

[12] Dosek A, Ohno H, Acs Z, et al. High altitude and oxidative stress[J]. Respir Physiol Neurobiol, 2007, 158(2-3):128-131.

[13] Maiti P, Sings SB, Mallick B, et al. High altitude memory impairment is due to neuronal apoptosis in hippocampus, cortex and striatum[J]. J Cem Neuroanat, 2008, 36(3-4):227-238.

[14] 杨秀敏，靳京生，张映辉，等. 急性低压缺氧对胃肠道的影响[J]. 中华航空航天医学杂志, 2012, 13(1):69.

[15] Shah KA, Shurey S, Green CJ. Apoptosis after intestinal ischemia reperfusion injuryia morphological study[J]. Transplantation, 2012, 64(10):1393.

[16] Nelson B.D. Hepatic lyso some and serum enzyme alterations in rats exposed to high altitude[J]. Am J physral, 1966, 211:651.

[17] 孙宏夫. 平原地区进入高原一年后及其第一代小狗的主要脏器组织形态学的光镜和电镜观察[J]. 青海医药增刊—高原医学, 1984, 67(1):1-10.

[18] 马志军. 高原低氧家兔肝细胞超微结构的体视学研究[J]. 青海医学院学报, 1995, 16(2):8-10.

[19] 李斌，张培建，王红鲜，等. 肝脏的氧代谢与缺氧诱导因子-1表达的关系[J]. 国际外科学杂志, 2006, 33:18-22.

[20] 万平新，万顺梅. 高原低氧对大鼠肝脏氧化应激损伤的研究[J]. 胃肠病学和肝病学杂志, 2016, 25(1):84-86.

[21] 荣黎，戴立里，曾维政，等. 红景天甙对拟高原缺氧大鼠肝损伤的保护作用[J]. 中国组织工程研究与临床康复, 2010, 14(31):5813-5817.

[22] 王茸，宋莹. 急进高原官兵血清胆红素及转氨酶异常研究[J]. 当代医学, 2015, 21(31):162-163.

[23] 张翠萍，谢印芝，尹昭云. 高原低氧对消化系统生理功能影响及病理性损伤[J]. 解放军预防医学杂志, 2003, 21:229-231.

[24] 谢本维，王端荣. 高原低氧环境对肝功能的影响[J]. 实用肝脏病杂志, 1999, 4(4):228.

[25] Qian J, Jiang F, Wang B, et al. Ophiopgonin D prevents H$_2$O$_2$-induced injury in primary human umbilical cells[J]. J Ethnopharmacol, 2010, 128(2):438-445.

[26] 王奎玲，王竞. 高原缺氧环境致肝功能损伤 1 例 [J]. 白求恩医学杂志, 2018, 16(2):224.

[27] 马宽军，张军峰. 55 例高原士兵肝功能调查分析 [J]. 中华医学全科杂志, 2003, 2(1):84.

[28] 程守科，于军一，高原低氧环境下红细胞增多和血液黏度间关系的研究 [J]. 中国应用生理学杂志, 2001, 17(3):15.

[29] 高建国，陆金春. 急进高原战士血清胆红素及血脂的检测与分析 [J]. 武警医学, 2003, 14(11):67.

[30] 潘建华，赵朝阳. 高原官兵血清转氨酶异常分析 [J]. 第四军医大学学报, 2007, 28(22):2105-2107.

第 9 章 急性高原凝血功能障碍

一、概论

（一）定义

急性高原凝血功能障碍是机体急进入高原（海拔2500m），或从高原进入更高海拔的地方，机体对缺氧的耐受性（遗传因素）及敏感性不同（缺氧阈值），以及在各种致病因素的作用下，造成凝血功能紊乱，表现为机体处于高凝状态，纤溶活性降低。全身许多脏器微血管血栓形成，如治疗不及时或持续处于低氧状态，易形成血管内弥漫性凝血（获得性凝血病）。

高海拔地区空气稀薄、氧分压低、寒冷、缺氧等因素，导致机体急进高原后发生一系列的病理生理变化，以适应高原环境。正常机体血液中的凝血系统与纤溶系统活性处于动态平衡中，它是维持生命所必需的一种生理功能，一旦平衡失调，则会引起血栓或出血。当机体处于高原低压性低氧时，这种平衡即被破坏，血液则处于高凝状态，一般经过一段时间，机体适应高原环境后可恢复正常，属于低氧应激反应。如持续处于低氧环境，并且在某些致病因素作用下，可以发生急性高原凝血功能障碍。血栓的形成主要与血小板激活及纤溶系统失衡有关。病情进一步发展，凝血功能的障碍加重了其他脏器的损伤，而其他脏器的损害促发了凝血功能紊乱。急性重症高原病病理提示，肺、心等多个脏器的出血及血栓形成，低氧直接损害血管内皮使组织的胶原暴露，激活血小板，启动内外源性凝血系统，致凝血因子消耗，使微血管内形成广泛的纤维素性或血小板性血栓而致组织器官的微循环障碍。因此，血管内弥漫性血栓形成可能是急性重症高原病发病过程中的重要环节。最终可发展为获得性凝血病（血管内弥漫性凝血）。

（二）高原低氧对凝血功能的影响

1. 高原低氧导致血栓形成

高原缺氧可使凝血机制发生紊乱，临床观察和实验依据都已证实，缺氧可诱导血栓形成。有研究者在对急性重症高原病的尸检发现，在肺、肝、肾等各个组织的毛细血管内有广泛的纤维蛋白性血栓。动物试验证明，高原环境生活4周以上的大鼠均有不同程度的血高凝状态和血栓形成。

2. 高原低氧导致血小板活化

高原低氧导致促红细胞生成素分泌增加，红细胞生成增多，低氧引起体液再分配。低氧还可导致除脑血管以外的血管收缩，血管内皮细胞损伤、血管通透性增加引起的血液浓缩、血液黏滞性增加、血流缓慢等因素，激活血小板，增强血小板黏附、聚集功能，导致血栓形成。

3.高原低氧导致纤溶系统活性抑制

缺氧使血液凝血活性加强的同时，抗凝机制也受到抑制。有研究提示，急性重症高原病患者血浆中tPA明显减少，从而抑制了纤溶酶原激活物，PAI相对增多，增强纤溶酶原激活物抑制因子（PAI-1）的表达。进一步研究发现，随着PAI-1表达逐渐增加，尿激酶型纤溶酶活性因子和组织型纤溶酶活性因子的mRNA和蛋白水平逐渐降低，导致tPA和PAI平衡失调，促进了血栓形成。

（三）急性重症高原病凝血功能的实验室检查

随机抽取我院2016年7月—2017年7月发生急性重症高原病确诊病例239例，进行临床对照研究。病例全部来源于青藏高原腹地，治疗地海拔2800m，大气压为70.70～53.28kPa，氧分压为14.20～11.16kPa。

我们统计了239例急性重症高原病凝血功能的变化，其中内源性凝血的检查项目包括，部分凝血活酶时间、活化凝血时间；外源性凝血功能的检查项目包括凝血酶原时间、国际标准化比值、凝血酶原时间比、纤维蛋白原含量指标D-二聚体、凝血酶时间、纤维蛋白原含量。我们把急性重症高原病分为轻-中型与重-极重型两组进行统计学分析。239例急性重症高原病发生凝血紊乱的32例占13.39%（表9-1和表9-2）。

统计学处理，应用SPSS18.0版软件包完成处理，数据以均数±标准差（$\bar{X}\pm S$）表示，样本对照研究，采用独立样本 t 检验，计数资料用卡方检验，$P<0.05$ 认为有统计学意义。

1.研究结果

(1) 外源性凝血功能：PT、PTR、INR。

PT：轻-中型 12.97±1.63，重-极重型 13.67±2.63，P=0.022。

PTR：轻-中型 1.12±0.23，重-极重型 1.25±0.33，P=0.001。

INR：轻-中型 1.08±0.14，重-极重型 1.15±0.26，P=0.014。

研究表明，外源性凝血功能在急性重症高原病中发挥重要作用，均表现为明显延长，说明外源性凝血功能激活，急性重症高原病病情越严重，机体外源性凝血因子减少越明显，是体内凝血的主要途径。

(2) 内源性凝血功能：APTT。

APTT：轻-中型 26.35±3.64，重-极重型 28.19±4.37，P=0.002。

这说明内源性凝血功能明显延长，具有统计学意义。内源性凝血在急性重症高原病中发挥重要作用，APTT延长越明显，机体高凝状态越严重。

(3) 血小板变化：具体如下。

血小板：轻-中型 207.46±84.85，重-极重

表9-1 急性重症高原病凝血功能变化

检验项目	结　果
PT（s）	13.27±2.14
INR	1.11±0.21
APTT（s）	27.41±0.21
TT（s）	16.43±1.89
D-二聚体（μg/L）	1.67±1.14
PLT（×10^9/L）	195.83±81.40
PTR	1.18±0.28
FBG（g/L）	2.83±0.93

n=239

表 9-2　急性重症高原病轻-中型与重-极重型凝血功能对照研究

	轻-中型 (n=134)	重-极重型 (n=105)	T 值	P 值
PT（s）	12.97 ± 1.63	13.67 ± 2.63	-2.31	0.022
PTR	1.12 ± 0.23	1.25 ± 0.33	-3.31	0.001
INR	1.08 ± 0.14	1.15 ± 0.26	-2.47	0.014
APTT（s）	26.35 ± 3.64	28.19 ± 4.37	-3.13	0.002
TT（s）	16.67 ± 1.94	16.10 ± 1.81	2.12	0.035
FBG（g/L）	2.98 ± 0.94	2.61 ± 0.88	2.836	0.005
D-二聚体（μg/L）	1.49 ± 1.02	1.93 ± 1.25	-2.78	0.006
PLT（×10^9/L）	207.46 ± 84.85	178.51 ± 73.05	2.75	0.006

型 178.51 ± 33.05，P=0.006。

此具有统计学意义，病情越严重，血小板降低越明显。

在急性重症高原病中，因凝血功能紊乱，血栓形成，大量血小板消耗，导致 PLT 减少，易发展成消耗性凝血症（DIC）。

(4) 纤溶系统：D 二聚体、TT、FBG。

D-二聚体：轻-中型 1.49 ± 1.02，重-极重型 1.93 ± 1.25，P=0.006。

明显升高，具有统计学意义。D-二聚体含量增高表明机体的凝血-纤溶系统双重激活，常标志血液高凝或血栓形成后继发纤溶活性增强或亢进，是继发性纤溶亢进的敏感性指标。这说明机体高凝状态，血管或微血管血栓形成。

TT：轻-中型 16.67 ± 1.94，重-极重型 16.10 ± 1.81，P=0.035。

TT 在急性重症高原病中明显缩短，纤维蛋白原转变成纤维蛋白时间明显缩短，提示在重-极重型高原病中，纤维蛋白消耗增加明显。

FBG：轻-中型 2.98 ± 0.94，重-极重型 2.61 ± 0.88，P=0.005。

具有统计学意义，说明纤维蛋白原含量明显减少，提示消耗增加。

2. 讨论

凝血机制是一个复杂的系统，由凝血和纤溶系统组成动态平衡，随着海拔的升高，自然环境逐渐恶劣，尤其是氧含量严重减少，明显影响机体的生理功能，可能导致机体凝血系统紊乱的发生发展。本研究提示，外源性和内源性凝血功能均出现异常，内源和外源凝血途径的激活促使血液处于高凝状态。缺氧会使血管内皮细胞受损，胶原暴露，纤维蛋白原增多，导致血小板激活，内源和外源凝血途径的激活促使血液高凝，激活凝血瀑布。

（四）凝血功能障碍检验指标的临床意义

1. 血小板计数

正常血小板计数 100～300false10^9/L，稀释性凝血病和消耗性凝血病均降低，而功能性凝血病正常。PLT 减少或持续下降是 DIC 诊断的灵敏指标。PLT 下降是血栓形成的标志。因为凝血酶诱导的血小板聚集导致血小板消耗增多，PLT 持续下降说明有凝血酶产生。

2. 活化部分凝血活酶时间

APTT 是在 37℃条件下，以白陶土为激活剂激活因子Ⅻ和Ⅺ，以脑磷脂（部分凝血活酶）代替血小板，提供凝血的催化表面，在 Ca^{2+} 参与下，血浆所需要的时间。正常 31.5～43.5s，内源性凝血途径的凝血因子减少或抗凝物质增加导致 APTT 延长，缩短见于高凝早期。APTT 是反映内源性凝血状态的指标，随着 APTT 时间的延长，证实弥散性血管内凝血临床风险愈高。

3. 活化凝血时间

正常 1.14～2.05min，为内源性凝血途径筛选试验，缩短见于高凝状态，延长见于凝血因子减少及抗凝物质增加。

4. 外源性凝血指标

外源性凝血指标包括凝血酶原时间、国际标准化比值、凝血酶原时间比。

PT 是被检血液中加入过量组织凝血活酶和适量 Ca^{2+}，使凝血酶原转变为凝血酶的时间。PT 正常 11～14s，反映外源性凝血途径，PT 延长表示凝血因子减少，抗凝物质增加；PT 缩短表示高凝状态。PT 是反映外源性凝血状态的指标，可清晰准确地反映出血浆中Ⅴ、Ⅶ、Ⅹ等凝血因子水平。PT 时间不断延长，表明弥散性血管内凝血症状愈加严重。PTR 受检者与正常对照比值，正常值 0.85～1.15，PTR=INR，延长表示凝血因子减少，抗凝物质增加，PTR 缩短表示高凝状态。

5. D-二聚体

正常参考值<400μg/L，D-二聚体只来自纤维蛋白降解产物，对诊断血栓性疾病和消耗性凝血病等继发性纤溶疾病有较高特异性。

6. 凝血酶时间

TT 是在血浆加入标准化的凝血酶溶液后，开始出现纤维蛋白丝的时间。凝血酶将纤维蛋白原转化成纤维蛋白的时间正常 16～18s，纤维蛋白含量不足<100μg/dl，有抗凝物质、肝素、纤维蛋白裂解产物，TT 延长。TT 是反应纤维蛋白原转化时间的指标，随着检测时间的延长，证实弥散性血管内凝血风险的增高。

7. 纤维蛋白原含量

FIB 是纤维蛋白的前体，在凝血的最后阶段，可溶性纤维蛋白原转变成不溶性纤维蛋白，使血液凝固。正常 2～4g/L，下降提示消耗增加。

二、病理生理变化

（一）凝血与纤溶平衡破坏

初期入高原低氧环境，机体凝血系统表现为凝血与纤溶被同时激活，而后出现继发性纤溶受抑，纤溶活性降低，导致凝血与纤溶间的生理平衡遭破坏，产生高凝和继发纤溶状态，凝血机制亢进，血栓形成。

1. 内源和外源凝血途径的激活

高原缺氧损伤血管内皮细胞，内源和外源凝血途径的激活促使血液高凝。凝血因子消耗增多及血管内皮细胞受损破坏了凝血机制和纤溶系统的正常调节，凝血或纤溶失调。在缺氧状态下包括内外源及共同凝血途径的激活，以及红细胞增生等原因促使血液高凝，凝血因子的消耗增加，引发消耗性凝血病。

2. 血小板被活化

高原缺氧可引起血小板聚集性增强。高原缺氧导致血管收缩，血管内皮损伤，从而促进血小板聚集和特异蛋白释放。血小板激活使凝血机制紊乱，使机体处于高凝状态。

3. 弥散性血管内凝血

持续的高凝造成凝血物质耗竭，凝血因子、血小板消耗减少，发展成血液低凝状态，称消耗性凝血病（即 DIC）。消耗性凝血病的危害不仅在于出血倾向，还由于血小板和内皮细胞释放大量内皮素-1（PHI-1），造成纤溶抑制，使高凝状态产生的大量纤维蛋白得不到有效消除，沉积在血管床中，造成微循环损害，并最终导致器官衰竭。

4. 抗凝血酶Ⅲ减少

抗凝血酶Ⅲ（AT-Ⅲ）是血浆中最重要的凝血酶抑制物，由肝脏和内皮细胞合成分泌，它与凝血酶1∶1结合形成复合物，使70%~80%的凝血酶失活。AT-Ⅲ中和活性型凝血因子的作用随凝血活动进行而增强，故AT-Ⅲ是反映凝血酶生成的重要指标。有研究显示，进驻高原低氧环境AT-Ⅲ明显低于平原，且随海拔高度的升高而降低。AT-Ⅲ下降的原因可能是高原低氧，血管内皮细胞受损，使之合成减少，中和不断产生的凝血酶，造成AT-Ⅲ消耗性减少。AT-Ⅲ是血浆中最重要的凝血酶抑制物，降低提示与高原低氧血液高凝状态密切相关。

5. 纤溶系统失衡

tPA和PAI-1是目前反映纤溶系统的指标，tPA是主要来自血管内皮细胞的一种内源性纤维蛋白溶解剂，同时还具有抑制和裂解血小板聚集的作用；PAI-1则是纤溶因子的主要抑制物，可使tPA失活。生理状态下，两者保持动态平衡。有研究显示，高原低氧使tPA活性明显降低，PAI-1活性明显升高，表明纤溶系统紊乱促发微血栓形成，使机体处于促血栓形成状态。

三、弥散性血管内凝血

弥散性血管内凝血是临床常见的一种凝血疾病，由多种疾病导致患者凝血功能障碍，进而引发的一种病理综合征。DIC不属于独立性疾病，患者凝血功能发生障碍，激活血液内凝血机制，导致小血管内纤维蛋白广泛沉着，损伤器官和组织，凝血因子大量消耗会导致患者出现全身性出血倾向，是许多疾病在进展过程中产生凝血功能障碍的最终共同途径，是一种临床病理综合征。

（一）弥散性血管内凝血的发病机制

DIC以凝血途径活化为特征，导致纤维蛋白凝块形成，从而引起脏器衰竭，伴随血小板和凝血因子的消耗可导致出血，广泛的纤维蛋白沉积，血小板和凝血因子消耗，微血管血栓形成，血小板减少，凝血因子缺陷，器官衰竭。由于全身性炎反应激活，导致细胞因子活化或由于促凝物质的释放，最终引起凝血途径活化，诱发DIC。DIC的发病机制极为复杂，其实质是凝血酶生成被放大。

（二）弥散性血管内凝血的诊断

弥散性血管内凝血的诊断应包括临床和实验室资料。

获得性凝血病症状体征包括出血倾向、小伤口出血不止、已停止出血的伤口再度出血、针孔渗血及大片瘀斑。

获得性凝血病诊断需要先了解病史，可有以下几种情况。

1. 大容量复苏，没给予足够凝血物质，即稀释性凝血病。

2. 休克、低温、酸中毒，伴出血倾向，即功能性凝血病。

3. 高原低氧、脓毒症、早期的高凝状态，进一步发展为出血倾向，即消耗性凝血病。

没有任何一项实验室检查能明确诊断DIC，必须以患者的临床表现结合实验室检查才是DIC诊断最重要的手段。用于DIC患者诊断和评价的实验室检查应具备反映患者的止血变化，同时也能反映疾病的严重性。止血功能筛查试验包括凝血酶原时间、活化部分凝血活酶时间及血小板计数，上述试验能提供患者凝血因子消耗及活化的重要证据。此外，纤维蛋白生成的程度能通过纤维蛋白降解产物（即 D- 二聚体）检测来间接反映。在实验室检查异常，主要表现为 PLT 减少，纤维蛋白降解产物增加，APTT 延长及纤维蛋白原降低（表 9-3）。

总之，急性重症高原病早期，由于高原低氧，机体凝血功能处于高凝状态，加重肺、脑、肝、肾等脏器的损伤，机体此时临床可见任何表现。同时，在治疗急性重症高原病早期，可给予肝素治疗，但是在疾病进一步发展，缺氧不能及时纠正，可发展成获得性凝血病（即 DIC），为出血性临床表现。

四、治疗

（一）急性重症高原病早期抗凝治疗

鉴于我们对急性重症高原病凝血功能的研究，建议在治疗急性重症高原病的基础早期给予小剂量抗凝治疗。

1. 普通肝素

通过抗凝血酶催化凝血酶和活化 X_a 因子的失活而发挥抗凝作用。负荷剂量 60U/kg（最大 5000U），12U/（kg·h），静脉注射（最大 1000U/h），需监测 APTT 或 ACT，每 6 小时监测 1 次，使用 2～3 天，APTT 为正常 1～1.5 倍。

2. 低分子肝素

依诺肝素 0.4～0.5ml，每日 1 次或每 12 小时 1 次，皮下注射，2～5 天；那曲肝素 0.4～0.5ml，每日 1 次或每 12 小时 1 次，皮下注射，2～5 天；磺达肝癸钠 0.5ml（2.5mg），每日 1 次，皮下注射。

（二）稀释性和功能性凝血病的治疗

稀释性凝血病患者在液体复苏同时补充血小板、新鲜冻血浆、冷沉淀等在内的凝血物质。

低温和酸中毒引起的功能性凝血病采用复温治疗，积极纠正酸中毒，pH＜7.20，此时有限应用碳酸氢钠。代谢性酸中毒是休克或低灌注的反应，不宜依赖碱性药物，积极复苏是纠正酸中毒的根本，需改善循环，纠正酸中毒。

（三）消耗性凝血病 DIC 的治疗

1. 去除诱因，改善缺氧是最根本治疗。

2. 输注血小板、新鲜冻血浆、冷沉淀、凝血酶原复合物、纤维蛋白原等被消耗的凝血物质，这些治疗应在抗凝治疗后进行。

3. 抗凝治疗

(1) 适应证：DIC 早期（高凝期）；血小板及凝血因子呈进行性下降，微血管栓塞表现。

(2) 用药：肝素首选，早期用、疗程足是治疗原则；成人 6000～12 000U/d 或 300～600U/h，

表 9-3 ISTH 评分标准

指　标	ISTH 评分标准		
	0	1	2
血小板计数（×10⁹/L）	＞100	＜100	＜50
纤维蛋白相关标志物	不高	轻度↑	明显↑
凝血酶原时间（s）	＜3	3～6	＞6
纤维蛋白原（g/L）	＞1	＜1	1

ISTH 评分＞5，符合消耗性凝血病，每日重复检测；ISTH＜5，不能肯定消耗性凝血病，每 1～2 日重复检测

连续静脉注射，直到 DIC 被控制，7～10 天。近年低分子肝素有取代肝素趋势。

4. DIC 同时伴器官衰竭，故也是 DIC 治疗的一部分。

5. 8h 复查实验室指标，调整评估治疗方案。

6. 抗休克，纠正酸中毒及水电解质酸碱平衡。

7. 纤溶抑制药物，一般临床不应用。

8. 新鲜冷冻血浆、冷沉淀 10～15ml/kg。纤维蛋白原 2～4g，静脉输注；可给予 8～12g，使血浆纤维蛋白原升到 1.0g/L。

参考文献

[1] 刘怀琼，罗富荣，邓荣健，等.高原缺氧对血管内皮细胞止血功能的影响[J].中华麻醉学杂志,1997,17:195.
[2] 于怀勤，钱炳寰，孙旦澄，等.移居高原地区健康人血液抗凝与纤溶活性的研究[J].中华血液学杂志,1991,12:403.
[3] 梁光祥.高原移居汉族凝血纤溶系统的研究[J].临床军医杂志,2003,(6):30-31.
[4] 李文倩，冯建明，沈括.急进高原健康人凝血-纤溶指标研究[J].高原医学杂志,2005,15(4):22-23.
[5] 牟信兵.高原病学[M].拉萨：西藏人民出版社,2001:42-43.
[6] 李丽娟，王超，束敏.健康青年急进高原后凝血纤溶系统改变的研究[J].西南国防医药,2007,7(5):571-572.
[7] 李桂源.病理生理学[M].第二版.北京：人民卫生出版社,2010:193-217.
[8] Lucar M,Bigatello,Hasan B.Alam.麻省总医院危重病医学手册[M].杜斌.第五版.北京：人民卫生出版社,2012:395-400.
[9] 刘大为，邱海波.重症医学专科资质培训教材[J].中华医学会,2011:288-295.
[10] 王振义，李家增，阮长耿.血栓与止血基础理论与临床[M].第二版.上海：上海科学技术出版社,1996:628-673.
[11] 张彦博，汪源，刘学良，等.人与高原[M].西宁：青海人民出版社,1997:100.
[12] 张庆成，蟊腾涛，司本辉，等.高原缺氧环境对青年战士血小板活化的影响[J].环境与健康杂志,2000,17(3):142-144.
[13] 杨光明.缺氧激活凝血通路和诱导血栓形成机制的新进展[J].高原医学杂志,2001,11(1):59-61.
[14] Mousa S A, And W L, Campochiaro P A. Role of hypoxia and extracellular matrix-integrin binding in the modulation of angiogenic growth factors secretion by retinal pigmented epithelial cells[J]. Journal of Cellular Biochemistry,1999,74(1):135-143.
[15] 余军，巴焕玲.高原肺水肿血浆纤溶系统的变化[J].中国急救医学,2003,23(7):499.
[16] 余军，李党生.高原肺水肿患者血浆纤溶系统变化及卡托普利的影响[J].中华结核和呼吸杂志,2003,26(9):552-554.
[17] 姜智，郑华，张西菊，等.缺氧肺动脉内皮细胞纤溶系统的变化及卡托普利对其的影响[J].中华内科杂志,2001,40:125-126.
[18] 崔建华，张西洲.高原肺水肿患者凝血及纤溶系统的变化[J].中国急救医学,2001,21(8):479-480.
[19] Nakanishi K, Tajima F, Nakata Y, et al. Tissue factor is associated with the nonbacterial thrombotic endocarditis induced by hypobaric hypoxic environment in rats[J].Virchows Archiv,1998,433(4):375-379.
[20] 崔建华，张西州.平原人进驻高原后凝血和纤溶功能的改变及其意义[J].中国应用生理学杂志,2001,17(4):363-365.
[21] 柳茵，丁绍祥.高原缺氧对人体损伤机制及防治研究进展[J].西部医学,2013,25(3):321-324.
[22] 石泉贵，冯东方，陈芳芳，等.高原红细胞增多症患者凝血指标的变化观察[J].国际检验医学杂志,2015,36(10):1385-1386.
[23] Doorbar J .Molecular biology of human papillomavirus infection and cervical cancer[J].Clin Sci(Lond),2006,110(5):525-541.
[24] 李春梅，姜花.高海拔地区肺栓塞 26 例临床分析[J].高原医学杂志,2014,24(1):22-23.
[25] 顾松琴.不同海拔地区健康人淋巴细胞亚群、血小板及凝血功能的改变[J].中国输血杂志,2016,29(7):700-703.
[26] 任雨笙，崔芳等.高原肺水肿患者凝血纤溶系统的变化[J].中国病理生理杂志,2004,20(3):432-436.
[27] 崔建华，张西洲.高原肺水肿患者凝血及纤溶系统的变化[J].中国急救医学,2001,21(8):479-480.
[28] 肖青林，郑中平.高原低氧环境对人血小板功能的影响[J].武警医学,2005,16(10):758-759.
[29] Rihal CS, FlatherM, Hirsh J, et al. Advances in antithrombotic drug therapy for coronary artery disease[J]. Eur Heart,1995,16(suppl D):10-21.
[30] Ogawa S, Shreeniwas R, Brett J, et al. The effect of hypoxia on capillary endothelial cell function: modulation of barrier and coagulant function[J]. 1990,75(4):517-524.

第10章 急性高原内分泌代谢障碍

一、概论

(一) 概述

青藏高原是世界上海拔最高的高原，具有海拔高、气压低、氧含量低、紫外线强、昼夜温差大、空气干燥、风速大等特点。随着高原地区旅游、经济、社会的发展，越来越多的人群进入高原。进入高原后，机体产生一系列急性应激反应，这些环境应激必定导致机体各种生理及代谢的变化。这些变化随着海拔高度和移居时间的变化而变化。其中内分泌系统的变化最为敏感和特殊，在某些致病因素作用下，发生急性重症高原病，急性重症高原病与机体性激素、甲状腺激素、糖脂代谢关系的研究显得尤为重要，本文重点围绕性激素、甲状腺、糖脂代谢的变化与急性重症高原病的关系这一议题展开讨论。

我们统计了239例急性重症高原病，发现急性高原内分泌代谢障碍发生率为131例，占54.81%，达半数以上。高原内分泌代谢障碍是一组临床综合征，包括所有内分泌系统及器官，以及在机体葡萄糖、脂肪、蛋白质氨基酸代谢过程的损害。由于条件资料有限，本书仅仅重点讨论急性重症高原病中性激素、甲状腺素激素、血脂、血糖的变化，以及这些激素的变化对急性重症高原病的作用机制。

(二) 定义

急性高原内分泌及代谢障碍是机体进入高原（海拔2500m），或从高原进入更高海拔的地方，机体对缺氧的耐受性（遗传因素）及敏感性不同（缺氧阈值），以及在各种致病因素的作用下，造成机体内分泌代谢功能紊乱的一组临床综合征，如治疗不及时或持续处于低氧状态，易形成高渗性昏迷等临床危象。

(三) 分类

1. 原发性急性高原内分泌代谢障碍

既往体健，无任何内分泌代谢病史，由于高原低压性低氧，直接导致内分泌代谢紊乱，表现为血糖的升高及内分泌代谢损伤。

2. 继发性急性高原内分泌代谢障碍

患者既往存在慢性内分泌代谢方面的疾病，或存在潜在的内分泌代谢风险（其他类型急性重症高原病，如高原脑水肿），由于低压性低氧，导致血糖升高、糖尿病酮症酸中毒及相关分泌代谢损伤。

二、性激素的变化

性激素除与性功能有关外，还对人体的生

长、发育、生殖和衰老起着一定的调节作用。在高原低氧环境的影响下，人体为适应此种环境，性激素发生变化的情况报道尚少，特别是性激素与急性重症高原病的关系的研究更少。我们对100例急性重症高原病男性患者治疗前后进行性激素水平测定，研究激素对急性重症高原病的影响。

（一）急性重症高原病性激素水平的变化研究

随机抽取我院2016年7月—2017年7月发生急性重症高原病患者男性100例，治疗前后进行性激素水平测定（FSH、LH、E_2、PRL、T）进行自身对照研究。病例全部来源于青藏高原腹地，治疗地海拔2800m，大气压为70.70~53.28kPa，氧分压为14.20~11.16kPa。

统计学处理，应用SPSS18.0版软件包完成处理，数据以均数±标准差（$\bar{X}±S$）表示，样本对照研究，采用独立样本t检验，计数资料用卡方检验，$P<0.05$认为有统计学意义。

1. 研究结果

试验结果如下，详见表10-1。

其中FSH和LH是由脑垂体前叶分泌的激素。

卵泡刺激素在男性又称为精子生成素，两者在化学结构上完全相同，在女性作用于卵泡，在男性作用于睾丸的曲细精管上皮，从而发挥生理作用。

黄体生成素在男性称间质细胞刺激素，两者在化学结构上完全相同，在女性作用于卵泡和黄体，在男性作用于睾丸间质细胞，从而发挥生理作用。

2. 讨论

我们发现在急性重症高原病中，患病时FSH和LH明显高于治疗后，FSH患病时5.91±2.89，治愈后4.19±1.76，$P=0.024$；LH患病时19.73±12.62，治愈后3.82±2.23，$P=0.000$。具有显著的统计学意义，说明急性重症高原病存在下丘脑垂体-性腺轴功能紊乱，而FSH和LH升高是由于E_2、T及PRL的降低引起反馈调节作用。

在血清中LH作用于睾丸间质细胞合成分泌T，而T则对LH释放下丘脑起反馈抑制作用；FSH作用于睾丸支持细胞，并和T共同促进精子成熟，支持细胞产生抑制素对垂体分泌FSH和下丘脑起反馈抑制作用。

我们发现患病时T为4.31±1.76，痊愈后5.59±1.50，$P=0.013$，说明急性重症高原病T由于低压性低氧及性腺功能障碍而下降。

另外，E_2和PRL也明显下降，E_2在患病

表10-1 急性重症高原病治疗前后性激素水平对照研究

检验项目	治疗后	治疗前	T值	P值
FSH（mU/ml）	4.19±1.76	5.91±2.89	2.363	0.024
LH（mU/ml）	3.82±2.23	19.73±12.62	3.613	0.000
E_2（pg/ml）	50.72±13.28	37.30±12.42	−3.453	0.001
T（ng/ml）	5.59±1.50	4.31±1.76	−2.573	0.013
PRL（ng/ml）	334.02±105.34	268.35±87.31	−2.38	0.022

$n=100$

时为 37.30±12.42，治愈后为 50.72±13.28，$P=0.001$，具有统计学意义；PRL 在患病时为 268.35±87.31，治愈后为 334.02±105.34，明显低于患病时，$P=0.022$，具有统计学意义。

E_2、PRL、T 在急性重症高原病中明显下降，并与治愈后对照具有显著的统计学意义，说明三者在急性重症高原病发病中具有重要意义。

（二）急性重症高原病性激素变化的病理生理

大鼠低氧研究表明，急进高原 24h 急性低氧环境下，血浆 T 出现了急性应激反应的增高现象。急性低氧暴露所致血浆 T 水平的增加可能与急性低氧应激先期交感神经兴奋性增加密切相关，30 天后大鼠血浆 T 出现了应激反应后的降低现象。该研究表明，进入高原后机体性激素水平在应激过程中出现先升高再降低的适应性生理过程。有研究表明，当致病因素作用下，发生急性高原病时性激素水平出现降低，并且性激素的降低与病情、海拔高度成正相关。目前关于高原低氧与性激素研究结果不一，有研究显示，急进高原后，T、E_2 水平均显著低于平原对照组和高原返平原组；进驻高原低氧环境，T、E_2 均较平原降低非常显著，且随海拔高度的升高而更加降低。这说明高原低氧与性激素水平有明显关系，但关于急性高原病与性激素的关系未见报道。人体内雄性激素主要为睾酮、二氢睾酮及雄烯二酮。其中 T 分泌量最大，由男性的睾丸间充质 Leydig 细胞或女性的卵巢分泌，肾上腺亦分泌少量睾酮；二氢睾酮的生物活性最大；雄烯二酮主要在外周组织转化为雌二醇。

体内的最重要的雌性激素是 E_2，主要来源于女性卵巢的卵泡、黄体和胎盘，少量来自肾上腺和男性的睾丸。女性 E_2 的分泌与年龄明显相关。

1. 高原低氧导致睾酮降低的原因

高原低氧导致细胞线粒体能量代谢障碍、ATP 生成减少、内羟甾体脱氢酶减弱，降低了雄甾二醇脱氢成睾酮，这一反应过程导致游离睾酮含量减少，血浆中 T 明显下降。

高原低氧导致自身代偿性调节，因为 T 有降低机体对高碳酸血症的通气反应的作用，T 降低有利于 CO_2 排除及氧的摄取，改善氧供。

高原低氧导致雄激素转化为雌激素增多，导致 T 减少。

高原缺氧使性激素结合球蛋白升高，游离睾酮含量减少，造成活性睾酮降低，导致 T 减少。

2. 睾酮在急性重症高原病中的病理生理作用

血浆 T 除了在维持和调节精子生成方面起着十分重要的作用之外，还具有刺激红细胞生成、促进蛋白质合成等生理作用。促进蛋白质的合成对维持体内电解质平衡有极其重要的作用。

T 可引起血浆中 β- 脂蛋白部分的胆固醇升高，而 α- 脂蛋白胆固醇降低。

高原低氧致血红蛋白相对不足，T 有直接促进红细胞生成作用，还可以刺激 EPO 生成并使骨髓对 EPO 敏感性增强，生成更多红细胞前体，从而引起红细胞增多，提高血液携氧能力，改善低氧。

T 可促进血管内皮细胞 NO 释放，改善内皮细胞功能，阻断平滑肌细胞钙离子内流，以及开放钾通道而发挥扩张血管作用，保护血管内皮细胞。

高原低氧致血清中 T 浓度下降，使体内钾、钠、氯、磷、氢排出增加，导致尿量增加，机体自身调节。

T 有抗氧化作用，可以对抗氧自由基引起的脂质过氧化。同时 T 还具有抗炎作用，抑制炎症因子释放，降低炎症反应。

以上作用机制说明，T减少可诱发急性重症高原病。机体对低压性低氧环境脱适应，失代偿导致急性高原病的发生、发展。

3. E_2 和 PRL

E_2 和 PRL 为雌性激素，主要来源于女性卵巢的卵泡、黄体和胎盘，少量来自肾上腺和男性的睾丸，以及雄烯二酮在外周组织转化为雌二醇。众所周知，E_2 在低氧下对心血管系统有保护作用。

4. 高原低氧导致 E_2 降低原因

高原缺氧时由于转化为 E_2 的底物明显减少，使 E_2 随之降低。E_2 的降低可降低气道反应性，改善通气。这些变化通过睾丸-下丘脑-垂体的调节控制进行，是高原机体为适应低氧环境产生的适应性改变，以维持体内平衡。

高原低氧损伤睾丸，使腺细胞分泌活动减弱、减慢，导致 E_2 减少。高原缺氧使促性腺细胞分泌活动减弱、减慢，导致 E_2 生成减少。

缺氧可使肾上腺皮质和睾丸的组织学损害，E_2 合成酶、雄激素间 E_2 转化的氧化酶生成不足及 cAMP 生成不足使类固醇合成减少等为直接原因，从而抵御缺氧引起的不利于机体的生理变化，提高高原适应水平，抵御低氧对机体的损害。

5. E_2 及 PRL 在急性重症高原病中的病理生理作用

PRL 通过减轻脑水肿，保护血脑屏障，抑制脂质过氧化反应，减少自由基产生，减轻钙超载，抑制兴奋性神经递质的释放，抑制炎症反应来发挥神经保护作用。

E_2 增强葡萄糖刺激胰岛素分泌，血胰岛素水平升高，降低糖耐量；调节脂质代谢，促进胆固醇降解、排泄，降低血胆固醇及 β- 脂蛋白水平，增加血清磷脂及 α- 脂蛋白含量，减低动脉内皮细胞的损伤；可下调炎症反应，减少高原低氧导致的肠道及肺损伤，通过活化雄激素受体 α、β 调节；可减少线粒体损伤，调节钙蛋白酶，增加全身性炎症反应的耐受性，降低炎症反应损害。

E_2 通过雌激素受体介导促进内皮细胞合成分泌 NO，阻断钙离子通道，抑制血管平滑肌细胞对 α 肾上腺素的反应，增加血管中前列环素的合成，保护内皮细胞功能，抑制血管平滑肌细胞增殖和迁移。

雌激素有扩张血管的作用，包括促进内皮细胞释放内皮舒张因子，抑制平滑肌的收缩；抑制内皮细胞释放内皮素而抑制血管收缩，改善血流动力学参数和凝血纤溶系统的功能，以及可以通过抗氧化作用来改善和保护脏器功能，防止器官发生缺血缺氧性损伤。

雌激素的升高，可增加机体对低氧通气的反应能力，所以女性的肺泡通气和低氧通气反应要明显高于男性。E_2 降低可导致机体对低氧通气的反应能力下降，机体缺氧，机体脱失应易发生急性高原病。

高原低氧使 E_2 及 PRL 降低，导致机体无法代偿低氧损害，使机体脱失反应而发生急性重症高原病。E_2 及 PRL 在急性重症高原病发病中具有重要的病理生理意义。

三、甲状腺功能的变化

（一）甲状腺激素的生理作用

甲状腺通过制造血清总 T_3、血清总 T_4 等甲状腺激素促进人体生长发育，维持正常新陈代谢，甲状球蛋白分子上的 T_3 数量远少于 T_4，活性相对较高。T_3 被释放后，多以游离型状态存在。T_4 在人体内释放后，部分与血浆蛋白结合，部分以游离状态参与血液运输，这两部分 T_4 可互相转换，维持 T_3、T_4 在血液中的相对平衡状态。

正常甲状腺激素的生理活性，2/3 由 T_3 完成，1/3 由 T_4 完成。因此，血清 T_3 及 T_4 水平明显下降必然会导致机体多器官功能障碍。普遍认为，非甲状腺疾病中血T_3水平降低是机体的保护性适应，便于减少能量消耗，缓解病情。因此，血液中甲状腺激素水平的变化，很可能是严重病理损伤的直接结果。

TSH是促进甲状腺的生长和功能的激素，由腺垂体分泌而来，既能促进甲状腺激素释放，也可促进T_3、T_4的合成，可加强碘泵和过氧化物酶活性，促进甲状腺球蛋白合成和酪氨酸碘化。TSH可促进甲状腺上皮细胞的代谢和蛋白质与胞内核酸的合成，加快细胞增生速度，使得甲状腺增大。TSH的分泌，既受促甲状腺激素释放激素的影响，也与T_3、T_4反馈的抑制性有关。通常情况下，促甲状腺激素释放激素分泌量越多，T_3、T_4水平的调定点高，一旦超过既往水平，便会对TSH的分泌产生反馈性抑制作用，保持T_3、T_4水平相对恒定。

（二）甲状腺功能的变化研究

随机抽取我院2016年7月—2017年7月发生急性重症高原病确诊病例239例，进行临床对照研究。病例全部来源于青藏高原腹地，治疗地海拔2800m，大气压为70.70～53.28kPa，氧分压为14.20～11.16kPa。

239例急性重症高原病在治疗前后进行甲状腺激素水平测定（TSH、TT_3、TT_4、FT_3、FT_4），进行自身对照研究。

统计学处理，采用应用SPSS18.0版软件包完成处理，数据以均数 ± 标准差（$\bar{X} \pm S$）表示，样本对照研究，采用独立样本t检验，计数资料用卡方检验，$P<0.05$认为有统计学意义。

1. 研究结果

结果如下，详见表10-2。

2. 讨论

研究发现TT_4、FT_4治疗前后无统计学意义，而TT_3、FT_3治疗前明显降低。TT_3在治疗前为1.17 ± 0.27，治疗后为2.52 ± 1.31，$P=0.001$；FT_3在治疗前为3.81 ± 1.26，治疗后为7.87 ± 3.54，$P=0.001$；TSH在治疗后为2.67 ± 1.83，治疗前1.96 ± 1.13，$P=0.041$，具有统计学意义。急性重症高原病表现为治疗前TT_3、FT_3明显降低，而TT_4、FT_4无变化，与ESS诊断相符。同时，TSH的降低说明高原低氧对下丘脑有影响，导致TSH分泌降低。

（三）甲状腺功能病态综合征概念

1982年，美国华盛顿医院的Leonard Wartofsky和Bunnan正式提出了正常甲状腺功能病态综合征（ESS）的概念。Wang等证实，低T_3、T_4水平是危重病患者的独立危险因素，可以

表10-2 急性重症高原病甲状腺功能治疗前、后自身对照研究

	治疗前	治疗后	T值	P值
TSH（mU/L）	1.96 ± 1.13	2.67 ± 1.83	−2.11	0.041
TT_3（ng/ml）	1.17 ± 0.27	2.52 ± 1.31	−3.18	0.001
TT_4（μg/dl）	5.89 ± 3.10	6.88 ± 2.47	−1.103	0.276
FT_3（pg/ml）	3.81 ± 1.26	7.87 ± 3.54	−3.34	0.001
FT_4（ng/dl）	14.25 ± 6.54	15.74 ± 5.49	−0.826	0.414

作为预测病死率的指标。下丘脑－垂体－甲状腺轴功能紊乱与重症疾病患者的 ESS 发病率和病死率密切相关，提示急性重症高原病血清甲状腺激素浓度的变化，可以作为急性重症高原病病情变化、判断预后的非特异性指标之一。

正常甲状腺功能病态综合征又称低 T_3 综合征（Low T_3 syndrome，LT_3），或者称为非甲状腺疾病综合征（nonthyroidal illness syndrome，NIT），是由非甲状腺的全身性疾病引起的甲状腺功能化验异常，反映了急性或慢性疾病和应激状态下患者的甲状腺激素代谢紊乱。这种异常是下丘脑－垂体－甲状腺轴、甲状腺激素结合血浆蛋白、组织对甲状腺激素的摄取和代谢异常所致。血清学检测特点为 TT_3、FT_3 水平降低，TT_4、FT_4 和 TSH 水平正常或下降，rT_3 水平升高。患者血清中 T_3、T_4 的水平变化与疾病的进展和预后密切相关。

（四）ESS 常见发病原因

ESS 的甲状腺功能异常包括低 T_3 综合征、低 T_3 和 T_4 综合征、高 T_4 综合征及其他异常。其常见的病因有低氧应激反应、感染性疾病、脓毒血症、各种外科手术后、头部损伤、慢性退行性疾病、心力衰竭、呼吸衰竭、代谢性疾病、异体骨髓移植、糖尿病、营养不良、饥饿、结缔组织疾病（特别是 SLE）、精神性疾病及应用大剂量肾上腺皮质激素（激素）治疗时。

（五）ESS 与急性重症高原病病理生理

1. 低氧及细胞因子通过多种途径作用于下丘脑－垂体－甲状腺轴，导致下丘脑－垂体－甲状腺轴功能的改变，使下丘脑、垂体分泌功能 TSH 减退，促甲状腺激素减少，影响甲状腺激素的合成、分泌、代谢和反馈等作用，为 ESS 的主要发病机制。

2. 甲状腺外周组织中，20% 的 T_3 由甲状腺分泌，80% 由 T_4 在外周组织中经 $5'-$ 脱碘酶脱碘作用而生成。机体处于严重低氧状态，缺氧对肝脏损害，肝功能减退，导致 $5'-$ 脱碘酶的活性受到抑制，$5'-$ 脱碘酶活性和浓度下降，使外周组织中 T_4 转化为 T_3 减少。

3. 应激状态下，血清儿茶酚胺、皮质醇分泌增加，激活细胞因子、炎症介质（如 IL-1 和 IL-6）、TNF-α、干扰素-β 等，抑制 TRH、TSH 分泌，抑制 TT_4 向 TT_3 转化，T_3 含量下降。

4. 高原低氧导致全身血管收缩，甲状腺血供减少，直接导致甲状腺组织损伤，阻碍了甲状腺素的合成和释放，高原低氧导致肾血管收缩，肾血流减少，对 rT_3 代谢清除降低，而 rT_3 对 T_3 的生成抑制作用更强，使 T_3 水平下降；同时，肾小管重吸收碘减少使体内碘缺乏，导致 T_3 降低。

5. 急性重症高原病缺氧、酸中毒，导致 T_3 在组织中的利用增加，需要集聚更多的 T_3 以维持组织代谢需要，从而使血 T_3 浓度下降。缺氧酸中毒时，甲状腺激素受体增加，与 T_3 亲和力增加，T_3 在组织中的利用增加，T_3 下降。

6. 有研究显示，急进高原时，甲状腺功能是升高的，表现为甲状腺功能增强，而急性重症高原病的 T_3、FT_3 在轻-中型与重-极重型比较中是明显下降的，说明 T_3、FT_3 的下降参与了急性重症高原病的发生、发展，是机体失代偿的一种表现，并且随病情加重 T_3 下降更明显。

7. 甲状腺素结合球蛋白发生改变是 ESS 甲状腺激素水平变化的原因之一。血浆白蛋白能与多种化合物结合，其中包括脂肪酸，后者能替代甲状腺激素而与 TBG 结合。ES 时由于患者血浆白蛋白降低，故脂肪酸对 T_4 的竞争力增加。甲状腺激素在血浆中以游离和与蛋白结合两种形式存在，只有游离的甲状腺激素才能进入细胞，发挥作用。

ESS 可能是急性重症高原病的器官损伤性结果。ESS 与急性重症高原病的病情严重程度有关，

表明游离 T_3 下降常是病情严重的标志之一。

（六）ESS 临床表现及实验室检查

1. 临床表现

ESS 包括低 T_3 综合征、低 T_3 和低 T_4 综合征、高 T_4 综合征，主要为原发病的临床表现和甲状腺功能检查的指标异常。

（1）低 T_3 综合征：ESS 所见甲状腺激素浓度异常的共同点是血清 T_3 水平的显著下降，这可能在疾病发作后 24h 发生，超过一半的患者表现出血清 T_3 浓度降低。低 T_3 综合征的血清学特点是血清 T_3 减低，rT_3 升高，T_4 和 TSH 基本正常。如前所述，有多种途径导致低 T_3 状态的发生。现普遍认为正常甲状腺功能病态综合征可能是应对急慢性疾病氧化应激的补偿机制。但是，有研究发现，ESS 的发生发展可能存在着时间相关性和器官特异性。

（2）低 T_3 和低 T_4 综合征：特点是血清 T_3 和 T_4 的水平均下降。随着疾病的严重程度和持续时间的增加，血清总 T_4 水平降低到低于正常范围。血清 T_4 水平的下降与重症患者的预后相关，随着血清 T_4 水平下降，死亡率增加。T_4 综合征可能更多是重症患者中多系统衰竭的标志，预示预后差。在恢复阶段，观察到的第一个变化是 TSH 值的升高，然后是 T_4 水平升高到其正常范围。

（3）高 T_4 综合征：血清 T_4 水平可能在急性疾病早期升高，随着疾病持续时间的延长，T_4 降解的非脱碘途径增加，血清 T_4 水平恢复到正常范围内。

2. 甲状腺功能检查

在 ESS 患者中，最早发生的持续存在的表现为 TT_3 和 FT_3 显著下降，无活性的 rT_3 明显升高，即低 T_3 综合征。

病情越严重，T_3 水平越低，更危重的患者出现血清 TT_4 降低（低 T_3、低 T_4 综合征）。TT_4 水平低于 51.6mmol/L（4μg/dl），提示预后差。

TSH 维持正常或轻度降低，较低的 TSH 水平提示患者预后更差。

（七）ESS 治疗

ESS 的治疗就是对原发疾病的治疗。以前认为，甲状腺激素替代治疗对 ESS 患者是不需要的，因为人为给予甲状腺激素治疗，提高血清甲状腺激素水平到正常范围并不能改善 ESS 患者的预后；相反，人为提高机体代谢率，促使机体负氮平衡，加重蛋白质消耗和增加心脏负荷，反而会使原发疾病恶化。但近年许多研究证明，肺泡 II 型上皮细胞中存在 T_3 受体，补充外源性 T_3 可以促进 II 型上皮细胞表面活性物质的合成，显著提高肺的顺应性。1996 年，Bennett 发现当给予大鼠 ESS 模型外源性 T_3 时，可以使其心输出量增加，循环血管阻力下降，正性肌力药需要量减少。近年有人认为，急性重症疾病在治疗原发病的基础上给予短疗程小剂量的甲状腺激素，有利于病情恢复，缩短疗程。

四、血脂变化

急性重症高原病患者，因低压性低氧应激，机体代谢发生一系列的变化，其中脂代谢的变化日益受到国内外学者的关注。脂代谢作为人体三大代谢的一个重要组成部分，与糖代谢、蛋白质代谢一样起着十分重要的作用。自 1911 年 Chautfard 等报道了发热患儿的血清胆固醇水平下降后，多项研究均描述了低胆固醇血症与炎症病死率的关系。此外，有研究报道，在创伤、心肌梗死、心肺分流术、严重疾病和外科危重症患者中，急性反应期会出现胆固醇水平下降。在急性重症高原病的血脂变化研究中，相应的报道很少。我们研究了急性重症高原病患者血脂相应的变化，现报道如下。

（一）急性重症高原病血症变化研究

随机抽取我院2016年7月—2017年7月发生急性重症高原病确诊病例239例，进行临床对照研究。病例全部来源于青藏高原腹地，治疗地海拔2800m，大气压为70.70~53.28 kPa，氧分压为14.20~11.16kPa。

在急性重症高原病患者中，我们统计了239例急性重症高原病与100例平原进入高原未发生急性高原病的健康人群的血脂（血清胆固醇、甘油三酯、高密度脂蛋白胆固醇、低密度脂蛋白胆固醇、载脂蛋白A和载脂蛋白B）含量进行对照研究，并把239例急性重症高原病分为轻-中型（134例）与重-极重型（105例）两组，进行对照研究。

统计学处理，应用SPSS18.0版软件包完成处理，数据以均数±标准差（$\bar{X} \pm S$）表示，样本对照研究，采用独立样本t检验，计数资料用卡方检验，$P<0.05$认为有统计学意义。

研究结果及讨论如下。

1. 急性重症高原病与急进高原的健康人群对照研究

张西州关于高原肺水肿血脂变化的研究提示血脂出现明显增高，还有许多研究提示，初入高原人群的血清脂类含量增高，并随海拔升高而增加。高原低氧时，体内儿茶酚胺分泌量增加，血中脂肪酸量与能量摄取量呈负相关，所以受神经内分泌和能量摄取的限制，是人体进入高原时血中游离脂肪酸升高和储存脂肪酸减少的主要原因。我们研究了血脂在急性重症高原病中的变化，发现其是降低的，与文献报道不一致，并且随病情的加重，血脂降低的更加明显。详细结果如下（表10-3和表10-4）。

CHOL健康人群为4.69±0.86，急性重症高原病人群为4.07±1.06，$P=0.000$；TG健康人群为1.95±0.98，急性重症高原病人群为1.57±0.79，$P=0.004$；HDL健康人群为1.31±0.38，急性重症高原病人群为1.02±0.31，$P=0.000$；APOA健康人群为1.45±0.27，急性重症高原病人群为1.05±0.30，$P=0.000$；LDL健康人群为1.72±0.76，急性重症高原病人群为2.28±0.76，$P=0.000$。急性重症高原病组均呈明显的下降。

APOB健康人群为0.78±0.18，急性重症高原病人群为0.95±0.46，$P=0.000$，具有统计学意义，呈升高表现。

表10-3 急性重症高原病与健康人群对比研究

检验项目	健康组（$n=100$）	患病组（$n=239$）	T值	P值
CHOL（mmol/L）	4.69±0.86	4.07±1.06	−3.38	0.000
TG（mmol/L）	1.95±0.98	1.57±0.79	−2.91	0.004
HDL（mmol/L）	1.31±0.38	1.02±0.31	−5.53	0.000
LDL（mmol/L）	2.28±0.76	1.72±0.76	−4.68	0.000
APOA（g/L）	1.45±0.27	1.05±0.30	−8.72	0.000
APOB（g/L）	0.78±0.18	0.95±0.46	3.86	0.000

表 10-4　急性重症高原病轻－中型与重－极重型对照研究

检验项目	轻－中型（$n=134$）	重－极重型（$n=105$）	T 值	P 值
CHOL（mmol/L）	4.24 ± 1.07	3.82 ± 1.00	2.908	0.004
TG（mmol/L）	1.57 ± 0.76	1.52 ± 0.52	−1.309	0.192
HDL（mmol/L）	1.13 ± 0.29	0.87 ± 0.26	6.388	0.000
LDL（mmol/L）	2.33 ± 0.76	2.19 ± 0.75	1.251	0.212
APOA（g/L）	1.13 ± 0.28	0.97 ± 0.28	5.178	0.000
APOB（g/L）	0.93 ± 0.31	0.96 ± 0.62	−0.477	0.630

2. 急性重症高原病轻－中型与重－极重型对比研究

我们又将急性重症高原病分为轻－中型及重－极重型进行独立标本 t 检验，发现：CHOL，轻－中型为 4.24 ± 1.07，重－极重型为 3.82 ± 1.00，$P = 0.004$；HDL，轻－中型为 1.13 ± 0.29，重－极重型为 0.87 ± 0.26，$P = 0.000$；APOA，轻－中型为 1.13 ± 0.28，重－极重型为 0.97 ± 0.28，$P = 0.000$。三者表现下降极低，具有统计学意义，说明三者在急性重症高原病的发生、发展中有重要作用；而 TG、LDL 和 APOB 无统计学意义。

国内外有文献报道危重患者易出脂质代谢紊乱，认为低胆固醇血症是危重患者的危险信号，而急性重症高原病患者与平原健康人群比较，CHOL、TG、HDL、LDL、APOA 均明显下降，我们把急性重症高原病患者分组后，将轻－中型与重－极重型比较，CHOL、HDL、APOA 具有统计学意义，CHOL、HDL、APOA 明显降低。

（二）急性重症高原病血脂变化的病理生理

低压性低氧环境中，机体处于低氧应激状态，组织的无氧代谢率增高，机体能量供给主要靠糖代谢。糖类作为主要能量来源，已不能满足机体代谢的需要，脂类与蛋白质一样参与了能量的转变，表现为消耗与利用增加及合成减少，致使脂质代谢紊乱。

胆固醇一部分从食物中获取，称外源性胆固醇；另一部分在肝和小肠内合成，称内源性胆固醇。胆固醇是生物膜的重要组成部分，也是类固醇激素的母体，缺氧应激状态时，食物摄取减少，以及乙酰辅酶 A 减少，导致胆固醇吸收减少、合成下降；同时，类固醇类激素合成及细胞修复增加，即合成代谢增加，应用增多，造成血脂下降。血浆总胆固醇水平低是危重症病死率的独立预测因素。

急性重症高原病患者内皮损伤，激活炎症反应，氧自由基释放过量，造成机体细胞广泛损伤，LDH-C 可抑制炎症介质的产生，阻止炎症细胞附壁于血管内皮细胞上，达到抗炎作用。HDL-C 可激活内皮细胞 eNOS 的活性，使 NO 含量增加，产生抗自由基的作用。HDL-C 降低表明机体处于炎症反应状态，HDL-C 消耗增多。HDL-C 水平显著降低是判断危重症预后的早期指标。

甘油三酯在腺苷环化酶的作用下水解成游离甘油和游离脂肪酸，游离脂肪酸可在应激早期提供能量，从而使血TG水平下降。甘油三酯作为细胞膜的构成成分，是维持细胞完整性和细胞膜流动性的决定因素之一，同时也是多种类固醇激素和某些维生素的重要来源。危重症患者细胞合成利用TG增加，血中TG含量下降，TG的含量可以作为判定危重病病情轻重和观察治疗效果的指标之一。

急性重症高原病患者由于低氧，肝细胞损伤，肝脏蛋白合成指数下降，血浆蛋白下降，脂蛋白合成减少。脂蛋白本身可结合及中和脂多糖，从而使脂蛋白消耗增加，导致HDL降低。

（三）急性重症高原病血脂紊乱的治疗

对于危重症患者，早期肠内营养可以使其总胆固醇和HDL-C恢复到基线水平；而严格的血糖控制，即"强化胰岛素治疗"，也已被证明可以提高HDL-C和LDL-C水平。此外，有学者研究认为，强化胰岛素治疗可以预防甘油二酯水平升高。

有研究认为，HDL-C可能在其中起重要作用。在合成类固醇的组织中，胆固醇是类固醇生物合成的主要前体，而HDL-C在胆固醇代谢中起关键作用，并且是肾上腺中类固醇合成底物的首要脂蛋白来源。危重症患者HDL-C水平低可能与其肾上腺皮质功能不全的高发生率有关。

五、血糖异常

（一）急性重症高原病血糖变化研究

机体进入高原后，在低压性低氧、寒冷等因素作用下，胰高血糖素分泌增加，胰岛素分泌抑制，在初期血糖升高，1～2天后开始下降，2周左右下降明显，是机体应急反应，是有利的。但发生急性重症高原病后，血糖的升高明显。

随机抽取我院2016年7月—2017年7月发生急性重症高原病确诊病例239例，进行临床对照研究。病例全部来源于青藏高原腹地，治疗地海拔2800m，大气压为70.70～53.28kPa，氧分压为14.20～11.16kPa。

我们统计了239例急性重症高原病血糖变化，又把239例急性重症高原病分为轻-中型（134例）与重-极重型（105例）两组，进行对照研究。

统计学处理，应用SPSS18.0版软件包完成处理，数据以均数±标准差（$\bar{X}\pm S$）表示，样本对照研究，采用独立样本 t 检验，计数资料用卡方检验，$P<0.05$ 认为有统计学意义。

研究结果及讨论具体如下。

我们发现急性重症高原病血糖明显升高，轻-中型为6.87±1.68，重-极重型为9.57±3.16，$P=0.000$，具有统计学意义，说明随病情加重，急性重症高原病血糖明显升高，糖代谢紊乱越严重（表10-5和表10-6）。

（二）血糖异常的病理生理机制

1. 内分泌激素调节异常

高原低氧下，神经内分泌变化，使下丘脑-垂体轴兴奋，引起腺垂体激素分泌，造成生长激素、糖皮质激素、甲状腺激素、胰高血糖素分泌增加，抑制肝糖原合成，刺激肝糖原分解和糖异生。

2. 胰岛素分泌减少或抵抗

(1) 高原低氧导致急性重症高原病：使胰岛素分泌减少，外周组织摄取葡萄糖减少。

(2) 高原低氧导致靶器官组织水肿：对胰岛素的敏感性下降，反应性降低，导致血中胰岛素

表10-5　239例急性重症高原病血糖变化

检验项目	结　果
GLU（mmol/L）	7.98±2.75

$n=239$

表 10-6　急性重症高原病轻-中型与重-极重型对照研究

检验项目	轻-中型（n=134）	重-极重型（n=105）	T值	P值
GLU（mmol/L）	6.87 ± 1.68	9.57 ± 3.16	-8.56	0.000

正常，但血糖升高，胰岛素抵抗。

(3) 细胞因子大量释放：细胞因子作为炎症反应介质，大量分泌，直接或间接升高血糖。细胞因子的毒性和高血糖本身可造成 β 细胞功能衰竭。

(4) 高血糖：是反映急性重症高原病严重程度和死亡率的重要指标。

3. 医源性高血糖

急性重症高原病给予 50% 葡萄糖脱水降颅压及输入过多含糖溶液均造成血糖升高。在急性重症高原病治疗抢救过程中，应用皮质激素、生长激素、血管活性药物：儿茶酚胺及噻嗪类利尿药均可使血糖升高，应慎用。

（三）治疗中血糖监测

应激引起的血糖升高常与损伤的严重程度有关，急性重症高原病血糖随病情波动，以及治疗中糖皮质激素、血管活性药物的应用及多种因素的干扰，使血糖波动较大，治疗与控制难度增加，需反复快速血糖监测并指导调整治疗。在连续胰岛素输注过程中，必须严格监测血糖，避免发生低血糖。

每 0.5~1 小时监测 1 次血糖，稳定后改为每 2~4 小时监测 1 次。血糖控制目标：8.3~10mmol/L，110~150mg/dl。

（四）治疗

1. 积极治疗原发病，严格控制外源性葡萄糖输入。

2. 血糖持续升高>15mmol/L，进行外源性胰岛素治疗。

3. 选择胰岛素静脉泵入，一般 50U/0.9% 生理盐水 50ml。

4. 将血糖维持在 150mg/dl 以下，避免小于 70mg/dl，绝对控制在 180mg/dl 以下。

5. 脑水肿患者血糖控制不能小于 100mg/dl。

初始剂量调整：① 6.1~11.1mmol/L 时，每 2~4 小时监测血糖 1 次，控制葡萄糖入量。② 11.2~15mmol/L 时，1U/h，持续泵入，每 1~2 小时监测血糖 1 次。③ 15~33.3mmol/L 时，6U，静脉注射，4~6U/h 持续泵入。④ >33.3mmol/L 时，10U 静脉注射，6~10U/h 持续泵入，每小时监测血糖 1 次，根据血糖调整泵入剂量，15mmol/L 时可减为 1U/h 泵入。⑤胰岛素敏感患者，每次胰岛素增加应小于 1U/h。

6. 高血糖高渗状态及电解质紊乱的处理（见高血糖高渗综合征处理）。

六、高血糖高渗综合征

高血糖高渗状态在急进高原人群中多发生于如下 2 种情况。

原发性急性高原内分泌代谢障碍：急性重症高原病发生应激性高血糖，血糖>33.3mmol/L。这些患者多伴有高原脑水肿，机体处于高渗状态。如果病情加重或糖尿病高渗性昏迷合并脑水肿，会给诊断和治疗带来许多困难和矛盾，死亡率极高。

继发性急性高原内分泌代谢障碍：既往有糖尿病史患者，进入高原后，机体为适应高原环境，发生应激反应，或胰岛素治疗间断，导致血糖持续升高。所以，进入高原的糖尿病患者需加大糖尿病治疗药物剂量，避免血糖升高，发生糖尿病酮症酸中毒及出现高血糖高渗状态。

（一）定义

高血糖高渗综合征以严重高血糖、高血浆渗透压、脱水为特点，无明显酮症酸中毒，血浆血糖＞33mmol/L，动脉pH＞7.30，HCO_3^-＞18mEq/L，有效血浆渗透压＞320mOsm/kg。由高血糖引起渗透性利尿，胰岛素水平可维持防止脂肪降解产生酮体，但不足以降低血糖。

（二）病理生理

血中胰岛素有效作用减弱，同时多种反向激素水平升高，如胰高血糖素、皮质激素、儿茶酚胺，导致肝和肾脏葡萄糖生成增加，外周组织对葡萄糖利用降低，血糖升高。高血糖启动了一系列级联瀑布式反应，导致容量丧失，出现高渗状态。随着肾小球滤过的葡萄糖增多，超过肾小管重吸收的阈值，从而导致糖尿及伴随渗透性利尿，含有钠钾的低渗液大量丢失。如果液体摄入不足，GFR和肾排泄糖下降，会致血糖＞33mmol/L和液体大量丢失。

有效渗透压计算公式：有效渗透压 $=2 \times Na^+$（mmol/L）+血糖（mmol/L）。

（三）临床表现

高原低氧导致HHS症状多不典型，合并脑水肿可直接进入昏迷状态。

高血糖高渗综合征症状有多尿、多饮、多食、体重减轻、呕吐、脱水、虚弱无力、意识模糊，最终昏迷。

高血糖高渗综合征体征有皮肤弹性差、心动过速、低血压、精神改变、昏迷、四肢冰冷、体温过低、呼吸急促、腹胀，可出现神经系统损害体征。

（四）诊断标准

高血糖高渗综合征诊断标准如下：①动脉pH＞7.30；②血清HCO_3^-＞18.00mEq/L；③尿酮体少；④血清酮体少；⑤血浆有效渗透压＞320mOsm/kg；⑥精神状态为昏迷；⑦血糖＞33.3mmol/L；⑧阴离子间隙＜12。

（五）治疗

1. 液体治疗

(1) 目的：扩充血容量，补充组织间隙、细胞内的液体容量和恢复肾灌注。

(2) 液体丢失量为100~200ml/kg：占体内液体的20%~25%，占体重的12%，或大约9L。24h内补足一半，其他在以后24h内完成。

(3) 第1小时：输入生理盐水12~20ml/(kg·h)（1~1.5L）。

(4) 1h后：血钠正常或升高，给予250~500ml/h，0.45%NaCl，静脉滴注；血钠低于正常，给予0.9%NaCl，250~500ml/h，静脉滴注。

(5) 血流动力学监测评估患者：更仔细评估血清渗透压及临床检查，防止出现补液过多。

(6) 单纯补液可降低血糖：如血糖＜15.5mmol/L，可改为5%葡萄糖注射液+0.45%NaCl，防止过快纠正高渗而发生脑水肿。

2. 胰岛素疗法

在胰岛素治疗前，必须补足液体，否则由于液体渗入细胞内，导致低血压、血管塌陷或死亡。

优选普通胰岛素静脉持续滴注，每1小时监测1次血糖，每2~4小时实验室监测血糖。0.1U/kg初始静脉注射，接着给予0.1U/(kg·h)持续泵入。

使血糖以2.8~4.2mmol/L速度下降，如不足2.8mmol/L，调整胰岛素剂量。当血糖＜16.7mmol/L时，减少胰岛素用量，0.02~0.05U/(kg·h)，此时静脉补液中加入葡萄糖。血糖控制在13.9~16.7mmol/L，直到患者意识清醒。

患者病情稳定，可进食，改为皮下胰岛素

方案。

3. 纠正水电解质平衡

(1) 补钾治疗：防止低钾血症发生。血钾<5.2mmol/L并有足够尿量（>50ml/h）前提下，开始补钾，1L中加入KCl1.5～3.0g。血钾<3.3mmol/L，应优先补钾。补钾方案详见表10-7。

(2) 补碱治疗：pH<6.9可补碱。NaHCO$_3$ 8.4g及KCl 1.08g+无菌注射用水400ml，以200ml/h的速度，静脉滴注2h，至pH>7.0；每2小时查1次pH，如<7.0可每2小时重复1次。pH≥6.9，无须补碱。

（六）并发症及治疗

高血糖高渗综合征并发症为低血糖、低钾血症、血容量不足、大量液体转移。

由于血液黏度的增加，处于高凝状态，引起血管栓塞，导致心肌梗死、脑梗死、肠系膜动脉栓塞及DIC，可应用肝素或低分子肝素。

合并高原脑水肿时，注意要在补液和脱水之间寻找平衡，但是死亡率明显增加。

1. 低血糖

(1) 诊断标准：空腹血浆血糖≤60mg/dl（3.3mmol/L），全血血糖≤50mg/dl（2.77mmol/L），随机血糖<50mg/dl（2.77mmol/L）。

(2) 症状和体征：出汗、面色苍白、震颤、心悸、饥饿、视力障碍、嗜睡、心动过速、惊厥、昏迷。

(3) 治疗：当血糖小于70mg/dl（脑损伤小于100mg/dl），立即停止胰岛素输入，给予10～20g葡萄糖。清醒患者中可口服者，口服50%葡萄糖液100～200ml，甚至可给予糖类饮料（如牛奶）。

选取大静脉建立静脉通道，给予50%葡萄糖液50～100ml（葡萄糖15～20g）静脉注射，继而10%葡萄糖持续静脉滴注（可能需要20%或30%葡萄糖），5～15min后复查血糖。对于无效或无法建立静脉通道者，胰高血糖素1～2mg，皮下或静脉注射、肌内注射，无效不重复。

七、糖尿病酮症酸中毒

（一）定义

高血糖：血糖>14mmol/L，代谢性酸中毒，动脉pH<7.3，HCO$_3^-$<16mmol/L，中等的酮尿和酮血症。

（二）发病机制

胰岛素分泌不足，同时升血糖激素（胰高血糖素、生长激素、儿茶酚胺）分泌过高，糖原异生增加，肝糖原分解增多，外周组织葡萄糖利用障碍，脂肪酸氧化增多，产生酮体（β-羟丁酸、乙酰乙酸、丙酮酸），导致阴离子间隙增高性酸中毒。由于葡萄糖及酮体在血中升高，肾小管重吸收阈值增高，导致糖尿及酮尿，渗透性利尿导致钾、钠、水分随尿量增多而丢失。

（三）临床表现

1. 症状

多尿、多饮、皮肤干燥、乏力、气短、腹痛、嗜睡、昏迷、癫痫发作。

2. 体征

皮肤弹性减退，黏膜干燥，腋下无汗，心动过速，库斯莫尔呼吸，腹肌紧张，出血性胃炎。

表10-7 补钾方案

血钾（mmol/L）	治疗
>5.2	1h后复查，不补钾
4.0～5.2	静脉补钾，0.8g/（L·h）
3.3～4.0	1.8g/（L·h）
<3.3	优先补钾或中心静脉泵入10%KCl

(四)实验室检查

1. 血酮

血酮是DKA最关键诊断标准。血酮≥3mmol/L，尿酮+，血糖>13.9mmol/L，HCO_3^->18mmol/L，pH>7.3。

2. 阴离子间隙

阴离子间隙=Na^+-(Cl^-+HCO_3^-)。

正常阴离子间隙7~9mEq/L，阴离子间隙>10~12mEq/L时，诊断阴离子间隙增加性酸中毒。

3. 血钠

血钠可低于正常。血钠下降是由于高血糖造成高渗透压，细胞内水转移至细胞外，如高血糖患者血钠浓度增加，提示严重水丢失。

4. 血浆渗透压计算

血浆渗透压=2×[Na^+]+血糖浓度。

5. 血钾

胰岛素缺乏及酸中毒使血钾向细胞内转移，导致低血钾症。如血钾低于正常，提示机体总钾含量严重缺乏，详见表10-8。

(五)诊断

诊断标准：pH<7.3，HCO_3^-<18mmol/L，血糖>13.9mmol/L，血酮≥3mmol/L，尿酮阳性，进行性意识障碍。

(六)治疗

1. 液体治疗

(1) 目的：扩充血管，补充组织间隙、细胞内的液体和恢复肾灌注。

(2) 24h内液体平均丢失量为6L：K^+<5.2mmol/L，应补钾伴补液同时进行。

(3) 第1h：15~20ml/(kg·h) 0.9%NaCl或1~1.5L生理盐水。

(4) 血钠正常或升高：第1h后，以250~500ml/h的速度静脉滴注0.45%NaCl。

(5) 血钠低于正常：第1h后，250~500ml/h的速度给予0.9%NaCl。

(6) 血糖水平<11.1mmol/L：改为5%葡萄糖注射液+0.45%NaCl，125~250ml/h，静脉滴注。

2. 胰岛素疗法

(1) 监测血糖：每小时监测1次血糖。

(2) 0.01U/kg静脉注射后：0.1U/((kg·h))静脉泵入或0.14U/(kg·h)持续泵入；第1h血糖下降没有达到2.78~4.17mmol/L，可增加胰岛素用量。

表10-8 糖尿病酮症酸中毒危险分层

	轻 型	中 型	重 型
pH	7.25~7.30	7.00~7.24	<7.00
HCO_3^-	15~18	10~15	<10
尿酮	+	+	+
血酮体	+	+	+
阴离子间隙	>10	>12	>12
精神状态	有意识	昏睡	昏迷

(3) 血糖下降到 11.1mmol/L 时：减少胰岛素到 0.02～0.05U/(kg·h)，其他见高渗性昏迷治疗。

(4) 胰岛素治疗：在液体复苏后进行。

(5) 阴离子间隙恢复 7～12mmol/L：可停止液体治疗及胰岛素治疗。

(6) 尿量＞60ml/h：应立即补钾，血钾目标为 4～5mmol/L。

参考文献

[1] 崔建华，张西州，谢印芳．高原低氧环境下性激素变化的研究[J]．解放军预防医学杂志，2001,2(19):8-10.

[2] 张西州，崔建华，陈占诗，等．高原肺水肿治疗前后血脂、脂蛋白和载脂蛋白的改变[J]．高原医学杂志，1999,9(1):1-3.

[3] 温瑞改，候建全，李金全，等．高原人群性激素水平的调查[J]．江苏医药卫生杂志，2000,26(12):950-951.

[4] 中华医学会糖尿病分会．中国高血糖危象诊断与治疗指南[J]．中国糖尿病杂志，2013,5(8):449-461.

[5] 中华医学会糖尿病分会．2017 中国 2 型糖尿病防治指南[J]．中国糖尿病杂志，2018,10(1):4-67.

[6] Chritopher.D.Saudek,Rita Rastogi Kalyani. 糖尿病指南[M]. 郭晓惠．北京：科学技术文献出版社，2017.

[7] Kwakkel J,Wiersingr WM,Boelen A.Differential involvement of nuclear factor-kappa B and activator protein-1 pathways in the interleukin-1 beta-mediated decrease of deiodinase type 1 and thyroid hormone receptor beta 1 mRNA[J].J Endocrinol,2006,189(1):37-44.

[8] WANG F,PAN W,WANG H,et al.Relationship between thyroid function and ICU mortality:a prospective observation study[J]. Crit Care,2012,16(1):11.

[9] Umpierrez G E.Euthyroid sick syndrome[J].South Med, 2002,95(5):506.

[10] Tognini S,Marchini F,et al.Non-thyroidal illness syndrome and short-term survival in a hospitalised older population[J].Age Ageing,2010,39(1):46.

[11] Koenig R J.Modeling the nonthyroidal ijjness syndrome[J].Curr Opin Endocrinol Diabetes Obes,2008,15(5):466.

[12] Wamer M H,Beckett G J.Mechanisms behind the nonthyroidal illness syndrome:an update[J].J Endocrinol,2010,205(1):1.

[13] NcIver B,Goima C A.Euthyroid sick syndrome:an overview[J]. Thyroid,2007,7:125.

[14] Schussler G C.The thyroxine-binding proteins[J]. Thyroid,2000,10:141.

[15] Zitsmann M.Effects of testosterone replacement and its pharmacogenetics on physical performance and metabolism[J]. Asian J Androl,2008,10(3):364-372.

[16] Jason L,Scragg RD,Jones KS,et al.Testosterone is apotent inhibitor of L-type Ca^{2+} channels[J].Biochem Biophys Res Commun,2004,318(2):503-506.

[17] 方晓江，李勇，戴瑞鸿．雌激素对心血管的保护作用[J]．中国老年杂志，1998,18(3):187-189.

[18] 白文佩，郑淑蓉，董悦．雌激素对血管壁的作用[J]．中华妇产科杂志，1997,32(4):251-252.

[19] Tatsurni K,Pickett CK,Jacoby CR,et al.Role of endogenous female hormones in hypoxic chemosensitivity[J].J Appl Physiol,1997,83(5):1706-1710.

[20] Greene RA.Estrogen and cerebral blood flow:a mechanism to explain the impact of estrogen on the incidence and treatment of Alzheimer's disearse[J].Int J Fertil Womens Med,2000,45(4):253-257.

[21] Lind L,Lithell H.Impaired glueose and lipid metabolism seen in intensive care patients is related to severity of illness and survival[J].Clin Intensive Care,1994,5:100-105.

[22] Wilson R F,Barletta J F,Tyburski J G.Hypocholesterolemia in sepsis and critically ill or injured patients[J].Critical Care,2003,7:413-414.

[23] Giovanini I,Boldrini G,Chiaral C,et al.Pathophysiologic correlates of hypocholesterolemia in critically ill surgical patients[J].Intensive Care Med,2000,26:259-260.

[24] 刘海玲，刘宏，黄金林．低血脂水平与危重病预后的关系[J]．中国中西医结合急救杂志，2005,12(2):111-114.

[25] Umpierrez GE .Euthyruid sick syndrome [J].South Med J,2002,95(5):506.

[26] 李素芝，蔡志祥．移居海拔 3658m 对男性激素的影响[J]．高原医学杂志，2006,16(4):1-3.

[27] 丁小涵，卞士柱，黄岚．性激素与急性高原病的研究进展[J]．军事医学，2015,39(2):108-110.

[28] Riar SS. Effect of Hypoxia(6060m)and Cold(-5℃)on sexual organs of Male Rabbits[J].Int J Biometeor,1980,24(1):31-37.

[29] 蔡志祥，李素芝，王洪斌，等．移居海拔 3658 米对女性孕酮、雌二醇的影响[J]．放射免疫学杂志，2006,19(5):388-389.

[30] Pappa TA,Vagenakis AG,Alevizaki M.The nonthyroidal illness syndrome in the non- critically ill patient[J]. Eur J Clin Invest,2011,41(2):212-220.

[31] Economidou F,Douka E,Tzanela M,et al.Thyroid function during critical illness [J].Hormones,2011,10(2):117-124.

[32] Economidou F,Douka E,Tzanela M,et al.Thyroid functionduring critical illness [J].Hormones(Athens),2011,10(2):117-124.

[33] 彭华，李素芝，王洪斌．缺氧对健康成人甲状腺功能的影响[J]．西南国防医药，2006,16(6):643-644.

[34] 吴曼，王淑颖．不同程度缺氧与甲状腺激素水平的关系[J]．实用医学杂志，2006,22(15):1742-1744.

[35] 李海玲，刘宏，黄金林，等．低血脂水平与危重症预后的关系[J]．中国中西医结合急救杂志，2005,12(2):111-113.

[36] Leardi S, Altilia F, Delmonaco S, et al. [Blood levels of cholesterol and postoperative septic complications][J]. annali italiani di chirurgia, 2000, 71(2):233-237.

[37] 郭强，黄建安，金钧，等．急性呼吸窘迫综合征患者早期脂蛋白和凝血指标水平的临床意义[J]．中国危重症急救医学，2006,18(6):380-381.

[38] Bonville DA, Parker TS, Levine DM, et al. The Relationships of Hypocholesterolemia to Cytokine Concentrations and Mortality in Critically Ill Patients with Systemic Inflammatory Response Syndrome[J]. Surgical Infections，2004，5(1): 39-49.

[39] 罗金龙，李树生．危重患者胰岛素强化治疗的研究进展[J]．新医学，2008,39(5):334-335.

第三篇 急性重症高原病相关研究

第 11 章　急性重症高原病的电解质及酸碱代谢紊乱 　216

第 12 章　急性重症高原病与脓毒症、MODS 之间的关系 　230

第 13 章　急性重症高原病相关分子生物学研究 　240

第 14 章　急性重症高原病血流动力学监测 　248

第 15 章　急性重症高原病整体化、集束化护理方案 　283

第 11 章 急性重症高原病的电解质及酸碱代谢紊乱

一、水钠及电解质平衡紊乱

（一）概述

1. 液体间隙

钠浓度的失衡是体内水平衡发生变化的结果，钠平衡的异常主要表现为容量状态的变化，体内总水量（TBW）随体重的变化而变化。TBW分为细胞内液间隙和细胞外液间隙，两者之间的分布由渗透压决定，细胞外液由血管内液和间质液组成。水在间隙之间移动或 TBW 的变化都会使血钠浓度发生变化。细胞外液（ECF）的量反映了钠的摄入与排泄之间的平衡，ECF减少反映体内总钠减少。

2. 水的移动

水的移动受渗透压和静水压的影响：正常情况下，所有体液间隙的渗透压均相等，水沿渗透压梯度弥散，以维持细胞内外环境的渗透压相等。

水在细胞外间隙和血管内的移动遵循 Starling 公式：$Q_f = K_i [(P_c - P_i) - \delta(\pi_c - \pi_i)]$。

Q_f 为通过毛细血管的液体量；K_i 为常数；P_c 和 P_i 是毛细血管静水压和组织间静水压，为原始参数；π_c 和 π_i 为毛细血管和组织间隙胶体渗透压。

血管内带电荷的大分子量蛋白质不能透过血管壁，能够维持血管内和组织间隙的渗透压梯度，称胶体渗透压。白蛋白是产生胶体渗透压的主要蛋白，约占总胶体渗透压 2/3。

毛细血管动力学表现为，小动脉末端的毛细血管静水压大于胶体渗透压，液体离开毛细血管，使血浆胶体渗透压升高；在毛细血管的静脉端，胶体渗透压大于静水压，液体又进入毛细血管，如果平衡破坏，可导致组织间液增加，发生组织水肿。

肾脏通过尿液浓缩、稀释来调节体内总水量，维持这个机制有赖于肾小球滤过率、近端肾小管的重吸收、抗利尿激素和集合管对 ADH 的反应能力。

3. 血清钠浓度

血清钠浓度的降低提示钠的相对缺乏和水相对过多。

血清钠 = ECF Na^+/ECF H_2O

该公式提示：钠离子减少，水相对过多均可导致低钠血症（细胞外液）。

钠离子是细胞外液中最丰富的电解质，其浓度决定张力和渗透压，且渗透压平衡时，水分子可自由通过细胞膜，因此细胞外液的张力反映了细胞内液的张力。

血液渗透压（mOsm/kg）=2×钠（mEq/L）/28+尿素氮（mg/dl）+葡萄糖（mg/dl）/18

正常值为285～295mOsm/kg。

（二）高钠血症

1. 分类及定义

高钠血症指血清钠浓度大于145mEq/L。

高钠血症分类包括低容量高钠血症、等容量高钠血症、高容量高钠血症。3种状态均可发生高钠血症，但血浆均呈高张状态。

(1) 低容量性高钠血症（高渗性高钠血症）：经肾外（出汗、渗透性腹泻）、肾性（渗透性利尿、脱水）丢失低张液体所致，水钠均可丢失，但失水量更大，从而导致细胞外液及有效循环血量均有减少。

治疗：开始用等渗盐水，以后用低张晶体液（0.45%氯化钠液）。

(2) 等容性高钠血症：经肾外（皮肤、呼吸道不显性缺水）及肾脏（尿崩症）丢失自由水。自由水丢失时，血管内液和细胞外液容量正常。

中枢性和肾性尿崩症：可引起等容量性高钠血症。

中枢性尿崩症：见于高原脑水肿导致的垂体损伤，可给予去氨加压素5～10μg，每日1～2次，喷鼻。

肾性尿崩症：见于严重低钾血症伴肾小管损伤。

等容性高钠血症治疗：①纠正速度为1mEq/(L·h)，在最初24h内约补充自由水缺乏量的一半，余下的一半在1~2天内补完。②过于积极地纠正高钠血症非常危险，尤其对慢性高钠血症，过快纠正高钠血症可导致脑水肿。③高钠血症急性发病（<12h）则可以快速纠正，需密切监测神经系统状态，出现变化，应减慢纠正速度。

(3) 高容量性高钠血症非常少见：在此不做详细说明。

2. 症状和体征

高钠血症由于水分移出细胞外，常可引起细胞脱水，引起一系列中枢神经症状，出现震颤、反射亢进、谵妄、昏迷，甚至死亡。

3. 治疗目的

通过急需的水分来纠正血浆的高渗状态，及时纠正患者的容量状态。

（三）低钠血症

1. 定义及分类

血钠浓度低于135mEq/L称为低钠血症。按血钠浓度分类，包括轻度低钠血症（130～135mmol/L）、中度低钠血症（125～129mmol/L）、重度低钠血症（<125mmol/L）；按发病时间分类，包括急性低钠血症（<48h）、慢性低钠血症（≥48h）；按血容量分类，包括等张低钠血症、高张性低钠血症、低张性低钠血症（真性低钠血症）。

(1) 等张低钠血症：见于细胞外液其他成分（蛋白质或脂肪）增加。由于血脂及蛋白质替代了部分血浆容量所引起的测量误差，这种低钠血症不需治疗，为假性低钠血症。

(2) 高张性低钠血症：由于细胞内水分在渗透性物质（葡萄糖及甘露醇）影响下移动至细胞外液间隙，从而导致细胞外液钠离子被稀释，主要见于高血糖时，血糖每升高5.56mmol/L（100mg/dl），血清钠离子浓度下降1.6mEq/L。

高张性低钠血症的治疗目的是清除渗透活性物质，恢复容量状态。

(3) 低张性低钠血症（真性低钠血症）：又分为低容量性、高容量性、等容量性。低渗性低钠血症诊断渗透压<275mOsm/kg。

检测解释尿渗透压：①尿渗透压≤100mOsm/kg

时，水摄入相对过量，是低渗性低钠血症。②尿钠浓度≤30mmol/L时，有效循环血量降低为低渗性低钠血症的原因。③尿钠浓度＞30mmol/L时，评估细胞外液状况和利尿药的应用，提示肾脏疾病。④尿渗透压≤100mOsm/L时，考虑原发性消渴，盐摄入不足。

2. 低钠血症病因

利尿脱水药物应用，有效循环血量下降；液体治疗或输入大量5%葡萄糖低渗液后，造成液体量增加，血液稀释血钠降低；血糖升高及输入大量葡萄糖造成高张性低钠血症。

3. 治疗

(1) 严重低钠血症的治疗：严重低钠血症第1h处理常规，立即给予3%高渗盐水150ml，维持20min；20min后查血钠浓度，并在第2个20min静脉输3%高渗盐水150ml。2次治疗后血钠浓度增加5mmol/L。

无论急性还是慢性低钠血症，血钠浓度增加5mmol/L，症状改善后，治疗停用3%高渗盐水，开始应用0.9%氯化钠及针对病因治疗。第1个24h限制血钠升高超过10mmol/L，随后每24小时血钠升高＜8mmol/L，直到血钠达130mmol/L。

无论急性还是慢性低钠血症，第1h血钠升高5mmol/L，症状未改善的后续治疗为，继续静脉注入3%高渗盐水，使血钠上升1mmol/L。有症状改善、血钠升高幅度达10mmol/L、血钠达到130mmol/L中情况之一，停止应用高渗盐水。伴低钾血症者，纠正低钾血症则可能使血钠增加。第1个24h血钠上升不超过10mmol/L，以后每日上升不超过8mmol/L，直到血钠达130mmol/L。

(2) 高血容量低钠血症治疗：高血容量的轻度、中度低钠血症，不能单纯以增加血钠为唯一目标，应以液体限制、防止进一步液体负荷增加为主。

(3) 低血容量性低钠血症的治疗：输入0.9%生理盐水或平衡液0.5~1ml/(kg·h)，以恢复细胞外液容量。血流动力学不稳定的患者，快速液体复苏比快速纠正低钠血症更重要。尿量突然增加大于100ml/h，提示血钠有快速增加的危险，原因为低血容量患者经治疗血容量恢复，血管加压素活性被抑制，游离水排出增加，血钠浓度异常升高。血钠突然升高，建议每2小时查1次血钠浓度。

(4) 注意事项：细胞外液量降低的患者，尿钠浓度低于30mmol/L。尿渗透压高于400mOsm/kg，提示细胞外液钠丢失。

不要太快纠正低钠血症，否则容易引起损伤性神经综合征及中枢性脱髓鞘性脊髓炎，导致昏迷甚至死亡。

（四）低钾血症

1. 定义

低钾血症指血清或血浆钾浓度低于3.5mmg/L。

2. 病因

(1) 饮食摄入不足：饮食因素极少造成低钾血症。

(2) 细胞摄入增加：钾转移入细胞内，由胰岛素及儿茶酚胺产生过多引起；$β_2$肾上腺激动药可使细胞摄取钾而降低钾浓度。

(3) 代谢性碱中毒：促进细胞摄取钾而致低钾血症。

(4) 胃肠等丢失过多：可导致低钾血症。

(5) 利尿药：可导致低钾血症。

(6) 亚低温治疗：可导致低钾血症。

(7) 低镁血症：可导致肾脏钾离子丢失。

3. 临床表现

临床表现为肌痛、肌痉挛、肌无力、麻痹、尿潴留、肠梗阻、体位性低血压等。

心电图表现：T波低平，Q-T间期延长，U

波出现，ST 段压低，QRS 波延长。

4. 治疗

(1) 严重低钾血症：建议静脉补钾，补钾速度由临床决定。

(2) 补钾最大速度：建议 0.5～0.7mEq/(kg·h)。

(3) 补钾治疗前：应首先纠正低镁血症。

(4) 口服补钾：包括速释和缓释 2 种剂型。

（五）高钾血症

1. 定义

高钾血症指血钾浓度大于 5.5mEq/L。

2. 病因

(1) 饮食摄入增加：单纯摄入过多不会造成高钾血症，如合并肾脏排泄功能缺陷，血钾升高会更明显。

(2) 细胞摄入减少：胰岛素功能紊乱、$β_2$ 肾上腺素能作用、酸中毒，导致血浆渗透压升高，促使钾从细胞内转移到细胞外。

(3) 肾脏排泄功能下降，组织坏死，肾脏功能损害：均可造成高钾血症。

3. 临床表现

(1) 心脏传导异常：包括各种房室传导阻滞、窦性心动过速、心室颤动、心脏停搏等。

(2) 各种程度的肌力减退及肌麻痹：也是高钾血症的临床体征。

(3) ECG 表现：QT 间期缩短，T 波高尖，最严重致 QRS 增宽，导致室性心动过速。

4. 治疗

高钾血症是潜在致命的，必须迅速识别及治疗。首先，识别钾潴留的生理影响；其次，认识高钾血症原因（细胞转移和肾排泄障碍）。

(1) 血钾＞6.5mEq/L：持续心电监护。

(2) 应用氯化钙、葡萄糖酸钙：稳定细胞膜降低细胞兴奋性。使用 60min，需重新给药。

(3) 促进细胞外钾进入细胞内，恢复细胞极化状态：使用碳酸氢钠或胰岛素加葡萄糖（1U 胰岛素 + 葡萄糖 2g）。

(4) 给予利尿药：如呋塞米。

(5) 严重高钾血症：病情危急行血液透析治疗。

（六）低钙血症

急性重症高原病低钙可由于进食减少或不能进食，导致肠内钙吸收减少。高原低氧，可导致骨钙的重吸收减少，也可导致甲状旁腺素分泌合成减少。维生素 D 浓度降低也可导致低钙血症。

（七）高镁血症

高镁血症可能为高原低氧时肾脏受影响，导致肾小球滤过率下降，镁排泄减少，引起高镁血症。

二、酸碱平衡紊乱

（一）概述

代谢性酸碱平衡紊乱主要指标为 HCO_3^- 的浓度，与肾脏处理 HCO_3^- 能力相关。

呼吸性酸碱平衡紊乱主要指标为 $PaCO_2$，并主要与呼吸系统处理 CO_2 相关，即通气的过程。其治疗可通过呼吸机及药物，调整呼吸功能进行纠正，在此不予细述。

（二）生理及病理生理

1. 酸碱平衡

决定 pH 的是血中碳酸氢根与二氧化碳的比例，其中 HCO_3^-/CO_2 缓冲对最为重要，因为其每一组分的足量程度和组分之间的关系都会独立地受肾脏和肺影响。

2. 肾脏对酸碱的作用

重吸收肾小球滤过的 HCO_3^-，肾脏按照代谢产生 H^+ 的速度排泄 H^+，并恢复缓冲时消耗掉的 HCO_3^-。

(三)代谢性酸中毒

代谢性酸中毒分类可分为阴离子间隙升高的代谢性酸中毒和阴离子间隙正常的代谢性酸中毒两类。

1. 阴离子间隙升高的代谢性酸中毒

$$AG=Na^+-(Cl^-+HCO_3^-)$$

阴离子间隙正常值为7~14mg/L。另外,白蛋白降低,即从4g/dl开始,白蛋白浓度每降低1g/dl,阴离子间隙应下降2.5mg/L。

(1) 乳酸酸中毒(组织缺氧所致):治疗目标即恢复组织灌注,补充碳酸氢钠可能无效,pH可暂时升高。pH增加局部CO_2产生,加重细胞内的酸血症,同样还可降低乳酸在肝脏的代谢。pH<7.2时,可小剂量给予碳酸氢盐。

(2) 糖尿病酮症酸中毒:见相关章节。

(3) 酒精性酮症酸中毒:见于慢性乙醇中毒和大量酗酒者,血清乙醇和乳酸浓度升高。治疗原则为盐水水化,葡萄糖+维生素B_6,静脉滴注,注意补磷。

2. 阴离子间隙正常的代谢性酸中毒

阴离子间隙正常的代谢性酸中毒见于:①消化道丢失碳酸氢根引起代谢性酸中毒,如腹泻、肠梗阻等。②肾小管性酸中毒。

(四)代谢性碱中毒

1. 病因

(1) 消化道丢失:胃管引流及呕吐导致氢离子从上消化道丢失。

(2) 利尿药:引起低容量性碱中毒及氯和钾的消耗,从而影响肾脏对氢离子和碳酸氢根的正常代谢。

(3) 低钾血症:H^+向细胞内转移。

2. 分类及治疗

(1) 盐水反应性碱中毒:见于呕吐、胃液吸引、利尿药应用,由于伴随细胞外液减少,有效循环血量不足,伴低氯、低钾,影响肾HCO_3^-排出能力。

特点为有效循环血量不足和低氯低钾。

治疗为给予口服、静脉注射等张或半张盐水,可恢复血浆HCO_3^-浓度。

治疗机制为补充细胞外液,消除浓缩性碱中毒;恢复有效循环血量,增强肾小管重吸收,则HCO_3^-因素不存在,过多HCO_3^-从尿中排出。

(2) 盐水抵抗性碱中毒:表现为肾上腺皮质激素增多和低钾,单纯补充盐水无效,应给予抗醛固酮药物或碳酸酐酶抑制药(乙酰唑胺)。

三、高原低氧对机体水电解质及酸碱平衡的影响

(一)高原低氧对电解质的影响

1. 高原低氧对钠离子的影响

研究表明急进高原后,因低压性低氧机体产生应激,导致钠的丢失增多,血钠浓度降低,其病理生理机制为如下。

(1) 醛固酮分泌钝化和ANP分泌增多:研究表明,急进高原可引起醛固酮分泌钝化和ANP分泌增多,醛固酮分泌减少时,肾小管保钾排钠的作用减弱,肾小管重吸收钠离子减少,ANP分泌增多,可促进肾排钠,导致机体缺钠。

(2) 心钠素、肾素及血管紧张素Ⅱ的含量上升:物实验表明,随着海拔高度增高,血浆心钠素浓度逐渐升高,肾素及血管紧张素Ⅱ的含量呈上升趋势,醛固酮浓度逐渐下降。急进高原,心钠素水平增高降低了醛固酮对肾素、血管紧张素Ⅱ的反应性,使醛固酮处于低水平状态,这对急性高原适应可能有非常积极的作用。

(3) 钠钾泵功能失调:严重高原低氧缺氧时,细胞内ATP含量减少,能量代谢紊乱,ATP酶活性下降,使钠钾泵功能失调,钠离子大量进入细胞,导致体内钠离子分布改变,血浆钠离子浓度

下降。

有资料表明，某些平原人群进入高原后，钠离子升高，出现全身水钠潴留。这部分人群对高原低氧反应敏感，交感神经性明显增高，醛固酮分泌不钝化，导致钠水潴留，体钠增多，易发生急性高原病。

2. 高原低氧对钾离子的影响

急进高原后，为维持正常的细胞代谢，钾离子多保持在正常范围，但一部分人血钾水平可略低于平原正常范围。也有研究认为，进入高原后血钾水平增高。人体进入高原，血钾的变化规律可能与人体对高原环境的适应能力有关。

(1) 血钾水平降低的原因：当进入较高高原时，或是机体对高原低氧环境无法适应，出现急性高原反应。

缺氧性醛固酮分泌钝化反应不明显，醛固酮分泌增多，肾脏排钾增多。

少数人高原反应较重，出现严重的恶心、呕吐、厌食、腹泻等消化道症状，钾摄入不足或排出增多。

高原低氧通气反应增强，导致呼吸性碱中毒，促使钾从细胞外转移到细胞内，同时钾自肾脏排泄量增多。

(2) 血钾水平增高的原因：机体分解代谢增强，如果高原缺氧十分严重，细胞膜 ATP 酶活性明显改变，或钾代谢出现正平衡。

缺氧性肾损害，血钾排泄异常，可能出现血钾增高。

缺氧时肝糖原及肌糖原的分解增多，钾离子随糖原分解进入血液，使血钾增多。

3. 高原低氧对钙磷代谢的影响

一般认为，人体进入高原后，血浆中钙离子含量降低。钙离子降低的原因为高原低张性缺氧时，呼吸加快加深，出现呼吸性碱中毒。当血液 pH 值趋向碱性时，血液中钙离子浓度降低。也

有人认为，高原低压性低氧，钙离子可以向细胞内转移，使细胞内钙离子含量增多，细胞外液钙离子浓度降低。

从平原进入高原，血磷似有逐渐增高的趋势，但仍在正常范围内。

4. 高原缺氧时氯离子的变化

一般认为高原缺氧，血氯含量增高，随着海拔高度的增加，尿中氯化物的排出量也有所增加。

(二) 高原缺氧对酸碱平衡的影响

1. 急进高原后影响酸碱平衡的因素

(1) 进入高原的海拔高度：随着海拔高度升高，大气压逐渐降低，人体血液气体的测定值也随之发生相应的变化。

(2) 进驻高原速度：初入高原时往往有酸碱平衡的明显改变，人体从平原进入高原时，由于缺氧造成过度通气，导致呼吸性碱中毒。通过细胞内外液的缓冲和肾脏对酸碱平衡紊乱的代偿调节，改善血液中碳酸氢盐与碳酸的比值，血液 pH 恢复正常。

(3) 年龄与性别：无论世居还是移居高原人群，随年龄的增长，动脉血 pH 和动脉血氧分压均有逐渐下降的趋势，而动脉血二氧化碳分压却有所升高。高原移居者男女差异明显，表现为女性 pH 和氧分压偏高，动脉二氧化碳分压偏低。世居高原藏族血气指标没有明显的男女性别差异。

(4) 职业与劳动强度：由于血内乳酸含量随体力、活动强度的增强而急剧增加，体力劳动者血液 pH 值明显低于脑力劳动者。在高原进行较大负荷运动时，由于缺氧程度加重，乳酸、酮体等酸性代谢产物增多，消耗血液中缓冲碱，使碳酸氢盐与碳酸的比值变小，pH 下降。高原人体酸碱平衡的稳定性差，在安静或轻微运动时，常

可出现呼吸性碱中毒，但在运动量增加的情况下，要注意代谢性酸中毒的发生。

2. 急性高原缺氧酸碱平衡的特点

（1）pH值略呈碱性：高原低氧环境下，人体呼吸受低氧的刺激，使得通气过度，使人体$PaCO_2$的下降，肾脏不能及时排除相对多余的HCO_3^-，pH值会偏高，出现呼吸性碱中毒，血液偏碱，血红蛋白对氧的亲和力增高，有利于血液在肺部的氧合，血氧饱和度增高，有利于对低氧环境的习服。但是，血红蛋白对氧的亲和力过高，不利于组织氧的摄取和利用。

（2）PaO_2降低：急进高原随着海拔增高，大气压和氧分压逐渐下降，机体PaO_2逐渐降低。动脉血二氧化碳分压和二氧化碳总量降低，$PaCO_2$随着海拔高度升高而下降，这与高原大气压下降和低氧通气反应增强使CO_2排出过多有关。在高原地区由于呼吸增强失去过多的CO_2，产生低碳酸血症，往往是急性高原病的发病因素之一。

有资料表明，机体急进高原$PaCO_2$的变化规律，在早期阶段（大概1~2个月），$PaCO_2$将经历一个动态变化过程，即到达高原后，$PaCO_2$很快下降至与大气压相平行的水平，4天后进一步下降，第4周降至最低水平，以后逐渐恢复至当地久居人群的稳定水平。高原地区二氧化碳总量（TCO_2）比平原地区低，这与高原地区$PaCO_2$降低相一致。

（3）标准碳酸氢盐（SB）和实际碳酸氢盐降低（AB）：SB在平原正常值范围内，AB低于平原正常值。SB不受呼吸因素的影响，可以反映碳酸氢盐的储备、肾脏的代偿功能和代谢性变化。

（4）碱剩余趋向于负值：这是缓冲碱减少所致，与SB和AB的测定结果相一致。

（5）肺泡-动脉氧分压差[$D(A-a)O_2$]减小：$D(A-a)O_2$是反映肺换气功能的一项指标，由于存在气血屏障，在平原正常情况下，$D(A-a)O_2 \leq 2.0kPa$，随着年龄的增长，$D(A-a)O_2$值增大。$D(A-a)O_2$受吸入氧浓度、通气血流比值、动静脉分流量、肺弥散功能、氧耗量及心排出量等因素的影响。高原人肺弥散功能增强，$D(A-a)O_2$减小，肺换气功能增强。

四、急性重症高原病水电解质及酸碱平衡变化特点

（一）急性重症高原病电解质的变化研究

随机抽取我院2016年7月—2017年7月发生急性重症高原病确诊病例239例，进行临床对照研究。病例全部来源于青藏高原腹地，治疗地海拔2800m，大气压为70.70~53.28kPa，氧分压为14.20~11.16kPa。

我们统计了239例急性重症高原病电解质、血气分析的变化，电解质包括钠、钾、氯、磷、镁、钙，血气分析项目包括pH值、PCO_2、红细胞压积、ABEE、Ang、HCO_3^-、SBC、SBE、TCO_2、TO_2、SO_2、PO_2。我们把急性重症高原病的轻-中型与重-极重型分为两组，进行统计学分析，详细参见表11-1和表11-2。

统计学处理，应用SPSS18.0版软件包完成

表11-1　急性重症高原病电解质的变化

检验项目	结果
钠（mmol/L）	140.72±3.86
钾（mmol/L）	3.63±0.51
氯（mmol/L）	104.90±3.86
磷（mmol/L）	1.22±0.85
镁（mmol/L）	0.98±0.85
钙（mmol/L）	2.17±0.54

$n=239$

表 11-2　高原肺水肿轻 – 中型与重 – 极重型的电解质变化

检验项目	轻 – 中型（*n*=134）	重 – 极重型（*n*=105）	*T* 值	*P* 值
钠（mmol/L）	140.85 ± 3.39	140.54 ± 4.48	0.59	0.54
钾（mmol/L）	3.66 ± 0.46	3.61 ± 0.57	0.64	0.50
氯（mmol/L）	105.40 ± 3.91	104.18 ± 5.12	1.99	0.037
磷（mmol/L）	1.24 ± 0.90	1.18 ± 0.76	0.51	0.61
镁（mmol/L）	0.94 ± 0.17	1.04 ± 0.18	-4.02	0.000
钙（mmol/L）	2.24 ± 0.67	2.05 ± 0.20	3.07	0.003

n=239

处理，数据以均数 ± 标准差（$\bar{X} \pm S$）表示，样本对照研究，采用独立样本 *t* 检验，计数资料用卡方检验，*P*＜0.05 认为有统计学意义。

1. 研究结果及讨论

血浆钙离子含量在重型病例中较轻 – 中型病例降低（*P*=0.003），这可能与严重高原低张性缺氧时，呼吸加快加深，出现呼吸性碱中毒有关。当血液 pH 值趋向碱性时，钙离子向细胞内转移，使细胞内钙离子含量增多，细胞外液钙离子浓度降低。治疗中给予钙剂治疗，可能有助于急性重症高原病的治疗。

血浆镁离子含量在轻 – 中型中为 0.94 ± 0.17，在极重型中为 1.04 ± 0.18（*P*=0.000）。在极重型中，Mg^{2+} 显著升高，考虑为严重缺氧导致肾脏缺氧性肾功能障碍引起排泄减少所致，预示机体缺氧性损害严重，病情危重，预后不良。

大多数学者认为，急性高原病三型的发病机理是共同的。近年来，大多数学者认为体液潴留、睡眠时低氧血症、通气反应降低及心功能不全等在急性高原病发生中起着重要作用。机体暴露于高原低氧环境后，或发生体液潴留，或发生脱水。一般高原适应良好者有脱水现象，而高原适应不良者，则发生体液潴留。

2. 高原缺氧环境下，水电解质代谢障碍的调节

（1）抗利尿激素在缺氧引起的水电解质代谢障碍的作用：抗利尿激素是由下丘脑的视上核和室旁核的神经元分泌的一种激素，它的主要作用是提高远曲小管和集合管上皮细胞对水的通透性，从而增加肾小管对水的重吸收，使尿液浓缩，尿量减少。目前认为，高原缺氧时，ADH 分泌增加不是引起急性高原病的原因，而是结果。

（2）肾素 – 血管紧张素 – 醛固酮系统在缺氧引起的水电解质代谢障碍的作用：肾素主要由近球细胞分泌，它是一种蛋白水解酶，能催化血浆中的血管紧张素原，使之生成血管紧张素Ⅰ。其在肺组织中的转换酶作用下，降解为血管紧张素Ⅱ，后者再进一步被氨基肽酶水解为血管紧张素Ⅲ。血管紧张素Ⅱ和血管紧张素Ⅲ均能刺激球状带，促进醛固酮的合成和分泌。醛固酮作用于肾脏，使远曲小管和集合管对 Na^+ 的主动重吸收增加，同时促进 K^+ 的排出，所以醛固酮有保 Na^+ 和排 K^+ 作用，参与水电解质的代谢，这即是肾素 – 血管紧张素 – 醛固酮系统。有研究提示，急性高原病患者发病时 RAAS 系统活性亢进，引起的钠水潴留，在其发病中起着重要作用。

(3) 心钠素在缺氧引起的水电解质代谢紊乱中的作用：心钠素是近几年发现的由心房肌细胞产生并分泌的一类多肽类激素，具有强大的利钠、利尿和舒张外周血管的作用。研究发现，急性高原病血浆心钠素含量明显降低，并且症状越重者，心钠素含量越低，提示心钠素参与了高原缺氧引起的水电解质紊乱。

（二）急性重症高原病的血气变化

研究结果及讨论参见表11-3。

1. 急性重症高原病血气变化表现为pH=7.45±0.06，说明血液偏碱（出现碱中毒），$PaCO_2$为26.±5.55，CO_2排出明显增多，考虑与呼吸加深加快导致呼吸性碱中毒。

表11-3　239例急性重症高原病血气变化

检验项目	结　果
pH	7.45±0.06
PCO_2（mmHg）	26.89±5.55
HCT（%）	44.38±10.20
ABEE（mmol/L）	−3.91±3.32
Ang（mmol/L）	17.85±5.48
HCO_3^-（mmol/L）	18.22±3.85
SBC（mmol/L）	20.81±2.93
SBE（mmol/L）	−5.06±3.33
TCO_2（mmol/L）	15.93±3.18
TO_2（mmol/L）	18.66±4.38
SO_2（%）	83.36±8.19
PO_2（mmHg）	50.77±12.27

n=239

2. PO_2为50.77±12.27，存在明显严重的低氧血症。

3. HCO_3^- 18.22±3.85mmol/L，BE−5.06±3.33mmol/L，明显低于正常值、代谢性酸中毒或呼吸性碱中毒的代偿。

在重症高原病中存在代谢性酸中毒、低氧血症、呼吸性碱中毒混合存在的特殊表现。

由于大气与肺泡中氧分压差随着海拔高度的增加而缩小，这就直接影响肺泡气体交换、血液携氧和结合氧在组织中释放的速度，机体在进入高原后数分钟便会出现SaO_2下降，致使机体供氧不足，产生缺氧，且这种从大气到机体细胞线粒体的氧传送过程是呈瀑布式逐级递减降低，故也称"氧瀑布"。此时，为适应高原缺氧环境，机体会出现一系列的代偿性的适应性改变，包括通气量和心排出量的增加、酸碱平衡的调节、血液携氧能力的增强、氧离曲线形状的改变及对体循环、肺循环、脑循环和微循环的调控等。其中呼吸的加深加快，可通过通气量的增加而使机体的PaO_2代偿性升高，但由于过度的通气，其结果则可能导致$PaCO_2$排出过多，$PaCO_2$在短时间内下降，从而致使机体的酸碱平衡紊乱，出现呼吸性碱中毒。因此，在机体初暴露于高原缺氧环境时，如果不能及时地代偿性适应，则可能引发或启动机体一系列的代谢紊乱及病理生理改变，从而导致急性高原病的发生。所以，当个体急进高原时，及时纠正机体的缺氧状态和保持酸碱平衡，对预防和减少急性高原病的发生具有重要的意义。

（三）高原肺水肿水电解质酸碱平衡变化特点

高原肺水肿时肺动脉高压，肺循环血量增多，肺毛细血管内皮和肺泡上皮细胞受损，通透性增加，体液潴留及电解质转移，水电解质代谢障碍可使血管内液体增多,血浆胶体渗透压下降,微血管净滤过压升高,从而导致肺水肿的发生。凡是出现少尿者,较易发生急性高原病。国内有学者提到,HAPE患者可能存在液体潴留及体液转运失调等水电解质代谢障碍现象。

1. 有研究显示,高原肺水肿患者治疗前钾离子比治疗后偏低,但差异不显著。高原肺水肿血钾浓度减低原因考虑与急性缺氧导致细胞钠钾泵功能失常,以及高原肺水肿初期由于缺氧应激引起机体适应性轻度利尿反应、钾摄入少,抑或细胞外钾向细胞内转移等因素有关,其具体机制尚不明确。

2. 存在水潴留机制,有学者发现HAPE在排钠方面明显低于对照人群,明显存在着保钠排钾机制,同样水负荷实验也发现HAPE排尿能力明显下降。

3. 体液转运失调,一些研究亦证实HAPE患者体内醛固酮水平升高,这可能是由于急进高原后体内神经、内分泌的调节引起一系列的反应,或者因急性缺氧引起钠敏细胞敏感性降低,或者尿钠激素水平低下,从而导致敏感人群的水电解质代谢障碍。

4. 血气分析表现出 PaO_2 下降,$PaCO_2$ 一定程度降低,$D(A-a)O_2$ 增大。

5. 高原肺水肿的水电解质酸碱平衡治疗特点包括,在临床治疗高原肺水肿时,利尿治疗作为基础治疗,HAPE患者体内存在着水电解质代谢障碍,这为指导临床对HAPE患者进行有效迅速的治疗提供了有力的直接依据,但是,引起HAPE患者水电解质代谢障碍的真正原因仍待进一步研究。通常临床上使用呋塞米类快速利尿药进行治疗已达到减轻肺泡水肿的目的;使用利尿治疗时,应注意监测血电解质变化,如果过度利尿,易导致血电解质紊乱,尤其是低钾血症,则对病情不利。临床治疗上,过度利尿则可能加重低钾血症,临床治疗中应注意及时预防。

(四)高原脑水肿时水及电解质、酸碱平衡变化特点及治疗

重症急性高原病患者由于个体钠离子、钾离子、钙离子代谢的紊乱,可引起机体及其组织细胞的钠水潴留和一系列血管活性物质及自由基的大量产生,从而加重机体各组织器官的缺氧性损害,严重者可导致MODS的发生,危及患者生命。

1. 水钠潴留

当个体暴露于缺氧环境后,机体由于缺氧、抗利尿激素、肾素-血管紧张素-醛固酮系统及心钠素等影响,导致机体水电解质代谢障碍,出现水钠潴留。缺氧严重时,机体分解代谢增强,细胞ATP活性明显改变,可出现血钾增高。

2. 脑细胞内外钙离子浓度的改变

缺血缺氧时,脑细胞内ATP酶可在10~15min耗尽,质子泵停止转运,钾离子外溢,钙离子大量内流。同时,细胞内磷脂酶及脂肪酶活性增加,肌浆网和线粒体内的钙离子大量释放,导致脑细胞内外钙离子浓度差迅速发生改变,使脑细胞内钙呈超负荷状态,血清钙下降。钙离子的这种代谢改变,不仅抑制线粒体的功能,加速膜磷脂降解,促使蛋白质溶解,而且钙离子还向平滑肌转移,导致脑血管痉挛,并激活ATP酶,使残余ATP酶消耗降解,产生一些缩血管物质及自由基。

3. 一些重症病例出现重度低钠血症及中枢性尿崩症表现

尿量明显增多,每日量可达2500ml以上,考虑与重度缺氧导致脑垂体部分坏死及功能失调,导致抗利尿激素分泌不足,尿液化验表现为低比重尿及低渗尿。根据病情严重性及病程长短,可表现为暂时性尿崩症及永久性尿崩症,这

种情况一旦发生，即使大量补充液体，亦很难纠正，死亡率极高。

4. 易并发MODS

重症急性高原病患者易并发MODS和电解质代谢紊乱，且死亡患者尤其明显，这可能是重症急性高原病患者机体持续缺氧导致了机体的电解质代谢紊乱，同时电解质代谢紊乱反过来进一步加重了机体各组织器官的缺氧性损害。

5. HACE的治疗注意事项

在重症急性高原病的诊治过程中，应加强电解质代谢的监测，并依据电解质代谢情况及时有效地给予相应的处理，对减轻组织器官缺氧性损害，减少MODS的发生，提高治愈率，降低死亡率具有重要意义。

五、血气分析

急性重症高原病患者因机体内环境紊乱，常伴有多脏器功能损害，特别是肺和肾功能障碍，极易并发动脉血气异常和酸碱平衡紊乱，严重的酸碱平衡紊乱又可影响重要脏器的功能，有时往往成为患者致死的直接原因。因此，及时正确地识别和处理常是治疗成败的关键因素之一，而且在救治过程中动态监测动脉血气变化对急性重症高原病的治疗更具有指导意义。

血气分析是指动脉血或静脉血中不同类型气体和酸碱物质进行分析的技术过程，可评价氧合、通气及酸碱平衡，还可评价肺脏、肾脏及其他器官的功能状态，是急性重症高原病的重要监测指标。

（一）常用的监测参数及正常值

1. 动脉血氧分压

动脉血血浆状态的氧分压，可判断有无低氧血症及程度。分为轻度（60～80mmHg）、中度（40～60mmHg）、重度（<40mmHg）。

2. 混合静脉血氧饱和度

混合静脉血取血部位在肺动脉或右心房，也可直接测量混合静脉血样饱和度，正常值为35～45mmHg。SvO_2反映几乎全部微血管床的平均氧代谢水平，上腔静脉血饱和度（$ScvO_2$）与SvO_2有相关性。

感染性休克复苏时，$ScvO_2>70\%$可显著改善预后。

$ScvO_2<70\%$或$ScvO_2>90\%$均可使死亡率增加，与组织细胞氧利用障碍相关。

3. $P(a-v)O_2$

$P(a-v)O_2$指PaO_2与PvO_2之差，反映组织细胞氧利用情况。正常值为60mmHg。

4. 动脉血二氧化碳分压

动脉血二氧化碳分压指溶解在动脉血中的CO_2产生的压力，正常值为35～45mmHg（表11-4）。

5. pH（H-H公式）

pH取决于血液中碳酸氢盐缓冲对（$HCO_3^-/PaCO_2$），正常值为7.35～7.5（7.4）。

pH<7.35称酸中毒或酸血症，pH>7.45时称为碱中毒或碱血症；pH正常不代表不存在酸碱失衡。

6. 碳酸氢根

(1) 实际碳酸氢盐：HCO_3^-实际测量动脉血中HCO_3^-含量。正常值为25±3mmol/L。

AB受代谢和呼吸双重影响。AB下降提示代谢性酸中毒；呼吸性碱中毒时，代偿性AB升高；代谢性碱中毒、呼吸性酸中毒，代偿性AB正常，

表11-4 $PaCO_2$分析

$PaCO_2$（mmHg）	血中情况	肺泡通气状态
>45	高碳酸血症	通气不足
35～45	正常血碳酸	通气正常
<35	低碳酸血症	通气过度

也不一定正常；呼吸性酸中毒＋代谢性酸中毒，AB 可正常。

(2) 标准 HCO_3^-（SB）：全血在标准状态下（PCO_2 40mmHg，体温 37.0℃，氧合血红蛋白 100%）混合测得动脉血中 HCO_3^- 的含量（正常 25±3mmHg）。

排除呼吸因素，SB 上升为代谢性碱中毒，SB 下降为代谢性酸中毒。

7. 阴离子间隙

AG 是指血浆中未测定阴离子与未测定阳离子差值，即 AG = $[Na^+]-\{[Cl^-]+[HCO_3^-]\}$。

AG 是反映代偿性酸碱失衡的一项指标。正常值为 8～16mmol/L。

AG 增加，指示代谢性酸中毒，如乳酸酸中毒、尿毒症、酮症酸中毒；AG 减少，提示低蛋白血症。

AG 在临床应用需注意，血气分析需同步与电解质测定，排除试验性误差；动态监测意义更大。

8. 乳酸

现代的血气分析有乳酸直接测量值。乳酸清除依赖于肝细胞功能。

取血部位为动脉或中心静脉。

乳酸的三个影响因素为全身性缺氧或休克、局部组织灌注不足、组织性线粒体功能障碍。

分型包括轻型（＜2.0mmol/L）、中型（2.0～3.0mmol/L）、重型＞（4.0mmol/L）。

（二）血气分析基本知识

血气分析重点了解患者的 3 个生理过程及酸碱平衡公式。

1. 3 个生理过程

$PaCO_2$ 反映的是肺泡通气的变化，氧含量代表组织细胞氧合，H-H 公式代表酸碱平衡状态。为了将人体血液 pH 维持在 7.4 左右，机体通过细胞内外的缓冲系统、肾脏调节、肺脏调节 3 个机制来维持。

(1) 细胞内和细胞外缓冲系统：最重要的是 CO_2/HCO_3^-。

(2) 肾脏调节：碳酸的排泄和碳酸氢盐重吸收调节 HCO_3^-。

(3) 肺脏调节：调节肺泡通气量，对血中 CO2 分压进行调节。

2. HenderSon-Hasselbalch 公式（H-H 公式）

H-H 公式即 pH = pK(6.1)+logHCO_3^-/0.03×PCO_2，pH ≈ HCO_3^-/PCO_2。

酸中毒时，从 H-H 公式可看出，HCO_3^- 浓度降低，PCO_2 浓度升高，均可出现酸中毒。

碱中毒时，从 H-H 公式可看出，HCO_3^- 浓度升高，PCO_2 浓度降低，均可导致碱中毒。

（三）血气分析判读

血气指标目的为合理评估肺泡通气、氧合、酸碱平衡。

1. 患者环境信息

患者环境信息包括吸入氧气（FIO_2）和大气压（环境）。

2. 其他化验检查

其他化验检查包括患者以前的血气分析，同步查患者电解质、血糖、尿素氮、血红蛋白和血细胞容积、肺部 X 线、肺功能。

3. 临床信息

临床信息包括病史、体格检查、呼吸频率、生命体征、呼吸努力程度，精神状态、组织灌注及乳酸。

面对一份血气报告，需要全面了解患者情况，进行分析，而不能仅仅面对一份孤立的血气数据，它指示的信息非常有限，必须了解患者全部临床和试验室描述。

（四）动脉血气分析

1. 第一步

根据 H-H 公式评估血气数值的一致性。

$$[H^+] = 24 \times PaCO_2 / HCO_3^-$$

pH 与 [H$^+$] 数值不一致，测血气结果是错误的，具体数值参见表 11-5。

2. 第二步

判断是否有酸血症或碱血症，pH＜7.35 为酸血症；pH＞7.45 为碱血症；pH 正常，则看 HCO_3^- 和 PCO_2，如有一项或两项异常患者可能存在混合型酸碱紊乱。

3. 第三步

判断原发性酸碱紊乱是呼吸性还是代谢性。

$$pH \approx HCO_3 / PCO_2 \text{（H-H 公式）}$$

pH 与 $PaCO_2$ 改变相反，即原发性呼吸性酸碱紊乱；pH 与 $PaCO_2$ 改变相同，即代谢性酸碱紊乱。

pH＜7.35，$PaCO_2$ 升高，即原发性呼吸性酸中毒；HCO_3^- 降低，即原发性代谢性酸中毒。

pH＜7.45，$PaCO_2$ 降低，即原发性呼吸性碱中毒；HCO_3^- 升高，原发性代谢性碱中毒。

$PaCO_2$ 改变方向相同：①呼吸性酸中毒，pH 降低，$PaCO_2$ 升高。②代谢性酸中毒，pH 降低，$PaCO_2$ 降低。③呼吸性碱中毒，pH 升高，$PaCO_2$ 升高。④代谢性碱中毒，pH 升高，$PaCO_2$ 升高。

HCO_3^- 和 $PaCO_2$ 的代偿变化力图使 HCO_3^-：$PaCO_2$ 比值正常和 pH 值正常。$PaCO_2$ 每增高 10mmHg，生化缓冲 HCO_3^- 升高 1mmol/L；$PaCO_2$ 每降低 10mmol/g，生化缓冲 HCO_3^- 降低 1mmol。

4. 第四步

分析阴离子间隙（代谢性酸中毒）。

$$AG = [Na^+] - \{[Cl^-] + [HCO_3^-]\}$$

正常值为 12±4mEg/L。AG＜12mEg/L 见于

表 11-5　pH 与 [H$^+$] 数值

pH	H$^+$（mmol/L）
7.0	100
7.05	89
7.0	79
7.15	71
7.20	63
7.30	50
7.35	45
7.40	40
7.45	35
7.5	32
7.55	28
7.60	25
7.65	22

低蛋白血症。血浆血蛋白下降 1gm/dl，阴离子间隙下降 2.5mEg/L。

AG＞16mmol/L 病因为内源性酸性产物增加，包括酮症酸中毒（饮酒、饥饿、糖尿病）、乳酸中毒、外源性酸性物质增多（阿司匹林、甲醇）、排泄能力下降（急性肾衰竭）。

其中，乳酸中毒是因为组织氧合作用受损，灌注不足，组织进行性缺氧，乳酸形成增加，或由于肝衰竭乳酸代谢减少。

排泄能力下降病因为 HCO_3^- 丢失、腹泻、肠瘘、2 型肾小管性酸中毒；肾脏排泄能力下降病因为 1 型肾小管性酸中毒、醛固酮减少症。

5. 第五步

判断是否存在代偿（表 11-6 和表 11-7）。

表 11-6 酸碱平衡紊乱分析

异 常	pH	原发异常	代 偿
代谢性酸中毒	↓	HCO_3^- ↓	$PaCO_2$ ↓
代谢性碱中毒	↑	HCO_3^- ↑	$PaCO_2$ ↑
呼吸性酸中毒	↓	$PaCO_2$ ↑	HCO_3^- ↑
呼吸性碱中毒	↑	$PaCO_2$ ↓	HCO_3^- ↓

表 11-7 原发事件导致 HCO_3^- 或 $PaCO_2$ 变化

原发性	异 常	代偿性
pH ↓ ≈ HCO_3^- ↓ / $PaCO_2$	代谢性酸中毒	pH ↓ ≈ HCO_3^- ↓ / $PaCO_2$ ↓
pH ↑ ≈ HCO_3^- ↑ / $PaCO_2$	代谢性碱中毒	pH ↑ ≈ HCO_3^- ↑ / $PaCO_2$ ↑
pH ↓ ≈ HCO_3^- / $PaCO_2$ ↑	呼吸性酸中毒	pH ↓ ≈ HCO_3^- ↑ / $PaCO_2$ ↑
pH ↑ ≈ HCO_3^- / $PaCO_2$ ↓	呼吸性碱中毒	pH ↑ ≈ HCO_3^- ↓ / $PaCO_2$ ↓

参考文献

[1] Singh I, Capila OC, Khanna PK. High atitude pumonary edema[J]. Lancet, 1965, 1:229.

[2] 杜翔, 王宇亮, 崔淑娣. 高原肺水肿患者水电解质代谢障碍的研究[J]. 高原医学杂志, 2003, 13(1):14-16.

[3] 吕永达. 急性高山反应程度的生理评价[J]. 应用生理学杂志, 1985, 1:81.

[4] 牟信兵. 急性高原病患者血浆肾素-血管紧张素-醛固酮系统及脑脊液变化[J]. 中国应用生理学杂志, 1993, 9(4):371.

[5] Staub NC. Pulmonary edema due to increased microvascular permeability[J]. Ann Rev Med, 1981, 32:291-314.

[6] 郑必海, 李素芝, 李珣, 等. 重症急性高原病患者电解质代谢紊乱与多脏器功能障碍的关系[J]. 中华内分泌代谢杂志, 2009, 25(3):306-308.

[7] 牟信兵. 急性高原病患者血浆肾素-血管紧张素-醛固酮系统及脑脊液变化[J]. 中国应用生理学杂志, 1993, 9(4):371.

[8] Lawrence Martin, M.D. 动脉血气分析-快速解读[M]. 幸健保, 张建初. 第二版. 北京:中国医药科技出版社, 2006.

[9] 高玉琪. 高原病理生理学[M]. 北京:人民卫生出版社, 2006.

[10] Spasovski G, Vanholder R, Allolio B, et al. Clinical practice guideline on diagnosis and treatment of hyponatraemia[J]. Intensive Care Medicine, 2014, 40(6):924-924.

[11] 刘大为, 邱海波. 重症医学:2011. 北京:人民卫生出版社, 2010.

[12] 刘大为. 实用重症学[M]. 第二版. 北京:人民卫生出版社, 2017:200-209, 753-822.

[13] 吴天一. 我国高原医学研究进展(热烈祝贺中华医学会成立九十周年)[J]. 高原医学杂志, 2005, 15(1):1.

[14] 殷振杰, 壶发光. 高原脑水肿与脑脊液酸碱失衡关系的研究进展[J]. 高原医学杂志, 2004, 14(1):58.

第 12 章 急性重症高原病与脓毒症、MODS 之间的关系

一、概论

我国高原地域辽阔，随着高原的开发与建设，进入高原的人群逐年增多，高原病的发病率有增无减，危害极大。大量研究证实，急性重症高原病患者病情严重，如治疗不及时或无效治疗，可发展为急性呼吸窘迫综合征、脓毒症、多脏器功能障碍。多项研究表明，急性高原病并发 MODS 的发病率为 2.6%，而死亡率高达 50%～90%。高原低氧对人体普遍存在多系统多器官损害，且以心、肺、脑、肝、肾等出现障碍频率较高，并可发展为 MODS 或 MOF。急性重症高原病与全身炎症反应综合征可能有着共同的发病基础，它们可能是同一病因条件下病程发展的不同阶段，在引起 MODS 上可能有着共同的损伤通路。急性重症高原病与、脓毒症、MODS 是一个进行性发展的临床过程，不同阶段可以表现出不同的临床特点。所以我们要明确急性重症高原病与脓毒症、MODS 之间的关系及病理过程，对减少急性重症高原病的死亡率有重大意义。

二、急性重症高原病与脓毒症、MODS 之间的关系及病理过程

机体进入高原后，因为高原低压性低氧及高原环境，机体为适应低氧环境发生生理性低压性应激反应，多数个体通过机体调节、代偿，逐渐适应高原环境，一部分人群发生急性轻症高原病（低氧过度代偿），大多表现为良性的临床经过，其中一部分患者在多种致病因素作用下，机体因持续缺氧而导致的组织器官损伤，造成内分泌代谢紊乱、急性肾功能衰竭、急性高原胃肠损伤，出现电解质酸碱平衡紊乱，高原肺水肿、高原脑水肿等急性重症高原病发生。以上损伤加上缺氧所致的全身炎症反应及脂质过氧化反应等一系列的改变均加重了缺氧对机体的二次打击级联反应，发展为 SIRS。SIRS 进一步发展可形成脓毒症，病情严重者甚至可导致 MODS。MODS 是一个连续的进行性发展的病理生理过程，MODS 是 MOF 的早期阶段，MOF 是最后的结局。它们是一个疾病发展的不同阶段及病理生理过程。

急性重症高原病临床特征呈急性进行性、序贯性多脏器损伤，因为 MODS 与急性重症高原病在发病上有某些共同的病理生理基础，早期急性重症高原病可能含有生理性低氧应激反应，发病快、易治疗。而随病情发展，可激活炎症反应、凝血及自由基，导致炎症级联反应失控，发生 MODS，而 MODS 则以失控性炎症级联反应为主导。有研究显示，通过对急性重症高原病的

死亡病例尸检发现，双肺病理几乎都伴有肺部的炎症、水肿及炎症渗出性病变，胃肠黏膜密集针尖大小的出血点，甚至有溃疡穿孔，实质脏器心、肝、脾、肾均有充血、浊肿或脂肪变，肾上腺皮质可见出血，部分病例胰腺亦有点状出血，并常伴有脑脑细胞肿胀、脑组织水肿、脑神经胶质网水肿、胶质细胞变性及脑血管病变，肺、心、肝、脾、肾、胃肠亦存在不同程度的病理改变。急性重症高原病患者在血管舒缩因子、炎症因子、免疫系统、纤溶系统及氧自由基代谢系统的合成释放及代谢方面都存在着严重的失衡，这些都可能是导致重症急性高原病并发 MODS 的重要机制。由此可以看出，急性高原病患者存在多系统多器官损害，重症急性高原病患者可发展为 MODS 或多器官功能衰竭。由此可以发现，高原地区急性重症高原病患者由于机体持续暴露于高原缺氧环境而持续受到低氧的侵袭，在机体不能及时有效地代偿适应的情况下，患者普遍存在着多系统多器官损害，最终导致 MODS。因此，在急性重症高原病的救治过程中，力争早发现、早预防、早救治，在救治过程中应尽量制定统筹兼顾的治疗措施，早期预防 MODS 和各脏器衰竭

的发生，加强重要器官功能的保护，这样对促进高原地区重症急性高原病患者的康复和降低其病死率都有着积极的意义（图 12-1）。

三、脓毒症

SIRS 是指机体在各种严重感染、创伤、缺血及再灌注损伤等因素刺激下产生的一种失控性全身炎症反应的统称，是 MODS 的前奏。SIRS 的实质是机体过多地释放各种炎症介质与细胞因子，引起炎症失控和免疫紊乱。它是一种原发病因可能不同，而发病机制及病理生理改变则相同的全身性炎症反应过程。

这些感染和非感染因素对机体不仅可造成直接损伤（原发性损伤），而且由于各种炎性介质及细胞因子的释放还可造成机体的间接损伤（继发性损伤），并且后者往往能左右危重病的转归和预后。

从 SIRS 到脓毒症到严重脓毒症到 MODS 到 MOF 是一个连续、进行性发展的动态变化过程，它们存在共同的发病机制，过度（或称失控）性炎症反应贯彻其中。临床医生应当关注此过程的发生、发展和变化，致力于正确认识，及时干

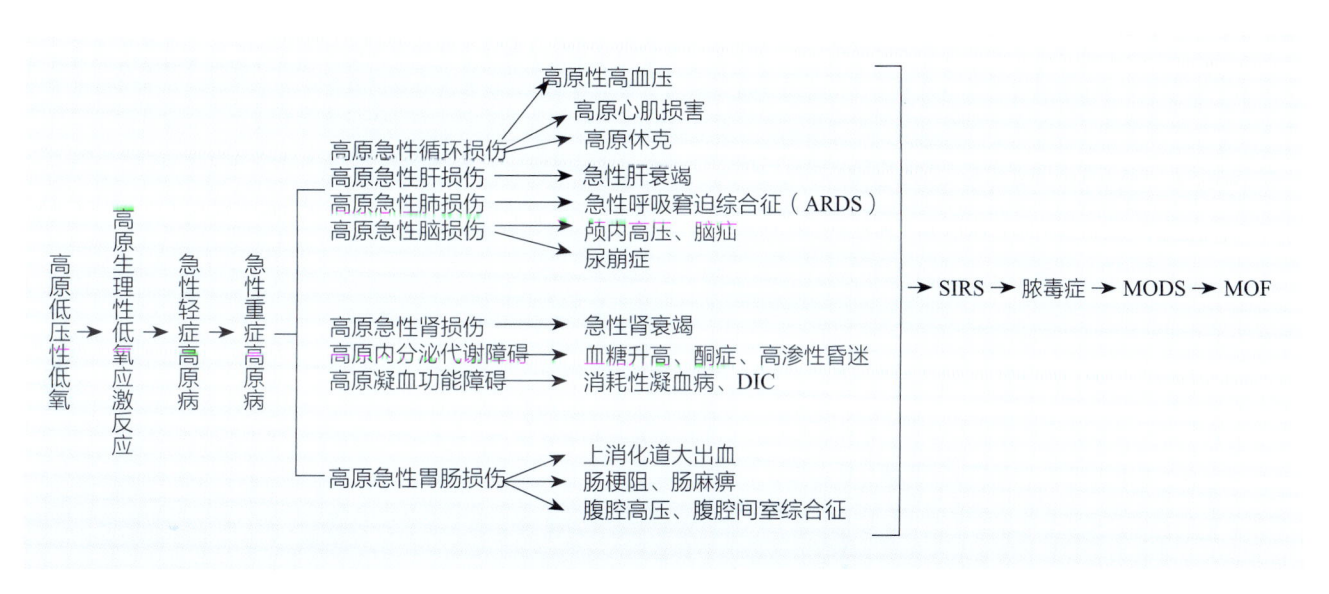

▲ 图 12-1　急性重症高原病与脓毒症、MODS 之间的关系及病理过程

预，以期中断或逆转其病理生理的发展变化，提高疾病的治愈率。

（一）脓毒症定义及诊断标准

1. 定义为机体对感染反应失调所致的危及生命的器官功能障碍。

2. 诊断标准为感染（表12-1）或可疑感染合并 SOFA 评分（表12-2）在基础值上增加≥2分。

3. 感染性休克为脓毒症的一个亚型，表现为循环和代谢异常。

4. 感染性休克的诊断标准为充分液体复苏后，平均动脉压仍然需要升压药维持在 65mmHg 以上，并且血乳酸＞2mmol/L。

5. 脓毒症筛查标准，即 GCS 评分≤13 分，收缩压≤100mmHg，呼吸频率≥22 次/分，该标准被命名为快速 SOFA 评分（qSOFA）。存在感染并符合 qSOFA 中的任何两条标准，即可认为存在脓毒症。

表 12-1 全身性感染的临床诊断标准

感染已确定存在或高度怀疑，并具备以下某些情况

全身情况
- 发烧（体温＞38.3℃）
- 低温（体温＜36℃）
- 心率＞90 次/分或＞年龄正常值 2 个标准差（SD）
- 呼吸急促（呼吸＞20 次/分）
- 意识障碍
- 明显水肿或液态正平衡（24h 超过 20ml/kg）
- 高血糖症（血糖＞7.7mmol/L，原无糖尿病）

炎症参数
- 白细胞增多（白细胞＞12×10⁹/L）
- 白细胞减少（白细胞＜4×10⁹/L）
- 白细胞计数正常但伴有不成熟细胞＞10%
- 血浆 C 反应蛋白＞正常值 2 个标准差
- 血浆前抑钙素＞正常值 2 个标准差

血流动力学参数
- 低血压（SBP＜90mmHg，MAP＜70mmHg，或成人 SBP 下降幅度＞40mmHg，或低于年龄正常值 2 个标准差）
- 混合静脉血氧饱和度＞70%
- 心脏指数＞3.5L/（min·m²）

器官功能障碍参数
- 动脉血氧含量过低（PaO₂/FiO₂＜300mmHg）
- 肌酐增高＞44.2μmol/L
- 凝血异常（INR＞1.5 或 APTT＞60s）
- 肠麻痹（听不到肠鸣音）
- 血小板减少（＜100×10⁹/L）
- 高胆红素血症（血浆总胆红素＞70μmol/L）

组织灌注参数
- 高乳酸血症（＞3mmol/L）
- 毛细血管再充盈时间延长或皮肤出现花斑

表 12-2　全身感染相关性器官功能衰竭评分标准 SOFA

	1 分	2 分	3 分	4 分
呼吸系统 PaO_2/FiO_2（mmHg）	<400	<300	<200 机械通气	<100 机械通气
凝血系统血小板	$<150 \times 10^9/L$	$<100 \times 10^9/L$	$<50 \times 10^9/L$	$<20 \times 10^9/L$
胆红素（mg/dl）	1.2～1.9	2.0～5.9	6.0～11.9	>12
循环系统低血压	MAP<70mmHg	DoPa≤5 Do6u（无论剂量如何）	DoPa>5 或 Epi≤0.1 NE≤0.1	DoPa>15 Epi>0.1 NE>0.1
中枢神经系统格拉斯哥昏迷量表	13—14	10—12	6—9	<6
肌酐（mg/dl）	1.2～1.9	2.0～3.4	3.5～4.9	>5
尿量（ml/d）			<500	<200

MAP. 平均动脉压；DoPa. 多巴胺；Do6u. 多巴酚丁胺；NE. 去甲肾上腺素；Epi. 肾上腺素

（二）脓毒症诱因（图 12-2）

1. 感染（包括细菌感染、病毒感染、真菌感染）引起的菌血症。
2. 严重的创伤、烧伤、胰腺炎、缺血、缺氧、休克。
3. 严重的应激反应
4. 急性重症高原病，造成组织脏器损害。
5. 物理、化学作用。

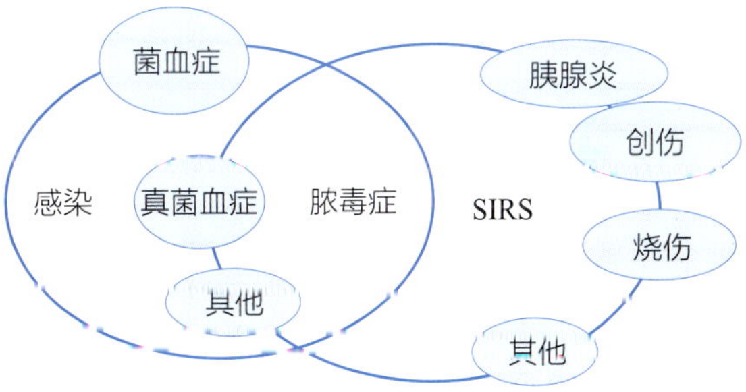

▲ 图 12-2　脓毒症诱因

（三）脓毒症机体反应及发病机制（图 12-3）

1. 触发全身炎症反应

感染与非感染触发了全身炎症反应途径，由感染触发的途径称"病原分子相关模式"（PAMP），非感染触发途径称"危险相关模式"（DAMP），前者配体是病原微生物，后者是机体组织细胞受损，在应激状态下释放内源性物质。全身炎症反应是促炎细胞素及其他促炎物质直接驱动，感染不是唯一原因，高原低压性低氧，造成组织、器官的损伤，即可触发驱动促炎细胞素及促炎物质，导致 SIRS，并发展成脓毒症。

2. 内皮细胞的激活和损伤

成人内皮细胞总面积达到 400m²，是人体最大的器官或系统，内皮细胞直接与血液接触，血液中物质和浓度（低氧）发生变化，首先被内皮细胞感知并做出反应，导致内皮细胞损伤。

内皮细胞与"多糖包被"共同组成屏障功能，多糖包被含有抗凝血酶和过氧化物歧化酶，炎症反应使其降解，加之黏附分子的参与，使血小板和炎性细胞容易黏附和聚集，阻塞微循环。

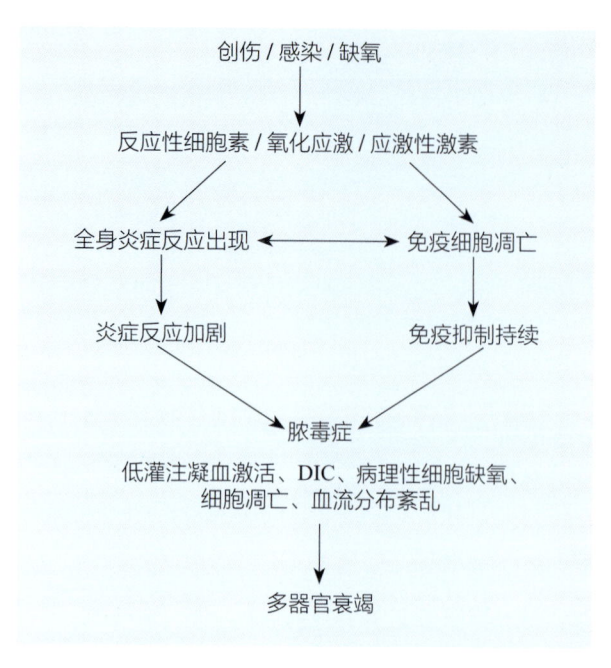

▲ 图 12-3 脓毒症发生发展示意图

高原低氧对全身血管内皮细胞的损伤，激活凝血瀑布，导致 MODS 的发生。

3. 炎症失控和免疫紊乱

机体对上述诱因造成机体的损伤，通过宿主的炎症反应进而激活白细胞、毛细血管内皮细胞、单核巨噬细胞系统及其他炎性反应产物，产生并释放大量炎性介质，是导致脓毒症发生的基本原因。

内源性炎性介质，包括血管活性物质、细胞因子、趋化因子、氧自由基、急性期反应物质、生物活性脂质、血浆酶系统、纤维蛋白溶解产物，引起瀑布样炎症反应。它们失控后，引起全身各个系统器官的广泛损伤，形成二次打击，最终导致毛细血管通透性增加，血小板黏附，纤维蛋白沉着，白细胞与内皮细胞粘连，中性粒细胞外溢及脱颗粒，释放蛋白酶及氧自由基等，引起局部组织或远隔器官的损伤。新近研究发现，在急性重型高原病的发生发展中，中性粒细胞的过度激活也是导致全身炎症反应和高原多脏器功能障碍综合征的主要因素。同时，免疫功能紊乱在脓毒症发生发展过程中有主要作用，全身性感染的发生、发展和机体过度释放众多炎性介质，导致失控性全身炎症反应。

4. 胃肠损伤

胃肠损伤是 MODS 的枢纽，也是炎症反应的扩增器。

研究证实，高原缺氧可造成胃肠黏膜上皮损伤，使黏膜的免疫屏障作用减弱，导致胃肠黏膜上皮坏死，使胃肠黏膜完整性被破坏，细菌及毒素得以侵入。因此，肠道屏障功能一旦破坏，肠道细菌入血，引起细胞因子级联反应，使白细胞和内皮细胞表达大量黏附分子，进而激活中性粒细胞，释放多种蛋白水解酶和氧自由基，从而导致炎症反应扩大和多脏器功能障碍。

5. 凝血功能紊乱

全身炎症反应可激活凝血系统，组织因子出现导致凝血激活，组织因子与凝血因子Ⅶ结合形成复合体，所以外源性凝血的启动是全身炎症反应，是对凝血系统影响最早、最重要的步骤。全身炎症反应使凝血系统处于高凝状态，血管内广泛微血栓形成，在此过程中，凝血物质被大量消耗，发生消耗性凝血病。

6. 血流分布紊乱

脓毒症是机体对损伤的反应，已经从有益走向有害，从保护走向破坏，是一个失调状态。外周血流分布紊乱是脓毒症典型的循环表现。血流分布量与代谢不相匹配的异质性，部分循环短路，血管开放或过度灌注。同时，微循环障碍进一步加重组织缺血缺氧。

（四）脓毒症治疗

1. 液体复苏

液体复苏：①立即开始治疗及复苏，初始液体复苏中加入人血白蛋白。②液体复苏时前 3h 至少注入晶体液 30ml/（kg·h），对初始及后续血容量补充以晶体液为首选。③初始复苏的液体治疗以血流动力学评估为指导（容量负荷试验BPS）。④应用缩血管药物时，推荐初始平均动脉压目标为65mmHg。⑤对乳酸升高和组织低灌注患者，乳酸正常化为目标指导复苏（EGDT）。⑥不推荐羟乙基淀粉用于脓毒症的血容量补充。

2. 抗菌治疗

抗菌治疗：①应在应用抗菌药物前，常规留取合适的微生物培养标本，进行2套血培养（血氧菌及厌氧菌）。②在识别脓毒症和感染性休克后，在1h内开始静脉应用抗生素。③抗生素应用：用一种或多种抗菌药物进行经验性广谱治疗，以便覆盖所有可能的病原微生物。④一旦鉴定出致病菌，改为窄谱特异性治疗。⑤一般抗生素应用7～10天。

3. 血管活性药物

去甲肾上腺素仍然是治疗脓毒性休克患者的首选血管加压药，因其缩血管作用升高平均动脉压，与多巴胺相比可能更有效地纠正低血压，有较低的死亡率和心律失常危险。多巴酚丁胺用作一线用药使用时未发现对死亡率有不利影响，它可改善血流动力学和灌注指数，降低乳酸水平。

血管活性药物：①以去甲肾上腺素为缩血管药物的首选。②为达目标MAP，在用去甲肾上腺素同时加用血管加压素（0.03U/min）或肾上腺素，减少去甲肾上腺素用量。③不用小剂量的多巴胺保护肾脏。④对充分液体复苏和缩血管药物应用，有持续低灌注证据的患者，应用多巴酚丁胺。⑤应放置动脉导管监测有创血压。

4. 糖皮质激素

对充分液体复苏及血管活性药物应用，血流动力学稳定不建议应用，对血流动力学不稳定，建议静脉应用氢化可的松200mg。

5. 血液制品

成人血红蛋白降至7g/dl，才输注红细胞。无明显出血，但血小板<10000/mm³（10×10⁹/L）或有高出血风险，PCT<20×10⁹/L，存在活动性出血或进行手术及有创操作应给予血小板治疗，维持PLT≥50×10⁹/L。

6. 镇静镇痛

对于继续机械通气的脓毒症以特定消定终点为目标，实施最小化的连续或间断镇静。

7. 血糖控制

血糖控制：①流程化血糖管理，空腹连续2次血糖水平>180mg/dl，启动胰岛素输注。②推荐对接受胰岛素输注患者每1～2小时监测血糖，待血糖和胰岛素输注速度稳定后，改为每4小时1次。③建议采用动脉血进行床旁血糖检测。

8. CRRT治疗

CRRT治疗：①CRRT治疗应用于脓毒症和急性肾损伤患者。②血流动力学不稳定患者行CRRT，连续肾脏替代治疗以方便液体平衡管理。

9. 碳酸氢钠应用

对于低灌注或乳酸血症，pH≥7.15，不建议应用碳酸氢钠。

10. 静脉血栓形成

推荐应用低分子肝素和普通肝素，预防静脉血栓，首选低分子肝素。

11. 预防应激性溃疡

对于有胃肠道出血风险因子的应预防应激性溃疡，首选质子泵抑制剂或H₂受体拮抗药。

12. 营养治疗

营养治疗：①对能够肠内喂养的脓毒症或感染性休克患者，早期启动肠内营养。②无法启动肠内营养的不推荐，前7天单独或与肠内喂养联合给予肠外营养。③对于肠内营养的脓毒症建议早期启动肠内喂养而非完全禁食或仅给予葡萄糖。④不推荐使用ω-3脂肪酸作为免疫添加剂。⑤喂养不能耐受者可给予胃肠动力药。⑥不建议应用硒制剂、精氨酸、谷氨酰胺治疗脓毒症和感染性休克。

13. 机械通气

机械通气：①脓毒症诱导急性呼吸窘迫综合征成人患者，目标潮气量 6ml/kg，平台压上限 30cm，PEEP 应用较高，实施肺复张，$PaO_2/FiO_2<150$，应俯卧位通气。② $PaO_2/FiO_2<150mmHg$，应用神经肌肉阻滞药。③无组织低灌注表现，确定为急性呼吸窘迫综合征患者，采用保守性输液策略。④无气管痉挛，不推荐应用 $β_2$ 受体激动药。⑤机械通气脓毒症患者，床头抬高 30°～40°，防止误吸，预防呼吸机相关肺炎。

14. SSC 集束化治疗

早期目标导向液体治疗是定量复苏方案，它设置了复苏的生理目标用以恢复脓毒症休克患者组织灌注，这对于脓毒症诱导组织低灌注的改善及稳定脓毒症休克至关重要。

目标导向治疗可分为白金 3 小时和黄金 6 小时，3 小时复苏的脓毒症集束化治疗，包括 4 条，即：①乳酸，监测血乳酸水平，大于 4mmol/L 立即给予液体复苏 30ml/（kg·h）。②感染源，细菌培养（血培养保本）。③抗生素，立即给予合适的广谱抗生素。④晶体液，建立静脉通路，给予晶体液。6 小时复苏的脓毒症集束化治疗，包括 4 条：①血管活性药，早期 6h 内给予，维持 $MAP≥65mmHg$。② CVP，8～12mmHg（机械通气后 12～15mmHg）。③ $ScvO_2≥70\%$ 或 $SvO_2≥65\%$。④乳酸，控制乳酸<4mmol/L，液体复苏 30ml/（kg·h）。

15. 血流动力学监测

（1）CVP 和肺动脉楔压：CVP 和 PAWP 是分别反应右心室舒张压和左心室舒张压的指标。CVP8～12mmHg 和 PAWP12～15mmHg 为早期治疗目标。

（2）中心静脉血氧饱和度 $ScvO_2$ 和 SvO_2：$ScvO_2$ 是早期液体复苏的监测指标，SvO_2 反映组织器官摄取氧的状态。

SvO_2 比较早地反映病情变化，正常 SvO_2 为 65%～75%，SvO_2 下降，表示心输出量减少，血红蛋白氧结合力降低，出现贫血，组织氧耗增加。

（3）血乳酸：反映组织的缺氧状态，乳酸生成增多，脓毒症患者>4mmol/L，死亡率达 6%。

（4）组织氧代谢：胃肠道血流低灌注导致黏膜细胞缺血、缺氧，H^+ 释放增加，与 CO_2 聚积，消化道黏膜 pH 值（pHi）是反映胃肠组织细胞氧合状态的主要指标，pHi>7.30 存活率明显高于 pHi<7.30。

16. 免疫治疗

脓毒症免疫抑制是导致脓毒症患者死亡的主要原因，大多数患者并非死于过度炎性反应，而是死于后续的免疫抑制阶段。随着 PICS 的发现及广泛的认可，越来越多的研究开始转向免疫调节治疗。主要研究的药物有粒细胞 - 巨噬细胞集落刺激因子、IL-7、IFN-γ，许多临床前研究证实了这些免疫调节剂可以恢复 T 细胞的功能并且提高患者生存率。

四、多器官功能障碍综合征

（一）概念

多器官功能障碍综合征指机体受到感染、创伤等打击后，同时或序贯发生两个以上器官功能障碍以致衰竭的临床综合征，病情进一步发展，出现多器官功能衰竭。MOF 的主要机制为机体对病损失代偿反应，所以控制原发病，改善氧代谢为 MODS 治疗的手段。

（二）发病机制

1. 促炎 / 抗炎平衡失调

促炎 / 抗炎平衡失调表现为大量炎症介质释放，全身过度的炎症反应及组织器官功能受损，免疫反应失控放大。

2. 肠道细菌/毒素移位

肠道是机体最大的细菌和毒素库，也是MODS发生始动器官。肠道细菌和毒素移位，激活肠道及相关的免疫炎症细胞，大量炎症介质释放，也是炎症反应失控的策源地。

3. 缺血-再灌注、自由基损伤

缺血-再灌注和自由基损伤是MODS重要机制：①缺血缺氧致氧输送不足，组织细胞受损，氧利用障碍。②缺血-再灌注激活氧自由基。③内皮细胞损伤及中性粒细胞作用，促进炎症反应。④缺血缺氧引起组织细胞损伤是MODS重要原因。⑤重症急性高原病患者电解质紊乱可引发机体的钠水潴留，导致血管活性物质及氧自由基的大量产生，从而加重各脏器的损害，导致多脏器功能障碍。

4. 二次打击学说

创伤感染休克、高原低压性低氧等导致早期直接损伤，为第一次打击。第一次打击是轻微的，但早期损伤激活了机体免疫系统，炎症细胞预激活状态，一部分患者病情稳定、恢复；如病情进展、恶化，发生二次打击，免疫系统爆发性激活，炎症介质释放，炎症反应失控，导致组织器官致命性损害。

5. 细胞病性缺氧

细胞病性缺氧是因为线粒体功能障碍。尽管细胞或细胞内线粒体达到正常氧分压，但组织摄取氧、利用氧障碍，导致ATP合成受限。细胞病性缺氧机制包括：①内毒素等毒性物质及酸中毒对线粒体酶的直接抑制。②线粒体合成ATP辅助因子及底物不足。③氧自由基产生增加，线粒体膜破坏。

（三）MODS诊断及临床分期

MODS诊断及临床分期详见表12-3。

（四）MODS诊断标准

MODS诊断标准详见表12-4。

（五）MODS治疗原则

MODS的治疗原则目前主要治疗包括病因治疗和器官功能支持。

1. 消除诱因，控制原发病

积极消除引起MODS的诱因和病因控制原发病是MODS治疗的关键，方案如下：①严重感染应用有效抗生素，引流病灶。②创伤，早期清创，充分引流。③保护胃肠道功能，避免肠胀气、肠麻痹。④积极纠正休克。

2. 改善机体氧代谢

改善机体氧代谢，纠正组织缺氧，主要包括提高氧供、降低氧耗、提高组织细胞利用氧的能力。目前提高氧供是改善组织缺氧最可行的手段，需具备3个条件：①正常的血红蛋白含量。②正常的心功能和有效循环血容量。③通过氧疗使$SaO_2>90\%$。另外，可根据病情适当使用血管活性药物保证组织灌注。降低氧耗易被忽视，可通过镇静、降低体温等手段实现。

主要手段为增加氧供，降低氧耗，提高组织细胞对氧利用。

3. 呼吸支持

呼吸支持是提高氧输送和降低氧耗的重要手段之一。研究显示，肺过度充气会增加炎症反应，因此临床通常采用肺保护通气策略，呼吸衰竭和急性呼吸窘迫综合征的患者应采用6ml/kg低潮气量机械通气。体外膜肺氧合（ECMO）有助于肺组织修复。

4. 代谢支持

机体处于高应激状态，此时高分解代谢，蛋白质分解，脂肪分解，糖异生增加，糖利用降低。

表 12-3 多器官功能障碍综合征的临床分期和特征

	第 1 阶段	第 2 阶段	第 3 阶段	第 4 阶段
一般情况	正常或轻度烦躁	急性病容、烦躁	一般情况差	濒死感
循环系统	容量需要增加	高动力状态、容量依赖	休克、心排血量下降	血管活性药物维持血压、水肿、SvO_2 下降
呼吸系统	轻度呼吸性碱中毒	呼吸急促、呼吸性碱中毒、低氧血症	严重低氧血症、急性呼吸窘迫综合征	高碳酸血症、气压伤
肾脏	少尿、利尿药反应差	肌酐清除率下降、轻度氮质血症	氮质血症、有血液透析指征	少尿、血透时循环不稳定
胃肠道	胃肠胀气	不能耐受食物	肠梗阻、应激性溃疡	腹泻、缺血性肠炎
肝脏	正常或轻度胆汁淤积	高胆红素血症、PT 延长	临床黄疸	转氨酶升高、严重黄疸
代谢	高血糖、胰岛素需要量增加	高分解代谢	代谢性酸中毒、高血糖	骨骼肌萎缩、乳酸酸中毒
中枢神经系统	意识模糊	嗜睡	昏迷	昏迷
血液系统	正常或轻度异常	血小板降低、白细胞增多或减少	凝血功能异常	不能纠正的凝血障碍

表 12-4 多器官功能障碍综合征的诊断标准

	诊断标准
循环系统	收缩压低于 90mmHg，并持续 1h 以上，或需要药物支持才能使循环稳定
呼吸系统	急性起病，动脉血氧分压 / 吸入氧浓度（PaO_2/FiO_2）≤200mmHg（无论是否应用 PEEP），正位胸部 X 线片见双侧肺浸润，肺动脉楔压≤18mmHg 或无左方压力升高的证据
肾脏	血肌酐＞2mg/dl，伴有少尿或多尿，或需要血液净化治疗
肝脏	血胆红素＞2mg/dl，伴有转氨酶升高，大于正常值 2 倍以上，或已出现肝性脑病
胃肠	上消化道出血，24h 出血量超过 400ml，或胃肠蠕动消失不能耐受食物，或出现消化道坏死或穿孔
血液	血小板＜50×10^9/L 或降低 25%，或出现 DIC
代谢	不能为机体提供所需能量，糖耐量降低，需要用胰岛素；或出现骨骼肌萎缩、无力等表现
中枢神经系统	GCS＜7 分

5. 建立整体观点及抗凝治疗

MODS 凝血机制紊乱，早期处于高凝状态，易发展成 DIC，应常规给予抗凝治疗。机体在低压性低氧等致病因素作用下，肝、心、肾、脑、肺、内分泌、凝血、胃肠在第一次打击下，可发生急性轻症高原病（高原反应），器官发生轻微损伤。在应激不足或超应激时，激活机体免疫系统及补体、自由基，发生爆发性激活，炎性介质大量释放，炎症失控，发生上述多个脏器损伤，发展成 SIRS，然后到脓毒症，再到 MODS，最后到 MOF。这是一个连续进行性发展的动态变化过程，它们存在共同的发病机制，失控性炎症反应贯彻其中。我们应对疾病的发生、发展、变化过程，致力于早期认识，及时干预，以期中断或逆转病理生理的发展变化，提高疾病治愈率。

参考文献

[1] Singer M,Deutschman CS,Seymournb CW,et al.The third International consensus definitions for sepsis and septic shock(Sepsis-3)[J].JAMA,2016,315(8):801-810.

[2] Abraham E.New definitions for sepsis and septic shock continuing evolution but with much still to be done[J]. JAMN,2016,315(8):757-759.

[3] Seymour CW,LU vx,Iwashyna TJ,et al. Assessment of clinical criteria for sepsis for the third international consensus definitions for sepsis and septic Shock(Sepsis-3)[J]. JAMA,2016,315(8):762-774.

[4] Shankar-Hari M,Phillips GS,Levy ML,et al.Developing a new definition and assessing new clinical criteria for septic shock:for the third international consensus definitions for sepsis and septicShock(Sepsis-3)[J].JAMN,2016,315(8):775-787.

[5] Rhodes A, Evans L E, Alhazzani W, et al. Surviving Sepsis Campaign: International Guidelines for Management of Sepsis and Septic Shock. 2016[J]. Intensive Care Medicine, 2017, 43(3):304-377.

[6] Reinhart K,Gluck T,Levine DM,et al.CD14 receptor occupancy in severe sepsis[J].Crit Care Med,2004,32:1100-1108.

[7] Goldfarb RD,Parker TS,Levine DM,et al. Protein-free phospholipids emulsion treatment improved cardiopulmonary function and survival in porcine sepsis[J].Am J Physiol Regul Integr Comp Physiol,2003,284:550-557.

[8] 俞森洋.SIRS、sepsis、严重 sepsis 和 MODS 的诊断标准[J]. 临床肺科杂志,2009,14(1):1-2.

[9] Bocie RC,Balk RA,Cerra FB,et al. Definitions for sepsis and organ failure and guidelines for the use of inn-ovaljve therapies in sepsis[J].Chest,1992,101:1644-1655.

[10] 周其全,刘福玉,郑必海,等.白细胞与白细胞介素增高在急性高原病并发多器官功能障碍中的作用及临床意义[J].中国危重病急救医学,2007,19(10):588-592.

[11] 周其全,刘福玉,郑必海,等.3184 例重型急性高原病患者并发多器官功能障碍综合征的结果分析[J].中国危重病急救医学,2007,19(1):36-40.

[12] 周其全,张世范.急性重型高原病并发多器官功能障碍综合征的早期诊断与临床救治[J].解放军医学杂志,2010,35(10):1182-1186.

[13] 刘大为,邱海波,严静.中国重症医学专科资质培训教材[M].北京：人民卫生出版社,2013,1-10.

[14] Deitch EA,Xu D,Kaise VL.Role of the gut in the development of injury and shock induced SIRS and NODS:the gut-lymph hypothesis,a review[J].Front Biosci,2006,11:520-528.

[15] Baue AE.MOF,MODA,andSIRS:what is in a name or an acronym[J].Shock,2006,26:438-449.

[16] 高炜,张世范,张德海,等.急性高原病合并多脏器功能障碍综合征(附9例报告)[J].西北国防医学杂志,2004,25(1):7-10.

[17] 张世范,吴天一.危重病急症与多脏器功能障碍—高原与平原[M].北京：人民军医出版社,2004,7:375-389.

[18] Fein AM,Calalang MG.Acute lung-injury acute respiratory distress syndrome in sepsis and sepsis shock[J]. Crit Care Clin,2000,16(2):289-294.

[19] 周其全,张世范.中性粒细胞过渡激活在急性高原病伴多脏器功能障碍中的作用及其机制[J].临床军医杂志,37(2):308-311.

[20] 郑必海,李素芝.重症急性高原病患者电解质代谢紊乱与多脏器功能障碍的关系[J].中华内分泌代谢杂志,2009,25(3):306-307.

[21] 李素芝,郑必海,周其全,等.高原地区重症急性高原病并发多器官功能障碍的结果分析[J].高原医学杂志,2006,16(1):5-8.

[22] 汤德柱.氧自由基在急性高原脑水肿中的作用[J].高原医学杂志,1998,8(2):63-65.

[23] 张世范,吴天一.全身炎症反应综合征与急性高原反应综合征的关联性研究和思考[J].西北国防医学杂志,2007,28(2):81-83.

[24] 吴天一.高原肺水肿与急性呼吸窘迫综合征[J].高原医学杂志,2001,11(2):62-66.

[25] 李素芝,郑必海,李殉,等.缺氧性胃肠功能障碍与重症急性高原病多脏器功能障碍的关系[J].中华消化杂志,2008,28(10):713-714.

第13章 急性重症高原病相关分子生物学研究

一、概论

分子生物学是研究核酸蛋白质等生物大分子的功能、形态、结构特征及其重要性和规律性的科学，现代生物学的发展越来越多地应用分子生物学的理论和方法进行研究。分子生物学的快速发展是在多学科相互渗透、综合融会而产生并建立起来的。我们在急性重症高原病的诊疗及研究过程中，也不断发现分子生物学产生的相关作用机制。为此，我们进行了相关研究。现报告如下。

二、材料与方法

1. 资料

收集我院2016年住院的急性重症高原病患者50例。取治疗前后血浆、-70℃低温保存，患病为进入高原海拔3798±921.84m的人群。男性43例，女性6例，年龄38.63±12.34岁，治疗地海拔2800m，大气压为70.70～53.28kPa，氧分压为14.20～11.16kPa。

2. 方法

检测采用放射免疫分析法，试剂盒由北京爱迪博生物科技有限公司提供。代理美国Benefcial Solution公司adipobioscience试剂盒。

酶标仪：产地USA，品牌Molecular Devices，型号E_{max}。

洗板机：产地USA，品牌Molecular Devices，型号Skan Washer 400。

摇床：产地USA，品牌Labnet，型号Orbit P4。

振荡器：产地USA，品牌VCao2WR，型号VM-3000。

离心机：产地USA，品牌VWR，型号Galaxy Mini。

移液器：产地USA，品牌Eppendorf，型号10/100/200/1000μl。

枪头：产地USA，品牌Axygen，型号T-300/T-200/T-1000。

分析软件：产地USA，品牌SOFTmax，型号PRO 4.3 LS。

诊断病例均符合中华医学会第三次全国高原医学学术讨论会急性重症高原病诊断标准。

3. 统计学处理

应用SPSS18.0版软件包完成处理，数据以均数±标准差（$\bar{X}±S$）表示，计量数资料用t检验。计数资料用卡方检验，两组间采用配对样本t检验，相关分析采用皮尔逊相关检验，$P<0.05$认为具有统计学差异。

三、结果分析

1. 炎症反应及凝血类相关因子四项

四项分别为纤溶酶原激活物抑制物-1、血

浆嗜铬蛋白-A（CHGA）、生长停滞特异性基因产物-6（Gas6）、晚期糖基化终末产物受体（SRAGE）（表13-1）。

2. 脂肪类相关因子五项

脂肪类相关因子五项分别为内脏脂肪素、脂联素、瘦素、血浆五聚素-3、抵抗素（表13-2）。

四、讨论

1. 炎症反应类、凝血类相关因子的变化及病理生理

（1）纤溶酶原激活物抑制物 1：我们研究了50例急性重症高原病治疗前后的血浆 PAI-1 的变化，发现具有统计学意义，考虑 PAI-1 可能参与了急性重症高原病的发病经过，对研究急性重症高原病的发病机制有重要意义。

PAI-1 作为丝氨酸蛋白酶抑制剂家族的一员，是组织纤溶酶原激活物及尿激酶纤溶酶原激活物的主要生理抑制剂（图13-1）。PAI-1 是一个单链糖蛋白分子，分子量50 000，由379个氨基酸残基组成，分子结构上包含一个富含β-折叠的分子体和一种暴露在外不稳定的活性中心。活性中心的氨基酸 Arg346-Met347 可与 tPA 或 uPA 活性中心的丝氨酸发生不可逆的共价结合，形成1∶1复合物，导致 tPA 或 uPA 酰基化而失活。

纤溶酶原激活物有两种，组织型纤溶酶原激活物和尿激酶型纤溶酶原激活物，两者可使纤溶酶原转换成纤溶酶，同时体内还存在纤溶系统抑制剂，主要为 PAI-1，主要由血管内皮细胞产生，

表13-1 急性重症高原病炎症反应及凝血类相关因子四项对照研究

检验项目	治疗前	治疗后	P 值
PAI-1（ng/ml）	12.73 ± 7.54	7.42 ± 2.41	0.000
CHGA（ng/ml）	85.77 ± 56.93	76.75 ± 36.58	0.032
SRAGE（pg/ml）	1218.04 ± 849.60	904.99 ± 397.96	0.034
Gas6（pg/ml）	2.06 ± 1.00	1.75 ± 0.32	0.05

$n=50$

PAI-1. 纤溶酶原激活物抑制物-1；CHGA. 血浆嗜铬蛋白-A；SRAGE. 晚期糖基化终末产物受体；Gas6. 生长停滞特异性基因产物-6

表13-2 急性重症高原病脂肪类激素五项对照研究

检验项目	治疗前	治疗后	P 值
Visfatin（ng/ml）	2.53 ± 1.98	1.54 ± 0.91	0.004
Resistin（pg/ml）	10.03 ± 5.92	6.59 ± 2.88	0.01
ADI（pg/ml）	3.05 ± 1.64	3.02 ± 1.27	0.939
Leptin（pg/ml）	7.36 ± 5.62	3.80 ± 3.31	0.001
PTX-3（pg/ml）	7.88 ± 5.20	1.39 ± 0.73	0.000

$n=50$

Visfatin. 内脏脂肪素；Resistin. 抵抗素；ADI. 脂联素；Leptin. 瘦素；PTX-3. 血浆五聚素-3

```
                        纤溶酶原激活物（tPA、uPA）
              ......    ......    纤溶酶原激活物抑制物（PAI-1）
                          ↓         ↓
              纤溶酶原 ─────────────────→ 纤溶酶

              纤维蛋白原 ──→ 纤维蛋白 ──→ 纤维蛋白降解产物 FDP
```

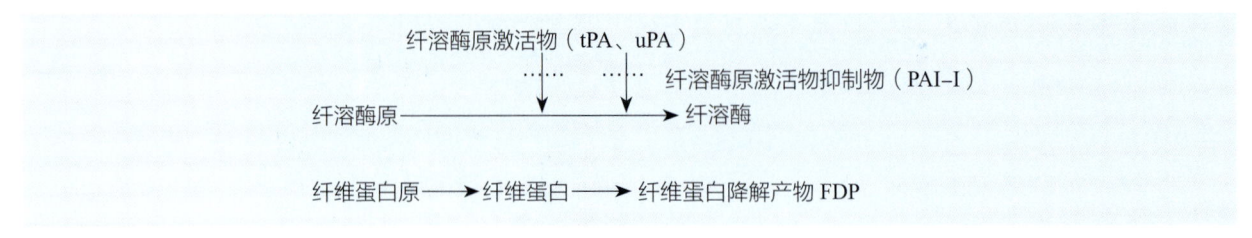

▲ 图 13-1 纤溶系统组成

通过与 tPA 和 uPA 结合，从而抑制 tPA 及 uPA 合成。纤溶系统中 tPA 是纤溶过程中的主要启动因子，而 PAI-1 是纤溶酶主要抑制因子，tPA、PAI-1 是反映纤溶系统功能的主要因子。

通过对急性重症高原病治疗前后血浆 PAI-1 的照研究表明：发病时 PAI-1 升高为 12.73±7.54，治愈后 PAI-1 为下降 7.42±2.41，$P=0.000$ 具有统计学意义。PAI-1 升高，参与了急性重症高原病的发病，使急性重症高原病纤溶活性降低，使急性重症高原病发病时机体处于高凝状态，导致纤溶系统失衡。PAI-1 升高，导致凝血功能紊乱，机体处于高凝状态，与肺血管血栓形成有密切相关，导致肺动脉压进一步升高，可促进和加重高原肺水肿。PAI-1 对急性重症高原病的发生、发展及预后起重要作用。同时也给治疗急性重症高原病带来了新的希望，可应用小剂量 tPA 治疗，使纤溶功能恢复正常。

纤溶系统的失衡、血浆 PAI-1 水平升高导致纤溶能力下降，通过减少沉积在动脉内膜表面纤维蛋白的降解加速动脉硬化形成。PAI-1 有助于斑块的进展，提示 PAI-1 导致机体动脉硬化的稳定斑块发展为不稳定斑块，斑块破裂出血，形成血栓。所以，急进高原人群容易发生急性心肌梗死或脑梗死。

同时 PAI-1 还具有对在人体结缔组织的纤溶、炎性反应、补体激活和凝血、演变等过程中可对蛋白起到非常重要的抑制降解的作用；另外，其对 uPA 和 tPA 具有特异性的抑制作用，从而影响细胞的诸多生理功能。正常状态下的机体血液中凝血、抗凝、纤溶等多个系统可以维持一种稳定的动态平衡状态，然而急性高原病的发生往往会引起凝血的异常和内源性纤溶功能的紊乱，打破凝血、抗凝和纤溶系统之间的动态平衡状态，所以对 PAI-1 的研究对急性重症高原病的治疗提供了新的思路和方法。

(2) 嗜铬粒蛋白 -A：我们研究了 50 例急性重症高原病治疗前后的血浆 CHGA 的变化，发现具有统计学意义。考虑 CHGA 可能参与了急性重症高原病的发病经过，对研究急性重症高原病的发病机制有重要意义。自身对照研究发现，CHGA 治疗前为 85.77±56.93，治疗后为 76.75±36.58，$P=0.032$，具有统计学意义，认为 CHGA 参与了急性重症高原病的发病机制。

嗜铬粒蛋白 -A 是神经肽类家族蛋白成员之一，分子量约 48kDa，为酸性，是一种亲水分泌蛋白，广泛分布于神经内分泌细胞的嗜铬颗粒内。作为激素前体，它可被分泌泡或血液中多种蛋白酶分解，形成特异性片段，发挥重要的生物学效应。CHGA 参与了急性重症高原病的发病机制的可能机制如下。

血浆 CHGA 是神经肽类家族中的一员，广泛分布于神经内分泌系统，主要的生物学作用包括：在高尔基网膜上选择性的调节靶肽激素和神经递质聚集；促进高尔基网的通透性，参与钙及儿茶酚胺的代谢。现已证实，CHGA 有不同的蛋白水解位点，有三个片段，分别为血管抑制因子 -1 和血管抑制因子 -2、胰抑素、儿茶酚抑素。因半衰期长，故其是评估整个神经内分泌系统活性的强有力的指标。我们考虑CHGA升高是否对高原脑水肿的发生、发展、临床转归及预测有重要的价值，是否是高原脑水肿特异、敏感、可靠的生化标记物，是否对高原脑水肿早期诊断及分型、预后有重要意义，仍需进一步研究。

CHGA具有调节机体能量代谢、细胞内外钙平衡，抑制儿茶酚胺释放，抑制炎症反应，参与组织修复，抑制细胞凋亡。

CHGA分泌可能与胰岛素水平相关，发挥与胰岛素相反作用，促进脂肪分解，抑制葡萄糖利用，使血糖升高。

CHGA是一种前体肽，在不同组织中表达发挥各种生物学作用，对保持机体内环境稳定及平衡有重要生物学意义。CHGA参与体内能量代谢、维持细胞内外离子平衡。

CHGA参与机体的炎症反应，调节儿茶酚胺的分泌和释放，对抵抗外来微生物的伤害有重要作用。

(3) 可溶性晚期糖基化终末产物受体(sRAGE)：晚期糖基化终末产物受体是一种免疫球蛋白超家族跨膜受体，居于多配体受体，可以与多种配体结合，包括胞内域、跨膜段、胞外域，产生多种生物学效应。可溶性晚期糖基化终末产物受体是RAGE的内源性分泌型，由RAGE的mRNA选择性剪接产生的不同异形体，因缺乏跨膜段，在循环系统中含量很高。目前sRAGE已被看作一种可靠的炎症生物标记物。

我们研究了50例急性重症高原病治疗前后的血浆sRAGE的变化，发现具有统计学意义，考虑sRAGE可能参与了急性重症高原病的发病经过，对研究急性重症高原病的发病机制有重要意义。自身对照研究发现，治疗前sRAGE为1216.04±849.60，治疗后下降至为904.99±397.96，$P=0.034$，具有统计学意义，认为参与了急性重症高原病的发病机制。

sRAGE参与了急性重症高原病的发病机制可能如下。

sRAGE是由自身针对RAGE炎性配体的诱导效应而上调，与配体相结合，从而阻止组织或细胞遭受进一步的损伤。

sRAGE直接作用于组织细胞，拮抗缺氧损伤，其保护性作用与抑制氧化应激反应有关。

sRAGE减轻肺内炎症细胞浸润和肺毛细血管渗出，抑制肿瘤坏死因子TNF-α释放和病理改变，缓解肺损伤。

sRAGE改善肺内炎症细胞聚集、改善细胞间质水肿，减轻肺部失控的炎症反应和毒性物质对肺血管内皮细胞的损伤，阻断引起炎症反应扩大化，发挥肺保护作用，为临床相关性肺损伤的治疗提供新的策略。

sRAGE可通过拮抗RAGE的作用，抑制炎症部位中性粒细胞活化和聚集，抑制致炎因子，有更全面的抗炎作用。

sRAGE抑制炎症反应导致的微血管及心肌组织损伤，对保护心肌细胞有重要意义。

(4) 生长停滞特异性基因产物6：生长停滞特异性基因产物6是维生素K依赖蛋白家族成员、Axl家族的共同配体，是人类新发现的一类生长因子，广泛表达于各类细胞，它作用于细胞受体，具有广泛的生物学作用。

我们研究了50例急性重症高原病治疗前后的血浆Gas-6的变化，发现具有统计学意义，考虑Gas-6可能参与了急性重症高原病的发病经过，对研究急性重症高原病的发病机制有重要意义。自身对照研究发现，治疗前为0.21±0.10，治疗后为0.17±0.03，$P=0.05$，具有统计学意义，认为参与了急性重症高原病的发病机制。

Gas-6具有抗血管内皮细胞、平滑肌细胞凋亡的作用，可稳定清除凋亡坏死细胞，介导凋亡坏死细胞吞噬，避免组织细胞进一步坏死所引起炎症反应及自身免疫的发生，从而抑制细胞因子的产生。

Gas-6 促进炎症状态下细胞间相互作用，促进炎性反应，促进血栓形成，促进白细胞穿出，对使机体对抗炎症反应产生积极作用，是炎症反应独立危险因子。

Gas-6 可直接与 Gp Ⅱ 6/Ⅲ a 结合，继而引起血小板活化，促进 α 颗粒和致密颗粒内容物释放，TXA2 形成，增加血小板促凝活性、聚集反应和血栓回缩，对血栓形成有积极作用。

2. 急性重症高原病脂肪类激素变化及病理生理

脂肪组织不仅是一个能量储存器官，还是一个活跃的内分泌与免疫器官，它可以合成和分泌多种激素和细胞因子，如瘦素、肿瘤坏死因子、白细胞介素 6、脂联素、抵抗素、血管内皮生长因子、纤溶酶原激活物抑制剂。脂肪组织通过这些活性物质，与其他组织细胞之间进行信息传递，整合内分泌代谢和炎症信号，同时启动和维持了肥胖、胰岛素抵抗、糖脂代谢紊乱等一系列代谢异常。

急性重症高原病多见于体重指数较高的人群，我们对急性重症高原病患者进行了脂肪组织分泌的一系列脂肪因子的研究，分析它们与急性重症高原病的发病关系，以及脂肪因子分泌失调引起的多种代谢紊乱，现分析如下。

(1) 内脏脂肪素：2005 年，Fukuhara 等发现了一个在内脏脂肪细胞特异性高表达的 mRNA，即烟酰胺磷酸核糖转移酶（nicotinamide phosphoribosyl-trans-ferase，Nampt），是烟酰胺腺嘌呤二核苷酸（nicotinamide ade-nine dUncleotide NAD+）生物合成补救途径的限速酶，而 NAD+ 是细胞氧化还原的重要辅酶之一，内脏脂肪素是细胞外形式。内脏脂肪素与前 B 细胞克隆增强因子（pre-B cell colony-enhancing factor，PBEF）5′端结构一致。PBEF 是早期阶段 B 淋巴细胞的生长因子，主要在骨骼、肝脏中表达。在脂肪中表达的 PBEF 叫内脏脂肪素，因此又命名为 PBEF 和 Nampt。

我们研究了 50 例急性重症高原病治疗前后的血浆内脏脂肪素的变化，发现具有统计学意义，考虑内脏脂肪素可能参与了急性重症高原病的发病经过，对研究急性重症高原病的发病机制有重要意义。通过自身对照研究发现，治疗前为 2.53 ± 1.98，治疗后为 1.54 ± 0.91，$P=0.004$，内脏脂肪素的血浆表达明显高于治疗痊愈后的水平，具有显著的统计学意义。认为内脏脂肪素参与了急性重症高原病器官损伤的发病机制。

内脏脂肪素在急性重症高原病中内分泌代谢紊乱中发挥作用，具有类胰岛素样降血糖作用，通过激活胰岛素信号转导通路而发挥作用。其促进葡萄糖的摄取，抑制葡萄糖的释放，加速葡萄糖合成甘油三酯，从而降低血糖；同时，通过调节免疫和炎症作用而参与了胰岛素抵抗。

内脏脂肪素升高在肺水肿患者中可诱导凝血酶作用下的肺泡毛细血管通透性增加，高原肺水肿早期血管通透性增加可能是由内脏脂肪素表达引起。

内脏脂肪素主要由内脏白色脂肪中的巨噬细胞释放，巨噬细胞是炎症细胞，可能内脏脂肪素是一个重要促炎症反应因子，可诱导 TNF-α、hs-CRP、IL-1β、IL-6 多种炎性因子表达。推测内脏脂肪素可能与高原肺水肿炎症反应有关，提示内脏脂肪素可能是高原肺水肿的肺损伤标记物。

有研究证实，内脏脂肪素在冠状动脉不稳定斑块中高表达，提示内脏脂肪素在斑块的不稳定中发挥了关键作用，可能与动脉硬化患者进入高原后易发生心肌梗死或脑梗死有关。

内脏脂肪素的下调，可减少缺血及缺血 - 再灌注损伤引起的细胞凋亡，内脏脂肪素可减轻在体和离体条件下的心肌损伤。

内脏脂肪素是内皮细胞的保护蛋白，防止细胞凋亡、损伤、衰老。内脏脂肪素作为一种内皮细胞保护因子对抗各种应激反应。

内脏脂肪素对高原脑水肿促进细胞自噬，阻断神经元凋亡、坏死，降低线粒体损伤水肿，从而保护神经元。内脏脂肪素通过调节NAD^+、ATP含量，调控细胞氧化呼吸和能量代谢，发挥细胞保护作用。

总之，作为内源性炎性因子家族的一个新成员，内脏脂肪素与免疫细胞的信号传导、物质代谢、凝血、炎症抑制、获得性免疫激活和组织修复等生理过程关系密切。

(2) 抵抗素：抵抗素是新近发现的一种由脂肪细胞分泌的特异性多肽。抵抗素属于resistin-like（RELM）家族，也就是早期发现的FIZZ家族（found in inflammatory zone，FIZZ），又名ADSF（adipocyte secreted factor）或FIZZ3，是2001年Steppen等在研究噻唑烷二酮（TZD）的作用机制时发现的。因其与胰岛素抵抗有关而被命名。它是由白色脂肪组织分泌的多肽类激素，富含半胱氨酸和丝氨酸。

我们研究了50例急性重症高原病治疗前后的血浆抵抗素的变化，发现具有统计学意义，考虑抵抗素可能参与了急性重症高原病的发病经过，对研究急性重症高原病的发病机制有重要意义，通过自身对照研究发现，治疗前为10.03 ± 5.92，治疗后为6.59 ± 2.88，$P=0.01$。抵抗素的血浆表达明显高于治疗痊愈后的水平，具有显著的统计学意义，故认为抵抗素参与了急性重症高原病器官损伤的发病机制。

抵抗素可通过抑制胰岛素引起葡萄糖的摄取而引起血糖升高，可降低肝细胞、脂肪细胞和骨骼肌细胞对胰岛素的敏感性，引起胰岛素抵抗，血糖升高，参与高原病的内分泌代谢紊乱。

抵抗素对炎症反应有重要调控作用，参与缺氧引起肺部炎症反应，对高原肺水肿发病具有重要意义。

抵抗素作用于骨骼肌细胞、肝细胞、脂肪细胞，调节这些组织对胰岛素的敏感性，被认为是抗脂肪形成、调节糖代谢和诱导胰岛素抵抗的及炎症的控制因子。

抵抗素在人体更具有促炎症作用，可能是连接炎症与血栓形成的重要介质，特别是在血栓性疾病的发生、发展过程中起促进作用。

抵抗素可通过直接影响血管壁的内皮细胞、单核-巨噬细胞及平滑肌细胞的功能，促进动脉粥样硬化的发生、发展，加速粥样斑块破裂，可能是急性冠状动脉综合征发生的因素之一。此外，抵抗素升高可显著刺激肌酸激酶的表达并促进其释放，可使肌酸激酶水平为血清抵抗素水平正常的3倍。因此，抵抗素水平高低或可间接影响心肌缺血的发生、发展。

抵抗素可调节内皮功能，诱导内皮激活；还可促进血管细胞黏附分子和单核细胞趋化因子的表达，导致血管内皮损伤，诱发高原肺水肿。

抵抗素可直接作用于内皮细胞，调节ET-1、细胞间黏附分子-1、血管细胞黏附分子-1等的释放，其结果将直接造成血管内皮功能发生障碍，加重炎性反应及内皮功能的紊乱。

研究表明，炎症因子的表达释放与抵抗素浓度之间存在一定相关性，认为高抵抗素水平的状态可能是导致炎症发生的因素之一。

研究表明，高抵抗素水平可能会引起纤维溶解系统活性普遍降低，因此导致凝血系统活性失衡，从而促进纤维蛋白形成，进而加快血栓形成，使血液处于高凝血栓前状态。

(3) 脂联素：脂联素为脂肪组织特异分泌的一种激素蛋白，人类脂联素又叫胶原链接蛋白28（GBP28），由apM1基因编码表达，具有改善胰岛素抵抗、降低血糖、抗动脉硬化、抗炎等作用。

我们研究了脂联素在急性重症高原病中，治疗前后的变化，治疗前脂联素为 3.05±1.64，治疗后为 3.02±1.27，P=0.939，说明脂联素在急性重症高原病发病中无临床意义，发病前后血浆浓度无明显变化，说明脂联素未参与急性重症高原病器官损伤的发病机制。这可能是交感神经兴奋增加，导致肾上腺素和糖皮质激素分泌增加，TNF-α 和 IL-6 水平升高抑制脂联素分泌有关。

（4）瘦素：我们研究了 50 例急性重症高原病治疗前后的血浆瘦素的变化，发现具有统计学意义，考虑瘦素可能参与了急性重症高原病的发病经过，对研究急性重症高原病的发病机制有重要意义。通过自身对照研究发现，治疗前为 7.36±5.62，治疗后为 3.80±3.31，P=0.001。瘦素的血浆表达明显高于治疗痊愈后的水平，具有显著的统计学意义，故认为瘦素参与了急性重症高原病器官损伤的发病机制。

瘦素主要白色脂肪组织合成分泌、前体为 167 个氨基酸组成的蛋白质。其分子量为 16kDa，具有亲水性，与特异性运输蛋白结合，通过血脑屏障而发挥作用。

瘦素是一种多靶器官、功能广泛的蛋白激素，主要生理功能为抑制摄食增加能量消耗，调节生长发育，调节炎症反应及免疫功能，促上皮细胞的血管生长，保护消化系统功能，维持正常的血脂代谢。瘦素在急性重症高原病中作用如下。

在炎症反应中发挥了重要作用，瘦素浓度增加，可以促进 IL-2 的分泌和 T 淋巴细胞增殖，诱导外周血单核细胞 IL-6 和肿瘤坏死因子表达。瘦素在促进炎症介质的升级表达上发挥重要作用，对激活炎性介质及释放起到积极作用。

瘦素在急性重症高原病发生中，对内分泌代谢功能紊乱中发挥重要作用。瘦素能直接抑制基础与葡萄糖刺激的胰岛素分泌使血糖升高。另外，瘦素作用中枢神经，增加交感活性，使外周去甲肾上激素分泌增加，激活脂肪细胞膜的 β₃ 受体，后者将存的能量转化为热能释放出去，使能量消耗增加，抑制脂肪合成，使分解代谢增强，在疾病中起到积极作用。

瘦素可增加交感神经系统活性，提高代谢率，使去甲肾上腺素释放激素活性增加，在急性缺氧及疾病初期起到代偿性作用，并产生一系列的病理生理作用。

瘦素即有缩血管功能，也可促进内皮细胞释放 NO，增加钠排出及利尿作用。瘦素升高可促进脂肪细胞表达血管紧张素原增加，间接通过经典的肾素血管紧张素系统使血压升高。

瘦素调控磷酸烯醇或丙酮酸羟激酶的基因表达，促进肝脏对乳酸摄取，刺激肝糖产生，使血糖升高。

瘦素有血小板聚集作用，提示在急性重症高原病中有促进肺小动脉的血栓形成的作用。

（5）血浆五聚素 3：我们研究了 50 例急性重症高原病治疗前后的血浆五聚素 3 的变化，发现具有统计学意义，考虑 PTX3 可能参与了急性重症高原病的发病经过，对研究急性重症高原病的发病机制有重要意义。通过自身对照研究发现，PTX3 在急性高原病发病时水平升高为 7.88±5.20，而治疗痊愈后下降至 1.39±0.73，P=0.000，具有非常显著的统计学意义，故认为 PTX3 参与了急性重症高原病器官损伤的发病机制。

五聚体蛋白按分子量大小分为长链五聚体和短链五聚体，C 反应蛋白、血清淀粉样蛋白 P 物质为短链五聚体蛋白，而 PTX3 为长链五聚体蛋白，又称为肿瘤坏死因子刺激基因 14（TSG14），两者均为炎症急性期的反应蛋白。PTX3 由五个亚单位组成，所以又叫五聚素。五聚素包括PTX3、PTX4、NP1和NP2，其中，PTX3是最早发现的长链PTX。PTX3来源于肝外的各种组织和细胞产生，主要由血管内皮细胞、巨噬细胞、脂肪细胞在IL-1、IL-6、TNF-α等作用下分泌，PTX3是外合成的，可以直接反应血管的炎症状态，是一个局部组织炎症反应标记物。

PTX3在急性重症高原病，特别是高原肺水肿中发挥重要作用，其机制如下。

PTX3作为炎症急性期反应蛋白，在炎症因子刺激下迅速升高，调节炎症反应。PTX3在肺水肿中的血管内皮细胞或肺泡内皮细胞的炎症反应中发挥重要作用，有望成为高原肺水肿早期诊断、早期预测、病情评估及预后的生物学指标。

PTX3在炎症及损伤中由多种细胞产生，广泛参与机体的各种炎症反应并调节体液免疫，在疾病的发生、发展中具有重要作用，提示炎症反应的激活在急性重症高原病中的发病机制。

研究发现，PTX3蛋白在炎症条件下可结合外源抗原，从而激活补体、启动吞噬等免疫效应，升高有助于减轻炎症反应。在损伤组织中，PTX3与纤维蛋白结合又能发挥组织修复作用。

因此，PTX3蛋白是抗感染反应和组织修复的关键成分。

参考文献

[1] 龚国胜，陈竺，王振义. PAI-1的分子生物学研究进展[J]. 上海第二医科大学学报, 1991,11(4):346-348.

[2] 张海英，刘志. sRAGE对脂多糖介导的小鼠急性肺损伤的保护作用[J]. 山西医药杂志, 2007,36(9):788-790.

[3] 李祖新，苏国生，劳炳焕. 嗜铬蛋白A在心血管疾病中的应用新进展[J]. 海南医学, 2013,24(7):1012-1014.

[4] 路雅茹，秦勤，赵炳让. PAI-1基因与血栓性疾病[J]. 中国分子心脏病学杂志, 2002,1(2):34-37.

[5] 吴俊. Gas6系统研究进展[J]. 中国医学前沿杂志(电子版), 2011,3(3):53-65.

[6] Tjwa M, Bellido-Martin L, Lin Y, et al. Gas6 promotes inflammation by enhancing interactions between endothelial cells, platelets, and leukocytes[J]. Blood,2008,111(8): 4096-4105.

[7] Fargnoli JL, Sun Q, OlenczukD, et al. Resistin is associated with biomarkers of inflammation while total and high-molecular weight adiponectin are associated with biomarkers of inflammation, insulin resistance, and endothelial function[J]. European Journal of Endocrinology, 2010, 162(2):281.

[8] Calabro, P. Resistin Promotes Smooth Muscle Cell Proliferation Through Activation of Extracellular Signal-Regulated Kinase 1/2 and Phosphatidylinositol 3-Kinase Pathways[J]. Circulation,2004,110(21):3335-3340.

[9] Bumeti MS, Lee CW, Kinnaird T D, et a1. The Potential role of resistin in atherogenesis[J]. Atherosclerosis,2005,182(6):241-248.

[10] Borradaile N M, Pickering J G. Nicotinamide phosphoribosyltransferase imparts human endothelial cells with extended replicative lifespan and enhanced angiogenic capacity in a high glucose environment[J]. Aging Cell, 2009, 8(2):100-112.

第14章 急性重症高原病血流动力学监测

一、血流动力学基础理论

（一）Frank-Starling定律及心功能基础理论

1. Frank-Starling定律

Frank于1895年和Starling于1915提出了生理学中著名的"Frank-Starling心脏做功定律"，简称Starling定律。定律提示：在一定范围内，前负荷增加可使心脏肌肉受到伸展，心肌纤维长度增加，引起心肌收缩力增强。也就是说，增加静脉回心血量引起心室充盈压力增加时，心输出量随着心室充盈压力的增加而增加，即使主动脉阻力显著增加，心输出量也增加或不变。简而言之，在生理限度范围内，静脉回心血量越多，心室舒张末期容积越大，心脏收缩力越强。

调节心输出量的三个重要因素是前负荷、后负荷、收缩力。前负荷定义为在心肌开始收缩之前被施加在心室壁上的被动张力，即心室内压。前负荷决定舒张末期的肌节长度，决定心肌收缩力。也就是说，增加前负荷会增加心肌收缩力，进而增加搏出量，从而增加心输出量（图14-1）。

心功能曲线图提示如下。

（1）充盈压12～15mmHg：是人体最适前负荷，表明在初长度达到最适前负荷之前，搏动随初长度的增加而增加。

（2）充盈压在15～20mmHg：曲线渐远平坦，说明前负荷在上线范围内变动时对泵血功能影响不大。

（3）充盈压高于20mmHg：曲线平坦，轻度下倾，但不出现明显降支，表明心室充盈压即使很高，搏动基本不变或轻度减少。

2. 心功能基础理论及心功能分区图（左心室压力容积环与心功能分区图）

（1）左心室压力-容积环（P-V环）（图14-2）：具体如下。

舒张期充盈（A～B）：起于房室瓣开放，心室快速充盈，以后缓慢充盈，最后心房收缩。随着心室容积增加，心室腔压力略升高，升高程度与心室顺应性有关。

等容收缩期（B～C）：起于房室瓣关闭前，终止半月瓣开放前，心室肌收缩，心室内压力迅速升高，心室内容积不变。

射血期（C～D）：当左心室压力大于主动脉压时，左心室射血开始，早期心室肌强烈收缩，心室内压力上升达顶峰E点，而后心室内压力下降，低于主动脉压，半月瓣关闭，射血结束。

等容舒张期（D～A）：半月瓣关闭后，心室舒张，心室内压力下降，但房室瓣尚未打开，心

第三篇　急性重症高原病相关研究
第14章　急性重症高原病血流动力学监测

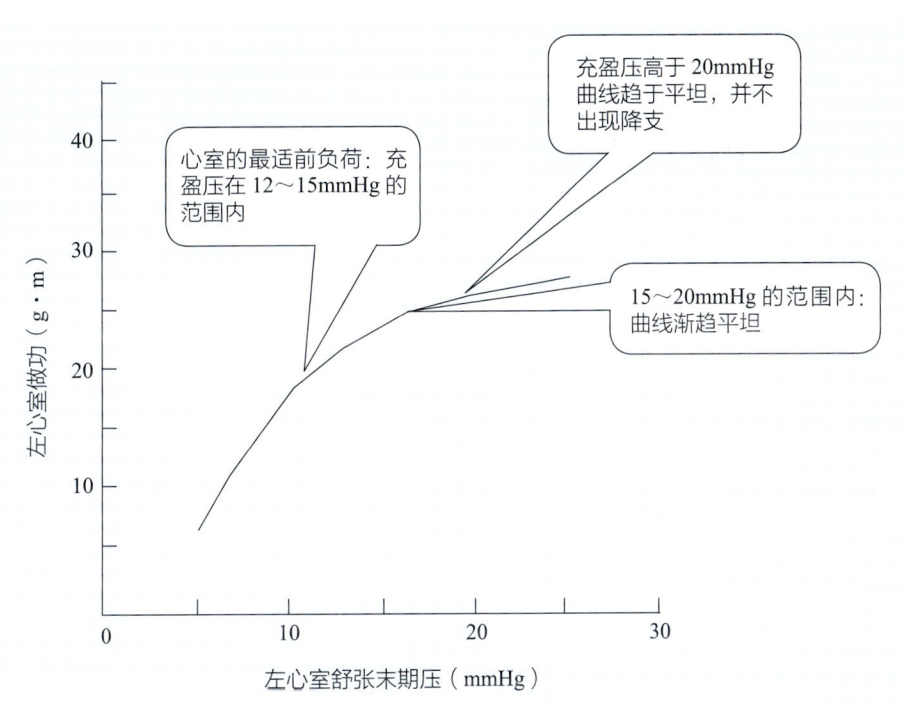

▲ 图 14-1　心室功能曲线图

室容积无变化。

(2) 心功能分区图（图 14-3）：具体如下。

心功能分区图反应心输出量与心脏前负荷关系。

一区：CI、PAWP 均正常，无特殊治疗。

二区：CI 低于正常范围，PAWP 无明显变化。CI 减低的原因是心脏前负荷不足或心肌收缩力下降，治疗应增加前负荷后，应用正性肌力药物。

三区：CI 正常范围，PAWP 高于正常，表示心脏处于高负荷代偿状态，或是应用了正性肌力药物。

四区：CI 低于正常，PAWP 增高，提示充血性心力衰竭，治疗为减少前负荷，增加心肌收缩力。

（一）泊肃叶定律评估血流阻力

在没有任何局部阻力的情况下，血流阻力由

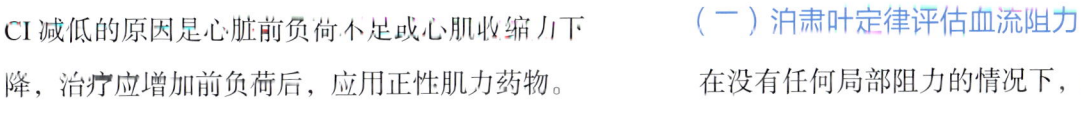

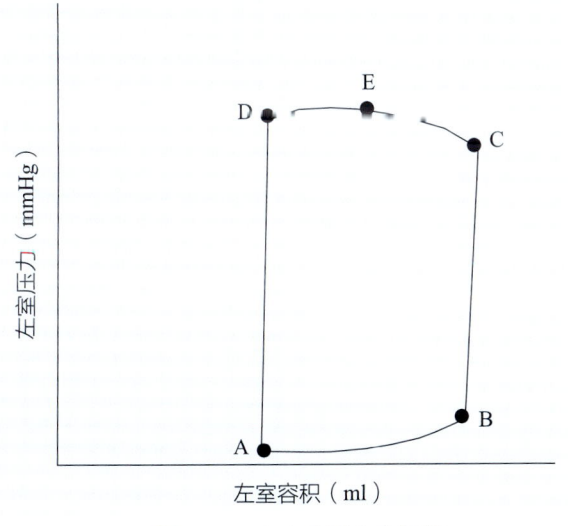

▲ 图 14-2　左心室压力容积环

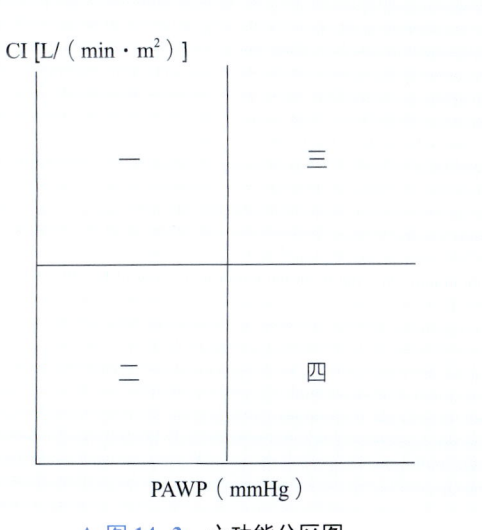

▲ 图 14-3　心功能分区图

249

血液黏滞度、血管半径和血管长度决定。

阻力 = 8 × 黏滞度 × 血管长度 / π × 半径^4

由于半径被提到 4 次方，因此在决定阻力方面至关重要，如果所有其他变量不变，半径增加 20% 会导致血流加倍。黏滞度在决定阻力方面也很重要，泊肃叶定律的核心是指出了血流阻力的决定因素。

（三）肺循环、体循环及冠状动脉循环特点

1. 肺循环

肺循环又称小循环，指从右心室射出血流入肺动脉，再到肺动脉的各级分支，至肺泡周围的毛细血管网，进行气体交换，静脉血变成动脉血，再经肺静脉到左心房的血液循环，功能主要是从肺泡气中摄取氧气并向肺泡排出二氧化碳。

(1) 肺循环解剖：肺脏有两套血管系统，即肺血管系统和支气管血管系统。肺血管系统包括肺动脉、肺静脉及毛细血管网，主要功能是气体交换；支气管血管系统，起源于胸主动脉的支气管动脉、支气管静脉及毛细血管网，功能是营养支气管和肺组织，两者之间有大量吻合支。

肺动脉和肺静脉壁更薄并且平滑肌含量少，肺动脉壁薄并且易于扩张，使肺动脉构成了一个高顺应性系统。肺动脉系统与肺静脉系统结构非常相似，最后形成四条肺静脉汇入左心房。

(2) 肺循环血容量及血流分布特点：肺循环是一个低压力、低阻力系统。同时，肺脏是一个储血器，在不同生理和病理条件下，肺血容量变化很大，可以少致正常肺血容量的一半，也可多达肺血容量的一倍。很多疾病可引起肺循环与体循环血容量重新分布，如失血性休克，肺循环的血代偿性转移到体循环；左心功能不全时，血流阻力增加，血液积聚在肺循环；由于肺循环血容量是体循环的 1/9，血液在两个系统之间移动对肺循环影响大，而对体循环影响较小。

2. 肺血流分布

肺循环血流易受压力和重力影响而呈梯度分布（图 14-4）。

West 分区包括 I 区、II 区、III 区。

三个分区的平均肺动脉压为 15mmHg，其中 III 区的肺动脉压最高为 24mmHg，I 区肺动脉压最低为 6mmHg。

肺血流分布（机械通气时）：① I 区，PA（8）> Pa（6）> Pv（5）。② II 区，Pa（15）> PA（8）> Pv（5）。③ III 区　Pa（24）> Pv（15）> PA（8）。

I 区血流：在重力作用下，肺动脉压和肺静脉压均低于肺泡压，因此肺泡内压力可压迫周围毛细血管以至于血流完全被阻断，这部分毛细血管无血流，而肺泡有通气，构成了肺泡的无效腔通气。正压机械通气肺泡压力为 8mmHg，在正常人群中 I 区不存在，而严重低血压或低肺动脉高压可出现 I 区。

II 区血流：II 区动脉内压力明显高于肺泡压，但静脉压仍低于肺泡压，所以 II 区血流量成间断性。

III 区血流：由于肺动脉内压力和肺静脉压均

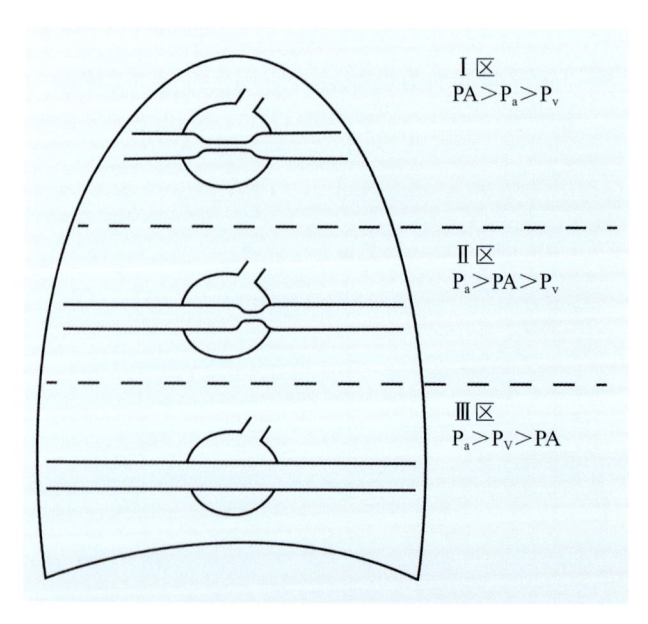

▲ 图 14-4　肺循环 I、II、III 区压力 / 血流分布示意图
PA. 肺泡压；Pa. 肺动脉压；Pv. 肺静脉压

高于肺泡内压，血流持续，并与动静脉压力差成正比。Ⅲ区肺底部的血流量最大。

影响肺血流的因素可分为如下4种。

(1) 正压通气：肺泡内压升高将Ⅱ区转化成Ⅰ区是增加无效腔的机制。

(2) 失血性、感染性休克、肺动脉压可明显降低：低于肺泡内压产生Ⅰ区。

(3) 分流：指去氧合的血液流经无通气的肺泡，肺底的通气相对少而血流多，有分流效应。无效腔指存在通气的肺泡而无血流经过，肺尖通气多而血流少成无效腔效应。

(4) 肺尖部通气最少而肺底部通气最多：通气血流比V/Q比值从肺底到肺尖逐渐增加。

3. 冠状动脉循环的特点

心脏收缩期冠状动脉血流急剧减少，因为心脏对心腔产生的压力必须超过主动脉压才能发生射血，因此，心内膜下血管受压最大而血流最少。射血后，主动脉压力升高，冠状动脉血流增加，当心脏舒张开时心肌内压力急剧下降，血管外压力解除，在舒张压驱动下，冠状动脉血流大大增加。舒张压和心率（舒张期的长短）决定冠状动脉血流量，心率加快、舒张压降低是冠状动脉血流下降的直接原因。

4. 体循环特点

动脉系统的阻力主要来自小动脉、毛细血管前括约肌。动脉阻力增加使血压升高，心脏做功增加。若动脉阻力长期升高，则心肌、动脉血管发生器质性改变，发展为心功能不全。

阻力发生在静脉系统，可明显减少回心血量，降低体循环流量。

（四）静脉回流

Guyton在Starling定律的基础上提出了静脉回心血量是影响心输出量的重要因素。静脉回流与心输出量紧密耦合，心脏的静脉回流增加是心输出量迅速增加的主要机制。静脉回流的本质是静脉收缩，静脉壁的张力是静脉回流的动力，治疗的目标：是维持较低的中心静脉压，保证较高的心输出量。

1. 影响静脉回流的因素

影响静脉回心血流量取决体循环平均充盈压和右心房的压力差。静脉血由外周回到心脏依靠一个压力差，体循环平均充盈压是驱动力，右心房压是逆向压。静脉回心血量取决于体循环平均充盈压和右心房之间的压力差，它是静脉血推送回心脏的主要驱动力，右心房压越低静脉回流量越大。其包括四大影响因素：①张力容量。②血管顺应性。③静脉回流阻力。④右心房压。

(1) 张力容量和非张力容量：正常人体中60%～80%的血液是在静脉系统，大静脉未完全充满，而部分塌陷，因此静脉系统可以以最小的压力收纳最大的容量。其中分为张力容量和非张力容量。

张力容量特指对血管壁产生牵张的容量，是真正产生静脉回流的驱动压，是体循环平均充盈压的物质基础。

非张力容量指充盈血管床但不产生血管壁牵张力的容量，是应激储备容量，应激时经神经内分泌调节小静脉、微静脉，血管平滑肌收缩，使非张力容量变成张力容量，产生更多的静脉回流。

张力容量的调整：①扩容，如体内注入任何容量的液体。②非张力容量和张力容量之间的转化。③应用去甲肾上腺素使静脉血管床收缩，非张力容量转化为张力容量，增加心输出量。④正性肌力药物，如多巴酚丁胺可增加血管顺应性，降低张力容量。在应用时如合并血容量不足可进一步使循环恶化，血压下降（ABC理论）。

(2) 静脉顺应性：静脉顺应性好，为低张力高容量性器官。

(3) 静脉回流阻力：静脉回流的阻力低，主要受神经体液调节改变血管床之间的血流再分布影响。

2. 静脉压力与容积的关系

静脉系统以最小的压力增加和吸收最大的容积，静脉一旦充分膨胀，弹性受到限制，此时压力随着容积的增加而迅速增加。

二、氧输送及氧代谢

急性重症高原病其实质就是氧合减少，氧输送障碍，出现氧代谢紊乱性疾病。氧在体内的运输和代谢的改变在极大程度上反映了疾病的发展情况及病理生理状况。积极的全身氧代谢监测可以明确组织细胞所处缺氧状态及经过治疗后缺氧的纠正情况，对指导急性重症高原病治疗、判断疾病发展、预后有重要意义。

氧气被吸入后，在肺内经气体交换，大部分与血红蛋白结合，少量溶解在血浆中，随血液流动被输送至全身，随后在外周组织被组织细胞摄取，用于细胞的能量代谢（图14-5）。这一过程可分为氧合作用、氧输送和氧消耗三个环节。氧合是气体在肺内交换过程，与肺功能及高原低压性低氧关系密切，前面章节已进行了详细讨论，本文重点讨论氧输送和氧消耗

（一）氧输送的生理学基础及监测指标

氧输送（DO_2）指单位时间内氧气从肺部输送至全身组织（微循环）的速率。由动脉血氧含量和心排量组成，合适的氧供依赖于有效的肺气体交换、血红蛋白水平、足够的氧饱和度和心排量。氧输送为心输出量和动脉血氧含量的乘积。

$$DO_2 = CO \times CaO_2 = CO \times Hb \times SaO_2 \times 1.39$$

正常情况下 DO_2 为 600~1000ml/min，若以心脏指数计算，则约为 500ml/（min·m²）。

CaO_2 取决于血红蛋白浓度和动脉氧分压，两者的任何变化均会影响机体的氧输送，而心输出量取决于心脏功能，心输出量 = 每搏输出量 × 心率，而每搏输出量最终与心脏前负荷、后负荷、心肌收缩力变化相关。

1. 血红蛋白含量

机体对氧输送依赖于血红蛋白浓度的高低，对于急性重症高原病来说，血红蛋白的变化是相当重要的。研究发现，急进高原人群的血红蛋白代偿性增高，对于急性重症高原病，血红蛋白浓度过低或代偿不全，可影响氧输送。由于机体进入高原，低气压导致大气氧含量降低，引起动脉氧分压下降、氧供减少。所以，氧疗是治疗急性

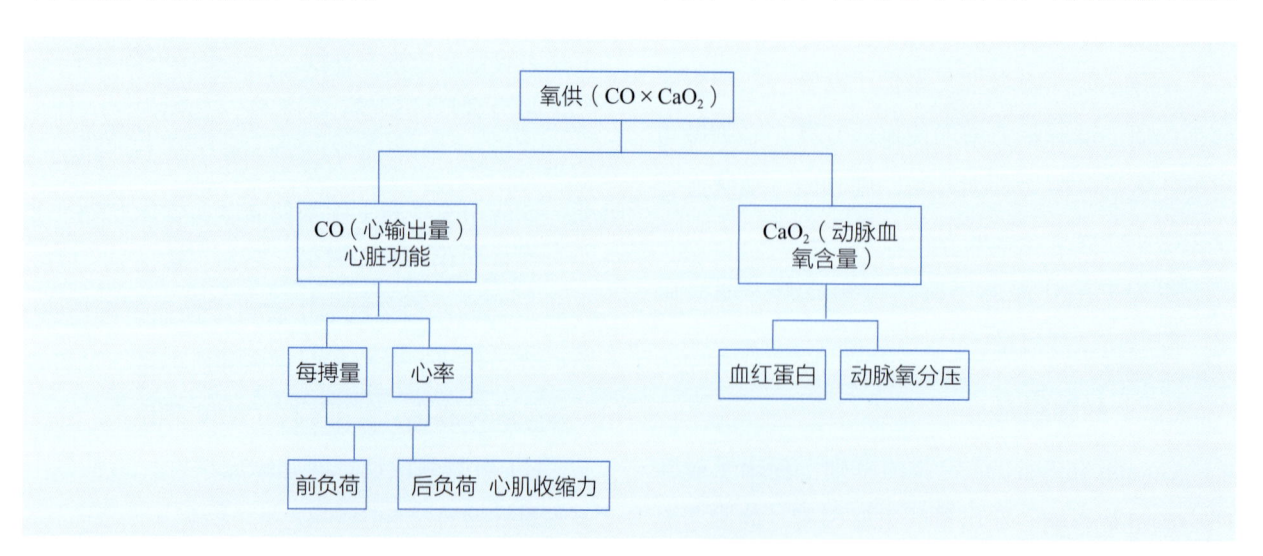

▲ 图14-5 氧供及影响因素

高原病的核心。

2. 动脉氧分压

CaO_2 为动脉中血红蛋白结合的氧气和血浆中溶解的氧气之和，可用计算公式计算如下。

$$CaO_2（ml/dl）=（1.34 \times 血红蛋白浓度 \times SaO_2）+（0.0031 \times PaO_2）$$

公式中 SaO_2 为动脉血氧饱和度，PaO_2 为动脉血氧分压。

3. 心率

心率通过心室收缩和舒张的时间影响心输出量。心率极快时，左心室舒张充盈时间下降明显，从而降低每搏输出量。这一观点为 β 受体拮抗药治疗和预防高原病提供了理论依据。

4. 前负荷

根据 Frank-Starling 定律，在一定生理范围内，肌肉伸展越显著，肌肉收缩产生的力量就越大，既左心室心肌收缩力与左心室舒张末容积呈正相关，反映心脏的一个重要代偿功能，即增加心室的舒张性末期容量可以增加心脏的每搏输出量。为提高氧的输送，维持适当的前负荷非常重要，这为急性重症高原病不能过度的利尿治疗提供了理论依据。

5. 后负荷

后负荷即心脏收缩开始后的负荷，也就是左心室射血期所要对抗的负荷。后负荷的两个主要成分，即主动脉内血压和动脉顺应性。维持一个适当的后负荷对于氧的输送非常重要，太高或太低将对其造成影响。机体进入高原后，由于高原低压性低氧，全身除脑血管以外的动脉血管是收缩的，后负荷是增加的，适当应用血管扩张药减轻后负荷，对治疗急性重症高原病可能是有益的。

6. 心肌收缩力变化

高原缺氧可损伤心脏的收缩和舒张功能，主要是损伤舒张功能。因高原低氧，肺动脉收缩，肺动脉压力升高，发生高原肺水肿，往往较早发生急性右心衰竭，其机制为：ATP 生成减少，能量供应不足，引起心肌细胞膜和肌浆网 Ca^{2+} 转运功能障碍，导致心肌 Ca^{2+} 转运和分布异常，心肌收缩力减弱。原则上，高原肺水肿可给予强心药，增加心肌收缩力，同时还可增加氧输送。

DO_2 降低，必须进一步分析导致其降低的因素究竟是心输出量降低还是 CaO_2 降低，确定原因后根据病因采取适当治疗，增加 DO_2。具体治疗措施包括：通过液体复苏使用血管活性药物等增加心输出量，贫血者予输血以提高血液携氧能力，改善肺氧合以提高动脉氧分压和氧饱和度等。DO_2 受呼吸、循环和血液系统影响。当机体出现全身氧供需平衡紊乱时，如果氧耗量不变，则可通过分析导致 DO_2 下降的各个因素进行诊断。如大出血或严重低血容量时，造成 DO_2 下降的因素包括 SV 和血红蛋白降低，机体通过加快心率，实现 DO_2 维持在临界水平以上。当不能维持在临界水平以上时，机体即处于失代偿状态，全身可出现由于氧供需平衡紊乱导致的组织无氧代谢发生，甚至脏器功能衰竭。借助 PAC 获得的心输出量及血气结果，可以对重症患者 DO_2 进行实时监测。

7. 氧输送的监测指标

根据以上的生理基础变化，氧输的主要监测项目有心输出量、心率、动脉血压（后负荷）、中心静脉压（前负荷）、血红蛋白、动脉氧分压，临床症状监测指标，包括意识水平、皮肤颜色、毛细血管微循环和皮肤温度等变化。

（二）氧消耗的生理学基础及监测指标

1. 氧含量

氧含量分为动脉氧含量，正常值为 20.1ml/dl，以及静脉氧含量，正常值为 15.5ml/dl。

$$CaO_2=（1.38 \times Hb \times SaO_2）+（0.0031 \times PaO_2）$$

$CvO_2 = (1.38 \times Hb \times SvO_2) + (0.0031 \times PvO_2)$

2. 氧消耗

氧消耗是指单位时间内（每分钟）组织细胞从血液中摄取氧以供机体利用的速率（即单位时间实际消耗氧的量）。正常情况下，VO_2反映的是机体对氧的需求量，与心输出量、CaO_2及混合CvO_2有关。它们之间的关系为VO_2等于心输出量和动-静脉氧含量差的积，反映组织细胞及线粒体利用氧的情况。

可通过下列公式计算得出：VO_2等于动脉摄氧量-静脉摄氧量，正常值200~250ml/min。

$VO_2 = (CO \times CaO_2) - (CO \times CvO_2)$
$= CO(CaO_2 - CvO_2)$
$= CO[(SaO_2 \times Hb \times 13.8) - (SvO_2 \times Hb \times 13.8)]$
$= 10 \times Hb \times 13.8 \times (SaO_2 - SvO_2)$

其中CvO_2为混合静脉血中的氧含量。混合静脉血取自肺动脉，是经充分混匀后的来自上腔静脉和下腔静脉回流的静脉血，反映全身的静脉血氧含量。式中SvO_2为混合静脉血氧饱和度，PvO_2为混合静脉血氧分压。氧耗代表全身氧利用的情况，并不代表对氧的实际需要量。CvO_2代表组织代谢后循环血液中剩余的氧。通过PAC测定心输出量及动脉、混合静脉血血气，即可实现对VO_2的实时监测。

氧需指机体为维持有氧代谢对氧的需求量。

氧债指氧耗与氧需之差（反映组织缺氧情况）。

氧摄取是氧输送和氧消耗之间的关系，氧摄取率（ERO_2）是指机体每分钟血液在流经微循环时氧被组织摄取的比例，即组织从血液中摄取氧的能力，反映的是组织细胞内的呼吸功能，与微循环灌注及细胞内线粒体功能密切相关。ERO_2下降代表组织利用氧的能力受损。

$ERO_2 = VO_2/DO_2 = (CaO_2 - CvO_2)/CaO_2 = (SaO_2 - SvO_2)/SaO_2$

正常值22%~30%。

（三）氧代谢监测指标

应用肺动脉漂浮导管（Swan-Ganz导管）及脉搏指示连续心排血量监测技术监测血流动力学的同时可以进行氧代谢监测。氧代谢监测指标包括DO_2、VO_2、ERO_2、血乳酸浓度及乳酸清除率、混合静脉血与动脉血二氧化碳分压、中心静脉血与动脉血二氧化碳分压差等。对DO_2和VO_2目前尚缺乏直接的监测手段，需在监测与其相关的多项参数的基础上通过计算等方法得到，对相应的DO_2和VO_2状态进行判断。此外，反映组织氧代谢的其他生化指标也可从某些侧面提示氧代谢的状况，可用来监测氧代谢的情况，常用的有血清乳酸水平、血清乳酸清除率、CvO_2和$CcvO_2$、混合静脉血与动脉血二氧化碳分压、中心静脉血与动脉血二氧化碳分压差。下面我们逐一进行讨论。

1. 动脉血乳酸及乳酸清除率

（1）动脉血乳酸：乳酸是机体重要的代谢指标之一，可用于评估机体组织灌注和氧代谢情况。对重症患者，在复苏早期动态监测血乳酸浓度变化并计算LCR可判断早期液体复苏终点，血乳酸浓度是指导复苏及判断预后的良好指标。因为血乳酸水平与不同肝功能状态下乳酸的合成及清除速度不同，并且与丙酮酸代谢障碍有关，因此，不仅仅是监测血乳酸浓度，动态监测血乳酸变化并计算乳酸清除率对于治疗有更重要的指导意义。

乳酸生成和清除的病理生理意义为，进入高原后由于低压性低氧机体产生氧债，导致细胞缺氧，无氧酵解增加，产生乳酸增加，机体代偿增加乳酸清除，氧债减少。

高乳酸血症代表全身性氧代谢紊乱和局部微循环氧代谢失衡，微循环在组织水平的氧利用障碍，线粒体功能障碍导致氧利用障碍。乳酸酸中毒的治疗目标为 4h 乳酸清除率＞10%，乳酸＜2mmol/L。

(2) 乳酸清除率：LCR 是一定时间内血乳酸水平的下降速度，能够反映复苏后组织无氧代谢是否改善及改善的程度。

计算以 Lac_0 代表初始血清 Lac 水平，Lac_t 为治疗后某一时间点的血清 Lac 水平，则 LCR=（Lac_0-Lac_t）/Lac_0。

2. 混合静脉血氧饱和度和中心静脉血氧饱和度

混合静脉血氧饱和度即肺动脉血氧饱和度，通过肺动脉导管取血测试，反映的是全身各部组织氧供需状况，其正常范围是 65%～75%，受氧供及氧耗的影响，可动态反映氧平衡变化和组织缺氧状态，是组织利用氧的一个综合指标。

中心静脉血氧饱和度即上腔静脉的血氧饱和度，通过中心静脉导管取颈内、锁骨下静脉血测得的，临床更易获取，反映的则是包括脑等机体上半部分器官的氧平衡况。由于各个器官组织对氧的需求不同，$ScvO_2$ 的正常值范围通常略低于 SvO_2。正常人 $ScvO_2$＜SvO_2，目标 70%；重症患者 $ScvO_2$＞SvO_2，目标 65%。

关于监测 $ScvO_2$ 是否可以替代 SvO_2，一直颇有争论，但是在动态观察两者时，$ScvO_2$ 与 SvO_2 的变化趋势具有相关性已得到证实，而且这一价值远大于两者绝对值是否等同的意义。监测 $ScvO_2$ 同样可反映组织灌注状态，且监测 $ScvO_2$ 创伤小、并发症少、费用低、容易获取，可操作性明显优于 SvO_2，临床实际应用也更为广泛。

(1) 临床混合静脉血氧饱和度或中心静脉血氧饱和度变化分析：混合静脉血氧饱和度或中心静脉血氧饱和度降低，主要是氧供下降或氧耗量增加所致，氧供下降主要表现为血红蛋白浓度下降（贫血、出血）、动脉血氧饱和度下降（低氧血症）、心输出量下降，出现低血容量、休克。混合静脉血氧饱和度或中心静脉血氧饱和度降低主要是高热、高代谢、高应激的表现。

混合静脉血氧饱和度或中心静脉血氧饱和度升高，反映组织氧摄取率降低并伴高乳酸血症，或是组织毒性低氧及氧利用功能障碍表现。混合静脉血氧饱和度是衡量机体氧供需平衡的综合指标，不仅反映呼吸系统的氧合功能，也反映循环功能和代谢的变化。其正常值范围为 70%～75%，相对应的 PvO_2 为 35～40mmHg。SvO_2＜60%，反映全身组织氧合受到威胁；＜50%，表明组织缺氧严重；＞80%，提示氧利用不充分；＞90%，通常为测定不准确。重症患者中，氧耗量增加和血红蛋白减少是对机体氧供需平衡的威胁。这时，机体首先以增加心输出量来维持氧供需平衡，主要通过增加心率和心肌收缩力来代偿，可使健康人的心输出量提高 3 倍。其次是增加组织对氧的摄取率来代偿，结果导致 SvO_2 的降低。如果心脏储备功能降低，则只能通过增加氧摄取率来代偿。如果无氧代谢增加，pH 降低，可使氧离解曲线右移，氧和血红蛋白的亲和力下降，促进氧在组织中的释放。在静息状态下，正常人的氧摄取率约为 25%，最高可达 75%，重症患者氧摄取率接近 50% 则是非常危险的。SvO_2 受心输出量、血红蛋白、SaO_2 及氧耗量四个因素影响，SvO_2 读数及其临床解释参见表 14-1。

(2) $ScvO_2$ 与血乳酸血乳酸浓度变化分析：$ScvO_2$ 与血乳酸血乳酸浓度是反映组织缺氧的高度敏感的指标之一。组织器官的血液灌流发生障碍，组织细胞供氧不足，线粒体氧化磷酸化受阻，细胞内代谢由优先利用脂肪酸转向优先利用葡萄糖供能，导致糖酵解加强，细胞内丙酮酸转化为乳酸。当体内乳酸生成率超过清除率时，血乳酸水平即增加，增加的幅度反映组织缺氧的程度。休克或组织低灌注时，乳酸的生成速度超过其在肝、肾的代谢速度，就表现为血乳酸浓度升高。乳酸持续升高伴 $ScvO_2$ 偏低，这充分说明机

表 14-1 SvO$_2$ 变化的临床解释

SvO$_2$	原　因	临床解释
80%~90%	• 氧供增加（SaO$_2$↑） • 氧耗减少（VO$_2$↓） • 心输出量增加（CO↑）	• FiO$_2$↑，低温，麻醉，肌松药 • 脓毒性休克，血管扩张，导管移位
60%~80%	• 氧供正常 • 氧耗正常 • 心输出量充足	• 组织灌注满意
30%~60%	• 氧供减少（SaO$_2$↓） • 氧耗增加（VO$_2$↑） • 血流动力学不稳定（CO↓）	• 贫血，气道梗阻，气管内吸痰，高热，寒战 • 体位，疼痛，心包填塞性心源性休克，张力性气胸 • 心律失常，休克，高 PEEP，血管收缩

体处于氧供需失衡状态，需要积极通过复苏等各种手段纠正患者的无氧代谢状态。

Lac 正常、ScvO$_2$ 降低，提示存在缺氧；Lac 增高、ScvO$_2$ 降低，提示存在氧债；Lac 和 ScvO$_2$ 均增高，则提示氧摄取障碍。

(3) SvO$_2$ 分析流程：参见表 14-2。

(4) SvO$_2$ 与心输出量变化的分析：参见表 14-3。

3. P（v-a）CO$_2$ 或 P（cv-a）CO$_2$

P（v-a）CO$_2$ 是混合静脉血二氧化碳分压和动脉血二氧化碳分压的差值，P（v-a）CO$_2$=PvCO$_2$-PaCO$_2$。P（v-a）CO$_2$ 正常值为 2~6mmHg

P（cv-a）CO$_2$ 则是中心静脉血与动脉血的二氧化碳分压差，P（cv-a）CO$_2$=PcvCO$_2$-PaCO$_2$。正常值为 2~6mmHg。

导致 P（v-a）CO$_2$ 或 P（cv-a）CO$_2$ 升高的主要因素是各种原因导致的组织灌注降低，包括心输出量降低、微循环障碍等导致的组织缺氧。

血乳酸是反映组织灌注的较好指标，混合静脉血氧饱和度也是反映氧输送和组织氧耗量的一个指标。尽可能维持较低中心静脉压，作为血流动力学治疗中的压力目标，中心静脉压越低越好，是器官保护的后向压力目标。最佳 CVP、最佳心输出量、最佳血压、最佳组织灌注、全身氧代谢指标、动脉血乳酸、SvO$_2$-ScvO$_2$ 是反映氧供和氧耗的平衡关系。

4. 组织缺氧治疗

组织缺氧治疗包括：①提高氧输送、心输出量、HB、SaO$_2$、PaO$_2$。②降低氧消耗，镇静镇痛、肌松、降温。③提高氧摄取率，改善微循环。

三、血流动力学参数及临床意义（表 14-4 和表 14-5）

（一）心脏做功参数

1. 心输出量

心输出量是指左或右心室每分钟射入主动脉

表 14-2 SvO$_2$ 分析流程图

SvO$_2$>75%	正常氧摄取，氧供>氧量
75%>SvO$_2$>50%	氧摄取增加，乳酸正常
50%>SvO$_2$>30%	失代偿，乳酸升高
30%>SvO$_2$>25%	乳酸酸中毒
SvO$_2$<25%	细胞死亡

表 14-3　SvO_2 与心输出量分析流程图

心输出量高		心输出量低	
SvO_2 高	SvO_2 低	SvO_2 高	SvO_2 低
• 炎症反应 • 血流量过多	• 贫血、低氧 • 氧耗增加	• 低氧耗	• 低心排血量 • 心源性休克

表 14-4　血流动力学参数及正常值

测量项目	中文	正常值
CO（L/min）	心输出量	3.5～8
HR（次/分）	心率	60～100
CI [L/（min·m²）]	心脏指数	2.5～4.0
SV（ml/次）	每搏量	60～100
SVI[ml/（次·m²）]	每搏指数	40～60
SVR（dyn·s/cm⁵）	体循环阻力	800～1200
SVRI [dyn·s/（cm⁵·m²）]	体循环阻力指数	1970～2390
LVW（g·m）	左心室做功	3.8±0.4
LVWI（g·m/m²）	左心室做功指数	50～62
LVSW（g·m/次）	左心室每搏功	8～10
LVSWI [（g·m/（m²·次）]	左心室每搏功指数	50～62
CVPM（mmHg）	中心静脉压	6～10
GEF（%）	全心射血分数	<25%～35%
EVLW（ml）	血管外肺水	3.0～7.0
EVLWI（ml/kg）	血管外肺水指数	3～7
PPV（%）	肺压变异	<10%
SVV（%）	每搏输出量变异	<10%～15%
ITBV（ml）	胸腔内血容量	1799

(续表)

测量项目	中　文	正常值
ITBVI（ml/m²）	胸腔内血容量指数	850～1000
GEDV（ml）	全心舒张末容量	1400
GEDVI（ml/m²）	全心舒张末容量指数	600～750
dP_{max}（mmHg/s）	最大压力升高速度	1200～2000
CFI（L/min）	心功能指数	4.5～6.5
PVPI	肺血管通透性指数	1.4
MAP（mmHg）	平均动脉压	80～100
EF（左心室）（%）	射血分数	60～75
EF（右心室）（%）	射血分数	40～60
PVR（dyn·s/cm⁵）	肺血管阻力	<250
PVRI [dyn·s/（cm⁵·m²）]	肺血管阻力指数	255～285
RVSW（g·m/次）	右心室每搏功	51～61
RVSWI [g·m/（次·m²）]	右心室每搏功指数	5～10
RVEDV（ml）	右心室舒张末容积	100～160
RVEDVI（ml/m²）	右心室舒张末容积指数	60～100
RAP（mmHg）	右心房压	2～6
RVP（mmHg）	右心室压	• 收缩压 15～30 • 舒张压 0～8
PAP（mmHg）	• 肺动脉压收缩压（PASP） • 肺动脉压舒张压（PADP） • 平均肺动脉压（MPAP）	• 15～30 • 8～15 • 9～18
PAWP（mmHg）	肺动脉楔压	6～12
LAP（mmHg）	左心房压	4～12
HB（g/L）	血红蛋白	12～16
SvO_2（%）	混合静脉血氧饱和度	60～80

(续表)

测量项目	中 文	正常值
$ScvO_2$（%）	中心静脉血氧饱和度	70
CaO_2（ml/dl）	动脉氧含量	16~22
CvO_2（ml/dl）	静脉氧含量	15
$C_{(a-v)}O_2$（ml/dl）	动静脉氧分压差	4~6
DO_2（ml/min）	氧供	950~1150
DO_2I [ml/（min·m²）]	氧供指数	500~600
VO_2（ml/min）	氧耗	200~250
VO_2I [ml/（min·m²）]	氧耗指数	120~160
O_2ER（%）	氧摄取率	22~30
O_2EI（%）	氧摄取率指数	20~25
PaO_2（mmHg）	动脉氧分压	75~100
$PaCO_2$（mmHg）	动脉二氧化碳分压	35~45
HCO_3^-（mqE/L）	碳酸氢盐	22~26
pH		7.35~7.45
SaO_2（%）	动脉氧饱和度	95~100

表14-5 动脉静脉血气分析正常值

	动 脉	静 脉
pH	7.40（7.35~7.45）	7.36（7.31~7.41）
PO_2（mmHg）	80~100	35~45
SO_2（%）	>95	60~80
PCO_2（mmHg）	35~45	41~51
HCB	22~26	22~26
碱剩余	±2	±2

或肺动脉的血容量，也叫心排量。正常成人的心输出量为 4～8L/min，临床上心输出量无所谓正常值，必须结合组织灌注来判断。

心输出量 = 心率 × 每搏输出量

测定心输出量对于心功能的判断和计算血流动力学其他参数（如心脏指数、外周血管阻力等）以指导临床治疗都具有十分重要的意义。应用肺动脉导管或 PICCO，以温度稀释法测定心输出量，在临床应用广泛。在正常情况下，左右心室的输出量基本相等，但在分流量增加时可产生较大误差。根据心输出量和心脏前负荷可绘制心功能曲线图，可用于指导液体治疗及药物治疗。

2. 心指数

在空腹或安静状态下，每平方米体表面积的每分心输出量称心指数。正常为 2.5～4L/（min·m²）。

CI=CO/BSA

体表面积（BSA）可以通过体重和身高换算。

BSA（m²）=0.0061× 身高（cm）+ 0.0128× 体重（kg）–0.1529

心输出量在不同个体之间的差异较大，尤其与体表面积相关密切。因此，以心输出量除以体表面积得出的心脏指数，成为比较不同个体心脏排血功能的可靠参数。心脏指数小于 2.2L/（min·m²）反映组织氧合受到威胁，如果心率能代偿性增快，尽管 SV/SVI 低，CI 也可能是正常的。因此，在判断心功能状态时，应用每搏输出量指数更能真实反映心肌的收缩状态。

3. 每搏输出量（SV）和每搏输出量指数（SVI）

每搏输出量是指心脏每次收缩的射血量，即舒张末期容积（EDV，舒张末期心室的血量）与收缩末期容积（ESV，收缩末期心室的血量）的差值。

SV=EDV–ESV
SV=CO/HR × 1000

1000 被用于将 L/min 转换为 ml/ 次的心跳。

每搏输出量正常值范围为 60～90ml，平均 70ml。

每搏输出量指数指在安静状态下，每平方米体表面积的每搏输出量，也称为心搏指数。SVI 正常值为 25～45ml/m²。

每搏输出量和每搏输出量指数变化主要反映心脏的泵功能，即心脏排血的能力，它取决于心肌收缩力和心室后负荷，是关键的血流动力学参数。在低血容量和心脏衰竭时，SV/SVI 是首先改变的变量之一，对于临床诊断具有重要意义。每搏输出量的下降可以通过心率增加来代偿，以维持心输出量的正常。因此，心输出量并不能够可靠反映心脏射血的功能。SVI＜24ml/m² 提示心脏射血功能减弱，原因包括前负荷低、心肌收缩力减弱（如左心衰）、外周阻力增加等。SV/SVI 降低的可能原因有血容量不足，如出血；心室收缩力受损，如心肌缺血 / 梗死；体循环阻力增加；心脏瓣膜功能障碍，如二尖瓣反流。SV/SVI 升高一般都与外周血管阻力降低有关。

4. 射血分数

射血分数指每搏输出量与舒张末容量的搏出比例，左心室 EF 正常值为 60%～75%。

EF=SV/EDV × 100

5. 右心室射血分数

容量型肺动脉导管具有测定右心室射血分数和右心室舒张末期容积的功能，常会受到右心室前负荷、右心室收缩力和后负荷的影响，基于 RVEF 大小，结合中心静脉压 / 右心房压和肺血管阻力可以协助诊断右心室功能衰竭。右心室 EF（RVEF）正常值范围为 40%～60%

6. 左心室收缩功能判断

（1）全心射血分数（GEF）：全心射血分数由 4 倍的每搏输出量与全心舒张末期容积相除得到，反映心脏前负荷和射血之间的关系指标。正常值为 50%～60%。

$$GEF = SV/(GEDV/4) = 4 \times SV/GEDV$$

(2) 心功能指数（CFI）：心功能指数由心输出量和全心舒张末期容积相除得到，反映心肌收缩力指标。正常值为 4.5~6.5。

$$CFI = CO/GEDV$$

GEF 和 CFI 都是反映全心收缩功能的指标，能较可量的反映左心室收缩功能心功能指数和全心射血分数，由 PICCO、SV 与全心舒张末容积计算而来，是反映全心收缩功能的指数，能可靠地反映左心收缩功能。

7. 左心舒张功能判断

舒张功能不全是心室收缩后，左心室恢复到原来容量和压力的能力。临床出现心功能不全的症状、体征，但左心室 EF 正常，心肌松弛度障碍，左心室充盈压升高。判断心脏舒张功能不全主要是心脏超声，即 A 峰＞E 峰。

（二）心脏容积指标

1. 右心室舒张末容积

右心室舒张末容积通过右心室容量导管测得。首先计算出右心室射血分数，其根据心输出量测得。

$$RVEDV = CO/HR \times RVEF$$

2. 胸腔内血容量和全心舒张末容积

胸腔内血容量和全心舒张末容积，通过 PICCO 导管获得，两者可很好地反映心脏前负荷。

3. 心脏容积指标临床意义

容量型肺动脉导管具有直接测定右心室射血分数的功能，通过计算 SV/EF，可以获得右心室舒张末容积，其正常值范围为 100~160ml（右心室舒张末期容积指数为 60~100ml/m²），并通过 RVEDV/SV 计算获得右心室收缩末期容积。其正常值范围为 50~100ml（右心室收缩末容积指数为 30~60ml/m²）。RVEDV 不会受到胸内压和腹内压升高的影响，并且不论静态或动态情况下，与 SVI 均具有很好的相关性。在分析 RVEDV 指标时，需考虑右心室收缩力、右心室后负荷及右心室充盈容量的影响。

（三）心脏前负荷指标

1. 静态前负荷指标

（1）中心静脉压：中心静脉压是指腔静脉与右心房交界处的压力，是反映右心前负荷的指标。CVP 组成包括右心室充盈压、静脉内壁压（张力容量产生压力）、静脉外壁压（静脉收缩和张力）、静脉毛细血管血压。

所以 CVP 的大小与血容量、静脉压力、右心功能有关。CVP 正常值 6~12mmHg，CVP＜6mmHg 表示血容量不足，CVP＞15mmHg 指示输液过多或心功能不全。

影响 CVP 因素及影响程度包括心功能、血容量、静脉血管张力、胸腔内压、静脉回心血量、肺血管阻力，需动态全面考虑。

CVP 升高见于心功能正常，循环血量过多；循环血量正常，心功能不全；假性 CVP 升高、胸腔内压升高、高 PEEP、心包填塞、腹腔压力增高、肺动脉高压。

CVP 降低见于容量不足，失血、脱水；容量正常，心输出量升高，分布性休克引起低血容量反应及周围血管扩张。假性 CVP 降低，胸腔内压下降，扩张血管，增加非张力性容量，相应张力性容量下降，CVP 下降。

神经体液因素包括交感神经兴奋、肾素-血管紧张素兴奋、血管张力增加，此时 CVP 升高。有些扩血管药物可使血管张力下降，CVP 下降。

药物因素包括去甲肾上腺素可使 CVP 升高；扩血管药、强心药使 CVP 下降。

缺氧使肺血管收缩、氧气插管、躁动、胸内压升高、腹腔手术使 CVP 升高，过度镇静、麻醉过深使 CVP 下降。

监测 CVP 评价循环容量状态和心脏功能。由于 CVP 同时受心功能曲线和静脉回流曲线影响，监测 CVP 一定要同时监测心输出量。

休克的液体复苏增加心脏前负荷，增加心输出量，改善灌注。按 Starling 定律，CVP 只有在心功能曲线上升支才能增加心输出量，在曲线平台阶段扩容，不增加心输出量。

CVP 反映右心室的前负荷。肺动脉导管的一个通道位于上腔静脉或右心房时，可以直接测定 CVP 和右心房压，其正常值范围 6~12mmHg。小于 4mmHg 表示心腔充盈欠佳或血容量不足，高于 12mmHg 表示右心功能不全或输液超负荷。CVP 可以用于指导液体治疗，以及判定血管活性药物治疗的效果。

测定 CVP 不应仅以 CVP 的单次测定值来决定体内的容量状态，更不应强求以输液来维持所谓 CVP 的值正常。在重症患者中，应该用 2~5CVP 或 3~7PAWP 的输液试验，动态连续观察变化，从而判断循环血容量和心血管功能间的关系。

结合每搏输出量指数来判断循环血容量和心血管功能间的关系更为可靠，如果 SVI 低，CVP 小于 4mmHg，可能反映低血容量；SVI 低，CVP 大于 12mmHg，可能反映右心衰竭。

CVP 仅反映右心功能情况，不能反映左心功能情况。

CVP 作为压力指标，反映前负荷的前提条件。右心房压与右心室舒张末压相等，这是 CVP 反应前负荷的首要条件。三尖瓣改变、PFEP、气胸、腹腔内压均影响 CVP。

心功能状态及心脏顺应性均影响 CVP。心肌梗死、心肌病、心律失常、扩容及血管活性药物的应用可影响心肌顺应性，从而影响 CVP。

要动态观察 CVP 变化，评估前负荷。

CVP 是影响静脉回流的重要因素，是反映心功能的重要指标，同时又能评价循环容量状态。

静脉回流正常，高 CVP 提示心输出量下降。如果正常心输出量，高 CVP 表示高容量或高回流功能。CVP 显著升高，提示心室顺应性下降，表示心功能异常。

CVP 与组织水肿密切相关，CVP 压力增加可导致组织器官水肿。CVP＞20mmHg、PAWP＞18mmHg，提示肺水肿及组织水肿发生率升高。

(2) 肺动脉楔压：肺动脉楔压反映左心前负荷，也同样受到左心功能及肺静脉回流影响。正常值 6~12mmHg。

PAWP 具有局限性。PAWP 不是对左心房压的直接测量，肺动脉与左心房之间有明确的影响压力的因素存在。有多种影响因素存在，如各种肺血管阻力增加的因素（血管活性药物、肺栓塞、肺泡组织缺氧、酸中毒、肺水肿）引起肺毛细血管血压升高。

稳定状态下，心输出量应该与静脉回流相等，提示 CVP 对整个心脏功能具有决定性作用。右心功能异常就没有左心功能正常。右心室通过射血为左心室提供前负荷，调节左心室心输出量。如果右心室功能已处于心功能曲线的平台期，左心室也无法通过容量改变而调整心输出量。

由于左心房和肺静脉之间不存在瓣膜，左心房压可逆向经肺静脉传至肺毛细血管，如无肺血管病变，肺动脉楔压可反映左心房压；如无二尖瓣病变，肺动脉楔压可以间接反映左心室舒张末期压力，用于判定左心室的前负荷。PAWP 可以估计肺循环状态和左心室功能，鉴别心源性或肺源性肺水肿，判定血管活性药物的治疗效果，诊断低血容量，以及判断液体治疗效果等。如果 SVI 降低，PAWP 小于 6mmHg，可能存在低血容量；如果 SVI 低，PAWP 大于 18mmHg，反映左心功能衰竭；PAWP 大于 25mmHg 反映存在急性肺水肿。同样，PAWP 在反映 LVEDP 时，如存在主动脉反流、肺切除或肺栓塞，肺分支血管血流明显减少，左心室顺应性降低，PAWP 低于 LVEDP；相反，如存在气道压增加、肺静脉异常、心率大于 130 次/分、二尖瓣狭窄等病变，PAWP 高于 LVEDP。

(3) 总结：①右心是左心的基础，右心前负荷对整个心脏功能具有决定性作用，右心通过射血为左心提供前负荷，调节左心输出量，右心功能改变就不会有正常的左心功能，PAWP 就不能反映左心前负荷。②CVP 作为压力指标并不能代表容量，但仍能反映前负荷。③CVP 是主要的静脉回流指标，可反映心功能状态。

2. 动态前负荷指标

PPV 指 30 秒内脉压最大与最小值得变异程度，只能应用于机械通气患者。影响 PPV 的因素有左心室搏出量和动脉阻力及动脉顺应性。

SVV 指 30 秒内心脏搏出量最大与最小值得变异程度。SVV 位于 9.5%～13% 是判断液体治疗反应性的高预测值。

两者可由 PICCO 导管自动计算产生，对于无心律失常的完全控制通气的患者而言，SVV、PVV 反映了心脏对因机械通气导致的前负荷周期性变化的敏感性，可预测扩容治疗对每搏输出量的提高程度。SVV 正常值＜10%，PVV 正常值＜10%。

心律失常使 SV 变异程度增大，不适于心房颤动、频发期前收缩、心律失常等应用。患者在充分镇静并机械通气时开展监测，自主呼吸产生胸腔内负压干扰 PPV、SVV 预测。

潮气量变化影响预测，COPD 不适用监测 SVV 和 PVV。SVV、PVV 只能反映低血容量状态，并且受外周血管阻力变化制约。两者是一定时间内压力、容量、血流速等静态参数的变化率，是动态指标。预测循环系统对液体治疗的反应性参数，体现了心脏对液体治疗的敏感性，直接反映循环前负荷状态。

(四) 后负荷指标

1. 肺循环阻力及肺循环阻力指数

肺血管阻力指肺血管产生的阻止血流进入肺循环的阻力，任何增加肺血管阻力的因素均增加右心室做功。PVR 是通过 Swan-Ganz 导管测量值计算出来。

(1) 影响肺血管阻力 PVR 因素：具体如下。

肺容积：肺血管包括肺泡血管和肺泡外血管。肺泡外血管包括肺实质内血管和肺实质外血管。肺泡血管直接受肺泡压影响，主要是肺泡壁毛细血管。肺充气时，肺泡血管压缩，阻力增加。肺泡外血管包括肺动脉、肺小动脉和肺静脉，肺的弹性纤维对这些血管有牵拉作用。肺充气时，牵拉此类血管扩张，胸腔内压下降，血管阻力下降。肺血管阻力在功能残气量最小。

肺血管压力：肺动脉压或左心房压增加，均可使 PVR 增加。

肺血容量：肺血容量增加，使毛细血管扩张开放，使 PVR 下降。

一氧化氮作用：肺血管扩张最重要的物质来自于血管内皮细胞衍生物－内皮细胞舒张因子。

低氧性肺血管收缩：低氧在肺循环引起血管收缩，导致肺动脉高压，肺动脉高压时以毛细血管前小动脉收缩为主，小静脉也有一定程度收缩，改善氧合可降低 PVR。

酸血症可引起肺血管收缩。$PaCO_2$ 升高可引起 PVR 增加。

(2) 肺循环阻力临床意义：为了维持肺组织的血液灌注，必须维持 PVR 在较低的水平。正常值为 150～250dyn·s/cm^5，＜150dyn·s/cm^5，提示肺血管阻力低，如败血症；＞250dyn·s/cm^5，提示肺血管阻力高，如原发性、继发性（慢性肺部疾病、肺水肿、左心衰竭、急性呼吸窘迫综合征）肺高压。

(3) 肺循环参数：肺循环参数指肺动脉收缩压，正常值＞15～28mmHg；肺动脉舒张压，正常值＞8～15mmHg；肺动脉平均压，正常值＞10～25mmHg；肺毛细血管压，正常值＞7mmHg。由 Swan-Ganz 导管直接测得的肺循环是一个低压力低阻力系统。

(4) 肺动脉压临床意义：静态下如果 PAPM 超过 25mmHg，动态下 PAPM 超过 30mmHg，即可诊断肺动脉高压。PAP 受胸腔内压力的影响。测定压力时应在呼气相开始。PAP 降低常见于低血容量，PAP 升高多见于 COPD、原发性肺动脉高压、心肺复苏后、心内分流等。缺氧、高碳酸血症、急性呼吸窘迫综合征、肺栓塞等可引起肺血管阻力增加，从而导致 PAP 升高。左心功能衰竭、输液超负荷可引起 PAP 升高，但肺血管阻力并不增加。肺动脉舒张压比 PAWP 仅高 1～3mmHg，故可作为 PAWP 的参考值。当肺部疾病引起肺血管阻力增加时，PAP 升高而 PAWP 可正常或偏低。左心功能衰竭时，PAP 升高，PAWP 也升高，以此可鉴别肺动脉高压是心源性还是肺源性。

2. 体循环阻力及体循环阻力指数

体循环阻力也称外周血管阻力，指小动脉和微动脉对血流的阻力，反映心脏的后负荷。SVR 的正常值为 900～1500dyn·s/cm^5。

$$SVR=80（MAP-PAP）/CO$$
$$SVRI=80（MAP-PAP）/CI$$

(1) 影响体循环阻力的因素：SVRI 降低，即分布性休克；SVRI 升高，即低血容量性休克、心源性休克、梗阻性休克。

具体包括：①后负荷增大，心输出量减少。②后负荷降低，心室射血阻力降低，每搏输出量增加，心脏耗氧量下降。③循环血量不足，引起外周阻力增加。④分布性休克，心输出量正常而 SVRI 和血压偏低，应给升压药物保证足够的灌注压。

(2) 体循环阻力变化的临床意义：为了维持全身组织器官的血液灌注，必须维持一定的组织灌注压，血管内容量、心肌收缩力和外周血管阻力是决定灌注压的主要因素。＜900dyn·s/cm^5 提示全身血管阻力低，可能使血压降低，如药物影响、败血症；＞1500dyn·s/cm^5 提示全身血管阻力高，可能会影响组织器官的血液灌流量，如高血压、低心输出量时。

3. 动脉血压

动脉血压是心肌开始收缩后所面对的压力负荷，无主动脉瓣狭窄及左心室流出道梗阻时，受主动脉内压力和动脉顺应性影响，代表心脏后负荷指标。

$$动脉血压 = 心输出量 × 外周血管阻力 + 平均循环充盈压$$

收缩压由左心室每搏输出量、射血速率、主动脉内顺应性决定。

舒张压反映主动脉系统流速和弹性，决定冠状动脉灌注。

动脉血压临床意义：维持机体循环系统的压力梯度，促进血液流动，保证组织灌注；后负荷增加，每搏输出量、射血速度、射血时间均下降。

4. 肺血管通透性指数和血管外肺水

(1) 肺血管通透性指数：肺血管通透性指数是血管外肺水与肺循环容积之间的关系指标。

$$PVPI=EVCW/PBV$$

肺血管通透性指数的临床意义在于：静水压性肺水肿（急性左心衰，高容量状态），EVLW 升高，PBV（肺血容量）明显增加，PVPI 降低或正常。急性呼吸窘迫综合征引起的渗透性肺水肿、EVLW 增加明显，PBV 轻度增加或正常，PVPI 明显升高。PVPI 抵消了肺血容量增加时对肺水的影响，是判断肺毛细血管通透性与静水压肺水肿的标志性指标。

PVPI 正常 =EVLW 升高 /PBV 升高，提示静水压性肺水肿。

PVPI 升高 =EVLW 升高 /PBV 正常，提示渗透性肺水肿。

（2）血管外肺水和血管外肺水指数：血管外肺水是指分布在肺血管外液体，包括细胞内液、肺间质内液、肺泡内液，肺间质内液与肺泡内液可准确反映肺水肿。

血管外肺水临床意义在于，EVLW 和 ITBV 更能反映心脏前负荷状况，指导液体原理；EVLW 中的血管内压变化较小，而间质内液体和肺泡内液体会随着肺水肿明显变化，EVLW 在床旁能准确及时得到肺水肿动态变化的可靠指标。EVLWI＞7ml/kg，可明确诊断肺水肿。

降低血管外肺水方法包括①合理的液体复苏。②合适的 PEEP+ 肺保护性通气策略，PEEP 不仅可以改善氧合，还可减少 EVLW；小潮气量加 PEEP 可明显减低 EVLW。③利尿药，如呋塞米可降低 EVLW，吸入同样有效。④强心药，如米力农可降低 EVLW。⑤硝酸酯类，扩张血管平滑肌，减少肺循环血量和血管的静水压。

心源性肺水肿与非心源性肺水肿的区别参见表格（表 14-6）。

5. 外周灌注评估方法

宏观的外周组织灌注评估指标，包括平均动脉压、中心动脉压、心输出量、中心静脉血氧饱和度、血乳酸水平。大量研究表明，宏观指标恢复后，组织灌注不足仍持续存在，需要临床评估方法进行补充。临床外周组织灌注评估方法如下。

（1）毛细血管再充盈时间（CRT）：轻微压

表 14-6　心源性肺水肿与非心源性肺水肿的对照

心源性肺水肿	非心源性肺水肿
• EVLW 增加 • PBV 增加 • PVPI 降低或正常	• EVLW 增加 • PBV 不增加或不明显 • PVPI 明显升高

力引起指甲床苍白，变回原色的时间正常上限 4.5 秒。

（2）皮肤花斑：多见于肘、膝关节，是小血管异常强烈收缩引起，反映了局部皮肤异常灌注。

（3）皮肤温度：皮肤温度检查建议用检查者手或手指背面，该处对温度最敏感。

（4）容量负荷试验：30min 内输入晶体液 500～1000ml 或胶体液 300～500ml，确定心输出量，SV 明显增加≥10% 为有容量反应性，CVP 与 PAWP 遵循 2-5、3-7 法则。

四、急性重症高原病的血流动力学变化研究

（一）材料与方法

随机抽取我院 2016 年 7 月—2017 年 7 月发生急性重症高原病确诊病例 38 例，其中 28 例急性重症高原病治疗前后进行 PICCO 血流动力学监测。10 例急性重症高原病治疗前后行 Swan-Wanz 导管监测。治疗地海拔 2800m，大气压为 70.70～53.28kPa，氧分压为 14.20～11.16kPa。诊断均符合中华医学会第三次全国高原医学学术讨论会 HAPE 与 HACE 诊断标准。

（二）统计学处理

所有数据应用 SPSS18.0 版软件包完成处理，数据以均数 ± 标准差（$\bar{X} \pm S$）表示，计量资料用 t 检验。计数资料用卡方检验，P＜0.05 认为有统计学意义。

(三)一般资料

38例急性重症高原病均给予有创或无创机械通气,分型均为极重型,多合并多脏器功能障碍,其中女性在PICCO中8例,占28.6%,在Swan-Wanz导管组为3例,占30%,在发病24h内均进行有创监测,经治疗病情恢复后,对治疗前后的血流动力学参数,进行统计学分析如下(表14-7)。其他资料详见表14-4和表14-5。

(四)结果

1. 心功能指标变化

通过心功能指标提示(表14-8),急性重症高原病发病时表现为心功能代偿性增加,通过治疗后各项指标均呈降趋势,表明在高原肺水肿时心功能是增强的。为克服升高的肺动脉高压,心

表14-7 38例急性重症高原病患者的一般情况及生命体征

项　目	数　值
性别(%)	87.4(男)/12.6(女)
职业(%)	36.0(工人)/46.4(农民)/7.1(干部)/6.3(学生)
民族(%)	86.2(汉族)/8.8(回族)/0.4(藏族)/4.6(其他民族)
死亡(%)	1.7(死亡)/98.3(未死亡)
居住(%)	24.3(移居)/23.8(久居)/51.9(初入)
吸烟(%)	31.4(不吸烟)/68.6(吸烟)
年龄(岁)	38.63 ± 12.34
发病海拔(m)	3798.16 ± 94.83
居住海拔(m)	1176.98 ± 696.28
体温(℃)	36.9 ± 0.617
脉搏(次/分)	101.11 ± 19.98
呼吸(次/分)	21.63 ± 2.43
体重(kg)	73.52 ± 12.40
身高(cm)	169.38 ± 7.05
体重指数	25.58 ± 3.97
舒张压(mmHg)	78.14 ± 14.89
收缩压(mmHg)	122.21 ± 19.71

n=38

表 14-8　急性重症高原病心功能的变化

项　目	治疗前	治疗后	T 值	P 值
CO（L/min）	6.14±1.01	5.15±0.82	4.15	0.000
SV（ml/次）	89.02±16.66	76.57±15.08	2.77	0.008
SVI [ml/（次·m²）]	1181.00±195.69	1026.08±288.94	2.68	0.009
CI [L/（min·m²）]	3.34±0.61	2.70±0.43	5.10	0.000
HR（次/分）	85.79±26.60	58.25±12.03	4.82	0.000
LVW（g·m）	7.30±1.60	6.17±2.00	2.68	0.009
LVWI（g·m/m²）	3.96±0.97	3.25±1.72	2.79	0.007
LVSW（g·m/次）	92.33±30.80	105.73±31.01	−1.73	0.08
RVW（g·m）	1.091±0.801	0.612±0.103	2.51	0.022
RVSW（g·m/次）	13.15±8.80	7.61±1.402	2.63	0.017
RVWI（g·m/m²）	0.585±0.32	0.338±0.15	2.47	0.024
RVSWI [g·m/（m²·次）]	7.11±4.61	4.21±1.27	2.63	0.017
LVSWI [g·m/（m²·次）]	50.19±16.30	56.19±16.73	−1.47	0.151
CFL（L/min）	5.167±1.16	4.259±0.72	4.12	0.000
GEF（%）	30.55±3.89	25.06±3.81	5.26	0.000
SI [（L/（min·m²）]	47.20±16.74	41.66±11.44	2.37	0.021

排量增加，每搏输出量等参数均呈升高态势，并且均有统计学意义。

2. 前负荷指标

因为高原肺水肿，肺动脉压升高，CVPM 也呈升高趋势，而动态指标 SVV 也有统计学意义，表现为升高。PAWP 无统计学意义，表明左心对肺动脉压及肺水肿无影响（表 14-9）。

3. 后负荷指标

高原肺水肿，肺动脉压升高，肺血管阻力升高，肺血管阻力指数升高，均具有统计学意义，$P>0.01$；而体循环阻力下降，治疗后升高，具有统计学意义，说明由于肺血管阻力升高，而 PAWP 不变，左心房压下降，有可能与肺静脉压升高有关，左心室前负荷下降，左心室输出量减少，左心射血减少，体循环阻力相对下降（表 14-10）。

4. 肺血管及肺渗透指数变化（表 14-11）

5. 讨论

通过上述分析，PBV 及 GEDV 无统计学意义，治疗前后无变化；而 EVLW（血管外肺水升高明显）PVPI 渗透性指数明显升高，并且 $P=0.000$，

表 14-9　急性重症高原病前负荷的变化

项　目	治疗前	治疗后	T 值	P 值
PAWP（mmHg）	16.00 ± 4.72	14.60 ± 4.89	0.839	0.408
CVPM（%）	17.29 ± 3.96	10.83 ± 2.79	5.62	0.000
SVV（mmHg）	17.8 ± 6.19	10.82 ± 2.89	5.42	0.000

表 14-10　急性重症高原病后负荷的变化

项　目	治疗前	治疗后	T 值	P 值
PAPS（mmHg）	50.00 ± 20.63	34.60 ± 13.43	3.074	0.007
PAPD（mmHg）	27.33 ± 12.54	19.60 ± 12.03	2.576	0.017
PAPM（mmHg）	36.00 ± 16.37	25.60 ± 11.68	2.682	0.016
PVR（dyn·s/cm^5）	490.33 ± 224.25	244.80 ± 115.10	2.986	0.007
PVRI[dyn·s/（cm^5·m^2）]	883.00 ± 455.61	444.60 ± 212.35	2.674	0.014
SVR（dyn·s/cm^5）	1026.08 ± 288.90	1181.00 ± 195.69	−2.68	0.009
SVRI[dyn·s/（cm^5·m^2）]	1897.08 ± 1571.32	2256.91 ± 362.12	−3.25	0.002
ABPS（mmHg）	118.92 ± 22.88	122.58 ± 21.13	0.46	0.65
ABPD（mmHg）	71.46 ± 11.88	68.83 ± 15.27	0.573	0.57
ABPM（mmHg）	87.83 ± 15.24	87.08 ± 17.88	0.13	0.896

表 14-11　急性重症高原病肺血管及肺渗透压的变化

项　目	治疗前	治疗后	T 值	P 值
PBV（ITBV）（ml）	1528.75 ± 324.61	1497.92 ± 234.21	0.014	0.68
GEDV（ml）	1223.29 ± 259.61	1198.83 ± 234.21	0.411	0.683
PVPI	2.55 ± 0.68	1.72 ± 0.38	5.59	0.000
EVLW（ml）	785.67 ± 326.99	539.58 ± 182.33	4.91	0.000

具有统计学意义，说明高原肺水肿是渗透性肺水肿，这与以往报道高原肺水肿的发病机制不同，我们考虑，高原肺水肿刚患病时可能因高原低压性低氧耗，肺血管收缩，急性肺动脉压升高，为静水压性肺水肿，随病情发展成为渗透性肺水肿。

总结高原肺水肿血流动力学特点为，右心功能代偿性增加，为对抗肺动脉压升高，表现为每搏出量增加，心输出量增加及右心做功增加。由于肺动脉升高，肺静脉压升高，PAWP不变，中心静脉压升高，肺动脉压升高，肺血管阻力升高明显。由于左心前负荷不足，左心房压力下降，左心输出量减少，体循环阻力相对下降。(缺氧对体循环的影响)。

急性高原病是发生的关键是高原低氧所致的肺动脉高压。当机体处于急性低氧环境下会立即产生应激反应，引起强烈的肺血管收缩，产生肺动脉高压，造成毛细血管流体静力压增高，而使液体进入肺泡。另外，高原缺氧直接造成肺泡内皮细胞及毛细血管壁损伤，从而引起通透性增高。高原肺水肿可理解为由于高原缺氧对肺血管平滑肌的直接作用或凝血机制障碍、肺微栓形成等，全身和肺内的血管舒缩失衡，在某些肺血管内引起高流量、高流速和高压强等改变，从而引起高压性和高渗性混合型肺水肿。高原肺水肿血流动力学变化为：①患者肺动脉压显著增高。②肺毛细血管楔压正常。③肺血管阻力增加。④HAPE患者心输出量、SV、SVI、CI、CFI、GEF、SI治疗前明显升高，右心表现为高动力状态高。

五、有创操作技术及血流动力学监测方法

（一）概述

1953年，斯德哥尔摩放射学家Seldinger医生首先使用了血管穿刺技术，基本方法为：先将一个小号针尖穿刺预定血管中，从针尾端插入一条"J型"柔软可弯曲的导丝，保护导丝固定于血管内，拔出穿刺针，再将动脉或静脉鞘管插入血管，固定鞘管，拔出导丝。该技术称为Seldinger穿刺技术。

1. 适应证

适应证包括：①开放动静脉通路。②血管活性药物及刺激性、高渗性药物应用通路。③重症患者血流动力学监测。④快速输液，容量复苏。

2. 禁忌证

无绝对禁忌证，相对禁忌证是局部感染、血栓形成、凝血功能障碍。

（二）静脉血管穿刺技术及中心静脉压监测

1. 股静脉穿刺技术

(1) 解剖关系：股静脉在大腿根部的股三角内，股三角上为腹股沟韧带，外侧为缝匠肌，内侧为耻骨肌和内收肌，股三角由外向内依次行走着股神经、股动脉、股静脉和淋巴管，股静脉在股动脉内侧0.5～1cm处与之平行走行（图14-6）。

(2) 股静脉穿刺的操作：①常规备血，患者平卧，穿刺侧大腿外展，外旋30°～45°。②常规消毒，铺巾，利多卡因局部麻醉。③在腹股沟韧带水平触诊股动脉搏动点，穿刺点位于股动脉内侧0.5～1cm，腹股沟韧带节下方2～3cm，或皮肤皱褶下1.5～2cm处。④穿刺针针芯斜面向上，针尖指向肚脐，与皮肤呈30°～45°刺入皮肤（瘦人角度略小，胖人角度稍大）。⑤缓慢前送穿刺针，直到针尖触及髂骨膜。⑥在注射器维持一定负压下缓慢回撤穿刺针，直至针头退至股静脉内，此时注射器内可见静脉回血。⑦左手固定穿刺针，右手撤走注射器，将导引钢丝柔软端插入穿刺针，沿股静脉前送约10cm。⑧左手压住穿刺点以上的部位以固定血管里的导丝，撤走穿刺

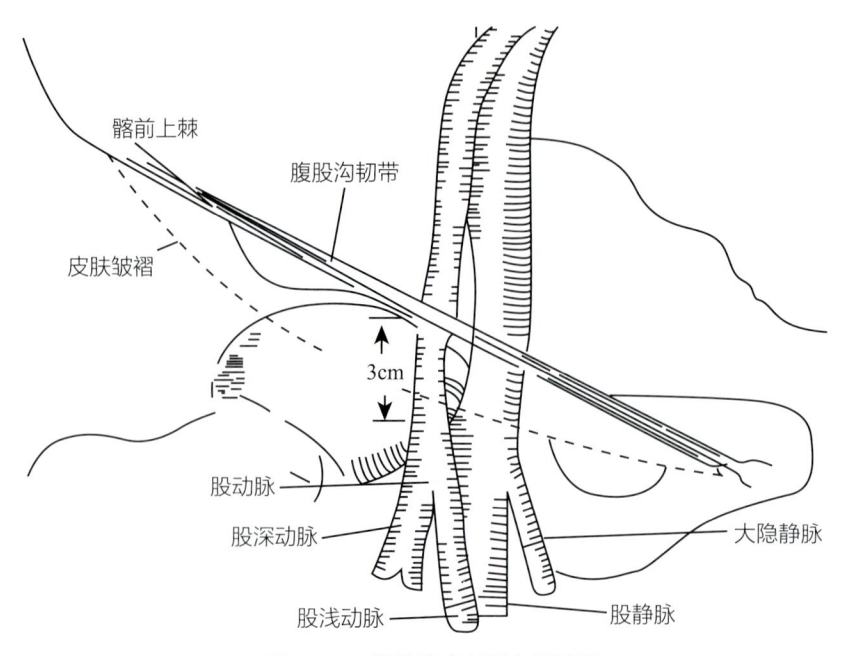

▲ 图 14-6 股静脉穿刺解剖示意图

针，用湿纱布清洁导引钢丝。⑨沿导丝送入静脉或动脉鞘管（包括外鞘管和扩张管），注意使导丝露出套管尾端 5~10cm。⑩在鞘管全部送入血管后，从鞘管中将扩张管和导引钢丝一起拔出。⑪抽吸并冲洗鞘管侧壁，关闭侧臂三通。⑫确认导管回血通畅，冲洗管腔，固定导管，连接测压系统，用纱布或透明膜覆盖局部。

(3) 注意事项：①如果误穿股动脉而原未计划穿刺股动脉者，则拔出穿刺针，在穿刺点处压迫几分钟；如果已准备进行股动脉插管，可沿穿刺针送入指引导丝，再穿刺股静脉，注意不要经过静脉穿入动脉，易形成动静脉漏。②股静脉定位时，有时股静脉走行距股动脉很近甚至位于股动脉下方，可根据情况调整穿刺点或穿刺方向。

2. 锁骨下静脉穿刺

锁骨下静脉穿刺术由 Wilson 于 1962 年最先开展使用。

(1) 解剖关系：锁骨下静脉位于锁骨上三角下部，三角内侧缘为胸锁乳突肌锁骨头的内侧缘，下为锁骨中 1/3 外，外侧为斜方肌前缘。在第一肋下缘，腋静脉延续为锁骨下静脉，向上弓形跨过第一肋，而后向内向下穿斜角肌，在胸锁关节后与颈内静脉汇合，进入纵隔后叫无名静脉。锁骨下静脉由向外下向内上行走，相当于第一肋骨交叉后行走至锁骨下动脉前下方（锁骨 1/3 后面）。颈内静脉与锁骨下静脉汇合处后下方约 5mm 为肺尖（图 14-7）。

(2) 操作步骤：①常规消毒，铺巾，利多卡因局部麻醉。②患者于仰卧位，头低 15°~25°，头转向外侧，将枕头放置背下。③选择锁骨中内 1/3 交点的外下 1~2cm 进针。④将左手拇指按在穿刺点内到食指和中指方，在胸骨上窝上方。⑤针尖指向胸骨上窝至环状软骨之间并与皮肤成 20°~30° 夹角，针尖斜面向上。⑥穿刺针穿破皮肤，在保持注射器负压下缓慢进针。⑦穿刺针进入静脉后，嘱患者屏息，从穿刺针撤去注射器，插入导引钢丝 10~15cm，并自主呼吸。⑧拔出穿刺针，扩张管扩张，置入导管。⑨导管回血通畅，冲洗管腔，固定导管，连接测压系统。⑩局部固定，包扎。

(3) 注意事项：①防止空气进入静脉系统，减少气胸的可能性。②防止误穿入锁骨下动脉。

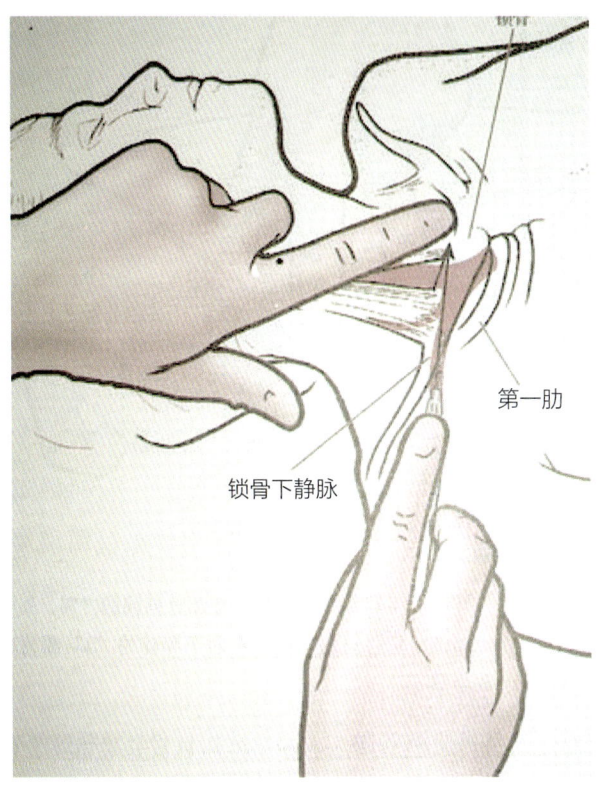

▲ 图 14-7　锁骨下静脉穿刺示意图

3. 颈内静脉穿刺技术

1966 年，Hemosura 首先报道了成人颈内静脉穿刺技术，此后，该技术因穿刺并发症低于锁骨下静脉而被广泛使用。

(1) 解剖关系：颈内静脉是硬脑膜乙状窦的直接延续，下行与颈动脉、迷走神经共同行走于颈鞘。颈内静脉起始部位于颈动脉后方稍外侧，然后降至该动脉之前外侧，颈内静脉下段位于锁骨，胸锁乳突肌锁骨头（外侧）和胸骨头（内侧）形成的三角内，颈内静脉最好穿刺部位在此三角内顶部（图 14-8）。

(2) 操作步骤：①一般使用右侧颈内静脉穿刺，患者取平卧位，低头 20°～30°，头转向外侧，将枕头放置背下。②常规消毒，铺巾，利多卡因局部麻醉。③选择穿刺点，一是胸锁乳突肌的锁骨头，胸骨头和锁骨三者形成三角区，该区的顶端为穿刺点，为中间路径；二是高位内侧路径，甲状软骨上缘与胸锁乳突肌内侧缘进针，针

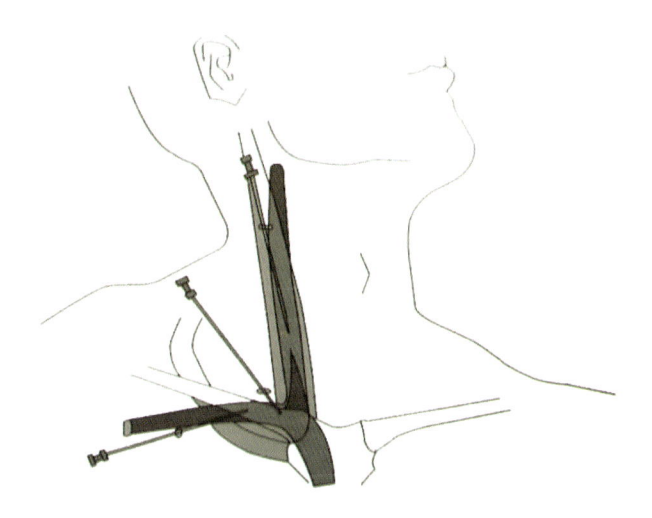

▲ 图 14-8　颈内静脉锁骨下静脉穿刺点示意图

头指向乳头。④用有肝素盐水注射器接穿刺针，左手食指定点，右手持针，针轴与额平面为 45°夹角。⑤边进针边回抽，当血液回抽十分通畅时，经尾部插入钢丝，退出穿刺针。⑥应用扩张管扩张，沿导丝插入静脉导管，一般进入 15cm 为宜。⑦确认导管回血通畅，连接测压系统。⑧用纱布或透明膜局部包扎。

(3) 注意事项：①防止空气进入静脉系统。②中间路径应减少气胸发生。③防止误穿入颈动脉。④老年人避免行颈内静脉穿刺，压迫颈动脉易发生斑块脱落，发生脑梗死。

4. 中心静脉压监测

(1) 测量 CVP 装置：①换能器测压，应用换能器测压可连续记录静脉压和描记静脉压力波形。②水压力计测压器，用一直径 0.8～1.0cm 的玻璃管和刻有 cmH_2O 的标尺一起固定在盐水架上，接上三通开关，连接管内充满液体，排除空气泡，一端与输液器相连，另一端接中心静脉穿导管，标尺零点对准腋中线右心房水平，阻断输液器一端，即可测 CVP，这种测量 CVP 装置可自行制作，操作简易，结果准确可靠。

(2) 监测 CVP 的临床意义：CVP 的正常值为 4～12mmHg，<5mmHg 表示血容量不足，>

15～20mmHg 提示输液过多或心功能不全。

(3) CVP 波形分析（图 14-9）：包括正常波形和异常波形。

正常波形：有 3 个正向波 a、v、c 和 2 个外负向波 x、y。a 波由心房收缩产生；c 波代表三尖瓣关闭；v 波由右心房主动充盈和右心室收缩时三尖瓣向右心房突出形成；x 波反应右心房舒张时容量减少；y 波表示三尖瓣开放，右心房排空。右心房收缩压（a 波）与舒张压（v 波）几乎相同，常在 3～4mmHg 以内，正常右心房平均压为 2～6mmHg。

异常波形：①压力升高和 a 波抬高和扩大，见于右心室衰竭、三尖瓣狭窄和反流、心包填塞、缩窄性心包炎、肺动脉高压及慢性左心衰竭，容量负荷过多。②v 波抬高和扩大，见于三尖瓣反流，心包填塞时舒张期充盈压升高，a 波与 v 波均抬高，右心房压力波明显，x 波突出，而 y 波缩短或消失，但缩窄性心包炎的 x 波和 y 波均明显。③呼吸时 CVP 波形，见于自主呼吸吸气时，压力波幅降低，呼气时增高，机械通气时随呼吸变化而显著。

(4) 护理与拔管：具体如下。

护理要点：①每天更换敷料 1 次，并对局部进行常规消毒。②每天用肝素生理盐水冲洗导管 1 次，抽血后也应冲洗。③每天更换输液器。④严格遵守无菌操作，确保连接管牢固可靠，注意预防空气栓塞。

拔管：①如遇穿刺部位有炎症反应、疼痛和原因不明的发热，应拔除导管。②不需中心静脉测压或输液时，应拔除导管。③拔管后注意局部消毒处理，并稍加压迫。

(5) 中心静脉导管并发症防治：具体如下。

感染：在操作过程中应严格遵守无菌技术，加强护理，长期置管者，应选用特殊材料的导管，部分导管可埋藏在皮下。

心律失常：心律失常为常见的并发症，主要由钢丝或导管刺激引起。应避免钢丝或导管插入过深，并防止体位变化所致的导管移动，操作过程应持续进行 ECG 检测，发生心律失常时可将导管退出 1～2cm。

出血和血肿：颈内静脉穿刺时，穿刺点和进针方向偏内侧时易穿破颈动脉，进针太深可能穿破颈横动脉、椎动脉或锁骨下动脉，在颈部可形成血肿，凝血机制不好或肝素化后的患者更容易发生。

气胸和血胸：主要发生在锁骨下静脉穿刺

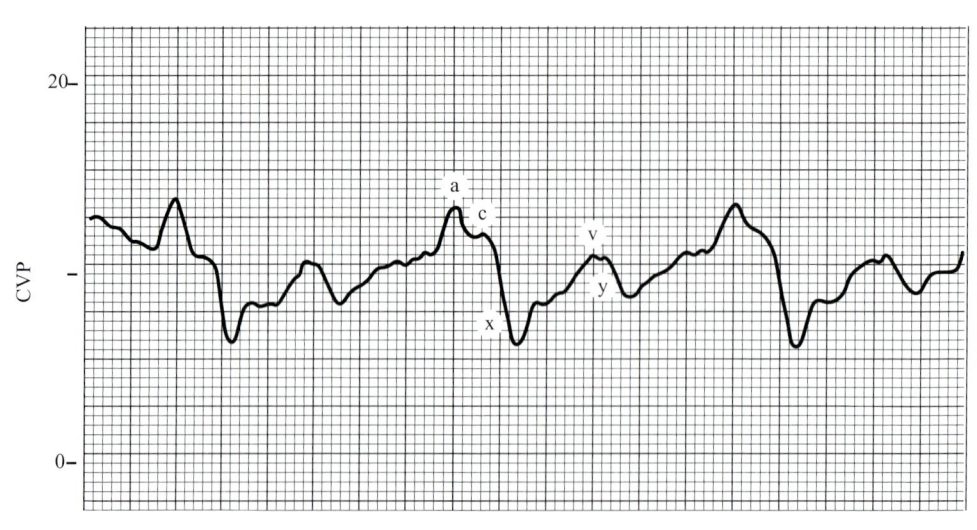

▲ 图 14-9 中心静脉压波形分析

时，因胸膜圆顶突起超过第一肋水平以上1cm，该处与锁骨下静脉和颈内静脉交界处相距仅5cm，穿刺过深及穿刺针与皮肤成角太大易损伤胸膜。

气栓：中心静脉在吸气时可能形成负压，穿刺过程中，更换输液器、导管或接头脱开时，尤其是头高半卧位时，容易发生气栓。穿刺和更换输液器时应取头低位，避免深呼吸和咳嗽，导管接头脱开时应立即接上或暂时堵住。穿刺置管时应尽可能不使中心静脉与空气相通。

（三）动脉穿刺及动脉压监测

1. 股动脉穿刺

（1）解剖关系：股动脉是髂外动脉至腹股沟韧带以下部分，股三角中，自外而内分别排列着股神经、股动脉、股静脉及淋巴管，术者可在股三角腹股沟韧带中点或中内1/3交点之间或其下方触到股动脉搏动（图14-10）。

（2）操作步骤：①患者仰卧位，下肢伸直稍外展。②常规消毒，铺巾，利多卡因局部麻醉。③以左手食指、中指、无名指在腹股沟韧带上或其稍下方触诊并定位股动脉走向。④左手持续触诊股动脉搏动，右手持血管穿刺针，在腹股沟韧带下2～3cm或皮肤皱褶下1.5～2.5cm处向股动脉进针，穿刺针角度与皮面成45°，与正中线成10°～20°。⑤当针头靠近股动脉时，可感到轻微搏动感，向下刺入股动脉见针尾有搏动性血液喷出。⑥确定针尖完全位于血管腔内，将导引钢丝柔软端通过穿刺针插入血管内15～20cm。⑦左手压住导丝不动，右手撤出穿刺针，左手继续压迫穿刺部位以防止出血。⑧通过导引钢丝插入动脉鞘管，保证导丝露出鞘管尾端约10cm。⑨拔出导丝，冲洗导管，测压。

（3）拔出导管方法：①在穿刺点上方髂骨水平摸清股动脉搏动点。②左手中指和食指压迫搏

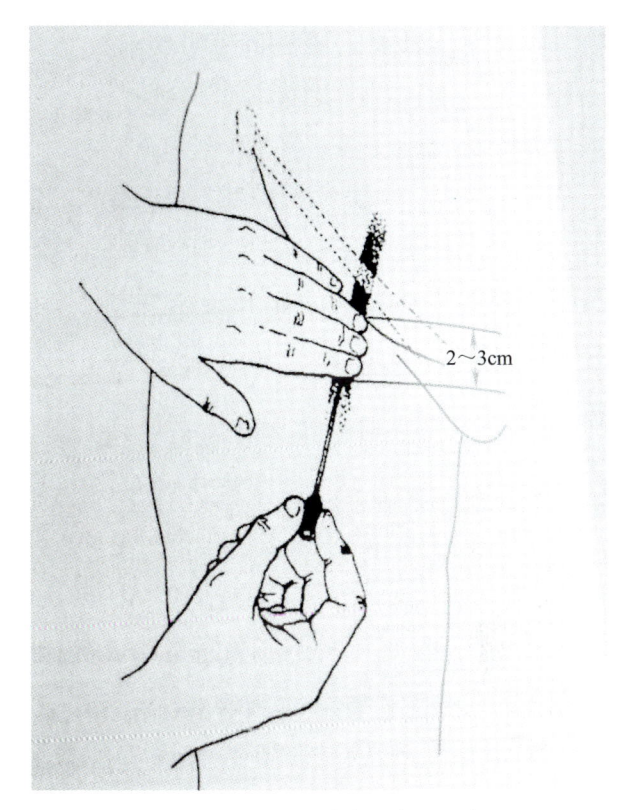

▲ 图14-10 股动脉穿刺方法示意图

动点，右手拔出导管或鞘管。③左右手一起压迫15～20min。④注意足背动脉搏动和下肢皮肤颜色。⑤完全止血，加压包扎，1～2kg盐袋压迫，卧床12～24h。

（4）注意事项：①向血管内送导引钢丝时应注意手下的感觉，如果遇到阻力，可小心撤出导引钢丝，观察穿刺尾部血液是否喷出，以便确定穿刺针是否在血管内。②穿刺位置不可太低，如果过低可能穿刺到表浅股动脉，而不是股总动脉，使导丝送入发生困难，术后还易发生假性动脉瘤，穿刺部位较高，如在髂骨水平以上也不易压迫止血，可发生腹膜后血肿。

（5）并发症：具体如下。

股动脉穿刺部位血栓形成：其主要原因包括股动脉内膜损伤、鞘管内外壁血栓形成和动脉粥样硬化。

股动脉内膜损伤：同侧股动脉先后行2次以上穿刺插管可导致血栓形成。因此双侧动脉交

替穿刺可减轻同侧股动脉内膜损伤以避免血栓形成。

鞘管内外壁血栓形成：由于鞘管为异物，血小板易在其表面形成血栓，尤其是高凝及循环不良者。因此，术后应定时向鞘管或导管内注射肝素生理盐水，注射前应首先回抽，如有小的血栓块可回抽至注射器筒内；如回抽时阻力较大，则说明有较大的血栓，此时需更换鞘管或导管。拔鞘管时，应让血液从穿刺点喷出少许，以观察穿刺点有无血栓形成。此外，应避免向鞘管内直接注射高渗物质，因直接向鞘管内注射高渗葡萄糖后产生穿刺点血栓。

动脉粥样硬化：一方面，在穿刺术中因粥样斑块脱落后易在其表面形成新鲜血栓；另一方面，可因压迫止血或加压包扎不当导致粥样硬化的股动脉血流改变，从而产生穿刺点血栓。因此，压迫止血或加压包扎时压力应适当。压迫止血时压力分三个不同阶段，即前5min压迫时压力应尽可能大。

假性动脉瘤是在局限性较大的血肿基础上形成的与股动脉相同的囊腔。

穿刺点血肿是最常见的并发症。

2. 桡动脉穿刺

(1) 解剖关系：桡动脉和尺动脉是肱动脉的二个终末分支，桡动脉行走于指浅屈肌、拇长屈肌和旋前圆肌的浅面，在前臂位于桡侧腕屈肌的侧面，桡动脉进入手掌后于掌骨水平与尺动脉吻合成掌深弓而终止。

(2) 操作方法：①确定Allen实验阳性。②常规消毒，铺巾，利多卡因局部麻醉。③手臂自然外伸，外展，腕部垫起，手腕背屈60°。④掌横纹近心端3cm，动脉搏动的明显处，进针角度30°~60°，可穿透桡动脉；或在桡骨茎突近端定位，左手触及桡动脉搏动。⑤穿刺过程中直进直出，避免穿刺过程中的变向。⑥成功后置入导引导丝，并通过导丝置入扩张管。⑦通过导丝置入鞘管或测压管。⑧拔出导丝，并冲洗导管，固定。

(3) 注意事项：①严防动脉内血栓形成，每次经测压管抽取动脉血后，均应立即用肝素盐水进行快速冲洗，以防凝血；管道内如有血块堵塞时应及时予以抽出，切勿将血块推入，以防发生动脉栓塞；防止管道漏液。②保持测压管道通畅，妥善固定套管、延长管及测压肢体，防止导管受压或扭曲。③防止气栓形成。④拔针后局部用纱布或棉球压迫止血，压迫后仍出血不止者，则需加压包扎至完全止血，以防形成血肿。⑤严密观察穿刺点有无出血、渗血，注意局部皮肤颜色、温度、湿度。⑥置管事件不宜超过4天，以防发生导管源性感染。

(4) 并发症：具体如下。

远端肢体缺血：桡动脉置管前需做Allen实验，判断尺动脉是否有足够的血液供应。

局部出血血肿：穿刺失败及拔管后要有效地压迫止血，尤其对应用抗凝药物的患者，压迫止血应在5min以上，并用宽胶布加压覆盖。必要时局部用绷带加压包扎，30min后予以解除。

感染：动脉置管后可并发局部感染，严重者也可引起血液感染，应积极预防。

假性动脉瘤：每次穿刺要选好部位，术后严密观察止血情况。

桡动脉痉挛：由于桡动脉官腔较细，同一部位反复穿刺，导丝及导管操作刺激均可引起血管痉挛。

3. 动脉血压（有创）监测

(1) 适应证：①血流动力学不稳定或有潜在危险的患者。②重症患者、复杂大手术患者术中和术后监护。③需低温或控制性降压时。④需反复取动脉血样的患者。⑤需用血管活性药进行调控的患者。⑥呼吸、心脏停止后复苏的患者。

(2) 禁忌证：相对禁忌证为严重凝血功能障碍和穿刺部位血管病变，但并非绝对禁忌证。

(3) 临床意义：动脉血压监测提供了准确、可靠和连续的动脉血压数据。

正常动脉压波形可分为收缩相和舒张相。主动脉瓣开放和快速射血入主动脉时分收缩相，动脉压迅速上升至顶峰，即为收缩压。血流从主动脉到周围动脉，压力波下降，主动脉瓣关闭，直至下一次收缩开始，波形下降至基线为舒张相，最低点即为舒张压（图14-11）。

(4) 异常动脉压波形可见：①圆钝波波幅中等度降低，上升和下降支缓慢，顶峰圆钝，重搏切迹不明显，见于心肌收缩功能低下或容量不足。②不规则波波幅大小不等，期前收缩波的压力低平，见于心律失常患者。③高尖波波幅高耸，上升支陡，重搏切迹不明显，舒张压低，脉压宽，见于高血压及主动脉瓣关闭不全；主动脉瓣狭窄者，下降支缓慢及坡度较大，舒张压偏高。④低平波的上升和下降支缓慢，波幅低平，严重低血压，见于休克和低心排综合征。

（四）脉搏指示剂、连续心排血量测定及应用

脉搏指示剂连续心排血量是一种新的脉波轮廓连续心排血量与经肺温度稀释心排血量联合应用技术，该检测仪采用热稀释方法测量单次的心输出量，并分析动脉压力波形曲线下面积获得连续的心排血量，通过计算得出胸内血容量、血管外肺水、全心射血分数、全心舒张末期容积，以及动态前负荷指标、每搏输出变异度、脉压变异率，可相对反映全面的血流动力学变化及心脏舒缩功能，对指导临床治疗具有重要价值（图14-12）。

1. 适应证

适应证包括：①所有血流动力学不稳定及循环状态复杂的患者。②心血管功能异常。③休克、急性呼吸窘迫综合征、肺损伤、肾损伤、脓毒症、心功能不全、肺动脉高压、严重创伤。

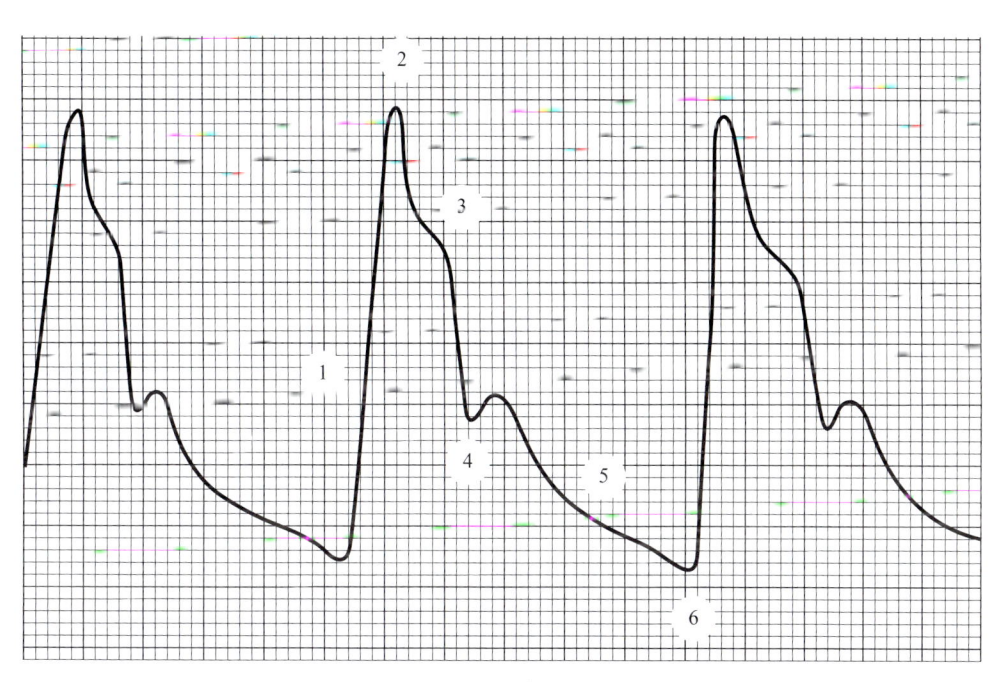

▲ 图14-11 动脉血压波形图
① 收缩压上升支；② 收缩峰值压；③ 收缩压下降支；④ 重搏波切迹；⑤ 舒张期排空；⑥ 舒张末压

PICCO（脉波轮廓温度稀释连续心排量测量）
PICCO= 两种技术 + 两部分参数

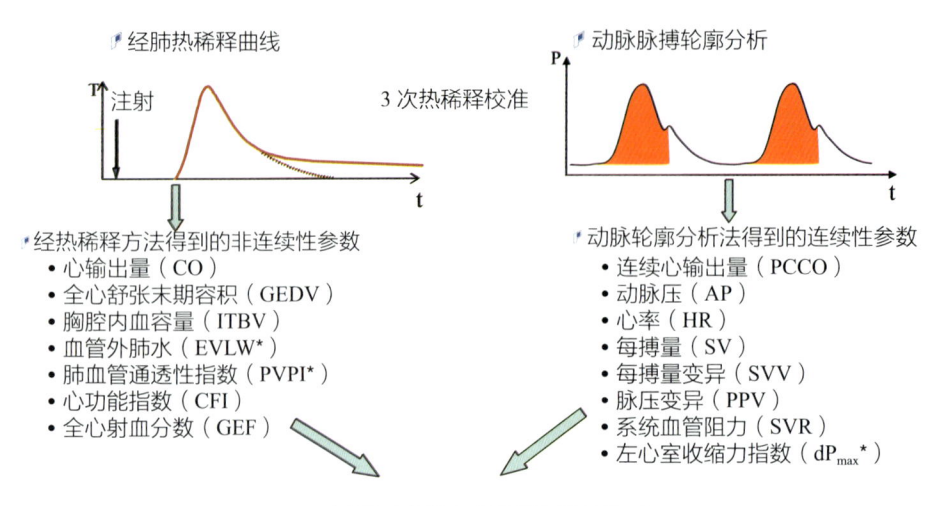

经肺热稀释曲线

注射　　3次热稀释校准

动脉脉搏轮廓分析

经热稀释方法得到的非连续性参数
- 心输出量（CO）
- 全心舒张末期容积（GEDV）
- 胸腔内血容量（ITBV）
- 血管外肺水（EVLW*）
- 肺血管通透性指数（PVPI*）
- 心功能指数（CFI）
- 全心射血分数（GEF）

动脉轮廓分析法得到的连续性参数
- 连续心输出量（PCCO）
- 动脉压（AP）
- 心率（HR）
- 每搏量（SV）
- 每搏量变异（SVV）
- 脉压变异（PPV）
- 系统血管阻力（SVR）
- 左心室收缩力指数（dP$_{max}$*）

对血流动力学和容量进行监护管理

▲ 图 14-12　PICCO 血流动力学监测示意图

2. PICCO 连接及使用

PICCO 检测仪在股动脉放置一条专用导管（PV8115），在中心静脉放置双腔中心静脉导管。测量开始，以中心静脉注入冰盐水（2～15℃）15～20ml，经上腔静脉、右心房、左心室、肺动脉、血管外肺水、肺静脉、左心房、右心室、升主动脉、主动脉、动脉，最后到 PICCO 导管接收端。计算机将整个热稀释过程绘制成热稀释曲线，并自动分析曲线波形，得出基本参数，结合其他参数，得出一系列特殊意义的重要参数（图 14-13）。

3. PICCO 工作原理

在指示剂经过区间，最大的容积为肺循环的肺内血容积，在此基础上经一系列计算，得到重要临床价值的信息，包括全心舒张末容积、血管外肺水、肺血管通透性指数、胸腔内血容量、血管外肺水指数、胸腔内血容量指数、全心舒张末容积指数（图 14-14）。

胸腔内热容积由胸腔内血容量和肺循环外容积（血管外肺水）组成。胸腔内血容量由全心舒张末容积和肺循环容积组成。

通过热稀释法测得胸腔内的容积方法，肺血容积就是全心舒张末容积。

ITBV 与 GEDV 之间存在良好的相关性。

$$ITBV=1.25 \times GEDV$$

其中全心舒张末容量正常值为 1400～1600ml。

4. 血管外肺水

胸腔内的热容量代表胸腔内的总水量，胸腔内血管内容量代表在血管内流动的血液所代表的热容积，两者之差代表了胸腔内热容积，也就是血管外肺水。

$$EVLW=ITTV-ITBV$$
$$EVLW=ITTV-1.25 \times GEDV$$

胸腔内的热容积为心输出量和 MTt 的乘积，代表了注射点和测量点之间的全部容积。

5. PICCO 测得参数（临床意义见相关章节）

（1）心输出量参数：①心输出量和连续心输出量。②心指数和连续心指数 CCI。③每搏输出量和每搏输出量指数。④心功能指数。⑤全心射血分数。⑥左心室收缩力指数。

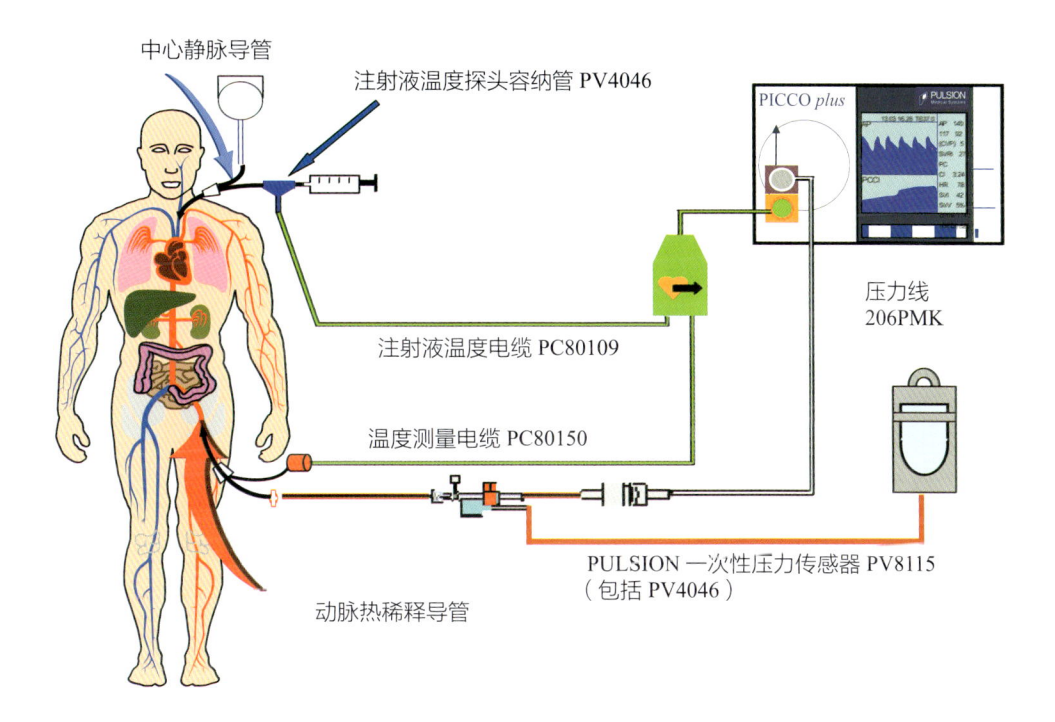

▲ 图 14-13　PICCO 血流动力学监测连接示意图

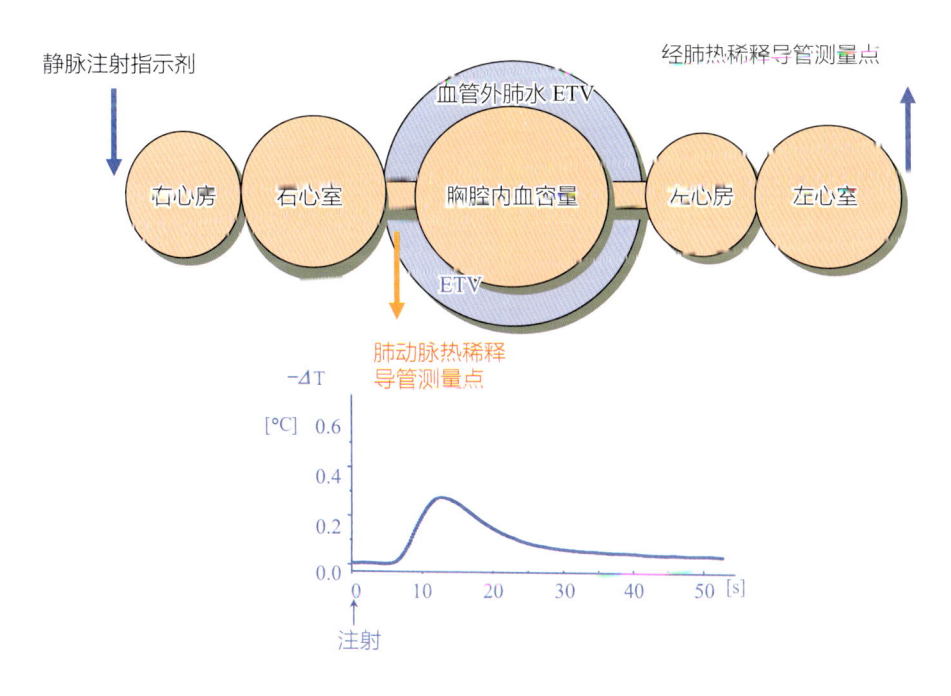

▲ 图 14-14　经肺热稀释法与传统右心热稀释法参数示意图

277

(2) 肺循环参数：①血管外肺水 EVLW。②肺毛细血管通透性指数。

(3) 后负荷参数：①肺血管阻力和肺循环阻力指数。②体循环血管阻力和体循环阻力指数。

(4) 前负荷参数：①前负荷灌注压参数，包括中心静脉压和肺动脉楔压。②容量前负荷参数，包括全心舒张末期容积和胸腔内血容量。③容量反映值（动态），包括每搏变异量和脉压变异量。

6. PICCO 优点及注意事项

PICCO 可床旁持续监测心输出量、有创动脉压、周围血管阻力及各种血流动力学参数，并提供容量状态和肺水肿程度的评价，是一种简便有效的常用临床实用监测手段。

优点是损伤小，适应危重患者，参数直观；无须推测解释，可事实监测心输出量，治疗更及时，节省费用和时间，导管放置过程简便。

PICCO 禁用于严重烧伤及感染的患者、IABP 治疗，不能准确反映各指标。PICCO 技术在容量状态和肺水肿评价方面有一定优势，但不能替代肺动脉导管。

（五）有创肺动脉压监测

肺动脉导管也被称为肺动脉漂浮导管，因为由 Swan 和 Ganz 导入设计并引入临床应用，又称为 Swan-Ganz 导管。

1. Swan-Ganz 导管

最常用的 Swan-Ganz 导管为 7F 四腔漂浮导管，长 110cm，不透 X 线，从导管顶端开始，每 10 厘米有一黑色环形标志，导管顶端有一个可充入 1.5ml 气体的气囊，导管近端为 3 个腔的链接端和一根热敏电极连接导线，3 个腔分别为：①开口于顶端的肺动脉压力腔，用于测量肺动脉压、肺动脉楔压，取混合静脉血。②开口于距顶端 30cm 导管侧壁的右心房压力腔，用于右心房压测量和注射指示剂液体。③充盈导管顶端气囊的气阀端，热敏电极终止于导管顶端近侧 3.5~4cm 处，通过导丝与测量心排出量的热敏仪连接。

第一腔（黄色）（远端接头）：通漂浮导管的顶端，用来测定肺动脉压力及肺动脉楔压。

第二腔（蓝色）（近端注射针头接头）：用来测右心房压及注射冰盐水，用以测定心排血量。

第三腔（红色）（气囊接头）：与导管的小球囊相通，气囊可充气 1.2~1.5ml。

第四腔（白色）：为实心部分，与导管顶端 4cm 的侧孔内所嵌入的微小热敏电阻相连，用于测定肺动脉血温（图 14-15）。

2. 适应证

适应证为任何原因引起血流动力学不稳定及氧合功能改变；肺水肿鉴别及指导液体管理，调节液体平衡，肺动脉高压及休克的治疗。

3. 禁忌证

禁忌证包括：①急性感染性疾病。②细菌性

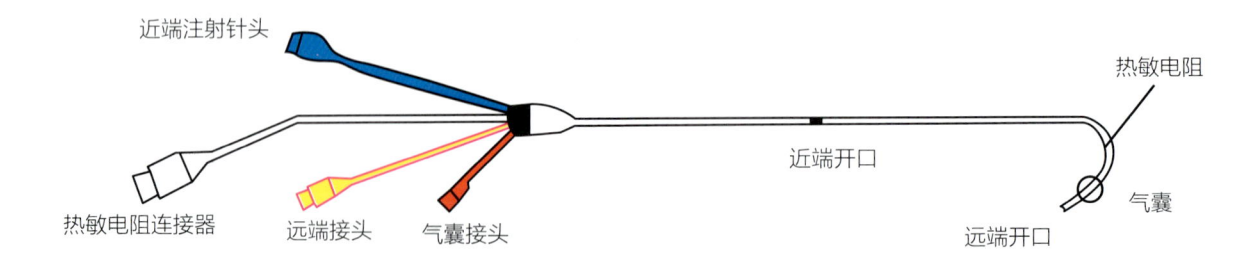

▲ 图 14-15　Swan-Ganz 导管结构图

心内膜炎。③频发心律失常。④过期安装起搏器。⑤导管通路上的严重畸形。⑥肺动脉瓣及三尖瓣狭窄。

4. 技术流程

(1) 准备工作：建议右心导管检查在心导管室内完成，应与导管室内技术人员进行充分沟通，争取得到最佳配合。向患者解释整个检查过程与可能发生的并发症及概率，缓解患者紧张情绪，争取患者及家属的理解，并且术前一定要患者及家属签署知情同意书。

向导管室提交申请单，应该测量包含身高、体重，并计算体表面积，填写这些数据到申请单，以便术者书写导管报告时方便计算。

完成三大常规化验（血、尿、便）、血液生化（肝功能、肾功能检查），测量凝血指标、心电图、胸部X线，并进行超声心动图检查，探察右心房、右心室，以及是否存在房间隔缺损或卵圆孔未闭等。

(2) 静脉穿刺部位选择：①最常用右颈内静脉，距离右心房15～20cm，穿刺方法较易掌握，穿刺点到心脏几乎为直线，易于放置导管，并发症少。②锁骨下静脉，距离心房10～15cm，与上腔静脉有一定角度，放置钢丝时可能进入颈内静脉。③肘前静脉，距离40～50cm，经锁骨下静脉、上腔静脉到右心房。④股静脉，到右心房约40cm，不宜长期放置，易感染，不推荐常规使用。深度参见表14-12。

(3) 穿刺技术：详见相关章节。

(4) 操作技术：备好除颤器和必要的急救药物，连续监测患者的心电活动。放置肺动脉导管的操作在严格的无菌条件下进行。置管前首先连接好换能器、测压仪和各种连接导管，将换能器进行调零点和校正，并在PAC置入的过程中，依据压力和波形的变化来判断导管前进所到达的位置。常规消毒铺巾，皮肤穿刺点局部麻醉后用带有18G针头的注射器，穿刺颈内静脉，成功后经针腔内置入导引钢丝、退出穿刺针，皮肤进针处用尖刀切开，皮下用蚊式钳轻轻扩张，并直达浅筋膜。在导引钢丝引导下捻转伸入带静脉扩张器和旁路输液管的导管鞘，拔除导引钢丝和静脉扩张器，装上旁路输液管，同时可在此时抽到静脉血。选择合适的PAC，用配备的1ml注射器向气囊内充入1ml空气，测试气囊的完整性。

用肝素生理盐水预冲PAC的管腔并套上PAC的保护套，连接测压装置检测压力，经导管鞘置入PAC。经颈内静脉途径进入的PAC，在置入20cm左右，管端可达右心房，可记录到低平的静脉压波形。嘱助手给气囊注入1.5ml空气，使气囊膨胀，再继续慢慢地推进导管，每次2～3cm。当PAC通过三尖瓣进入右心室后，压力突然升高，下降支迅速回到零点，出现典型的右心室（RVP）波形。使气囊完全充气（F7共充

表14-12 肺动脉导管穿刺点至肺动脉距离

穿刺位置	从穿刺点到腔静脉与右心房的距离（cm）	穿刺点到肺动脉的距离（cm）
颈内静脉	15～20	40～55
锁骨下静脉	10～15	35～50
股静脉	40	60
左肘前静脉	50	80

气 1.2~1.5ml，F5 共充气 0.6~0.75ml），充气后即可减少导管尖端对右心室壁的刺激，减少心律失常的发生，又使 PAC 容易向肺动脉推进。当 PAC 插入肺动脉时，收缩压改变不大，而舒张压显著升高，大于右心室舒张压，呈现肺动脉压力波形。再将 PAC 继续推进，即可嵌入肺小动脉分支，最佳嵌入部位应在左心房水平肺动脉第一分支，并出现 PAWP 波形。

PAC 已达满意嵌入部位的标准是，冲洗导管腔后，呈现典型的肺动脉压力波形；气囊充气后出现 PAWP 波形，放气后又再现肺动脉压力波形；PAWP 低于或等于 PADP。置入导管过程中记录到的连续压力变化曲线参见图片（图 14-16）。若波幅极小，a 波和 v 波受阻，或呈直线，则表示嵌入部位太深，应调整 PAC 位置。连接输液装置，固定导管，记录导管留于体内的长度。局部覆盖消毒敷料，或用塑料套保护，预防污染，随时按需进退导管，保证 PAC 始终处于正确位置。在严重心力衰竭、心动过速、肺动脉高压、右心房、右心室扩大和存在三尖瓣反流及带有心内起搏导线的患者，导管常难以达到右心室或肺动脉。置入 PAC 过程中如未获得预期的压力波形，首先用肝素液冲洗导管腔，然后把导管撤回到右心房水平重新置入。由于导管柔软，在体内受温度影响会变得更软，可向导管腔内注入冷溶液使导管壁受冷变硬以利置入。

心输出量有 3 种测量方法，即 Fick 法、燃料稀释法和热稀释法。热稀释法是目前临床上常用的方法，下面主要介绍热稀释法测心排血量。

通过肺动脉导管注射冷盐水后，出现热稀释曲线，其升支较陡直，顶峰较光滑，降至较平缓。这一曲线下的面积与心输出量呈负相关。当心输出量较低时，注入冷盐水后血液温度返回基础值的时间延长，所以曲线下面积大；当心输出量较大时，注射冷盐水后血液温度返回基础值的时间缩短，因此曲线下面积小。应使用肝素液（10U/ml）。间断冲洗导管（每半小时 1 次），防止导管阻塞和栓塞。

(5) 右心导管检查注意事项：具体如下。

根据监护仪说明书设置好压力监测系统。压力测量技术应设置零点，为了测量到精确地压力，所以换能器应在通大气时校零，校零后如果再变动换能器的位置，就会产生一定的静水压，无论患者平卧还是头高或头低位，只要换能器在零点，所测量的压力值应该是精确的。

配制肝素抗凝液，用压力袋冲洗肺动脉导管内腔，防止血液进入管腔后堵塞导管。

根据波形调节导管尖端至恰当位置。

因为导管尖端位置可能移动，应注意波形变化。导管可能滑回右心室，注意波形，特别是舒张压变化。

注意肺动脉导管气囊的充气容积，根据导管说明采用最高的充气容积（1.5ml），如果充气量过少，导管尖端位置可能发生改变，必要时应重新充气监测肺动脉楔压。

勿用超过最大充气容积气量给气囊充气，否

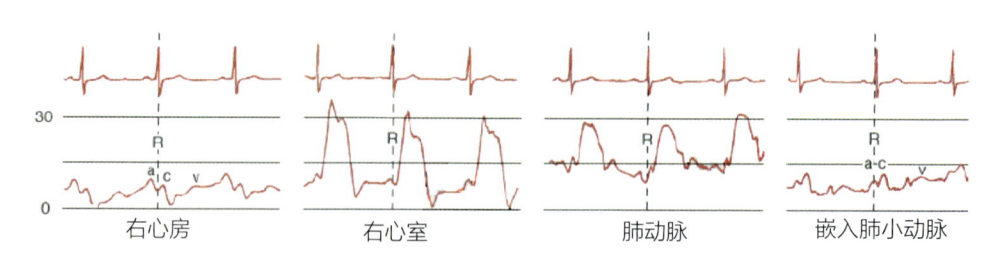

▲ 图 14-16　肺动脉导管波形分析

则会影响测量准确性，或引起气囊破裂。在不需要测量肺毛细血管楔压时，勿给气囊充气。肺毛细血管楔压测量记录后，应立即放去球囊气体，一般持续充气时间不宜超过2～3min，最长不应超过5min。

漂浮导管的最佳嵌入部位应在肺动脉较大分支，充气时进入到嵌入部位，放气后又退回原处。若位于较小的动脉内及血管分叉处，球囊可发生偏心充气或部分充气后导管顶端提前固定。当导管顶端碰到肺动脉壁时，肺动脉压波形呈平线或呈较高并且逐渐上升的压力波形，此为假楔压。加压和偏心充气易造成处于收缩的肺血管破裂，此时应在球囊放气后，将导管退出1～2cm。

送肺动脉导管时应稍快些，因为导管是聚氯乙烯制成，进入血管会变软，失去韧度，如果送导管过慢，会使导管变得过软，造成导管在右心室或右心房内盘旋，难以进入肺动脉。

使用热稀释法完成心排血量的测定，注射4℃冷盐水5ml。具体计算方法与各导管室设备型号不同而不同。热稀释法测定心排血量时，一般以充气后能测出PAWP提示导管位置较合适，盐水经导管近端腔快速、均匀注入右心房内，注入时间以小于4s为宜。

(6) 右心导管检查并发症：具体如下。

心律失常：肺动脉导管通过心房、心室时必然要触及心内膜，这些机械性刺激可引起房性或室性心律失常，偶发的期前收缩一般不需要处理，如果出现连续的和多发性的期前收缩，则应停止操作，或者转动导管位置或患者体位。必要时可用药处理。

气囊破裂：多见于重复使用的导管或充气过多。应在术前仔细检查导管的完整性没注意充气适度，速度不宜过快。一旦发生球囊破裂（充气阻力消失或腔内抽出血液）应予以拔出更换。

栓塞及血栓形成：多见于因重复使用导管及导管内腔未用肝素液冲洗者，也见于低血压和高凝状态者。应在抽血后冲洗管道，避免多次重复使用。

肺栓塞：常见于导管周围血栓形成，气囊过胀导致血管收缩，以及气囊充气时间过长。

导管扭曲、打结、折断：导管扭曲多数因为导管与血液接触后被加热变软，出现导管扭曲时可退出，将其放在冰水中，待导管变硬后重新置管，也可以注射冷盐水，使导管变硬；导管打结多数也因为导管变软，较少见，发现时应在X线下缓慢撤管；导管折断极其罕见，主要因为导管受损、老化。

肺出血、肺动脉破裂：某些肺动脉高压患者肺动脉壁较薄、较脆，气囊过胀可引起。

感染：主要见于穿刺口，严重者可引起细菌性心内膜炎，应严格无菌操作。

(7) 肺动脉导管测得参数：①前负荷相关参数，包括中心静脉压、肺动脉楔入压、右心室舒张末期容积。②后负荷相关参数，包括体循环阻力、肺循环阻力、心肌收缩力相关参数，压力相关参数（肺动脉压），全身氧代谢监测。

参考文献

[1] Maggiorini M,Melot C,Pierre S,et al.High altitude pulmaonary edema is initially caused by an increasee in capillary pressure[J]. Circulation,2001,103:2078.

[2] Kubitz JC,Forkl S,Annecke T,et al.Systolic pressure variation and pulse pressure variation during modifications of arterial pressure[J] Intensive Carc Med,34(8):1520-1524.

[3] Gernoth C,Wagner G,Pelosi P,et al.Respiratory and haemodynamic changes during decremental open lung poaitive end-expiratory pressure titration in patients with acute respiratory distress syndrome[J].Crit Care,2009,13(2):59.

[4] Lopez-Herce A,Sancho L,et al.Cardiac output and blood volume parameters using femoral arterial thermodilution[J].Pediatr Int,2009,51(1):59-63.

[5] Gondos T,Marjanek Z,Kisvarga Z,et al.Precision of transpulmonary thermodilution:how many measurements are necessary?[J].Eur J Anaesthesiol,2009,26(6):508-512.

[6] Scheuren K,Wente MN,Hainer C,et al.Left ventricular end-diastolic area is a measure of cardiac preload in patients with early septic shock[J].Eur J Anaesthesiol,2009,22(9):65-69.

[7] Aguilar G,Belda FJ,Perel A.Minimally invasive cardiopulmonary

monitoring with the PiCCO Plus system.Rev Esp Anestesiol Reanim[J].2008,55(2):90–100.

[8] Lange NR,Schuster DP.The measurement of lung water[J].Crit Care,1999,3(2):19–24.

[9] Holm C,Tegeler J,Mayr M,et al.Effect of crystalloid resuscitation and inhalation injury on extravascular lung water clinical implications[J].Chest,2002,121(6):1956–1962.

[10] Guery B P,Georges H,Leroy O.Role of positive end–expiratory pressure in extravascular lung water decrease[J].Crit Care Med,1997,25(6):1089–1090.

[11] Groeneveld AB and Verheij J.Extravascular lung water to blood volume ratios as measures of permeability in sepsis–induced ALI/ARDS[J].Intensive Care MED,2006,32(9):1315–1321.

[12] Wiedernann HP,Wheeler AP,Bernard GR,et al.Comparison of two fluid–management strategies in acute lung injury[J].N Engl J Med,2006,354(24):2564–2575.

[13] Bart ch P.High altitude pulmonary edema[J].Med Sci Sport sExerc,1999,31(Suppl 1):S23–S27.

[14] Gibbs JS .Pulmonary hemodynamics implicat ions for high altitude pulmonary edema(HAPE)[J].Adv Exp Biol,1999,474:81–89.

[15] 吴天一.高原肺水肿与急性呼吸窘迫综合征[J].高原医学杂志,2001,11:62–66.

[16] Maggiorini M，Melot C，Pierre S,et al. High altitude pulmonary edema is initia lly caused by an increase in capillary pressure[J]. Circulation，2001，103: 2078.

[17] 杨正平，孙斌.高原肺水肿的血液动力学变化[J].陕西医学杂志,2007,36(4):510–511.

[18] 石青军，马四清，杨正平.高原肺水肿患者的血流动力学变化监测[J].高原医学杂志,2006,16(3):26–27.

[19] Hultgren, M.D, Herbert N. High–altitude pulmonary edema: current concepts[J]. Annual Review of Medicine,1996,47(1):267.

[20] 牟信兵，李素芝，高钰琪，等.高原肺水肿患者血流动力学变化及对吸氧反应的测定[J].中国病理生理杂志,2003,19(8):1106–1108.

[21] 马四清，张海明，杨正平.急性高原肺水肿患者血流动力学监测与治疗[J].中华结核和呼吸杂志,2004,27(10):708.

[22] 刘大为.临床血流动力学[M].北京：人民卫生出版社，2013,10:130–235.

[23] George A.stouffer.临床心血管血流动力学.李宪伦，段军，张海涛.北京：人民卫生出版社,2018,9:1–70.

第 15 章 急性重症高原病整体化、集束化护理方案

一、概论

（一）概述

人体进入高原后，高原低压性低氧对机体损害随缺氧时间的延长及缺氧程度（随进入高原时海拔高度增高而加重）的加深，以及机体对缺氧的耐受程度降低而发生以肺脑损害为主要表现的重要脏器损伤，从而发生急性重症高原病。发生急性重症高原病时，缺氧对机体损害是全身性、整体性的，所以我们提出对急性重症高原病整体化、集束化的护理方案及三级预防措施（图 15-1）。

（二）进入高原前人群的一级预防

一级预防阶段是疾病并没有发生，为防止疾病发生，从而对危险因素进行预防和防范。急性重症高原病一级预防包括以下两点。

第一，对进入高原人群进行整体化评估，包括详细的体格检查，及时发现高危人群。了解掌握拟进高原人群的状况，发现和确定不能进入高原人员（有器质性疾病）。

第二，进入高原前的人员身体状况评估及准备。进入高原前，我们应对进入高原的人群进行详细而严格的体格检查，以期发现急性高原病高危人群，以减少急性重症高原病的发生。

1. 入高原前的体格检查

进入高原前的体格检查是为了了解掌握拟进高原人群的状况，发现确定不能进入高原人员（有器质性疾病）（表 15-1）。

具体检查内容包括常规体检项目有身高、体重、体重指数、心率、血压及严格的查体，完善血尿便常规、肝肾功能、胸部 X 线片、心电图、腹部超声等检查。重点人群还需查超声心动图、生化全套、肺功能，如发现异常人群，则进入急性重症高原病预测程序，进行心肺运动实验、运动平板、血皮质醇检测、呼吸睡眠监测等，对高危人群在进入高原途中和进驻后密切观察、动态追踪。

对高危人群进入急性高原病的预测程序，包括：体重指数、进入高原后心率、血压、尿量，以及进行心肺运动试验、动态呼吸睡眠监测、血浆皮质醇变化。

2. 进入高原前的准备

（1）强调阶梯式进入高原：由平原进入高原应沿途分段停留、缓慢登高、逐渐适应。对高危人群在进入高原途中和进驻后密切观察、动态追踪，以减少高原病的发生。

注意防寒保暖，防止上呼吸道感染、节氧，避免重体力劳动及剧烈活动，饮食不能过饱过

急性重症高原病的整体化、集束化护理方案总原则

进入高原前准备（严格的体检、高危人群的预测程序、缺氧预适应、阶梯式进入高原）
一级预防

进入高原后及时发现诊断超早期急性重症高原病患者，阻断疾病进一步进展
二级预防

患者及时下送至有经验的高原病诊疗中心（具有高压氧舱），下送原则是就低不就高
三级预防

入院后评估每个系统及器官的损伤程度（整体化护理方案）

注重每个脏器损伤的早期诊断及评估

在护理过程中既重点评估已有脏器损害，又预防评估其他脏器的损害，阻止病情发展至MODS

（集束化护理方案）

心脏循环	肺	脑	肾	胃肠	内分泌代谢	凝血功能	肝
急性高原循环损伤	急性高原肺损伤	急性高原脑损伤	急性高原肾损伤	急性高原胃肠损伤	急性高原内分泌代谢障碍	急性高原凝血功能障碍	急性高原肝损伤
休克	急性呼吸窘迫综合征	脑疝	AKI	腹腔高压	高渗昏迷	DIC	肝功能衰竭

已发生损伤及衰竭的脏器进行重点护理及评估，评估其损伤程度及脏器损害的并发症、器官衰竭程度

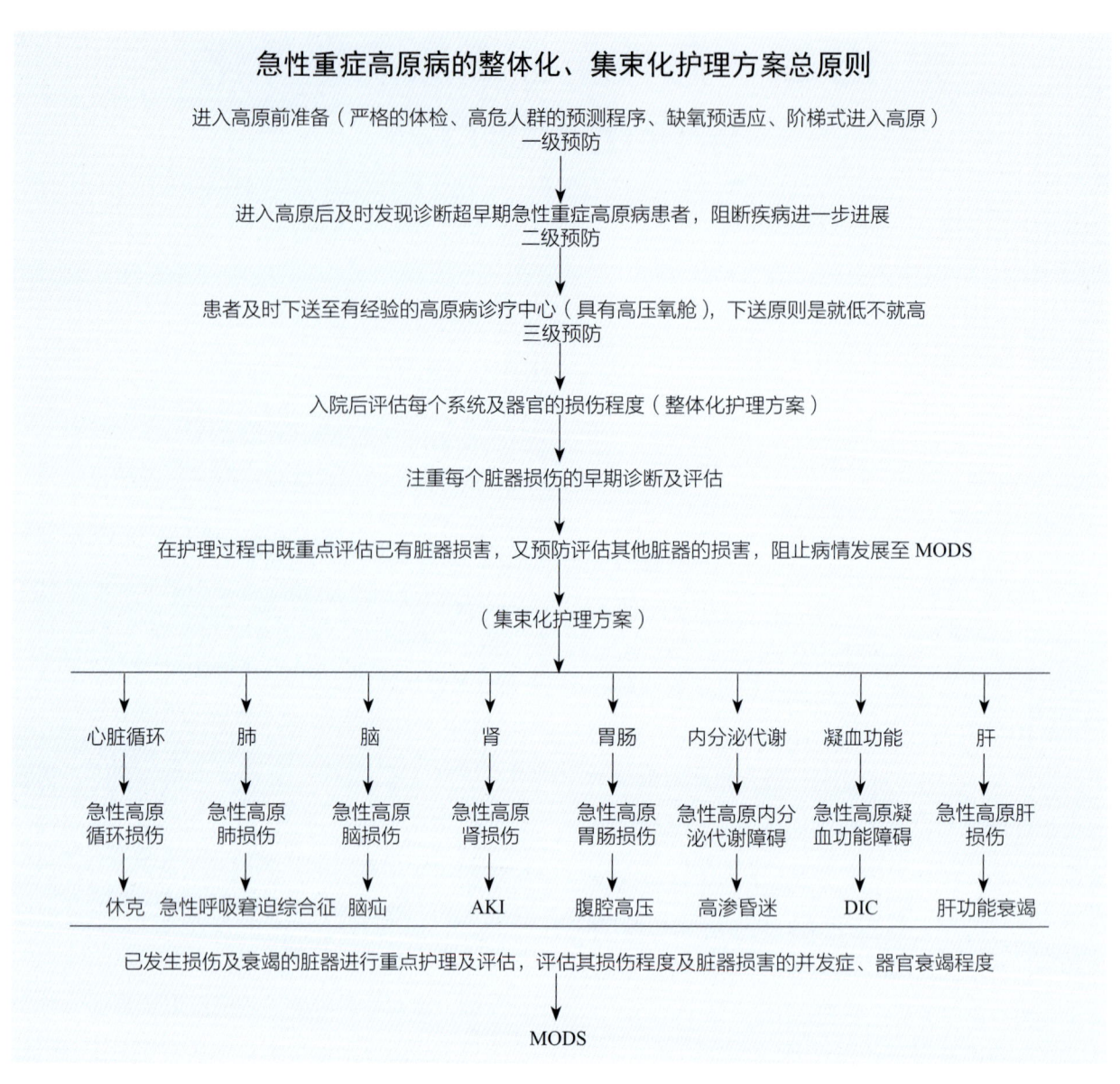

MODS

▲ 图 15-1 急性重症高原病护理核心方案

表 15-1 不宜进入高原人群

- 各种器质性心脏病、静息时心率＞100次/分
- 各种肺部疾病、COPD、肺纤维化、肺动脉高压、支气管扩张、活动性肺结核、支气管哮喘、严重的呼吸睡眠暂停及低通气综合征
- 既往患高原肺水肿、脑水肿者
- 癫痫、既往脑出血和脑梗死病史、精神性疾病
- 严重的消化道出血、溃疡、失代偿性肝硬化
- 肾功能不全、既往任何肾脏病史、尿蛋白阳性者
- 上呼吸道感染、肺炎、发热、严重腹泻，暂缓进入高海拔地区

饥，保持机体最佳功能状态。

（2）心理疏导：帮助正确认识高原及高原环境。

高原具有空气稀薄、低气压、严寒、缺氧、紫外线强烈、气候干燥恶劣等特点。进入高原的人群对于高原病易产生紧张、恐惧、焦虑等不良情绪。我们要帮助人群消除紧张情绪，因为紧张、焦虑可使交感神经兴奋，降低人体对低氧的耐受性，易发生急性高原病。健康人群进入高原后会出现一系列生理适应性改变，这是对高原环境习服的过程，应充分认识此过程。

应帮助进入高原人群正确面对高原，树立乐观向上、积极进取的态度，要克服恐惧焦虑心理（如进入高原后害怕、心烦、不宁、焦虑）和无所谓心理（对高原恶劣环境不在乎，不采取科学的防护，甚至大量吸烟、饮酒，这类人群也易发生急性高原病）等不良心理状态。

（3）体能锻炼：进入高原前进行体能锻炼是非常有必要的，包括有氧体能锻炼、阶梯式适应锻炼、模拟高原训练（低压氧舱）等方式。

（4）护理指导：对进入高原方式上进行指导，急性高原病的发生与进入高原的方式和海拔高度呈正相关，应注意。

（三）进入高原后二级预防

二级预防是在疾病的潜伏期，为阻止或减缓疾病的发展而采取的措施，包括早发现、早诊断、早治疗，是急性重症高原病的护理核心，需发现超早期急性重症高原病患者并下送至有经验的高原病诊疗中心。对于发生急性轻症高原病的人群，我们根据 Lake Louise 国际评分标准确定评分，以及进行肺部超声，尽早发现急性重症高原病患者，做到早发现、早诊断、早治疗。

要注意防寒保暖，防止上呼吸道感染；节氧，避免重体力劳动及剧烈活动，饮食不能过饱过饥；保持机体最佳功能状态；进入高原后易出现水钠潴留及体液再分布，要求低钠、低脂、高能量饮食，充分补充水分和维生素丰富且易消化的食物。

（四）三级预防

1. 急性重症高原病整体化评估

三级预防是针对已经发生急性重症高原病的患者，首先需评估每个系统及器官的损伤程度（整体性护理）。从整体出发，对每个器官组织进行全方位的评估，包括心脏、肺、脑、肝、消化道、内分泌、代谢、凝血、肾脏。对已发生损伤的衰竭脏器进行重点护理和评估。评估脏器损伤程度、脏器损害的并发症及器官衰竭程度。防止其他脏器的损伤，甚至发展进入 MODS 阶段。三级预防的核心是阻止疾病发展到 MODS 阶段。

2. 急性重症高原病各个脏器损伤的集束化护理策略

策略包括：①氧疗是急性重症高原病护理治疗的基础及前提。②ICU 综合护理管理模式。③各个脏器损伤的治疗及护理特点。④相关器官损伤并发症的护理特点。

我们通过对急性重症高原病实行的整体化、集束化护理方案，建立了一套急性重型高原病标准化、程序化的评估及护理流程，提高了急性重症高原病的救治水平，值得临床推广应用。

（五）急性轻症高原病的护理特点

急性轻症高原病的护理核心是发现超早期急性重症高原病患者并下送至有经验的高原病诊疗中心，以减少急性重症高原病的发生，阻断疾病发展为脓毒症及 MODS。

二、高原肺水肿及相关并发症的护理特点

（一）高原肺水肿的护理

1. 一般护理常规

病房环境：为患者提供安静、整洁、舒适的

病房，注意空气清新、洁净，保持通风，保持适宜温度，室内温度控制在18～20℃，湿度在50%～60%，并进行定期病房消毒。

饮食指导及护理：因患者营养失调，给予高热量、高蛋白、高维生素的饮食计划；给予易消化流食或半流食，避免进食油腻、辛辣或刺激性食物；进食宜慢，取半卧位，病情危重者应采取喂食、鼻饲或静脉输入脂肪乳剂、复方氨基酸和含电解质的液体，必要时按医嘱给予白蛋白，以纠正机体低蛋白血症。每天饮水量1000ml以上，保证足够的水分摄入，以保持呼吸道黏膜的湿润和促进病变黏膜的修复，并有利于痰液的稀释和排出，必要时雾化给药帮助排痰，以保持呼吸道的通畅。

病情观察及其护理：密切观察患者在吸氧状态下血氧饱和度情况；加强巡视病房，密切观察病情变化；密切注意观察脏器损害及有无相关并发症的发生（如有无消化道出血及大小便量色、神志变化、皮肤颜色、温度等变化情况）。

2. 氧疗护理

(1) 氧疗目的：提高肺动静脉氧分压，从而改善组织器官缺氧状况，并减轻组织器官缺氧性损伤程度，以恢复脏器正常功能；减轻呼吸做功，减少耗氧；降低缺氧性肺动脉高压，减轻右心负荷。

(2) 氧疗方式：①鼻导管给氧，使用简单方便，不影响咳痰和进食，但吸入氧浓度不稳定，高流量吸氧时对局部黏膜有刺激，故氧流量不能大于7L/min。②普通面罩给氧，与鼻导管相比，面罩给氧能提供中等的FiO_2，氧气输入孔位于面罩底部，两侧有呼气孔，面罩需与患者面部紧密贴合并，与头带固定于患者头面部，以防止漏气；缺点是患者的舒适度降低，进食或咳痰等活动中必须摘掉面罩，PaO_2会产生波动，通常氧流量不能低于6L/min。③Venturi面罩，根据Venturi原理，氧气经过狭窄的孔道进入面罩时，在喷射气流周围产生负压将一定量的空气从开放的边缘吸入面罩以稀释氧至所需浓度制成，能提供的FiO_2范围是0.24～0.50，一般可在面罩上调整，可较好控制FiO_2。④高压氧治疗。⑤有创和无创机械通气。

氧疗有效指标为PaO_2上升，患者呼吸困难减轻，呼吸频率减慢，发绀减轻，心率减慢，活动耐力增加。

3. 呼吸道护理

及时清除呼吸道分泌物，粉红色泡沫痰量大者可用5%乙醇置于湿化瓶吸入。痰液黏稠的患者在规范执行医嘱雾化吸入后，护理人员可对患者进行掌心空叩振动式排痰，叩背由两侧向中间，由下向上至肺门部，以便痰液松动易于咳出。

4. 健康指导

(1) 疾病相关知识的指导：向患者讲解高原肺水肿的相关知识；及早识别使病情恶化的因素；初进高原者避免高氧耗的活动；避免饮酒、吸烟；注意休息，避免过长时间的娱乐活动；在进入高原时避免和呼吸道感染的患者接触；指导患者根据气候变化，及时增减衣物，避免受凉感冒。

(2) 心理疏导：由于对病情和预后的顾虑，患者往往会产生恐惧、忧郁心理，极易对治疗失去信心，尤其是气管插管或气管切开的患者，由于语言表达和沟通障碍，情绪表现为烦躁、抑郁等，应多与患者交流，以评估患者的焦虑程度，以手势或沟通的方式让患者对监护仪、治疗仪、各项医疗护理操作的作用目的进行了解，适应由此引起的异常声响，以有助于缓解焦虑。对于严重躁动的呼吸机辅助呼吸的患者，可按医嘱应用镇静剂和肌松药物，避免"人机对抗"现象。另外，加强对患者的健康宣教，以增强患者战胜疾病的信心。

(3) 康复锻炼指导：使患者理解康复锻炼的意义，充分发挥患者进行康复的主观能动性，制订个体化的锻炼计划，选择空气新鲜、安静的环境，进行诸如步行、气功等体育锻炼。

（二）ECMO 的护理

1. 概述

对于极重型高原肺水肿需行体外膜肺治疗。ECMO 是一种持续的体外支持方法，其核心为膜肺和血泵，即承担人工肺和人工心的作用，目的是为危重患者提供一定的额外氧供和稳定循环功能。

2. 转流方式

(1) V-V EMCO：经静脉将静脉血引出，经氧合器氧合并排出二氧化碳后泵入静脉，为可逆性疾病提供功能支持和恢复时间，避免氧中毒，避免气道损伤，仅应用于肺功能受损。

(2) V-A EMCO：经静脉将静脉血引出，经氧合器氧合并排出 CO_2 后泵入动脉，应用于心肺功能受损，可替代部分心脏功能。

3. 并发症

(1) 出血：出血是最常见、较难处理的并发症。这与全身肝素化抗凝及长时间人工体外转流导致凝血功能紊乱有关。处理好出血是 ECMO 成功的基本条件。注意监测 ACT 和血小板，严密观察置管部位皮肤黏膜有无出血，观察尿液、痰液的性质。

(2) 栓塞：长时间 ECMO 导致血液成分破坏，凝血因子释放，微血栓形成，ECMO 导管置入造成局部血液供应不足、血栓形成等，需密切观察患者意识、瞳孔及双下肢皮温变化。

(3) 溶血：溶血表现为血红蛋白浓度下降及出现血红蛋白尿，注意纠正引流不足，控制引流负压，氧合器摆放位置一般要求比床低。

4. ECMO 机器运行安全注意事项

ECMO 机器运行安全注意事项包括：①维持循环稳定。②氧合器气体流量是否与血流匹配，gas flow：blood flow=1：1。③密切观察泵的转速及流量。④氧合器血流量是否在氧合器性能范围内。⑤注意观察流量有无突然下降。⑥注意有无异常声音及异常颤动。

5. 管路维护注意事项

管路维护注意事项包括：①管路连接紧密，避免管路松动、滑脱、打折、扭曲。②防止应力性脱落。③每班测量穿刺点到螺纹口远端距离。④管路用缝线固定到皮肤上。⑤保证充分的氧源、电源。

6. 氧合器监测注意事项

氧合器监测注意事项包括：①跨氧合器的压力监测。②氧合器后的血气分析。③氧合器有无血栓。④氧合器有无血浆渗漏。

7. 护理目标

预防感染是护理的首要问题，注意严格无菌操作，做好保护性消毒隔离。让患者得到充分的舒适和休息，防止相关并发症发生，在患者病情恢复过程中提供足够的 ECMO 支持。

（三）高压氧治疗及护理

高压氧指机体在高气压环境中所呼吸的与环境等压的高压纯氧或高压混合氧。

1. 高压氧治疗急性重症高原病原理

急性重症高原病的发病核心是低压性低氧性损害，高压氧是治疗这类疾病的不可替代的首选治疗方法。

血液中游离氧浓度增加，不依赖于血红蛋白的携氧能力，氧供能力增强。氧的弥散能力增强，减少氧的输送距离，组织细胞可获得足够氧供。

血管调节能力可使脑血管收缩，脑血流相对

减少，颅内压下降；使肺血管、冠状动脉血管扩张，增加缺血区血供、氧供。

高压氧对肺血流分布也有作用。Ⅰ区血流少而肺泡压高，形成了无效腔通气；Ⅲ区通气少而血流多，形成分流。高压氧可提高肺泡压，扩张肺动脉，增加肺血流，改善分流及减少无效腔；提高肺泡内压，大于毛细血管静水压，使毛细血管渗出减少。

高压氧可改善微循环及线线粒体功能。

2. 高压氧舱治疗的护理

对于急性重症高原病，高压氧舱治疗是个首选治疗，但是对患者的进舱前评估、进舱护理和出舱后护理就显得非常重要。

(1) 舱前评估及护理：具体如下。

患者的评估及禁忌证的识别：①入舱前评估，要仔细进行格拉斯哥昏迷量表评分，检查生命体征情况，进行心肺听诊、详细的体格检查，观察咳痰情况、呼吸道是否通畅、凝血功能（如是否有消化道大出血等出血性疾病）等。②高压氧舱禁忌证，包括未经处理的气胸和活动性出血；血压过高，一般认为血压超过 160/110mmHg 不能接受治疗；严重肺气肿疑有肺大疱者；上呼吸道感染时，有引起中耳气压伤和鼻旁窦气压伤的危险，较重的上呼吸道感染应暂停治疗；妊娠；生命体征不平稳，有痰堵风险的患者。

医护和家属沟通：让家属清楚了解 HBO 治疗重要性、目的和意义，主动积极配合，并对高压氧治疗的风险予以理解，并签署知情同意书，了解入舱注意事项。

做好抢救药品及物品准备工作：因高压氧舱升压后，与外界隔离，一定要提前做好抢救药品的准备，急救药品用注射器抽吸好，玻璃注射瓶上方置入针头以防止爆炸；简易呼吸气管、吸痰管等提前准备好。

做好各种管路及动静脉置管的护理：防止升压或减压过程中压力的变化，可能会导致空气的进入。如有气管插管或器官切开情况，进舱前应彻底吸一次痰。保证动静脉置管接口的密封性，防止渗漏及空气的进入。

(2) 高压氧舱内的护理：具体如下。

升压时护理：在加压过程中做好调压鼓气动作，如有耳痛，立即通知操舱人员，减压或暂停加压，以免中耳道气压伤。舱内应开放输液瓶，加压时墨菲滴管内液平面上升，导致看不清滴速，注意液体平面。

稳压阶段的护理：此阶段一般为 60～70min，由于舱内压力无波动，患者相对比较稳定，但是我们仍要密切观察患者的动作、表情等，经常询问患者有何不适感，遇到问题及时解决，给患者一种安全感。另外，因高压氧下吸入高浓度的氧气，要注意氧中毒，注意观察危重患者的生命体征，防止舌后坠及痰堵等。

减压阶段的护理：减压时的温度比稳压时降低 2～3℃，应注意保暖。减压应缓慢匀速减压，防止减压病的发生。

出舱后护理：患者出舱后，因患者会出现明显的低氧血症，应继续给予高流量氧气，防止病情加重，如呼吸机患者可给予 50%～60% 的氧气，10min 后再恢复正常氧浓度。

（四）气道管理及呼吸机治疗护理

1. 人工气道管理

人工气道湿化是为了保持气道的温度和湿度，保持气道的正常生理功能；稀释呼吸道内分泌物，易于痰液的吸引和排出。

常用气道湿化方法有温湿交换过滤器过滤湿化（人工鼻）、湿化器或蒸汽发生器湿化、雾化器雾化吸入湿化和气道内注入或滴入生理盐水湿化。

可以根据分泌物的情况和患者的表现，来判

断气道湿化的效果，包括：①湿化满意，即分泌物稀薄可顺利通过吸引管，患者安静。②湿化不足，即分泌物黏稠，吸引困难，导管内有结痂或堵塞。③湿化过度，即分泌物过分稀薄，咳嗽频繁，双肺痰鸣音增多，患者烦躁不安，发绀。

2. 气管插管气囊的管护

气囊位置在插管末端上3cm，保证所有气体进入肺部，固定插管。

理想的套管充气压力，有助于封闭气道以维持潮气量和防止误吸，同时不影响支气管黏膜的血流灌流。临床上选择最小闭合容量技术（MOV）、最小漏气技术（MCT），压力不超过18mmHg，气束放气前必须清除气束上滞留物。

3. 人工气道净化措施——吸痰

(1) 吸痰的意义：①清除大气道分泌物，刺激小支气管，促进其内分泌物的排出。②防止分泌物坠积导致坠积性肺炎。③保持呼吸道通畅，以减小气道阻力。④防止气道分泌物干结，脱落而阻塞气道。

(2) 吸痰时机为按需吸痰：①客观评估，患者咳嗽，痰不易咳出。②呼吸机气道压力报警。③血氧饱和度下降，肺部听诊过多的痰鸣音。④患者方面主动要求，只要可能，尽可能鼓励患者自己咳出痰液。

(3) 吸痰管的尺寸的选择：比气管套管长4～5cm，吸痰管外径小于气管套管内径1/2，以免气道负压大，吸痰时氧分压下降。

具体尺寸如下：① 7.0mm 为 10Fr。② 7.5mm 为 12Fr。③ 8.0mm 为 14Fr。④ 8.5mm 为 14Fr。⑤ 9.0mm 为 16Fr。

(4) 并发症：具体如下。

低氧血症：①缺氧加重，每次吸痰时间小于15秒，2次吸痰时间应隔1～2min，前后应吸入纯氧或高流量氧1～2min。②吸痰时如患者有剧烈咳嗽，应暂停吸痰，避免再次刺激，待咳嗽结束后在继续吸痰。③选择合适粗细的吸痰管，根据患者情况调节好负压。④吸痰过程中严密观察患者的心率和血氧饱和度的变化。

气道内膜损伤：①选择合适的型号和优质的吸痰管。②动作应轻柔，吸痰前润滑吸痰管。③零负压，吸痰手法应是左右旋转，自深部向上提拉吸净痰液，不可反复上下提插；根据患者情况及痰液黏稠程度调节负压，每次吸痰时间不可过长。④避免反复多次插管，造成黏膜损伤。

低血压：吸痰过程中严密观察患者的血压、心率和血氧饱和度的变化，每次吸痰时间不可过长。

误吸：吸痰时注意吸痰管插入是否顺利，遇到阻力时应分析原因，不要盲目插入。

感染：①吸痰管固定个人使用，避免交叉感染。②吸痰盘内物品应消毒更换。③严格执行无菌技术原则。④若鼻腔、口腔和气管切开处需要吸痰时，先吸气管切开处，在吸鼻腔或口腔，每次吸痰管只用1次。⑤加强口腔护理，防止口腔内菌群在吸痰过程中带入下呼吸道引起感染。⑥避免发生呼吸道黏膜损伤，减少感染发生率。

(5) 吸痰要求：无菌操作，一次性吸痰（吸痰管1次只用1次吸痰、先吸气管内，再吸口腔），需两个人操作。

(6) 吸痰的注意事项：①无菌技术操作原则。②每次吸痰不宜超过15s。③吸痰时密切注意生命体征变化。④防止气管插管的脱出。⑤吸痰前后给2～3min纯氧，减少低氧血症发生。⑥吸痰顺序先吸气管再吸口腔。⑦每次吸痰最多连续3次，每次不超过15秒。⑧痰液黏稠不易吸出，可注入盐水3～5ml，再吸痰。⑨将吸痰管送入气管插管深部，拔出时再给负压，负压水平80～120mmHg。⑩吸痰管不能顺利下到导管深部时，应通知医生

(7) 胸部物理治疗：目的是防止气道分泌物

潴留，促进分泌物清除。方法包括体位引流、胸部叩击、胸部震颤（排痰机）、刺激咳嗽。

(8) 意外拔管防范：①每日检查并及时更换固定用胶布或固定带。②保持患者脸部清洁，保持胶布的依附性。③每日检查气管插管深度。④对于烦躁或意识不清应适当约束。⑤呼吸机管路不宜固定过度。

（五）呼吸机相关并发症护理

1. 呼吸机相关肺炎（VAP）护理

(1) VAP 的诊断标准：机械通气 48h，具备以下 2 项可诊断。

诊断包括：①发热体温≥38℃，或较基础体温升高 1℃。②外周血白细胞 $>10.0 \times 10^9$/L，或 $<4.0 \times 10^9$/L，伴核左移。③脓性分泌物，涂片见白细胞 >25 个/LP，鳞状上皮 10U <10 个/LP，培养出病原菌。④胸部 X 线片指示进展性浸润病灶。

(2) VAP 的易感因素：气管插管及气管切开，气道开放；呼吸道防御功能受损，清除能力下降；气管插管及气囊对呼吸道黏膜的压迫作用，屏障及完整性破坏；口咽及肠道细菌经胃 – 肺途径移行繁殖。

(3) 护理对策：①加强呼吸道的温化及湿化，气道插管时气道黏膜干燥，纤毛运动减弱，分泌物黏稠，吸入气体温度在 35℃，不宜超过 40℃。②加强排痰，保持呼吸道通畅，机械通气不能有效咳嗽，需要吸痰，每 1～2 小时叩背 1 次，促进痰液排出。③控制感染，选择敏感抗生素和祛痰药。④加强营养及免疫功能。

2. 呼吸机相关肺损伤

呼吸机相关肺损伤包括：气压伤、气胸、皮下气肿、纵隔气肿。

呼吸机相关肺损伤预防包括：①维持 $SaO_2>90\%$，$PaO_2>60mmHg$，确保足够氧输送。②防止肺泡过度扩张，小潮气量通气，限制气道平台压维持在 $30cmH_2O$ 水平。③维持肺泡复张，保持肺泡在整个呼吸周期中处于膨胀状态。④实施允许性高磷酸血症，禁用于颅内高压，因为 CO_2 可使脑血管扩张，颅内压升高。

（六）急性呼吸窘迫综合征护理常规

(1) 纠正缺氧，保证有效氧疗：这是抗急性呼吸窘迫综合征治疗的一项重要措施。当发生急性呼吸窘迫综合征时仅有 20%～30% 肺泡可以通气，若采用常规潮气量（10～15ml/kg）可致肺泡过度扩张，造成肺泡上皮和血管内皮过度牵拉伤和高通透性肺泡水肿及气压伤。因此，急性呼吸窘迫综合征患者在机械通气早期应选用小潮气量通气和最佳 PEEP，以减轻肺水肿，促进陷闭肺泡开放，增加功能残气量，提高氧弥散能力，改善氧合和肺顺应性。合适的 PEEP 是急性呼吸窘迫综合征肺复张后维持肺泡开放的关键。

(2) 严密观察患者的生命体征及病情变化：重点观察患者的血压、脉搏、微循环等变化，护理人员应及时发现病情变化，特别注意有无面色发白、呼吸突然加快、心率增快、极度烦躁不安等表现，以及有神经系统、消化系统等表现，若有异常表现，及时报告医生，配合抢救处理。

(3) 早期应用抗生素和血管活性药物：在采集血标本和静脉通道建立后应马上给予首剂抗菌药物，以后按医嘱准时、定量用药。静脉维持用血管活性药物是纠正感染性休克的重要手段，及时、定量维持用药需要医护人员认真观察输液泵工作状况，调整药物剂量。

(4) 严格控制输液速度：对于急性呼吸窘迫综合征者，在有效循环稳定后就应控制输液量及速度。

(5) 气道通畅和有效吸痰：为保持机械通气的效果，必须保持呼吸道通畅，及时吸痰。

(6) 密切观察重要脏器功能变化：急性呼吸窘迫综合征易并发其他器官衰竭，如 DIC、肝肾功能衰竭。应密切观察病情变化，如皮肤、黏膜有无出血点，尿量多少，监测血压、心率、呼吸频率、血氧饱和度等，及时发现并处理。定时复查血常规、凝血功能、肝肾功能、血气分析等，以防止病情的进展，防止器官衰竭的发生。

(7) 基础护理：患者应给予保暖，当患者体温过低时，应增加室温，加盖被服，室温保持在 18~20℃，同时要加强口腔及皮肤护理。

(8) 脱机后的护理：停机后 24h 内仍备呼吸机于床头，以备再用。观察患者的呼吸频率、节律、深浅度，同时注意血压、心率及心律的变化。一般停机 30min~2h 后查血气仍接近正常，患者安静，神志清楚，已建立充分的自主通气，生命体征平稳，可考虑拔管。拔管前备好吸氧管道及面罩，充分吸出呼吸道分泌物，抽出气管插管套囊内气体，吸引管伸导管深部，边吸边退，连导管一起退出。拔管后要保证充分给氧，严密观察生命体征的变化，注意有无呼吸困难。鼓励患者咳痰，必要时行超声雾化吸入，每 6 小时超声雾化吸入 1 次，以减轻喉头水肿，降低痰液的黏度，预防和控制呼吸道感染，保持呼吸道通畅。拔管后 12h 可进流质饮食。

三、高原脑水肿及相关并发症的护理特点

（一）高原脑水肿的常规护理

高原脑水肿是在人体急速进入高原后，在高海拔地区严重缺氧的情况下，由于脑供氧不足而导致的以脑组织或脑细胞水肿为基本特征的一种急性高原病，可引起严重的脑功能障碍和意识障碍。

患者初起表现为头晕、呼吸急促、精神萎靡、表情淡漠、神志恍惚、反应迟钝、嗜睡等，也可出现欣快多语、烦躁不安、谵妄等，如能早期诊断、及时治疗，绝大多数可以治愈，治疗不及时，短期内可出现昏迷、意识丧失，严重时危及生命。

高原脑水肿是由高原低压性低氧使脑血管扩张，脑血流量增加，血管内流体静压增高所致，因此改善和脱离缺氧环境是高原脑水肿的护理要点。

1. 氧疗护理

给予患者高浓度、高流量、持续性吸氧（及时清除鼻腔分泌物，保持气道通畅），可以降低 $PaCO_2$ 使脑血管收缩，减少脑血流量，达到降低颅内压的目的。

2. 体位要求

床头抬高 15°~30° 的斜坡位，有利于颅内静脉回流，减轻脑水肿。昏迷患者取侧卧位，便于呼吸道分泌物排出。

3. 加强生活护理

适当保护患者，避免意外损伤。昏迷躁动不安者不要强制约束，以免患者挣扎，导致颅内压增高。

4. 保持呼吸道通畅

及时清理呼吸道分泌物和呕吐物，舌根后坠者可托起下颌或安放口咽通气道；意识不清或咳痰困难者，应及早行气管切开术；痰液黏稠者，可行超声雾化吸入。

5. 头部降温

头部降温可降低脑部耗氧量和脑代谢率，减少脑血流量，增加脑对缺血缺氧的耐受力，减轻脑水肿，因此给予头戴冰帽。

6. 注意观察病情变化

(1) 严密观察生命体征、神志及瞳孔变化：这是高原脑水肿患者重要的观察点之一，它们的变化直接反映病情的进展。

(2) 观察意识变化：意识是大脑的一种高级

功能，意识障碍是脑实质损伤的一种严重临床表现，正确识别意识障碍的程度对病情的判断有重要意义。意识状态总体来说分为清楚和意识障碍两种，其中意识障碍程度由轻至重分别为模糊、谵妄、嗜睡、昏睡、浅昏迷、深昏迷等状态。若患者意识障碍加重，反映病情恶化。

（3）观察瞳孔变化：观察瞳孔是否等大、等圆，边缘是否整齐，对光反射的灵敏度，如双侧瞳孔不等大，边缘不整齐或忽大忽小，往往是脑疝的先兆。

7. 观察并记录24h液体出入量

脑水肿患者多数有呕吐、昏迷，不能进食，且又使用脱水剂，易造成水电解质代谢、酸碱平衡紊乱，加重病情，所以要详细记录患者24h出入液量。

8. 压疮护理

昏迷卧床患者大多数病程较长，卧床不起，大小便均在床上进行，易污染皮肤，引起感染，应注意做好清洁卫生。做好压疮风险评估，预防潮湿，经常正确翻身，减少摩擦力和剪切力，以小心预防压疮发生。如已有压疮形成，则积极治疗和护理，力求减少压疮对患者的伤害。此外，营养管理等也很是重要。

9. 抽搐的护理

应适当固定抽搐部位，详细记录抽搐的经过、程度、次数和持续时间。若有病情变化，应立即与医生联系，做好抢救的准备。

10. 尿路护理

对伴尿失禁留置尿管者，应加强留置导尿管的护理，以防泌尿系感染；经常清洗会阴部，小便后清洗局部。导尿患者经常检查尿管是否通畅，普通尿管每天更换引流袋，防止逆行感染。长期留置尿管者，可用庆大霉素进行膀胱冲洗。

11. 其他

对于有高热者，要进行物理降温；昏迷患者，应该早期建立胃管，早期进行肠内营养，预防胃肠道溃疡的发生等。

（二）急性重症高原病镇静镇痛的护理常规

1. 镇静镇痛的效果评估

根据Ramsay镇静评分分级进行评估。

1分：患者清醒，焦虑且易激惹或躁动不安。

2分：患者清醒，能配合查体，平静，有定向力。

3分：患者清醒，对指令有反应。

4分：患者嗜睡，对眉间轻叩和大声的听觉刺激反应轻快。

5分：嗜睡，对眉间轻叩和大的听觉刺激反应迟钝。

6分：嗜睡，对眉间轻叩或大的听觉刺激无反应。

镇静镇痛开始后每30分钟进行1次镇静评分，维持理想的镇静深度在3~4级（即3~4分）。

镇痛目标：患者VAS评分1~3分。采用视觉模拟评分对疼痛进行评估，为0~10分：①0分，无疼痛。②1~3分，轻度疼痛。③4~5分，轻-中度疼痛。④6~7分，中度疼痛，疼痛明显。⑤8~9分，重度疼痛，疼痛剧烈。⑥10分，最严重疼痛。

2. 镇静镇痛中的观察与护理

（1）保持呼吸道畅通：深度镇静患者的呼吸道纤毛运动消失，肺的自洁能力降低，肺部分泌物不能排出，从而增加了呼吸道阻塞和肺部感染的机会。预防肺部并发症需加强消毒隔离和无菌技术，保持气道通畅，进行肺部物理治疗。医护人员要及时有效吸痰，根据呼吸道分泌物情况调整气道湿化的量与时间。定时翻身叩背，有利于气道分泌物的排除，也可以避免压疮的发生。保持呼吸机的正常运转，及时处理报警信息，持续监测SPO_2，防止因患者无力表达呼救信号而发生意外；定时监测血气，防止通气过度。

(2) 严密监测生命体征：每15～20分钟记录1次患者的呼吸、血压、瞳孔及神志的变化情况，密切观察患者的呼吸频率、节律、呼吸音，注意有无血压下降、呼吸抑制、心动过缓，防止心搏骤停；长期持续用药后宜缓慢减量，以减少戒断综合征。可采取夜间增加患者的镇静水平，而在唤醒期（白天）减少镇静剂的应用来使患者的睡眠-唤醒周期正常化，逐步减少用量顺利撤除呼吸机。使用机械通气的患者还要注意呼吸机的参数设置、工作模式和人机协调情况等。实施每日唤醒计划时应加强护理和监测，避免唤醒后患者出现剧烈躁动，引发人机对抗或意外拔管等状况。对于镇静中患者出现心率减慢、血压低于正常范围或出现自主呼吸停止的情况时，应及时通知医生处理。

(3) 保证肢体功能：镇静镇痛患者感觉的敏感度降低，适当约束肢体的同时需注意肢体放置于功能位，保护皮肤的完整性，避免医源性创伤的发生。定时观察肢体末梢循环，适时调整体位，交接班认真仔细，各项治疗护理操作应动作轻柔并尽量集中，避免反复刺激患者，影响镇静效果。

(4) 严格无菌操作：应用输液泵静脉注射镇静镇痛药时，输液管道每日更换（二通管、延长管、注射器等），防止输液管道连接部位的脱落、栓塞及深静脉感染。由于异丙酚是一种脂肪乳剂，有利于微生物的快速生成，打开安瓿后，应立即抽入无菌注射器并迅速给药。脂肪代谢紊乱及必须应用脂肪乳剂的患者应慎用，输注药品的输液器、注射器使用不超过12h，从原装容器中取出药液超过6h应丢弃。

3. 每日唤醒疗法

每日唤醒疗法是指对间断静脉注射或持续静脉给药的镇静镇痛患者，在日间定时中断或减少静脉镇静镇痛给药剂量，促进患者完全清醒。

每日唤醒可减少镇静药物的用量，避免大剂量使用镇静药物而产生呼吸抑制、低血压、药物依赖性和戒断症状等不良反应。实施每日唤醒疗法时，患者能自主呼吸和咳嗽排痰，呼吸频率变慢，气道峰压下降，与呼吸机同步性增加，从而使患者对机械通气的耐受性增加。

(1) 时间选择和频率：每日唤醒疗法一般在白天上午定时进行，这一时间段在岗医护人员相对充足，能做到专人负责观察患者病情变化，且一旦出现意外情况，可以立刻组织抢救，保证了治疗的安全性。每日唤醒疗法维持了人体生物钟的正常生理现象，有利于患者的恢复。常规每天1次。

(2) 疗效评估：能回答几个简单的问题或完成一些简单的指令性动作，如转眼珠、动手指头、伸舌头等，可作为每日唤醒疗法目标；对于一般状况差、无法达到意识完全清醒的患者，则以生命体征有明显变化，如出现血压升高、脉搏加快或不自主运动增加，作为每日唤醒疗法目标。达到治疗目标后，由受过专业训练的医生或床边护士重新调整镇静药物及剂量，以达到预期镇静目标（Ramsay评分3～4分）。经常评估患者的镇静深度及躁动程度，以患者镇静效果好又容易被唤醒，能维持正常的睡眠苏醒周期为佳。应随着患者临床状态的变化随时评估，不同时间段前后对比评估，对患者的镇静方案做出个体化应用，总体评价每日唤醒实施方法。

(3) 镇静镇痛类药物使用要点及护理：合理使用镇静镇痛药物，苯二氮䓬类镇静药在给予负荷剂量时可能引起低血压，尤其是低血容量的患者更容易出现。进行镇静治疗时应从小剂量开始，逐渐调整剂量，应每30分钟评估患者生命体征及镇静评分，尽量保证以最适宜的剂量达到最好的效果。对于反复出现躁动的患者，应在排除其他原因，如腹胀、尿潴留、呼吸机参数模式不当、噪声等不良刺激的情况，再考虑增加剂量。合理使用镇静镇痛药物，准确、及时、系统地评估患者的镇静深度、意识和生命体征变化，随时遵医嘱调整药物剂量和用药方案显得极其重要。目前使用的咪达唑仑，其药效较安定高2~3倍，起效快，持续时间短，不良反应为呼吸抑制，血压下降，特别是低血容量和摄入大剂量时；丙泊酚是一种广泛使用的静脉镇静药物，特点是起效快，作用时间短，撤药后迅速清醒，不良反应为诱致低血压和心肌抑制，使用时出现外周静脉注射痛及代谢性酸中毒、横纹肌溶解、循环性虚脱；右美托咪啶是一种短期镇静药，不良反应包括血压先升高继而降低和心动过缓，肝功能不全时清除可能延迟，血容量不足、心动过缓或心输出量低的患者易于发生不良反应。

（三）尿崩症的护理

重症高原脑水肿时，因脑垂体缺血缺氧，相应的激素分泌异常，易发生尿崩症，护理这类患者需注意以下问题。

准确记录24h出入量，并注意观察患者的尿量、尿比重、饮水量及液体输入量，观察液体出入量是否平衡，为治疗提供可靠的依据。

观察脱水症状和有无头痛、恶心、呕吐、胸闷、虚脱、昏迷等。

应用垂体后叶素等药治疗时要注意药量抽取准确，并注意观察血压和尿量的变化。如尿量过多的情况无明显变化，提示药量不足；尿量骤然减少显著，则可能是药物过量，此时要警惕水中毒的可能。

由于患者尿量24h可超过2500ml，夜尿显著增多，尿量一般在每日4L以上，极少数可超过每日10L。故输入较多液体维持体内水量，易出现水电解质紊乱，如低钾血症等，应注意定期复查电解质，并给予相应的维持水电解平衡的治疗，以保证患者安全。

应注意密切观察药物疗效情况及其不良反应，及时通知医生调整用药。

（四）癫痫的护理

高原脑水肿时，由于脑组织缺血缺氧，脑电波活动异常，并发癫痫的情形非常常见，护理此类患者应注意以下问题。

(1) 窒息的危险：与癫痫发作时意识丧失，喉头痉挛，口腔和支气管分泌物增多有关，要备好床旁吸引器，及时清除口鼻分泌物，取头低侧卧位或平卧头侧位，下颌稍向前，松开衣物、裤带，取下活动性义齿，及时清除口鼻分泌物，立即放置压舌板，必要时用舌钳将舌拖出，防止舌后坠阻塞呼吸道，必要时行气管插管或气管切开，以利呼吸道通畅。癫痫持续状态插胃管鼻饲，防止误吸。

(2) 病情监测：严密观察患者生命体征及神志、瞳孔变化，注意发作过程有无心率增快、血压升高、呼吸减慢或暂停、瞳孔散大、牙关紧闭、大小便失禁。观察发作的类型，记录发作的持续时间和频率，观察发作停止后患者是否意识完全恢复，有无头痛、疲乏、行为异常等。

(3) 发作期安全护理：与癫痫发作时突然意识丧失、精神失常、判断障碍有关，发作时适度扶住患者的头、脚，以防自伤及碰伤，切勿用力按压抽搐身体，以免发生骨折、脱臼，将压舌板或筷子、纱布、手绢、小布卷等置于患者口腔一侧上下臼齿之间，防止舌、口唇颊部咬伤。癫痫持续状态、极度躁动或发作停止后意识恢复过程中有短时躁动的患者，均应专人守护，放置保护性床档，必要时给予约束带适当约束。

（五）压疮预防与护理管理

高原脑水肿患者由于昏迷、意识障碍、长期

卧床、不能自主活动及变化体位，承重部位皮肤易发生压疮，压疮发生率很高，如不及时发现并给予相应的护理措施，压疮发生率则会进一步增高。

1. 定义及病因

(1) 定义：由压力或压力合并剪切力而导致，发生于骨突出部位的局部皮肤或皮下组织损害，持续的压力会导致组织灌注不足及缺血，从而导致组织损害，形成压疮。压疮的发生是由骨表面的深层组织向外移行发展，多见于骶尾部、足跟、股骨大转子、坐骨结节。

(2) 病因：压力是压疮主要致病因素。外因有温度、摩擦力或剪切力，内因与组织灌注/氧供不足、营养状态、疾病严重程度、体型、局部水肿、二便失禁的浸渍污染有关。

2. 危险因素及护理策略

首先要识别患者处于压疮危险状态并实施预防策略（表15-2）。

(1) 变换体位：这是护理的基本要素，需频繁变换体位以缓解局部受压的程度，减少持续时间。早期皮肤改变（压之不褪色的红斑）提示需要频繁更换体位，根据病情制订翻身计划。30°侧卧位时受压面承受的压力最低。减少足跟部压力和剪切力，足跟放置枕头，抬离床面。

(2) 支撑面：可以使用管理组织负重和局部微循环的压力再分配装置，如气动床垫、低气体流失床，但不论使用何种支撑面，仍然必须给患者定期翻身。

(3) 避免潮湿：长时间暴露于尿液、体液、排泄物所导致的皮肤刺激及浸渍加速皮肤损害，加速压疮形成。

皮肤护理原则：①在每次排便后立即用温和的中性清洁用品清洗局部皮肤。②湿润干燥皮肤（婴儿粉）。③局部皮肤保湿，使用不含酒精的液体皮肤保护剂。

(4) 改善营养：营养不良与压疮形成及伤口愈合延迟密切相关，需给予足够的热量、蛋白质、液体摄入，并给予维生素C、补钾等，有助于压疮愈合。

(5) 细菌感染：慢性伤口即有细菌感染及细菌定植，如发生感染，首先细菌培养加药敏试验。全身应用抗生素，可给予诺氟沙星局部应用。

表 15-2　危险因素及护理策略

危险因素		集束化护理措施
Braden 量表危险因素	重症患者危险因素	
• 感官知觉 • 制动 • 活动性 • 失禁 • 营养状态 • 摩擦力与剪切力	• 手术时间 • 二便失禁及腹泻 • 低蛋白血症 • 感知改变 • 水肿 • 皮肤潮湿 • 血液循环障碍 • 正性肌力药物应用 • 机械通气 • 糖尿病 • 活动力降低 • 病情不稳定，不能改变体位	• 支撑面 • 保持体位更换 • 二便失禁护理 • 营养及水的补充 • 小心抬举患者 • 每天评估皮肤状况及危险因素 • 降低床头≤30° • 抬高足跟

（六）高原脑水肿、颅内压及脑疝的护理

高原脑水肿发生颅内高压及脑疝在护理中的注意事项如下。

(1) 密切观察神志变化：神志是大脑功能状态综合表现，是判断病情严重与否及颅内压增高的重要指征。神志改变是脑疝的一个先驱突出表现。

(2) 密切观察瞳孔变化：瞳孔变化也是颅内压增高的重要指征之一，观察双侧瞳孔是否变大，对光反应是否灵敏。双侧瞳孔大小多变、不等圆，对光反应差，提示脑干病变。颞叶沟回疝时，病侧瞳孔先缩小后扩大，对光反应消失。枕骨大孔疝时，双侧瞳孔先缩小后扩大，对光反应消失。

(3) 密切观察生命体征：轻度缺氧，出现"二慢一高"，即呼吸慢而深，血压升高，心率慢而有力，提示颅内压增高代偿期。

(4) 密切观察肌张力变化：颞叶沟回疝时，对侧肢体偏瘫，病理征阳性；枕骨大孔疝时，颈项强直，四肢强直，瘫痪，双侧病理征阳性。

(5) 密切观察病情变化：及早发现脑疝的先兆症状，防止脑疝进一步发展，使脑组织损害减轻。

(6) 按医嘱正确及时使用脱水剂：脱水治疗是降低颅内压的主要方法之一，通过脱水治疗减少脑组织水分，缩小脑体积，以降低颅内压，改善脑供血供氧，治疗脑水肿。

高渗性脱水剂，如20%甘露醇125～250ml，快速静脉滴注，每日2～4次，滴注后10～20min颅内压开始下降，作用维持4～6h。

利尿性脱水剂，如呋塞米20～40mg，与甘露醇联合使用，降颅压效果明显。

脱水治疗期间，及时准确记录出入量，以防颅内压反跳现象，脱水药应按医嘱定时使用，停药前逐渐减量或延长给药间隔，注意电解质平衡紊乱的治疗。

(7) 避免颅内压骤然增高导致脑疝发生的各种诱因：包括呼吸道梗阻、剧咳及便秘。

呼吸道梗阻多见于有意识障碍的患者。呼吸道梗阻时，患者虽用力呼吸却仍无效，胸腔内压力增高，由于颅内静脉系统无静脉瓣，胸腔压力能直接逆转至颅内静脉，造成静脉淤血，加重颅内压。此外，呼吸道梗阻使血中$PaCO_2$增高，脑血管扩张，脑血容量增多，使颅内压进一步增高。护理时需注意：①及时清除呼吸道分泌物及呕吐物，避免其吸入气管。②防止颈部过屈过伸或扭曲，以免颈静脉和气管受压。③舌后坠影响呼吸时，应及时安放口咽通气管。④意识不清或排痰困难者，必要时应配合医生及早行气管切开术。⑤定时翻身叩背、口腔护理等，以防肺部感染等并发症。

剧烈咳嗽及用力排便均可引起胸腹腔压力骤然增高而导致脑疝，需采取如下护理措施：①指导患者进食应防止呛咳。②颅内压增高患者因限制水分摄入及行脱水治疗，容易引起大便秘结，应鼓励多食粗纤维类食物以利肠蠕动。③2天未排便时即给轻溶剂，防止便秘；已出现便秘者，嘱咐患者切勿用力屏气排便，也不可采用高压大量灌肠。

（七）谵妄的护理

谵妄是一组表现为急性、可逆性、广泛性的认知障碍综合征，尤以意识障碍为主要特征。谵妄可以导致机械通气时间及住院时间延长，并发症和院内死亡率增加，患者经济负担加重等。谵妄由于发病隐匿，一般不引起生命体征的明显变化，不能得到医护人员足够重视，应加强护理人员对谵妄的认知、评估与处理，以提高谵妄检出率，定时检测，早期干预，有效改善谵妄的

预后。

1. 危重患者谵妄的危险因素

感染、代谢异常或障碍是谵妄相关独立危险因素；缺氧被认为是导致谵妄的原因之一；药物或化学物质的毒性或戒断作用、机械通气，通常被认为是谵妄的治疗相关因素。引发谵妄的危险因素有个体因素（年龄等）、疾病因素、经济因素、药物因素和环境因素，特别强调环境可使患者视听觉紊乱，导致患者烦躁不安、昼夜睡眠节律紊乱。另外，限制探视时间、信息缺如、限制活动、治疗约束等均可引起谵妄的发生。

2. 谵妄的发病机制

谵妄的发病机制尚未完全阐明，目前已知如下一些机制。

(1) 神经递质失衡：由于脑组织缺血缺氧，脑细胞局部代谢异常，导致所分泌的神经递质异常，神经递质间失衡，继而引起神经功能紊乱，出现谵妄。

(2) 炎症介质：由于重症高原病时，体内炎症介质产生增加，炎症介质（如肿瘤坏死因子、IL-1、内毒素和趋化因子等）可以造成血管内皮的损伤，凝血酶形成。这些炎症介质通过血脑屏障，增加脑血管的通透性，与谵妄的发生有关。

(3) 氧化代谢降低：谵妄与脑的氧化代谢普遍降低有关。大脑氧化代谢降低可以导致乙酰胆碱合成减少，产生谵妄。

(4) 应激机制：应激原作用所产生的应激反应可使皮质醇水平增高，也可能与谵妄的发生有关。

3. 谵妄的临床表现

谵妄主要表现为急性意识障碍，常有昼轻夜重的特点，注意力涣散，动作迟钝，思维和记忆受损，情绪抑郁，焦虑或易激惹，也可出现幻觉（幻视多见）、恐惧，行为紊乱。根据患者的临床表现，ICU谵妄可分为3个亚型，即活动增多型、活动减少型和混合型。

4. 谵妄的诊断

目前评估谵妄的工具较多，精神疾病诊断统计分类手册中所列出的标准是目前诊断谵妄的金标准，但是由于专业性极强，不具有普遍性。此外还有如下评估方法：ICU意识紊乱评估法（Confusion AssessmentMethod for the Intensive Care Unit，CAM-ICU）、重症监护谵妄筛查检查表（The Intensive Care DelirUm Screening Checklist，ICD-SC）、NEECHAM意识模糊量表（Neelon and Champagne Confusion Scale，NEECHAM）。

CAM-ICU评估法是目前ICU医生和护士使用最为广泛的谵妄评估工具，尤其适用于气管插管等不能说话的患者。

5. ICU谵妄的治疗

(1) 病因治疗：积极治疗休克、水电解质失衡、缺氧等病因。

(2) 对症治疗：药物治疗在镇静镇痛、促进患者舒适方面起着重要作用。目前认为，氟哌啶醇是治疗谵妄的首选药物。苯二氮䓬类药物因其本身有诱发谵妄的危险，因此不被推荐使用，但其仍为治疗震颤谵妄的选择用药。右旋美托咪啶是一种新型的重症监护室镇静药，该药的潜在优势是具有使镇静患者受刺激唤醒的功能，在镇痛方面，单独使用右旋美托咪啶不能满足ICU患者镇痛的需要，但其可以减少阿片类药物的用量。

(3) 预防并发症：①活动增多型谵妄，患者常表现为躁动不安甚至出现坠床、自行拔除气管插管及引流管等，应采取适当的保护措施，保证患者的安全。②活动减少型谵妄，患者容易受到临床医护工作者的忽视，然而，患者的活动减少，往往会导致误吸、肺炎等发生的危险性增加，机械通气时间延长，还可以增加压疮、深静脉血栓等并发症的发生率。

6. 谵妄的护理

谵妄的治疗应从三个方面着手：对因治疗、对症治疗和护理干预。护理干预在预防和治疗谵妄中占有重要地位。早期识别谵妄需要严密观察患者的意识、情绪、注意力、睡眠情况及自主神经系统的功能失调症状，如面色潮红、血压上升、脉搏加快、发热、出汗、恶心等，特别是在晚间要观察患者是否有自语、幻视、恐惧或职业性动作等现象发生，这些都是谵妄的前驱症状。

(1) 疼痛护理：疼痛可以导致谵妄的发生。护士应正确评估患者的疼痛程度，采取措施减少或消除疼痛刺激原。适量应用镇痛药物，可以减少谵妄的发生，但要避免过度镇静。同时运用暗示疗法、音乐疗法、交谈及给予舒适体位等非药物镇痛的方法，缓解患者的疼痛。

(2) 减少应激源：患者常常因为病情危重、环境陌生、与亲人隔离而产生应激，护士应掌握沟通的技巧，加强心理护理，与患者建立起相互信任的护患关系。在进行护理操作前，向患者充分解释，以取得患者配合，减轻患者的焦虑和恐惧，给予患者心理疏导。

(3) 提供舒适安全的治疗环境：①保持室内合适的温度和湿度。②病情允许的情况下，为患者提供舒适的卧位。③保持呼吸道的通畅，加强气道管理，防止低氧血症的发生。④及时拔除尿管、胃管，减少对患者的刺激。⑤为保证患者的安全，可以使用约束带，但要进行严密的监护并定时拆除。⑥正确指导患者适量运动，维持关节的活动性和肌张力。

(4) 改善患者的睡眠：睡眠障碍是ICU谵妄的独立危险因素之一，ICU患者睡眠障碍的影响因素包括视觉、听觉障碍，限制活动，限制探视引发患者出现分离性焦虑。白天应该鼓励并协助患者多活动，夜间休息时，可为患者提供耳塞、眼罩等工具，以降低声、光对患者的干扰。此外，可以夜间静脉滴注丙泊酚或咪达唑仑，帮助患者有效改善睡眠质量。

(5) 视听辅助：促进患者对周围环境的感知，白天保持室内足够的光线，夜间关灯。病房内放置钟表，使患者有时间观念。对于有视听缺损的患者，指导患者使用辅助器材（如眼镜、助听器）；对于气管插管或气管切开的患者，可使用写字、图片等方法，了解患者的需要。

(6) 合理安排家属探视：患者通常倍感孤独，表现出对亲人的格外依恋。所以，当患者病情允许时，安排家属探视，可以使患者感受到亲友的关怀与爱护、理解与支持，从中得到心理安慰，减轻紧张和焦虑，建立战胜疾病的信心。

(7) 监测药物不良反应：护士在临床用药中应注意，有些药物（如苯二氮䓬类）本身可以引起患者出现躁动等精神症状，对于肝肾功能低下的患者，应该尤其注意。氟哌啶醇的优点是对呼吸没有抑制作用，但大量使用可引起低血压、恶性心律失常等不良反应。

(8) 预防并发症：对于活动增多型的谵妄患者，要注意患者的安全，防止患者自行拔除气管插管、中心静脉导管、引流管等情况的发生。加用床档，采取适当的约束，预防患者坠床和脱管。对于活动减少型谵妄，要加强基础护理，协助患者适量活动，预防压疮、深静脉血栓等并发症的发生。

（八）脑出血及蛛网膜下腔出血的护理

蛛网膜下腔出血时，急性期绝对卧床4～6周，床头抬高15°～30°，昏迷患者要注意防止压疮发生。

(1) 病情观察：严密观察意识、瞳孔、血压，观察呕吐物，有无消化道出血，观察瞳孔和对光反射，有无脑疝发生。保持呼吸道通畅，防止分泌物或舌后坠使气道窒息，定时翻身叩背。

(2) 用药观察和护理：降颅压，蛛网膜下腔出血需进行止血，防止再出血及继发性脑血管痉挛。

(3) 高热护理：可应用控温毯，头部冰敷，增加脑组织对缺氧的耐受性，减少脑氧耗。

(4) 脑疝的预防：密切注意瞳孔及对光反射，如出现头痛、双侧瞳孔不等大、对光反射迟钝、意识障碍加深，多为脑疝发生。

(5) 呼吸衰竭预防：颅内高压、呕吐、舌后坠均可发生呼吸功能障碍或肺部炎症，严重者可行气管插管及机械通气。

四、急性高原肾损伤及相关并发症的护理特点

（一）高原急性肾损伤护理

1. 急性肾损伤诊断标准

急性肾损伤指肾功能在48h内突然减退，目前定义为：血肌酐升高绝对值＞25mmol/L（0.3mg/dl），或血肌酐较前升高＞50%，或尿量＜0.5ml/（kg·h），时间超过6h。

2. 容量状态的护理评估

护士在这一环节起着举足轻重的作用。首先，需对患者进行容量状态的评估，每天应监测体重和中心静脉压，以确定患者是血容量减少或液体超负荷；其次，尿量的准确测量也必不可少，防止体液过多或脱水。呋塞米剂量每天可使用数百毫克。

3. 少尿期的液体管理

少尿期保持液体平衡一般采用"量出为入"的原则，每日进水量为前1天液体总排出量加500ml，早期应严格限制水、钠、钾和蛋白质。准确记录24h出入液量，口服和静脉进入的液量要逐项记录，尿量和异常丢失量如呕吐物、胃肠引流液、腹泻时粪便内水分等都需要准确测量。每日定时测体重，检查有无水肿加重，但必须注意有无血容量不足因素，以免过分限制补液量，加重缺血性肾损害，使少尿期延长。

4. 多尿期的液体管理

多尿期开始时威胁生命的并发症依然存在，重点仍为维持水电解质酸碱平衡，控制氮质血症治疗，每天尿量多在4L以上，补充液体量应逐渐减少（比出量少500～1000ml），并尽可能经胃肠道补充以缩短多尿期。

5. 代谢性酸中毒管理

代谢性酸中毒是由于肾不能分泌和排出氢离子和重吸收碳酸氢根离子。代谢性酸中毒的临床特点包括恶心、呕吐、库斯莫尔呼吸、高钾血症、心动过速等，应经常监测动脉血气、氧饱和度，并通过面罩或鼻导管使用氧疗，有时需要机械通气。难治性代谢性酸中毒pH＜7.1将是一个开始肾脏替代疗法的指标。

6. 电解质管理

每天必须监测患者的电解质，包括钠和钾的水平。高钾血症的早期识别和管理是至关重要的，应限制食物及药品中钾的摄入，彻底清创，防止感染。如已发生高钾血症，使用10%葡萄糖酸钙10ml，缓慢静脉注射。

7. 营养管理

急性肾损伤的营养治疗是综合治疗的重要环节，急性肾损伤患者病因的多样化和基础疾病、营养状况的差异，给临床救治带来较大的困难。然而，通过充分的营养评估，对不同患者制定针对性的营养治疗方案，可以避免进一步加重肾脏损害，将有助于改善急性肾损伤患者的预后。进食低盐、高维生素、低磷、低脂、易消化的食物，蛋白质不超过40g，选用高生物价优质蛋白，如鸡蛋、鱼、瘦肉、牛奶等，多进食蔬菜、水果等高维生素的食物等。

（二）CRRT的护理

连续性肾脏替代治疗是通过对肾小球功能的

模拟来完成肾脏中杂质清除的一种治疗方法。

1. CRRT 治疗方式

CRRT 治疗方式包括：①超滤（SCUF），用于控制液体出入量，可以通过确定超滤速度和运行时间决定所需要的过滤量，常用超滤 100～400ml/h，在短时间内快速超滤，需泵驱动，可快速拉水达 2000ml/h。②连续静脉血液滤过（CVVH）。③连续静脉血液透析（CVVHD）。④连续静脉血液透析滤过（CVVHDF）。

2. CRRT 前准备

（1）了解患者，CRRT 治疗时有多个系统功能不全，需综合评估，个体化护理：①心功能状态及机体容量状态。②肺功能，如呼吸功能及氧合功能。③神经功能，如格拉斯哥昏迷量表评分。④胃肠道功能评估。⑤肾脏功能评估，如有无尿量等。⑥精神心理状态评估，如有无紧张、恐惧、不安等。

（2）设置流速注意问题：①血流速 100～120ml/min，置换液流速，前稀释——不限制，后稀释——超滤率（置换液+超滤/血流速）<30%。②避免血液过于浓缩。③抗凝药配制为肝素 100mg+0.9% 生理盐水 23ml，4mg/ml，也可配制成 0.9% 生理盐水 1ml：肝素 1mg。

（3）预冲管路：预冲至少 2 个循环，生理盐水 1000ml+肝素 100mg，排尽气泡，完毕后确认管路及滤器无气泡，检查连接处是否牢固，设置参数，连接患者。

3. 连接患者

动脉端与导管动脉端连接，开泵，泵速<100ml/min，血液引至管路静脉端压力传感器时关血泵，连接患者深静脉导管的静脉端。打开血泵，逐渐增加血泵的速度，当血泵升高所需速度时，调试补液量，透析液量减少。

4. 治疗结束

选择回血程序，回血时血泵速度 80～100ml/min，断开动脉、静脉患者端，使用 20ml 盐水冲净腔管中血液，再用 2ml 肝素 0.7mg 的盐水封管，肝素帽旋紧，无菌纱布包裹备用。

5. 常见并发症及护理

（1）防止血液中气泡：清除气泡，预冲时检查，更换置换液冲洗时检查有无气泡。

（2）低血压：与引血有关，常出现在开始阶段，也与脱水速度过快有关，表现为心率加快、烦躁、无意识运动，需减慢脱水速度，应用补液升压药物。

（3）空气栓塞：由肝素口、外液口、透析液口空气进入。表现为呼吸困难、咳嗽、胸口憋闷、气喘发绀，需关泵和静脉管道，排气，吸氧。

（4）出血：局部为穿刺点皮肤、黏膜出血，全身可出现消化道和颅脑出血，应停用或减少抗凝药。

（5）内环境紊乱：表现为血糖升高，电解质升高或降低，渗透压变化过大，需修改配方或 CRRT 方案。

（6）预防感染：导管相关感染，置管时无菌操作。保持管道通畅，全面观察，注意生命体征、内环境稳定，以及维持液体平衡。

五、急性高原胃肠损伤及相关并发症的护理特点

（一）上消化道出血的护理

急性重症高原病伴上消化道出血较多见。

1. 急性出血期的护理

（1）注意生命体征：一般每 1～2 小时测 1 次，休克时每 30 分钟测 1 次，如舒张压下降 10mmHg，心率每分钟增加 20 次，均指示急性失血>100ml。

活动性出血的判断如下：①反复呕血或转为鲜红色，黑便变暗红色，伴肠鸣音亢进。②周围

循环衰竭，或需积极快速输血、输液。③血红蛋白和血细胞比容、红细胞计数持续下降。

(2) 立即建立两条静脉通路：一条是中心静脉6~8F鞘管，容量补充从晶体液开始。

存在休克时应监测中心静脉压。急查血红蛋白、红细胞比值、血小板指数、PT、PTT，床旁密切血红蛋白变化，查血型及交叉配血。留置导尿管，监测尿量。留置胃管，用生理盐水250ml灌洗，留滞25min再抽出，重复多次。保持呼吸通畅，重度出血，患者侧卧位，嘱患者吐出分泌物，以免发生呕吐物误入气管造成窒息。

使用药物需注意：①凝血酶在洗胃后，抽出胃液至澄清，再注入凝血酶，使凝血酶直接作用于出血部位；否则，凝血酶使胃内存留的血液形成大凝血块，聚集胃内，使胃扩张。②应冰盐水+去甲肾上腺素，使血管收缩，减少、减缓血液流出，10~15min后应用凝血酶及云南白药，血凝块易凝结在血管破裂口，以尽快地达到止血目的。

防止再出血，观察大便颜色、血压、尿量情况，同时查血红蛋白、红细胞、白细胞，了解有无再出血。

2. 饮食护理

出血期间应严格遵守医嘱，禁食禁水，不恰当饮食可加重或再次出血。出血停止后进食的时机及食物类型应严格按医嘱执行，从流质、半流质到正常饮食，可少食多餐，避免刺激性食物。适当活动及下床活动，可改善精神状态。

（二）肠梗阻护理

肠梗阻的临床表现为腹痛、腹胀、呕吐和停止排便、排气。肠梗阻的病理生理改变导致胃肠膨胀，体液丧失和电解质、酸碱平衡紊乱，感染和毒素吸收等。肠梗阻的治疗原则包括纠正水电解质酸碱平衡失调，补充循环血量，降低肠内张力，应用抗生素，防止感染，解除梗阻原因，恢复梗阻肠道通畅。

(1) 生命指征观察：注意患者的体温、呼吸、脉搏、血压、神志的变化。

(2) 临床体征观察：注意患者的腹痛、腹胀、呕吐的变化和排气排便的恢复情况。若腹痛、腹胀减轻，且停止呕吐，并恢复排气，说明梗阻缓解。

(3) 胃肠减压的观察：观察胃管插入胃内的长度，妥善固定，保持有效负压，防止脱出、折叠、扭曲，保持通畅，观察胃液的颜色、性质和量，并准确记录24h出入量。

(4) 实验室检查：定期检测血生化指标，以便及时纠正水电解质酸碱平衡紊乱。

(5) 心理护理：在做护理操作前，应向患者介绍治疗的相关知识，耐心细致地做好疏导与解释工作，增强患者信心，促使其配合治疗，以最佳的心理状态接受治疗。

(6) 胃肠减压的护理：胃肠减压是治疗肠梗阻的重要措施之一，因插管过程较难受，要向患者耐心解释取得合作。胃肠减压持续时间随症状的好转情况而决定，在这期间要做好口腔护理，保持口腔清洁，预防感染；协助拍背促进咳嗽，每日给予雾化吸入，以帮助痰液咳出，减少胃管对鼻黏膜的刺激，防止坠积性肺炎，这在老年患者护理中尤为重要。

(7) 静脉穿刺护理：护理肠梗阻患者输液量多，输液时间长，而且患者需要离床活动。因此，静脉穿刺应采用上肢静脉，远离关节，妥善固定。若使用肠外高营养治疗时，最好选择深静脉滴注，同时做好深静脉置管的护理。

(8) 灌肠护理：灌肠也是治疗肠梗阻的措施之一，作用是刺激肠蠕动、软化粪便、润滑肠道。常用的灌肠液有温肥皂液或液体石蜡等，用量为200~400ml，可反复多次进行。灌肠动作要轻，并且注意液体是否进入肠道，如果进入少量液体即不能继续灌肠，说明梗阻位置很低，有肠道肿瘤的可能，同时做好记录并动态观察。

（9）饮食护理：胃肠减压期间或肠功能为恢复时应禁食，热量或营养供给均采用胃肠内或胃肠外营养，随着肛门排气排便，肠功能的恢复逐步改流质、半流质、软食，少量多餐，宜食新鲜营养丰富的饮食，忌甜食胀气食物。

六、脓毒症及其他器官损伤的护理特点

（一）脓毒症的护理要点

严密观察病情，注意以下方面。

1. 精神状态，反映脑血流灌注及氧供状况。

2. 皮肤温度及色泽，反映体表及全身循环灌注、氧合状况。

3. 血压、脉搏，反映生命征情况。

4. 尿量，反映肾灌注状况：①＜25ml/h，比重升高，指示灌注不足。②血压正常，尿量减少，比重下降，指示肾损害。③如尿减少，比重升高，指示血容量不足，加快补液。④尿减少，比重下降，肾损害，限制液体。

5. 记24h出入量，纠正酸碱失调及电解质紊乱。

6. 补充血容量，快速恢复有效循环血量，立即建立至少两条静脉通道，以利输液和给药。若周围静脉萎陷，穿刺困难，可考虑行锁骨下或颈内静脉穿刺。

7. 血管活性药物应用，匀速持续，严密观察，护理人员应准确记录补液的种类和入液量。在补充血容量过程中，也应注意防止输液过快过多，发生急性左心衰。血管活性药物常规应用输液泵，用药期间需密切监测血压，应严防血压突然降低。

8. 严密观察患者脉搏、血压、呼吸等生命体征，以及神态、面色、四肢湿度变化情况，留置尿管监测每小时尿量、尿比重，协助医生做好血气分析。若经治疗后患者肢端逐渐温暖，冷汗减少，皮肤颜色逐渐转红，尿量增加，超过30ml/h，脉率由快变慢，血压回升，说明组织灌注改善，病情好转；相反，若肢端发冷，向上扩大，面色变为青灰，尿量减少或无尿，脉率加速、细弱，血压下降，说明休克加重。

（二）糖尿病酮症酸中毒、高渗性昏迷护理措施

1. 补充血容量的护理。高血糖患者脱水严重，补液是抢救的首要和极其关键的措施。

2. 病情观察及监护。密切监测生命体征，治疗过程中及时采集标本，查血糖、血酮、电解质及二氧化碳结合力，留尿查尿糖、尿酮体，同时记录每小时尿量。

3. 胰岛素应用及观察。在抢救中，遵医嘱快速、剂量准确、正确地使用胰岛素可使血糖降低。同时，调整胰岛素滴速或用量，使血糖大约每小时下降5.5mmol/L，待血糖下降至14mmol/L左右，即通知医生调整胰岛素用量及补液种类，因为血糖下降过快易出现肺水肿、低血糖、低血钾。

4. 遵医嘱治疗。补充电解质，应用抗生素及抗凝治疗。

（三）凝血功能紊乱的护理特点

1. 观察出血症状。可有广泛自发性出血，皮肤黏膜瘀斑、伤口、注射部位渗血、内脏出血如呕血、便血、泌尿道出血，颅内出血出现意识障碍等症状。应观察出血部位、出血量。

2. 观察有无循环障碍症状。出现皮肤黏膜发绀、尿少尿闭、血压下降、呼吸循环衰竭等症状。

3. 观察有无高凝和栓塞症状。如静脉采血血

液迅速凝固，应警惕高凝状态，内脏栓塞可引起相关症状，肺栓塞引起呼吸困难、发绀，脑栓塞引起头痛、昏迷等。

4.观察实验室检查结果。如血小板计数、凝血酶原时间、血浆纤维蛋白含量等。

（四）急性高原性肝损伤的护理特点

急性高原肝损伤是急性重症高原病的又一个组织器官缺血缺氧性损害改变，其护理要点如下。

1.饮食护理。既保证饮食营养，又遵守必要的饮食限制，这是改善肝功能、延缓病情进展的基本要点。饮食治疗原则为摄入高热量、高蛋白质、高维生素、易消化食物，并根据病情变化及时调整饮食，少食辛辣食物，不暴饮暴食或饥饱不均。

2.一般用药指导。肝损伤的患者应及时补充维生素B族、维生素A、维生素C、维生素K及叶酸等。

3.保肝用药指导。给予甘草酸二铵、还原型谷胱甘肽、水飞蓟宾胶囊等护肝治疗，可以口服葵花护肝等保肝，需定期检查肝功能，防止发生肝纤维化。

4.观察病情变化。患者有可能因为肝功能衰竭发生易出血、黄疸等，详细记录出血及性质，并注意观察大便的颜色、皮肤色泽改变等。

（五）有创压力导管护理

1.严格执行无菌操作，导管末端用无菌治疗巾保护，并每天更换。

2.保持各接头的冲洗装置关闭良好。

3.禁止在PAC的肺动脉的管腔内输液，以免发生肺水肿。

4.保持管道通畅，以0.2%肝素液3～5ml/h冲洗，防止凝血。

5.固定导管，防止移位或脱落。

6.测量PAWP时，气压不超过1.5ml，导管可保留46～72h，特殊情况可应用7天。

7.出现高热、寒战等表现，应立即拔管并进行血培养。

8.动脉穿刺，注意穿刺肢体血供、皮肤温度、动脉搏动、肢体颜色。

9.拔管时要压迫15min，加压包扎1～1.5kg沙袋，压迫6～8h。

参考文献

[1] 吴天一.确立我国急性高原病诊断标准的综合评论[J].高原医学杂志,1995,5(3):3-8.
[2] 马生生,许峰,唐爱科.高原地区现场高压氧治疗高原肺水肿的治疗压力研究[J].中国航海医学与高气压医学杂志,2012,19(2):111-112.
[3] 郭俊,刘坤,裴晶.高原脑水肿合并肺部感染的原因分析及护理[J].西南国防医药,2008,18[2]:263-264.
[4] 赵裕霞,马兰生,严亦平.超高地区高原脑水肿的临床护理体会[J].西南国防医药,2014,24[4]:440-441.
[5] 张兰兰,李亚飞,张能.重症急性高原病缺氧性胃肠功能障碍患者的护理[J].护理学杂志,2012,27(13):47-48.

第四篇　典型病例分析

第 16 章　急性重症高原病病例报道 ·· 306

第 16 章　急性重症高原病病例报道

本书病例部分报道、讨论、分析了急性重症高原病各种疑难、复杂且具有异质性的病例 36 例。这些病例均为住院治疗病例，病情危重复杂，并且具有特异性，文中配有大量的临床影像学图像。我们详细描述了疾病的诊疗过程、分期、分型、治疗方案及临床思维。这些病例及图像相当少见，极为珍贵。

病例 1

患者诊断为高原肺水肿、高原脑水肿并发脑出血、蛛网膜下腔出血、急性高原肾损伤、急性高原胃肠损伤、急性高原循环（心肌）损伤、急性高原内分泌及代谢障碍、急性高原肝损伤。

（一）病例介绍

1. 病史

患者马某，男性，34 岁，青海人，回族，进城务工人员，居住青海省明和县（海拔 1817m）。患者主因"意识障碍 20h"入院，家属代诉：患者于 2016 年 6 月 13 日由青海省民和县乘车至五道梁（海拔 4616m）打工，到达目的地后随即出现头痛、头晕、胸闷、气短，活动后胸闷、气喘明显加重，无咳嗽、咳痰，无胸痛，无意识障碍，夜宿一晚，次日晨起（8～10 时）被同事发现意识不清，呼之不应，口鼻出血，无抽搐，大小便失禁，立即下送至我院，于 2016 年 6 月 14 日 22 时到达急诊科，查胸部 X 线片提示高原肺水肿，CT 提示高原脑水肿（图 16-1 和图 16-2）。

2. 入院查体

体温 37.4℃，脉搏每分钟 150 次，呼吸每分钟 20 次，血压 70/30mmHg，GCS 评分 5 分，发育正常，营养中等，急性缺氧貌，神志不清，呼之不应，呈深昏迷状，对疼痛刺激无反应，全身皮肤及口唇黏膜重度发绀，双侧瞳孔散大，约 7mm，对光反射消失，角膜反射消失，双肺呼吸音粗，双肺叩诊呈浊音，双肺可闻及大量湿啰音，心率每分钟 150 次，各瓣膜未闻及病理性杂音，腹平软，无肠形及蠕动波，肝脾未触及，双下肢无浮肿，四肢肌张力增强，生理反射存在，双侧巴宾斯基征阳性。

3. 入院检验检查

2016 年 6 月 14 日血细胞分析：白细胞 11.7×10^9/L，红细胞 6.02×10^{12}/L，血红蛋白 195.0g/L，红细胞压积 62.5%，血小板 166×10^9/L。

2016 年 6 月 14 日心肌酶及肾功能：尿素氮 14.17mmol/L，肌酐 279μmol/L，尿酸 589μmol/L，肌酸激酶 1050U/L，肌酸激酶同工酶 243U/L，乳酸脱氢酶 796U/L，谷草转氨酶 265U/L，α- 羟丁

酸脱氢酶 419U/L，血糖 19.7mmol/L。

2016 年 6 月 14 日电解质：钾 3.03mmol/L，钠 135.3mmol/L，氯 104.4mmol/L。

2016 年 6 月 14 日凝血功能：血浆凝血酶原时间（PT）18.1s，国际标准化比值（INR）1.57，活化部分凝血酶原时间（APTT）35.3s，凝血酶时间（TT）17.25s，纤维蛋白原降解产物（FIB）3.02g/L，血浆 D-二聚体 8.12μg/ml。

2016 年 6 月 14 日血气分析（机械通气后）：酸碱度（pH）7.38，二氧化碳分压（PCO$_2$）28mmHg，氧分压（PO$_2$）136mmHg，实际碳酸氢盐（HCO$_3^-$）16.2mmol/L，碱剩余（BE）7mmol/L，阴离子间隙（AG）21.1mmol/L。

2016 年 6 月 14 日头颅 CT：提示弥漫性大脑白质密度降低，双侧半卵圆中心扩大密度减低，灰白质界限不清，周边见"指压征"形成，胼胝体密度减低，颅底环池变窄模糊消失，脑室受压，侧脑室模糊、消失，第三、第四脑室受压变小、模糊，外侧裂模糊不清，顶叶、枕叶脑沟脑回受压变窄、模糊、消失，大脑镰密度对称性增高，中线结构居中。诊断为高原脑水肿（图 16-1）。

2016 年 6 月 14 日胸部 CT：提示双下肺纹理增多、增粗，两肺门增大，双侧中下肺野可见弥漫分布的大片致密影，部分结节间和周围显示为密度稍高的磨玻璃样变，实变区以外可见明显的代偿性肺气肿，胸廓形态及密度未见异常，心影及大血管未见异常（图 16-2）。

4. 入院诊断

(1) 高原脑水肿。

(2) 高原肺水肿。

(3) 急性高原肾损伤。

(4) 急性高原胃肠损伤（上消化道出血）。

(5) 急性高原循环（心肌）损伤。

(6) 急性高原内分泌及代谢紊乱。

(7) 电解质酸碱平衡紊乱，如代谢性酸中毒、低钾血症。

5. 入院诊疗经过

(1) 纠正低氧血症，改善氧供，立即给予气管插管，有创机械通气、模式为 PCV+SIMV+PSV，频率每分钟 15 次，压力 16cmH$_2$O，吸气时间 3s，PEEP5cmH$_2$O，PSV15cmH$_2$O，吸气触发 0.2cmH$_2$O，吸气撤换 25%，压力上升时间 0.3s。气管插管过程中喷出大量咖啡色血性胃内容物，考虑消化道出血（合并急性高原胃肠损伤）。

(2) 头颅局部物理降温：头置冰帽。

(3) 降低颅内压：地塞米松 20mg，静脉注射；甘露醇 250ml，每 6 小时 1 次，加压静脉滴注。

(4) 留置胃管：胃管内注入云南白药 2.5g，每日 3 次；5% 去甲肾上腺素稀释后 20ml，每日 3 次，局部止血；兰索拉唑 30mg，每日 2 次，静脉滴注。

(5) 镇静镇痛应用：丙泊酚 0.5～2mg/(kg·h)，持续泵入；芬太尼 0.02～0.04μg/(kg·min)，持续泵入。

(6) 控制血糖：给予胰岛素 50U+0.9% 氯化钠注射液 50ml，1～3U/h，血糖控制目标为 7～9mmol/L。

(7) 对症支持治疗，保护肝肾功能，营养心肌：白蛋白 10g，每日 1 次，静脉滴注。

(8) 清除自由基：给予依达拉奉注射液及大剂量维生素 C 注射液，每日 10 克。

2016 年 06 月 18 日：患者仍处于深昏迷状态，对疼痛刺激无反应。GCS 评分 7 分，体温 36.4℃，脉搏每分钟 80 次，呼吸每分钟 18 次，血压 130/80mmHg，颜面口唇红润，双侧瞳孔不等大等圆，右侧 2.5mm，左侧 2.0mm，对光反射迟钝，吞咽反射存在，颈抵抗，双肺呼吸音清，可闻及少许干湿啰音，心率每分钟 80 次，各瓣膜未闻及病理性杂音，四肢肌张力增强，双侧巴

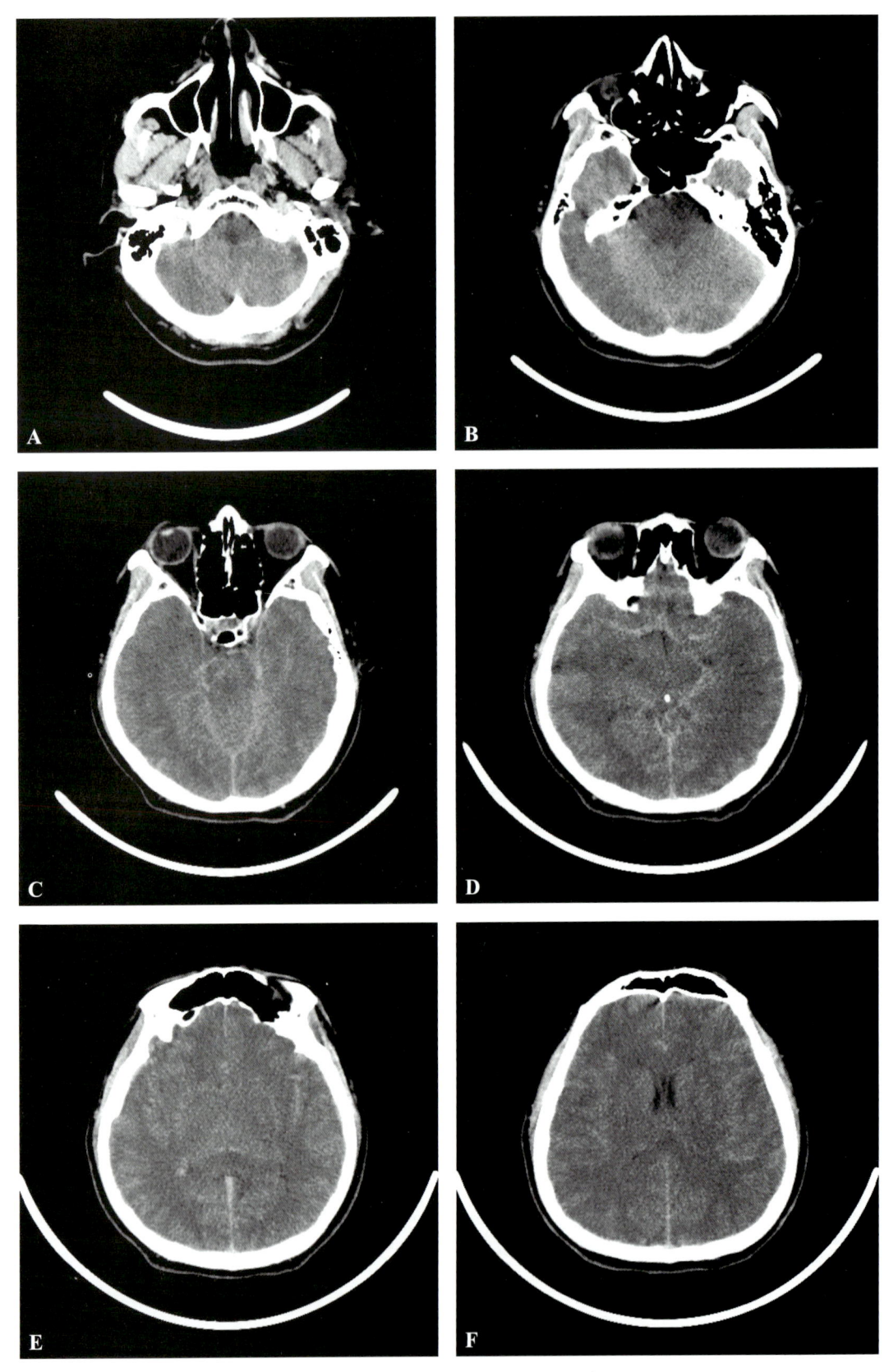

▲ 图 16-1　2016 年 6 月 14 日马某颅脑 CT

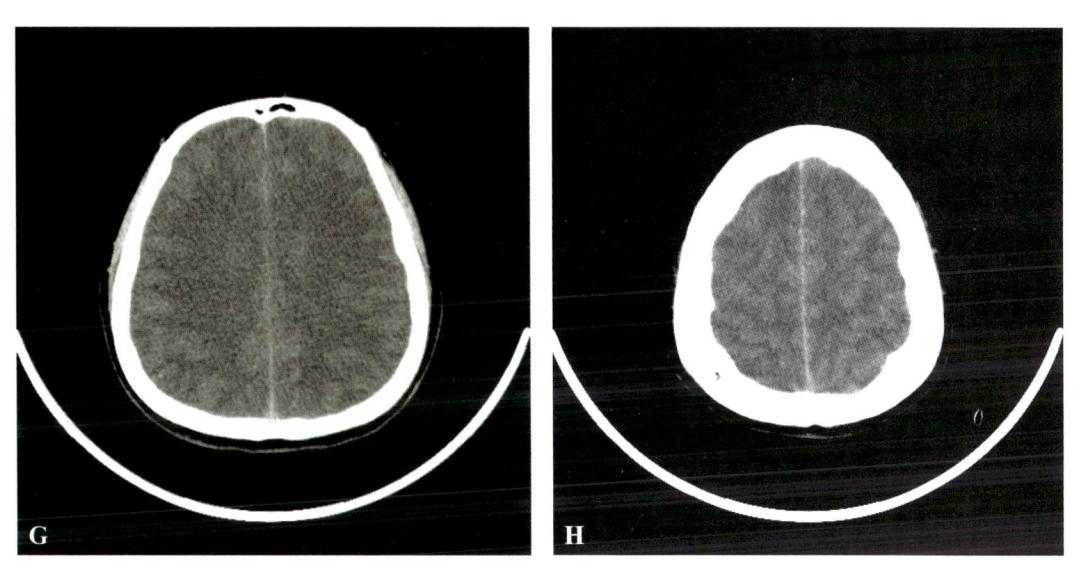

▲ 图 16-1（续） 2016 年 6 月 14 日马某颅脑 CT

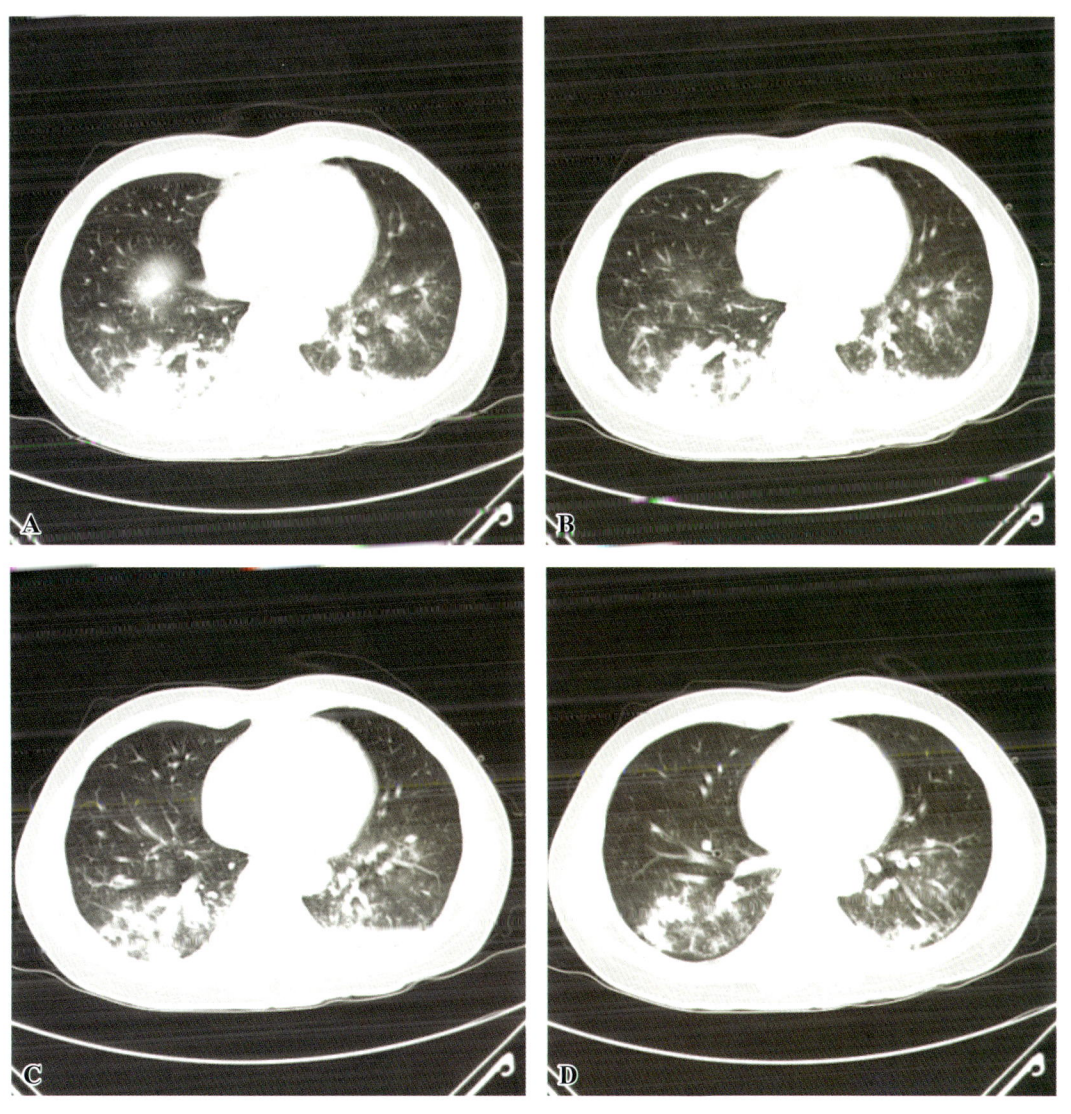

▲ 图 16-2 2016 年 6 月 14 日马某胸部 CT

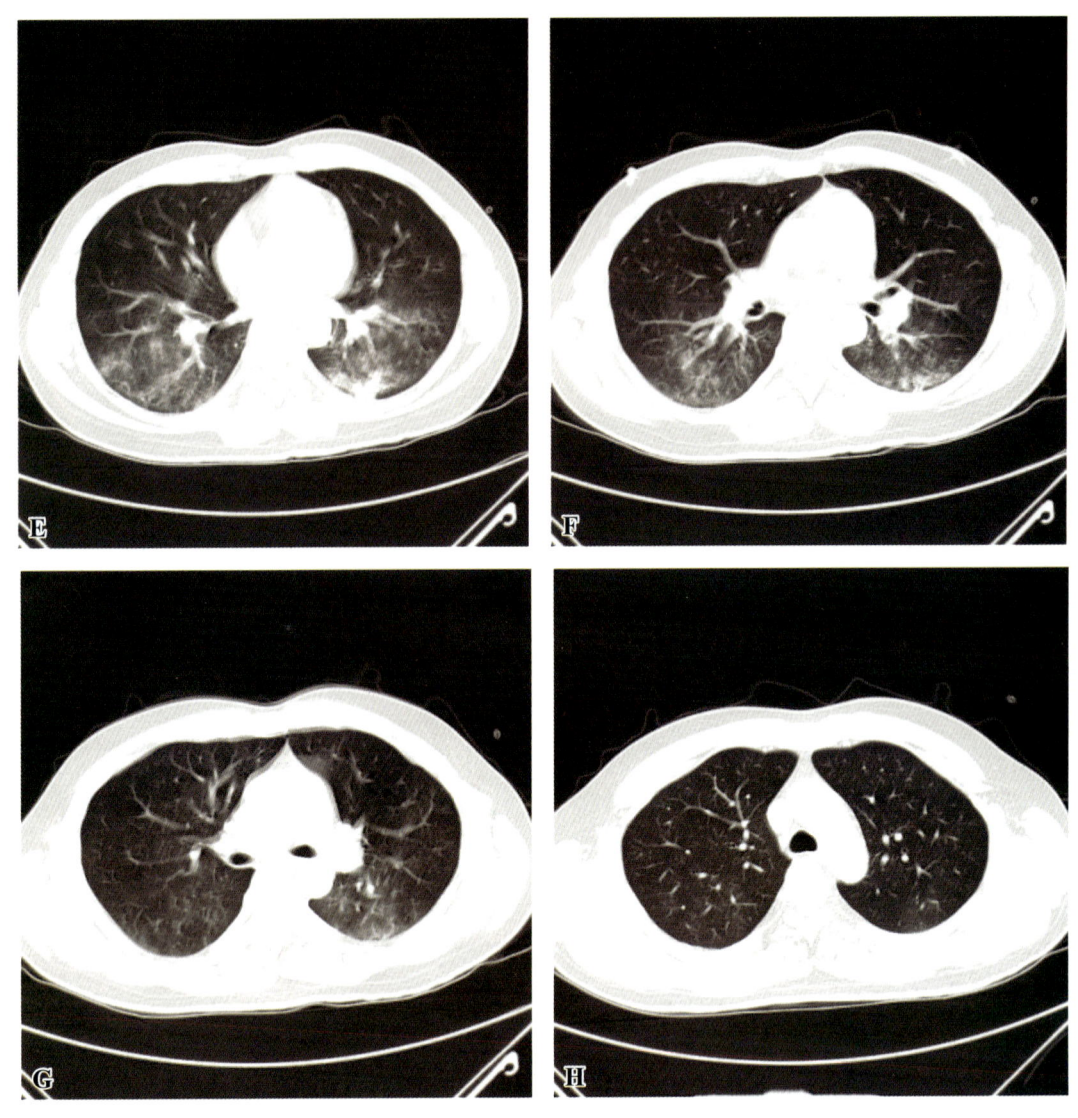

▲ 图 16-2（续） 2016 年 6 月 14 日马某胸部 CT

宾斯基征阴性。余治疗同前。

2016 年 6 月 18 日血细胞分析：白细胞 16.48×10⁹/L，红细胞 5.19×10¹²/L，血红蛋白 168g/L，红细胞压积 50.80%，血小板 100×10⁹/L。

2016 年 6 月 18 日生化全套：总胆红素 23.5μmol/L，直接胆红素 10.6μmol/L，间接胆红素 12.9mol/L，尿素氮 12.06mmol/L，肌酐 196μmol/L，尿酸 460μmol/L，葡萄糖 18.6mmol/L，谷草转氨酶 911U/L，谷丙转氨酶 354.8U/L，磷酸肌酸激酶 1050U/L，肌酸激酶同工酶 242.44U/L，乳酸脱氢酶 1295U/L，淀粉酶 75U/L，总蛋白 62.2g/L，白蛋白 35.6g/L，球蛋白 26.6g/L，单胺氧化酶 13.96U/L，同型半胱氨酸 11.2μmol/L。

2016 年 6 月 18 日电解质：钾 3.46mmol/L，钠 141mmol/L，氯 115.6mmol/L。

2016 年 6 月 18 日凝血功能：血浆凝血酶原时间（PT）19.9s，国际标准化比值（INR）1.74，活化部分凝血酶原时间（APTT）47.7s，凝血酶时间（TT）13.7s，纤维蛋白原降解产物（FIB）4.37g/L，血浆 D- 二聚体 1.94μg/ml。

2016 年 6 月 18 日血气分析（机械通气后）：酸碱度（pH）7.45，二氧化碳分压（PCO₂）23mmHg，氧分压（PO₂）107mmHg，实际碳酸氢盐（HCO₃⁻）15.7mmol/L，碱剩余（BE）-

6.7mmol/L，阴离子间隙（AG）17.3mmol/L。

2016年6月18日颅脑CT检查：提示弥漫性大脑白质密度降低，双侧半卵圆中心扩大密度减低，灰白质界限不清，周边见"指压征"形成，右侧颞叶见2mm高密度影，边界清晰，周边密度减低，颅底环池变窄较前片好转，脑室受压，侧脑室模糊、消失，第三、第四脑室变小，顶叶、枕叶脑沟脑回受压变窄、模糊、消失，大脑镰密度增高，中线结构居中。诊断为高原脑水肿、右颞叶脑出血、蛛网膜下腔出血（图16-3）。

2016年6月20日：患者病情无明显好转，考虑高原脑水肿、颅内高压严重。病情恢复不明显，今日行气管切开利于排痰，同时行腰大池置管术，取腰椎$L_{3\sim4}$间隙，行腰椎穿刺，腰大池置管，测椎管压力为15cmH$_2$O，并留置脑脊液引流管，引出血性脑脊液，符合CT诊断为高原脑水肿合并脑出血、蛛网膜下腔出血。

2016年6月20日脑脊液生化：血性脑脊液，白细胞5×10^6/L，红细胞15×10^9/L，氯121.7mmol/L，蛋白定性阴性（-），葡萄糖4.41mmol/L，脑脊液蛋白144mg/L。

2016年6月20日生化全套：总胆红素93μmol/L，直接胆红素50.9μmol/L，间接胆红素42.1μmol/L，总蛋白68.7g/L，白蛋白43.2g/L，球蛋白25.5g/L，谷草转氨酶607U/L，谷丙转氨酶523U/L，磷酸肌酸激酶5509U/L，肌酸激酶同工酶151U/L，乳酸脱氢酶1039U/L，淀粉酶75U/L，尿素氮7.4mmol/L，肌酐75.8μmol/L，尿酸229.83μmol/L，葡萄糖16.2mmol/L，α-羟丁酸1008.47U/L，单胺氧化酶10.05U/L，同型半胱氨酸12.17μmol/L。

2016年6月20日电解质：钾4.38mmol/L，钠138.2mmol/L，氯107.6mmol/L。

2016年6月20日血气分析：酸碱度（pH）7.54，二氧化碳分压（PCO$_2$）20mmHg，氧分压（PO$_2$）98mmHg，实际碳酸氢盐（HCO$_3^-$）16.4mmol/L，碱剩余（BE）-3.5mmol/L，阴离子间隙（AG）15.1mmol/L。

治疗调整方案：20%甘露醇125ml，每6小时1次，结合3%高渗盐水（0.9%氯化钠200ml+10%氯化钠60ml），每8小时1次，静脉滴注；呋塞米10mg，静脉注射，每12小时1次；0.9%氯化钠50ml+尼莫地平16mg，持续泵入，控制脑血管痉挛。加强肠内营养。

2016年6月22日复查头颅CT：提示蛛网膜下腔出血、脑出血较前明显吸收。高原脑水肿明显吸收、好转（图16-4）。

2016年6月24日生化全套：总胆红素90.5μmol/L，直接胆红素41.8μmol/L，间接胆红素48.7μmol/L，总蛋白69.4g/L，白蛋白46.2g/L，球蛋白23.2g/L，谷草转氨酶112U/L，谷丙转氨酶247.3U/L，磷酸肌酸激酶1075U/L，肌酸激酶同工酶32.62U/L，乳酸脱氢酶549U/L，淀粉酶510U/L，尿素氮8.5mmol/L，肌酐66.1μmol/L，尿酸143.7μmol/L，葡萄糖6.4mmol/L，α-羟丁酸604.93U/L，单胺氧化酶8.43U/L，同型半胱氨酸8.29μmol/L。

2016年6月24日电解质：钾4.38mmol/L，钠136.2mmol/L，氯108.9mmol/L。

2016年6月24日血气分析：酸碱度（pH）7.49，二氧化碳分压（PCO$_2$）21mmHg，氧分压（PO$_2$）107mmHg，实际碳酸氢盐（HCO$_3^-$）15.7mmol/L，碱剩余（BE）-4.8mmol/L。

2016年6月25日，查患者处于浅昏迷状态，GCS评分12分，疼痛刺激反应灵敏，吞咽反射、咳嗽反射存在，生命体征平稳，双侧瞳孔等大、等圆，直径2.5mm，对光反应稍迟钝，颜面口唇红润，双肺可闻及少量干啰音。因家属提出经济及医保报销问题，要求转患者定点医保医院，今日停有创呼吸机辅助呼吸，停镇静镇痛药

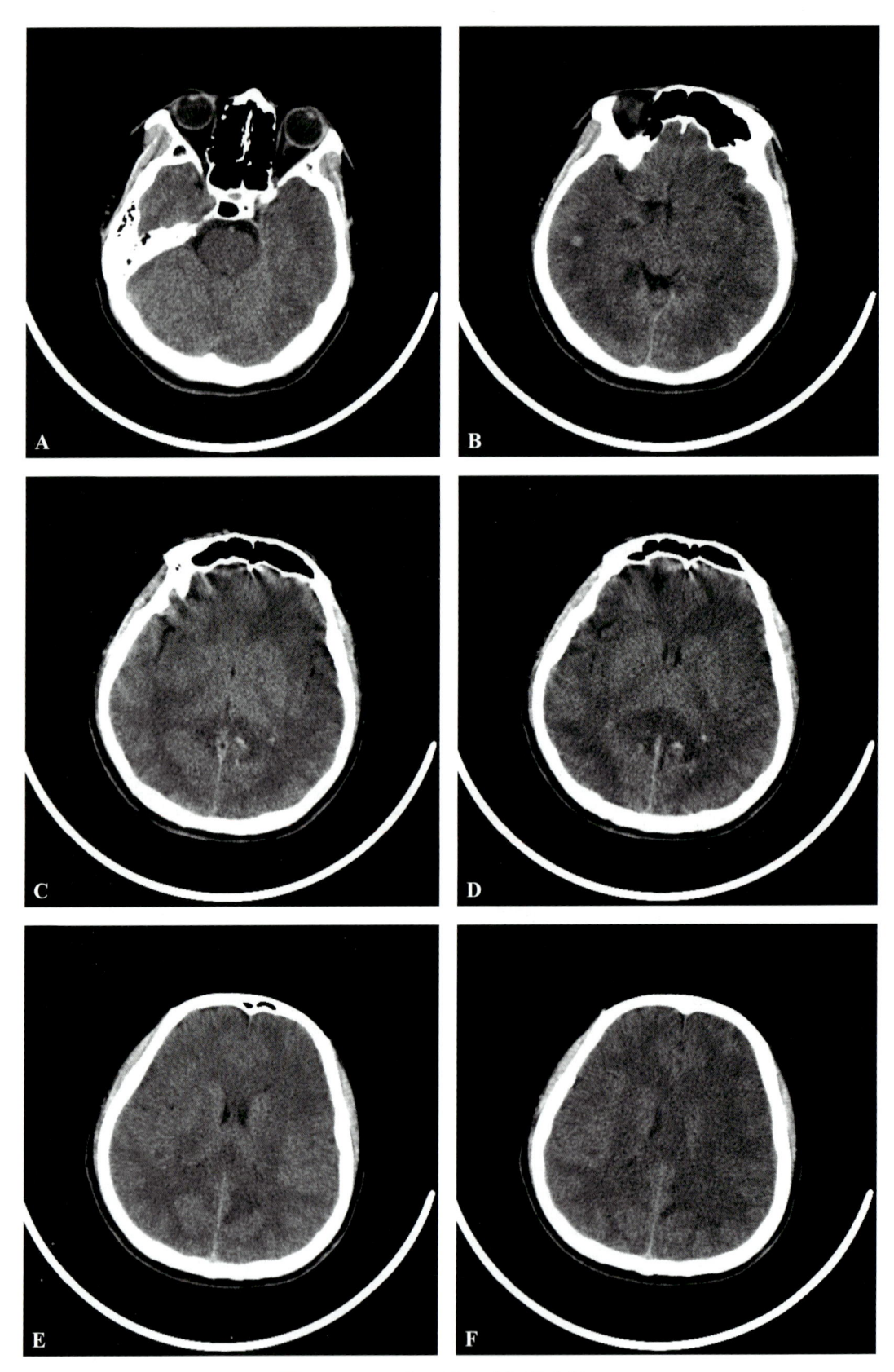

▲ 图16-3 2016年6月18日马某头颅CT

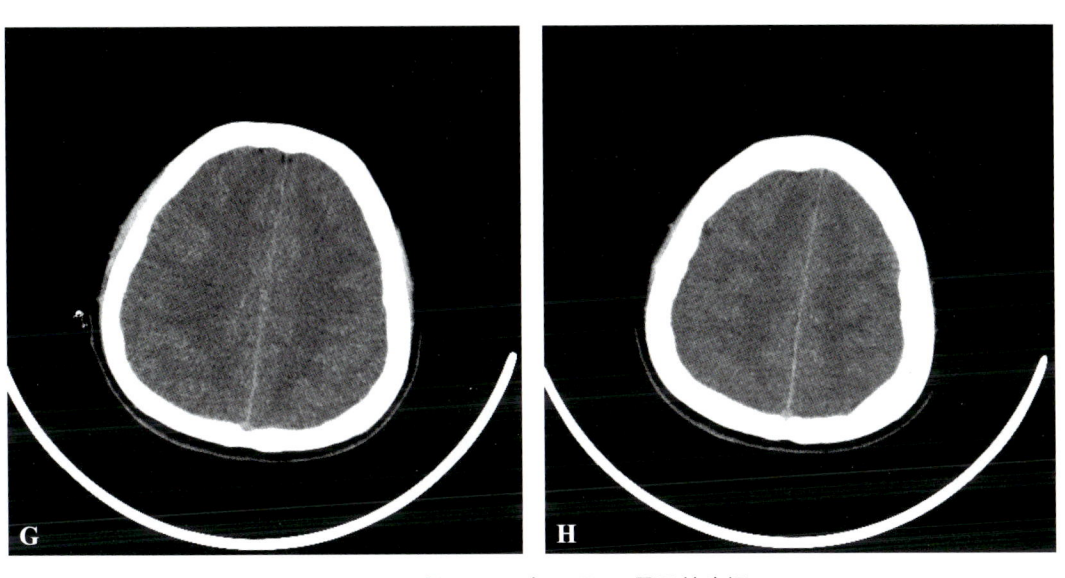

▲ 图 16-3（续） 2016 年 6 月 18 日马某头颅 CT

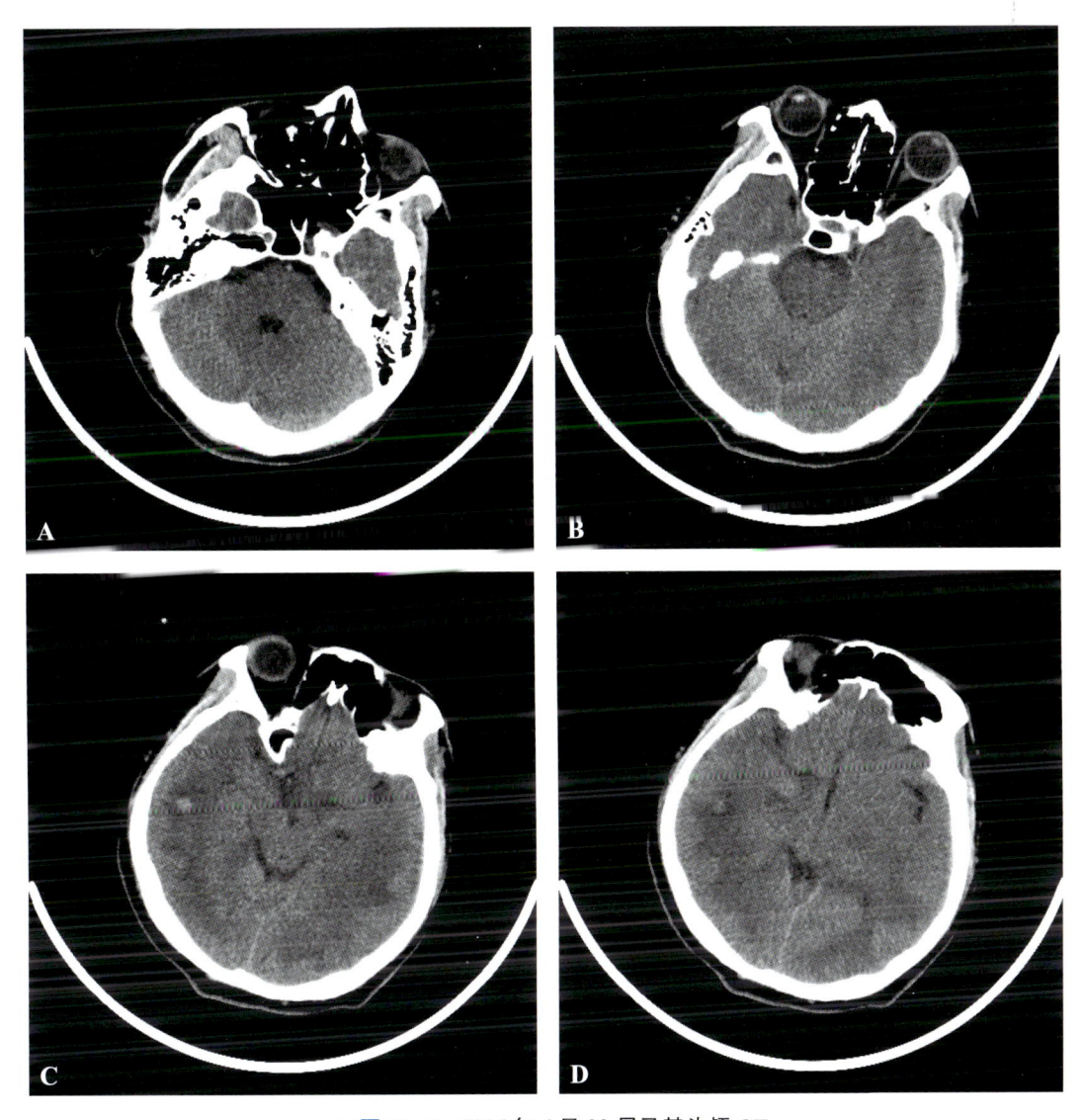

▲ 图 16-4 2016 年 6 月 22 日马某头颅 CT

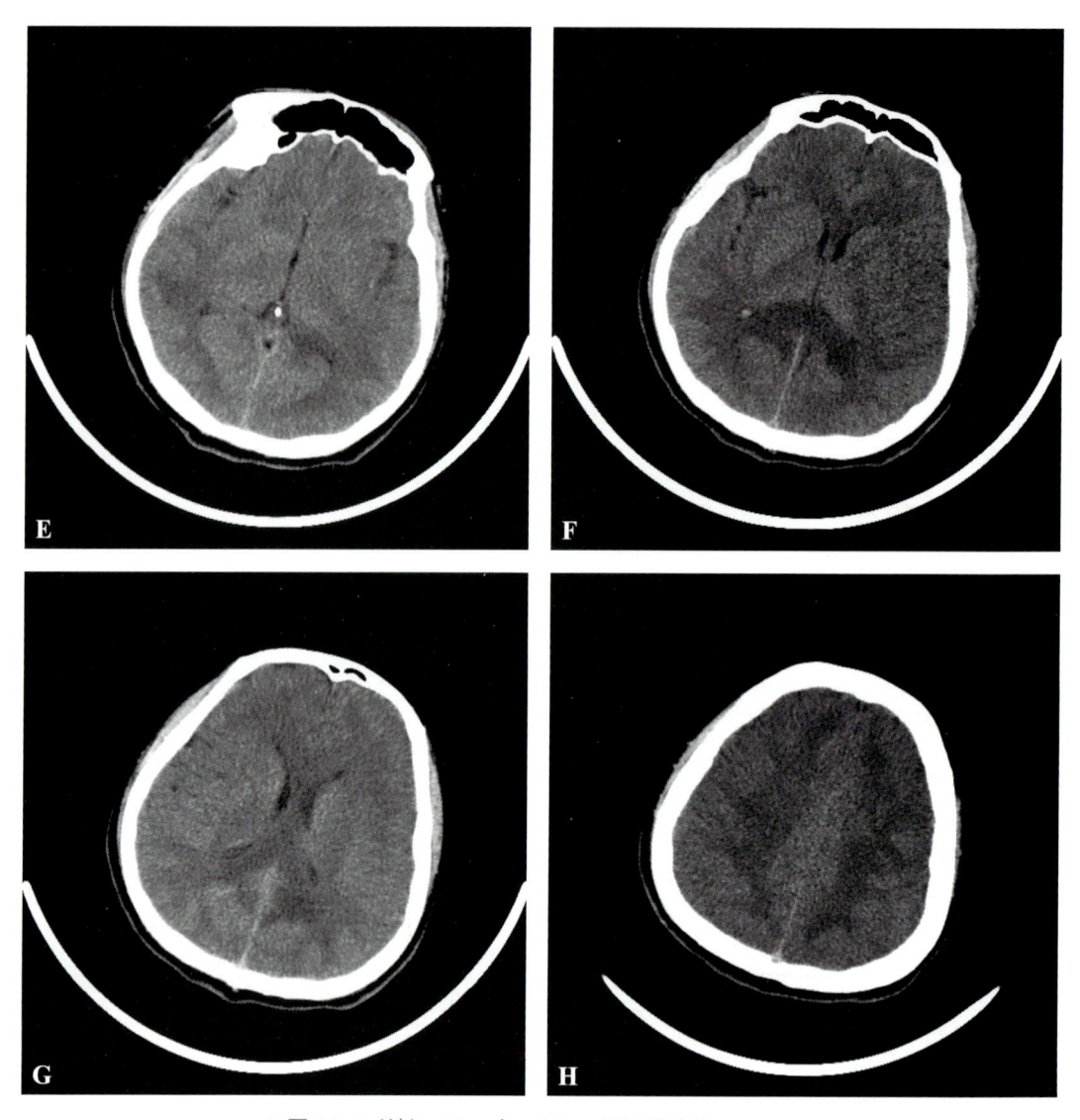

▲ 图16-4（续） 2016年6月22日马某头颅CT

物，因腰大池引流，无血性脑脊液，拔出腰大池引流，缝合气管插管伤口，给予无创机械通气，保护肝肾功能，颅内高压的治疗，仅仅给予甘露醇125ml，每12小时1次。

2016年6月26日：应家属要求转往当地医院进一步康复治疗。

(二)病例讨论

本例患者由于急进海拔4800m地区打工，上山后24h内即发生意识障碍，清晨才被同事发现，可能与夜间睡眠时的高原低氧导致中枢性呼吸睡眠暂停有关。患者起病急骤，以急性高原脑颅脑损伤为主，并且伴有急性高原肺损伤、急性高原心肌损伤（CK-MB243U/L）、高原性休克（入院时血压70mmHg/30mmHg）、急性高原肾损伤（尿素氮14.17mmol/L，肌酐279μmol/L，尿量明显减少）、急性高原胃肠损伤（上消化道大出血）、急性高原内分泌代谢紊乱（入院时血糖19.7mol/L）、高原急性肝损伤（谷丙转氨酶354.8U/L、谷草转氨酶911U/L），并且通过神经系统查体及颅脑CT发现，脑水肿发生于大脑深部，颅脑压极高。入院后立即行气管插管，行有创机械通气，有效镇静镇痛，充分消化道止血，强有力地降低颅内压（人血白蛋白+20%甘露醇250ml，每6小时1次；3%高渗盐水；呋塞米），防止细菌感染，经验性应用抗生素，清除自由基，维持水电解质酸碱平衡，在PICCO监测下，根据有创血压、中心静脉压、心输出量、氧供、氧代谢及偏干的液体制定治疗策略。

入院治疗4天后，神经系统检查及神志变化不大，复查CT提示右颞叶脑出血、蛛网膜下腔出血，给予腰大池置管，脑脊液置换术，于$L_{3\sim4}$间隙腰椎穿刺置管，$L_{4\sim5}$间隙腰椎穿刺置管。$L_{3\sim4}$腰椎穿刺置管，接静脉滴注管，并给予0.9%生理盐水100ml，每4~6小时换1次，滴速小于脑脊液出量，每分钟5~10滴为宜；而$L_{4\sim5}$腰椎置管为引流管，接无菌引流袋。静脉给予尼莫地平注射液，防止脑血管痉挛。常规脑脊液检查，证实脑出血伴蛛网膜下腔出血。治疗2天后，患者瞳孔大小正常，对光反应迟钝，各种生理反射正常，病理征阳性，并且脑脊液引流呈淡黄色，说明出血停止。

入院治疗10天后，患者处于浅昏迷状态，压痛反应灵敏，吞咽反射及咳嗽反射强烈，双侧瞳孔等大、等圆，直径2.5mm，光反应稍迟钝。准备逐步停呼吸机并加强高压氧治疗时，家属提出因经济及医保报销问题，要求转患者定点医保医院，逐停有创机械通气、停镇静镇痛药物，停腰大池脑脊液置换，缝合气管插管伤口，给予无创通气，保护肝肾功能，2016年6月26日转当地医院进行康复治疗。

本例患者因高原低氧造成脑、心、肺、肝、肾、消化道、内分泌代谢等脏器功能损害，并且合并点状颞叶脑出血、蛛网膜下腔出血，病情极其危重，我们对这些损害的脏器进行评估，重点治疗最严重的、危及生命的脏器（大脑），防止其他脏器的进一步损害，治疗效果明显。高原脑水肿合并脑出血及蛛网膜下腔出血的病例非常罕见，可能机制为高原脑水肿导致脑血管内压力增高，脑血管扩张至血管破裂，引起颅内点片状出血及蛛网膜下腔出血。

病例2

患者诊断为高原肺水肿、高原脑水肿合并右颞顶叶脑梗死。

（一）病例介绍

1. 病史

患者王某，男性，44岁，主因"头痛、恶心、呕吐1天伴意识障碍5h"入院。患者于2015年8月12日由河南乘火车到达西宁（海拔2250m），2015年8月15日乘汽车由西宁至诺木洪（海拔约2850m）打工，到达目的地遂即出现头痛、头晕，呈持续性胀痛，伴恶心、呕吐，为喷射性呕吐，呕吐物为胃内容物，伴胸闷、气短，思睡，无咳嗽、咳痰，无痰中带血及胸痛。2015年8月16日清晨发现小便失禁，意识障碍，无抽搐，5h后由120送至我中心。立即查胸部X线片及CT提示高原肺水肿，颅脑CT提示高原脑水肿（图16-5和图16-6）。

患者平素身体健康，否认高血压、糖尿病、冠心病、高脂血症等病史。

2. 入院查体

体温37.5℃，脉搏每分钟85次，呼吸每分钟21次，血压140/90mmHg，GCS评分8分，体型肥胖，中度昏迷状，反应迟钝，急性缺氧貌，全身皮肤及口唇黏膜重度发绀，眼睑轻度浮肿，双侧瞳孔散大，直径约5mm，对光反射欠灵敏，角膜反射存在，双肺呼吸音粗，可闻及中量湿啰音，心率每分钟85次，律齐，各瓣膜未闻及病理性杂音，腹平软，无压痛及反跳痛，左侧肢体肌力Ⅳ级，右侧肢体肌力Ⅴ级，生理反射如深反射、左侧肱二头肌反射、膝反射、踝反射亢进，右侧正常。病理反射如左侧巴宾斯基征、查多克征、奥本海姆征阳性，右侧阳性。

3. 入院检验检查

2015年8月16日血细胞分析：白细胞 $11.16×10^9$/L，红细胞 $5.69×10^{12}$/L，血红蛋白 184.0g/L，红细胞压积 55.2%，血小板 $282×10^9$/L。

2015年8月16日生化全套：总胆红素 18.2μmol/L，直接胆红素 6.92μmol/L，间接胆红素 11.3mol/L，尿素氮 3.9mmol/L，肌酐 49.2μmol/L，葡萄糖 9.8mmol/L，谷草转氨酶 18U/L，谷丙转氨酶 27U/L，磷酸肌酸激酶 104U/L，肌酸激酶同工酶 11U/L，乳酸脱氢酶 176U/L，淀粉酶 36U/L，单胺氧化酶 15.08U/L，同型半胱氨酸 25.98μmol/L，微量球蛋白 1.889mg/L，C反应蛋白 12.7mg/L。

2015年8月16日电解质：钾 3.96mmol/L，钠 133.5mmol/L，氯 99.1mmol/L。

2015年8月16日凝血功能：血浆凝血酶原时间（PT）14s，国际标准化比值（INR）1.87，活化部分凝血酶原时间（APTT）28.7s，凝血酶时间（TT）17.4s，纤维蛋白原降解产物（FIB）2.41g/L，血浆D-二聚体 0.55μg/ml。

2015年8月16日血气分析：酸碱度（pH）7.45，二氧化碳分压（PCO_2）41mmHg，氧分压（PO_2）84mmHg，实际碳酸氢盐（HCO_3^-）26mmol/L，碱剩余（BE）-4.0mmol/L，缓冲碱（BB）52.5mmol/L。

2015年8月16日胸部X线片：提示胸廓对称，气管纵隔居中，双肺纹理增多、增粗，右肺门模糊增大，右肺中上肺野可见团絮状高密度影，双侧肋膈角锐利。心胸比增大，考虑右肺高原肺水肿，心影增大待查（图16-5）。

2015年8月16日胸部CT：提示双肺纹理增多、增粗，两肺门增大，双肺可见弥漫分布的大

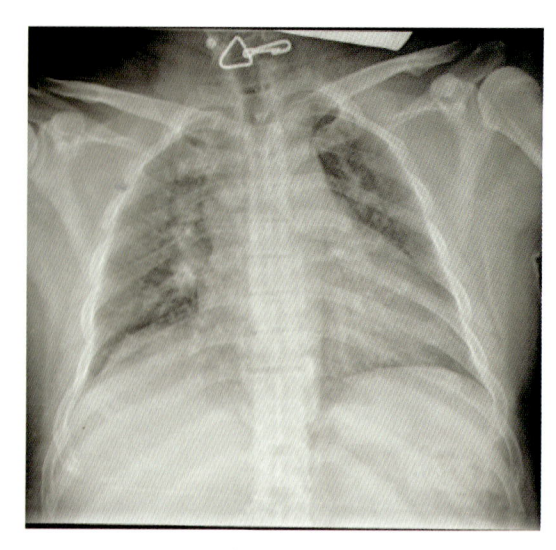

▲ 图16-5 2015年8月16日王某胸部X线片

片致密影，部分结节间和周围显示为密度稍高的磨玻璃样变。实变区以外可见明显的代偿性肺气肿，以右肺为主。诊断为高原肺水肿（图16-6）。

2015年8月16日头颅CT：提示弥漫性大脑白质密度降低，双侧半卵圆中心扩大、密度减低，灰白质界限不清，周边见"指压征"形成，颅底环池变窄、模糊，双侧侧裂池及双侧侧脑室受压变形，右侧顶叶见片状低密度影，双侧脑沟脑回受压变窄、模糊、消失，中线结构居中。诊断为高原脑水肿、顶叶脑梗死（图16-7）。

为进一步明确诊断，次日行MRI检查，明确脑梗死的部位及波及的范围。

2015年8月17日MRI：提示半卵圆中心、胼胝体、扣带回片状、斑点状长 T_2WI 高信号，T_1WI 低信号，Flair序列呈高信号，右侧颞顶叶见楔形 T_2 高信号，T_1 低信号，Flair呈高信号，邻近脑沟受压显示欠佳。诊断为高原脑水肿、右侧颞顶叶梗死（图16-8）。

4. 入院诊断

(1) 高原肺水肿。

(2) 高原脑水肿合并右颞顶叶脑梗死。

5. 入院诊疗经过

(1) 无创正压通气：通气模式为双水平正压

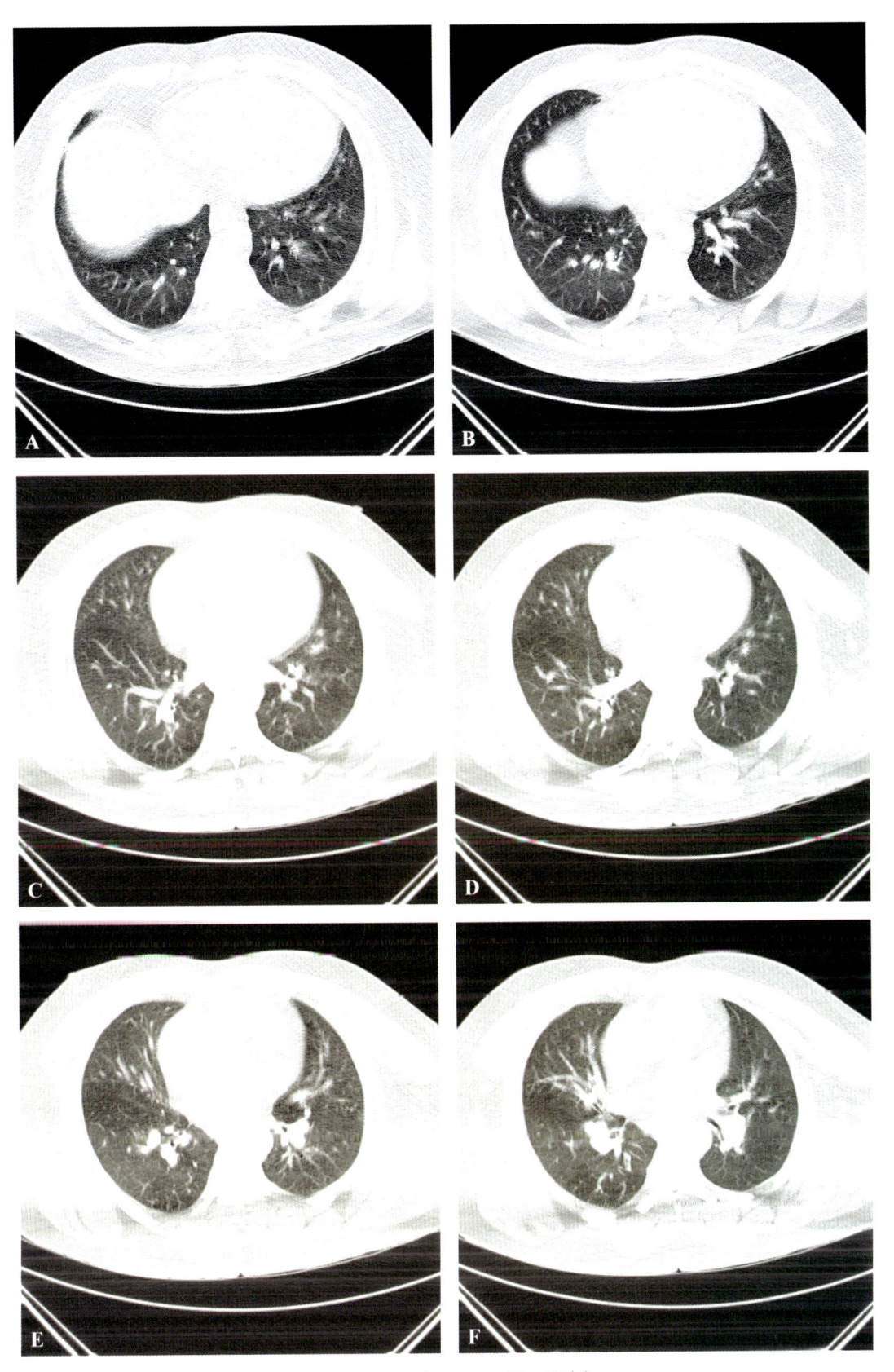

▲ 图 16-6　**2015 年 8 月 16 日王某胸部 CT**

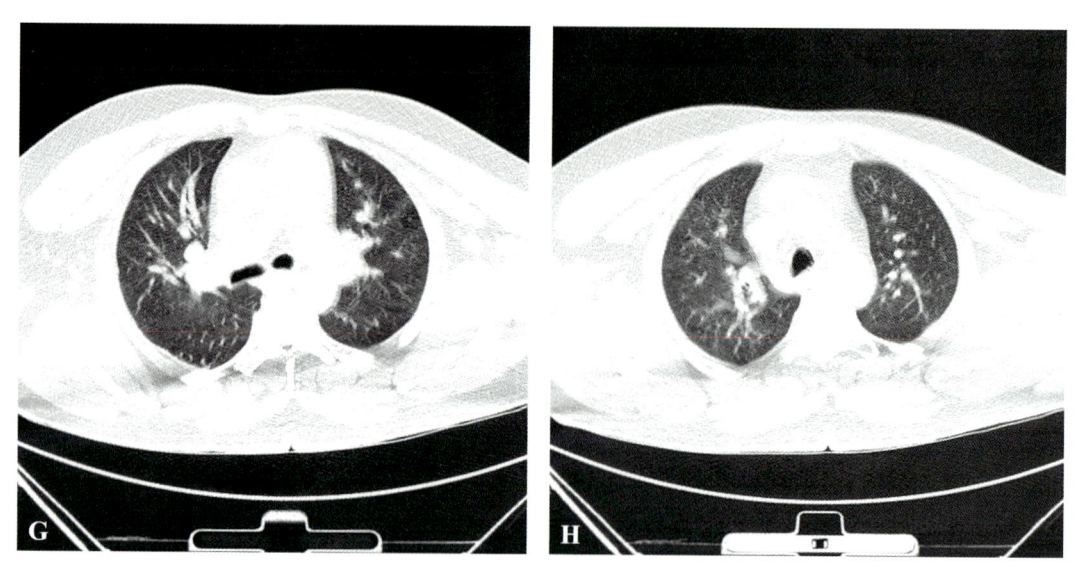

▲ 图 16-6（续） 2015 年 8 月 16 日王某胸部 CT

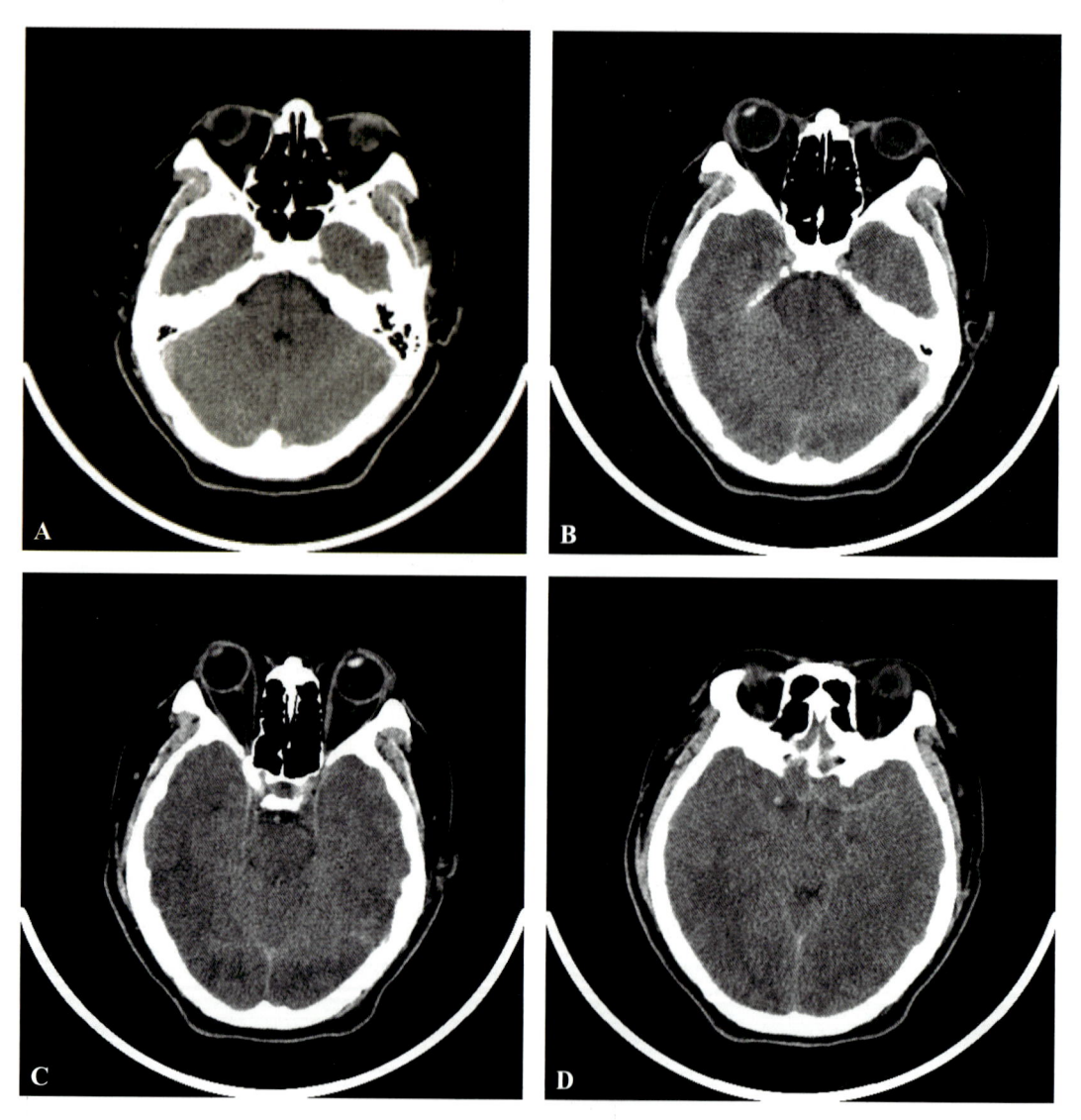

▲ 图 16-7 2015 年 8 月 16 日王某颅脑 CT

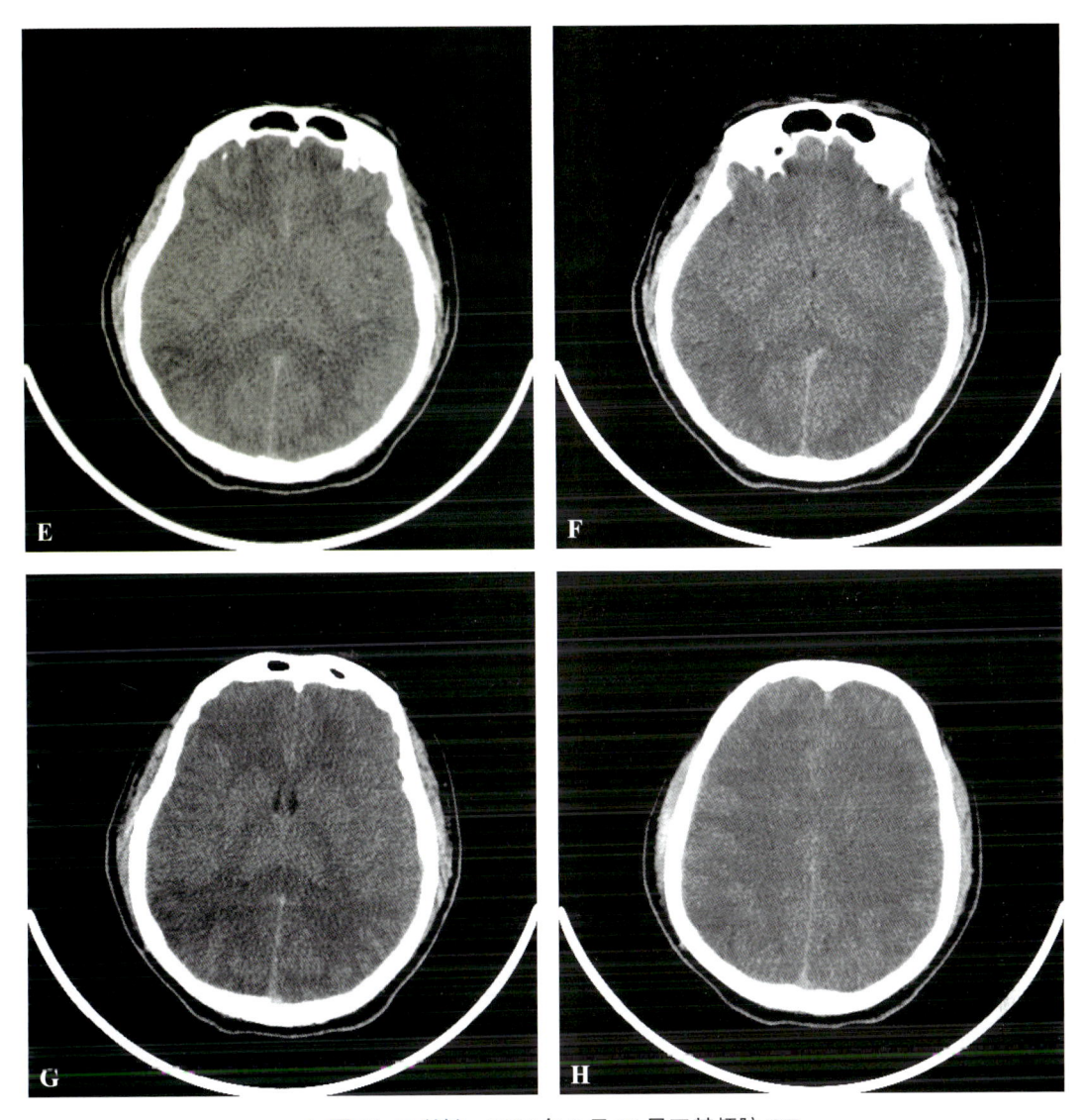

▲ 图 16-7（续） 2015 年 8 月 16 日王某颅脑 CT

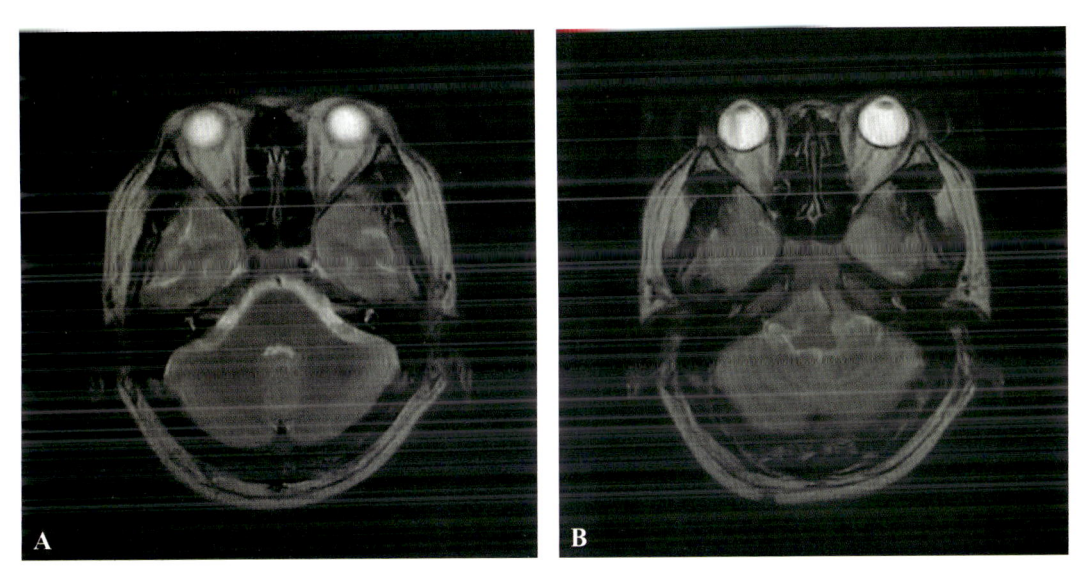

▲ 图 16-8 2015 年 8 月 17 日王某颅脑 MRI

319

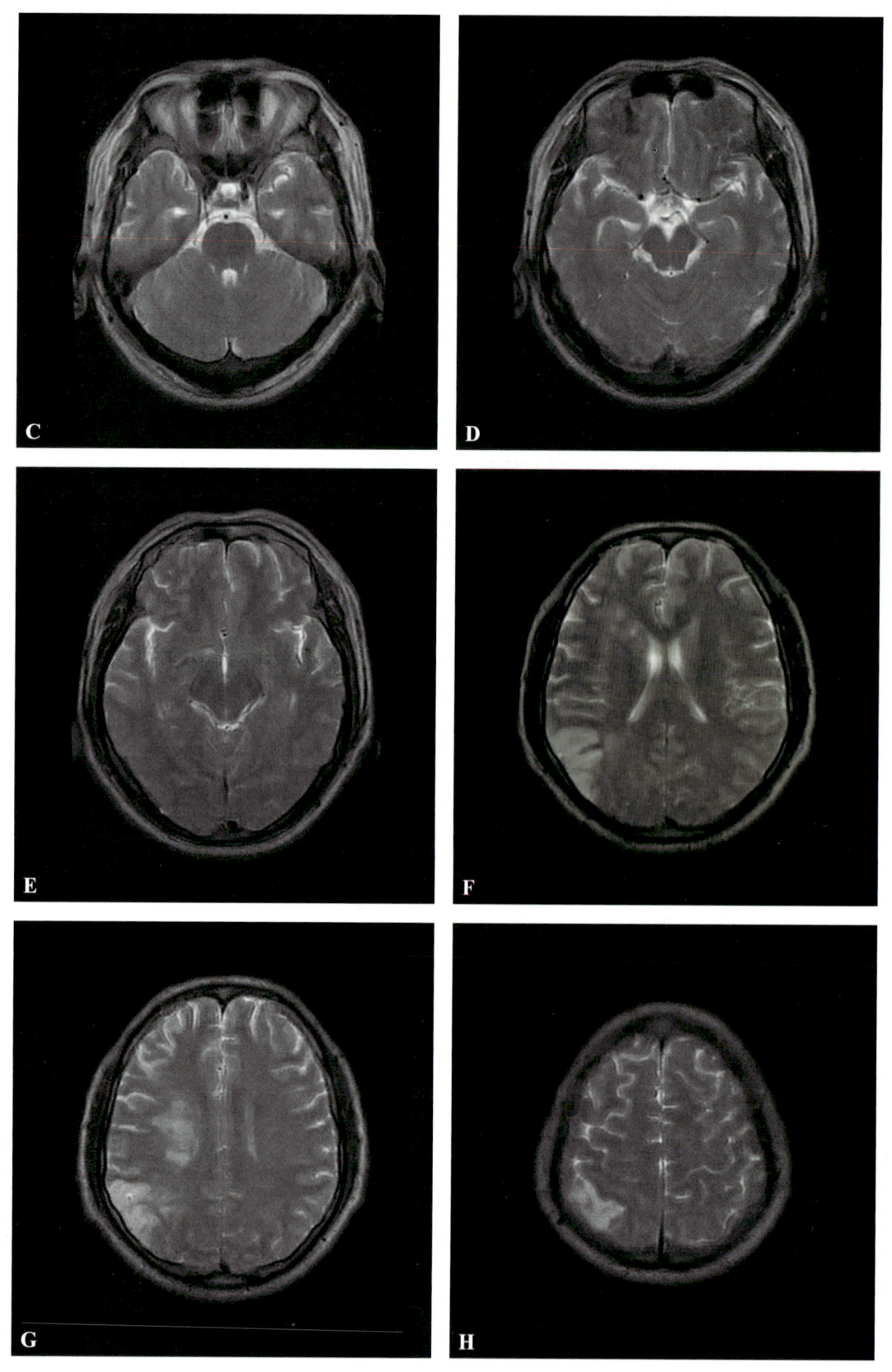

▲ 图 16-8（续） 2015 年 8 月 17 日王某颅脑 MRI

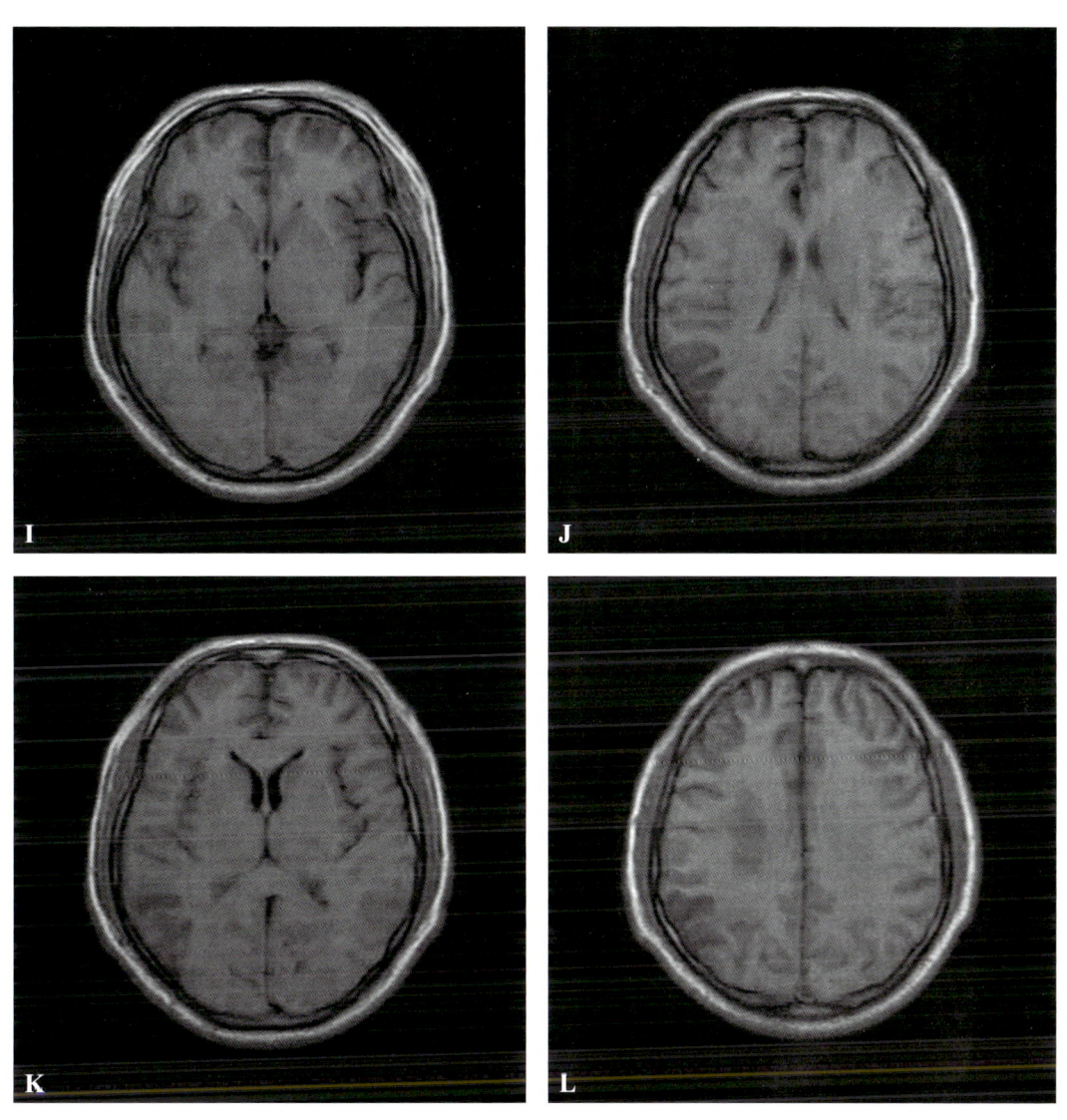

▲ 图 16-8（续） 2015 年 8 月 17 日王某颅脑 MRI

通气（BIPAP），选择合适面罩，并贴合紧密，初始压力，IPAP10cmH$_2$O，EPAP5cmH$_2$O，FiO$_2$ 根据 SO$_2$ 进行调整初始 SO$_2$ 大于 95% 以上，逐步调整 IPAP、EPAP，使患者有足够舒适度，达到充足潮气量和呼吸频率、很好的人机同步性，调整 IPAP 使 VT5～7ml/kg，使其峰值压力不超过 30cmH$_2$O。

(2) 常规高压氧治疗：每日 2 次。

(3) 脱水降颅压，营养脑细胞：甘露醇 250ml，每 8 小时 1 次；应用尼莫地平扩张脑血管。

(4) 抗凝：应用低分子肝素，阿司匹林抗血小板聚集。

(5) 调脂稳定斑块：应用阿托伐他汀 20mg，每晚 1 次。

(6) 抗肺泡渗出：应用抗生素防止肺部感染。

2015 年 8 月 23 日复查胸部 X 线片：提示双肺纹理增粗，右肺肺门及上肺高密度影斑块影，与前片相比明显吸收，心影不大。高原肺水肿（吸收期），心影不大（图 16-9）。

2015 年 8 月 23 日血细胞分析：白细胞 11.83×10^9/L，红细胞 6.06×10^{12}/L，血红蛋

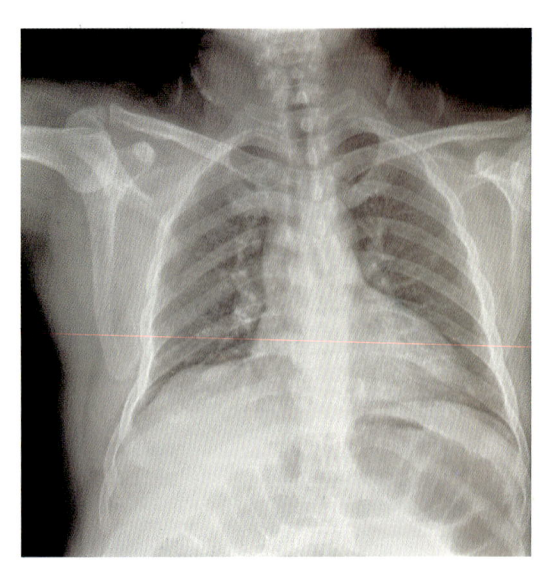

▲ 图 16-9 2015 年 8 月 23 日王某胸部 X 线片

白 197g/L，红细胞压积 55.9%，血小板计数 248×10⁹/L。

2015 年 8 月 23 日生化全套：总胆红素 43.5μmol/L，直接胆红素 17.4μmol/L，间接胆红素 26.13mol/L，尿素氮 6.1mmol/L，肌酐 44μmol/L，葡萄糖 6.5mmol/L，谷草转氨酶 40U/L，谷丙转氨酶 81U/L，磷酸肌酸激酶 26U/L，肌酸激酶同工酶 11U/L，乳酸脱氢酶 235U/L，淀粉酶 35U/L，单胺氧化酶 10.05U/L，同型半胱氨酸 30.88μmol/L，微量球蛋白 1.407mg/L，C 反应蛋白 18.8mg/L。

2015 年 8 月 23 日电解质：钾 4.22mmol/L，钠 126.7mmol/L，氯 98.6mmol/L。

2015 年 8 月 23 日凝血功能：血浆凝血酶原时间（PT）14s，国际标准化比值（INR）1.07，活化部分凝血酶原时间（APTT）29.2s，凝血酶时间（TT）15.9s，纤维蛋白原降解产物（FIB）3.02g/L，血浆 D-二聚体 1.05μg/ml。

2015 年 8 月 23 日血气分析：酸碱度（pH）7.45，二氧化碳分压（PCO_2）41mmHg，氧分压（PO_2）84mmHg，实际碳酸氢盐（HCO_3^-）26mmol/L，碱剩余（BE）–4mmol/L，缓冲碱（BB）52.5mmol/L。

2015 年 8 月 25 日：患者住院 10 天，神志清，精神差，GCS 评分 15 分，自觉无不适主诉，饮食好，二便正常。血压 130/70mmHg，颜面口唇无发绀，双肺呼吸音清，未闻及干湿啰音，心率每分钟 70 次，律齐，各瓣膜未闻及病理性杂音，左侧肢体肌力 Ⅴ⁻级，右侧肢体肌力 Ⅴ级，生理反射存在，病理反射如左侧巴宾斯基征阳性，因经济原因，未复查脑部 CT 及进一步康复治疗，好转出院。

（二）病例讨论

患者由河南到诺木洪（海拔 2850m）打工，即出现症状，5h 后意识不清，经 CT、MRI 检查，明确诊断为高原脑水肿、高原肺水肿、右颞顶叶脑梗死，入院后结合高压氧治疗、无创正压通气，并给予抗凝、抗血小板治疗，稳定斑块，住院治疗 10 天，完全康复出院。本例主要原因可能为由于位于颞顶叶，未造成严重的神经功能障碍及肢体偏瘫，预后较好。

本例患者进入高原后，海拔 2850m 时，即发生急性高原肺水肿、急性高原脑水肿合并右枕颞叶脑梗死，患者脑水肿并不严重，但合并脑梗死后，病情变得复杂，意识障碍程度较重，临床症状较单纯脑水肿明显加重，提示合并脑梗死特异性神经系统定位体征，表现单侧肢体无力、肌张力减弱、口角歪斜等临床表现。头颅 MRI 对诊断脑梗死合并高原脑水肿均有更高的敏感度。有研究提示，高原环境可能为脑梗死的独立危险因素。高原脑水肿合并脑梗死的可能病因如下。

1. 进入高原后血液呈"浓、黏、聚"的特点，高原低压性低氧导致红细胞代偿性增多，易发生血栓形成。

2. 高原脑水肿导致脑血管扩张，血管内皮通透性增加，颅内压增高，从而压迫大脑内的静脉系统，导致静脉血流回流障碍，增加血栓形成的风险。

3. 因机体进入低氧环境，对内皮细胞损伤，会影响斑块稳定性，造成斑块由稳定性变成不稳定性，发生破裂出血，引起血小板聚集，阻塞血管，脑细胞坏死。

4. 高原低氧对凝血功能影响，凝血功能紊乱，机体处于高凝状态，血小板激活，血栓形成，所以进入高原后，心肌梗死及脑梗死的发生率较高。

高原脑水肿合并脑梗死治疗方面，强调发病时间6h以内、无禁忌证给予溶栓治疗，常规抗血小板、抗凝、稳定斑块，而高原脑水肿的治疗则以吸氧、高压氧、脱水降低颅内压治疗为主要方案。两者有很多重叠性。

病例 3

患者诊断为高原肺水肿（右侧肺水肿）。

（一）病例介绍

1. 病史

患者仙某，男性，18岁，主因"咳嗽、咳痰3天加重伴胸闷、气喘1天"入院。患者于2016年7月8日前往西大滩（海拔4411m）打工，因受凉后出现咳嗽、咳痰，痰为浆液性黏痰，伴有血丝，胸闷、气短、头疼、头晕，自服"感冒药"（具体药品及剂量不详），无效。2016年7月10日上述症状加重，咳痰，痰为粉红色泡沫痰，伴心悸、胸闷、气喘，活动受限，夜间无法平卧，口唇发绀，立即下山送往我中心。查胸部X线片示高原肺水肿（图16-10）。

患者既往体健，无类似病史发作，否认传染病及其他病史。

2. 入院查体

体温38℃，脉搏每分钟120次，呼吸每分钟20次，血压100/80mmHg，全身皮肤及口唇黏膜重度发绀，右肺叩诊实音，可闻及大量湿啰音，左肺呼吸音粗，叩诊过轻音，未闻及干湿啰音，心率每分钟120次，律齐，各瓣膜未闻及病理性杂音，双下肢无浮肿。

3. 入院检验检查

2016年7月10日X线：提示胸廓对称，气管纵隔居中，双肺纹理增多，右肺中下野可见团絮状高密度影，右肺门模糊增大，心影大小正常，左肺野清晰双侧肋膈角锐利。X线诊断为右肺高原肺水肿（图16-10）。

2016年7月10日血气分析：酸碱度（pH）7.35，二氧化碳分压（PCO_2）21.3mmHg，氧分压（PO_2）66mmHg，实际碳酸氢盐（HCO_3^-）18.5mmol/L，碱剩余（BE）2.3mmol/L，阴离子间隙（AG）18.6mmol/L。

4. 入院诊疗经过

(1) 抗肺泡渗出：山莨菪碱10mg，每10分钟1次，共3次，随后100mg，以2ml/h泵入，共用12h；地塞米松10mg，静脉注射。

(2) 利尿：呋塞米20mg，静脉注射。

(3) 给予高压氧：每日2次。

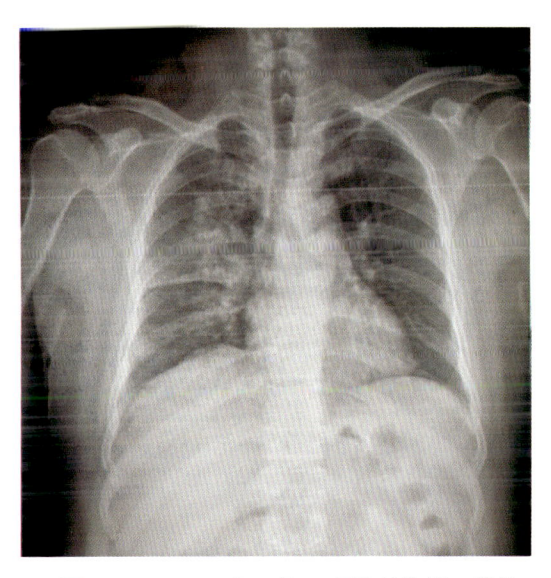

▲ 图16-10 2016年7月10日仙某胸部X线片

(4) 防止感染：经验性应用抗生素。

2016 年 7 月 13 日复查胸部 X 线片：提示右肺肺水肿完全吸收，治疗 3 天后痊愈出院（图 16-11）。

（二）病例讨论

在我们的分型中，单纯右肺肺水肿发生率较高，它也是高原肺水肿病理生理发展的一个过程，由间质性肺水肿发展而来，如不及时积极治疗，可发展成双肺肺泡型肺水肿。右肺肺水肿形成原因可能为左右肺动脉分叉处角度不同，右侧肺动脉相对平直，右侧肺动脉高灌注在初期较左侧明显，所以缺血性肺血管收缩，右侧肺动脉压高于左侧肺动脉压，形成右侧肺水肿。右侧肺水肿为高原肺水肿的早期表现，治疗相对简单，但需密切观察病情变化，防止病情进展为肺泡型肺水肿。

病例 4

患者诊断为高原肺水肿、高原脑水肿。

（一）病例介绍

1. 病史

患者谢某，男性，35 岁，贵州人，水族，主因"头痛、头晕 3 天伴意识障碍 6h"入院。患者于 2015 年 8 月 5 日乘火车由贵州经格尔木到诺木洪（海拔约 2850m），途中因劳累及受凉感冒后出现头晕、头痛，为胀痛，无恶心、呕吐，感视物旋转，伴有胸闷、气短、咳嗽、咳痰，为少量白色黏痰，不易咳出，无痰中带血，当地诊所就诊，诊断为上呼吸道感染，并给予药物口服及肌内注射（药名具体不详），无效，并逐渐出现全身乏力、发热，头痛、头晕症状加重，嗜睡，未予重视。2015 年 8 月 8 日下午被家人发现意识不清，呼之不应，口吐白沫，无抽搐，立即由家人送往我中心，路途 6h。在急诊行胸部 X 线片提示高原肺水肿（图 16-12），头颅 CT 提示高原脑水肿（图 16-13），并以"高原肺水肿并脑水肿"收住我中心。

患者生于贵州原籍，初次进入高海拔地区，既往体健。

2. 入院查体

体温 38.4℃，脉搏每分钟 120 次，呼吸每分钟 22 次，血压 130/90mmHg，GCS 评分 9 分，发育正常，营养中等，被动体位，神志不清，处于浅昏迷状态，急性缺氧貌，双侧瞳孔等大、等

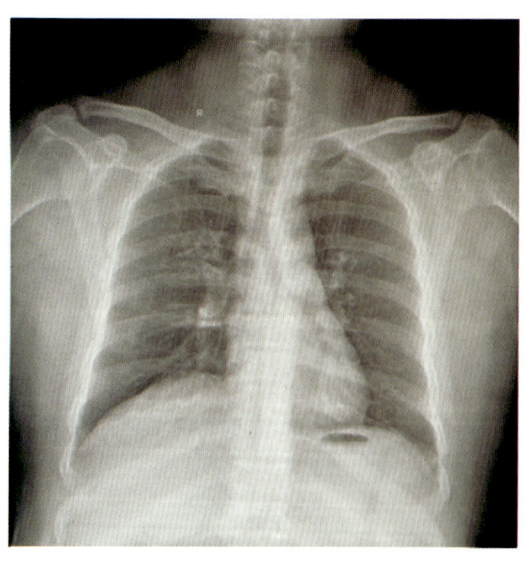

▲ 图 16-11 2016 年 7 月 13 日仙某胸部 X 线片

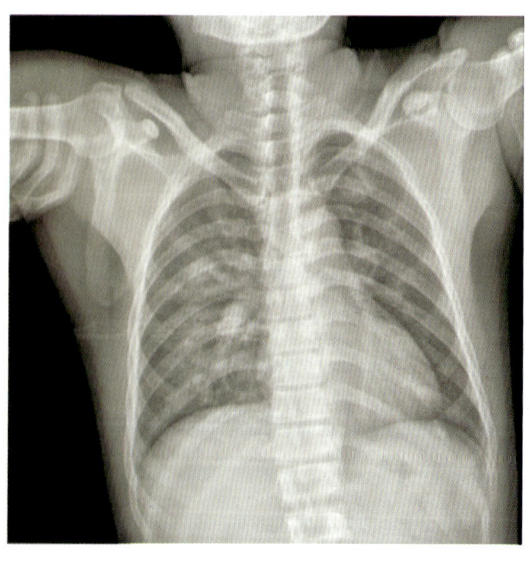

▲ 图 16-12 2015 年 8 月 8 日谢某胸部 X 线片

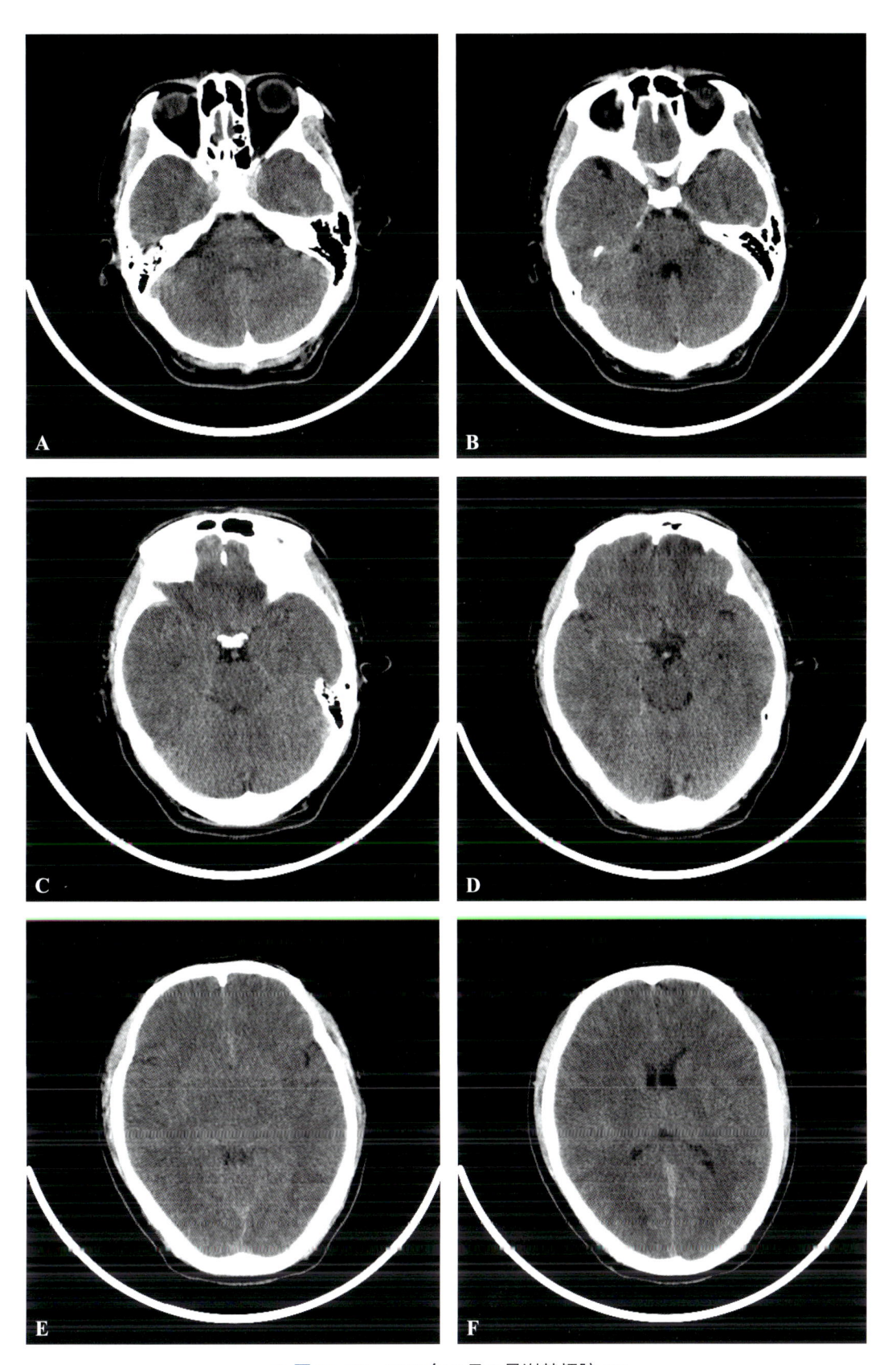

▲ 图 16-13 2015 年 8 月 8 日谢某颅脑 CT

325

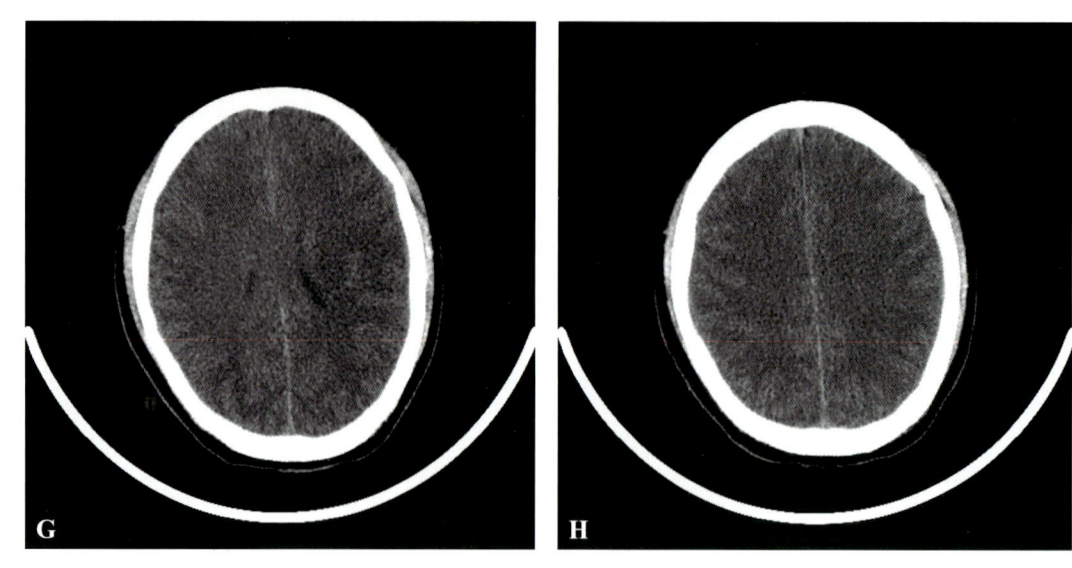

▲ 图 16-13（续） 2015 年 8 月 8 日谢某颅脑 CT

圆，直径 3mm，对光反射欠灵敏，口唇颜面轻度发绀，双肺呼吸音粗，可闻及中量湿啰音，心率每分钟 120 次，律齐，各瓣膜未闻及病理性杂音，腹平软，肝脾未触及，双下肢无浮肿，生理反射存在，病理反射未引出。

3. 入院检验检查

2015 年 8 月 8 日血细胞分析：白细胞 21.19×10^9/L，中性粒细胞百分比 83.3%，红细胞 5.1×10^{12}/L，血红蛋白 147g/L，血小板 269×10^9/L。

2015 年 8 月 8 日心肌酶及肾功能：血糖 8.34mmol/L；肌酸激酶 111U/L，肌酸激酶同工酶 12U/L，尿素氮 5.2mmol/L，肌酐 84μmol/L，尿酸 409μmol/L，乳酸脱氢酶 295U/L，C 反应蛋白 45.9mg/L。

2015 年 8 月 8 日电解质：钾 2.93mmol/L，钠 143.7mmol/L，氯 97.9mmol/L。

2015 年 8 月 8 日血气分析：酸碱度（pH）7.59，二氧化碳分压（PCO_2）20.4mmHg，氧分压（PO_2）67mmHg，实际碳酸氢盐（HCO_3^-）19.5mmol/L，碱剩余（BE）-2.3mmol/L，阴离子间隙（AG）15.6mmol/L。

2015 年 8 月 8 日胸部 X 线片：提示胸廓对称，气管纵隔居中，双肺中内带纹理模糊，见小斑片状致密模糊影，以右侧为著，双侧肺门未见明显异常，心膈未见明显异常改变。X 线诊断为高原肺水肿（图 16-12）。

2015 年 8 月 8 日头颅 CT：提示弥漫性大脑白质密度降低，双侧半卵圆中心扩大，密度减低，灰白质界限不清，周边见"指压征"形成，脑实质内未见明显异常密度影，脑室系统轻度受压变小、模糊，双侧顶叶、枕叶脑沟脑回变浅、模糊，中线结构居中。CT 诊断为高原脑水肿（图 16-13）。

4. 入院诊疗经过

（1）无创正压通气：通气模式为双水平正压通气（BIPAP），初始压力，IPAP12cmH$_2$O，EPAP6cmH$_2$O，FiO$_2$ 根据 SO$_2$ 进行调整，逐步调整 IPAP、EPAP，使患者有足够舒适度，达到充足潮气量和呼吸频率、很好的人机同步性，调整 IPAP 使 VT 5~7ml/kg，使其峰值压力不超过 30cmH$_2$O。

（2）常规高压氧治疗：每日 2 次。

（3）脱水降颅压，营养脑细胞：甘露醇 125ml，每 6 小时 1 次，加压静脉滴注；地塞米松 20mg，静脉注射。

(4) 抗肺泡渗出：经验性应用抗生素防止肺部感染。

(5) 基础护理：维持水电解质酸碱平衡，保护肝肾功能，对症支持等。

(6) 镇静镇痛应用：咪达唑仑（力月西）0.04～0.2mg/（kg·h），持续泵入；芬太尼0.02～0.04μg/（kg·min），持续泵入。

(7) 头颅局部降温：头置冰帽。

2015年8月10日床头胸部X线片：提示胸廓对称，气管纵隔居中，双肺纹理增粗，仍可见小斑片状致密模糊影，与前片相比明显减少，心膈未见明显异常。X线诊断为高原肺水肿（图16-14）。

2015年8月12日：患者仍然处于嗜睡状态，对疼痛刺激敏感，不能回答问题。GCS评分10分，体温36.5℃，血压150/100mmHg，双侧瞳孔等大、等圆，直径3.5mm，对光反射灵敏，口唇颜面轻度发绀，双肺呼吸音粗，未闻及干湿啰音，心率每分钟56次，律齐，各瓣膜未闻及病理性杂音，腹部平软，双下肢无浮肿，生理反射存在，病理反射未引出。继续给予无创机械通气加高压氧治疗，利尿脱水降颅压同前。

2015年8月15日：患者神志清楚，反应迟钝，可正确回答问题，对疼痛刺激敏感。生命征平稳，血氧饱和度95%以上，双侧瞳孔等大、等圆，直径3mm，对光反射灵敏，口唇颜面轻度发绀，双肺呼吸音略粗，未闻及干湿啰音，心率56次/分，律齐，各瓣膜未闻及病理性杂音，腹部平软，双下肢无浮肿。

2015年8月15日血细胞分析：白细胞13×10⁹/L，中性粒细胞百分比86%，红细胞5.3×10¹²/L，血红蛋白149g/L，血小板273×10⁹/L。

2015年8月15日肾功能：血糖6.95mmol/L，尿素氮5.7mmol/L，肌酐66μmol/L，尿酸198μmol/L，C反应蛋白7.3mg/L，乳酸脱氢酶266U/L。

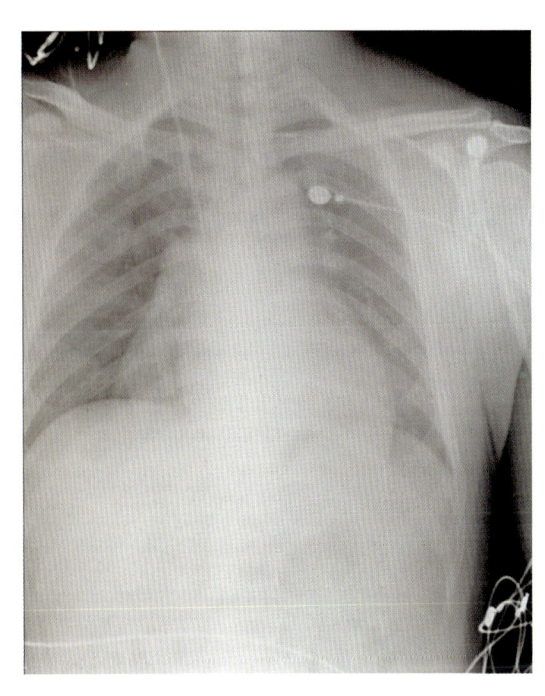

▲ 图16-14 2015年8月10日谢某床头胸部X线片

2015年8月15日电解质：钾3.98mmol/L，钠137.8mmol/L，氯101.6mmol/L。

2015年8月15日血气分析：酸碱度（pH）7.50，二氧化碳分压（PCO₂）21.8mmHg，氧分压（PO₂）120mmHg，实际碳酸氢盐（HCO₃⁻）16.7mmol/L，碱剩余（BE）-4.5mmol/L，阴离子间隙（AG）16.3mmol/L。

2015年8月15日：停无创呼吸机辅助呼吸，减甘露醇，每8小时1次，静脉滴注，脱水降颅压，营养脑细胞，继续给予高压氧等综合治疗。

2015年8月19日：患者意识清，GCS评分12分，无明显不适主诉，反应敏捷，可正确回答问题，对疼痛刺激敏感。血压110/60mmHg，双侧瞳孔等大、等圆，直径3mm，对光反射灵敏，口唇颜面无发绀，双肺呼吸音清，未闻及干湿啰音，心率每分钟60次，律齐，各瓣膜未闻及病理性杂音，腹部平软，双下肢无浮肿。

2015年8月19日复查胸部X线片：提示肺纹理清晰，肺野未见明显实变影，肋膈角锐利，未见明显异常（图16-15）。

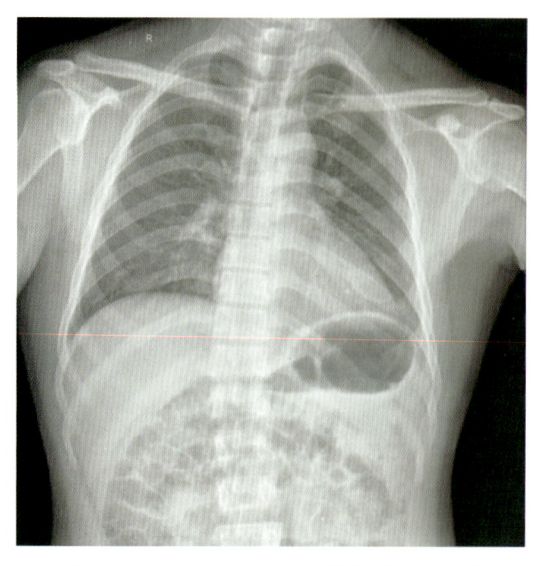

▲ 图 16-15　2015 年 8 月 19 日谢某胸部 X 线片

2015 年 8 月 19 日复查头颅 CT：提示弥漫性大脑白质密度降低，双侧额顶颞叶、放射冠、半卵圆中心、胼胝体见多发大片状低密度影，双侧额顶叶脑沟变浅、模糊，脑室系统显示良好，中线结构居中。脑水肿较前明显吸收，CT 诊断为高原脑水肿恢复期（图 16-16）。

2015 年 8 月 20 日好转出院，回贵州老家进一步康复治疗。

（二）病例讨论

本例患者为高原肺水肿合并高原脑水肿，这两个器官的合并损伤较为多见，以高原脑水肿较重，治疗相对较困难，但两者有很多重合的治疗，如氧疗、利尿、镇静镇痛及激素的应用。高原脑水肿特殊之处为降低颅内压（甘露醇的应用），本例患者我们给予高压氧舱加无创机械通气相结合，患者恢复较快，肺水肿很快吸收。脑水肿一般较肺水肿严重，治疗困难，恢复较慢，脑水肿的病理学改变主要有脑组织缺血或缺氧性损伤，脑循环障碍，从而发生颅内压增高，导致脑水肿。其发病过程为缺氧，发生低氧血症，脑血流量增加，毛细血管扩张，血脑屏障通透性增加，出现脑水肿，颅内压增高，发生高原脑水肿。发病机理为脑缺氧使机体血氧分压下降，引起脑细胞代谢障碍，ATP 生成不足及钠钾泵障碍，导致脑细胞毒性水肿，同时引起脑血管通透性增加，脑微血管内皮细胞受损，液体外渗，导致脑间质水肿，突出表现是意识障碍。昏迷期患者治疗包括氧疗，降低颅压，液体治疗，纠正水电解质紊乱和预防感染。

无创正压通气，采用双水平正压通气（BIPAP）、S/T 模式，双水平正压通气在改善缺氧和减少呼吸肌做功方面优于 CPAP，因为双水平正压通气在 CPAP 的基础上增加了吸气过程中

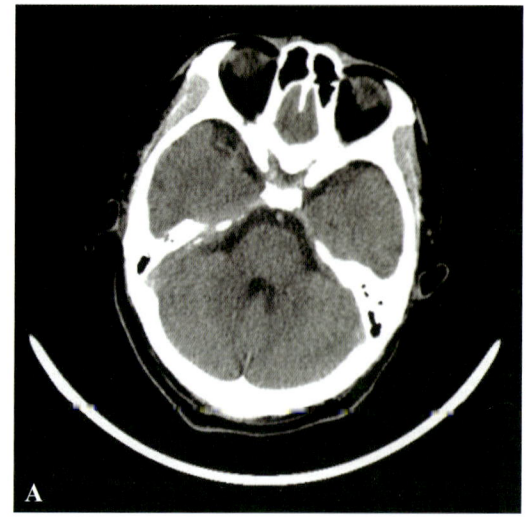

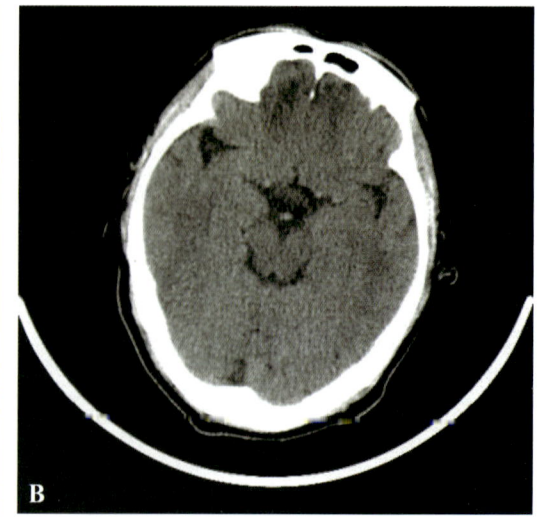

▲ 图 16-16　2015 年 8 月 19 日谢某颅脑 CT

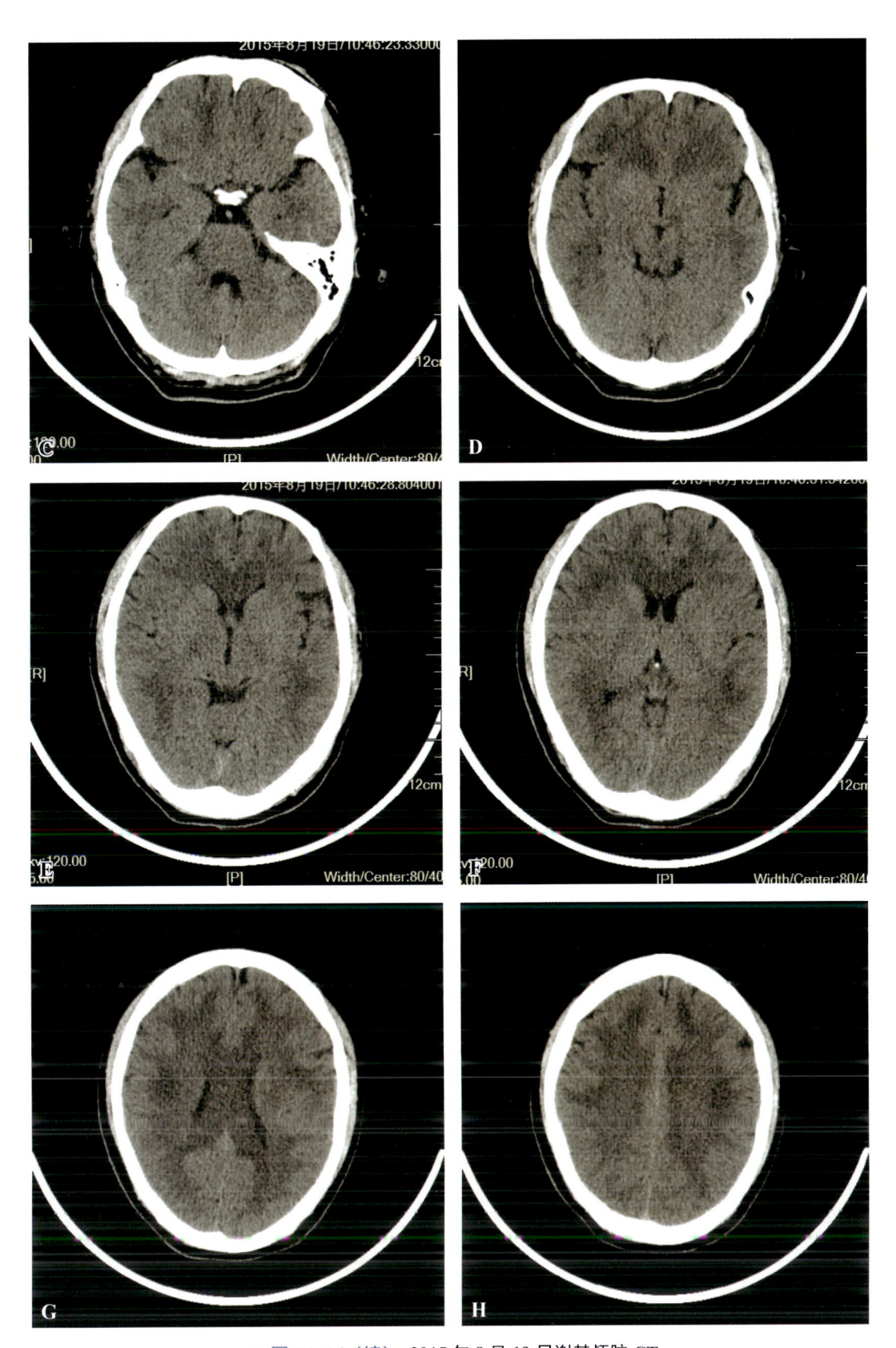

▲ 图 16-16（续） 2015 年 8 月 19 日谢某颅脑 CT

的压力支持，特别是呼气末正压（PEEP），在无创呼吸机中就是EPAP，可扩张陷闭肺泡，增加呼气末肺容量，改善肺的顺应性；降低气道阻力，减少呼吸肌做功，缓解呼吸肌的疲劳，降低氧耗量，从而使PaO_2迅速升高，NPPV可增加肺泡内压，改善气体交换；增加胸内压，减少静脉血回流。

病例 5

患者诊断为高原肺水肿、急性高原肾损伤（急性肾功能衰竭）。

（一）病例介绍

1. 病史

患者杨某，男性，26岁，贵州人，汉族，主因"咳嗽、胸闷、乏力5天伴少尿"入院。患者2016年7月28日由成都来格尔木（海拔约2800m），无特殊不适。2016年8月2日无明显诱因出现咳嗽、咳痰，痰开始为白色泡沫样，逐渐出现血丝，呈粉红色泡沫痰，胸闷、气短、乏力、头晕，腰腹痛，为隐痛，恶心、呕吐数次，呕吐物为胃内容物，尿量减少，为300～500ml/d，无腹泻、黑便，无血尿。在当地医务室输液治疗（具体不详），症状无缓解，在外院行头颅CT检查无异常，查胸部X线片提示高原肺水肿（图16-17）。尿素氮55mmol/L，肌酐2347μmol/L，钙2.0mmol/L。2016年8月7日以"高原肺水肿、急性肾功能衰竭"收住我中心。患者自发病以来，神志清，精神差，饮食差，小便量少，大便正常。

患者既往体健，否认慢性肾脏病史，否认高血压，糖尿病病史。2016年7月15日曾在重庆某医院系统的体格体检均未发现异常。此次进入高海拔地区10天。

2. 入院查体

体温37℃，脉搏每分钟92次，呼吸每分钟20次，血压160/100mmHg，发育正常，营养中等，神志清，精神差，言语清晰，对答切题，双侧眼睑轻度浮肿，双侧睑结膜轻度苍白，双侧瞳孔等大、等圆，对光反射灵敏，口唇发绀明显，双肺呼吸音粗，可闻及大量干湿啰音，心率每分钟92次，律齐，各瓣膜未闻及病理性杂音，腹平软，剑突下压痛阳性，无反跳痛，无肠形及蠕动波，肝脾未触及，双肾区叩击痛阳性，双下肢无浮肿，四肢肌力肌张力正常，生理反射存在，病理反射未引出。

3. 入院检验检查

2016年8月7日胸部X线片：提示胸廓对称，气管纵隔居中，双肺纹理增多，模糊。双肺可见弥漫性高密度片絮状模糊影，密度不均。双肺门模糊，以右肺为重。心影大小正常，双侧肋膈角锐利。X线诊断为双肺高原肺水肿（图16-17）。

2016年8月7日血细胞分析：白细胞$4.4×10^9$/L，中性粒细胞百分比85.2%，红细胞$1.79×10^{12}$/L，血红蛋白54g/L，红细胞压积26.2%，血小板$124×10^9$/L。

2016年8月7日生化全套：总胆红素6.3μmol/L，直接胆红素3.4μmol/L，间接胆红素2.9μmol/L，谷丙转氨酶12U/L，谷草转氨酶7U/L，血糖8.1mol/L，尿素氮55mmol/L，肌酐

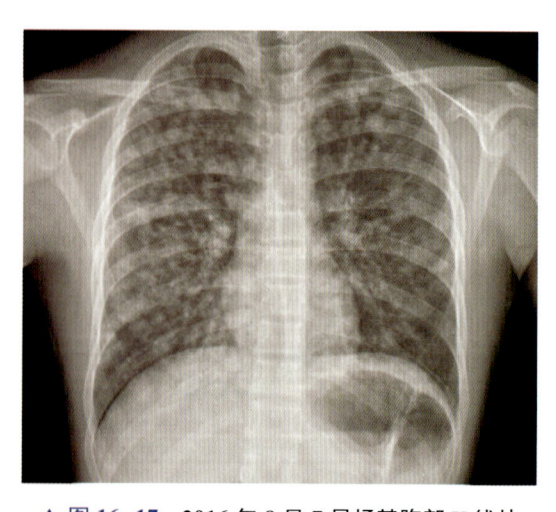

▲ 图16-17　2016年8月7日杨某胸部X线片

2347μmol/L，尿酸524μmol/L，半胱氨酸蛋白酶抑制剂C8.7mg/L，肌酸激酶1375U/L，肌酸激酶同工酶251U/L，乳酸脱氢酶505U/L，α-羟丁酸脱氢酶167U/L，脂肪酶159U/L。

2016年8月7日电解质：钾5.67mmol/L，钠135mmol/L，氯106mmol/L，钙2.0mmol/L，磷3.61mmol/L。

2016年8月7日凝血功能：血浆凝血酶原时间（PP）13.1s，国际标准化比值（INR）1.09，活化部分凝血酶原时间（APTT）46s，凝血酶时间（TT）17.5s，纤维蛋白原降解产物（FIB）4.17g/L，血浆D-二聚体11.61μg/ml。

2016年8月7日尿常规：尿蛋白阳性（++）。

2016年8月7日腹部超声：右肾90mm×32mm×34mm，左肾94mm×35mm×47mm，双肾皮质回声增强，血流信号减少，双肾周围及下腹可见游离液体，最大深度54mm，腹腔积液（图16-18）。

4. 入院诊断

(1) 高原肺水肿

(2) 急性高原肾损害（急性肾功能衰竭）。

5. 入院诊疗经过

(1) 保护肾功能：行股静脉置管术后给予CRRT治疗，维持水电解质酸碱平衡，对症支持等治疗。

(2) 常规高压氧治疗：每日2次。

(3) 脱水：呋塞米20mg，静脉注射，效果不理想可以增加利尿药剂量，最大160～200mg，静脉注射。

(4) 抗渗出：给予地塞米松10mg，静脉注射；山莨菪碱10mg，静脉注射。

(5) 其他用药：预防性应用青霉素抗菌，氨茶碱扩张气管。

(6) 有效氧疗：面罩给氧。

2016年8月10日：体温37.7℃，脉搏每分钟102次，呼吸每分钟25次，血压150/90mmHg，发育正常，营养中等，神志清，精神差，言语清晰，对答切题，双侧眼睑轻度浮肿，双侧睑结膜轻度苍白，双侧瞳孔等大等圆，对光反射灵敏，口唇发绀明显好转，双肺呼吸音粗，可闻及少许湿啰音，心率每分钟100次，律齐，各瓣膜未闻及病理性杂音，腹平软，剑突下压痛阳性，无反跳痛，无肠形及蠕动波，肝脾未触及，双肾区叩击痛阳性，双下肢无浮肿。胸部X线片提示双肺纹理清晰，心影不大，气管居中，与前片比较肺水肿完全吸收（图16-19），肾功能变化不明显。

2016年8月10日复查血细胞：白细胞$4.86×10^9$/L，红细胞$1.6×10^{12}$/L，血红蛋白50g/L，血小板$136×10^9$/L。

2016年8月10日肾功能：血糖7.08mmol/L，尿素氮53.5mmol/L，肌酐2021mmol/L，尿酸

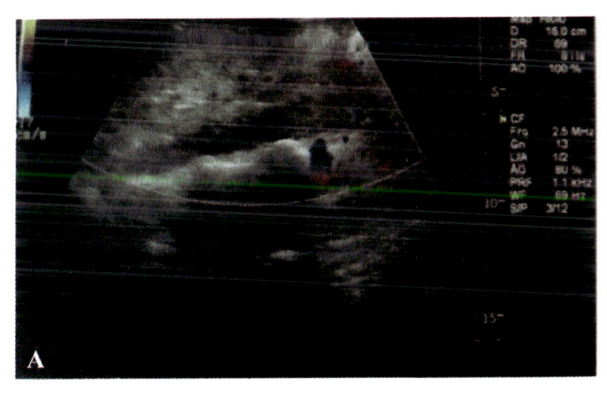

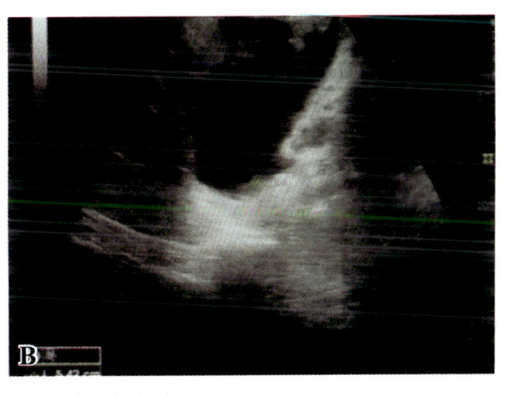

▲ 图16-18 2016年8月7日杨某双肾超声

361μmol/L，β₂微球蛋白 32.77mg/L，半胱氨酸蛋白酶抑制剂 C 6.04mg/L，视黄醇结合蛋白 161.89mg/L。

2016 年 8 月 10 日复查胸部 X 线片：提示胸廓对称，气管纵隔居中，双肺纹理增多，心影不大，双侧肋膈角锐利，双肺野清晰，未见斑片状高密度影，与前片比较肺水肿完全吸收。X 线诊断为高原肺水肿（治愈）（图 16-19）。

2016 年 8 月 11 日：患者及家属要求转上级医院进一步治疗。

（二）病例讨论

患者杨某，由成都来格尔木（海拔 2800m）10 天，随即出现少尿、乏力、头晕、恶心、呕吐，查肾功能，尿素氮 55mmol/L，肌酐 2347μmol/L，胸部 X 线片提示高原肺水肿。入院后，立即行 CRRT 治疗，并给予高压氧治疗，3 天后，肺水肿完全吸收，但肾功能恢复较差，可能原因为：①患者既往可能患有隐匿性肾病，或肾脏异常而肾功能代偿性正常。②因为患者进入高原前，进行了详细全面的体格检查，特别是尿常规及肾功能均正常。③在高原低压性低氧环境中，导致肾功能损害，发生急性高原肾损害。

根据急性肾损伤临床实践指南（2014 版），将急性肾损伤定义为血清肌酐在 48h 内增加 ≥ 0.3mg/dl（≥ 26.5μmol/L），或已有肾脏疾病 7 天内血肌酐基线值增加 ≥ 1.5 倍，尿量持续 6h＜ 0.5ml/（kg·h）。本例诱因完全为高原低压性低氧导致的急性肾损伤，我们称之为急性高原肾损伤。另外急性肾损伤呼吸系统并发症主要表现为咳嗽、胸闷、胸痛，咳粉红色泡沫痰，呼吸困难，与液体过负荷导致心力衰竭、肺水肿有关。通过本例患者分析，高原低压性低氧导致急性高原肾损伤，高原肾损伤后，机体液体负荷增加，加重肺循环负荷，再加上高原低氧本身导致肺血管收缩，从而发生高原肺水肿。所以，导致高原肺水肿的因素可能是混合型因素，两者相辅相成，相互加重，相互影响。

病例 6

患者诊断为高原肺水肿、右肺大叶性肺炎、脓毒症、分布性休克、高原脑水肿合并中枢性尿崩症、急性高原肾损伤、急性高原心肌损伤。

（一）病例介绍

1. 病史

患者张某，男性，38 岁，青海人，汉族，主因"头痛、胸闷 2 天，意识障碍 1 天"入院。患者于 2016 年 3 月 23 日由青海互助县（海拔 2550m）乘火车经格尔木（海拔 2850m），至昆仑山乌龙沟地区（海拔 4780m）后即出现头痛、头晕、胸闷、气短、恶心、呕吐，呕吐为喷射性，呕吐物为胃内容物，咳嗽、咳痰，咳少量黄色泡沫痰，痰中带有血丝，无畏寒、无发热，未服任何药。2016 年 3 月 26 日突然出现意识不清，嗜睡，大小便失禁，无四肢抽搐等，由同事送往我中心。2016 年 3 月 26 日下午 3:30 在急诊科查胸部 X 线片，提示高原肺水肿、大叶性肺炎（图 16-

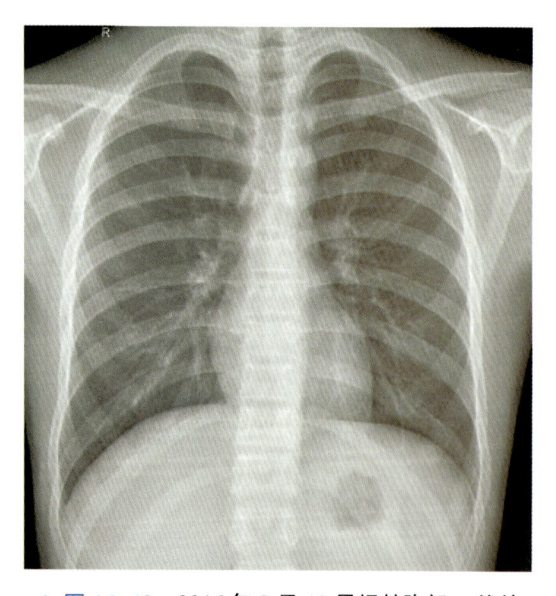

▲ 图 16-19　2016 年 8 月 10 日杨某胸部 X 线片

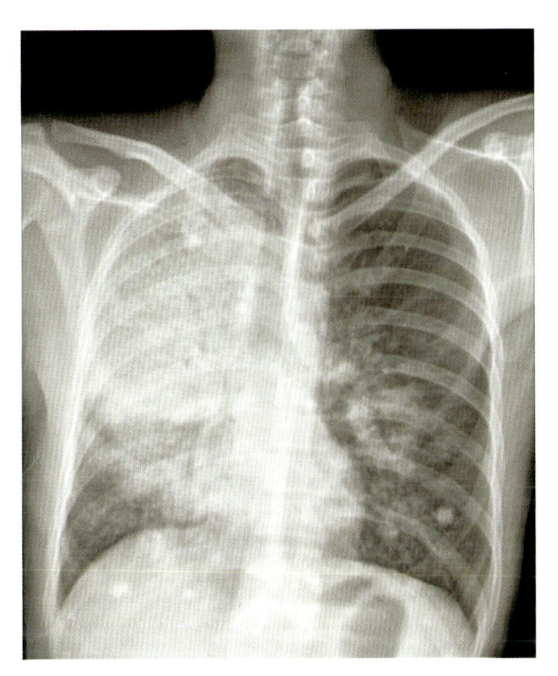

▲ 图 16-20　2016 年 3 月 26 日张某胸部 X 线片

20），CT 示高原脑水肿，并收入院（图 16-21）。

患者生于青海互助县（海拔 2550m）并长期居住，初次进入高海拔地区，既往体健。每日吸烟 10 只，偶尔饮酒。

2. 入院查体

体温 36.8℃，脉搏每分钟 154 次，呼吸每分钟 31 次，血压 90/60mmHg，GCS 评分 9 分，发育正常，营养中等，被动体位，神志不清，浅度昏迷状，双侧瞳孔等大等圆，直径 3.5mm，对光反射迟钝，口唇及全身皮肤重度发绀，双肺呼吸音粗，左肺下叶可闻及少量湿啰音，叩诊过清音，右肺可闻及大量湿啰音，叩诊为实音，心率每分钟 154 次，律齐，心音低钝，各瓣膜未闻及病理性杂音，腹平软，无肠形及蠕动波，肝脾未触及，双下肢无浮肿，四肢肌力 V⁻级，肌张力减弱，生理反射存在，病理反射未引出。

3. 入院检验检查

2016 年 3 月 26 日胸部 X 线片：提示胸廓对称，气管纵隔居中，未见明显增宽及移位，右上肺呈大片状致密影，密度不均，边界模糊，左下肺见斑片状致密模糊影及结节状高密度影，双侧肺门未见明显异常，肋膈角清晰。考虑高原肺水肿、右肺大叶性肺炎（图 16-20）。

2016 年 3 月 26 日头颅 CT：提示弥漫性大脑白质密度降低，双侧半卵圆中心扩大密度减低，灰白质界限不清，周边见"指压征"形成，颅底环池受压、变窄，侧脑室受压模糊，第三、第四脑室变小，外侧裂模糊不清，脑沟脑回受压变窄、模糊、消失，大脑镰密度对称性增高，中线结构居中。诊断为高原脑水肿（图 16-21）。

2016 年 3 月 26 日心肌酶及肾功能：血糖 4.62mmol/L，尿素氮 47.8mmol/L，肌酐 275μmol/L，尿酸 525μmol/L，β_2 微球蛋白 7.83mg/L，半胱氨酸蛋白酶抑制剂 C3.83mg/L，肌酸激酶 1667.0 U/L，肌酸激酶同工酶 155.6U/L，乳酸脱氢酶 486.3U/L，α- 羟丁酸脱氢酶 552.7U/L，视黄醇结合蛋白 17.52mg/L，肌钙蛋白 1.2ng/ml。

2016 年 3 月 26 日电解质：钾 4.21mmol/L，钠 130.1mmol/L，氯 99.3mmol/L。

2016 年 3 月 26 日血气分析：酸碱度（pH）7.41，二氧化碳分压（$PaCO_2$）18.2mmHg，氧分压（PaO_2）56mmHg，实际碳酸氢盐（HCO_3^-）11.3mmol/L，碱剩余（BE）-12.6mmol/L，阴离子间隙（AG）21.40mmol/L，实际碱剩余（ABE）-10.80mmol/L。

4. 入院诊断

(1) 高原肺水肿合并大叶性肺炎。

(2) 高原脑水肿。

(3) 急性高原肾损害。

(4) 急性高原心肌损伤。

(5) 急性高原水电解质酸碱平衡紊乱、代谢性酸中毒（代偿期）。

5. 入院诊疗经过

(1) 无创正压通气：通气模式为双水平正压通气（BIPAP），初始压力，IPAP 15cmH$_2$O，

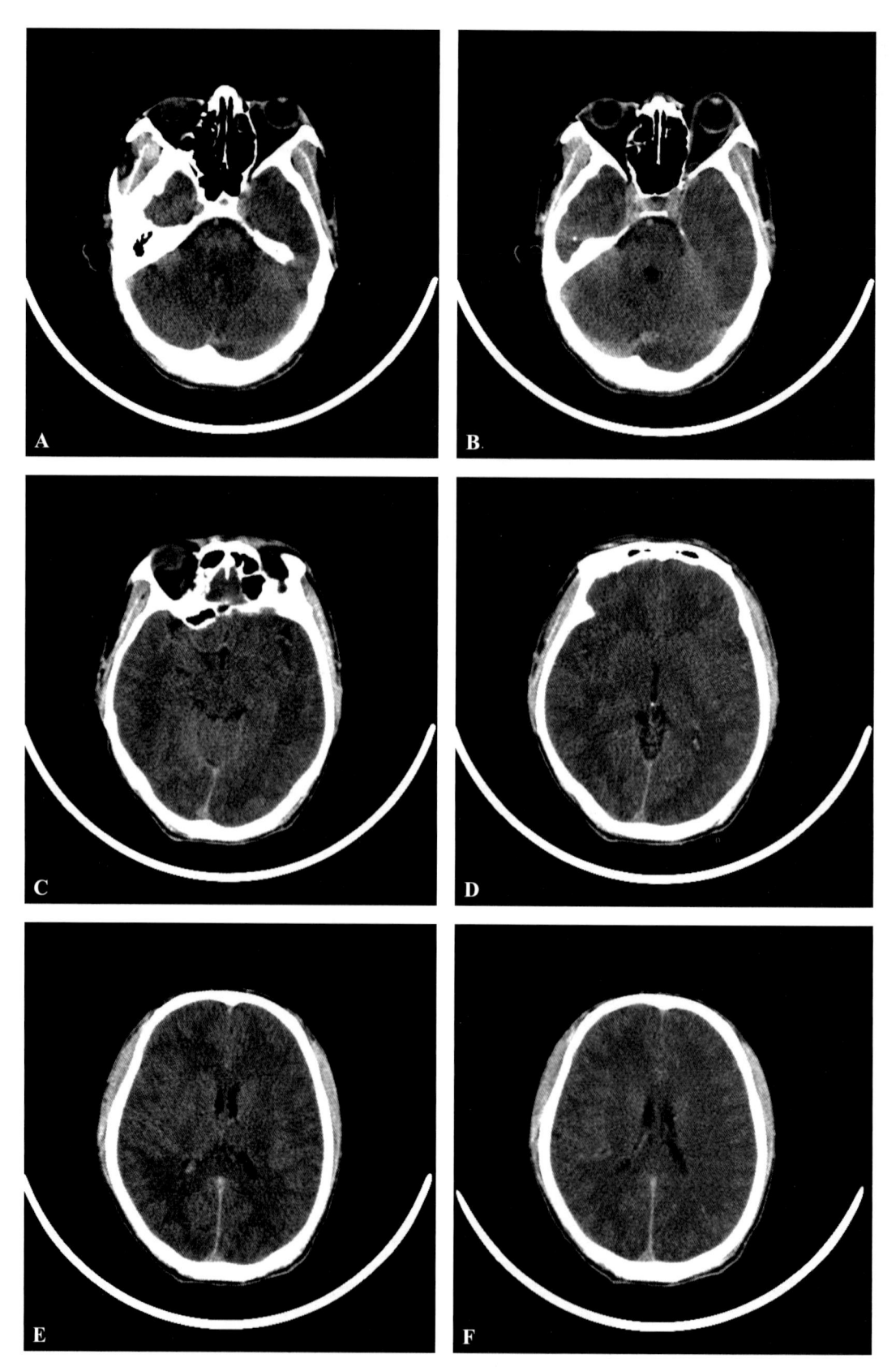

急性重症高原病进展与实践
Progress and Practice of Acute Severe High Altitude Disease

▲ 图 16-21 2016 年 3 月 26 日张某颅脑 CT

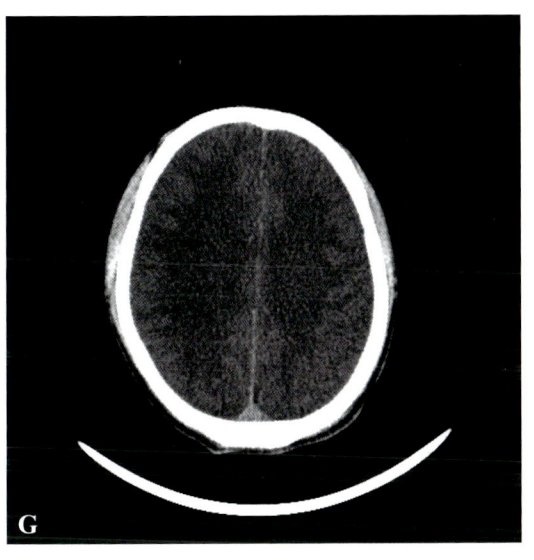

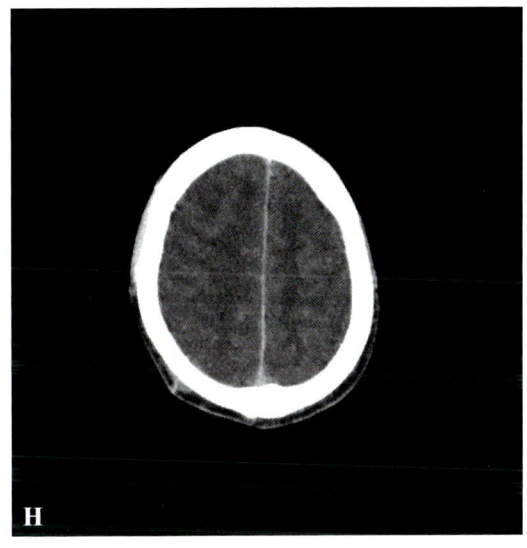

▲ 图 16-21（续） 2016 年 3 月 26 日张某颅脑 CT

EPAP6cmH$_2$O，FiO$_2$ 初始 90% 以上，逐步调整 IPAP、EPAP，使患者有足够舒适度，达到充足潮气量和呼吸频率、很好的人机同步性，调整 IPAP 使 VT5～7ml/kg，使其峰值压力不超过 30cmH$_2$O。

（2）常规高压氧治疗：每日 2 次。

（3）脱水降颅压，营养脑细胞：甘露醇 125ml，加地塞米松 5mg，每 8 小时 1 次。

（4）抗肺泡渗出：应用肾上腺皮质激素及山莨菪碱。

（5）控制肺部感染：经验性应用抗生素，痰培养，血培养。

（6）基础治疗：维持水电解质酸碱平衡，保护肝肾功能等。

（7）PICCO 血流动力学监测指导治疗：于右侧锁骨下深静脉置管，PICCO 导管于右侧股动脉置管，监测血流动力学参数为 CO6.76L/min，HR145 次/分，ABPs92mmHg，ABPd50mmHg，ABPm58mmHg，CVPm7mmHg，GEF15%，SVV31%，sv46.6ml，Ssvr580ds/cm^5，EVLW896ml，血管内容量 1586ml，GEDV1269ml，CFI5.3，PVPI2.8，CL3.73L/（min·m^2），SL25.8ml/m^2，SVRL1049dsm^2/cm^5，提示前负荷不足，血管内肺水增多，渗透性指数增加，心功能代偿性增强，给予快速补液。

2016 年 3 月 26 日 23:30：患者意识状态无改善，病情进行性加重，GCS 评分 6 分，处于中度昏迷状态，对疼痛刺激不敏感，烦躁不安。血压 70/40mmHg，双侧瞳孔等大、等圆，对光反射迟钝，口唇重度发绀，全身皮肤青紫，双肺叩诊过清音，双肺呼吸音粗，右肺可闻及大量湿啰音，左肺闻及散在湿啰音，心率每分钟 150 次，律齐，各瓣膜未闻及病理性杂音，腹膨隆，双下肢轻度浮肿。考虑感染性休克、脓毒症。

调整治疗方案：立即给予去甲肾上腺素泵入 5～20μg/min，维持血压。调整抗生素，使用头孢哌酮舒巴坦+左氧氟沙星。行气管插管，改无创机械通气为有创机械通气，通气模式为 SIMV+PSV，压力控制通气，压力 18mmHg，PSV16mmHg，PEEP5mmHg，氧浓度 50%。应用芬太尼止痛，丙泊酚镇静镇痛，胰岛素 0.5～1U/h，泵入。

2016 年 3 月 26 日 23:30 复查血气分析：酸碱度（pH）7.35，二氧化碳分压（PaCO$_2$）

23.9mmHg，氧分压（PaO$_2$）93mmHg，实际碳酸氢盐（HCO$_3^-$）12.9mmol/L，碱剩余（BE）-17.1mmol/L，阴离子间隙（AG）22.1mmol/L。

2016年3月26日23:30复查肾功能：血糖18.2mmol/L，尿素氮47.5mmol/L，肌酐301μmol/L，尿酸602μmol/L，β$_2$微球蛋白14.34mg/L，半胱氨酸蛋白酶抑制剂C 4.67mg/L，视黄醇结合蛋白20.09mg/L。

2016年3月26日23:30复查电解质：钾6.04mmol/L，钠129.4mmol/L，氯98.8mmol/L。

化验提示急性肾功能衰竭有所加重，代谢性酸中毒加重，治疗以纠正酸中毒，营养心肌，营养脑细胞，抗炎，抗渗出，纠正肾功能衰竭，维持水电解质酸碱平衡，对症支持等治疗。

2016年3月27日8:00：患者意识不清，颜面部青紫，处于中昏迷状态，GCS评分6分，小便量多，24h达15000ml。患者血氧饱和度维持在70%~80%，血压波动在80~90/50~60mmHg，双侧瞳孔等大、等圆，对光反射迟钝，口唇重度发绀，双肺呼吸音粗，右肺可闻及大量湿啰音，左肺闻及散在湿啰音，心率每分钟112次，律齐，心音有力，各瓣膜未闻及病理性杂音，双下肢轻度浮肿。

2016年3月27日8:00肾功能：血糖11.4mmol/L，尿素氮55.3mmol/L，肌酐364μmol/L，尿酸799μmol/L，β$_2$微球蛋白9.91mg/L，半胱氨酸蛋白酶抑制剂C 4.97mg/L，视黄醇结合蛋白27.21mg/L

2016年3月27日清晨8:00电解质：钾6.12mmol/L，钠130.2mmol/L，氯100.2mmol/L。

2016年3月27日清晨8:00血气分析：酸碱度（pH）7.23，二氧化碳分压（PCO$_2$）29.4mmHg，氧分压（PaO$_2$）96.2mmHg，实际碳酸氢盐（HCO$_3^-$）11.8mmol/L，碱剩余（BE）-14.2mmol/L，阴离子间隙（AG）20.06mmol/L。

化验提示代谢性酸中毒、肾功能进行性加重、中枢性尿崩症，治疗给予有创机械通气，同时加用CRRT治疗。鞣酸加压素4U，皮下注射，每日2次，控制尿崩症。

2016年3月29日：患者意识不清，精神极差，处于中度昏迷状态，GCS评分6分。血压120/80mmHg，双侧瞳孔不等大等圆，对光反射迟钝，口唇重度发绀，全身皮肤青紫，右肺叩诊实音，左肺叩诊过清音，听诊右肺呼吸音消失，左肺未闻及湿啰音，心率每分钟150次，律齐，各瓣膜未闻及病理性杂音，双下肢轻度浮肿。

2016年3月29日血细胞分析：白细胞8.91×10^9/L，红细胞5.8×10^{12}/L，血红蛋白185g/L，红细胞压积53.3%，血小板计数37×10^9/L。

2016年3月29日生化全套：总胆红素12.3μmol/L，直接胆红素6.8μmol/L，间接胆红素5.5mol/L，总蛋白46.6g/L，白蛋白25.9g/L，球蛋白20.7g/L，谷草转氨酶62.4U/L，谷丙转氨酶133U/L，尿素氮50.6mmol/L，肌酐315μmol/L，尿酸839μmol/L，葡萄糖9.1mmol/L，磷酸肌酸激酶4428U/L，肌酸激酶同工酶96U/L，乳酸脱氢酶992U/L，淀粉酶59U/L，同型半胱氨酸33.5μmol/L，β$_2$微球蛋白10.37mg/L，半胱氨酸蛋白酶抑制剂C 4.55mg/L，视黄醇结合蛋白27.15mg/L，α-羟丁氨酸脱氢酶795U/L，总胆固醇2.16mmol/L，甘油三酯2.786mmol/L，C反应蛋白109.7mg/L。

2016年3月29日电解质：钾5.39mmol/L，钠157.2mmol/L，氯123.1mmol/L，钙1.68mmol/L，磷1.78mmol/L，镁2.06mmol/L。

2016年3月29日凝血功能：血浆凝血酶原时间（PT）13.5s，国际标准化比值（INR）1.12，活化部分凝血酶原时间（APTT）27.9s，凝血酶时间（TT）17.2s，纤维蛋白原降解产物（FIB）2.7g/L，血浆 D- 二聚体 11.67μg/ml。

2016年3月29日血气分析：酸碱度（pH）7.37，二氧化碳分压（PCO_2）27.2mmHg，氧分压（PO_2）85mmHg，实际碳酸氢盐（HCO_3^-）15.4mmol/L，碱剩余（BE）-8.8mmol/L，阴离子间隙（AG）22.2mmol/L。

治疗继续给予有创机械通气，通气模式为 SIMV+PSV 压力控制通气，压力 22mmHg，PSV12mmHg，PEEP15mmHg，氧浓度 80%。患者病情反复，出现高钠血症、高氯血症，持续 CRRT 治疗。

2016年3月29日查床头胸部X线片：提示胸廓对称，气管纵隔居中，未见明显增宽及移位，右肺叶大片实变影（较前片比较右肺呈大片状致密影融合，呈高密度大片实变影），左肺纹理增粗，左肺代偿性肺气肿，肋膈角清晰。考虑右肺不张、右肺大叶性肺炎，与前片相比高原肺水肿完全吸收（图16-22）。

2016年3月30日10:00：患者意识不清，处于深度昏迷，GCS评分3分，血压80/50mmHg，双侧瞳孔散大，对光反射消失，口唇重度发绀，右肺叩诊实变音，左肺叩诊过清音，听诊右肺呼吸音消失，左肺未闻及湿啰音，心率每分钟160次，各瓣膜未闻及病理性杂音，双下肢轻度浮肿。有创通气模式为 SIMV+PSV 压力控制通气，压力 22mmHg，PSV15mmHg，PEEP15mmHg，氧浓度 100%。患者于下午1:10突然出现血压、心率、血氧饱和度为0，无自主呼吸，双侧瞳孔散大固定，大动脉搏动消失，经抢救无效死亡。

最后诊断为高原肺水肿、右肺大叶性肺炎、脓毒症、分布性休克、高原脑水肿合并中枢性尿崩症、急性高原肾损伤、急性高原心肌损伤、水电解质酸碱平衡紊乱、低氧血症、代谢性酸中毒、高钾血症、高钠血症、高氯血症。

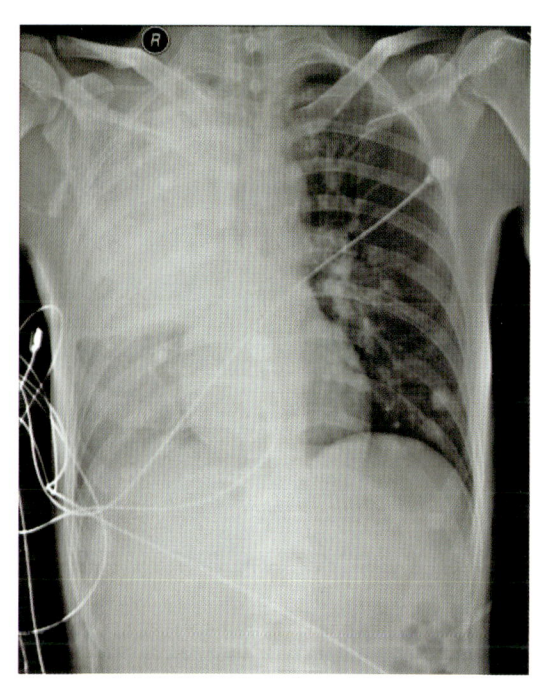

▲ 图 16-22　2016 年 3 月 29 日张某床头胸部 X 线片

（二）病例讨论

患者久居青海互助县（海拔1800m），3天前乘火车经格尔木（海拔2850m）至昆仑山乌龙沟地区（海拔4780m），自觉头痛、胸闷、恶心、呕吐，1天前意识不清，大小便失禁，咳嗽，咯黄色泡沫痰，带血丝，查CT提示高原脑水肿，胸部X线片提示高原肺水肿、右肺大叶性肺炎。入院查尿素氮47.6mmol/L，肌酐275μmol/L，尿酸525μmol/L，肌酸激酶1667U/L，肌酸激酶同工酶155.6U/L，肌钙蛋白1.2μg/ml，诊断为高原心肌损伤、急性高原肾损伤，血气提示代谢性酸中毒、低氧血症。入院给予无创机械通气，但病情呈进展性发展，改为有创机械通气，给予痰培养，患者血压持续下降，血氧维持在60%～70%，给予80%氧气流量。3天后，病情进一步恶化，胸部X线片提示右上肺大片状密实影，右上肺大叶性肺炎，左肺代偿性肺气肿，血压80～50/40～20mmHg，双侧瞳孔散大固定，最终患者抢救无效死亡。

该患者高原肺水肿、高原脑水肿诊断明确，因为有急进高原病史，出现意识障碍，CT可确定诊断，胸部X线片出现右肺大片状致密影，期间密度不均。左下肺见斑片状致密模糊影及结节状高密度影，还是考虑高原肺水肿，但右肺出现大片状致密影与高原肺水肿X线表现不符，考虑并发大叶性肺炎，因病情危重，胸部CT未查，无创机械通气对缺氧改善不明显，如入院早期立即给予气管插管，有创机械通气，强有力的抗菌治疗，镇静镇痛，早期CRRT治疗，可能会改变患者预后。但该患者病情持续发展，出现脓毒症、分布性休克、中枢性尿崩症、电解质酸碱平衡紊乱，很快发展至MODS，最终导致患者死亡。本例患者治疗过于保守，应积极改善低氧，必要时行ECMO治疗，可能会改变临床结局。

病例7

患者诊断为高原脑水肿、高原肺水肿、急性心肌梗死（下壁）、高血压病3级（极高危）。

（一）病例介绍

1. 病史

患者刘某，男性，48岁，汉族，主因"间断胸闷、胸痛，伴意识障碍9h"入院。患者至2000年久居青海省民和县（海拔1800m），进入高原前在山西居住10个月，于2016年5月30日由山西乘火车来格尔木（海拔2850m），途中无明显不适，到达目的地即出现胸闷、胸痛，位于心前区，呈持续性压榨样，伴头痛、头晕、咳嗽、咳痰，痰为浆液性黏痰，无恶心、呕吐，次日清晨被家人发现意识不清，大小便失禁，无四肢抽搐等，立即送往我院。查胸部X线片考虑高原肺水肿，查颅脑CT提示高原脑水肿（图16-23）并收住我中心。

患者于1981—2000年在格尔木居住20年，当时对高原气候适应，既往有高血压病15年，最高血压200/110mmHg，血压控制不理想。

2. 入院查体

体温37℃，脉搏每分钟92次，呼吸每分钟21次，血压160/110mmHg，GCS评分6分，发育正常，营养中等，急性缺氧貌，神志不清，处于中度昏迷，全身皮肤及口唇黏膜中度发绀，双侧瞳孔散大，直径5mm，对光反射迟钝，咽部充血，无扁桃体肿大，双肺呼吸音粗，可闻及少量湿啰音，心率每分钟92次，各瓣膜未闻及病理性杂音，腹平软，无肠形及蠕动波，肝脾未触及，双下肢无浮肿，双下肢肌力Ⅴ⁻级，生理反射存在，双侧巴宾斯基征等阴性。

3. 入院检验检查

2016年5月31日头颅CT：提示弥漫性大脑白质密度轻度降低，双侧半卵圆中心扩大，密度减低，灰白质界限不清，周边见"指压征"形成，颅底环池正常，侧脑室、第三和第四脑室轻度受压变小，脑沟脑回受压变浅、模糊，大脑镰密度对称性增高，中线结构居中。诊断为高原脑水肿（图16-23）。

2016年5月31日胸部X线片：提示胸廓对称，气管向右侧偏移，双肺纹理增多模糊，双肺以肺门为中心可见散在云絮状，斑片状高密度模糊影，心影呈主动脉型，主动脉区增宽，肋膈角锐利清晰。双肺中内带渗出性病灶考虑肺水肿，气管向右偏移考虑甲状腺疾病（图16-24）。

2016年5月31日心电图：Ⅱ、Ⅲ、AVF导联ST段抬高0.5~1mV，Ⅰ、AVL、V₂、V₃ST段压低0.2~0.5mV（图16-25）。

2016年5月31日血细胞分析：白细胞11.5×10^9/L，中性粒细胞百分比88.3%，红细胞5.2×10^{12}/L，血红蛋白170g/L，红细胞压积48.9%，血小板179×10^9/L。

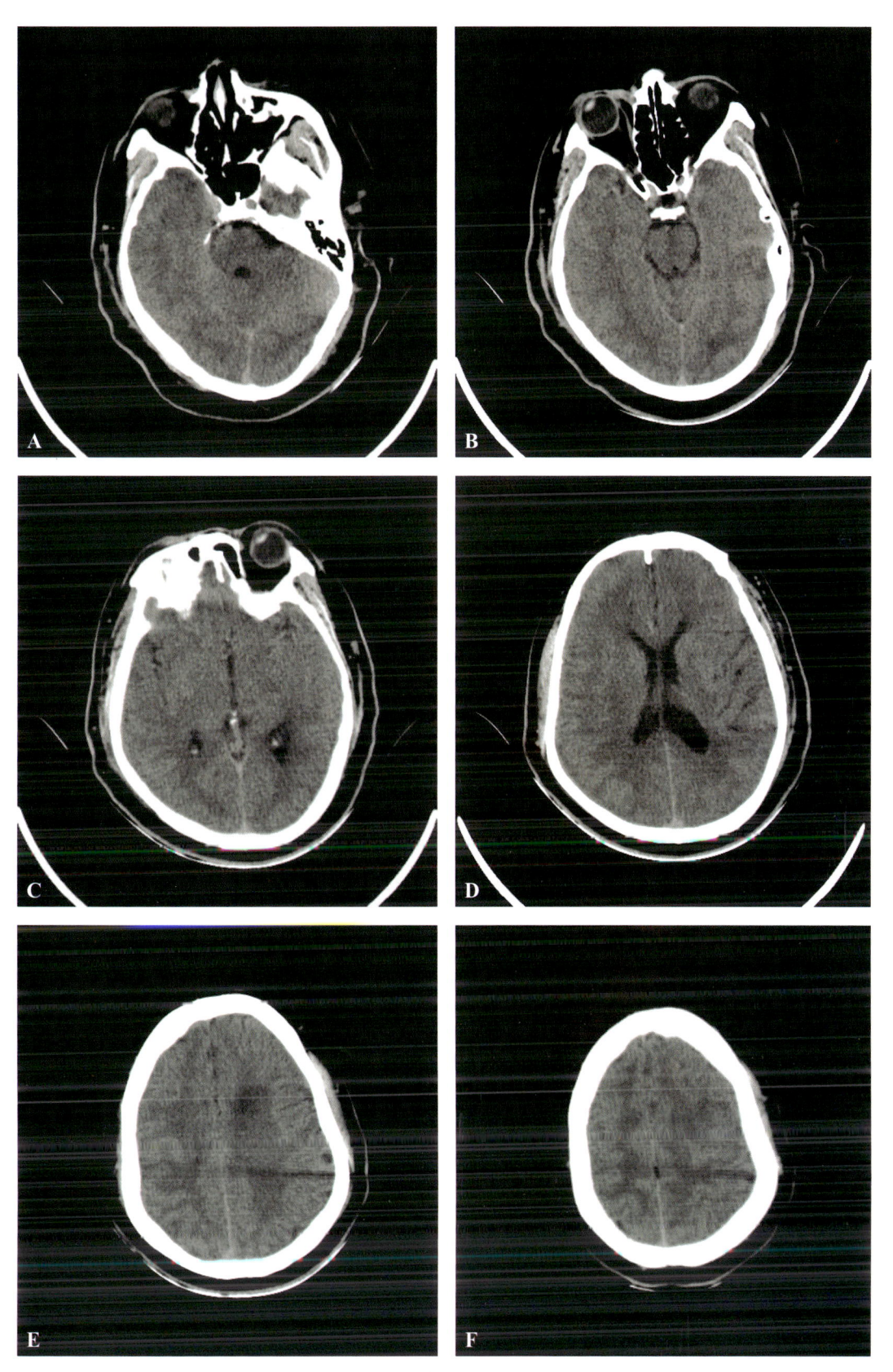

▲ 图 16-23　2016 年 5 月 31 日刘某颅脑 CT

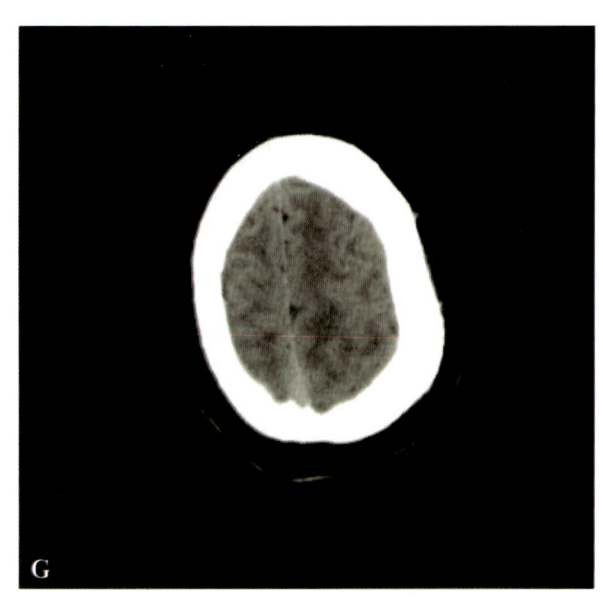

▲ 图 16-23（续） 2016 年 5 月 31 日刘某颅脑 CT

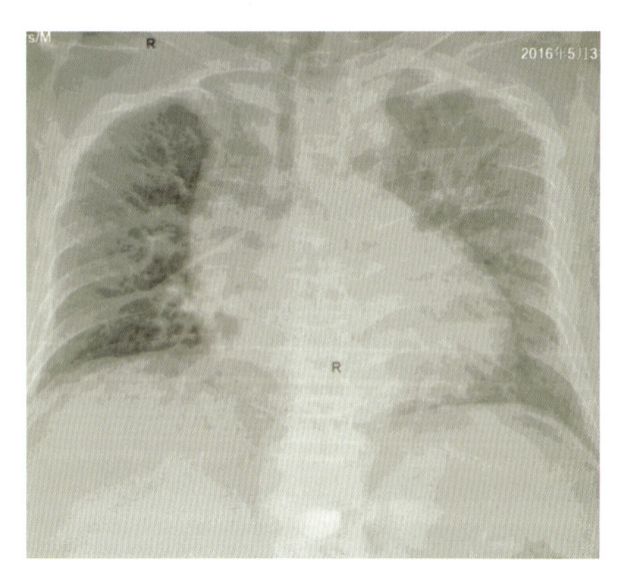

▲ 图 16-24 2016 年 5 月 31 日刘某胸部 X 线片

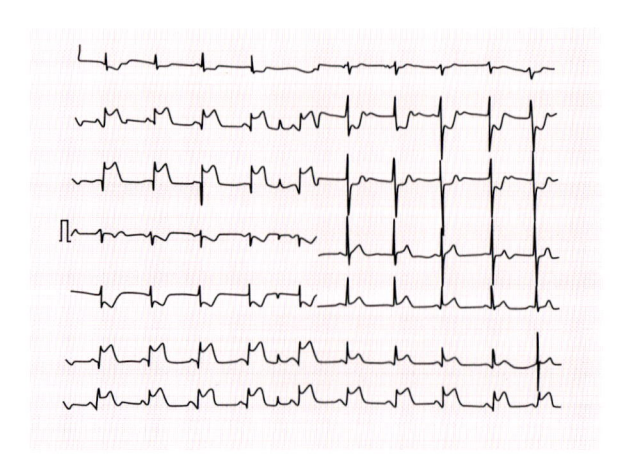

▲ 图 16-25 2016 年 5 月 31 日刘某心电图

2016 年 5 月 31 日生化全套：总胆红素 26.9μmol/L，直接胆红素 8.2μmol/L，谷丙转氨酶 39U/L，谷草转氨酶 289U/L，单胺氧化酶 23.04U/L，血糖 9.07mmol/L，尿素氮 9.9mmol/L，肌酐 100μmol/L，尿酸 615μmol/L，$β_2$ 微球蛋白 1.64mg/L，半胱氨酸蛋白酶抑制剂 C 0.89mg/L，肌酸激酶 2333.2U/L，肌酸激酶同工酶 379.41U/L，乳酸脱氢酶 1020U/L，α- 羟丁酸脱氢酶 1275.1U/L，同型半胱氨酸 33.59μmol/L，肌钙蛋白 28.5μg/L，C 反应蛋白 40.1mg/L。

2016 年 5 月 31 日电解质：钾 3.07mmol/L，钠 143.9mmol/L，氯 98.2mmol/L。

4. 入院诊断

(1) 高原肺水肿。

(2) 高原脑水肿。

(3) 高血压病 3 级（极高危）。

(4) 急性 ST 段抬高性心肌梗死（下壁），心功能 2 级（Killp）。

5. 入院后治疗

(1) 氧疗：给予持续高流量面罩给氧，高压氧舱治疗，每日 2 次。

(2) 经验性应用抗生素：防止肺部感染。

(3) 抗肺泡渗出：山莨菪碱、地塞米松。

(4) 扩张冠状动脉，减轻前负荷：静脉应用硝酸甘油。

(5) 抗凝、抗血小板：给予低分子肝素抗凝，阿司匹林加氯吡格雷，抗血小板。

(6) 防止心肌细胞重塑：卡托普利 12.5mg，每日 3 次；美托洛尔 25mg，每日 2 次，口服。

(7) 基础治疗：维持水电解质酸碱平衡，对症支持，营养心肌等。

(8) 评估冠心病危险因素：监测血压、血糖。

2016 年 6 月 1 日查房：经上述治疗神志逐渐恢复，能正确回答问题，GCS 评分 13 分，自觉头痛、胸痛、胸闷、咳嗽，咳少量白色黏痰。神志清，精神差，血压 110/70mmHg，全身皮肤及口唇黏膜中度发绀，咽部充血，双肺呼吸音粗，可闻及少量湿啰音，心率每分钟 78 次，各瓣膜未闻及病理性杂音，腹软，双下肢无浮肿。

2016 年 6 月 1 日复查心肌酶：肌酸激酶 2244.4U/L，肌酸激酶同工酶 359U/L，乳酸脱氢酶 1469.3U/L，肌钙蛋白 25.6μg/L。

2016 年 6 月 1 日电解质：钾 2.94mmol/L，钠 138.4mmol/L，氯 94.4mmol/L。

2016 年 6 月 1 日心电图：Ⅱ、Ⅲ、AVF ST 段抬高 0.1～0.3mV（图 16-26）。

2016 年 6 月 3 日查房：患者无明显不适主诉，饮食睡眠可，二便正常。神志清，精神可，血压 120/60mmHg，颜面口唇黏膜轻度发绀，咽部充血，双肺呼吸音略粗，未闻及干湿啰音，心率每分钟 74 次，各瓣膜未闻及病理性杂音，腹平软，双下肢无浮肿。余治疗同前，注意补钾，维持水电解质平衡。

2016 年 6 月 12 日胸部 X 线片：提示胸廓对称，气管向右侧偏移，双肺纹理增粗、增多，主动脉区增宽，肋膈角锐利清晰，与前片相比双肺渗出性病灶明显吸收（图 16-27）。

2016 年 6 月 12 日心脏超声：室间隔 10mm，左心室舒末内径 48mm，左心室射血分数 61%，下、后壁节段性室壁运动异常。

2016 年 6 月 12 日生化全套：总胆红素 20.3μmol/L，直接胆红素 6.3μmol/L，间接胆红素 14μmol/L，谷丙转氨酶 16.3U/L，谷草转氨酶 3.4U/L，单胺氧化酶 11.51U/L，血糖 4.91mmol/L，尿素氮 3.4mmol/L，肌酐 66μmol/L，尿酸 408μmol/L，$β_2$ 微球蛋白 1.60mg/L，半胱氨酸蛋白酶抑制剂 C 1.02mg/L，肌酸激酶 1850U/L，肌酸激酶同工酶 2721U/L，乳酸脱氢酶 1268U/L，α-羟丁酸脱氢酶 737U/L，同型半胱氨酸 36.33μmol/L，肌钙蛋白 22μg/L，C 反应蛋白 40.1mg/L。

2016 年 6 月 12 日心电图：Ⅱ、Ⅲ、AVF ST 段恢复，T 波倒置，Q 波形成（图 16-28）。

患者诊断明确，继续给予吸氧、高压氧、抗炎、扩张冠状动脉、抗凝、营养心肌等综合治

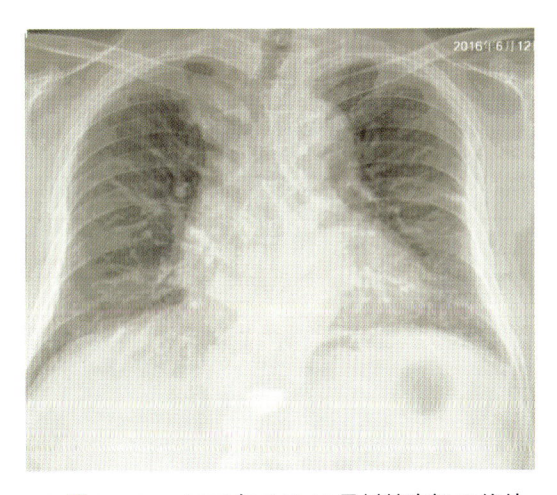

▲ 图 16-27　2016 年 6 月 12 日刘某胸部 X 线片

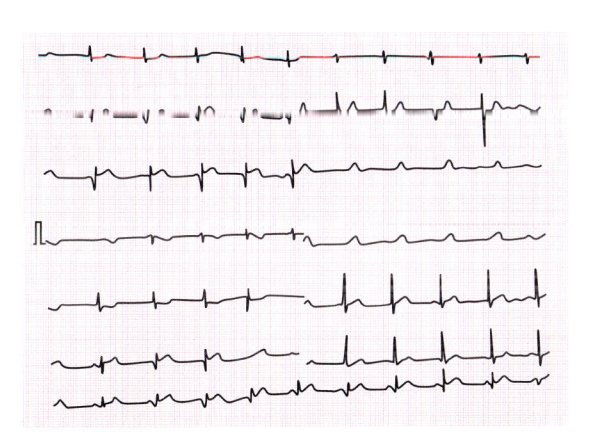

▲ 图 16-26　2016 年 6 月 1 日刘某心电图

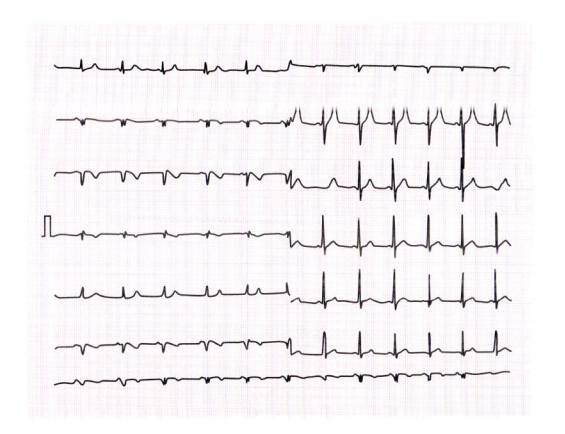

▲ 图 16-28　2016 年 6 月 12 日刘某心电图

341

疗。治疗10天好转出院。

（二）病例讨论

此患者为中年男性，既往久居高原，此次在平原居住近1年，进入高原后，出现昏迷，发生急性重症高原病（高原肺水肿、高原脑水肿），同时并发急性心肌梗死。既往高血压病史15年，血压控制不佳，考虑患者有高血压、男性等危险因素存在，且患者本身存在冠心病，因进入高原后，高原低压性低氧导致稳定性斑块因缺氧发展为不稳定性斑块，导致相关血管闭塞，而发生急性心肌梗死。另外，急性重症高原病导致凝血功能异常，机体处于高凝状态，更容易导致右冠状动脉血栓形成，发生相关血管闭塞。高原肺水肿、高原脑水肿的原因可能为两方面：①原发性因素，即患者急进高原，机体对低氧脱适应，发生高原肺水肿、高原脑水肿，并且经CT及胸部X线片检查证实，高原肺水肿、高原脑水肿诊断明确。②急性心肌梗死导致急性心功能障碍、急性左心衰，发生心源性肺水肿，或者两个因素叠加，导致肺水肿发生。

病例 8

患者诊断为高原肺水肿、高原脑水肿、急性高原肾损伤、急性高原胃肠损伤（上消化道出血、麻痹性肠梗阻）、急性高原肝损伤。

（一）病例介绍

1.病史

患者牛某，男性，44岁，甘肃人，汉族，主因"咳嗽、咳痰伴头痛、头晕、心悸3天"入院。患者2016年5月12日自驾汽车由甘肃张掖出发送货，途中经过五道架（海拔4616m）次日到达那曲（海拔4500m）即出现头痛、头晕、胸闷、气短、心悸、咳嗽、咳痰等不适症状。次日到达目的地后胸闷、气短较前加重，出现呼吸困难，夜间平卧受限，端坐位，无恶心、呕吐，无意识障碍，无腹痛，无腹泻，饮食差，小便少，自服抗高原反应药物（具体不详），后乘汽车回格尔木（海拔2800m）。在社区诊所给予静脉滴注治疗（药名、剂量具体不详），症状无明显好转。2016年5月15日为进一步诊治，来我院行胸部X线片，考虑高原肺水肿，双肺炎症待排（图16-29）。头颅CT提示轻度脑水肿（图16-30），并以"高原肺水肿并脑水肿"收住我中心。

患者生于甘肃原籍，第一次急进高海拔地区，无慢性肾脏病史，无高血压、糖尿病史，无慢性胃肠性疾病史，既往身体健康。

2.入院查体

体温36.8℃，脉搏每分钟72次，呼吸每分钟22次，血压140/80mmHg，GCS评分13分，发育正常，营养中等，急性缺氧貌，神志清，精神欠佳，步入病房，双侧瞳孔等大等圆，对光反射灵敏，口唇颜面中度发绀，咽部充血，无扁桃体肿大，颈软无抵抗，双肺呼吸音粗，可闻及少量湿啰音，心率每分钟72次，律不齐，可闻及期前收缩，每分钟4～5个，各瓣膜未闻及病理性杂音，腹平软，肝脾未触及，双下肢无浮肿，

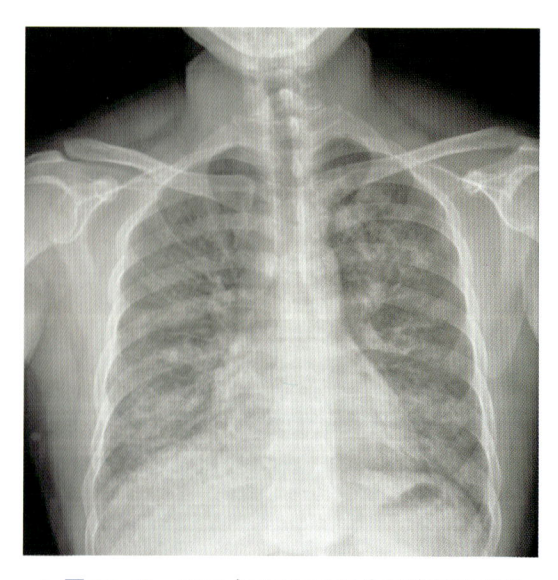

▲ 图16-29 2016年5月15日牛某胸部X线片

四肢肌力及肌张力正常,生理反射存在,病理反射未引出。

3. 入院检验检查

2016年5月15日胸部X线片:提示胸廓对称,气管纵隔居中,双肺纹理增多、增粗,双侧肺野可见模糊的斑片状高密度影,以右侧为著,双侧肺门增大,心影大小形态位置未见明显异常,双侧肋膈角锐利。X线诊断为高原肺水肿(图16-29)。

2016年5月15日头颅CT:提示弥漫性大脑白质密度轻度降低,双侧半卵圆中心扩大,密度减低,灰白质界限不清,周边见"指压征"形成,颅底环池正常,侧脑室、第三和第四脑室轻度受压变小,脑沟脑回受压变浅,大脑镰密度轻度增高,中线结构居中。诊断为高原脑水肿(图16-30)。

2016年5月15日心电图:窦性心律,频发室早呈二联律,心室率每分钟95次(图16-31)。

2016年5月15日血常规:白细胞$16.65×10^9$/L,中性粒细胞百分比82.5%,红细胞$5.1×10^{12}$/L,血红蛋白177g/L,血小板$48×10^9$/L。

2016年5月15日生化全套:总胆红素14.9μmol/L,直接胆红素5.9μmol/L,间接胆红素9.1mol/L,总蛋白51.5g/L,白蛋白31.5g/L,

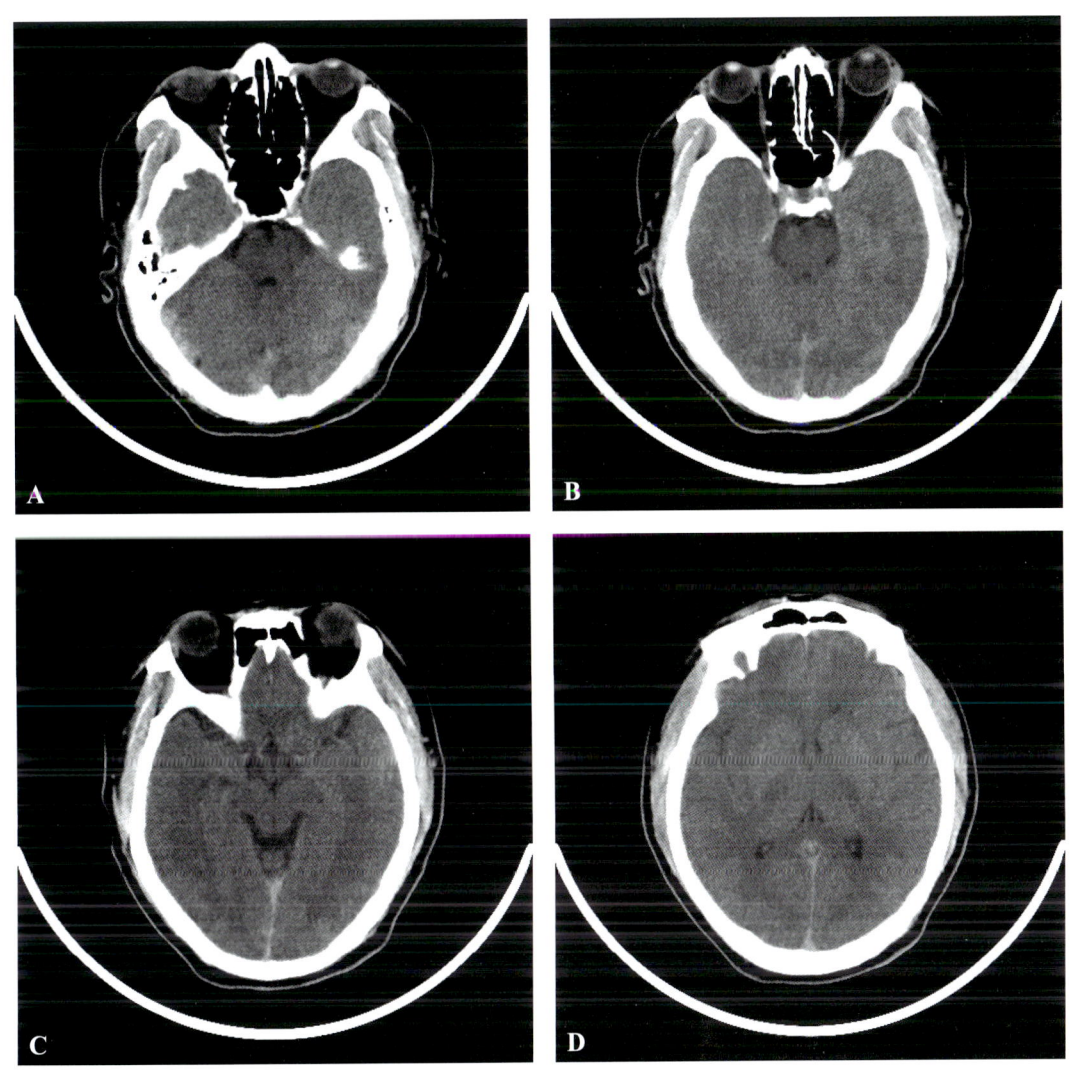

▲ 图16-30 2016年5月15日牛某颅脑CT

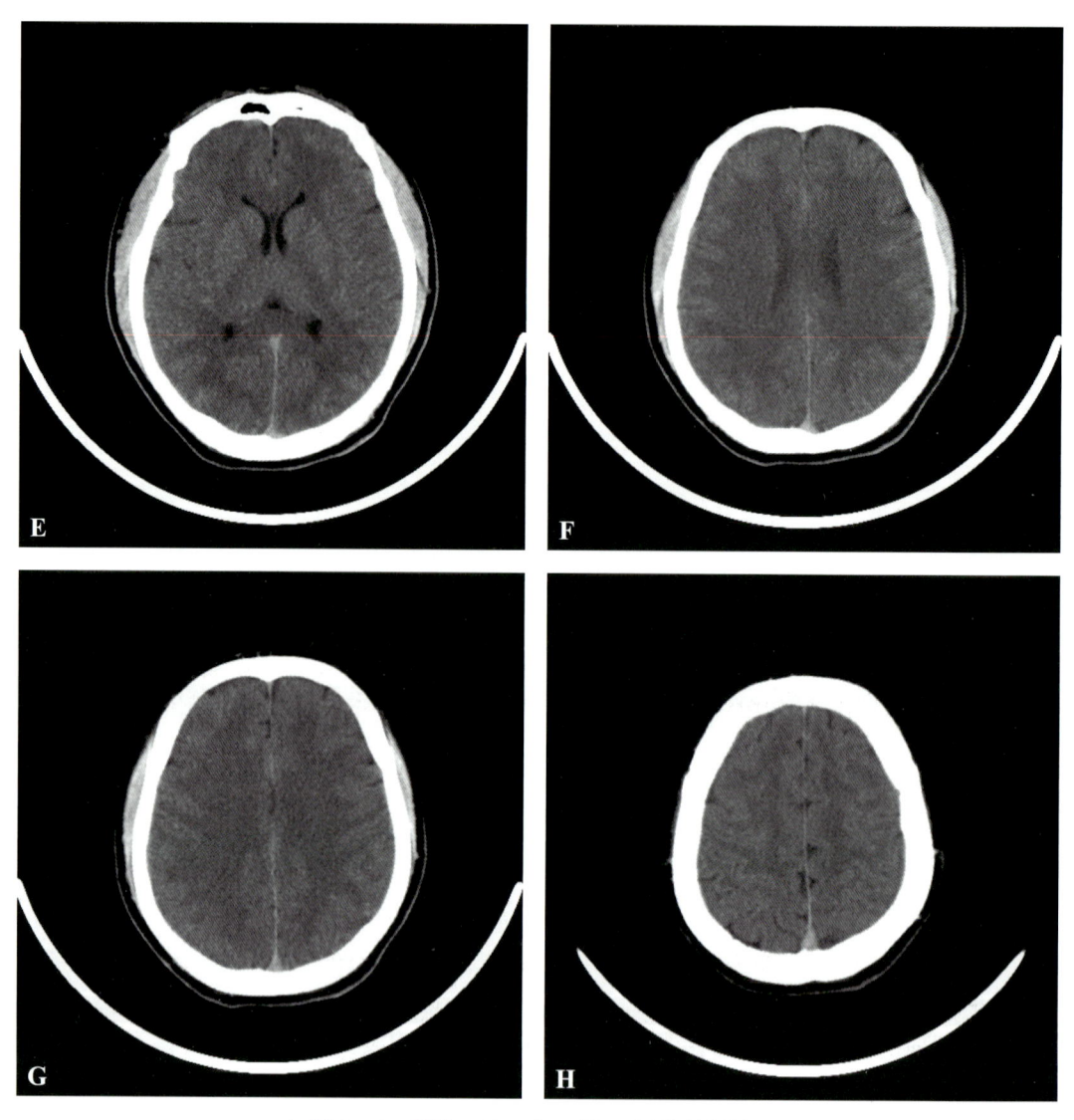

▲ 图 16-30（续） 2016 年 5 月 15 日牛某颅脑 CT

球蛋白 20.0g/L，谷草转氨酶 128.2U/L，谷丙转氨酶 491U/L，单胺氧化酶 22.19U/L，尿素氮 20.3mmol/L，肌酐 384μmol/L，尿酸 844μmol/L，葡萄糖 10.67mmol/L，$β_2$ 微球蛋白 7.85mg/L，半胱氨酸蛋白酶抑制剂 C 2.57mg/L，视黄醇结合蛋白 31.2mg/L，磷酸肌酸激酶 655.9U/L，肌酸激酶同工酶 56.4U/L，乳酸脱氢酶 5040.3U/L，淀粉酶 579U/L，同型半胱氨酸 28.82μmol/L，α-羟丁氨酸脱氢酶 2019.9U/L，总胆固醇 3.00mmol/L，甘油三酯 1.6mmol/L。

2016 年 5 月 15 日电解质：钾 5.3mmol/L，钠 124.7mmol/L，氯 94.4mmol/L。

2016 年 5 月 15 日血气分析：酸碱度（pH）7.39，二氧化碳分压（PCO_2）26.6mmHg，氧分压（PO_2）50mmHg，实际碳酸氢盐（HCO_3^-）15.6mmol/L，碱剩余（BE）-8.4mmol/L。

4. 入院诊疗治疗

（1）持续面罩吸氧和高压氧治疗：每日 2 次。

（2）脱水降颅压，营养脑细胞：应用甘露醇 125ml，每 8 小时 1 次。

（3）抗感染，抗肺泡渗出，化痰：山莨菪碱、多索茶碱、地塞米松、氨溴索等。

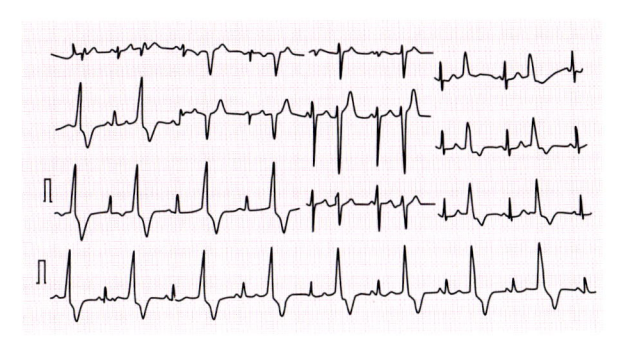

▲ 图 16-31 2016年5月15日牛某心电图

(4) 基础治疗：纠正水电解质酸碱平衡，对症支持等。

(5) 保护肾脏、肝脏：包醛氧淀粉16粒，每日3次；尿毒清降低肌酐；应用水飞蓟宾胶囊。

2016年5月16日查房：患者神志清，GCS评分15分，精神一般，自诉咳嗽、咳痰、头痛、头晕症状较前减轻，出现腹胀、恶心、腹痛、腹泻，腹泻黑色水样便，每日3~5次。血压130/80mmHg，口唇颜面中度发绀，咽部充血，双肺呼吸音粗，可闻及少量湿啰音，心率每分钟76次，律不齐，可闻及期前收缩，每分钟4~5个，各瓣膜未闻及病理性杂音，上腹压痛阳性，腹软，肝脾未触及，双下肢无浮肿，生理反射存在，病理反射未引出。

2016年5月16日复查心肌酶及肾功能：血糖10.87mmol/L，尿素氮23.3mmol/L，肌酐434μmol/L，尿酸924μmol/L，肌酸激酶523U/L，肌酸激酶同工酶48U/L。

2016年5月16日凝血功能：血浆凝血酶原时间（PT）22.1s，凝血酶原时间国际标准化比值（INR）1.84，活化部分凝血酶原时间（APTT）37.2s，凝血酶时间（TT）17.3s，纤维蛋白原（FIB）1.37g/L，血浆D-二聚体4.04μg/ml。

2016年5月16日粪便常规：红细胞阳性（++），潜血阳性（++）。

肾功能提示较前有所升高，考虑缺氧引起肾功能损害，注意保护肾脏，如病情加重给予CRRT治疗。考虑入院前已经存在上消化道出血，只是注意力全在高原脑水肿、高原肺水肿及肾功能损害上面，未予重视，并给以泮托拉唑注射液，静脉注射；云南白药，口服；去甲肾上腺素，稀释后口服。

2016年5月18日：患者神志清，精神一般，自诉仍有咳嗽、咳痰、头痛、头晕，腹痛、腹泻，为黑色稀便，恶心、腹胀等。血压120/70mmHg，口唇颜面中度发绀，咽部充血，双肺呼吸音粗，可闻及散在湿啰音，心率每分钟74次，律不齐，可闻及期前收缩，每分钟2~3个，各瓣膜未闻及病理性杂音，腹平软，剑突下压痛阳性，无反跳痛，肠鸣音正常，双下肢无浮肿，生理反射存在，病理反射未引出。

2016年5月18日复查血细胞：白细胞14.45×10⁹/L，中性粒细胞百分比86.9%，红细胞4.7×10¹²/L，血红蛋白169g/L，血小板37×10⁹/L。

2016年5月18日心肌酶及肾功能：血糖12.87mmol/L，尿素氮28.9mmol/L，肌酐543μmol/L，尿酸1047μmol/L，肌酸激酶244U/L，肌酸激酶同工酶30U/L。

2016年5月18日电解质：钾6.15mmol/L，钠125.3mmol/L，氯92.2mmol/L。

患者肾功能持续性恶化，达到透析标准，给予持续CRRT治疗，余继续给予高压氧等治疗，密切监测肾功能，避免使用肾毒性药物。

2016年5月18日胸部X线片：提示胸廓对称，气管纵隔居中，双肺纹理增多，双下肺可见少许斑片状模糊影，双侧肺门未见明显异常，心影大小形态位置未见明显异常，双侧纵隔面模糊，以右侧明显，双侧肋膈角略模糊。与前片相比，肺水肿治疗后较前吸收好转（图16-32）。

2016年5月18日复查头颅CT：提示脑实质内未见明显异常密度影，脑室系统显示良好，尚可中线结构居中。脑水肿治疗后恢复（图16-33）。

2016年5月18日腹部X线片：提示腹腔少量积气，可见肠管扩张及液平，未见明显异常密度影。考虑麻痹性肠梗阻（图16-34）。

2016年5月19日查房：患者神志清，精神可，主诉腹痛、腹泻、腹胀、恶心，无呕吐，腹部X线片提示麻痹性肠梗阻。血压110/70mmHg，口唇颜面轻度发绀，咽部充血，双肺呼吸音粗，未闻及干湿啰音，心率每分钟82次，律齐，未闻及期前收缩，各瓣膜未闻及病理性杂音，腹平

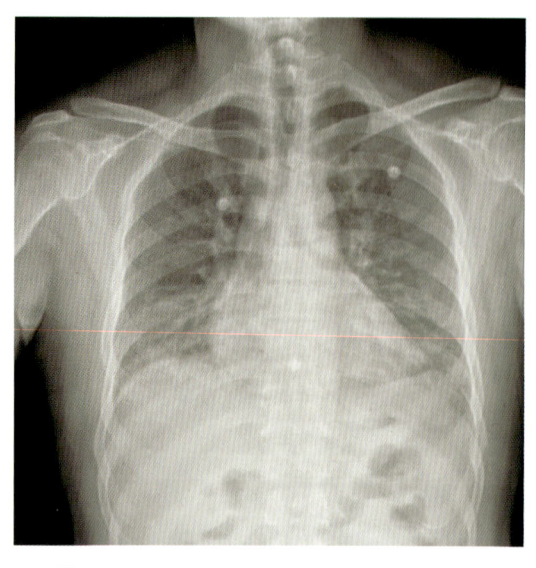

▲ 图16-32　2016年5月18日牛某胸部X线片

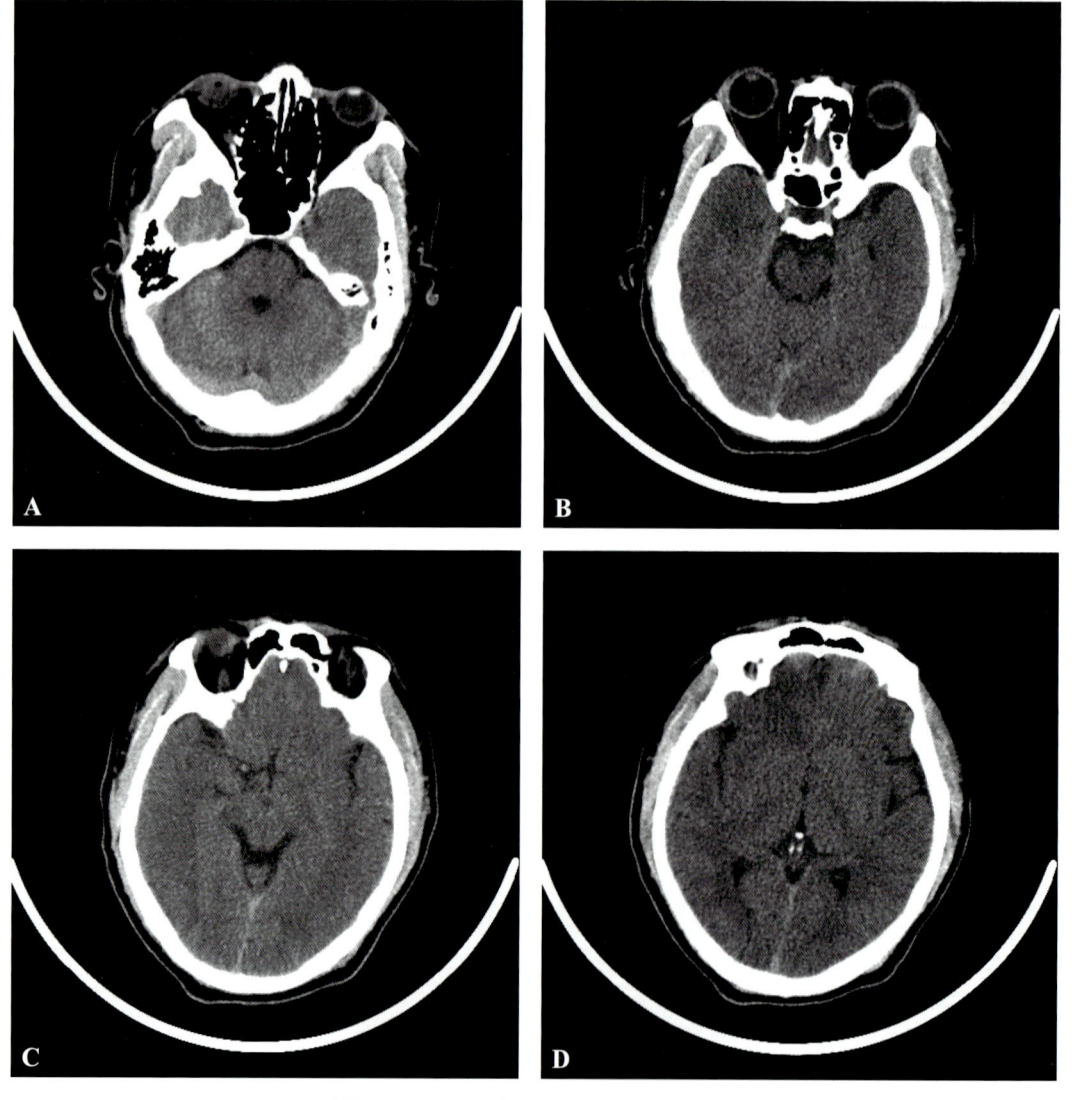

▲ 图16-33　2016年5月18日牛某颅脑CT

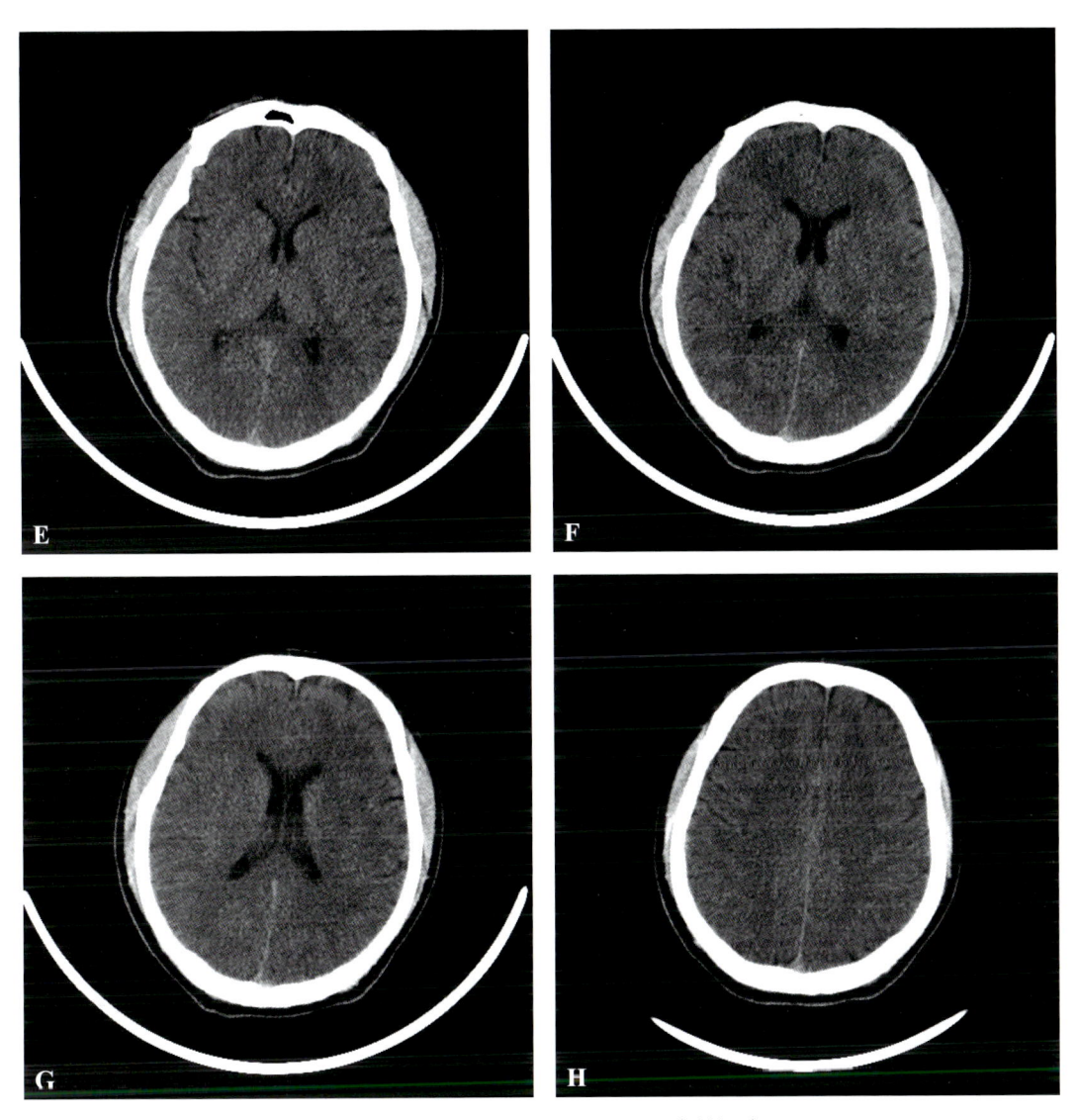

▲ 图 16-33（续） 2016 年 5 月 18 日牛某颅脑 CT

软，全腹无压痛及反跳痛，肠鸣音正常，双下肢无浮肿，生理反射存在，病理反射未引出。给予四磨汤，口服；莫沙必利片，口服。

2016 年 5 月 20 日血细胞：白细胞 6.71×10⁹/L，中性粒细胞百分比 74.1%，血小板计数 39×10⁹/L。

2016 年 5 月 20 日肾肝功能：血糖 4.39mmol/L，尿素氮 25.6mmol/L，肌酐 600μmol/L，尿酸 894μmol/L，总胆红素 11.7μmol/L，直接胆红素 4.9μmol/L，间接胆红素 6.8mol/L，总蛋白 62.5g/L，白蛋白 41.2g/L，球蛋白 21.3g/L，谷草转氨酶 57.2U/L，谷丙转氨酶 87U/L。

经高压氧改善机体缺氧、CRRT 等治疗 3 天，患者肾功能无明显改变，肝功能基本恢复正常，因医保问题，家属要求转当地医院进一步治疗。

2016 年 7 月 20 日电话随访：患者痊愈出院，肾功能完全恢复正常，无任何后遗症。

（二）病例讨论

患者中年男性，急进高原，急性起病，颅脑 CT 及胸部 X 线片明确诊断高原脑水肿（轻度）、高原肺水肿。入院查肝肾功能为谷草转氨酶

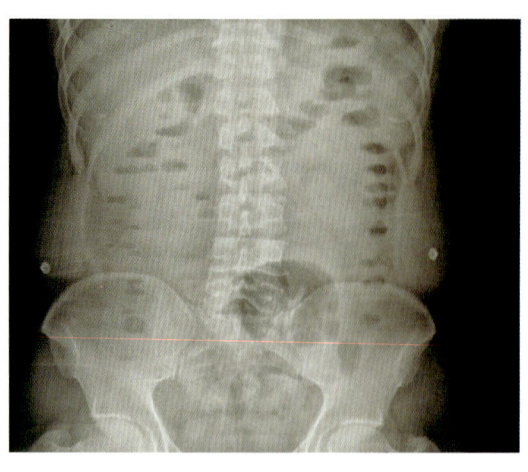

▲ 图 16-34　2016 年 5 月 18 日牛某腹部 X 线片

120.2U/L，谷丙转氨酶 491U/L，尿素氮 2.3mmol/L，肌酐 384μmol/L，尿酸 844μmol/L，明确诊断急性高原肾损伤、急性高原肝损伤，入院给常规氧疗和高压氧舱，脱水降颅压，抗肺泡渗出，保护肝肾功能。次日出现消化道症状，恶心，腹胀，腹痛，腹泻黑色稀便，粪便常规为红细胞阳性（++），潜血阳性（++），诊断为上消化道出血，腹部 X 线片提示麻痹性肠梗阻，3 天后肾功持续恶化，并且给予 CRRT 治疗。治疗 3 天后，无明显改善，并转省级医院。2 个月后，电话随访，患者肾功能完全恢复正常，无任何后遗症。

该患者急进高原后发生多器官功能损害，以肾脏为主，肝脏、大脑、双肺、胃肠道出血，麻痹性肠梗阻，内环境紊乱。大多经积极治疗预后较好，器官功能可完全恢复。

高原缺氧可引起肾血管收缩，肾血流量减少，导致肾小管上皮细胞缺血，使肾小管上皮细胞的吸收、分泌和排泄功能发生障碍。急性肾小管损伤是造成高原性急性肾功能衰竭的主要原因。

急性低压性低氧导致脑血管扩张，全身其他脏器特别是肾脏血管强烈收缩，以保证心脑器官的血液供应，导致肾前性急性肾功能衰竭的发生，并且持续发展严重者可发展为肾性肾功能衰竭。

另外，药物肾毒性、甘露醇等可以加重肾前性或肾性肾功能损伤。所以，对于合并高原脑水肿患者，一方面要避免使用甘露醇等对肾脏有损害的药物，另一方面要密切注意液体平衡，防止发生低血容量造成肾功能进一步恶化。CRRT 可有效纠正肾功能损害造成的内环境紊乱，帮助患者度过急性期。

病例 9

患者诊断为高原脑水肿、高原肺水肿、急性高原循环（心肌）损伤。

（一）病例介绍

1. 病史

患者罗某，男性，28 岁，青海人，回族，工人，久居青海省格尔木市（海拔 2850m），主因"意识障碍 1 天"入院。患者于 2010 年 8 月 21 日由格尔木市急进可可西里（海拔 4776m）地区工作，继而出现头痛、头晕、胸闷、气短、胸痛等症状，可耐受，未予重视。1 天前出现意识不清，烦躁不安，呼之能应，不能正确回答问题，小便失禁，伴有咳嗽，无咳痰，呼吸急促，无四肢抽搐等，立即被朋友送往我中心。2010 年 8 月 25 日凌晨 3 时到达我院，查胸部 X 线片提示高原肺水肿（图 16-35），CT 提示高原脑水肿，并收住我中心（图 16-36）。

患者出生于青海，长期在格尔木居住，既往体健。

2. 入院查体

体温 36.8℃，脉搏每分钟 98 次，呼吸每分钟 23 次，血压 110/80mmHg，GCS 评分 10 分，发育正常，营养中等，神志不清，处于嗜睡状态，烦躁不安，被动体位，查体不合作，全身皮肤及口唇黏膜重度发绀，双侧瞳孔等大等圆，约 3.5mm，对光反射欠灵敏，双肺呼吸音粗，双肺可闻及中量湿啰音，心率每分钟98次，各瓣膜未闻及病理性杂音，腹平软，无肠形及蠕动波，肝脾未触及，双下肢无浮肿，四肢肌力及肌张力正常，生理反射存在，病理反射未引出。

3. 入院检验检查

2010年8月25日血细胞：白细胞13×10^9/L，红细胞4.46×10^{12}/L，血红蛋白177g/L，红细胞压积50.1%，血小板计数100×10^9/L。

2010年8月25日生化全套：总胆红素48.9μmol/L，直接胆红素20μmol/L，间接胆红素28.8mol/L，总蛋白63g/L，白蛋白39.2g/L，球蛋白23.8g/L，谷草转氨酶270U/L，谷丙转氨酶37U/L，尿素氮6.92mmol/L，肌酐79μmol/L，尿酸326μmol/L，葡萄糖6.0mmol/L，磷酸肌酸激酶3350U/L，肌酸激酶同工酶261U/L，乳酸脱氢酶1424U/L，肌钙蛋白28.7ng/ml，α-羟丁氨酸脱氢酶292.9U/L，总胆固醇2.64mmol/L，甘油三酯1.2mmol/L。

2010年8月25日血气分析：酸碱度（pH）7.53，二氧化碳分压（PCO_2）27mmHg，氧分压（PO_2）82mmHg，实际碳酸氢盐（HCO_3^-）18.5mmol/L，碱剩余（BE）-2.4mmol/L。

2010年8月25日电解质：钾3.3mmol/L，钠139.3mmol/L，氯104.9mmol/L。

2010年8月25日胸部X线片：提示胸廓对称，气管居中，双肺纹理增多模糊，双肺门影增重模糊，双肺中下野以肺门为中心可见大片状、斑絮状高密度模糊影，心影不大，肋膈角锐利清晰。考虑高原肺水肿（图16-35）。

2010年8月25日头颅CT：提示弥漫性大脑白质密度轻度降低，双侧半卵圆中心扩大，密度减低，灰白质界限不清，周边见"指压征"形成，颅底环池正常，侧脑室、第三和第四脑室轻度受压变小，脑沟脑回受压变浅、模糊，大脑镰密度对称性增高，中线结构居中。诊断为高原脑水肿

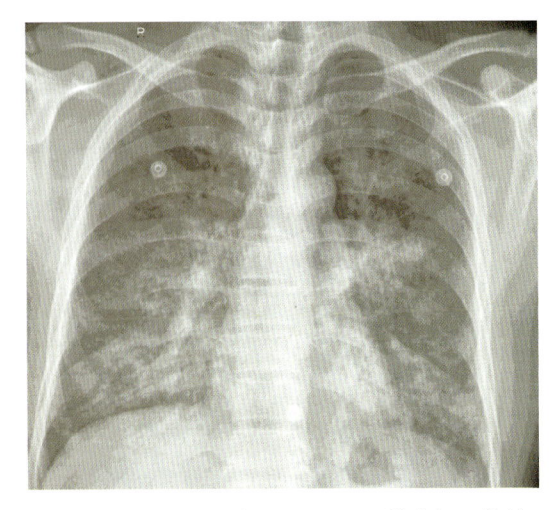

▲ 图16-35 2010年8月25日罗某胸部X线片

（图16-36）。

2010年8月25日心电图提示：$V_{1\sim6}$ST段压低0.1～0.3mV，T波倒置（图16-37）。

4. 入院诊断

(1) 高原脑水肿。

(2) 高原肺水肿。

(3) 高原心肌损害。

5. 入院后治疗

(1) 氧疗：无创呼吸机辅助呼吸，加高压氧治疗。

(2) 镇静：巴比妥钠100mg，每日2次，肌内注射。

(3) 抗感染：抗肺泡渗出。

(4) 脱水降颅压：甘露醇125ml，加地塞米松5mg，每8小时1次。

(5) 基础治疗：维持水电解质酸碱平衡。

(6) 其他治疗：同时给予磷酸肌酸钠营养心肌，低分子肝素抗凝，阿司匹林抗血小板，丹参多酚酸盐活血化瘀，硝酸甘油扩张冠状动脉。

2010年8月27日查房：患者处于嗜睡状态，能正确回答问题，GCS评分15分，可以配合呼吸机治疗，可进食少量流质饮食。颜面口唇无发绀，双侧瞳孔等大等圆，对光反射灵敏，双肺呼

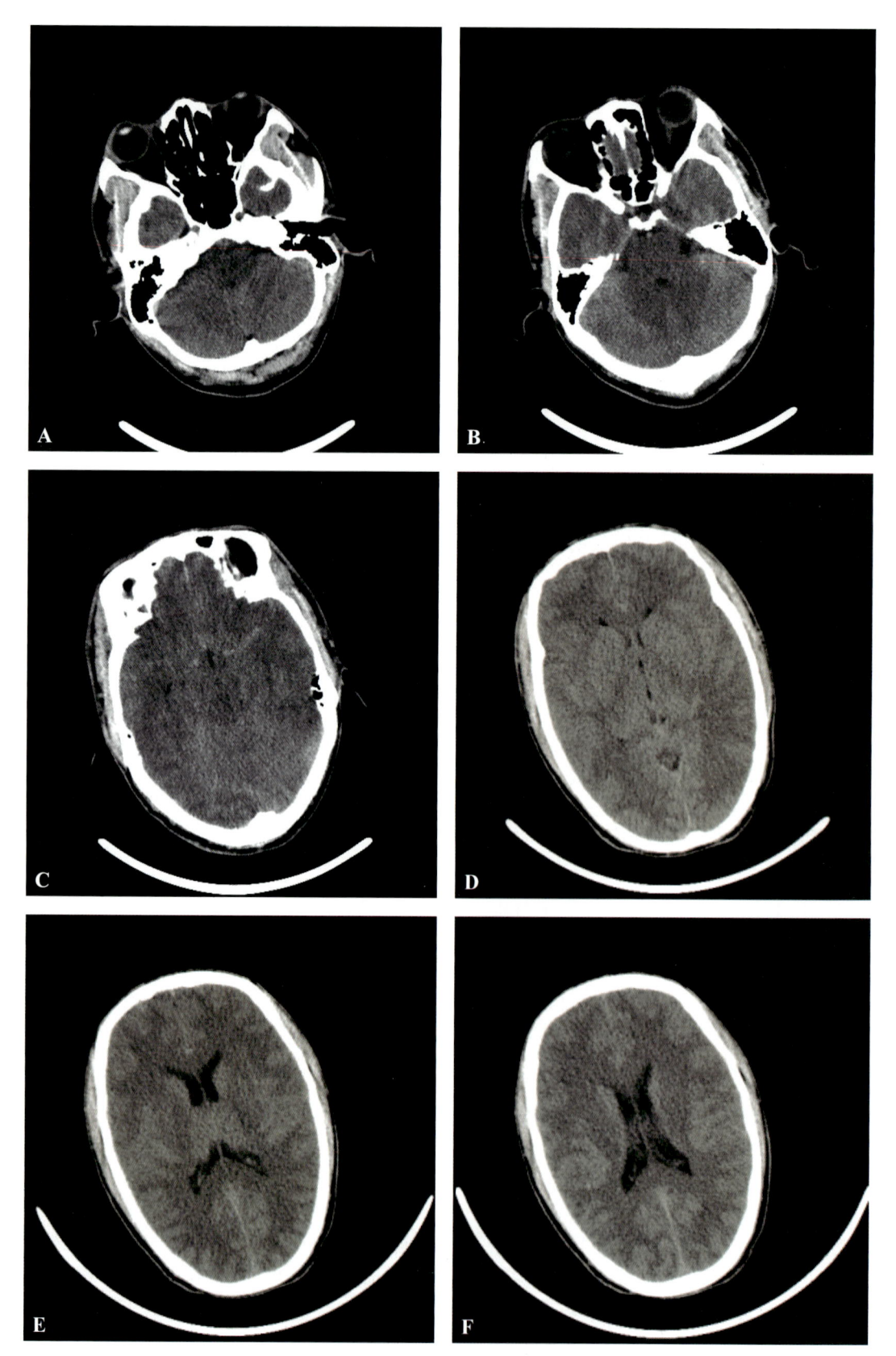

▲ 图 16-36 2010 年 8 月 25 日罗某颅脑 CT

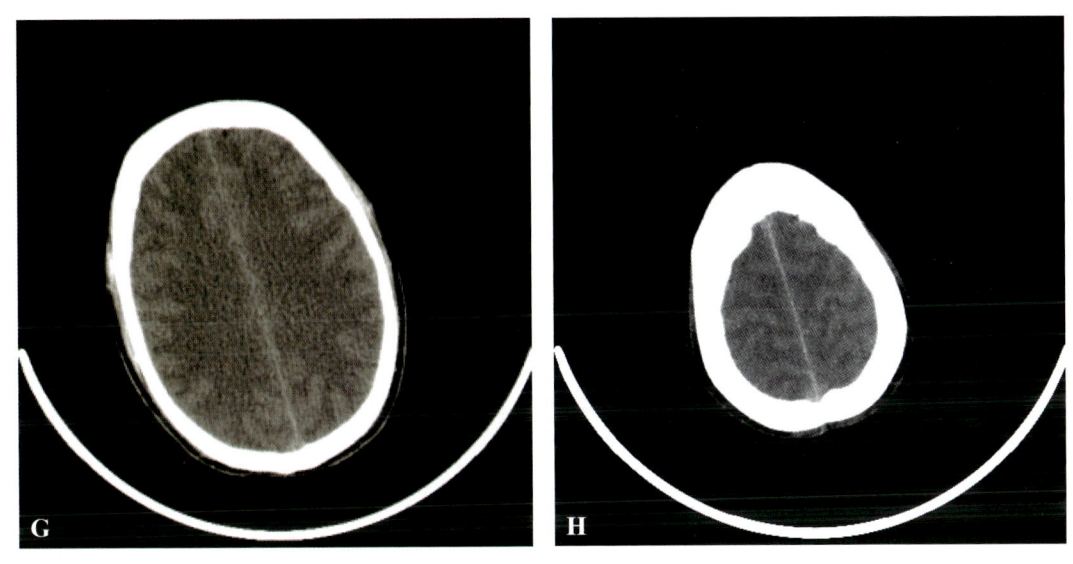

▲ 图 16-36（续） 2010 年 8 月 25 日罗某颅脑 CT

吸音粗，未闻及干湿啰音，心率每分钟 60 次，各瓣膜未闻及病理性杂音。

2010 年 8 月 27 日血细胞：白细胞 7.7×10^9/L，红细胞 3.49×10^{12}/L，血红蛋白 125g/L，红细胞压积 38.9%，血小板 99×10^9/L。

2010 年 8 月 27 日心肌酶：肌酸激酶 925U/L，肌酸激酶同工酶 142U/L，乳酸脱氢酶 1266U/L，天门冬氨酸氨基转移酶 256U/L，肌钙蛋白 10ng/ml。

2010 年 9 月 6 日冠状动脉造影：提示前降支、回旋支、右冠状动脉内膜光滑，未见明显狭窄（图 16-38）。

2010 年 9 月 8 日：患者病情好转，自觉胸闷，活动后气短，神志清，精神好，饮食好。生命体征平稳，颜面口唇无发绀，双侧瞳孔等大等圆，对光反射灵敏，双肺呼吸音粗，未闻及干湿啰音，心率每分钟 60 次，各瓣膜未闻及病理性杂音。停呼吸机治疗。仅高压氧治疗，甘露醇 125ml，每 12 小时 1 次。

2010 年 9 月 8 日心肌酶：肌酸激酶 75U/L，肌酸激酶同工酶 18U/L，乳酸脱氢酶 157U/L，天门冬氨酸氨基转移酶 41U/L，肌钙蛋白 0.3μg/L。

住院 12 天，患者痊愈出院。

（二）病例讨论

患者急进海拔高原地区，因意识障碍 1 天入院，查胸部 X 线片及头颅 CT 明确诊断为高原肺水肿、高原脑水肿，入院查心电图提示 $V_{1\sim5}$，ST 段压低 0.1～0.3mV，T 波倒置，心肌酶位谷草转氨酶 270U/L，肌酸激酶 3350U/L，肌酸激酶同工酶 261U/L，乳酸脱氢酶 424U/L，肌钙蛋白 28.7μg/ml，考虑为高原心肌损伤（冠状动脉痉挛）。入院后给予无创机械通气、高压氧、镇静治疗，降低颅内压，阿司匹林、波立维双联抗血小板，硝酸甘油扩张冠状动脉，以后病情恢复，心肌酶很快降至正常，入院第 10 天行冠状动脉

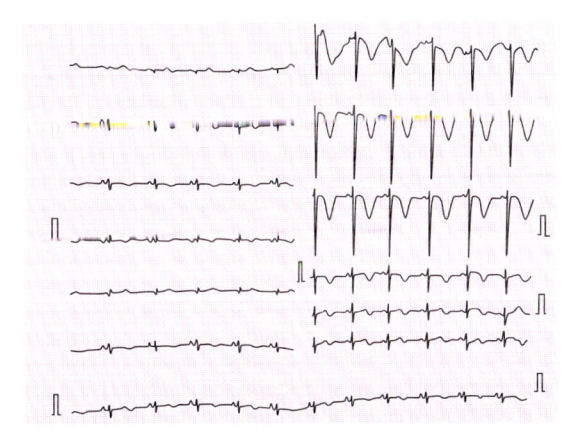

▲ 图 16-37　2010 年 8 月 25 日罗某心电图

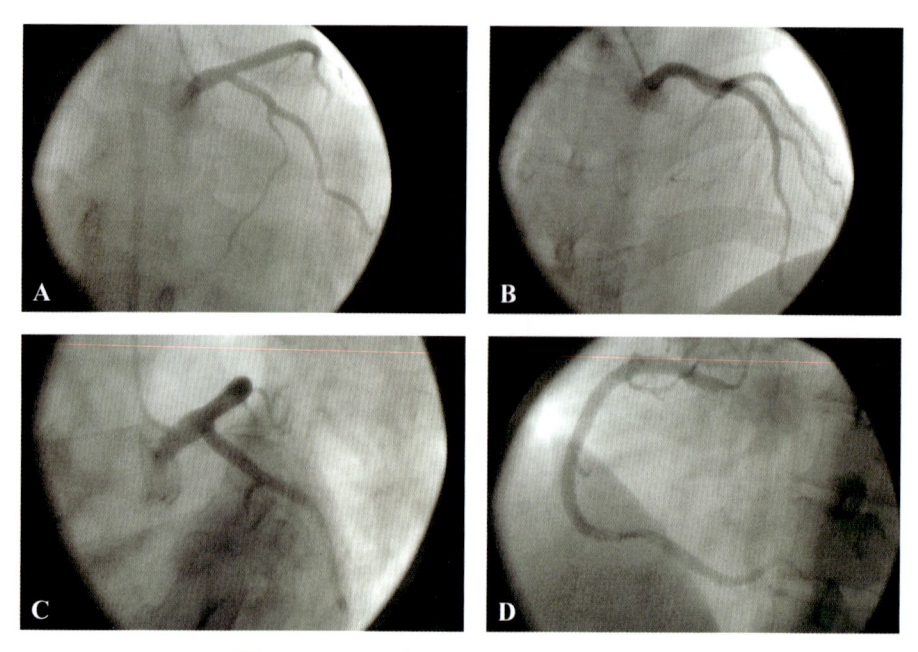

▲ 图 16-38 2010 年 9 月 6 日罗某冠状动脉造影

造影，LAD、LCX、RCA 均未见明显狭窄，内膜光滑。

患者无冠心病危险因素，年龄 28 岁，并且心肌酶升高明显，下降也快，无心肌梗死心肌酶曲线变化，考虑为高原低氧导致冠状动脉痉挛或冠状内血栓形成，但随着缺氧改善及双联抗血小板、抗凝治疗，病情恢复很快，冠状动脉造影证实无动脉硬化斑块及狭窄。

冠状动脉内血栓形成是因为高原低氧导致凝血功能紊乱，促凝加强导致冠状动脉内血栓形成。

冠状动脉痉挛是指冠状动脉受到刺激后表现出的一过性收缩，引起冠状动脉血管部分或完全闭塞，从而导致心肌缺血，出现心绞痛、心肌梗死甚至猝死的临床综合征。

冠状动脉痉挛的发病机制如下。

1. 高原低氧冠状动脉交感神经兴奋，释放去甲肾上腺素，通过兴奋 α 受体诱发冠状动脉痉挛。

2. 高原低氧导致内皮功能障碍，内皮细胞产生释放内皮素 -1，导致血管收缩，同时还导致 5- 羟色胺、去甲肾上腺素作用增强，产生强烈的缩血管作用。

3. 高原低氧导致血管平滑肌反应性增高，导致血管收缩。

冠状动脉痉挛的治疗如下。

一般性治疗：避免过度劳累、寒冷、精神刺激，保持情绪稳定。

药物治疗：钙通道阻滞药，地尔硫䓬 30mg，每日 3 次，口服；硝酸酯类药物，硝酸甘油可直接扩张冠状动脉，采用间歇性给药；他汀类药物，冠状动脉痉挛与内皮细胞功能障碍有关，他汀类药物具有显著的冠状动粥样硬化作用和明显的内皮保护功能。

其他药物：①抗氧化剂，如维生素 C、维生素 E。②血管紧张素转化酶抑制药，依那普利 5~10mg，每日 1 次。③β 受体拮抗药，美托洛尔 25mg，每日 2 次，口服。

病例 10

患者诊断为高原脑水肿、高原肺水肿、急性高原肝损伤。

(一)病例介绍

1. 病史

患者杨某,男性,32 岁,汉族,主"意识障碍 3 天"入院。患者 2009 年 7 月 28 日在大柴旦地区(海拔 4800m 以上)放牧,于 3 天前无明显诱因出现咳嗽、咳痰,为白色泡沫样痰,伴发热,未测体温,继而出现呼吸急促、神志不清,在当地诊所就诊,给予吸氧及药物治疗(具体药物及剂量不详),症状无缓解并进行性加重,出现躁动不安,四肢抽搐,口吐白沫,大小便失禁,呕吐,呕吐物为胃内容物,呈喷射状,立即送往我中心,行头颅及胸部 CT 示高原脑水肿(图 16-39)、高原肺水肿(图 16-40)。

患者出生于青海,久居高原,在海拔 4800m 放牧 2 个月,气候基本适应。既往无肝炎病史,无糖尿病、高血压病史。

2. 入院查体

体温 38℃,脉搏每分钟 120 次,呼吸每分钟 26 次,血压 130/90mmHg,GCS 评分 7 分,中度昏迷,抬入病房,全身皮肤轻度黄染,无出血及瘀斑,未见肝掌及蜘蛛痣,眼睑轻度浮肿,巩膜

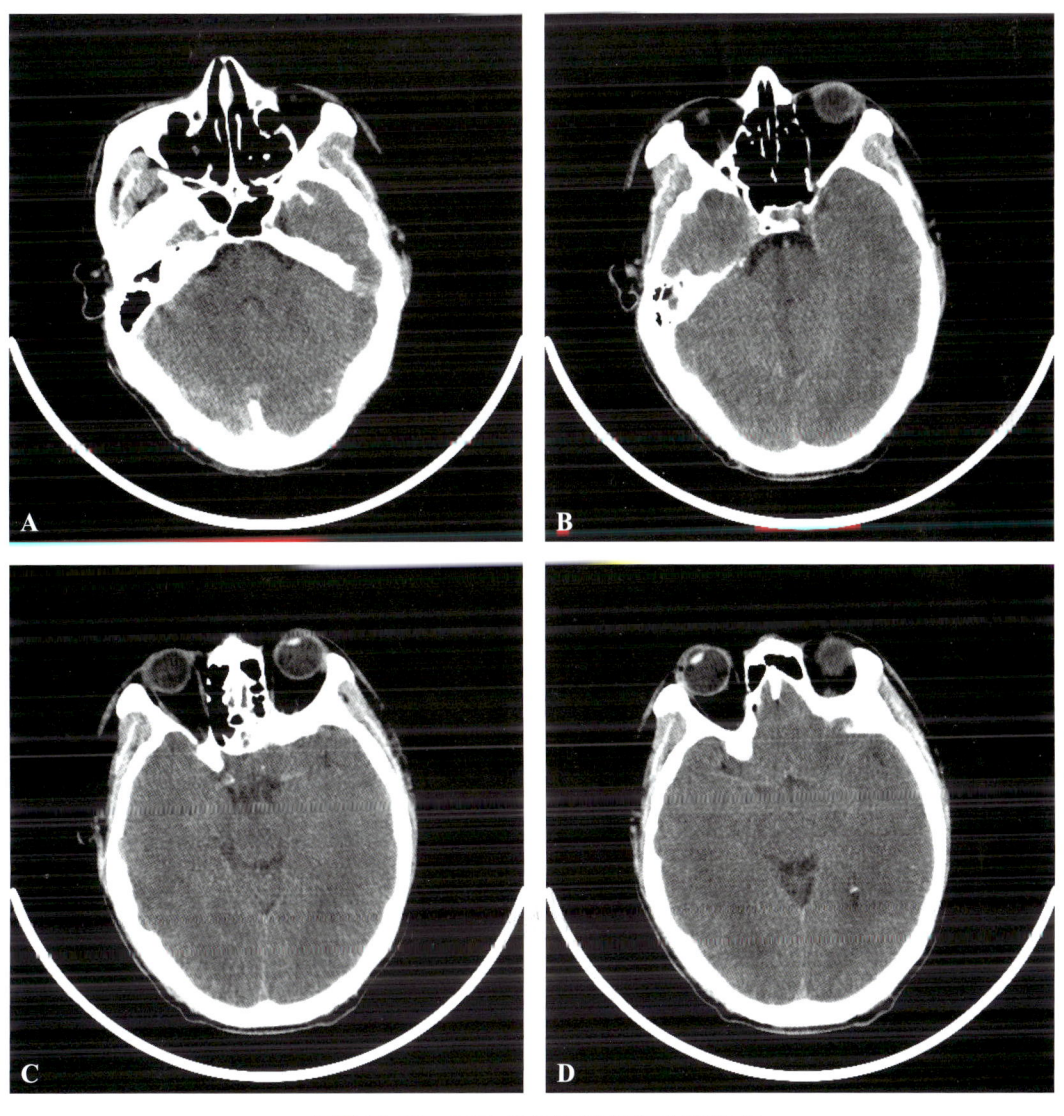

▲ 图 16-39 2009 年 7 月 28 日杨某颅脑 CT

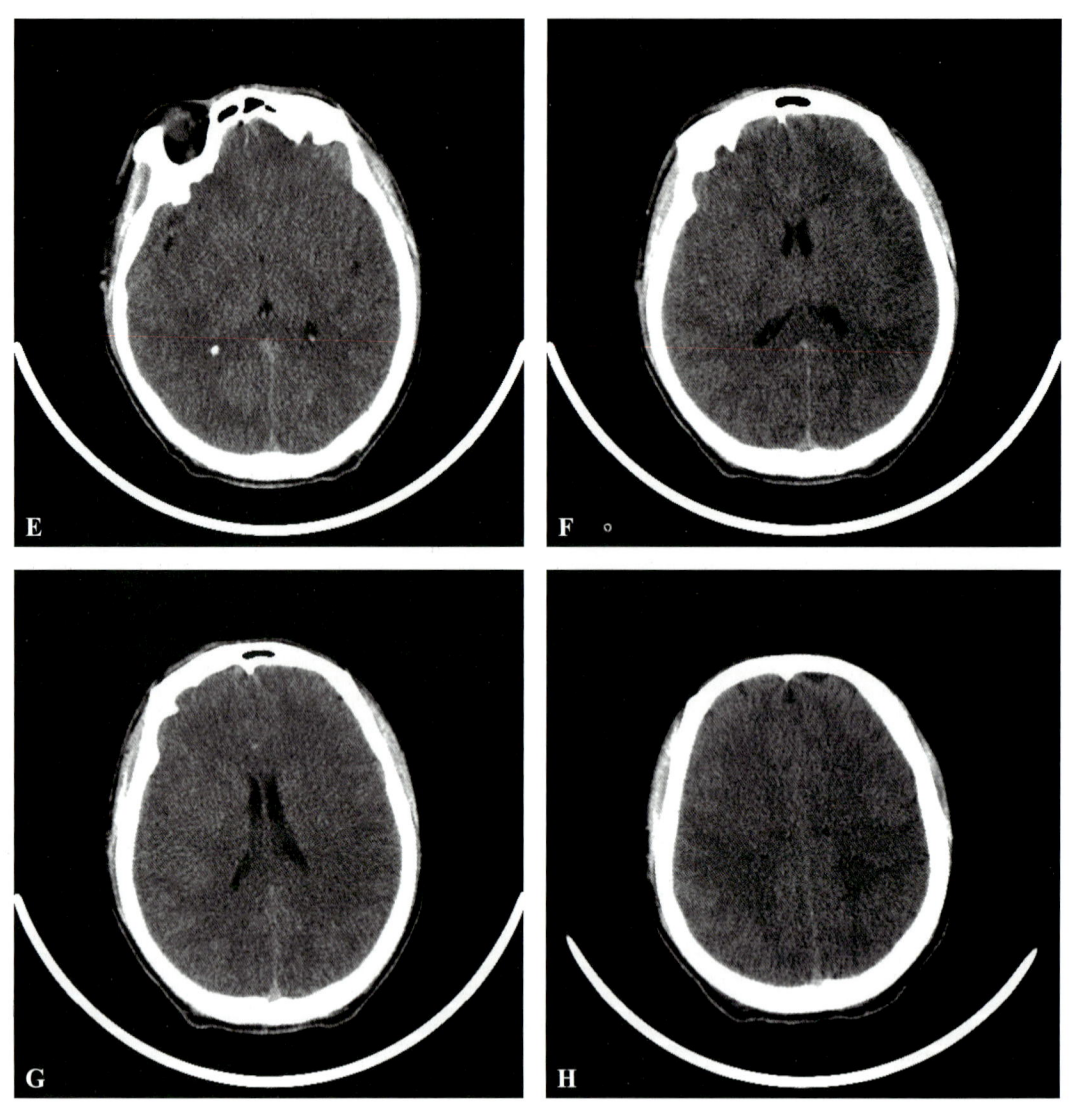

▲ 图 16-39（续） 2009 年 7 月 28 日杨某颅脑 CT

中度黄染，双侧瞳孔等大、等圆，直径为 4mm，对光反射迟钝，颜面口唇中度发绀，胸廓对称，双肺呼吸音粗，可闻及大量湿啰音，心率每分钟 120 次，各瓣膜未闻及病理性杂音，腹软，无压痛及反跳痛，双下肢无浮肿，四肢肌张力增强，生理反射存在，双侧巴宾斯基征阳性，余病理反射未引出。

3. 入院检验检查

2009 年 7 月 28 日头颅 CT：提示弥漫性大脑白质密度轻度降低，灰白质界限不清，周边见"指压征"形成，颅底环池轻度受压，侧脑室、第三脑室受压变小、模糊，第四脑室轻度受压变小，脑沟脑回受压变浅，中线结构居中。诊断为高原脑水肿（图 16-39）。

2009 年 7 月 28 日胸部 CT：提示双下肺纹理增多、增粗，两肺门增大，双肺野可见弥漫分布的大片致密影，部分结节间和周围显示为密度稍高的磨玻璃样变，实变区以外可见明显的代偿性肺气肿，胸廓形态及密度未见异常，心影及大血管未见异常。胸部 CT 诊断为高原肺水肿（图 16-40）。

2009 年 7 月 28 日心肌酶及肾功能：总胆红

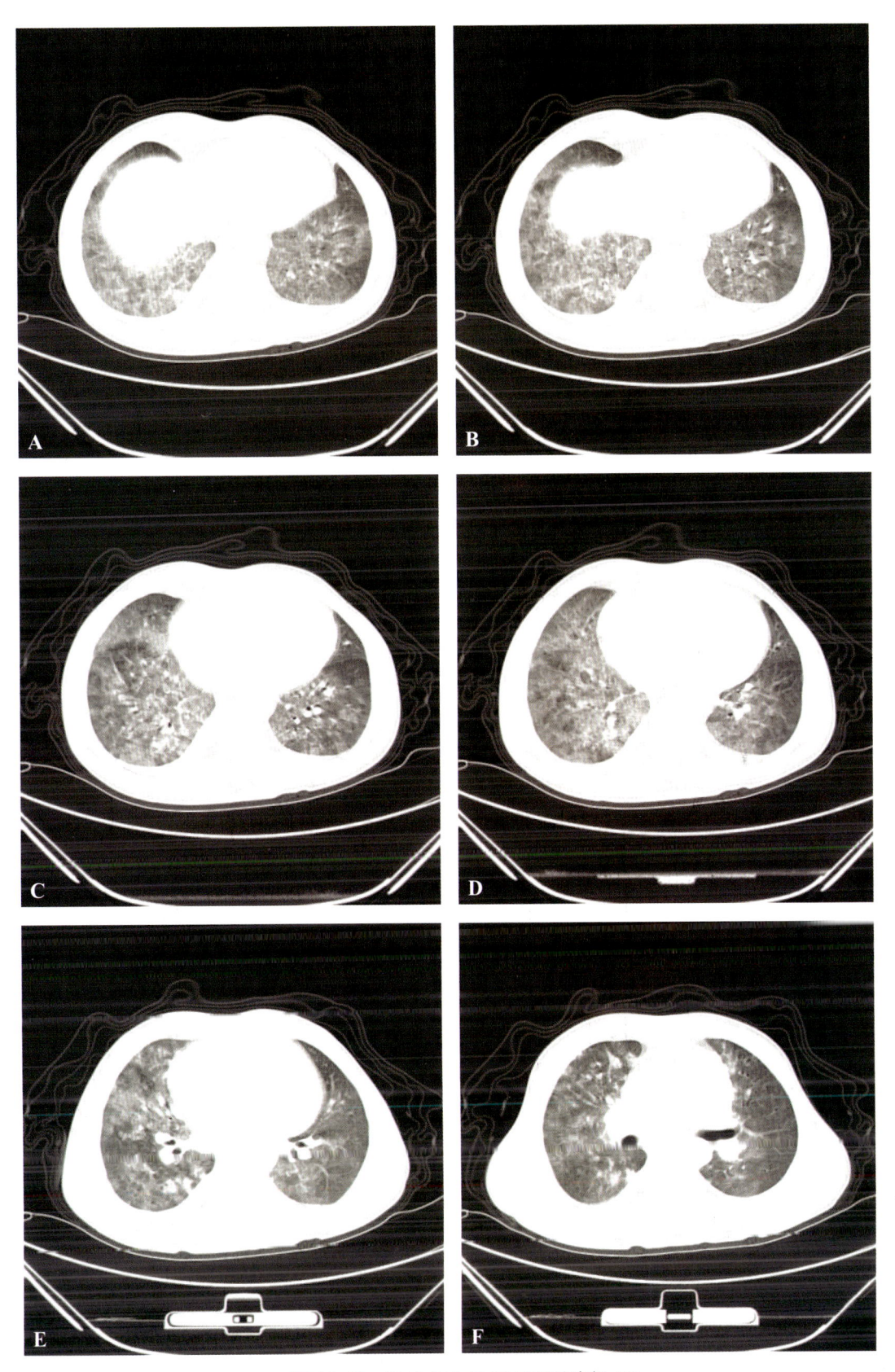

第四篇　典型病例分析
第16章　急性重症高原病病例报道

▲ 图 16-40　2009 年 7 月 28 日杨某胸部 CT

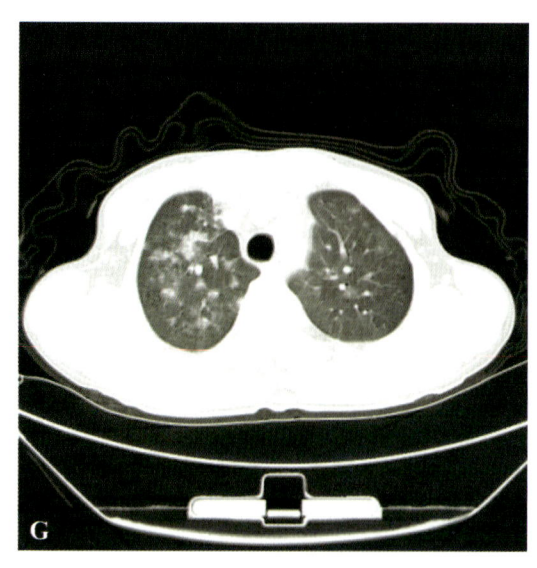

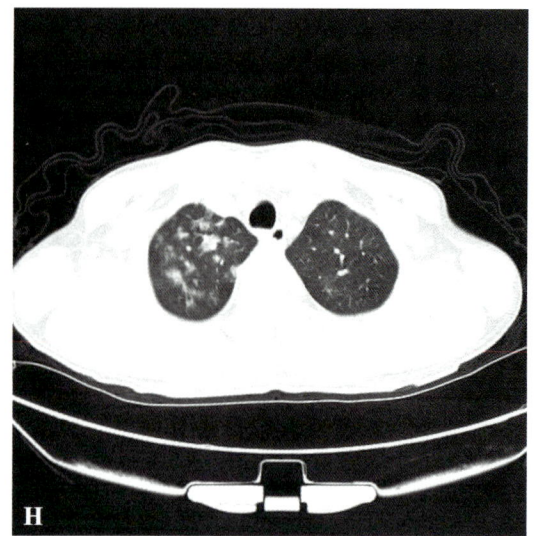

▲ 图16-40（续） 2009年7月28日杨某胸部CT

素56μmol/L，直接胆红素32μmol/L，间接胆红素24μmol/L，谷丙转氨酶1020U/L，谷草转氨酶356U/L，血糖9.13mmol/L，尿素氮5.0mmol/L，肌酐61μmol/L，尿酸172μmol/L，淀粉酶131U/L。

2009年7月28日尿液分析：尿胆原阳性(++)，66μmol/L。

2009年7月28日电解质：钾4.1mmol/L，钠154.9mmol/L，氯118.8mmol/L。

2009年7月28日血常规：白细胞23.9×10^9/L，红细胞5.56×10^{12}/L，红细胞压积55.4%，血小板95×10^9/L。

2009年7月28日乙肝五项：乙肝表面抗原阴性，乙肝表面抗体阴性，乙肝e抗原阴性，乙肝e抗体阴性，乙肝核心抗体阴性。

4. 入院诊疗经过

(1) 改善氧供：立即给予无创呼吸机辅助呼吸，模式S/T，频率10次，IPAP15cmH$_2$O，EPAP5cmH$_2$O，吸气触发0.3LPM，呼气转换25%，FiO$_2$50%，高压氧，每日2次。

(2) 适当镇静：苯巴比妥100mg，每日2次，维持水电解质酸碱平衡。

(3) 保肝治疗：给予水飞蓟宾、维生素B族、肌苷注射液等保肝。

(4) 降低颅内压：头置冰帽局部降温，甘露醇125ml，每8小时1次。

2009年8月5日：患者嗜睡状态，GCS评分14分，可进流质饮食，自觉腹胀，右上腹疼痛。体温37℃，脉搏每分钟90次，呼吸每分钟16次，血压130/70mmHg，全身皮肤中度黄染，无出血及瘀斑，未见肝掌及蜘蛛痣，眼睑轻度浮肿，巩膜中度黄染，双侧瞳孔等大、等圆，直径0.35cm，对光反射灵敏，颜面口唇无发绀，胸廓对称，双肺呼吸音粗，可闻及少量湿啰音，心率每分钟90次，各瓣膜未闻及病理性杂音，腹软，右上腹压痛阳性，无反跳痛，双下肢无浮肿，四肢肌张力正常，生理反射存在，病理反射未引出。

2009年8月5日肝肾功能：血糖10.3mmol/L，尿素氮9mmol/L，肌酐54μmol/L，尿酸165μmol/L，淀粉酶74U/L，总胆红素30μmol/L，直接胆红素18μmol/L，间接胆红素12μmol/L，谷丙转氨酶560U/L，谷草转氨酶210U/L。

2009年8月5日电解质：钾4.5mmol/L，钠137mmol/L，氯98mmol/L。

2009年8月5日血细胞分析：白细胞13.1×10⁹/L，红细胞5.92×10¹²/L，红细胞压积59.3%，血红蛋白195G/L，血小板166×10⁹/L。

2009年8月15日：神志清，精神好，自觉无不适症状。全身皮肤轻度黄染，无出血及瘀斑，眼睑轻度浮肿，巩膜无度黄染，双侧瞳孔等大、等圆，对光反射灵敏，颜面口唇无发绀，双肺呼吸音清晰，未闻及少量湿啰音，心率每分钟60次，各瓣膜未闻及病理性杂音，腹软，无压痛，无反跳痛，双下肢无浮肿，四肢肌张力正常，生理反射存在，病理反射未引出。

2009年8月16日复查肝功能：总胆红素16μmol/L，直接胆红素7μmol/L，间接胆红素9μmol/L，谷丙转氨酶18U/L，谷草转氨酶20U/L。

2009年8月17日：痊愈出院。

（二）病例讨论

患者出生于青海，久居高原，突然发病，意识障碍3天，头颅CT及胸部CT明确诊断为高原肺水肿，既往无肝炎病史，入院化验肝功能，总胆红素56μmol/L，直接胆红素32μmol/L，间接胆红素24μmol/L，谷丙转氨酶1020.2U/L，谷草转氨酶356U/L，考虑为急性高原肝损害，给予无创机械通气，加高压氧治疗，保肝治疗，大剂量应用维生素C、维生素B₆、肌苷、水飞蓟宾、支链氨基酸治疗，病情完全康复，痊愈出院。

高原缺氧引起肝细胞损害的机理如下。

1.高原低氧导致肾小球旁细胞大量分泌促红细胞生成素，加速红细胞产生和释放，从而导致血中胆红素代谢增加。肝脏处理胆红素能力下降，因而血中胆红素升高。

2.高原缺氧导致肝内血管充血扩张，血液淤滞，肝内微循环障碍，肝细胞膜通透性增强，血清谷丙转氨酶增高，肝细胞损害致肝功能异常。

3.肝脏是机体重要的代谢器官，对缺氧极为敏感。高原低氧可促使氧自由基生成，线粒体又是自由基作用的靶器官，最终造成肝细胞的损害。

病例11

患者诊断为高原脑水肿并发癫痫持续性状态、高原肺水肿、急性高原肾损伤、急性高原内分泌及代谢障碍。

（一）病例介绍

1.病史

患者肖某，男性，55岁，四川人，汉族，进城务工人员，主因"意识障碍1天"入院。患者于2014年3月27日进入昆仑山地区（海拔约4500m）打工，自觉无明显不适。2014年4月17日因受凉感冒后出现咳嗽、咳痰、头痛、头晕，走路不稳，在工地卫生室给予输液治疗3天（具体不详）。2014年4月20日午饭后突然出现意识丧失，全身抽搐，口吐白沫，大小便失禁，连续发作5次，每次时间5～10min，给予吸氧并下送我中心。下送途中发作5次，随海拔逐步降低，患者慢慢清醒，急诊科急查胸部X线片提示高原肺水肿（图16-41），头颅CT提示高原脑水肿（图16-42）。立即给予吸氧、抗炎、对症等治疗，治疗过程中患者突然再次出现全身抽搐持续30min，继而出现昏迷，无发热，无恶心、呕吐，故以"高原肺水肿、高原脑水肿、癫痫"收住我中心。

患者出生于四川，第二次进入高海拔地区（海拔约4500m）打工，既往体健，无癫痫及其他神经系统病史。

2.入院查体

体温36.8℃，脉搏每分钟164次，呼吸每分钟26次，血压120/80mmHg，GCS评分7分，发育正常，营养中等，中度昏迷，双侧瞳孔等大等圆，对光反射欠灵敏，双肺呼吸音粗，双肺可闻及大量湿啰音，心率每分钟64次，律齐，各瓣膜未闻及病理性杂音，腹平软，无肠形及蠕动波，肝脾未触及，双下肢无浮肿，四肢肌力V级，肌张力正常，生理反射存在，病理反射未引出。

3. 入院检验检查

2014年4月20日血细胞：白细胞$6.21×10^9$/L，红细胞$5.63×10^{12}$/L，血红蛋白146g/L，红细胞压积49.7%，血小板$168×10^9$/L。

2014年4月20日心肌酶及肾功能：尿素氮12.4mmol/L，肌酐139.5μmol/L，尿酸762.85μmol/L，血糖15.8mmol/L，肌酸激酶1604U/L，肌酸激酶同工酶71U/L，乳酸脱氢酶565U/L，C反应蛋白181.4g/L。

2014年4月20日电解质：钾3.02mmol/L，钠135.7mmol/L，氯104.8mmol/L。

2014年4月20日血气分析：酸碱度（pH）7.09，二氧化碳分压（PCO_2）24mmHg，氧分压（PO_2）55mmHg，实际碳酸氢盐（HCO_3^-）7mmol/L，碱剩余（BE）-8.4mmol/L。

2014年4月20日尿常规：隐血阳性（++），80个细胞/μl，蛋白质阳性（++），1g/L。

2014年4月20日凝血功能：血浆凝血酶原时间（PT）14.9s，国际化标准比值（INR）1.19，活化部分凝血酶原时间（APTT）33.8s，纤维蛋白原5g/L。

2014年4月20日胸部X线片：提示胸廓对称，骨质结构完整，气管纵隔居中，未见明显增宽及移位，双肺纹理增多增粗，双侧肺野可见斑片状模糊影，双侧肺门未见明显异常，心影大小、形态、位置未见明显异常，双侧纵隔面模糊，以右侧明显，双侧肋膈角锐利略模糊。诊断为高原肺水肿（图16-41）。

2014年4月20日头颅CT：提示弥漫性大脑白质密度轻度降低，双侧半卵圆中心扩大，密

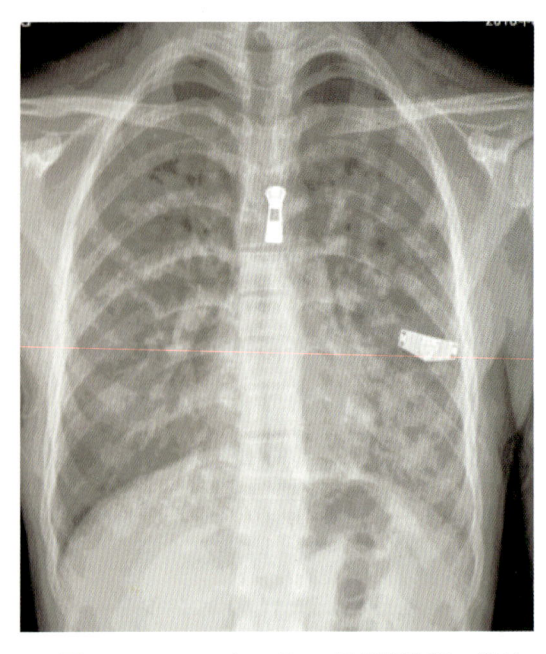

▲ 图16-41　2014年4月20日肖某胸部X线片

度减低，灰白质界限不清，"指压征"形成，颅底环池轻度受压，侧脑室、第三脑室受压变小、模糊，第四脑室轻度受压变小，脑沟脑回受压变浅、模糊，大脑镰密度反衬性增高，中线结构居中。诊断为高原脑水肿（图16-42）。

4. 入院诊断

(1) 高原脑水肿。

(2) 高原肺水肿。

(3) 继发性持续性癫痫。

5. 入院诊疗经过

(1) 纠正低氧血症：立即给予气管插管，有创机械通气，模式为PCV-SIMV+PSV，频率15次/分，压力20cmH$_2$O，吸气时间3s，PEEP15cmH$_2$O，PSV20cmH$_2$O，吸气触发0.2cmH$_2$O，吸气撤换25%，压力上升时间0.3s。

(2) 头颅局部降温：头置冰帽。

(3) 镇静镇痛：给予咪达唑仑注射，持续泵入；苯巴比妥100mg，每日2次，肌内注射；芬太尼0.02~0.04μg/（kg·min），持续泵入。

(4) 降低颅内压，营养脑细胞：地塞米松20mg，静脉注射；甘露醇250ml，每8小时1次，

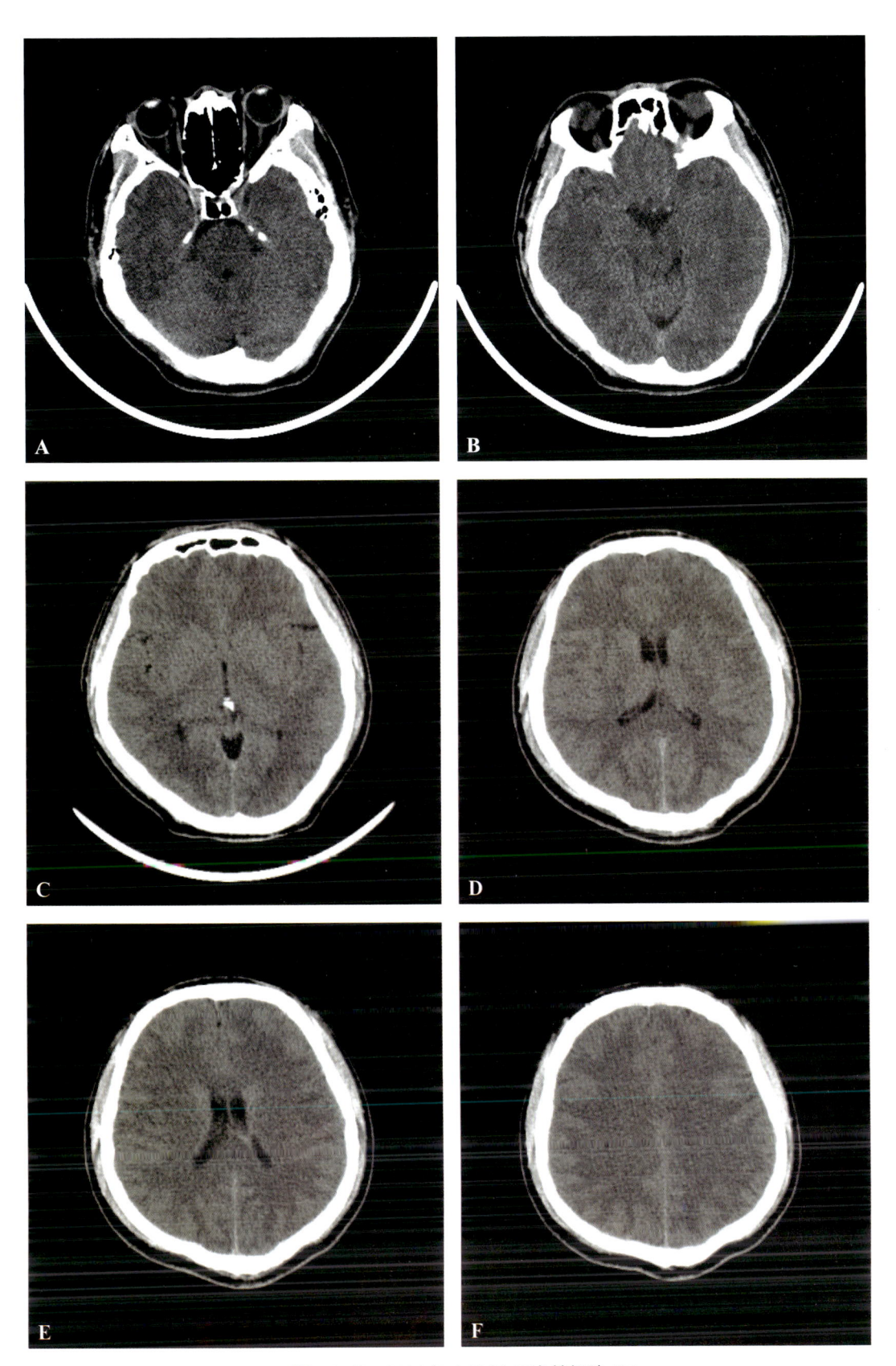

▲ 图 16-42 2014 年 4 月 20 日肖某颅脑 CT

加压静脉滴注。

(5) 基础治疗：应用抗生素防止感染，氨溴索化痰，胰岛素控制血糖，保护肝肾功能等治疗，纠正水电解质酸碱平衡紊乱。

(6) 清除自由基：给予依达拉奉注射液、维生素C注射液。

2014年4月23日：患者意识完全清楚，GCS评分13分，精神差，神志淡漠，反应迟钝，问答切题，无特殊不适主诉。血压90/60mmHg，口唇无发绀，双肺呼吸音粗，可闻及少量湿啰音，心腹无异常，双下肢无浮肿。停有创机械通气，拔出气管插管，给予无创机械通气。停上述镇静镇痛药物，口服苯妥英钠及卡马西平抗癫痫治疗。

2014年4月23日复查血细胞：白细胞 $8.03×10^9$/L，中性粒细胞百分比81.6%，红细胞 $3.6×10^{12}$/L，血红蛋白114g/L，血小板 $230×10^9$/L。

2014年4月23日血气分析：酸碱度（pH）7.46，二氧化碳分压（PCO_2）26mmHg，氧分压（PO_2）108mmHg，实际碳酸氢盐（HCO_3^-）18.3mmol/L，碱剩余（BE）-4.1mmol/L。

2014年4月23日尿常规：基本正常。

2014年4月23日生化全套：总胆红素6.2μmol/L，直接胆红素3.6μmol/L，间接胆红素2.6mol/L，总蛋白52g/L，白蛋白34g/L，球蛋白17.9g/L，谷草转氨酶36U/L，谷丙转氨酶45U/L，尿素氮12.3mmol/L，肌酐159μmol/L，尿酸805.5μmol/L，葡萄糖7.4mmol/L，磷酸肌酸激酶1237U/L，肌酸激酶同工酶40U/L，乳酸脱氢酶498U/L，肌钙蛋白0.5μg/L，α-羟丁氨酸脱氢酶486U/L，总胆固醇3.54mmol/L，甘油三酯4.33mmol/L，C反应蛋白172mg/L。

2014年4月23日电解质：钾3.93mmol/L，钠140.9mmol/L，氯111.4mmol/L。

2014年4月27日：患者神志清表情稍有呆板，反应略迟钝，问答切题，无不适主诉，饮食睡眠好，查体无明显异常，停无创呼吸机治疗，给予高压氧治疗，每日2次。

2014年4月27日复查血细胞：白细胞 $6.65×10^9$/L，红细胞 $3.923×10^{12}$/L，血红蛋白120g/L，红细胞压积37.6%，血小板 $283×10^9$/L。

2014年4月27日心肌酶及肾功能：尿素氮4.6mmol/L，肌酐91.3μmol/L，尿酸216.4μmol/L，葡萄糖5.9mmol/L，磷酸肌酸激酶190U/L，肌酸激酶同工酶28U/L，乳酸脱氢酶390U/L，谷草转氨酶57U/L，谷丙转氨酶54U/L，α-羟丁氨酸脱氢酶403U/L，C反应蛋白37.4mg/L。

2014年4月28日：患者神志清，精神差，GCS评分15分，自觉无不适，转出院，门诊康复治疗。

（二）病例讨论

患者进入高原20天，因受凉感冒后发病，入院前一天突发抽搐，共抽搐十余次，每次5～10分钟，为首发症状，GCS评分7分，头颅CT及胸部X线片提示高原肺水肿、高原脑水肿。尿常规检查为潜血阳性（++），蛋白质阳性（++），尿素氮12.4mmol/L，肌酐179.5μmol/L，尿酸762.85μmol/L，诊断为急性高原肾损伤、电解质紊乱、低钾血症。血糖15.8mmol/L，诊断为高原内分泌代谢紊乱。

脑是人体各器官中耗氧量最大、对缺氧最为敏感的器官，很多研究提示，脑缺氧可诱发癫痫发作已是不争的事实。癫痫持续发作造成的最严重的继发性损害就是缺氧性脑损害，进入高原后，两者互为因果，相互促进。癫痫加重脑缺氧，诱发脑水肿发生，而高原脑水肿，是脑细胞的缺氧性损害，癫痫可以是首发症状和临床表现，同时癫痫可以加重高原脑水肿。本例就是进入高原后低压性低氧导致高原脑水肿，高原脑水肿导致继发癫痫持续发作。高原脑水肿以癫痫为首发临床表现，易误诊和延误诊断及治疗，应引起重视。

癫痫持续状态是脑神经科的急重症，它是指持续、频繁的癫痫发作，包括1次发作持续30min以上或连续发作多次，其间歇期神志不清或昏迷，如不及时控制症状，可导致不可逆的脑损害，甚至危及生命。另外，对于继发性癫痫持续状态，应在积极治疗原发疾病基础上，予以抗癫痫治疗。抢救时应选择安定类药物和苯巴比妥联合应用，因安定起效快，静脉用后1~2h即达最高血浓度，但其维持时间短，20分钟后血清浓度下降50%；而苯巴比妥起效慢，但起作用时间长，故采用两药配合使用，能收到良好效果。许多实验研究已证明，癫痫持续状态者的大脑组织细胞发生缺氧性改变，产生局部或广泛的脑水肿和氧自由基的蓄积，而致生物细胞膜崩解，使脑细胞正常代谢受到破坏，病变区脑细胞受损或死亡，因此消除脑水肿及抗氧自由基治疗是抢救成功的一个重要环节。另外，合理应用抗癫痫药物，规律减量、停药或换药，避免受凉、精神刺激，生活有规律，对预防癫痫持续状态的发生有重要意义。

病例12

患者诊断为高原脑水肿（极重型）、高原肺水肿、急性高原肾损伤、急性高原内分泌及代谢障碍、高原高血压。

（一）病例介绍

1. 病史

患者刘某，男性，38岁，河南人，以"意识障碍8h"为代诉入院。患者于2012年11月12日由河南乘火车到达格尔木后，急进急进雁石坪地区（海拔4726m）打工，随即出现头痛、头晕、恶心、呕吐，呕吐物为胃内容物，呈喷射状，伴嗜睡。2012年11月14日早晨9时被他人发现意识不清，呼之不应，二便失禁，四肢及口唇发绀，立即送往我中心，路途中行驶8h。急查胸部X线片提示高原肺水肿（图16-43），头颅CT提示高原脑水肿（图16-44）。

既往体健，无高血压、糖尿病及传染病史，无烟酒嗜好，第一次进入高海拔地区。

2. 入院查体

体温41℃，脉搏每分钟160次，呼吸每分钟40次，血压170/100mmHg，GCS评分5分，平车推入病房，呈中度昏迷状，呼吸急促，颜面、口唇及四肢重度发绀，双侧瞳孔等大等圆，约5mm，对光反射迟钝，颈软无抵抗，气管居中，双肺叩诊呈浊音，双肺可闻及大量湿啰音，心率每分钟160次，律齐，各瓣膜未闻及病理性杂音，心界叩诊无扩大，腹平软，肝脾未触及，双下肢无浮肿，四肢肌张力对称正常，生理反射如角膜反射减弱，腹壁反射减弱，双侧巴宾斯基征等病理反射阴性。

3. 入院检验检查

2012年11月14日血细胞：白细胞9.4×10^9/L，红细胞6.7×10^{12}/L，血红蛋白191.0g/L，红细胞压积58%，血小板181×10^9/L。

2012年11月14日肾功能及心肌酶：尿素氮8.37mmol/L，肌酐194μmol/L，葡萄糖19.98mmol/L，谷草转氨酶105U/L，磷酸肌酸激酶1050U/L，肌酸激酶同工酶53.37U/L，乳酸脱氢酶332U/L，淀粉酶477U/L。

2012年11月14日电解质：钾3.78mmol/L，钠138.3mmol/L，氯108.2mmol/L。

2012年11月14日凝血功能：血浆凝血酶原时间（PT）13.9s，国际标准化比值（INR）1.18，活化部分凝血酶原时间（APTT）34.2s，凝血酶时间（TT）14.7s，纤维蛋白原4.226g/L，血浆D-二聚体17.09μg/ml。

2012年11月14日血气分析：酸碱度（pH）7.37，二氧化碳分压（PCO_2）21mmHg，氧分压（PO_2）42mmHg，实际碳酸氢盐（HCO_3^-）18.5mmol/L，碱剩余（BE）–0.5mmol/L，二氧化碳总量（TCO_2）19.1mmol/L。

2012年11月14日尿液分析：葡萄糖阳性（++），酮体（+），蛋白（++），潜血（++）。

2012年11月14日胸部正位X线：提示胸廓对称，气管纵隔居中，双肺纹理增多增粗，双侧肺野可见斑片状模糊影，以右肺为著，双侧纵隔面模糊，以右侧明显，心影大小未见异常，双侧肋膈角锐利。诊断为高原肺水肿（图16-43）。

2012年11月14日颅脑CT：提示弥漫性大脑白质密度降低，双侧半卵圆中心扩大，灰白质界限不清，"指压征"形成，颅底环池受压、模糊，双侧侧脑室、第三和第四脑室受压变小、模糊、消失，脑沟脑回受压变浅、模糊、消失，大脑镰密度增高，中线结构居中。诊断为高原脑水肿（图16-44）。

通过上述化验分析，患者存在严重的低氧血症、呼吸性碱中毒、高原性肾损害、高原性代谢紊乱（血糖升高）、高原性红细胞增多症。

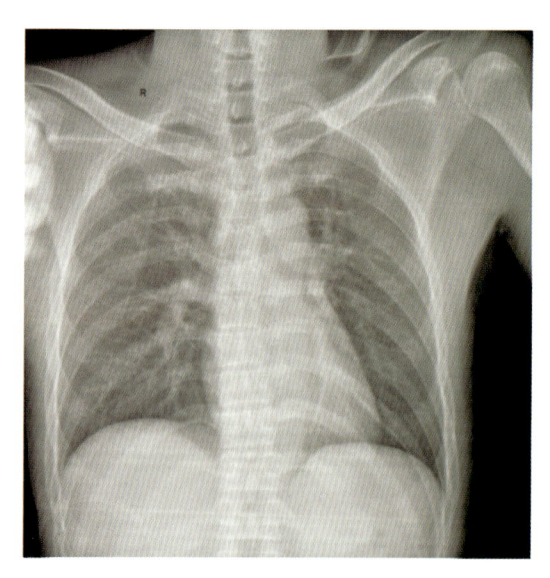

▲ 图16-43 2012年11月14日刘某胸部X线片

4. 入院诊断

(1) 高原脑水肿。

(2) 高原肺水肿。

5. 入院诊疗经过

(1) 立即给予无创呼吸机辅助呼吸：模式S/T，频率10次，IPAP22cmH_2O，EPAP12cmH_2O，吸气触发0.5LPM，呼气转换25%。FiO_2 50%～80%。

(2) 镇静：丙泊酚0.5～2mg/（kg·h），持续泵入。

(3) 脱水降颅压：甘露醇125ml，每6小时1次；头置冰帽，局部降温；保护脑细胞，减轻脑细胞损害，营养脑细胞。

(4) 防止感染，保护肝肾功能：应用抗生素。

(5) 防止消化道出血，减轻胃肠道损害：应用质子泵抑制剂，如兰索拉唑。

(6) 控制血糖：给予胰岛素1～5U/h，持续泵入，根据血糖调节剂量。

(7) 基础治疗：维持水电解质酸碱平衡。

2012年11月16日复查头颅CT：提示较前片相比，弥漫性大脑白质密度降低明显加重，双侧半卵圆中心范围较前扩大，胼胝体密度减低明显，灰白质界限不清，"指压征"形成，颅底环池受压、模糊，双侧侧脑室、第三和第四脑室受压模糊、消失，脑沟脑回压迫消失，大脑镰密度增高，中线结构无移位。诊断为高原脑水肿，与前片比较明显加重（图16-45）。

2012年11月16日血细胞：白细胞15.37×10^9/L，红细胞6.95×10^{12}/L，血红蛋白195.0g/L，红细胞压积57%，血小板125×10^9/L。

2012年11月16日生化全套：总胆红素30.6μmol/L，直接胆红素10.2μmol/L，间接胆红素20.4mol/L，尿素氮6.2mmol/L，肌酐88.9μmol/L，葡萄糖11.7mmol/L，谷草转氨酶82U/L，谷丙转氨酶41.5U/L，磷酸肌酸激酶

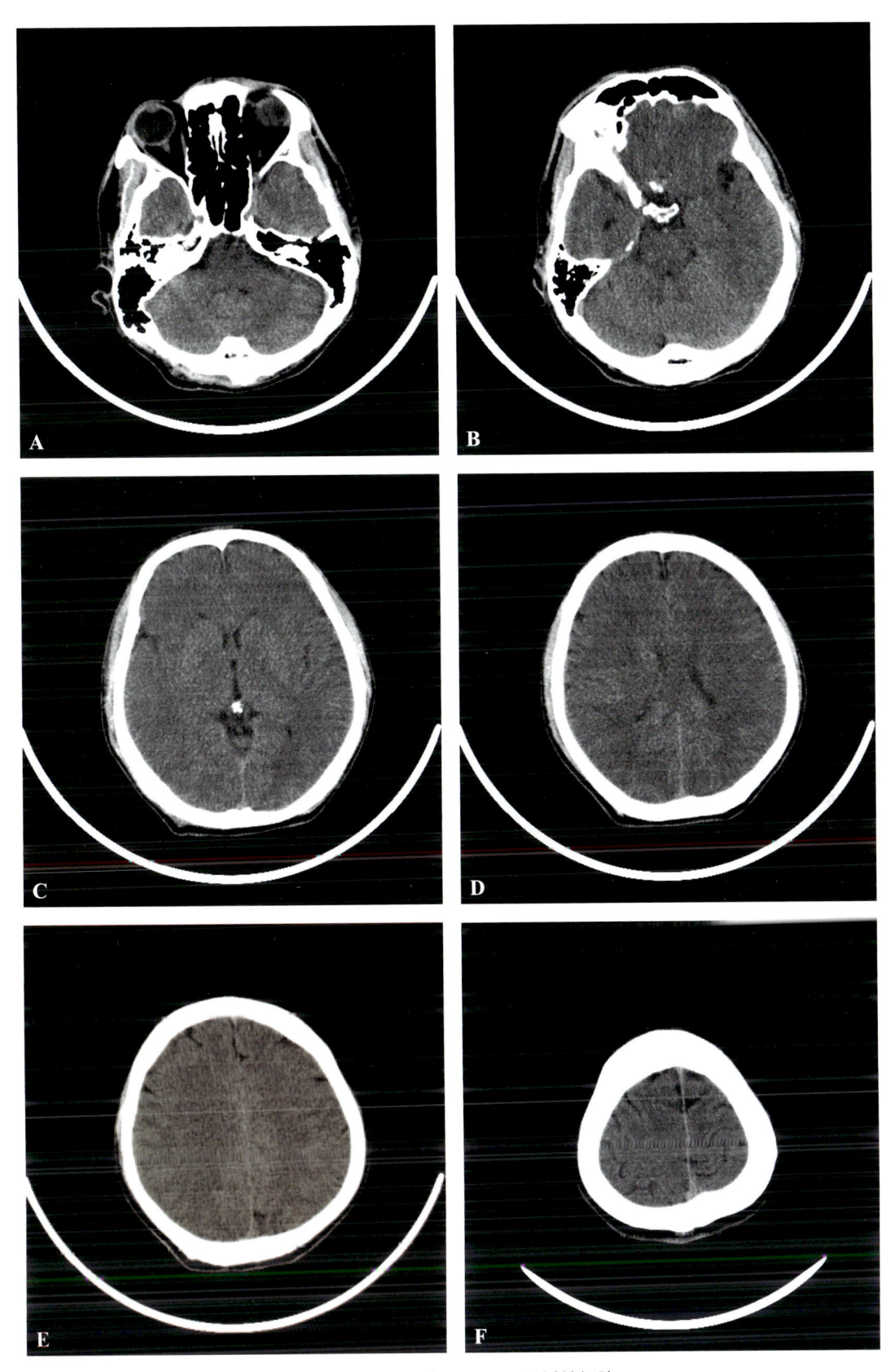

第四篇 典型病例分析
第16章 急性重症高原病病例报道

▲ 图 16-44 2012 年 11 月 14 日刘某颅脑 CT

363

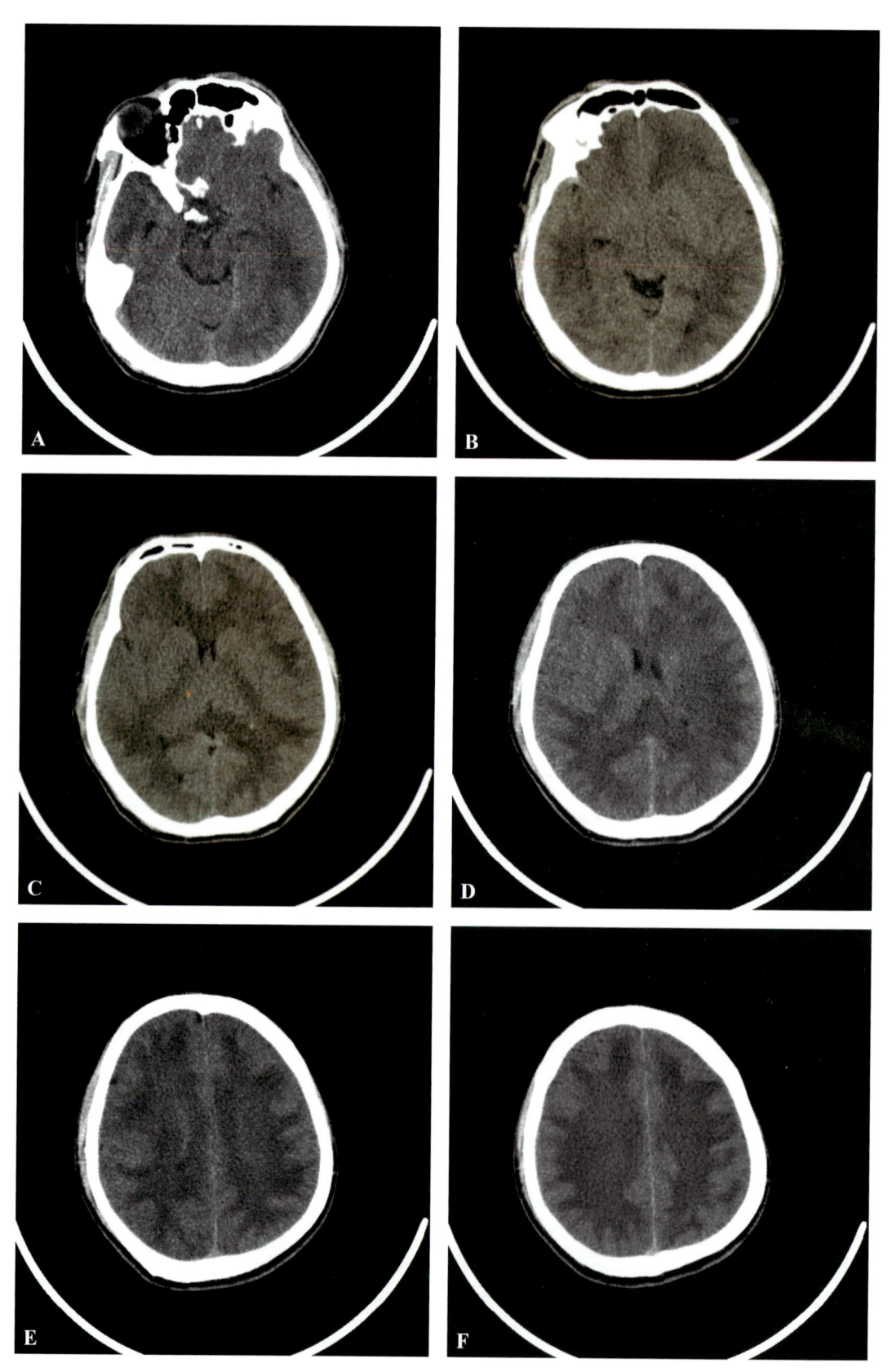

▲ 图 16-45 2012 年 11 月 16 日刘某颅脑 CT

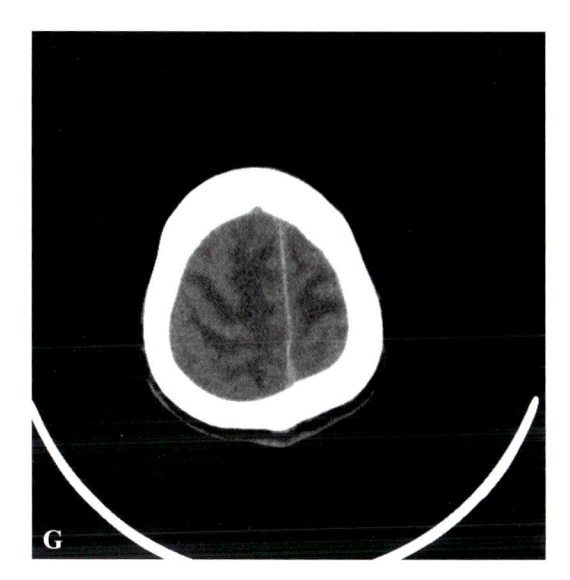

▲ 图 16-45（续） 2012 年 11 月 16 日刘某颅脑 CT

2080U/L，肌酸激酶同工酶 39.37U/L，乳酸脱氢酶 475U/L，淀粉酶 477U/L。

2012 年 11 月 16 日电解质：钾 4.53mmol/L，钠 141mmol/L，氯 117mmol/L。

2012 年 11 月 16 日凝血功能：血浆凝血酶原时间（PT）14s，活化部分凝血酶原时间（APTT）32.6s，凝血酶时间（TT）15s，纤维蛋白原 4.1g/L，血浆 D- 二聚体 13μg/ml。

2012 年 11 月 16 日血气分析：酸碱度（pH）7.45，二氧化碳分压（PCO_2）24mmHg，氧分压（PO_2）92mmHg，实际碳酸氢盐（HCO_3^-）16.2mmol/L，碱剩余（BE）–5.4mmol/L，二氧化碳总量（TCO_2）16.9mmol/L。

2012 年 11 月 16 日：患者无创机械通气，目前处于中度昏迷状态，GCS 评分 6 分，因痰液多不易排出，给予气管插管，有创机械通气模式，PCV-SIMV+PSV，频率 12 次 / 分，压力 20cmH$_2$O，吸气时间 3s，PEEP10cmH$_2$O，PSV12cmH$_2$O，吸气触发 0.2cmH$_2$O，呼气转换 25%，压力上升时间 0.3s，并给予丙泊酚镇静 + 芬太尼镇痛，给予依达拉奉注射液和乌司他丁治疗、清除自由基。

2012 年 11 月 18 日复查 CT：提示弥漫性大脑白质密度降低明显，双侧半卵圆中心范围较前减轻，胼胝体及脑白质密度减低，脑室脑池压迫消失较前稍好转，中线结构无移位。诊断为高原脑水肿（恢复期）（图 16-46）。

2012 年 11 月 21 日电解质：钠 129.1mmol/L，钾 4.04mmol/L，氯 105.1mmol/L。

给予 3% 高渗盐氯化钠 18g/d，分次静脉注射。

2012 年 11 月 23 日电解质：钠 133.7mmol/L，钾 3.36mmol/L，氯 104.3mmol/L。

2012 年 11 月 23 日胸部 X 线片（没有图像）：双肺可见散在片状高密度影，双肺透光度减低，肺纹理紊乱，肋膈角清晰。

2012 年 11 月 23 日血细胞：白细胞 9.02×10^9/L，红细胞 5.35×10^{12}/L，血红蛋白 153.0g/L，红细胞压积 45.8%，血小板 137×10^9/L。

2012 年 11 月 23 日生化全套：总胆红素 16.8μmol/L，直接胆红素 3.2μmol/L，间接胆红素 13.6mol/L，尿素氮 6.2mmol/L，肌酐 88.9μmol/L，葡萄糖 8.4mmol/L，谷草转氨酶 47U/L，谷丙转氨酶 36.2U/L，磷酸肌酸激酶 984U/L，肌酸激酶同工酶 19.5U/L，乳酸脱氢酶 340U/L，淀粉酶 362U/L，总蛋白 34.2g/L，白蛋白 32.6g/L，球蛋白 21.7g/L。

2012 年 11 月 23 日电解质：钾 3.66mmol/L，钠 138.7mmol/L，氯 109mmol/L。

2012 年 11 月 23 日血气分析：酸碱度（pH）7.44，二氧化碳分压（PCO_2）31mmHg，氧分压（PO_2）89mmHg，实际碳酸氢盐（HCO_3^-）20.6mmol/L，碱剩余（BE）–2.4mmol/L，二氧化碳总量（TCO_2）21.6mmol/L。

2012 年 11 月 23 日复查 CT：提示胼胝体及脑白质密度减低好转，脑室脑池压迫较前稍好转，中线结构无移位，脑水肿明显吸收（图 16-47）。

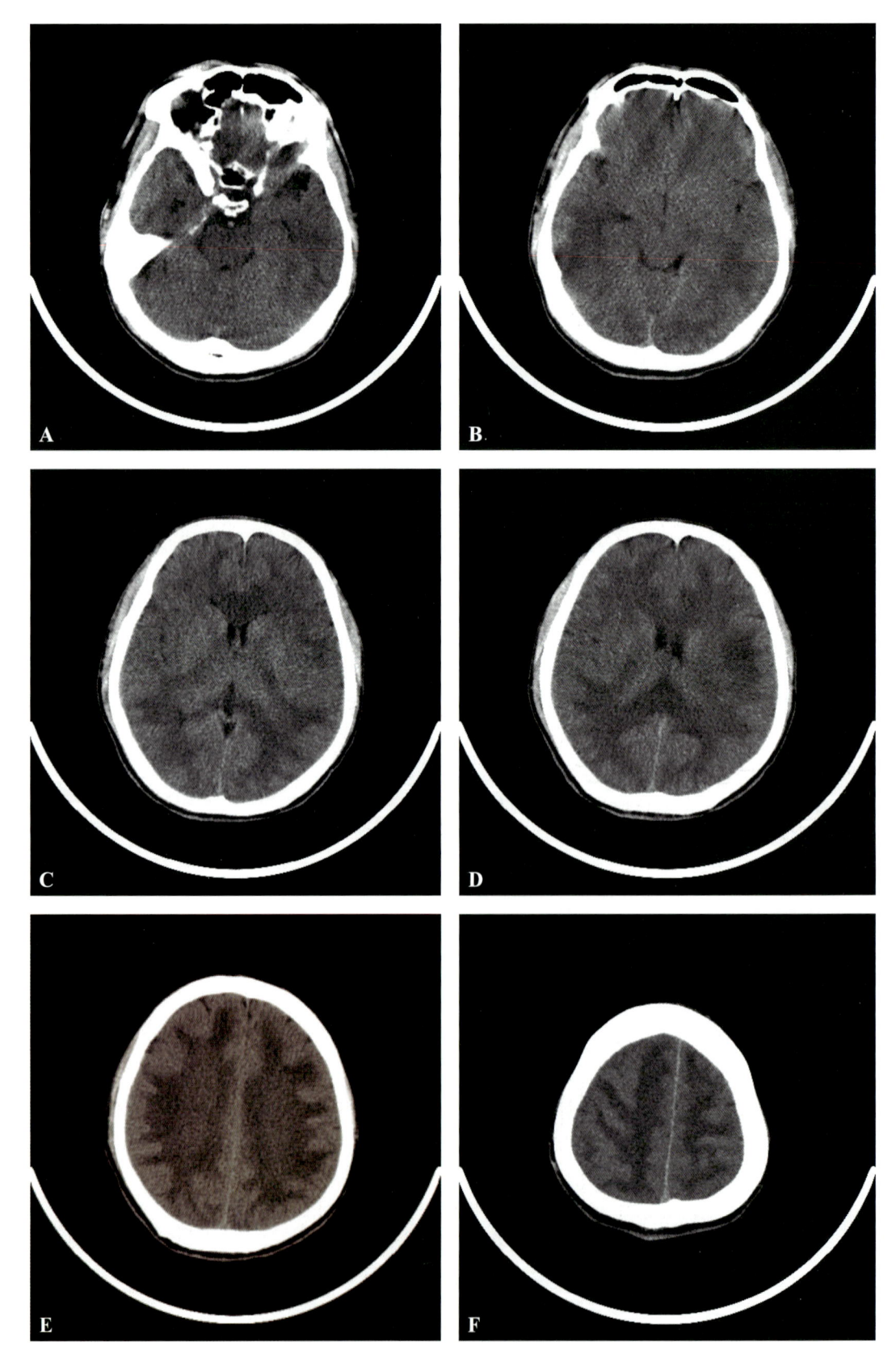

急性重症高原病进展与实践
Progress and Practice of Acute Severe High Altitude Disease

▲ 图 16-46　2012 年 11 月 18 日刘某颅脑 CT

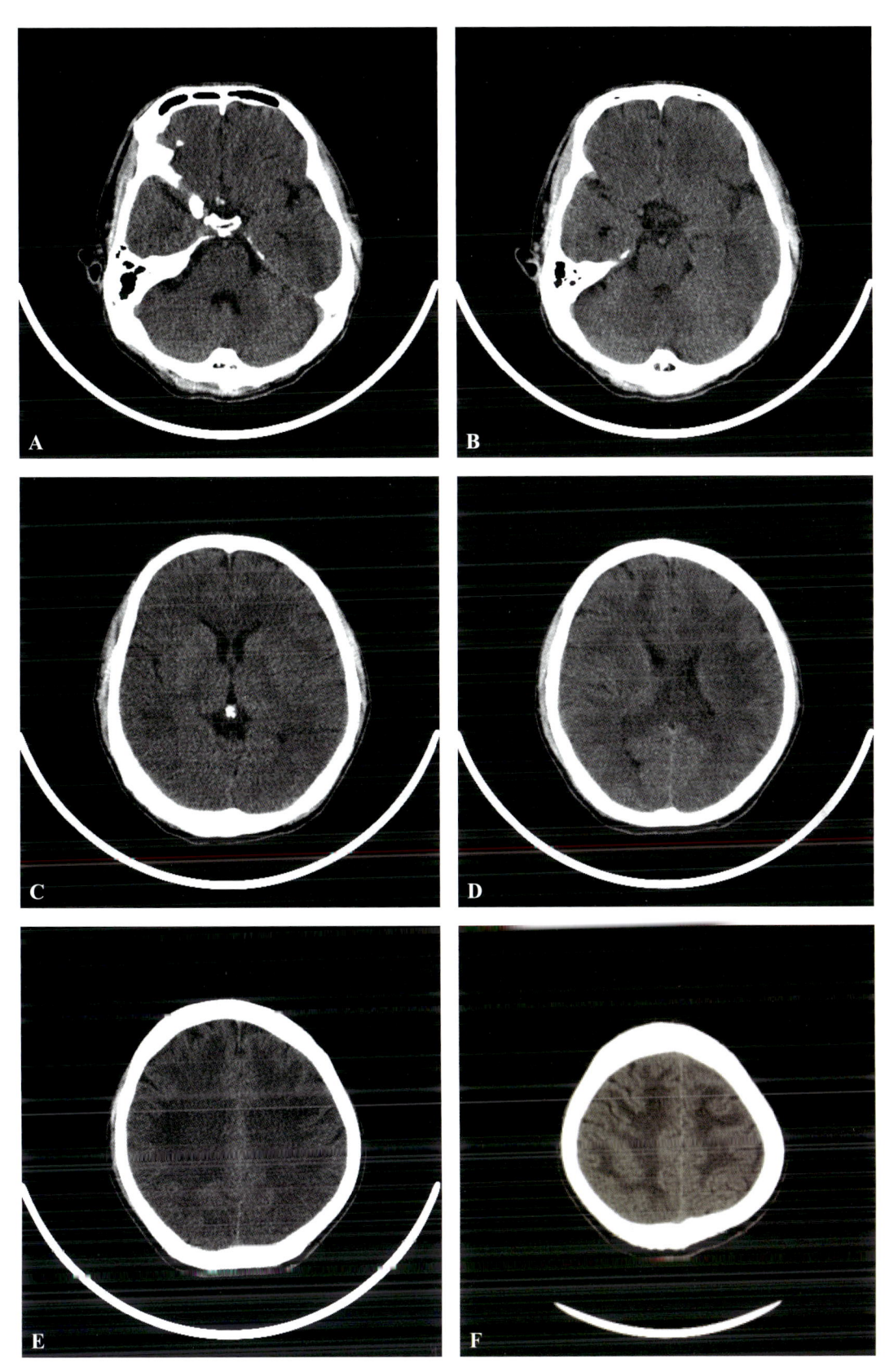

▲ 图 16-47 2012 年 11 月 23 日刘某颅脑 CT

患者目前处于嗜睡状态，GCS评分13分，痰液可自行咯出，今日停有创机械通气，改为无创机械通气联合高压氧，停用丙泊酚镇静+芬太尼镇痛。降颅压，给予纳洛酮、醒脑静、醒脑，促醒治疗。维持水电解质酸碱平衡。

2012年11月26日电解质提示：钠136.1mmol/L，钾3.85mmol/L，氯103.8mmol/L。

2012年12月3日复查CT：提示胼胝体及脑白质密度无减低，脑室脑池无压迫，沟回清晰，中线结构无移位，脑水肿完全吸收（图16-48）。

2012年12月3日胸部CT（没有图像）：提示双肺片状高密度影完全吸收，右肺下叶高密度影，肺纹理紊乱，气管通畅，纵隔居中。

2012年12月3日：患者目前神志清，精神好，无特殊不适，二便正常，血压110/70mmHg，口唇皮肤无发绀，双肺呼吸音粗，未闻及干湿啰音，心率每分钟58次，各瓣膜区未闻及病理性杂音。痊愈出院。

（二）病例讨论

患者急进高原，急性发病，既往体健，第一次进入高海拔地区，入院血压170/100mmHg，诊断高原高血压，入院查肾功能为尿素氮

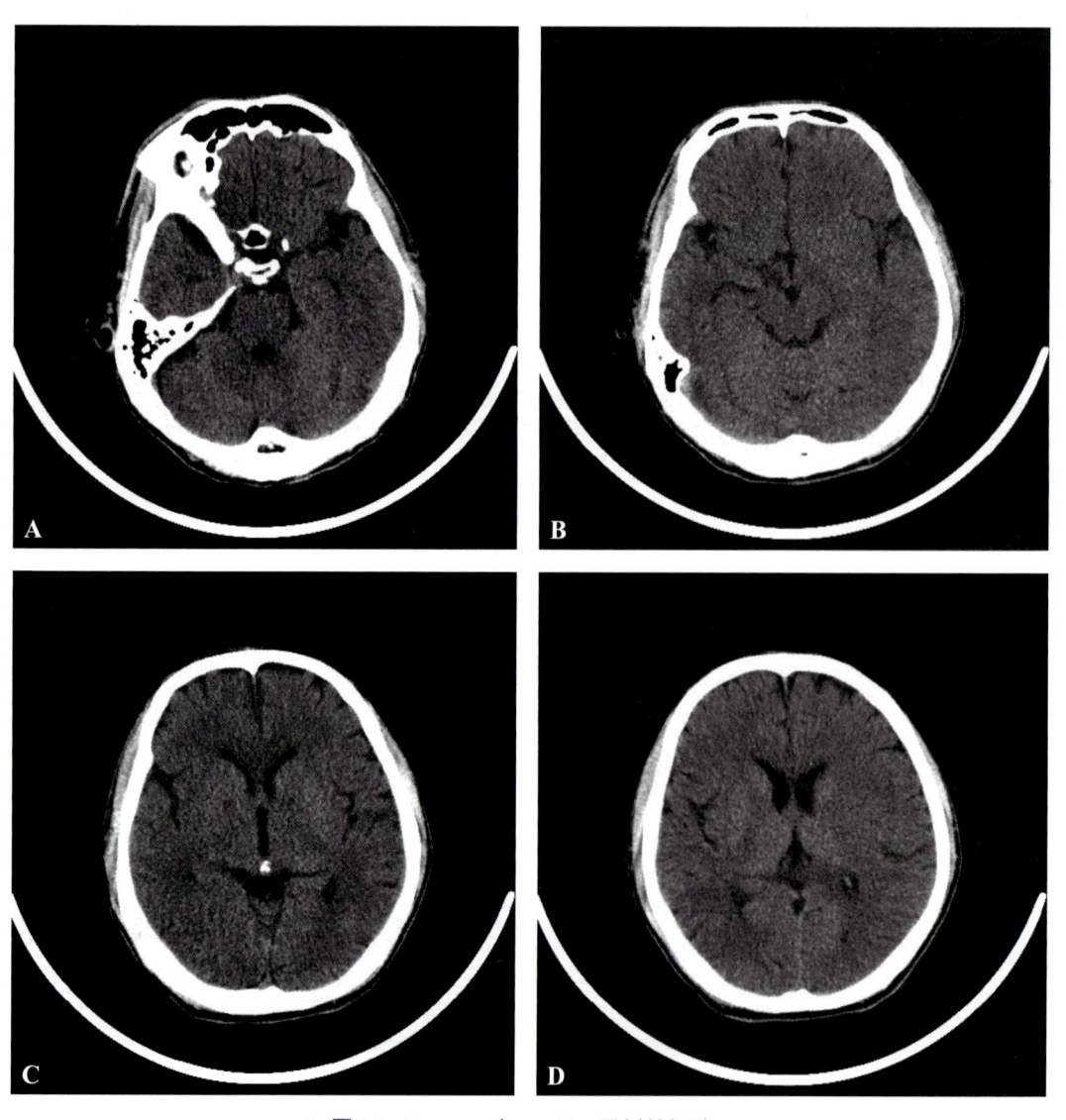

▲ 图16-48　2012年12月3日刘某颅脑CT

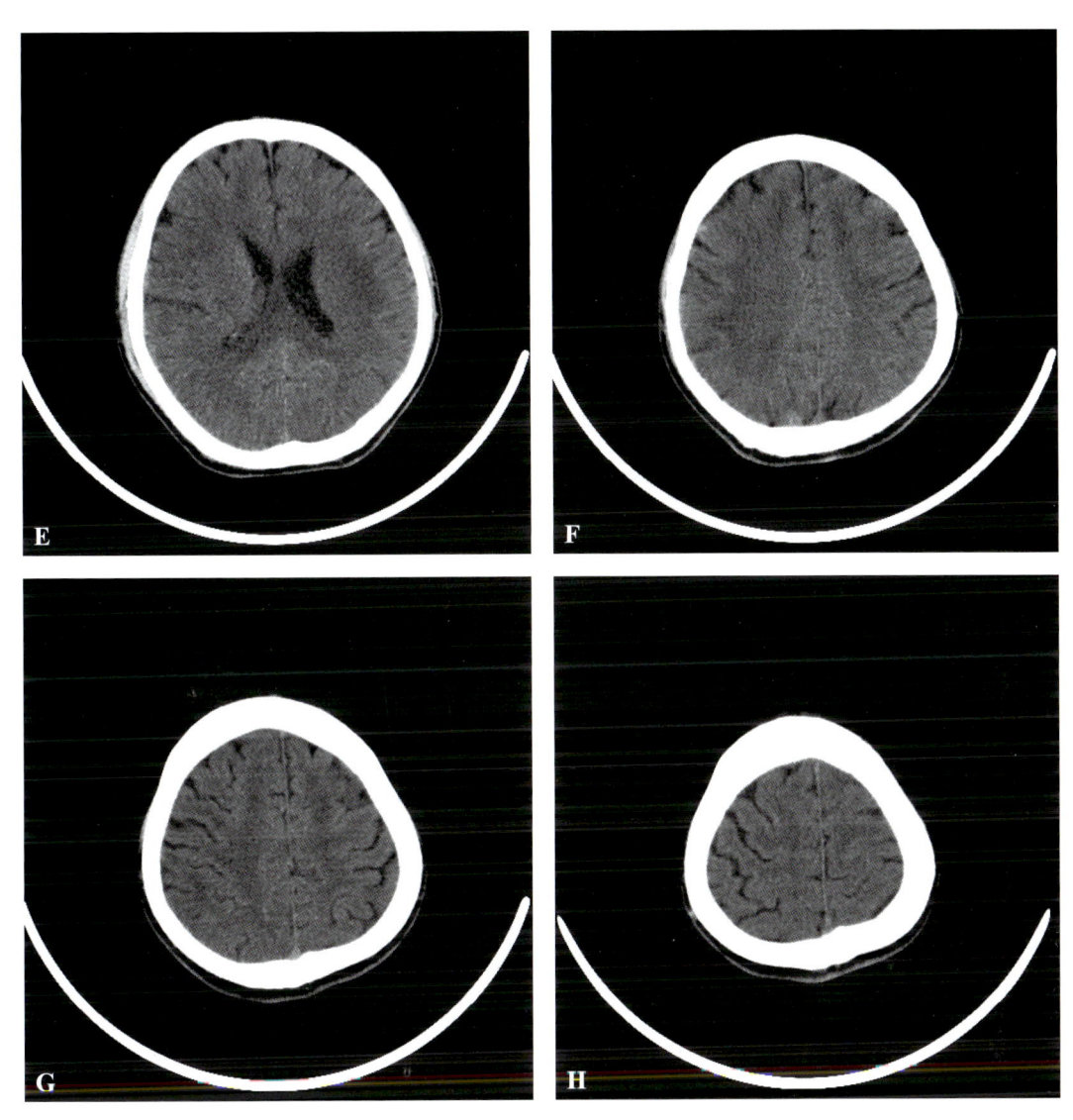

▲ 图 16-48（续） 2012 年 12 月 3 日刘某颅脑 CT

8.37mmol/L，肌酐 194μmol/L，尿液分析为葡萄糖阳性（++），酮体阳性（+），蛋白阳性（++），潜血阳性（++），考虑高原肾损伤。葡萄糖 19.98mmol/L，急性高原内分泌代谢紊乱，经 CT 及胸部 X 线片明确诊断高原肺水肿、高原脑水肿，血气分析提示低氧血症。患者重点为极重型脑水肿，治疗给予无创、有创、无创续贯机械通气，以及联合高压氧治疗。根据脑水肿的高峰时期，及时调整甘露醇用量，开始为 125ml，每 6 小时 1 次；颅内压高峰时，给予 250ml，每 6 小时 1 次，并加用白蛋白治疗，维持水电解质酸碱平衡。痊愈出院。

本例患者，给予无创机械通气、有创机械通气、无创机械通气序贯疗法，有创机械通气可以显著改善高原肺水肿、急性呼吸窘迫综合征的低氧血症，有利于吸痰及痰液的排出。有创-无创序贯性机械通气治疗关键在于切换的时间，需要根据血气及患者肺部恢复情况灵活调整机械通气方案。严密监测患者的生命特征，待患者各项生命特征稳定时，有创-无创序贯性机械通气有利于缩短有创和总机械通气时间，无创通气后患者的肺功能恢复效果良好。其目的是改善或维持气体交换，保证机体基本的氧运输，改善细胞缺氧。长时间的有创机械通气可带来许多并发症，如气道损伤、呼吸机依赖，还由于人工气道建立后上呼吸道防御机制的丧失、导管气囊下滞留物下流、吸痰操作污染、呼吸机管道污染等，易造成下呼吸道感染和呼吸机相关性肺炎，若能在保证通气效果的前提下，尽可能缩短留置气管内导管或套管的时间，将有助于减少治疗中并发症和呼吸机依赖，提高治疗效果。无创呼吸机可有效缓解呼吸肌疲劳，无须建立人工气道，声门可保持关闭，保留呛咳等气道自我保护能力，避免口咽部或声门下间隙寄居细菌而误吸，患者可以经口进食，避免鼻饲反流引起的误吸，值得推广应用。

病例13

患者诊断为高原脑水肿合并右侧大脑半球脑梗死、高原肺水肿并发右侧胸腔积液、急性高原凝血功能障碍（高凝状态）、急性高原水电解质酸碱平衡紊乱。

（一）病例介绍

1. 病史

患者孙某，男性，41岁，汉族，四川人，主因"胸闷、咳嗽10天，意识障碍6h"入院。患者于2014年6月29日由四川前往拉萨打工，路途中无不适主诉，到拉萨10天后因受凉出现咳嗽、咳痰，痰为粉红色泡沫痰，头疼、胸闷、气短、恶心、呕吐，呕吐物为胃内容物，呈喷射状。2014年7月13日沿青藏线乘火车返回四川，途中出现意识障碍，大小便失禁，火车到达格尔木后由120送往我中心，行头颅CT提示右侧大脑半球大面积梗死（额叶、颞叶、枕叶、顶叶及右侧基底节区）、高原脑水肿（轻度）（图16-49），胸部X线片提示高原肺水肿（图16-50和图16-51）。

第一次进入高原，否认高血压、糖尿病病史。

2. 入院查体

体温36.7℃，脉搏每分钟78次，呼吸每分钟19次，血压80/50mmHg，GCS评分6分，体形消瘦，神志不清，处于中度昏迷状态，全身皮肤、口唇及四肢发绀，双侧瞳孔等大等圆，约3mm，对光反射迟钝，右侧肌力V级，左上肢肌力0级，左下肢肌力I级，角膜反射减弱，右侧生理反射存在，病理反射阴性，左侧病理反射巴宾斯基征阳性，查多克征阳性，奥本海姆征阳性。

3. 入院检验检查

2014年7月13日血细胞：白细胞6.72×10^9/L，红细胞6.53×10^{12}/L，血红蛋白137.0g/L，红细胞压积44.8%。

2014年7月13日电解质：钾2.91mmol/L，钠129.1mmol/L，氯95.2mmol/L。

2014年7月13日凝血功能：血浆凝血酶原时间（PT）18.114.8s，活化部分凝血酶原时间（APTT）32s，凝血酶时间（TT）17.25s，纤维蛋白原降解产物（FIB）1.239g/L，血浆D-二聚体10.94μg/ml。

2014年7月13日血气分析：酸碱度（pH）7.49，二氧化碳分压（PCO_2）38.8mmHg，氧分压（PO_2）36mmHg，实际碳酸氢盐（HCO_3^-）19.4mmol/L，碱剩余（BE）-2mmol/L，阴离子间隙（AG）15.5mmol/L。

结合相关化验检查分析，患者存在严重的低氧血症、呼吸性碱中毒、电解质紊乱、低钾血症、低钠血症、低氯血症，凝血系统存在高凝状态，易形成血栓。

2014年7月13日颅脑CT：提示弥漫性大脑白质密度轻度降低，双侧半卵圆中心轻度扩大，双侧脑室轻度受压、变小，以右侧为重，右侧脑沟脑回受压消失，右侧枕叶、颞叶、顶叶低密度影，内部密度不均，中线结构居中。诊断为高原脑水肿，右侧大脑半球大面积脑梗死（图16-49）。

2014年7月13日胸部CT：提示双下肺纹理增多、增粗、紊乱，两肺门增大，双肺野可见弥漫分布的大片致密影，部分结节间和周围显示为密度稍高的磨玻璃样变，实变区以外可见明显的代偿性肺气肿，气管、纵隔居中，胸廓形态及密度未见异常，心影增大，纵隔窗可见，心包低密度液性暗区。CT诊断为双肺高原肺水肿、心影增大、心包积液、右侧胸腔积液（图16-50）。

2014年7月13日胸部X线片：提示胸廓对称，气管纵隔居中，双肺纹理增粗、紊乱，双肺可见大片状致密影，密度不均，呈磨玻璃样改变，心影增大。诊断为高原肺水肿（图16-51）。

4. 入院诊断
(1) 高原脑水肿。
(2) 高原肺水肿。
(3) 右侧大脑半球脑梗死。

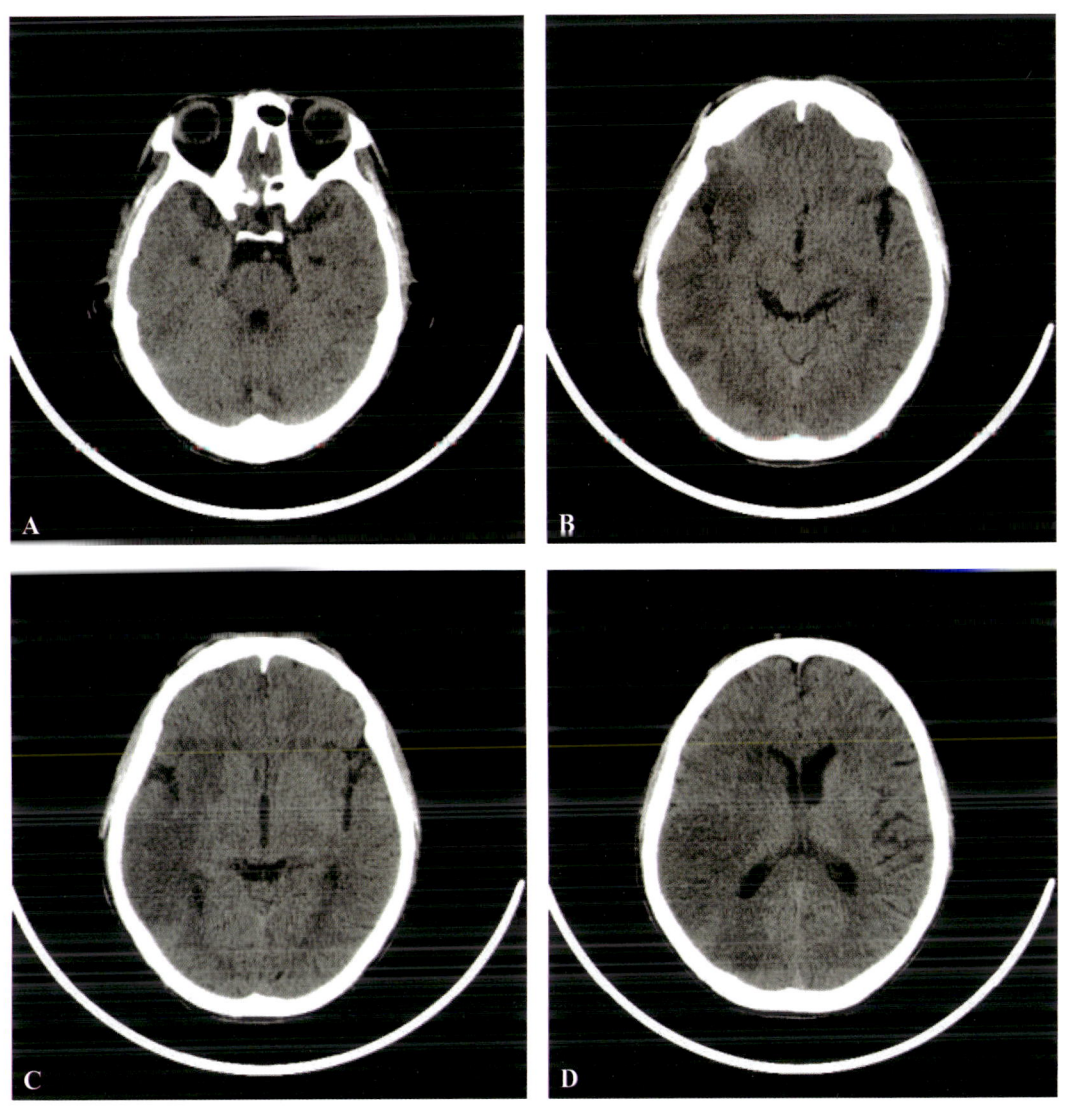

▲ 图16-49　2014年7月13日孙某颅脑CT

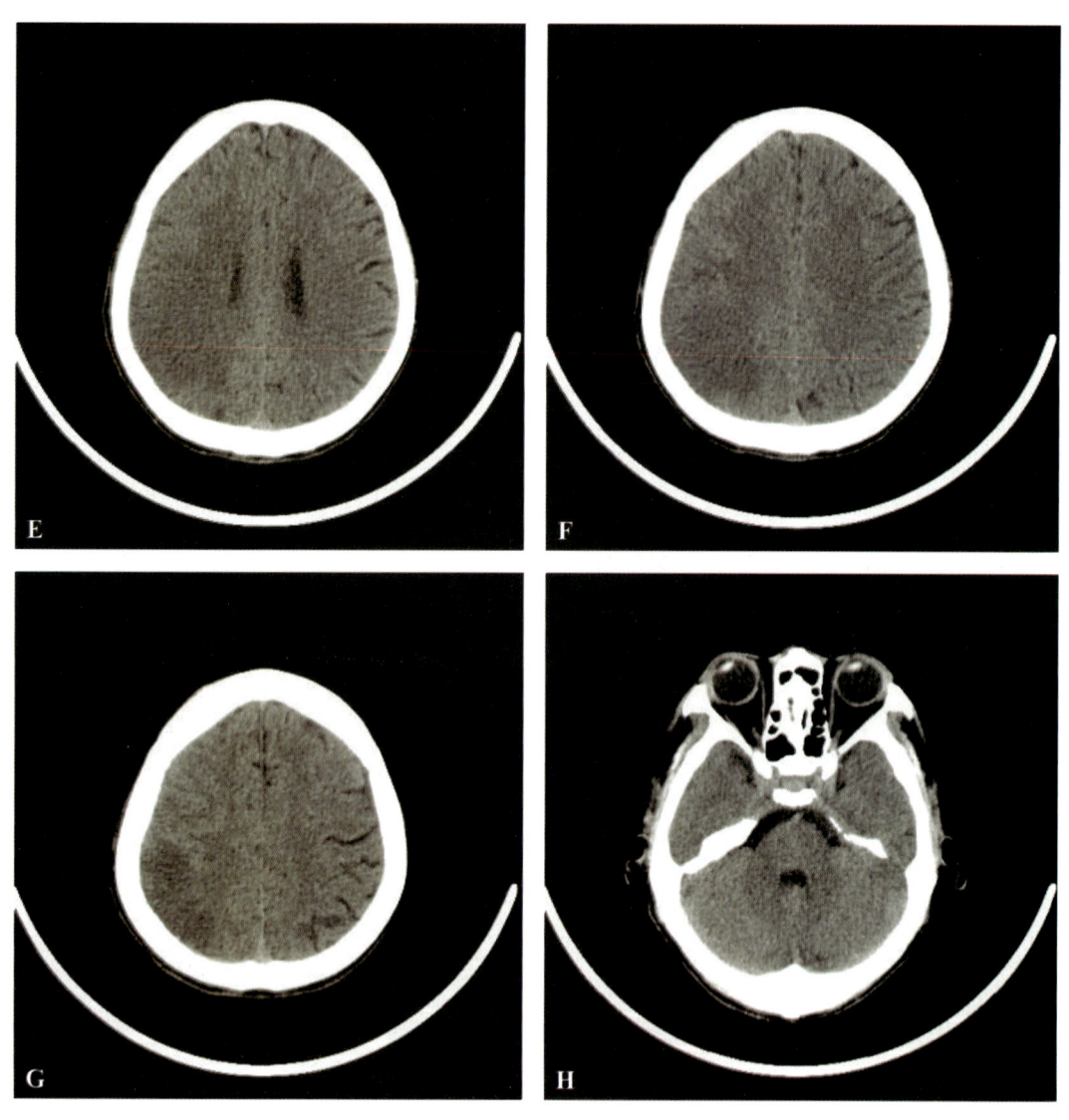

▲ 图 16-49（续） 2014 年 7 月 13 日孙某颅脑 CT

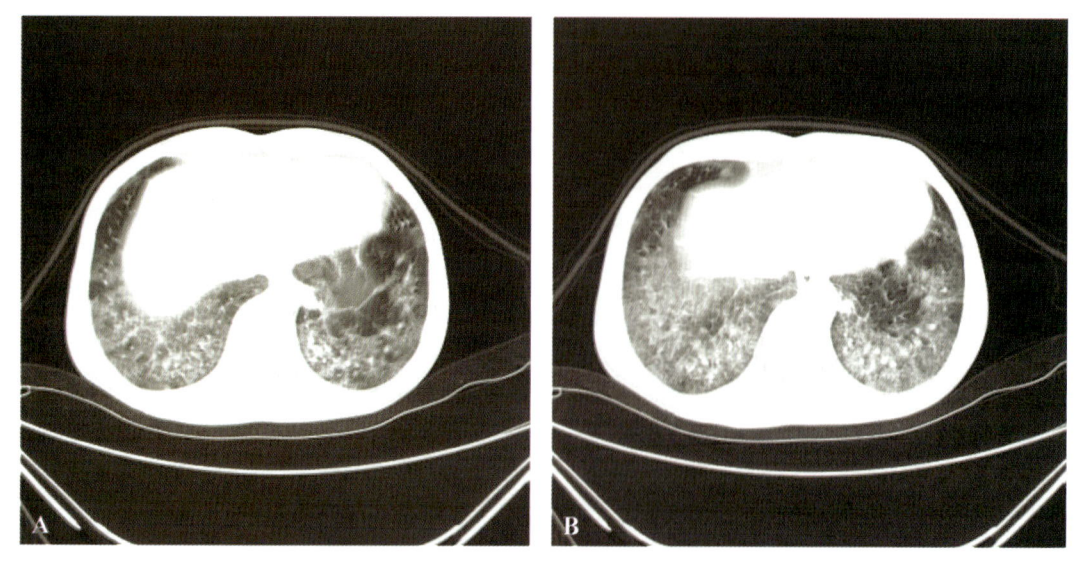

▲ 图 16-50 2014 年 7 月 13 日孙某胸部 CT

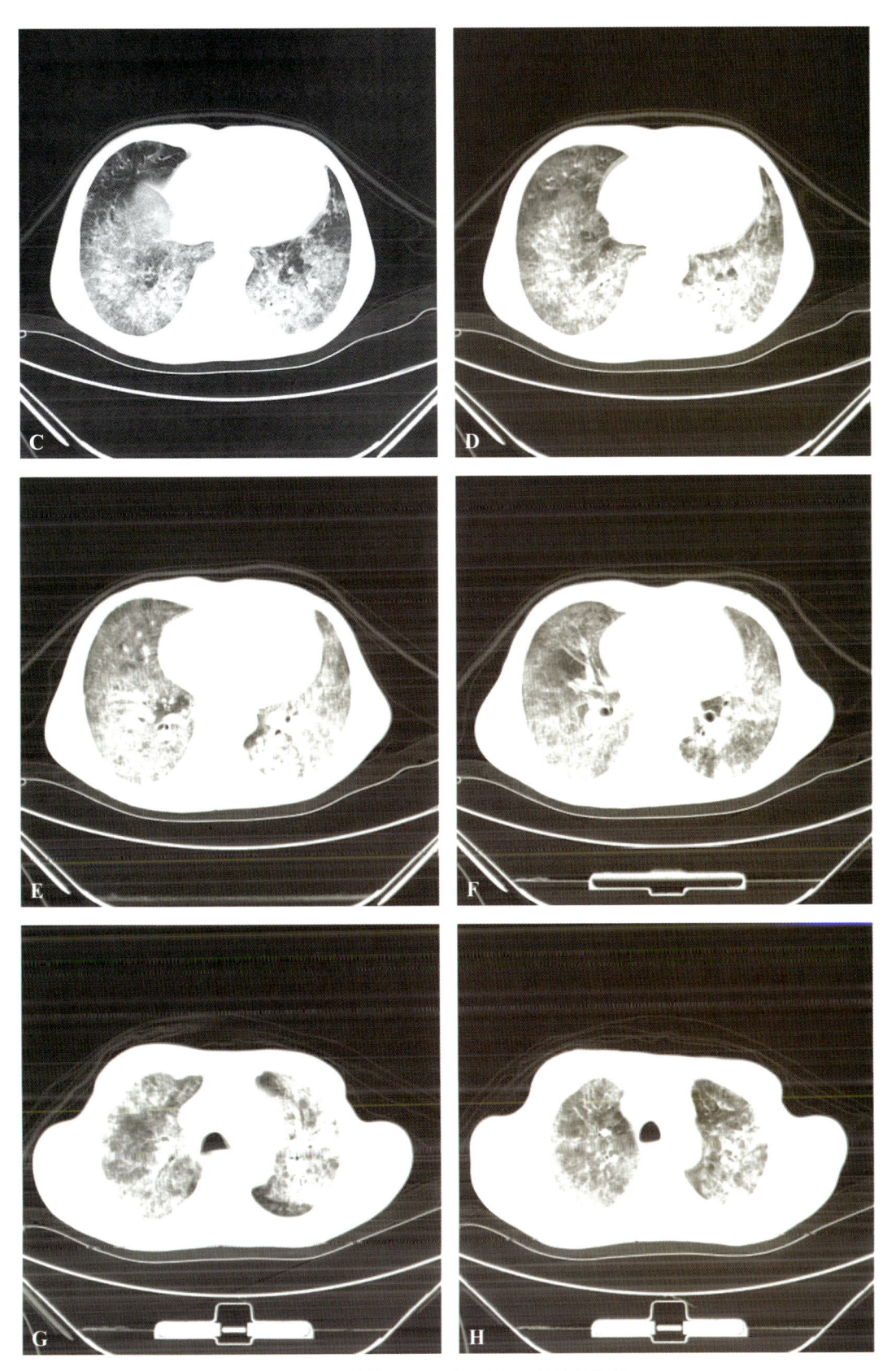

▲ 图 16-50（续） 2014 年 7 月 13 日孙某胸部 CT

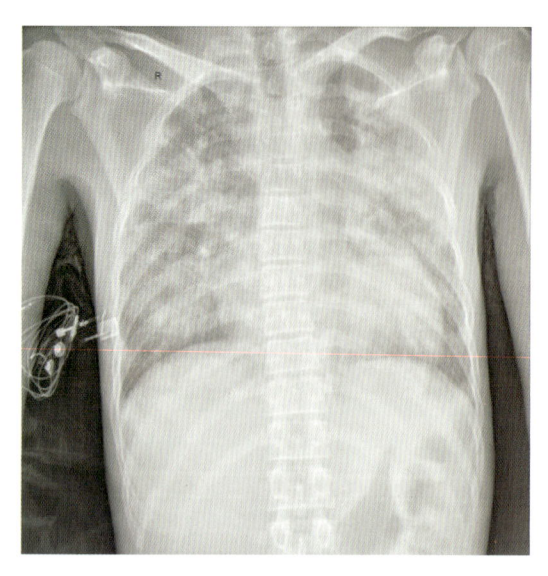

▲ 图 16-51　2014 年 7 月 13 日孙某胸部 X 线片

5. 入院诊疗经过

(1) 给氧：立即给予无创呼吸机辅助呼吸，模式 S/T，频率 12 次，IPAP15cmH$_2$O，EPAP7cmH$_2$O，吸气触发 0.5LPM，呼气转换 25%，FiO$_2$30%～50%。

(2) 镇静：丙泊酚 0.5～2mg/（kg·h），持续泵入。

(3) 脱水降颅压：甘露醇 125ml，每 6 小时 1 次；头置冰帽，局部降温；保护脑细胞，减轻脑细胞损害营养脑细胞。

(4) 应用抗生素：防止感染。

(5) 防止消化道出血，减轻胃肠道损害：应用质子泵抑制剂，如兰索拉唑。

(6) 抗凝、抗血小板：低分子肝素抗凝，氯吡格雷、阿司匹林双联抗血小板。

(7) 基础治疗：维持水电解质酸碱平衡。

3 天后，患者病情进一步加重。GCS 评分 3 分，需行有创机械通气，因经济原因，患者家属拒绝任何化验、检查及进一步治疗，并自动出院。

（二）病例讨论

患者中年男性，主因胸闷、咳嗽 10 天，意识障碍 6h 入院，因受凉发病，未积极治疗，送往四川老家，沿途经过海拔 5030m 地区，导致病情进一步加重，意识丧失，大小便失禁，收入我中心，血压 80/50mmHg，GCS 评分 6 分，右侧肌力 V 级，左上肢肌力 0 级，左下肢肌力 II 级，左侧病理征阳性，电解质表现为低钾、低钠、低氯血症，D-二聚体 10.94μg/ml，呈高凝状态，低氧血症和呼吸性碱中毒。

患者进入高海拔地区，高原肺水肿患病时间不明确，因经济原因一直没有正规诊断与治疗。一般肺水肿在进入高原 5～10 天发病率最高，同时伴有血容量不足（入量不足），血液浓缩，凝血功能紊乱，使患者处于高凝状态，左心及动脉系统血栓形成，栓塞大脑中动脉后导致大面积脑栓塞。另外一种可能是大脑中动脉自身形成动脉硬化，寒冷、缺氧、高凝状态使斑块破裂，血栓形成，造成脑梗死，所以提示脑梗死为高原肺水肿的并发症。高原缺氧可以使稳定性斑块变为不稳定性斑块，引起动脉血管急性闭塞。本例患者出现高原脑水肿、高原肺水肿、高原凝血功能损伤。

病例 14

患者诊断为高原肺水肿并发急性呼吸窘迫综合征、急性高原肾损伤、急性高原循环（心肌）损伤（高原休克）、急性高原水电解质酸碱平衡紊乱。

（一）病例介绍

1. 病史

患者胥某，男性，49 岁，四川绵阳人，主因"胸闷、气喘伴腹痛 10h"入院。患者于 2014 年 5 月 6 日由四川到达西宁，遂即于当日 15 时乘火车至拉萨，乘车 1h 后因不洁饮食及受凉后出现腹痛，为持续性绞痛，疼痛部位叙述不清，伴稀便1次，自诉无呕血、黑便、便血等，伴有咳嗽、咳痰，痰为黏液性白痰，胸闷、心悸，到达海拔3500m的关角隧道时，上述症状进行性加重，继而出现平卧受限，咳痰为粉红色泡沫痰。2014年5月7日凌晨5时由120接至我院，急诊科血压未测出，立即完善相关化验检查，给予深静脉置管并快速补液1000ml，以"高原肺水肿、休克？"收住我中心。患者自发病以来神志清，精神差，烦躁不安，无抽搐及二便失禁。

患者生于四川，于2007年因病毒性心肌炎在上海某医院住院治疗痊愈出院，初次进入高海拔地区。

2. 入院查体

体温35.5℃，脉搏每分钟160次，呼吸每分钟32次，血压60/30mmHg，神志清，精神差，烦躁不安，平车入病房，端坐呼吸，急性缺氧貌，双侧睑结膜苍白，双侧瞳孔等大等圆，直径约3mm，对光反射灵敏，颜面口唇重度发绀，双肺叩诊呈实音，双肺可闻及大量干湿啰音，心率每分钟160次，心音低钝，各瓣膜未闻及病理性杂音，腹平软，肝脾未触及，脐周压痛，双下肢无浮肿，生理反射存在，病理反射未引出。

患者入院时在急诊科测血压测不出，初步考虑为上消化道出血、失血性休克，给予盐水1000ml静脉输入补液治疗后，患者病情非但无好转，还出现胸闷、气喘加重，咳大量粉红色水样痰等症状。

3. 入院检验检查

2014年5月7日入院查心电图：窦性心动过速，Ⅱ、Ⅲ、AVF ST-T改变（图16-52）。

2014年5月7日血细胞：白细胞16.10×10^9/L，红细胞5.6×10^{12}/L，血红蛋白162g/L，红细胞压积49%，血小板126×10^9/L。

2014年5月7日电解质：钾3.14mmol/L，钠147.9mmol/L，氯106.8mmol/L。

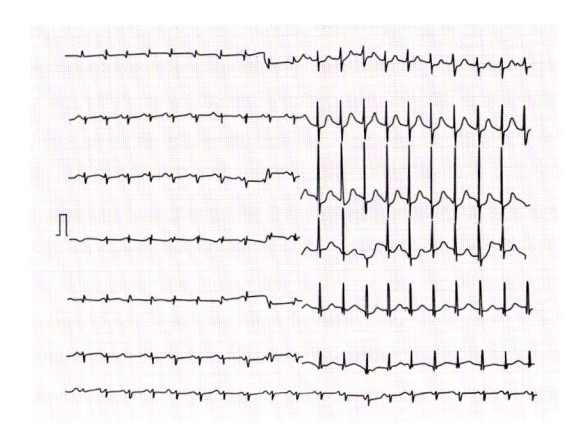

▲ 图16-52 2014年5月7日胥某心电图

2014年5月7日凝血功能：血浆凝血酶原时间（PT）14.2s，凝血酶原时间国际化标准化比值（INR）1.18，活化部分凝血酶原时间（APTT）29s，凝血酶时间（TT）16.4s，纤维蛋白原降解产物（FIB）3.24g/L，血浆D-聚体10.11μg/ml。

2014年5月7日血气分析：酸碱度(pH)7.25，二氧化碳分压（PCO_2）36mmHg，氧分压（PO_2）56mmHg，实际碳酸氢盐（HCO_3）15.2mmol/L，碱剩余（BE）-10.9mmol/L，乳酸7.2mmol/L。

2014年5月7日肾功能：葡萄糖10.9mmol/L，尿酸573.9mmol/L，尿素7.7mmol/L，肌酐181.8mmol/L，微量球蛋白3.716mg/L，视黄醇结合蛋白52.07mg/L，半胱氨酸蛋白酶抑制剂C 1.77mg/L。

综上分析患者存在代谢性酸中毒伴低氧血症、乳酸酸中毒，肌酐181.8mmol/L，急性高原肾损伤。

4. 入院诊疗经过

(1) 给氧：无创呼吸机辅助呼吸，模式S/T，频率10次，IPAP20cmH$_2$O，EPAP10cmH$_2$O，吸气触发0.5LPM，呼气撤换25%，FiO$_2$80%。

(2) 镇静镇痛：给予咪达唑仑注射，持续泵入镇静治疗；芬太尼0.02~0.04μg/(kg·min)，持续泵入。

(3) 保护脑细胞：防止脑细胞损害。

(4) 基础治疗：应用抗生素防止感染，氨溴索化痰，保护肝肾功能等。

(5) 纠正水电解质酸碱平衡：补钾，纠正乳酸酸中毒，白蛋白支持。

(6) 清除自由基：给予依达拉奉注射液及维生素C注射液。

(7) 防止消化道出血，减轻胃肠道损害：应用质子泵抑制剂，如兰索拉唑。

(8) 维持血压，抗休克治疗：给予去甲肾上腺素 0.03～0.15mg/（kg·min）。

2014年5月7日入院后急查床旁胸部X线片：提示胸廓对称，气管居中，双肺纹理增多模糊，双肺门影模糊，双肺可见大片状高密度絮状模糊影，密度不均，成磨玻璃样改变，成"白肺"改变，心影不大，肋膈角模糊。考虑高原肺水肿（图16-53）。

入院2h，急性缺氧貌，烦躁不安，端坐呼吸，全身皮肤及口唇重度发绀，血压在60～80/40～50mmHg，双肺可闻及大量湿啰音，心率每分钟130～160次。无创机械通气不能改善缺氧症状，给予气管插管，有创机械通气，模式为PCV-SIMV+PSV，频率15次/分，压力18cmH$_2$O，吸气时间3s，PEEP8cmH$_2$O，PSV15cmH$_2$O，吸气触发0.2cmH$_2$O，吸气撤换25%，压力上升时间0.3s，并给予咪达唑仑镇静，芬太尼镇痛，加强抗感染，去甲肾上腺素根据血压调整剂量。

2014年5月7日心脏彩超：提示左心室内径41～55mm，右心房左右径42mm，右心室左右径41mm，右心增大，肺动脉高压为46mmHg，心脏射血分数52%，弥漫性室壁运动异常。

2014年5月8日复查胸部X线片：提示胸廓对称，气管居中，双肺纹理增多模糊，双肺门影模糊，双肺可见大片状高密度絮状模糊影，密度不均，成磨玻璃样改变，"白肺"改变，右肺较重，左肺较前比较略有吸收，心影不大，肋膈角

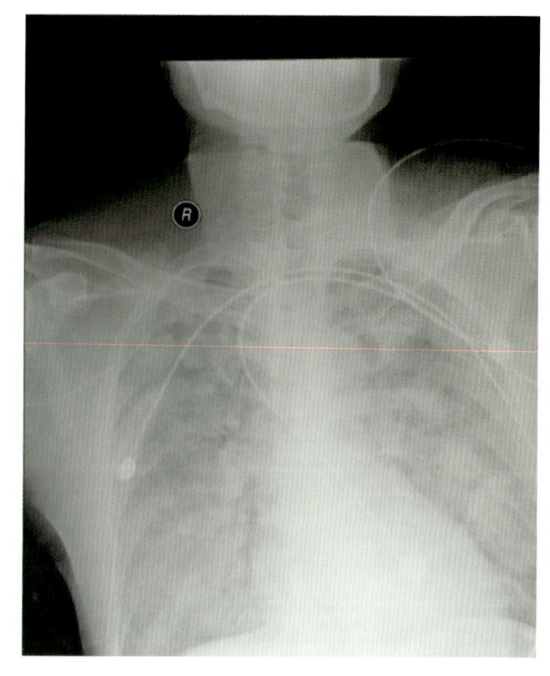

▲ 图16-53 2014年5月7日胥某床头胸部X线片

清晰。考虑高原肺水肿（急性呼吸窘迫综合征）（图16-54）。

2014年5月8日生化全套：总胆红素13.5μmol/L，直接胆红素4.6μmol/L，间接胆红素8.9mol/L，尿素氮6.2mmol/L，肌酐145.5μmol/L，葡萄糖7.6mmol/L，谷草转氨酶47U/L，谷丙转氨酶20U/L，磷酸肌酸激酶779U/L，肌酸激酶同工酶64U/L，乳酸脱氢酶251U/L，淀粉酶362U/L，总蛋白66.6g/L，白蛋白36.4g/L，球蛋白30.2g/L，C反应蛋白19.5mg/L。

2014年5月8日电解质：钾5.5mmol/L，钠139.6mmol/L，氯102.6mmol/L。

2014年5月8日血细胞：白细胞14.53×10^9/L，中性粒细胞百分比85.7%，红细胞5.66×10^{12}/L，血红蛋白153g/L，血小板179×10^9/L。

2014年5月8日血气分析：酸碱度(pH)7.36，二氧化碳分压（PCO$_2$）30mmHg，氧分压（PO$_2$）69mmHg，实际碳酸氢盐（HCO$_3^-$）16.5mmol/L，碱剩余（BE）-7.2mmol/L，乳酸3.12mmol/L。

患者处于镇静状态，吸痰有咳嗽反射，吸出

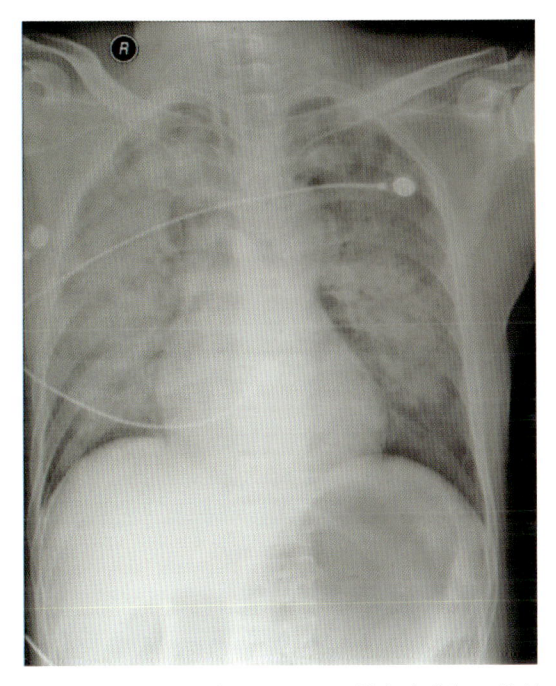

▲ 图 16-54　2014 年 5 月 8 日胥某床头胸部 X 线片

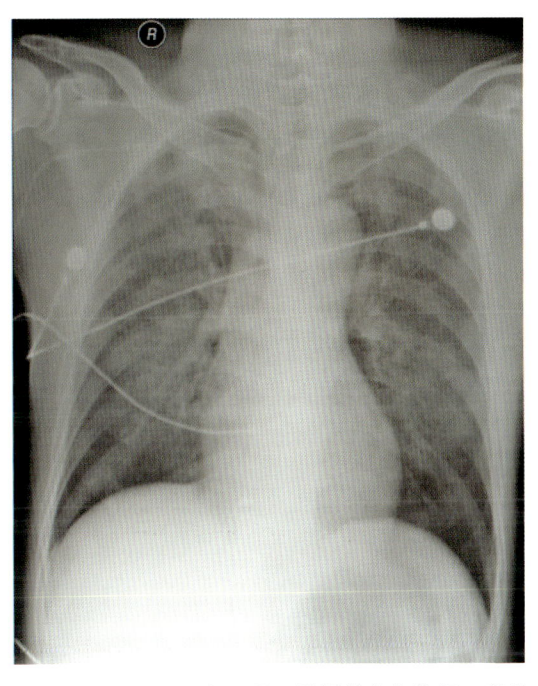

▲ 图 16-55　2014 年 5 月 9 日胥某床头胸部 X 线片

大量血性浓痰。血压 120/60mmHg，颜面口唇轻度发绀，双肺呼吸音粗，可闻及中量湿啰音，心率每分钟 90 次，去甲肾上腺素剂量调至 0.08mg/（kg·min）。有创机械通气，镇静镇痛，雾化吸入，化痰排痰。

2014 年 5 月 9 日复查胸部 X 线片：提示胸廓对称，气管居中，双肺纹理增多模糊，双肺可见大片状高密度絮状模糊影，较前片相比左肺及右肺中野渗出性病灶明显吸收，双肺尖可见高密度云雾状模糊影，密度不均，心影不大，肋膈角清晰。考虑高原肺水肿（急性呼吸窘迫综合征）（图 16-55）。

2014 年 5 月 9 日生化全套：总胆红素 8μmol/L，直接胆红素 3.4μmol/L，间接胆红素 4.6mol/L，尿素氮 7.7mmol/L，肌酐 112.2μmol/L，葡萄糖 6.4mmol/L，谷草转氨酶 35U/L，谷丙转氨酶 24U/L，磷酸肌酸激酶 302U/L，肌酸激酶同工酶 40U/L，乳酸脱氢酶 356U/L，淀粉酶 54U/L，总蛋白 63.8g/L，白蛋白 34.6g/L，球蛋白 29.2g/L，C 反应蛋白 113.9mg/L。

2014 年 5 月 9 日电解质：钾 3.91mmol/L，钠 143.6mmol/L，氯 111.2mmol/L。

2014 年 5 月 9 日血细胞：白细胞 12.3×10^9/L，中性粒细胞百分比 85.7%，红细胞 4.62×10^{12}/L，血红蛋白 136g/L，血小板 124×10^9/L。

2014 年 5 月 9 日血气分析：酸碱度（pH）7.45，二氧化碳分压（PCO_2）32mmHg，氧分压（PO_2）85mmHg，实际碳酸氢盐（HCO_3^-）18.7mmol/L，碱剩余（BE）-3.3mmol/L，乳酸 1.5mmol/L。

患者神志清，精神好，咳嗽有力。今日拔气管插管，停有创机械通气，改无创机械通气。停咪达唑仑镇静和芬太尼镇痛，停去甲肾上腺素，加强雾化吸入，排痰。

2014 年 5 月 10 日复查胸部 X 线片：提示胸廓对称，气管居中，双肺纹理增多模糊，双肺渗出性斑片状致密影较前略吸收，以右肺为重，双肺尖可见高密度云雾状模糊影，密度不均，心影不大，肋膈角清晰。考虑高原肺水肿（急性呼吸窘迫综合征）（图 16-56）。

2014 年 5 月 11 日复查胸部 X 线片：提示胸

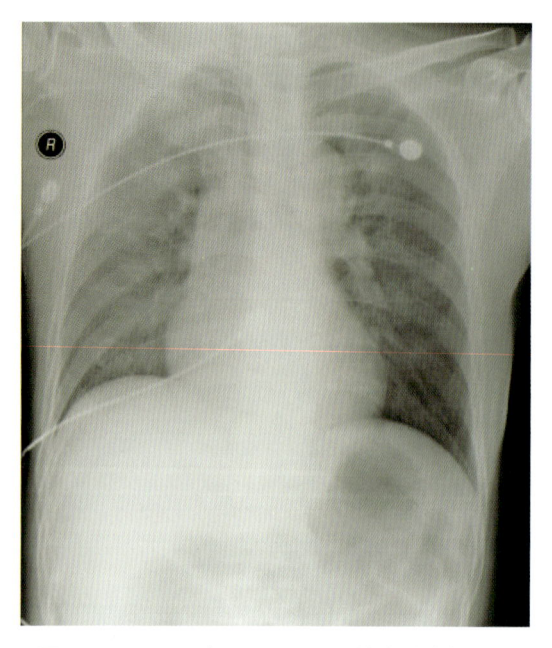

▲ 图 16-56　2014 年 5 月 10 日胥某床头胸部 X 线片

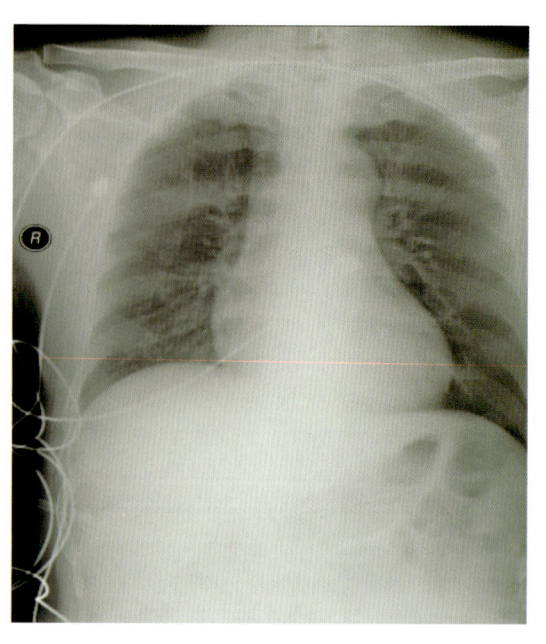

▲ 图 16-57　2014 年 5 月 11 日胥某胸部 X 线片

廓对称，气管居中，双肺纹理增多模糊，左肺及右肺中野渗出性病灶明显吸收，双肺尖纹理增多、模糊，可见高密度云雾状模糊影，心影不大，肋膈角清晰。考虑高原肺水肿（急性呼吸窘迫综合征）（图 16-57）。

患者精神好，神志清。无咳嗽，咳痰。自诉腹胀，左上腹疼痛，给予甲氧氯普胺、泮托拉唑及四磨汤口服。今日停无创机械通气，给予高压氧治疗。

2014 年 5 月 12 日复查胸部 X 线片：提示胸廓对称，气管居中，双上肺渗出性病灶基本吸收，右肺内带见少许絮状影，双肺门未见异常双侧肋膈角锐利，心影不大，考虑高原肺水肿合并急性呼吸窘迫综合征（吸收期）（图 16-58）。

2014 年 5 月 12 日心脏超声：左心室内径 37～51mm，右心房左右径 44mm，右心室左右径 39mm，右心房增大，肺动脉压为 26mmHg，心脏射血分数 52%。

2014 年 5 月 15 日复查胸部 X 线片：提示双肺渗出性病灶完全吸收，双肺纹理清晰，双肺门未见异常双侧肋膈角锐利，心影大小形态位置未见明显异常。诊断为高原肺水肿完全吸收

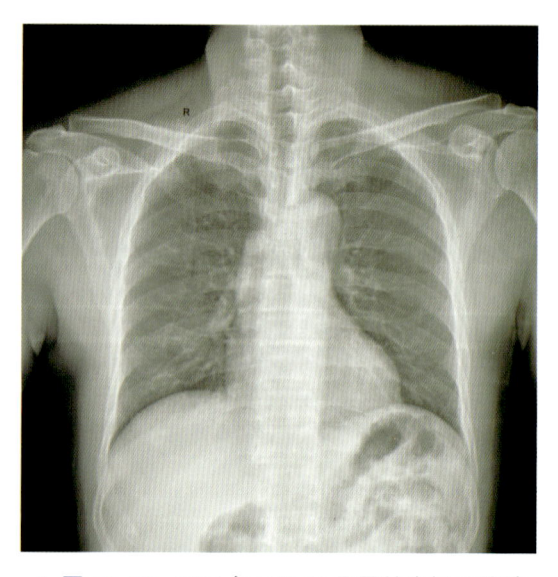

▲ 图 16-58　2014 年 5 月 12 日胥某胸部 X 线片

（图 16-59）。

患者精神好，神志清，无咳嗽、咳痰，无腹胀，无腹痛，一般情况好，血压 120/80mmHg，心率每分钟 70 次，口唇无发绀，双肺呼吸音清晰，未闻及干湿啰音，心律齐，心脏各瓣膜未闻及病理性杂音，腹软，无压痛，反跳痛，双下肢无浮肿。今日痊愈出院。最后诊断为高原肺水肿并发急性呼吸窘迫综合征、高原急性肾损伤、高

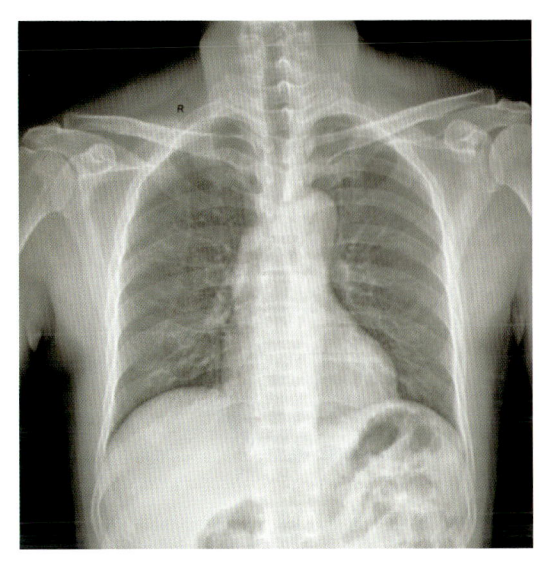

▲ 图16-59　2014年5月15日胥某胸部X线片

原急性循坏损伤（高原休克）、水电解质酸碱平衡紊乱、低钾血症、代谢性酸中毒（乳酸）。

（二）病例讨论

患者由四川前往拉萨旅游，途径西宁时，自觉腹痛、腹泻、咳嗽、咯痰，痰为黏液性白痰，不能平卧，随后咯粉红色泡沫痰，由120接入我院，入院血压测不出，端坐呼吸时双肺叩诊为实音，可闻及大量水泡音，在急症时给予快速补液，病情反而进一步加重，查血气为酸碱度7.25，二氧化碳分压（PCO_2）76mmHg，氧分压（PO_2）56，实际碳酸氢盐（HCO_3^-）15.2，碱剩余（BE）-10.9mmol/L，乳酸7.2mmol/L，肾功能573.9mmol/L，肌酐181.8mmol/L，考虑急性高原肾损伤、急性高原肺水肿、高原性休克、水电解质酸碱平衡紊乱、代谢性酸中毒（乳酸）、低钾血症，无创通气不能纠正低氧血症，改气管插管，有创机械通气，镇静镇痛，病情逐渐恢复，血压90/60mmHg，8天后痊愈出院。

高原休克为分布性休克，基本机制因高原低压性低氧导致血管收缩舒张功能异常。机体进入高海拔地区，循环系统不能适应低氧出现如下变化：一部分表现为高原低氧导致体循环阻力增高，主要由于血管异常收缩——高原高血压；另一部分是以体循环阻力减低为主要表现，容量血管异常扩张，导致血液重新分布所致。

临床上，分布性休克往往以循环容量的改变为早期的主要表现，常表现为循环容量的不足。与低容量性休克的不同是，这种循环容量的改变不是容量已经丢至循环系统之外，而仍然保留在血管内，只是因为血管收缩与舒张功能的异常导致容量分布在异常部位。所以，单纯的容量补充不能纠正休克。虽然，在严重感染时出现的毛细血管通透性增加等诸多因素可以导致循环容量的绝对减少，导致休克的基本原因仍然是血流的分布异常。相比之下，血流分布异常时导致休克的容量状态的根本原因。

高原休克的血流动力学特点为：体循环阻力下降，心输出量增高，肺循环阻力增加，心率改变。休克时的血压下降主要继发于阻力血管的扩张，导致组织灌流不良的基本原因是血流分布异常。关于这一点，我们进行血流动力学监测就已经证明。

急性呼吸窘迫综合征是在严重感染、休克、创伤及烧伤等非心源性疾病过程中，肺毛细血管内皮细胞和肺泡上皮细胞损伤造成弥漫性肺间质及肺泡水肿，导致的急性低氧性呼吸功能不全或衰竭，以肺容积减少、肺顺应性降低、严重的通气/血流比例失调为病理生理特征。

临床上表现为进行性低氧血症和呼吸窘迫，肺部影像学上表现为非均一性的渗出性病变。危险因素可诱发急性呼吸窘迫综合征，主要包括：①直接肺损伤因素，如严重肺部感染、胃内容物吸入、肺挫伤、吸入有毒气体、淹溺、氧中毒等。②间接肺损伤因素，如严重感染、严重的非胸部创伤、急性重症胰腺炎、大量输血、体外循环、弥散性血管内凝血等。高原肺水肿也是一种肺部损伤，其核心原因为高原低压性低氧。

急性呼吸窘迫综合征的基本病理生理改变是肺泡上皮和肺毛细血管内皮通透性增加所致的非心源性肺水肿。由于肺泡水肿、肺泡塌陷，导致严重通气/血流比例失调，特别是肺内分流明显增加，从而产生严重的低氧血症。肺血管痉挛和肺微小血栓形成，引发肺动脉高压。

急性呼吸窘迫综合征早期的特征性表现为，肺毛细血管内皮细胞与肺泡上皮细胞屏障的通透性增高，肺泡与肺间质内积聚大量的水肿液，释放大量促炎介质释放，凝血和纤溶紊乱也参与急性呼吸窘迫综合征的病程，急性呼吸窘迫综合征早期促凝机制增强，而纤溶过程受到抑制，引起广泛血栓形成和纤维蛋白的大量沉积，导致血管堵塞，以及微循环结构受损。

急性呼吸窘迫综合征临床特征：①急性起病，在直接或间接肺损伤后12～48h内发病。②常规吸氧后，低氧血症难以纠正。③肺部体征无特异性，急性期双肺可闻及湿啰音，或呼吸音减低。④早期病变以间质性为主，胸部X线片常无明显改变；病情进展后，可出现肺内实变，表现为双肺野普遍密度增高，透亮度减低，肺纹理增多、增粗，可见散在斑片状密度增高阴影，即弥漫性肺浸润影。⑤无心功能不全证据。

急性呼吸窘迫综合征诊断标准：①急性起病。②氧合指数（PaO_2/FiO_2）≤200mmHg[不管呼气末正压（PEEP）水平]。③正位胸部X线片显示，双肺均有斑片状阴影。④肺动脉楔压≤18mmHg，或无左心房压力增高的临床证据。

急性呼吸窘迫综合征的治疗如下。

(1) 积极控制原发病：这是遏制急性呼吸窘迫综合征发展的必要措施。

(2) 呼吸支持治疗：①氧疗。②无创机械通气。③有创机械通气。④对急性呼吸窘迫综合征患者实施机械通气时，应采用肺保护性通气策略，气道平台压不应超过30～35cmH_2O。⑤机械通气的急性呼吸窘迫综合征患者应采用30°～45°半卧位。⑥镇静镇痛与肌松。⑦体外膜氧合技术（ECMO）。⑧液体管理在保证组织器官灌注前提下，应实施限制性的液体管理，有助于改善急性呼吸窘迫综合征患者的氧合和肺损伤。

病例15

患者多次诊断为高原肺水肿。

（一）病例介绍

1. 病史

患者原某，男，52岁，以"咳嗽、咳痰，伴胸闷、气短2天"为主诉入院。患者于2014年6月15日因工作原因前往海拔1520m兰州地区出差，2014年6月25日由兰州回格尔木，因路途受凉后出现咳嗽、咳痰，痰为黄色泡沫痰，量多，带有血丝，伴胸闷、气短，活动后明显，在当地诊所给予输液治疗（具体药物及剂量不详），效果不佳。2014年6月27日来我中心，行胸部X线片提示高原肺水肿，并以"高原肺水肿"收住院（图16-60）。

患者为格尔木本地人，久居高原，既往体检，无明确的心肺疾病史，无高血压病史，每次患病均有明确海拔梯度变化病史，曾于2000年、2008年、2010年、2012年等多次因受凉后出现高原肺水肿病史。

2. 入院查体

体温36.6℃，血压135/89mmHg，急性缺氧貌，颜面口唇发绀，双肺呼吸音粗，双肺可闻及中－大量湿啰音，以右侧为著，心率96次/分，律齐，心音低钝，各瓣膜未闻及病理性杂音，双下肢无浮肿。

3. 入院检验检查

2014年6月27日血气分析：酸碱度（pH）7.43，二氧化碳分压（PCO_2）26.3mmHg，氧分

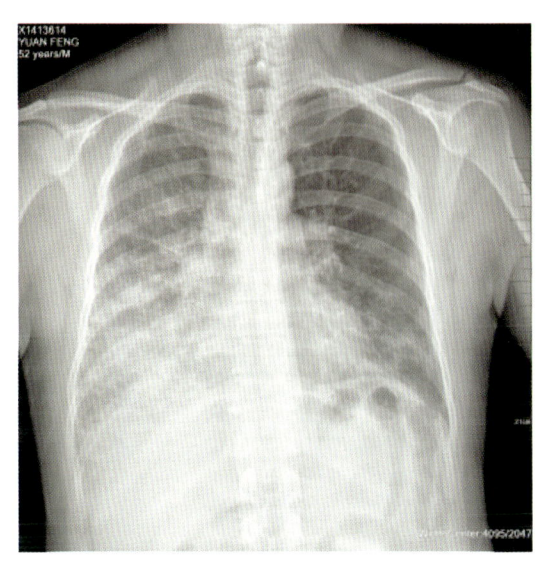

▲ 图 16-60　2014 年 6 月 27 日原某胸部 X 线片

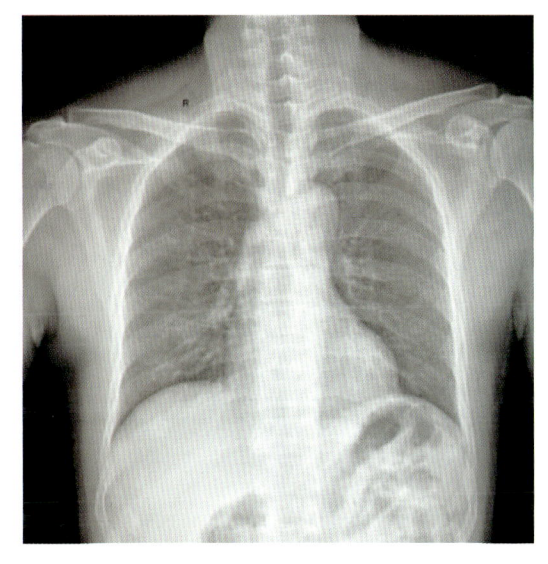

▲ 图 16-61　2012 年 6 月 10 日原某胸部 X 线片

压（PO_2）65mmHg，实际碳酸氢盐（HCO_3^-）19.7mmol/L，碱剩余（BE）-5.2mmol/L。

2014 年 6 月 27 日血细胞：白细胞 $16.11×10^9$/L，红细胞 $5.11×10^{12}$/L，血红蛋白 174g/L，血小板计数 $177×10^9$/L。

2014 年 6 月 27 日心脏彩超：提示心脏射血分数 82%，左心室舒末内径 40mm，肺动脉收缩压 42mmHg。

2014 年 6 月 27 日胸部 X 线片：提示胸廓对称，气管居中，双肺纹理增多模糊，双肺门影模糊，双下肺可见大片状高密度絮状模糊影，密度不均，以右肺为著，心影不大，肋膈角清晰。考虑高原肺水肿（图 16-60）。

2012 年 6 月 10 日胸部 X 线片：提示胸廓对称，气管居中，双肺纹理增多，双肺可见散在高密度致密影，密度不均，心影不大，肋膈角清晰。考虑高原肺水肿（轻度）（图 16-61）。

2010 年 8 月 7 日胸部 X 线片：提示胸廓对称，气管居中，肺纹理粗乱，双肺可见散在高密度致密影，右下肺大片状高密度影，密度不均，心影不大，肋膈角模糊。考虑高原肺水肿（图 16-62）。

2008 年 12 月 10 日胸部 X 线片：提示胸廓对称，气管居中，肺纹理粗乱，右肺大片状高密度影，心影不大，肋膈角模糊。考虑高原肺水肿（图 16-63）。

2000 年 2 月 12 日胸部 X 线片：提示胸廓对称，气管居中，肺纹理粗乱，双肺大片状高密度影，以右肺为著，心影不大，肋膈角模糊。考虑高原肺水肿（图 16-64）。

4. 入院诊疗经过

患者入院给予抗感染、解痉、平喘、化痰、

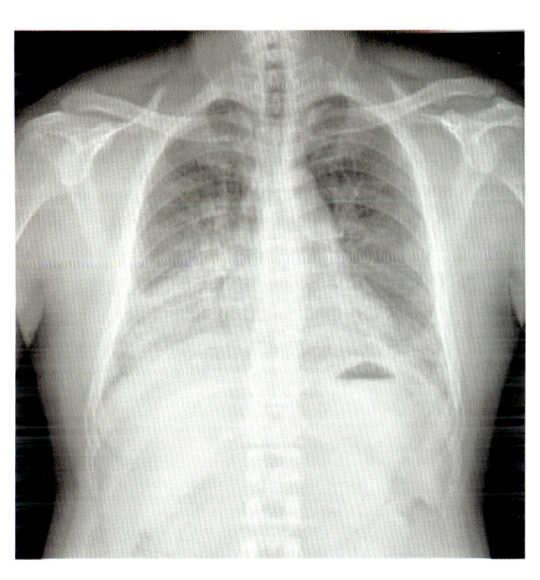

▲ 图 16-62　2010 年 8 月 7 日原某胸部 X 线片

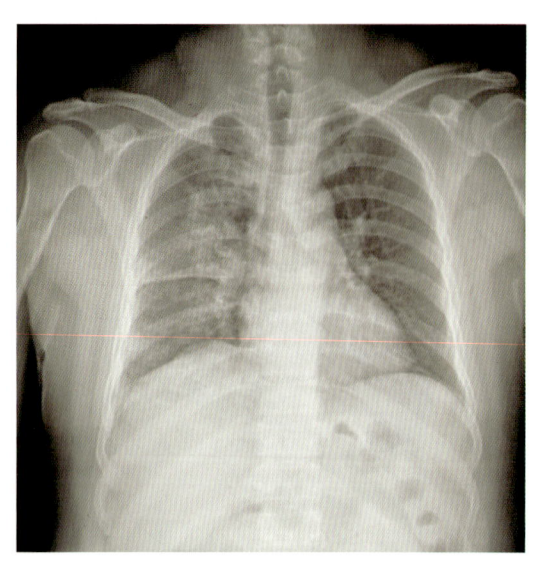

▲ 图 16-63　2008 年 12 月 10 日原某胸部 X 线片

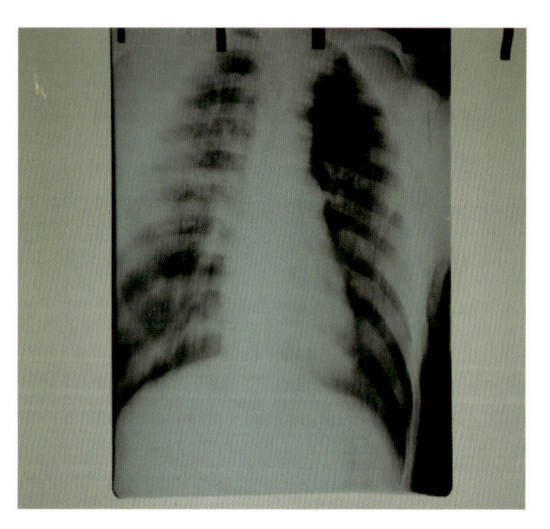

▲ 图 16-64　2000 年 2 月 12 日原某胸部 X 线片

减少细胞渗出，山莨菪碱 10mg，每 5 分钟 1 次，共 3～5 次，静脉注射；也可 100mg 加 50ml 葡萄糖，10～20mg/h，泵入。配合高压氧治疗，住院 10 天，患者好转出院。

(二)病例讨论

患者为格尔木本地人，第一次发病原因为 2000 年 2 月因工作需要，由格尔木进入唐古拉山乡地区（海拔 4530m），由于上呼吸道感染诱发高原肺水肿，回格尔木治疗后恢复。第二次为前往四川出差，回来后即自觉不适，发生肺水肿，以后陆陆续续共发生 5 次肺水肿，经高压氧或山莨菪碱治疗，均痊愈出院。高原肺水肿有记忆易感性，第一次患病患者，伴随致病条件成熟，随时可以发病，机体基因、对缺氧敏感程度及个体易感性可能是 HAPE 反复发作的重要因素。

多次高原肺水肿的临床特点：①临床分型多属轻至中型为主，病情很少进一步发展加重。②临床症状以咳嗽、咳泡沫痰为主要表现，体检轻至中度发绀，体温正常或有低热。③多数患者发病前并无明显诱因。④治疗效果满意，病情恢复较快。

病例 16

患者诊断为高原脑水肿并发谵妄、高原肺水肿。

(一)病例介绍

1. 病史

患者刘某，男性，35 岁，以"头疼、恶心、呕吐 3 天，意识障碍 7h"为代诉入院。患者于 2014 年 6 月 1 日由甘肃乘火车来格尔木，自觉头疼，胸闷、气短、恶心、呕吐，呕吐物为胃内容物，呈喷射状，未予重视。2014 年 6 月 3 日进入五道梁地区工作（海拔约 4700m），次日清晨（入院 7h 前）被他人发现意识不清，呼之不应，大小便失禁，立即拨打急救电话 120 并接入我中心，途中给予山莨菪碱注射液、地塞米松注射液、呋塞米注射液、甘露醇等药物（具体剂量不详）。急诊急查胸部 X 线片提示高原肺水肿（图 16-65），头颅 CT 提示高原脑水肿，并以"高原脑水肿"收入我中心（图 16-66）。

患者生于甘肃原籍，生活在甘肃兰州，第一次进入高海拔地区，既往体健。

2. 入院查体

血压 120/80mmHg，GCS 评分 8 分，轻度昏

迷，颜面口唇重度发绀，双肺呼吸音粗，双肺可闻及少量湿啰音，心率每分钟90次，律齐，各瓣膜未闻及病理性杂音，双下肢无浮肿，生理反射存在，病理反射未引出。

3. 入院检验检查

2014年6月4日血细胞：白细胞 11.7×10^9/L，红细胞 5.48×10^{12}/L，血红蛋白 150g/L，红细胞压积 85%，血小板 197×10^9/L。

2014年6月4日机械通气后血气分析：酸碱度（pH）7.52，二氧化碳分压（PCO_2）24mmHg，氧分压（PO_2）106mmHg，实际碳酸氢盐（HCO_3^-）19.5mmol/L，碱剩余（BE）–1.3mmol/L。

2014年6月4日颅脑CT：提示弥漫性大脑白质密度轻度降低，双侧半卵圆中心扩大，密度减低，灰白质界限不清，周边见"指压征"形成，颅底环池受压模糊，侧脑室、第三和第四脑室受压变小、模糊，脑沟脑回受压消失，大脑镰密度轻度增高，中线结构居中。

2014年6月4日胸部X线片：提示胸廓对称，气管纵隔居中，肺纹理紊乱，双肺以肺门为中心，可见斑片状致密影，心影大小未见异常，双侧肋膈角锐利。诊断为高原肺水肿（图16-65）、高原脑水肿（图16-66）。

4 入院诊疗经过

（1）给氧：立即给予无创呼吸机辅助呼吸，模式 S/T，频率10次，IPAP15cmH₂O，EPAP8cmH₂O，吸气触发 0.5LPM，呼气转换 25%。FiO₂30%～50%。

（2）保护脑细胞，减轻脑细胞损害，营养脑细胞：脱水降颅压，甘露醇125ml，每6小时1次；地塞米松20mg，静脉注射；头置冰帽，局部降温。

（3）镇静镇痛：给予咪达唑仑注射液，持续泵入。

（4）基础治疗：应用抗生素防止感染，氨溴

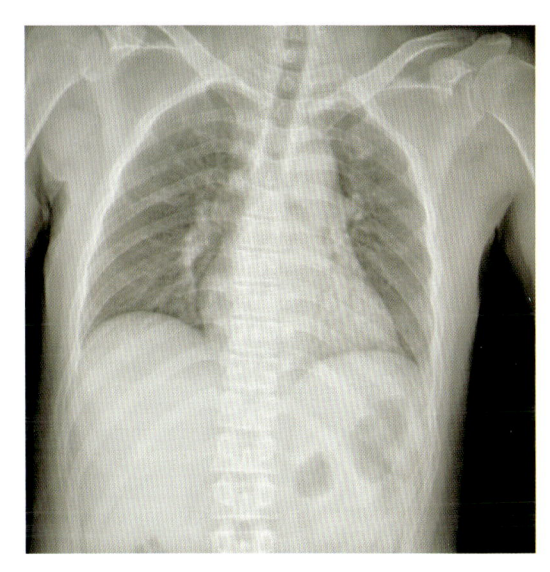

▲ 图16-65 2014年6月4日刘某胸部X线片

索化痰，保护肝肾功能等。

（5）维持水电解质酸碱平衡：纠正低氧血症。

（6）清除自由基：给予依达拉奉注射液及维生素C注射液。

（7）防止消化道出血，减轻胃肠道损害：应用质子泵抑制剂，如兰索拉唑。

患者病情明显好转，仍有间断性烦躁不安，入院第2天（6月5日）给予高压氧治疗2天，每日2次。

2014年6月7日查房：患者神志清楚，精神萎靡，可正确回答问题，GCS评分15分，血压130/70mmHg，颜面口唇轻度发绀，双肺呼吸音粗，未闻及湿啰音，心率每分钟80次，律齐，各瓣膜未闻及病理性杂音，余查体无异常。

2014年6月7日颅脑CT：提示弥漫性大脑白质密度轻度降低，双侧半卵圆中心扩大，密度减低，灰白质界限不清，周边见"指压征"形成，颅底环池受压变小，侧脑室、第三和第四脑室受压变小（与前片比较稍有扩大），脑沟脑回受压模糊，大脑镰密度轻度增高，中线结构居中。与2014年6月4日相比，无明显变化。诊断为高原脑水肿吸收期（图16-67）。

383

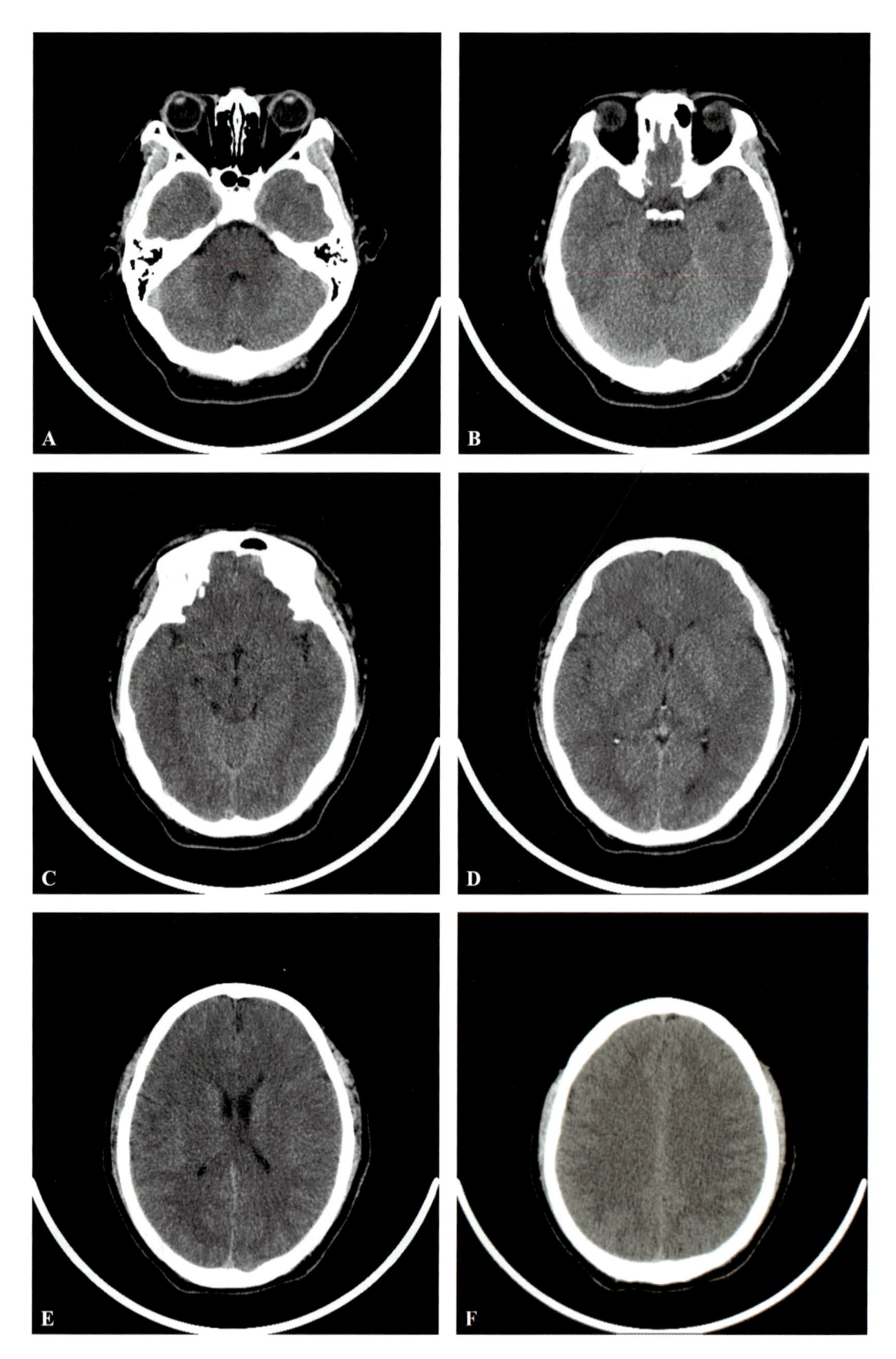

急性重症高原病进展与实践
Progress and Practice of Acute Severe High Altitude Disease

▲ 图 16-66 2014 年 6 月 4 日刘某颅脑 CT

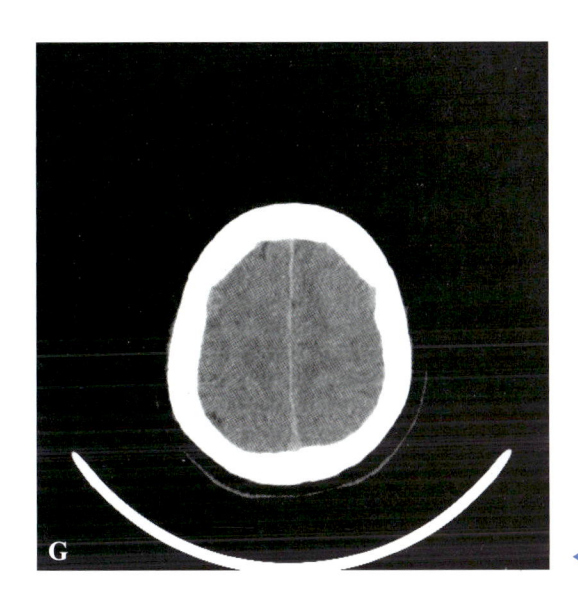

◀ 图 16-66（续） 2014 年 6 月 4 日刘某颅脑 CT

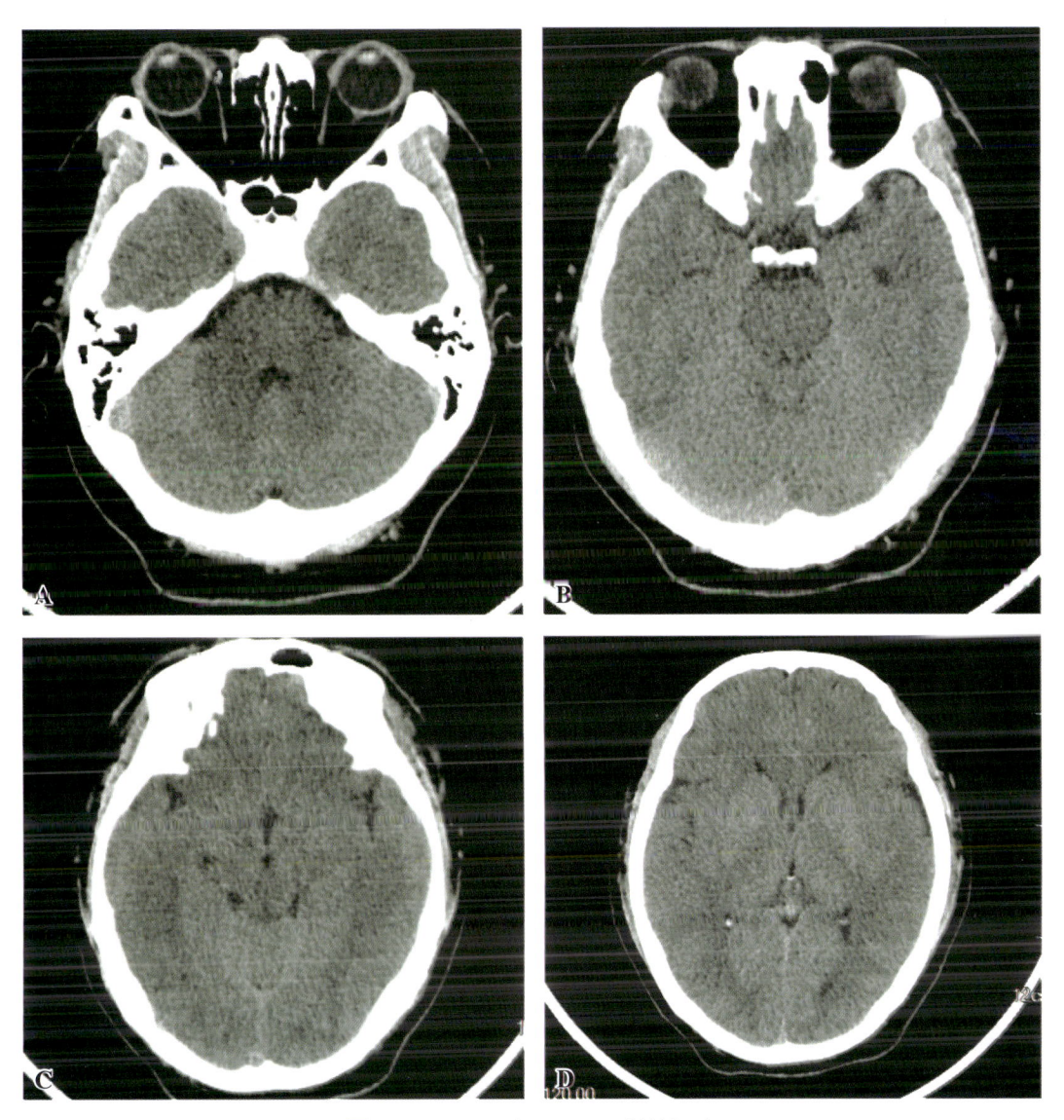

▲ 图 16-67 2014 年 6 月 7 日刘某颅脑 CT

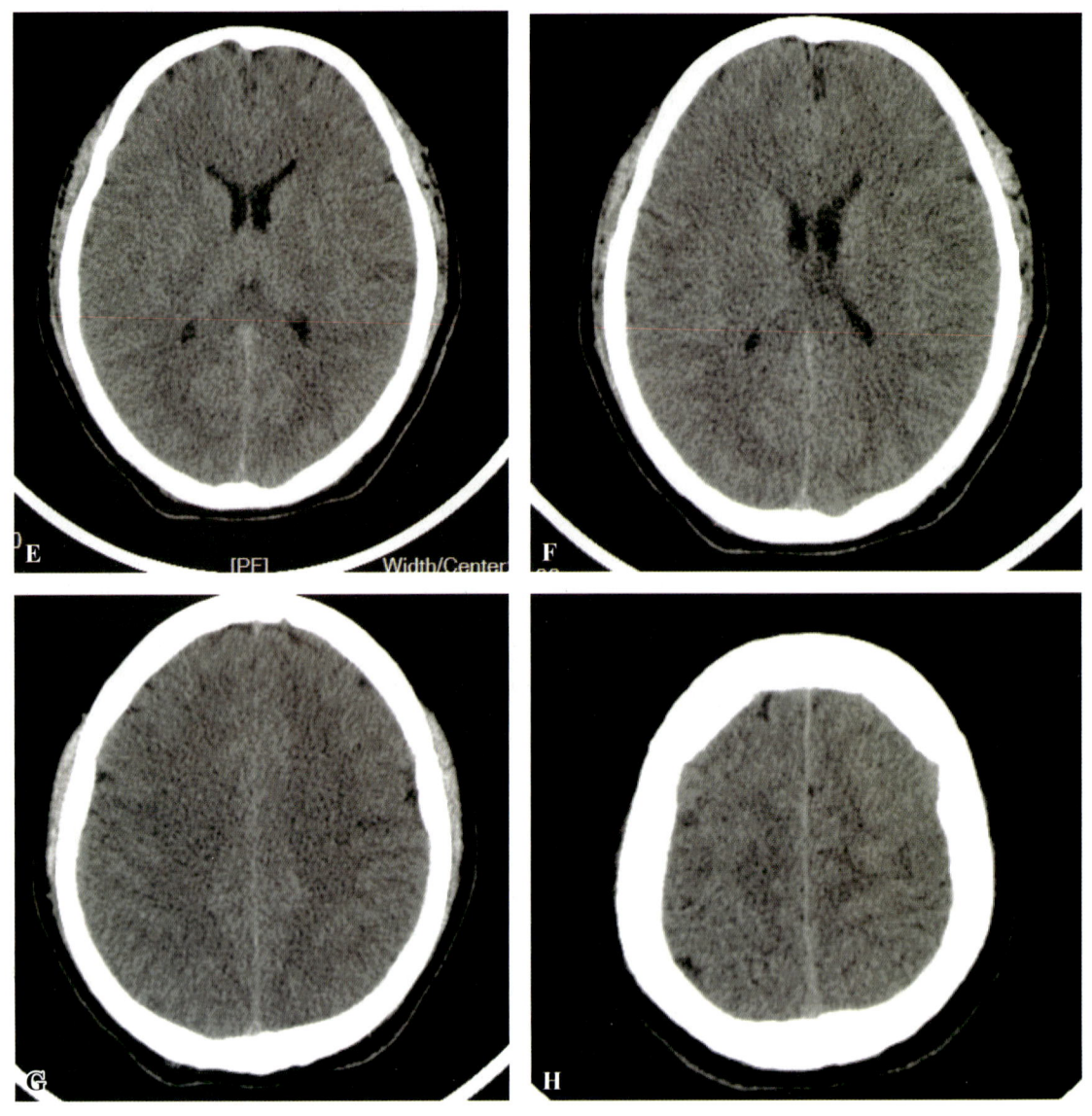

▲ 图 16-67（续） 2014 年 6 月 7 日刘某颅脑 CT

2014 年 6 月 8 日：患者突然间断性出现烦躁不安，亢奋状态，思维紊乱，意识混乱，认知功能改变，伤害医护人员和自己，考虑谵妄状态，给予右美托咪定 1μg/（kg·10min），0.2%0.7kg/h 维持，氟哌啶醇肌内注射后改为静脉应用，控制谵妄，停止咪达唑仑。2014 年 6 月 10 日病情好转。

2014 年 6 月 11 日颅脑 CT：提示弥漫性大脑白质密度轻度降低，双侧半卵圆中心范围扩大减少，胼胝体及脑白质密度减低明显，脑室脑池压迫消失，脑沟脑回受压较前明显好转，中线结构居中。与 2014 年 6 月 4 日相比，脑水肿明显吸收。诊断为高原脑水肿，治疗后好转（图 16-68）。

2014 年 6 月 13 日：患者神志清，精神好，无咳嗽、咳痰，无腹胀，一般情况好，血压 120/80mmHg，心率每分钟 70 次，口唇无发绀，双肺呼吸音清晰，未闻及干湿啰音，心律齐，心脏各瓣膜未闻及病理性杂音，腹软，无压痛，反跳痛，双下肢无浮肿。今日痊愈出院。最后诊断

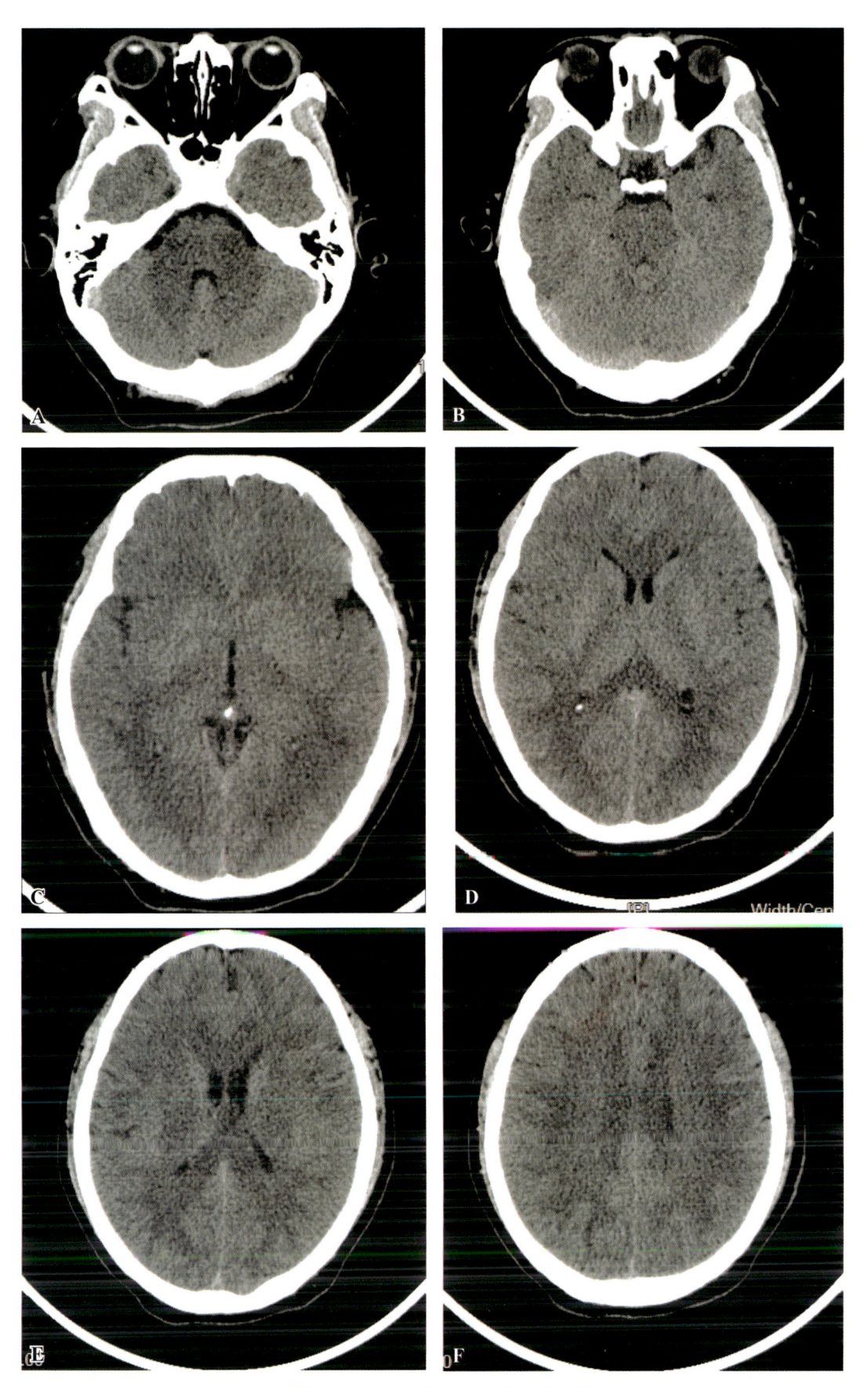

▲ 图 16-68 2014 年 6 月 11 日刘某颅脑 CT

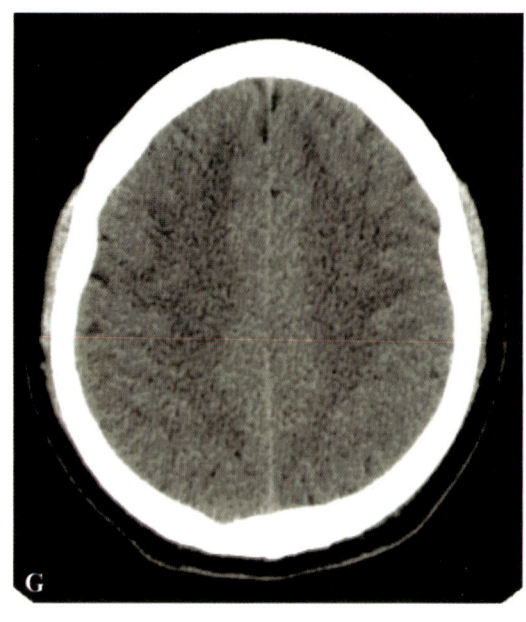

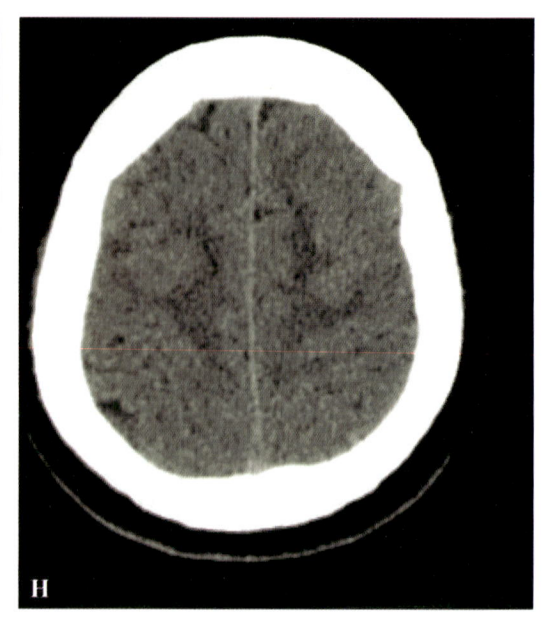

▲ 图 16-68（续） 2014 年 6 月 11 日刘某颅脑 CT

为高原肺水肿、高原脑水肿，谵妄。

（二）病例讨论

患者男性，35 岁，急进高原地区，发生意识障碍，入院后查 CT 及胸部 X 线片，明确诊断"高原肺水肿、高原脑水肿"，在治疗过程中病情恢复时，出现谵妄症状，如烦躁不安、亢奋状态、思维混乱、意识混乱、认知障碍，时而安静、痴呆、不言不语，考虑谵妄状态，给予氟哌利多治疗，恢复，痊愈出院。

谵妄是一种急性的、可逆性的、广泛的认知障碍的精神紊乱综合征，以波动性意识障碍、注意力不集中、思维紊乱或意识水平变化为特征。

术后谵妄最主要特点是意识水平紊乱和认知功能障碍，主要临床表现如下。

1. 广泛的认知功能障碍

(1) 知觉障碍：主要表现为知觉的鉴别和整合能力下降，常见各种形式的错觉幻觉，以幻觉居多。

(2) 思维障碍：主要表现为思维结构解体及言语功能障碍。

(3) 记忆障碍：记忆全过程中各个方面都可

有障碍。

2. 注意力障碍

注意力障碍表现为患者对各种刺激的警觉性及指向性下降，即注意力难唤起，表情茫然，不能集中注意力。

3. 睡眠 – 觉醒周期障碍

典型表现为白天昏昏欲睡，夜间失眠，间断睡眠，或完全的睡眠周期颠倒。

4. 情绪失控

情绪失控主要表现为间断出现恐惧、妄想、焦虑、抑郁、躁动、淡漠、欣快等，且症状不稳定有波动。

谵妄的临床表现有两个明显的特征：①起病急，病程波动。②症状常在 24h 内出现消失或加重、减轻，常有中间清醒期。

谵妄的诊断要点：①急性发作，波动病程。②唤醒障碍，如过度警醒或思睡。③发作时有注意、记忆和定向障碍。④有引起谵妄的躯体疾病。

谵妄的治疗有三个方面，一是对因治疗，二是对症治疗，三是护理工作。非药物性预防和治疗，去除诱发和加重因素有利于预防谵妄发生，如制订非药物性睡眠计划，早期康复训练，及时去除导管，充分补充水分，有计划地使用止痛剂，减少不必要的噪音和刺激，护理干预计划能够使得谵妄时间和严重程度减轻。

谵妄是危重患者中十分常见的精神紊乱综合征。患者的早期谵妄诊断和早期干预治疗，有助于患者早日康复。

药物治疗：第一代抗精神病药物氟哌啶醇，口服、肌内或静脉注射，常用于ICU控谵妄症状；第二代抗精神病药物利培酮、奥氮平、齐拉西酮等，也用于谵妄的治疗。一般不应使用苯二氮䓬类药物治疗谵妄，但对酒精戒断或苯二氮䓬类药物戒断患者出现的谵妄，宜选用苯二氮䓬类药物。右美托咪啶是一种高选择性α2肾上腺素受体激动药，其通过蓝斑内的受体，发挥镇静和抗焦虑作用，还具有减轻应激反应的作用。相对于其他镇静药物，右美托咪啶在镇静的同时更易保持可唤醒力，极少诱发呼吸抑制，对谵妄有治疗作用。

病例 17

患者诊断为高原脑水肿（痴呆）、高原肺水肿。

（一）病例介绍

1. 病史

患者陈某，女性，45岁，河南人，汉族，主因"意识障碍1天"入院。患者2016年3月22日乘汽车由河南出发，2016年3月24日途径格尔木直接前往拉萨，途径唐古拉山地区（海拔约4860m）时，逐渐出现意识障碍，呈浅昏迷状态，呼吸困难，间歇性咳嗽、咳痰，咳少量黄色黏痰，痰中带血丝，呕吐，呕吐物为胃内容物，二便失禁，无抽搐，由家人送往我中心，急诊行胸部及头颅CT提示高原脑水肿、高原脑水肿，并以收住我中心（图16-69和图16-70）。

患者生于河南原籍，初次进入高海拔地区，既往体健。

2. 入院查体

体温36.4℃，脉搏每分钟84次，呼吸每分钟21次，血压130/80mmHg，发育正常，体型肥胖，营养中等，被动体位，神志不清，GCS评分4分，中度昏迷状态，间断性烦躁不安，双侧瞳孔等大等圆，直径3.5mm，对光反射欠灵敏，口唇颜面重度发绀，双肺呼吸音粗，可闻及中量湿啰音，心率每分钟84次，律齐，各瓣膜未闻及病理性杂音，腹平软，肝脾未触及，双下肢无浮肿，四肢肌力对称减弱，肌张力减弱，生理反射存在，病理反射未引出。

3. 入院检验检查

2016年3月24日胸部CT：提示双肺纹理增多、紊乱，两肺门增大，双肺野可见以肺门为中心散在结节样致密影，边界欠光滑，左肺上叶尖后段见云絮状高密度影，心影及主大血管未见明显异常，双侧胸膜局限性增厚，胸腔内未见积液。考虑高原肺水肿（图16-69）。

2016年3月24日头颅CT：提示弥漫性大脑白质密度轻度降低，双侧半卵圆中心扩大，灰白质界限不清，周边见"指压征"形成，颅底环池受压变小，侧脑室、第三和第四脑室受压变小，双侧额顶叶脑沟变浅模糊，大脑镰密度轻度增高，中线结构居中。诊断为高原脑水肿（图16-70）。

2016年3月24日血细胞分析：白细胞14.56×10^9/L，中性粒细胞百分比88.9%，红细胞5.1×10^{12}/L，血红蛋白148g/L，血小板269×10^9/L。

2016年3月24日心肌酶及肾功能：血糖11.24mmol/L，肌酸激酶105U/L，肌酸激酶同工酶17U/L，尿素氮7.2mmol/L，肌酐65μmol/L，

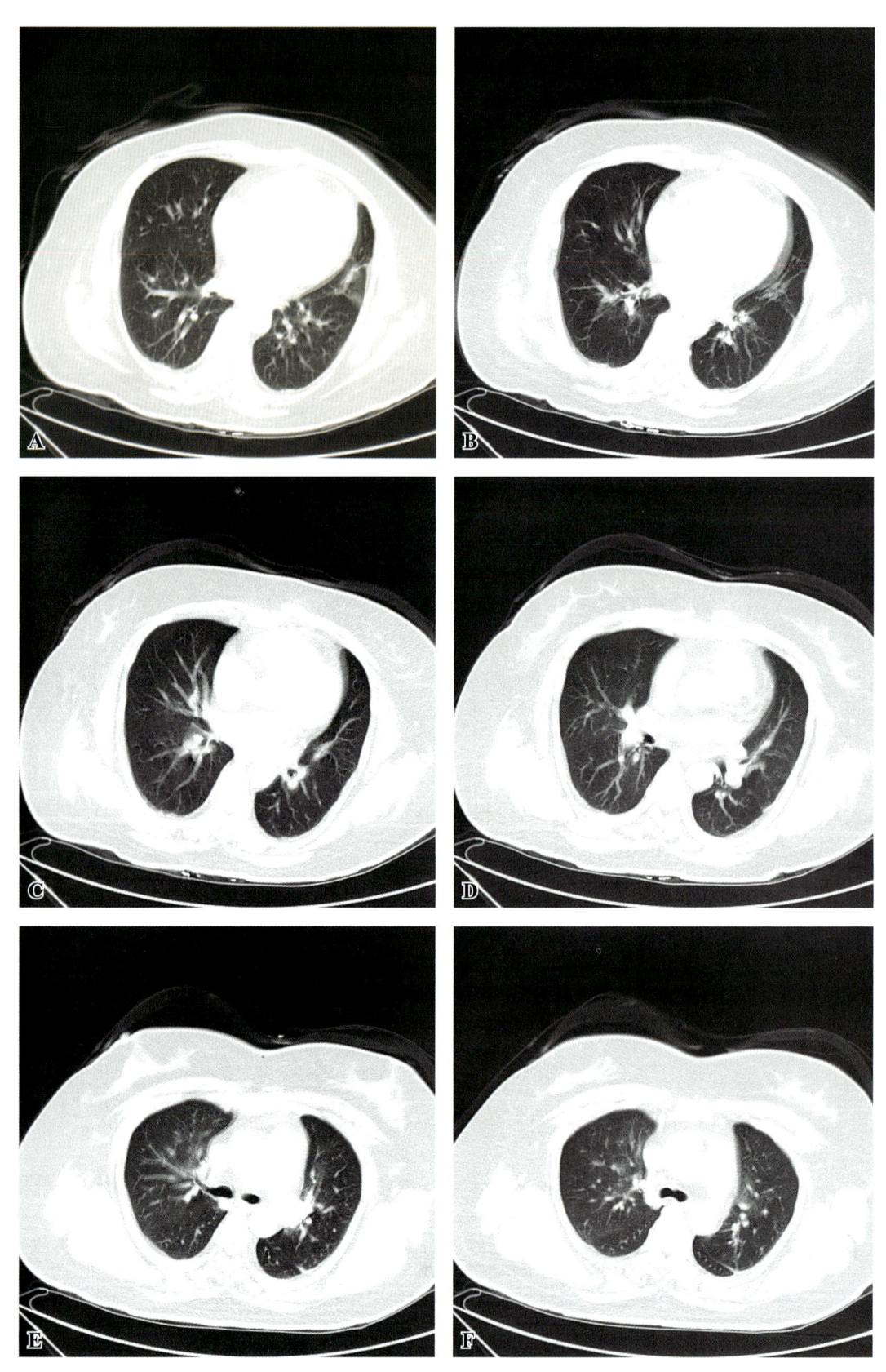

▲ 图 16-69 2016 年 3 月 24 日陈某胸部 CT

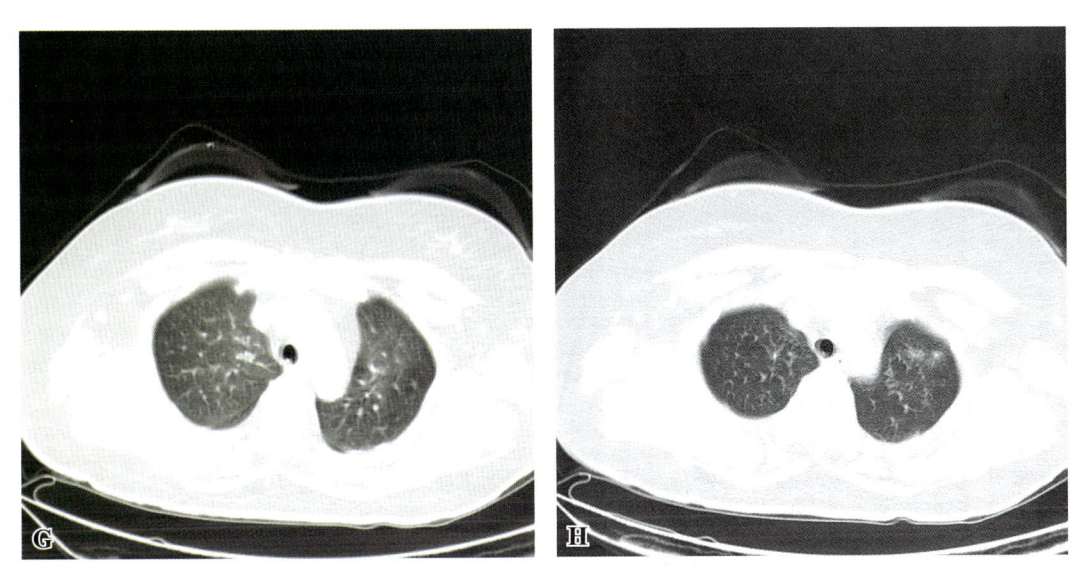

▲ 图 16-69（续） 2016 年 3 月 24 日陈某胸部 CT

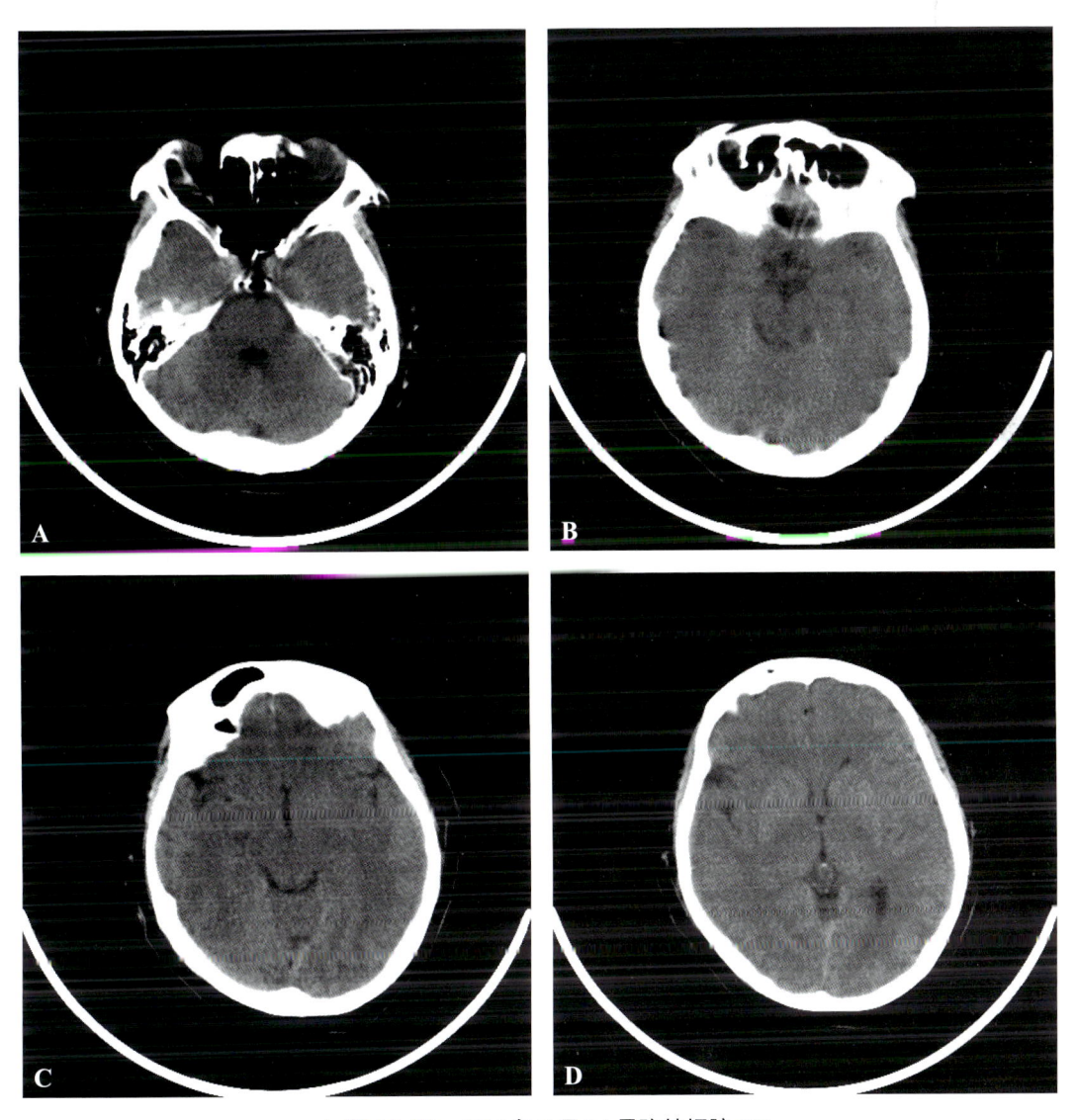

▲ 图 16-70 2016 年 3 月 24 日陈某颅脑 CT

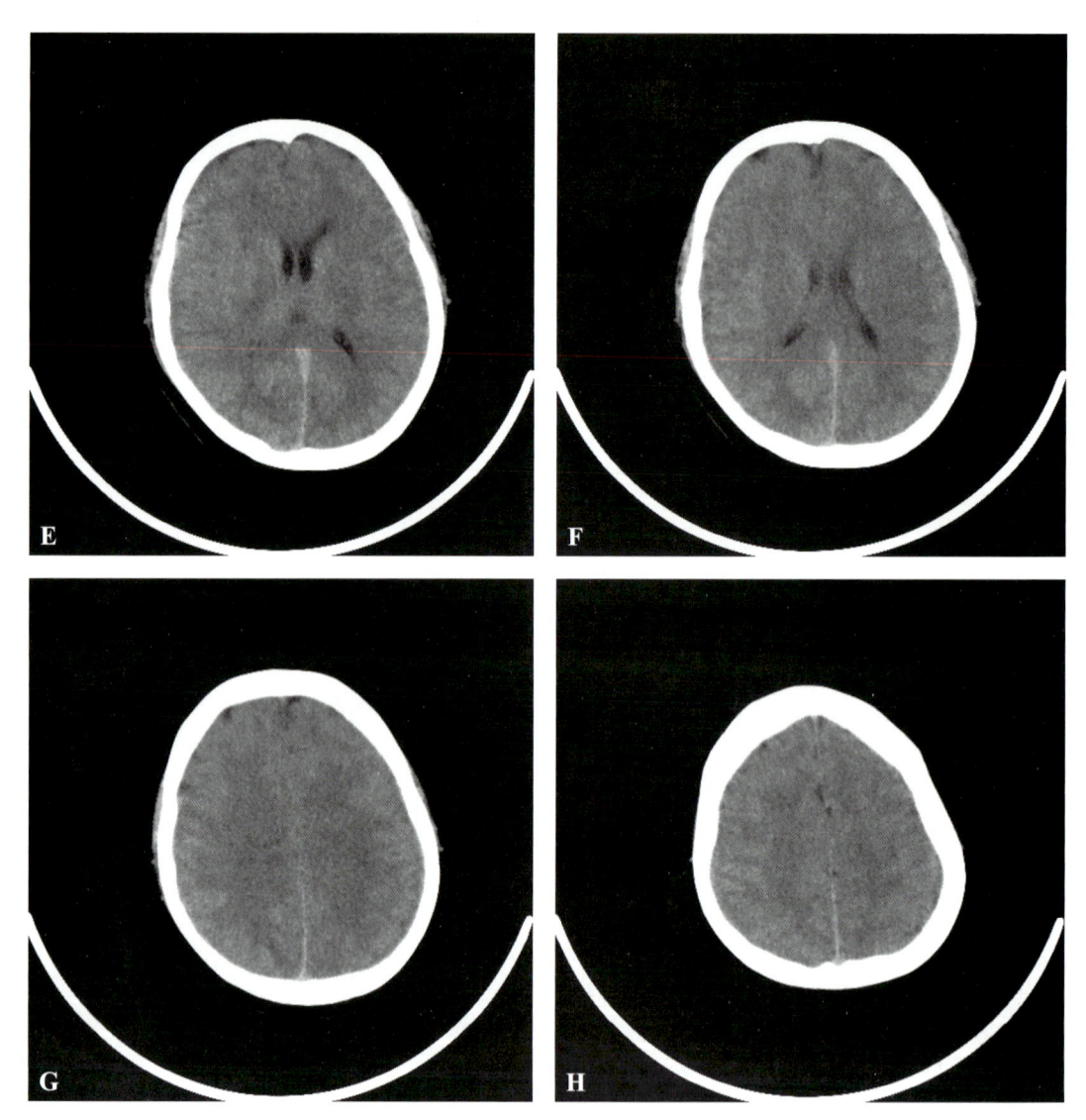

▲ 图 16-70（续） 2016 年 3 月 24 日陈某颅脑 CT

尿酸 400μmol/L，乳酸脱氢酶 365U/L，$β_2$ 微球蛋白 1.53mg/L，半胱氨酸蛋白酶抑制剂 C0.79mg/L。

2016 年 3 月 24 日电解质：钾 4.25mmol/L，钠 141.1mmol/L，氯 102.8mmol/L。

2016 年 3 月 24 日血气分析：酸碱度（pH）7.52，二氧化碳分压（PCO_2）26.2mmHg，氧分压（PO_2）62mmHg，实际碳酸氢盐（HCO_3^-）21.2mmol/L，碱剩余（BE）–1.4mmol/L，阴离子间隙（AG）17.8mmol/L.

2016 年 3 月 24 日凝血功能：凝血酶原时间（PT）11.2s，国际标准化比值（INR）0.93，活化部分凝血酶原时间（APTT）20.7s，凝血酶时间（TT）16.1s，纤维蛋白原 2.77g/L，血浆 D- 二聚体 0.42μg/ml。

4. 入院诊疗经过

（1）给氧：无创呼吸机辅助呼吸，模式 S/T，频率 12 次，IPAP12～18cmH$_2$O，EPAP5～10cmH$_2$O，吸气触发 0.5LPM，呼气撤换 25%，FiO$_2$35%～80%。

（2）镇静镇痛：应用丙泊酚。

（3）脱水降颅压，减轻脑细胞损害，营养脑细胞：甘露醇 125ml，每 6 小时 1 次，1 天后改

250ml，每 6 小时 1 次；头置冰帽，局部降温，保护脑细胞。

(4) 基础治疗：防止感染，维持水电解质酸碱平衡，保护肝肾功能。

(5) 防止消化道出血，减轻胃肠道损害：应用质子泵抑制剂，如兰索拉唑。

(6) 对症支持等治疗：为了便于血流动力学监测指导治疗，于右侧颈内静脉穿刺，行漂浮导管置入术。

2016 年 3 月 25 日：患者处于中度昏迷状态，GCS 评分 6 分，间断性烦躁不安，小便量 2700ml。血压 110/70mmHg，双侧瞳孔等大等圆，对光反射迟钝，口唇发绀减轻，双肺呼吸音粗，湿啰音较前减少，心率每分钟 89 次，律齐，各瓣膜未闻及病理性杂音，腹部平软，双下肢无浮肿，生理反射减弱，病理反射未引出。因患者烦躁不安不能配合高压氧治疗，继续给予无创机械通气，余治疗不变。血糖 11.24mmol/L，考虑高原内分泌代谢紊乱。

2016 年 3 月 27 日：患者处于中度昏迷状态，GCS 评分 6 分，间断烦躁不安。体温 37.2℃，血压 130/80mmHg，双侧瞳孔等大等圆，对光反射迟钝，口唇无发绀，双肺呼吸音粗，双肺可闻及少量湿啰音，心率每分钟 84 次，律齐，各瓣膜未闻及病理性杂音，腹部平软，双下肢无浮肿，生理反射减弱，病理反射未引出。继续给予无创机械通气等治疗。

2016 年 3 月 27 日血常规：白细胞 12.15×10^9/L，中性粒细胞百分比 78.9%，红细胞 5.0×10^{12}/L，红细胞 148g/L，血小板 145×10^9/L。

2016 年 3 月 27 日肾功能：血糖 16.7mmol/L，尿素氮 6.3mmol/L，肌酐 59μmol/L，尿酸 191μmol/L，$β_2$ 微球蛋白 0.85mg/L，半胱氨酸蛋白酶抑制剂 C 0.80mg/L。

2016 年 3 月 27 日电解质：钾 4.44mmol/L，钠 139.3mmol/L，氯 105.7mmol/L。

2016 年 3 月 27 日血气分析：酸碱度（pH）7.56，二氧化碳分压（PCO_2）16.7mmHg，氧分压（PO_2）124mmHg，实际碳酸氢盐（HCO_3^-）14.9mmol/L，碱剩余（BE）–7.2mmol/L，阴离子间隙（AG）19.9mmol/L。

2016 年 3 月 27 日凝血功能：凝血酶原时间（PT）11.8s，国际标准化比值（INR）0.98，活化部分凝血酶原时间（APTT）21.8s，凝血酶时间（TT）17.2s，纤维蛋白原 2.15g/L，血浆 D- 二聚体 1.52μg/ml，提示呼吸性碱中毒、代偿性代谢性酸中毒。

2016 年 3 月 29 日：患者仍处于浅 – 中昏迷状态，GCS 评分 6 分，对疼痛刺激有反应，烦躁不安，无明显咳嗽、咳痰。血压 120/80mmHg，双侧瞳孔等大等圆，对光反射迟钝，口唇红润，双肺呼吸音粗，双肺未闻及干湿啰音，心率每分钟 62 次，律齐，各瓣膜未闻及病理性杂音，腹部平软，双下肢无浮肿，生理反射减弱，病理反射未引出。今日开始给予高压氧，每日 2 次。

2016 年 3 月 29 日血常规：血细胞 11.6×10^9/L，中性粒细胞百分比 81%，红细胞 5.1×10^{12}/L，血红蛋白 140g/L，血小板 151×10^9/L。

2016 年 3 月 29 日电解质：钾 4.37mmol/L，钠 139.0mmol/L，氯 103.4mmol/L。

2016 年 3 月 29 日血气分析：酸碱度（pH）7.46，二氧化碳分压（PCO_2）24.9mmHg，氧分压（PO_2）108mmHg，实际碳酸氢盐（HCO_3^-）17.5mmol/L，碱剩余（BE）–5.7mmol/L，阴离子间隙（AG）19.5mmol/L。

2016 年 3 月 29 日生化全套：总胆红素 31.8μmol/L，直接胆红素 8.6μmol/L，间接胆红素 23.2mol/L，尿素氮 7.6mmol/L，肌酐 58μmol/L，葡萄糖 10.82mmol/L，谷草转氨酶 29.6U/L，谷丙转氨酶 86.4U/L，磷酸肌酸激酶 716U/L，肌酸

激酶同工酶34U/L，乳酸脱氢酶551U/L，淀粉酶45U/L，总蛋白64g/L，白蛋白42.9g/L，球蛋白21.1g/L，C反应蛋白21mg/L。

2016年3月29日头颅CT：提示弥漫性大脑白质密度轻度降低，双侧半卵圆中心扩大，密度较前减低，皮髓质界限模糊，"指压征"形成，胼胝体密度明显减低，颅底环池受压变小，侧脑室、第三和第四脑室受压变小、模糊不清，双侧额顶叶脑沟变浅、模糊，大脑镰密度轻度增高，中线结构居中。诊断为高原脑水肿，与前片比较颅内压有加重趋势（图16-71）。

2016年3月29日床头胸部X线片：提示胸廓对称，气管纵隔居中，双肺纹理增多、紊乱，双肺可见散在小结节致密影，肺动脉导管位置正常，心胸比增大，双侧肋膈角锐利（图16-72）。

2016年3月29日胸部CT：提示双肺纹理增多、紊乱，左肺下叶可见密度增高影，与前片比较双肺野以肺门为中心散在结节样致密影，左肺上叶后段云絮状高密度影吸收，气管-支气管开口通畅，心影及主大血管未见明显异常，双侧胸膜局限性增厚，胸腔内未见积液，左下肺肺炎，肺水肿明显吸收（图16-73）。

2016年3月29日24h动态脑电图：提示全部导联弥散性4~6c/sθ波，可见较多14~24c/sβ波，

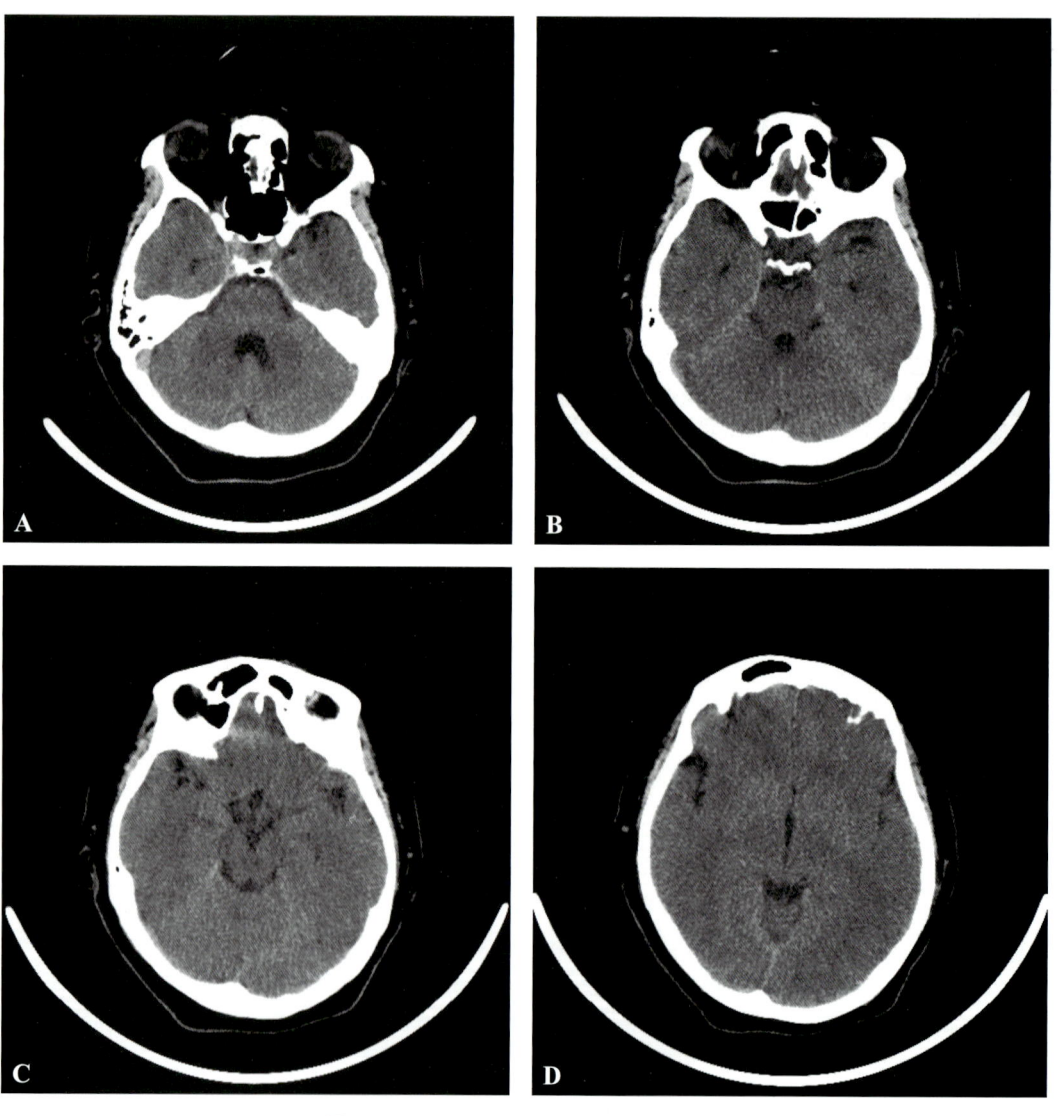

▲ 图16-71　2016年3月29日陈某颅脑CT

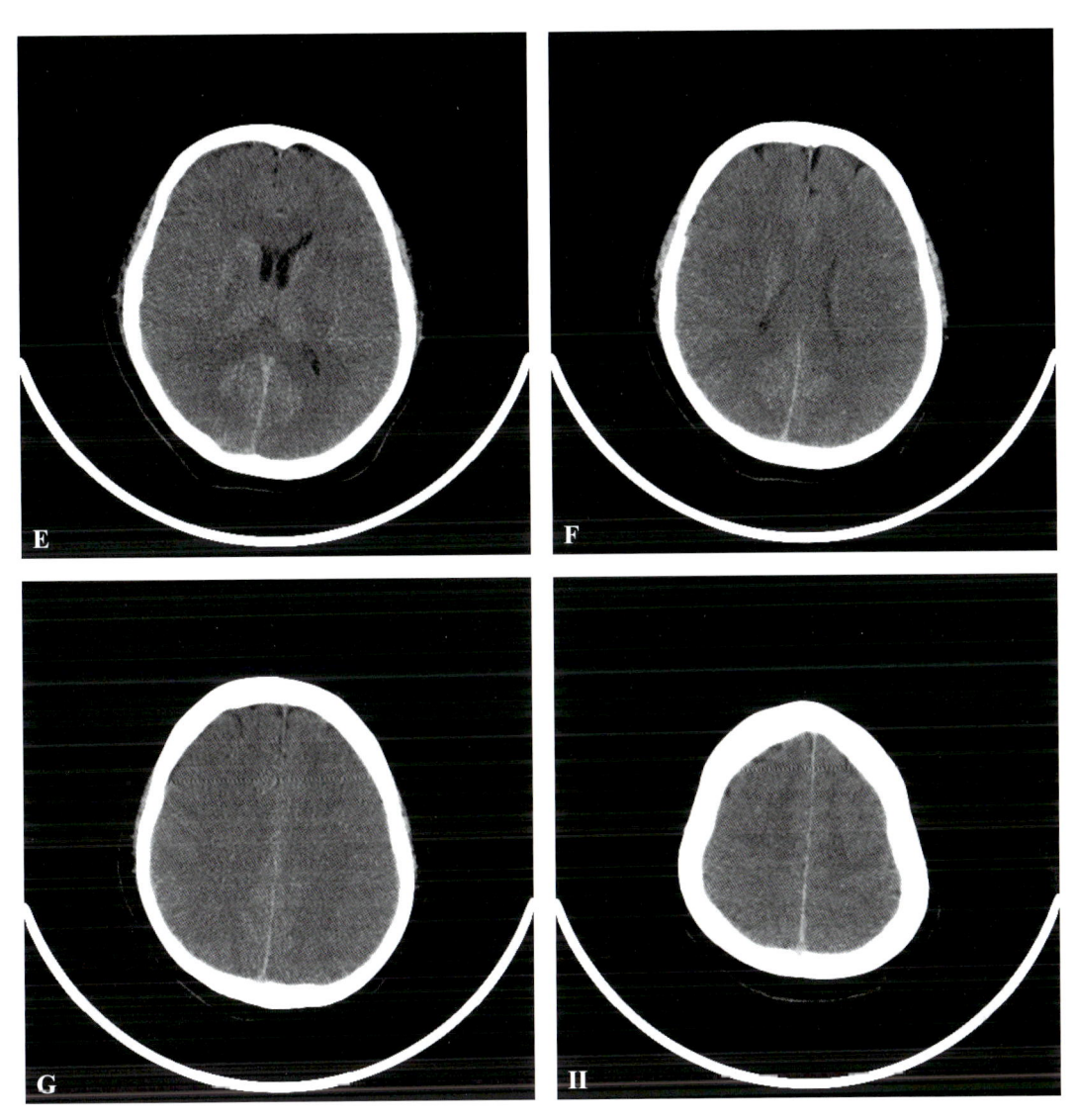

▲ 图 16-71（续） 2016 年 3 月 29 日陈某颅脑 CT

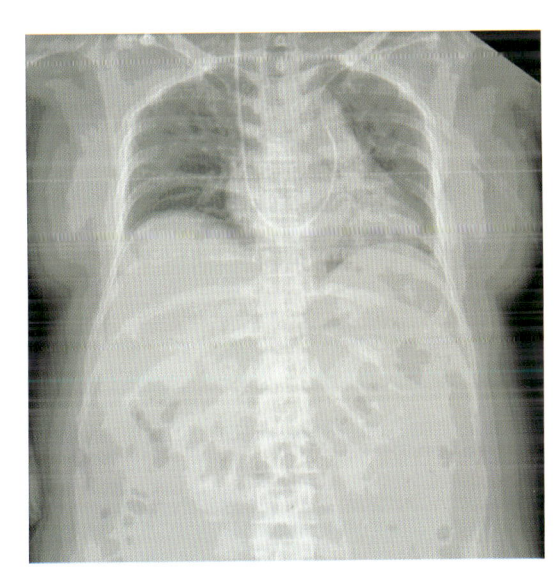

◀ 图 16-72 2016 年 3 月 29 日陈某床头胸部 X 线片

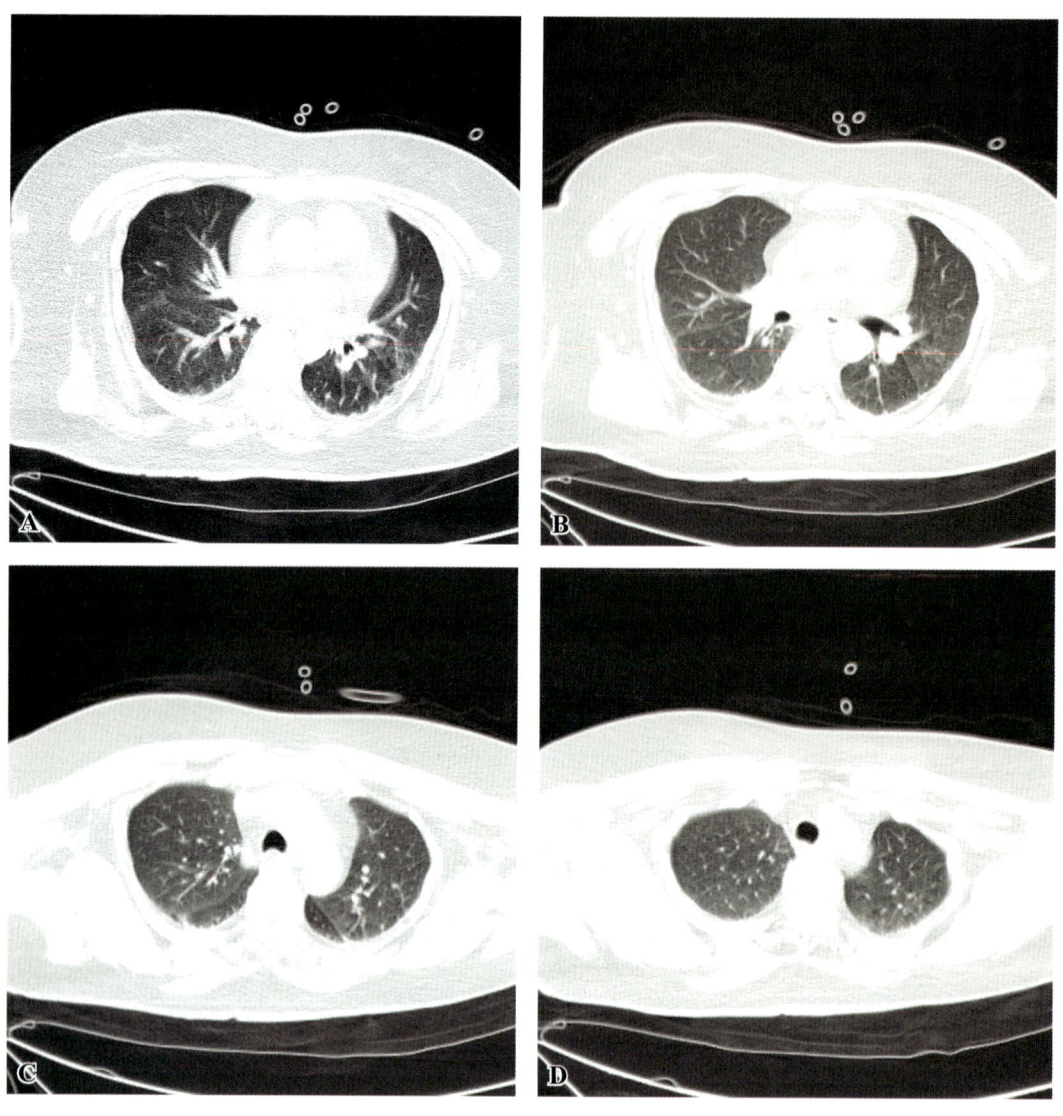

▲ 图 16-73　2016 年 3 月 29 日陈某胸部 CT

为持续非节律性 δ 活动，是高原脑水肿典型脑电图表现，提示大脑皮层和脑白质广泛性损伤，幅度不规则 δ 活动持续发放，为广泛重度异常脑电图。PNAD 主要见于广泛性脑损伤及病变，主要累计皮层下白质的结构，提示皮层失传入。主要以持续非节律性 δ 活动为主，在 24h 动态脑电图中，这种波形出现约占 90% 以上（图 16-74）。

2016 年 3 月 29 日 24h 动态脑电图：提示全部导联以 11～12c/sα 波为主，可见较多 14～24c/sβ 波，为间断性非节律性 δ 波，基本正常脑电图。在 24 小时动态脑电图中，这种波形出现较少（图 16-75）。

2016 年 4 月 1 日：患者仍处于浅昏迷状态，GCS 评分 6 分，对疼痛刺激有反应，烦躁不安，小便量正常。血压 120/90mmHg，双侧瞳孔等大等圆，对光反射较迟钝，口唇无明显发绀，双肺呼吸音粗，未闻及干湿啰音，心率每分钟 83 次，各瓣膜未闻及病理性杂音，双下肢无浮肿。继续给予高压氧等治疗。

2016 年 4 月 8 日：患者意识不清，浅昏迷状态，可眨眼，对疼痛刺激有反应，GCS 评分 8 分，血压 120/70mmHg，双侧瞳孔等大等圆，对

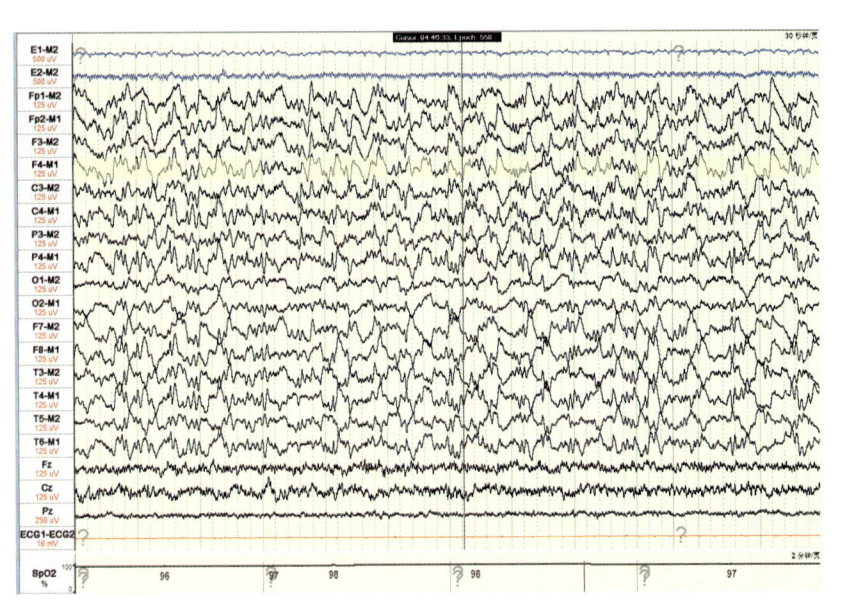

▲ 图 16-74 2016 年 3 月 29 日陈某脑电图以持续非节律性 δ 活动为主

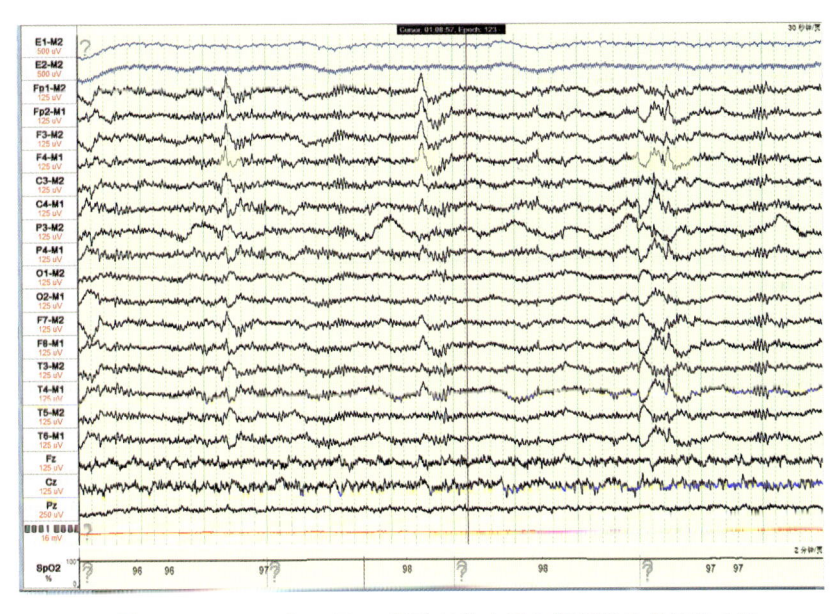

▲ 图 16-75 2016 年 3 月 29 日陈某脑电图为间断性非节律性 δ 波

光反射灵敏，口唇无发绀，双肺呼吸音略粗，未闻及干湿啰音，心率每分钟 82 次，各瓣膜未闻及病理性杂音，双下肢无浮肿。继续给予高压氧等治疗。

2016 年 4 月 8 日颅脑 CT：提示与前片比较，无弥漫性大脑白质密度降低，脑实质未见明显异常密度影，颅底环池清晰，侧脑室、第三和第四脑室显示良好，双侧额顶颞叶脑沟脑回显示较前片清晰，脑水肿吸收期（图 16-76）。

2016 年 4 月 12 日：患者意识不清，可眨眼，GCS 评分 8 分，对疼痛刺激有反应，但不能回答问题，有吞咽反射，二便正常。血压 120/70mmHg，双侧瞳孔等大等圆，对光反射欠灵敏，口唇无发绀，双肺呼吸音略粗，未闻及干湿啰音，心率每分钟 80 次，各瓣膜未闻及病理性杂音，双下肢无浮肿。患者家属要求出院，转

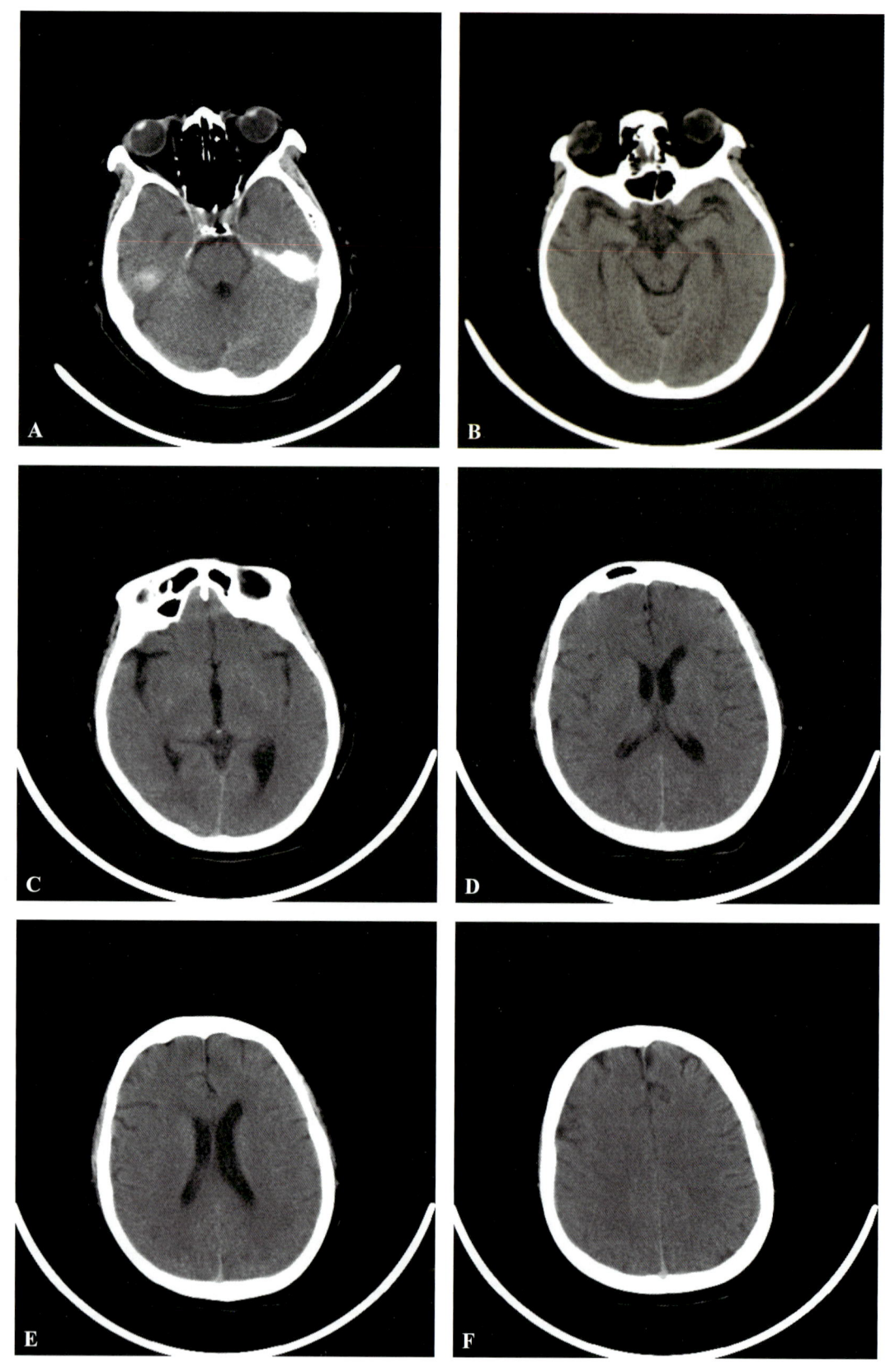

急性重症高原病进展与实践
Progress and Practice of Acute Severe High Altitude Disease

▲ 图 16-76 2016 年 4 月 8 日陈某颅脑 CT

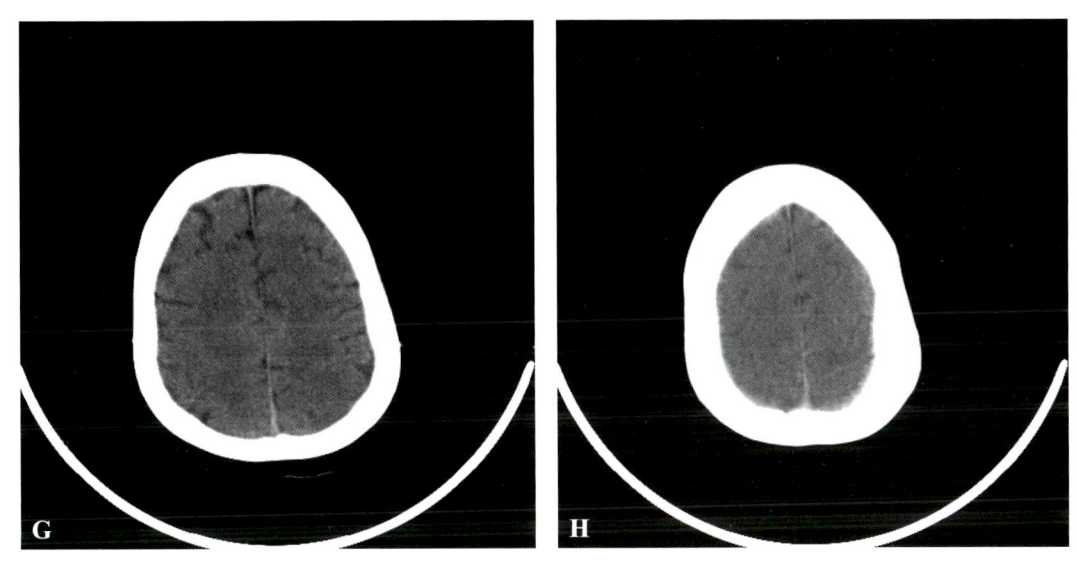

▲ 图 16-76（续） 2016 年 4 月 8 日陈某颅脑 CT

当地进一步治疗。

患者出院后随访，前往河南某医院进一步治疗，给予持续高压氧、中医、中药治疗，但效果不明显，患者持续意识模糊，全面性痴呆，自知力障碍，定向力障碍，感知障碍，远近记忆力消失，思维障碍，混合型失语。

2016 年 6 月 21 日脑电图：提示两半球可见低幅弥散 3~7c/sθ 波，波幅明显减低，未见尖波及棘波。脑电活动基本消失，提示异常脑电图（图 16-77）。

2016 年 6 月 21 日颅脑核磁：提示双侧海马区见片状长 T_1、长 T_2 信号，双侧脑室周围及额顶叶皮层下斑片状等 T_1、长 T_2 信号，FLAIR 呈等信号，DWI 呈等信号，脑室扩大，脑裂脑沟增宽变深，提示缺血性脑白质脱髓鞘、右侧海马陈旧性病变、大脑广泛多发性软化灶、脑萎缩（图 16-78）。

2017 年 3 月脑灌注扫描：提示脑细胞大量坏死凋亡，为不可逆性脑损害（图 16-79）。

（二）病例讨论

患者，女性，河南籍，急进高原，急性发病，处于中度昏迷，GCS 评分 4 分，通过 CT 明确诊断高原肺水肿、高原脑水肿，治疗给予无创呼吸机和高压氧治疗，治疗 6 天，效果不明显，持续处于昏迷状态，GCS 评分 6~8 分，病情变化不大，血糖轻度升高为 10~11mmol/L，肝肾功能无损伤，肺水肿明显吸收，无脑出血及蛛网膜下腔出血，但脑水肿无明显变化，7 天后查脑电图提示出现持续非节律性 δ 活动，是高原脑水肿典型脑电图表现，提示大脑皮层和脑白质广泛性损伤，为 1~3Hz 高 - 极高波，幅度不规则 δ 活动持续发放。PNAD 主要处于广泛性脑损伤及病变，主要累及皮层下白质下结构，提示皮层失传入。患者入院治疗 14 天时，仍意识不清，处于朦胧状态，嗜睡，可眨眼，对疼痛刺激有反应，生命体征平稳，瞳孔对光反射灵敏，复查 CT 提示脑水肿吸收期。入院 20 天时，出院时患者仍处于意识不清，GCS 评分 8 分，朦胧状态，可眨眼，吞咽反射正常，但不认识周围的人及事物，病理反射双侧巴宾斯基征阳性，处于闭锁状态。出院半年后，我们随访患者得知，患者在河南某医院持续高压氧治疗，并给予中草药治疗，患者意识模糊，处于全面痴呆，自知力、定

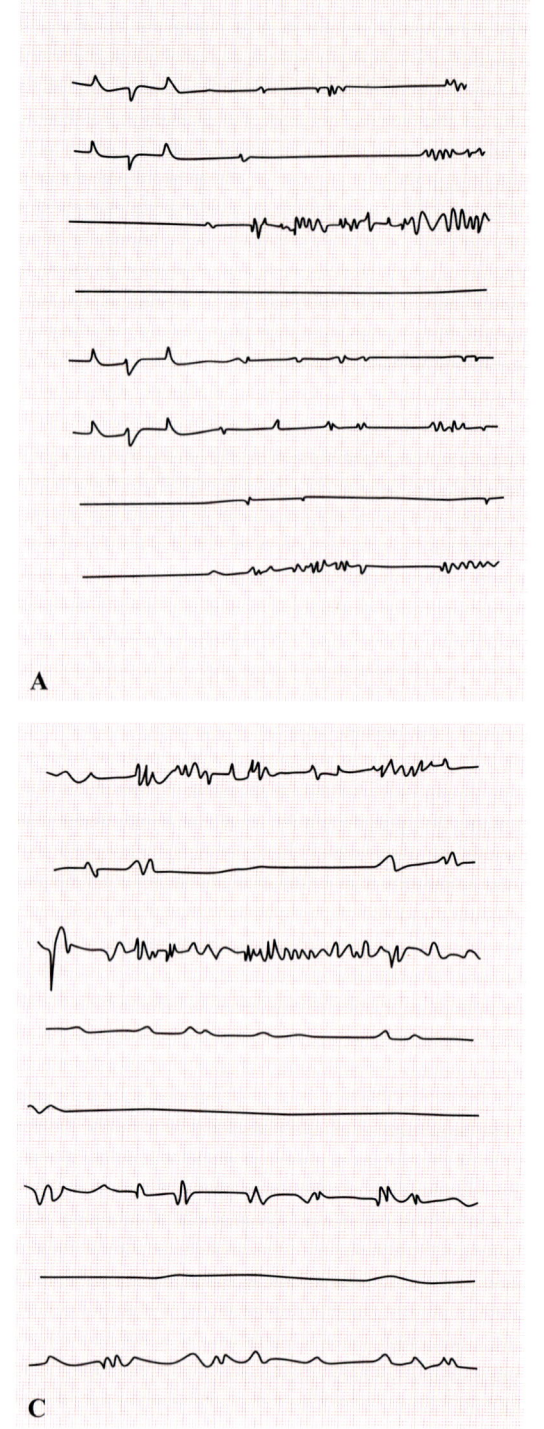

◀ 图 16-77 2016年6月21日陈某脑电图

向力感知障碍，远近记忆力消失，思维障碍，混合性失语，智力如3—5岁小孩。查脑电图提示两半球可见低幅弥散3-7C/Sθ波，波幅明显减低，未见尖波及棘波，脑电活动基本消失，提示异常脑电图。脑电图变化特点为，慢波活动由额区逐渐移行至枕区，同时波幅也在逐渐降低，脑电活动消失，波幅由高到低。高原脑水肿导致脑细胞长期缺血缺氧，最后呈进行性脑萎缩，因而EEG表现为慢波波幅由高至低这样一个逐渐消失的过程。MRI提示双侧海马区见片状长T_1、长T_2信

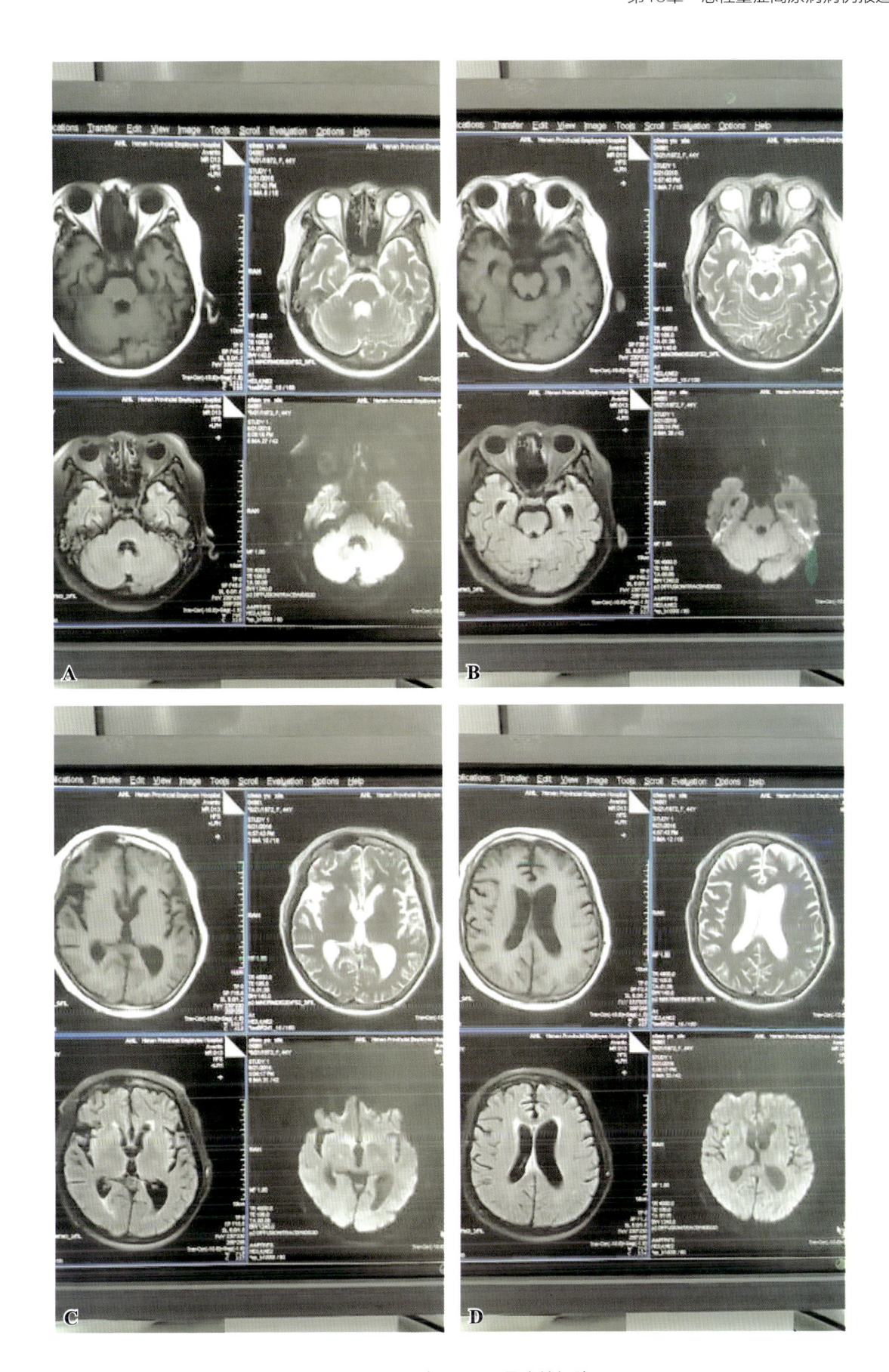

▲ 图16-78 2016年6月21日陈某颅脑MRI

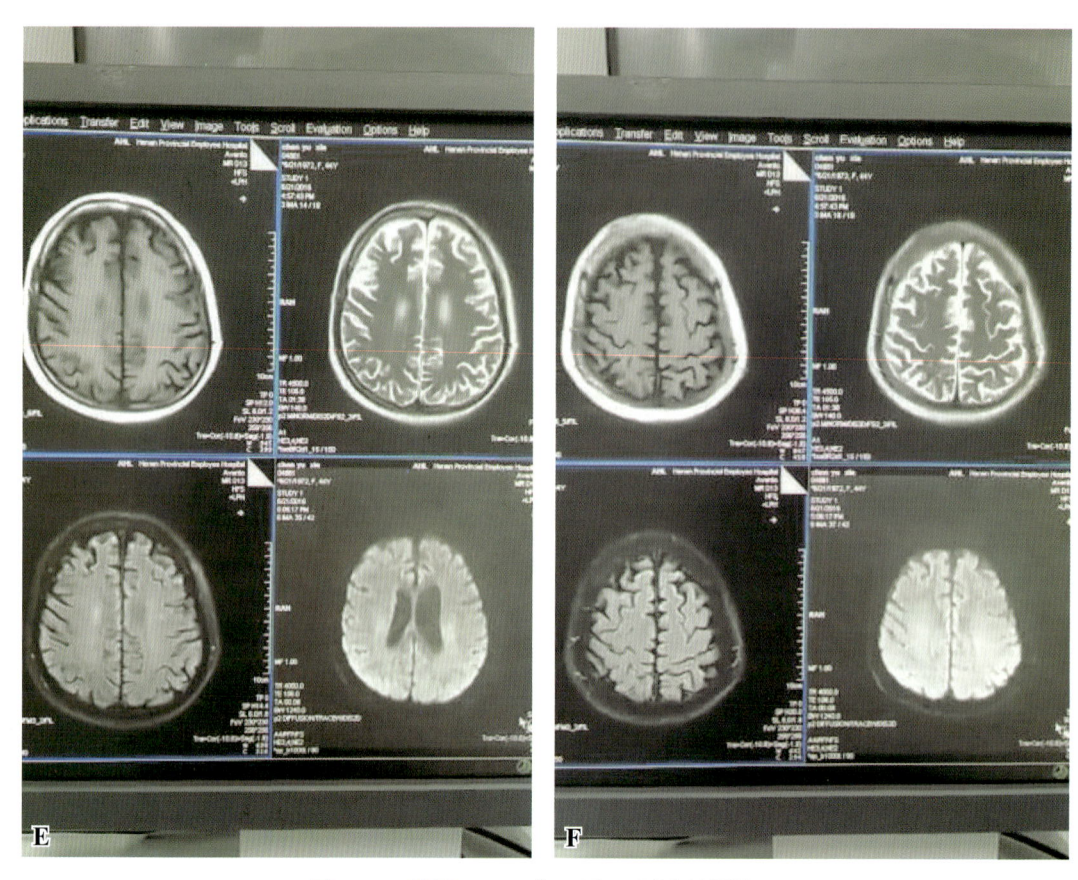

▲ 图 16-78（续） 2016 年 6 月 21 日陈某颅脑 MRI

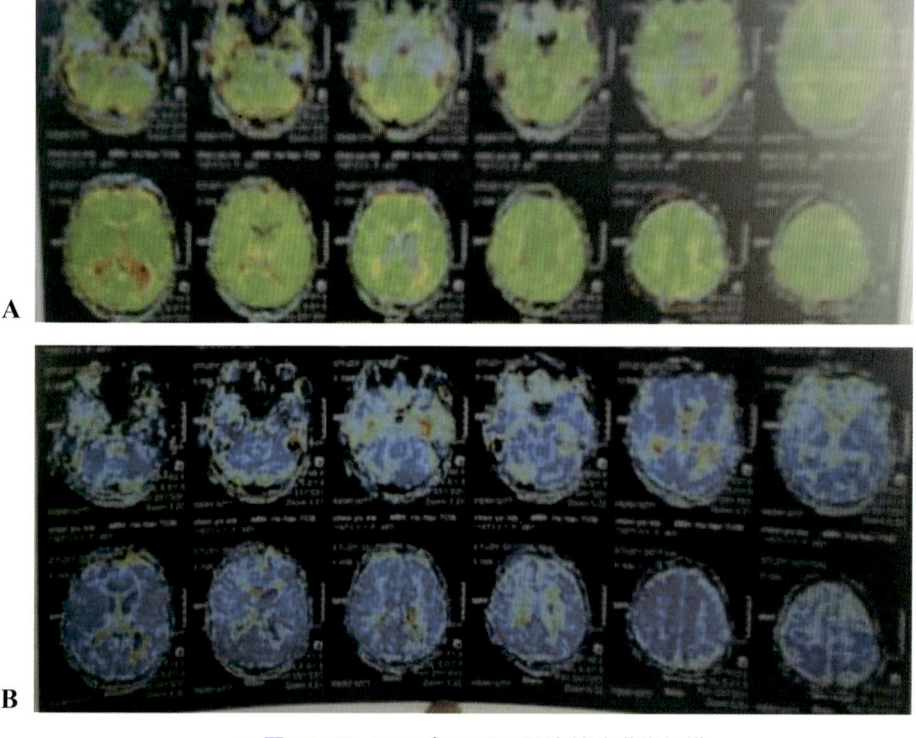

▲ 图 16-79 2017 年 3 月 7 日陈某脑灌注扫描
A 至 D. 第 1 次；E 和 F. 第 2 次

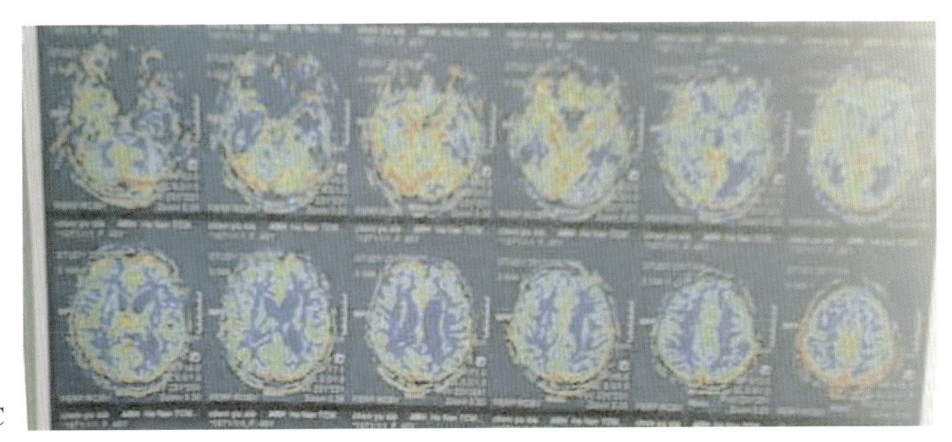

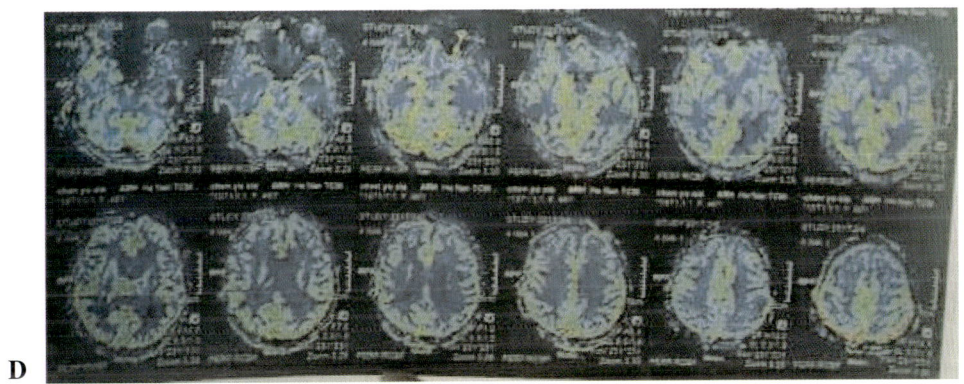

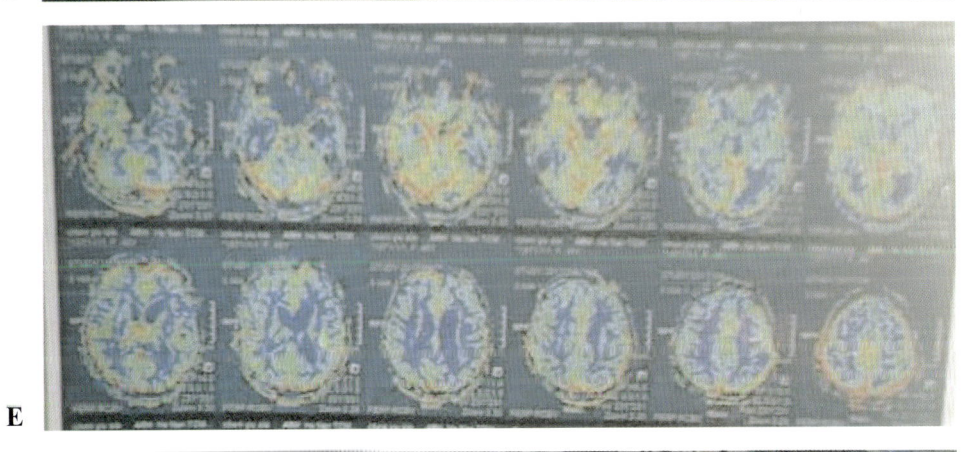

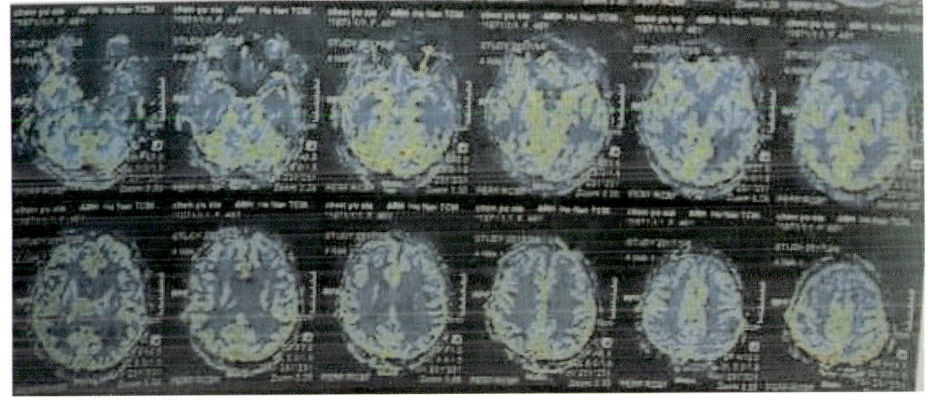

▲ 图 16-79（续） 2017 年 3 月 7 日陈某脑灌注扫描

A 至 D. 第 1 次；E 和 F. 第 2 次

号，双侧脑室周围及额顶叶各层面可见长斑片状等 T_1、长 T_2 信号，脑室扩大，脑裂沟增宽。1 年后，查脑灌注扫描，见大片状脑细胞坏死，不可逆性损害，患者处于全面痴呆状态。

此病例给我们了很多提示，对于急性高原病的治疗，时间就是生命，时间就是脑细胞的状态，早期积极的治疗非常重要，可减少致死率、致残率。只要病情需要，积极插管，机械通气，控制颅内高压，减轻颅脑损伤，防止抽搐，颅脑局部降温，甚至是给予全身亚低温治疗，同时颅内压的监测非常重要。积极应用甘露醇及控制颅内高压。这个病例给我们很多启示和警示，因为治疗不及时，最后导致不可逆性脑损害，给社会、家庭带来严重伤害。

病例 18

患者诊断为高原脑水肿并发癫痫持续状态、高原肺水肿、急性高原内分泌及代谢障碍、急性高原肾损伤、高原高血压。

（一）病例介绍

1. 病史

患者葛某，男性，51 岁，黑龙江人，汉族，主因"精神萎靡 2 天，意识障碍伴抽搐 1 天"入院。患者 2014 年 7 月 29 日由山东开车到拉萨，途经唐古拉山乡（海拔约 4500m）留宿，出现精神萎靡，伴胸闷、气短、心悸，活动后加重，未予重视。2014 年 8 月 2 日清晨出现意识不清，反应迟钝，伴抽搐 1 次，持续时间约 5min，在当地卫生站给予吸氧后意识逐渐恢复，患者返回驻地休息，之后又出现意识模糊，呼之不应，被同事发现后再次送至急救站，给予吸氧等治疗，意识逐渐好转，吸氧过程中再次出现持续抽搐，四肢强直，口吐白沫，大小便失禁，继而意识障碍，并且由 120 送往我院，途中患者持续抽搐 30 余次，每次持续 10~30min，神志未恢复，路途给予安定注射液 20mg 静脉注射。入院查胸部 X 线片提示高原肺水肿（图 16-80），头颅 CT 提示高原脑水肿，并以"高原肺水肿，高原脑水肿"收住我中心（图 16-81）。

患者生于山东原籍，初次进入高海拔地区，既往无癫痫病史，无头部外伤史，无高血压、糖尿病史。

2. 入院查体

体温 37.4℃，脉搏每分钟 134 次，呼吸每分钟 23 次，血压 190/100mmHg，GCS 评分 6 分，发育正常，营养中等，平车推入病房，被动体位，神志不清，呈中度昏迷状，双侧瞳孔等大等圆，直径 3mm，对光反射迟钝，口唇颜面重度发绀，双肺呼吸音粗，可闻及中量湿啰音，心率每分钟 104 次，律齐，各瓣膜未闻及病理性杂音，腹平软，肝脾未触及，双下肢无浮肿，四肢肌力正常，生理反射减弱，病理反射未引出。

3. 入院检验检查

2014 年 8 月 2 日血常规：白细胞 15.71×10^9/L，红细胞 5.17×10^{12}/L，红细胞 154g/L，血小板 202×10^9/L。

2014 年 8 月 2 日心肌酶及肾功能：血糖 15.4mmol/L，肌酸激酶 112U/L，肌酸激酶同工酶 14U/L，尿素氮 13.3mmol/L，肌酐 198.7μmol/L，尿酸 476.58μmol/L，C 反应蛋白 69.2mg/L。

2014 年 8 月 2 日电解质：钾 3.51mmol/L，钠 142.8mmol/L，氯 110.2mmol/L。

2014 年 8 月 2 日血气分析：酸碱度（pH）7.48，二氧化碳分压（PCO_2）21.6mmHg，氧分压（PO_2）62mmHg，实际碳酸氢盐（HCO_3^-）15.8mmol/L，碱剩余（BE）-7.1mmol/L。

患者存在高原内分泌代谢紊乱（高血糖）、急性高原性肾损害、高原性高血压、高原脑水肿（癫痫持续状态）、高原肺水肿、酸碱平衡紊乱、低氧血症、代谢性酸中毒、代偿性呼吸性碱中毒。

2014年8月2日胸部X线片：提示胸廓对称，气管纵隔居中，纹理模糊、粗乱，左肺下野可见大片状致密模糊影，边界欠清晰，右肺中下肺野见大斑片状高密度模糊影，心膈未见明显异常改变。X线诊断为高原肺水肿（图16-80）。

2014年8月2日头颅CT：提示弥漫性大脑白质密度降低，双侧半卵圆中心扩大，密度减低，灰白质界限不清，周边见"指压征"形成，颅底环池轻度受压，侧脑室、第三和第四脑室轻度受压变小，双侧额顶叶脑沟变浅、模糊，大脑镰密度增高，中线结构居中。诊断为高原脑水肿（图16-81）。

入院后患者四肢阵挛性抽搐，口吐白沫，双眼凝视。每10~20分钟发作1次，每次持续10~30min。

4. 入院诊疗经过

（1）镇静镇痛：控制癫痫持续状态，立即给予苯二氮䓬类药物（地西泮）10mg，静脉注射；

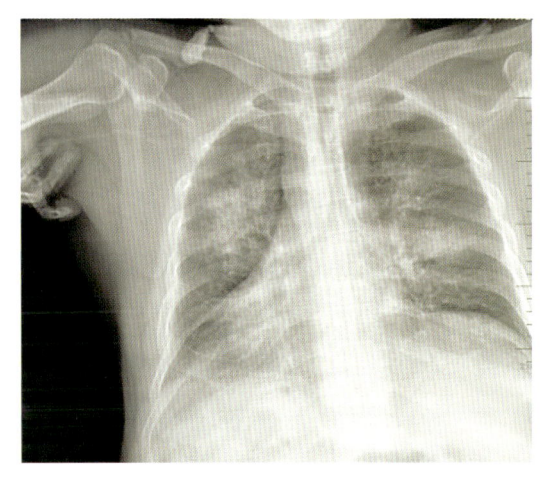

▲ 图16-80　2014年8月2日葛某胸部X线片

后给予地西泮200mg，5~10mg/h，微量泵持续泵入；苯巴比妥注射液100mg，每日2次，肌内注射；芬太尼镇痛。

（2）给予气管插管：有创机械通气模式，PCV-SIMV+PSV，频率8次/分，压力：22cmH$_2$O，吸气时间3s，PEEP12cmH$_2$O，PSV12cmH$_2$O，吸气触发0.2cmH$_2$O，吸气撤换25%，压力上升时间0.3s。

（3）保护脑细胞，减轻脑细胞损害，营养脑

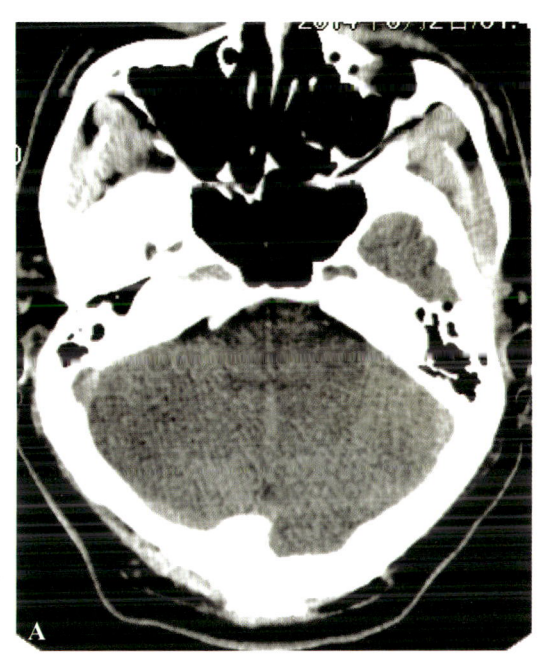

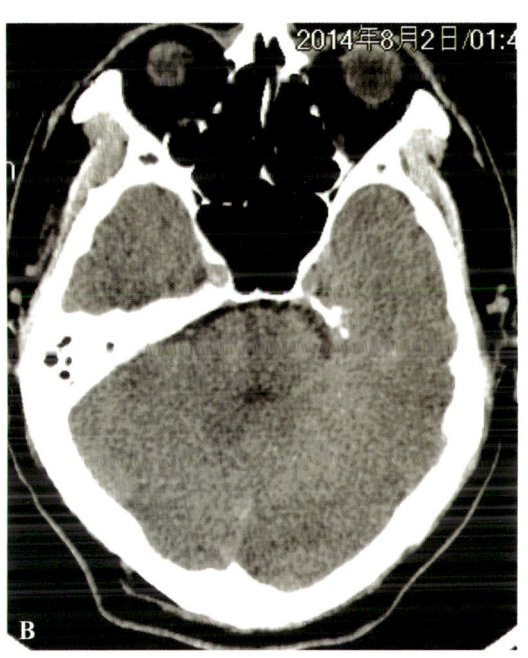

▲ 图16-81　2014年8月2日葛某颅脑CT

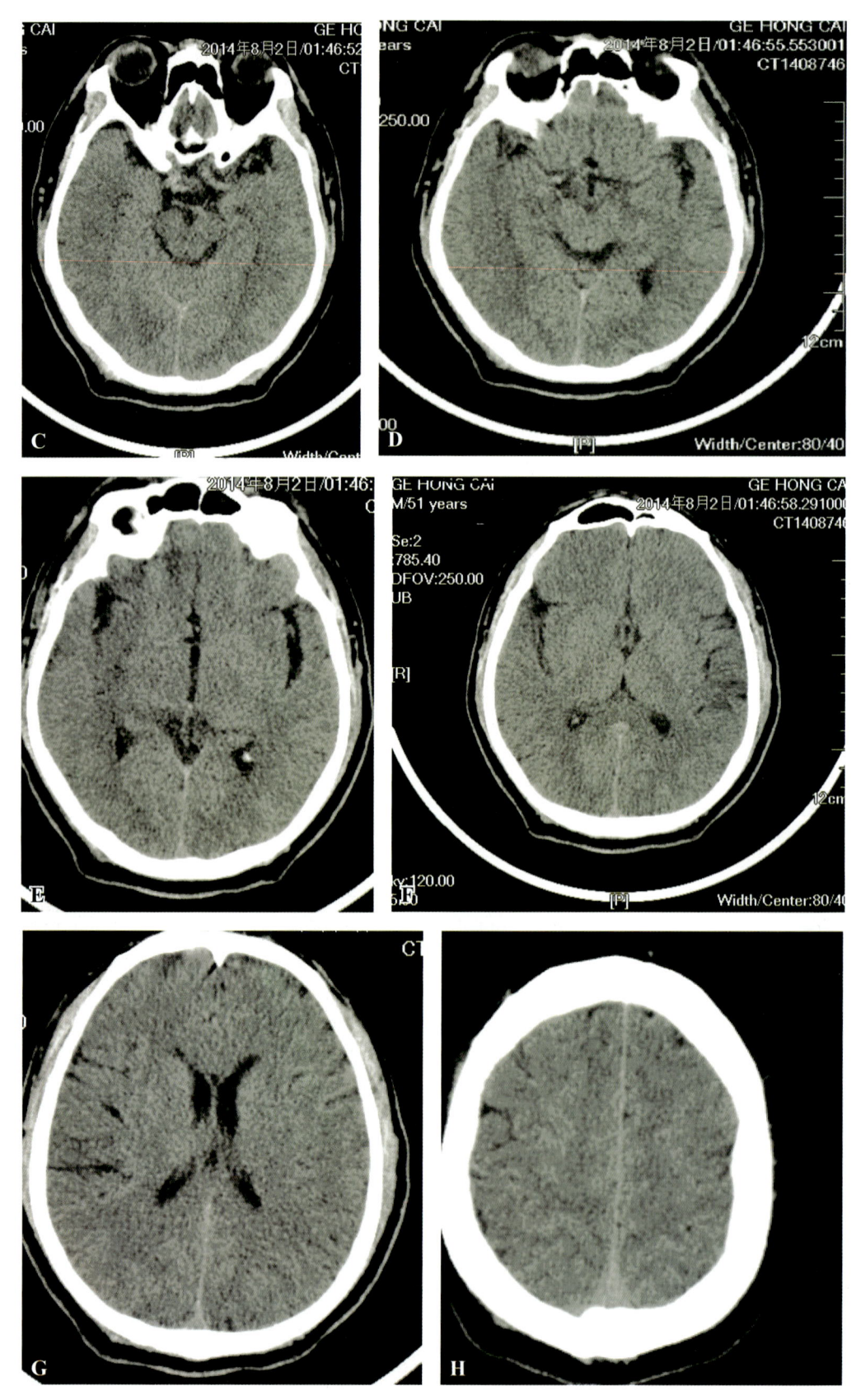

▲ 图 16-81（续） **2014 年 8 月 2 日葛某颅脑 CT**

细胞，脱水降颅压：甘露醇125ml，每6小时1次，1天后改250ml，每6小时1次；头置冰帽，局部降温。

(4) 降低血压：乌拉地尔，持续泵入。

(5) 基础治疗：抗感染，维持水电解质酸碱平衡，保护肝肾功能，对症支持等。

(6) 防止消化道出血，减轻胃肠道损害：应用质子泵抑制剂，如兰索拉唑。

2014年8月3日：患者处于镇静状态，有间断性烦躁不安，无癫痫发作，有间断性自主咳嗽，GCS评分8分，压眶疼痛反射明显。生命征平稳，双侧瞳孔等大等圆，对光反射稍迟钝，直径1.5~2mm，口唇无明显发绀，双肺呼吸音粗，未闻及明显干湿啰音，心率每分钟56次，律齐，各瓣膜未闻及病理性杂音，腹部平软，双下肢无浮肿，生理反射减弱，病理反射未引出。

2014年8月3日血气分析：酸碱度(pH)7.44，二氧化碳分压(PCO_2)23.1mmHg，氧分压(PO_2)98mmHg，实际碳酸氢盐(HCO_3^-)15.5mmol/L，碱剩余（BE）-4.1mmol/L。

2014年8月3日电解质：钾3.63mmol/L，钠142mmol/L，氯116.2mmol/L。

2014年8月3日心肌酶及肾功能：血糖8.7mmol/L，肌酸激酶112U/L，肌酸激酶同工酶14U/L，尿素氮11.2mmol/L，肌酐132.2µmol/L，尿酸312.99µmol/L，C反应蛋白69.2mg/L。

2014年8月3日血常规：白细胞10.79×10^9/L，红细胞3.97×10^{12}/L，血红蛋白116g/L，红细胞压积37.8%，血小板128×10^9/L。

继续给予有创呼吸机辅助呼吸，营养心、脑细胞，抗炎，抗渗出，维持水电解质酸碱平衡，对症支持等治疗。

2014年8月6日：患者意识较前恢复，GCS评分10分，处于镇静状态，有间断性烦躁不安，心电监护提示生命征平稳，自主咳嗽有力，压眶疼痛反射明显。气管插管内能吸出淡黄色黏液状物，量多，能自行咳出少量黏痰。查体基本同前。

2014年8月6日血气分析：酸碱度(pH)7.44，二氧化碳分压(PCO_2)24.9mmHg，氧分压(PO_2)125mmHg，实际碳酸氢盐(HCO_3^-)16.5mmol/L，碱剩余（BE）-3.1mmol/L。

2014年8月6日电解质：钾4.14mmol/L，钠135.3mmol/L，氯104.5mmol/L。

2014年8月6日生化全套：总胆红素17.9µmol/L，直接胆红素6.3µmol/L，间接胆红素11.6mol/L，尿素氮5.2mmol/L，肌酐119.8µmol/L，葡萄糖7.9mmol/L，谷草转氨酶25U/L，谷丙转氨酶28U/L，磷酸肌酸激酶893U/L，肌酸激酶同工酶18U/L，乳酸脱氢酶269U/L，淀粉酶66U/L，总蛋白65.8g/L，白蛋白37.8g/L，球蛋白28g/L，C反应蛋白21.7mg/L。

2014年8月7日：患者痰液不多，自主咳嗽有力，神志清楚，GCS评分13分，停有创机械通气及气管插管，改为无创机械通气，同时加强抗炎、对症治疗，给予高压氧治疗，每日3次，余治疗不变。

2014年8月7日头颅CT：提示弥漫性大脑白质密度降低，双侧大脑半球脑白质范围扩大，密度减低，灰白质界限不清，"指压征"形成，伸入皮质区，胼胝体密度明显减低，颅底环池轻度受压，侧脑室、第三和第四脑室轻度受压变小、模糊，双侧额顶叶脑沟变浅、模糊，大脑镰密度增高，中线结构居中。诊断为高原脑水肿吸收期（图16-82）。

2014年8月7日胸部CT：提示肺纹理粗乱，双肺门未见增大，双肺上肺及右肺下叶后基底段见片状高密度影，边界不清，纵隔居中，双侧胸腔见少量液性密度影。CT诊断为双肺高原肺水肿、右心肺肺炎症、双侧少量胸腔积液（图16-83）。

2014年8月8日：患者意识较前明显改善，

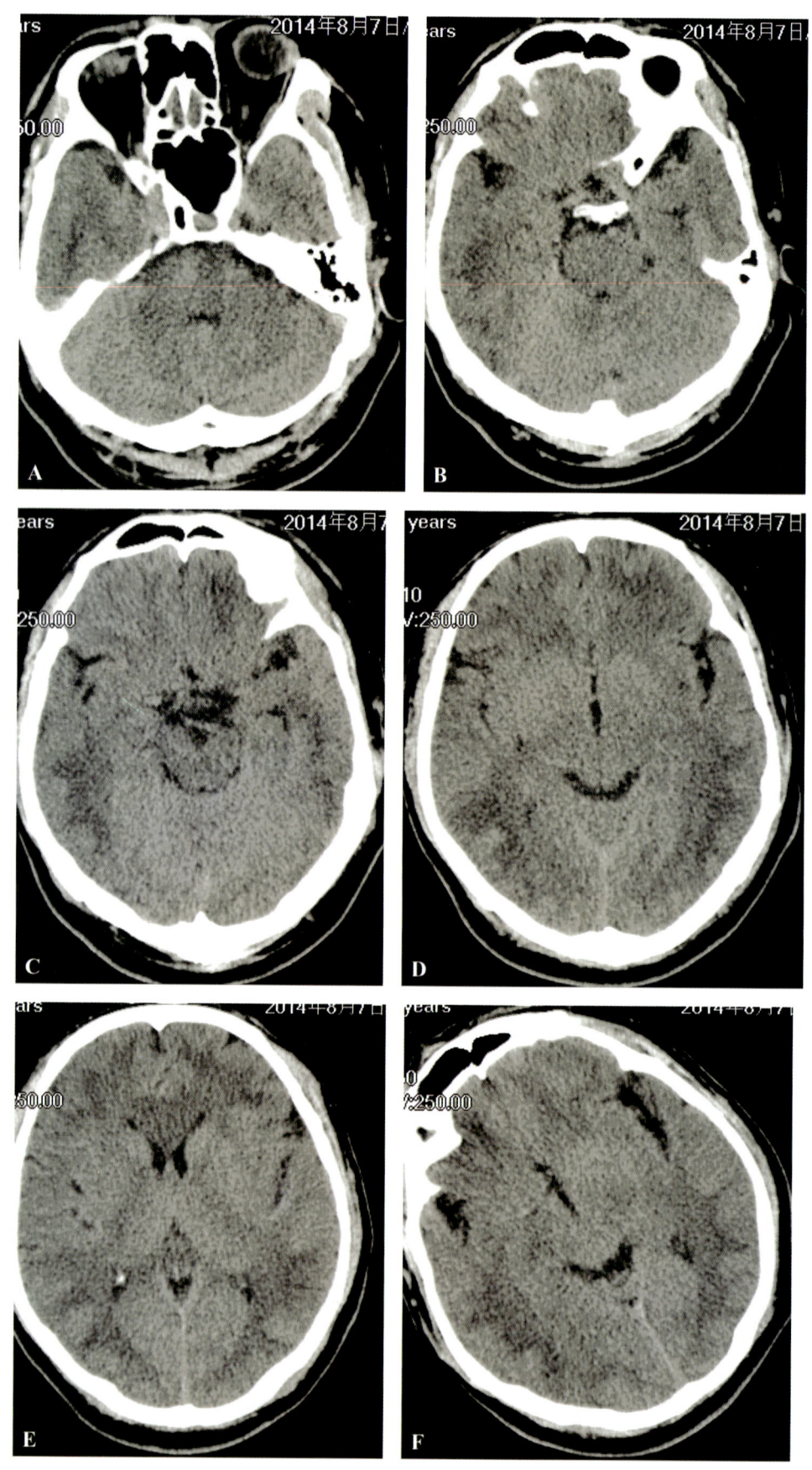

急性重症高原病进展与实践
Progress and Practice of Acute Severe High Altitude Disease

▲ 图 16-82 2014 年 8 月 7 日葛某颅脑 CT

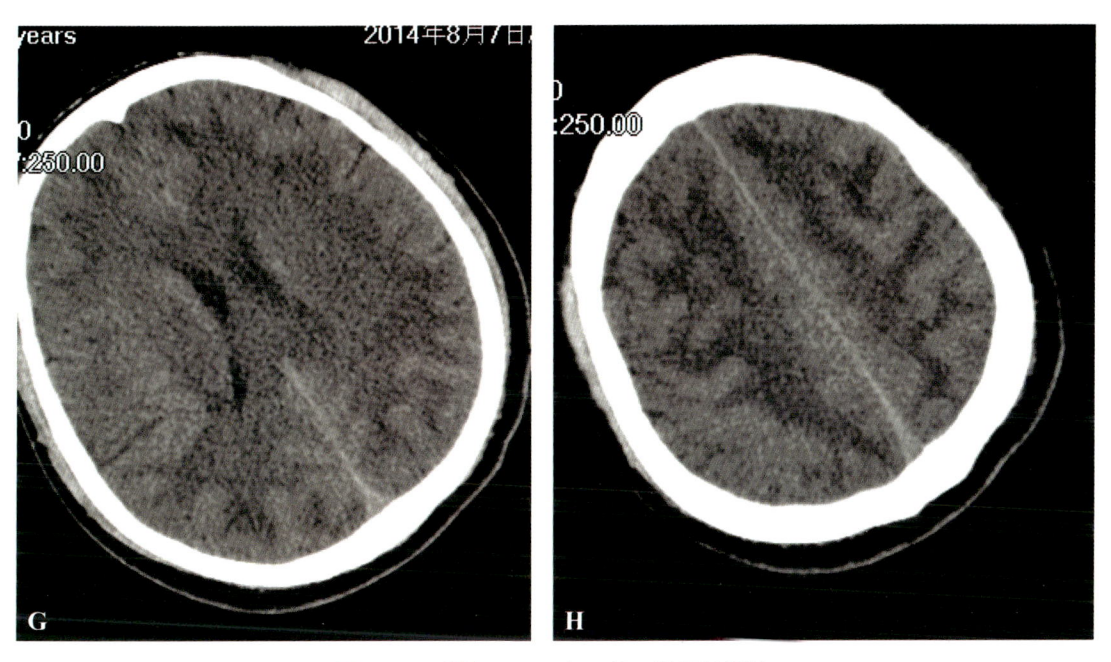

▲ 图 16-82（续） 2014 年 8 月 7 日葛某颅脑 CT

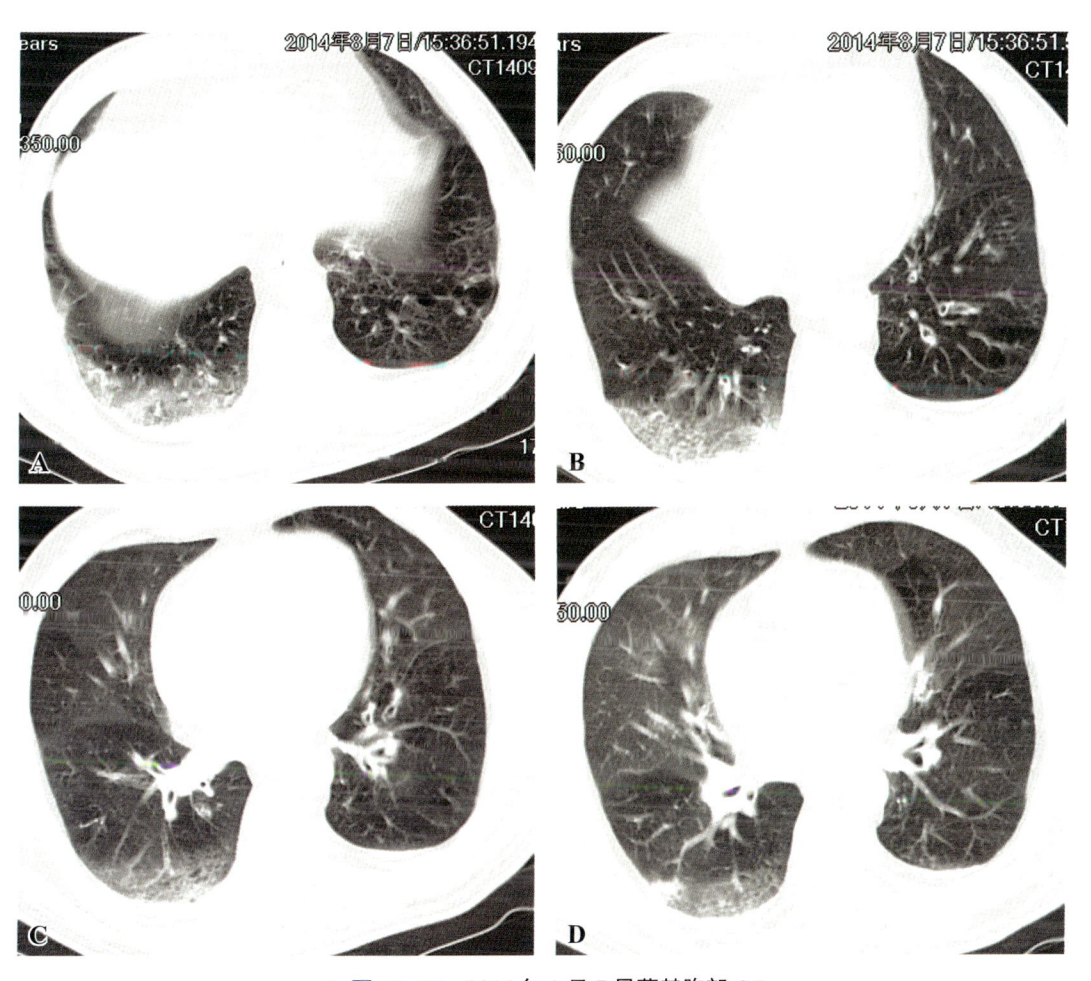

▲ 图 16-83 2014 年 8 月 7 日葛某胸部 CT

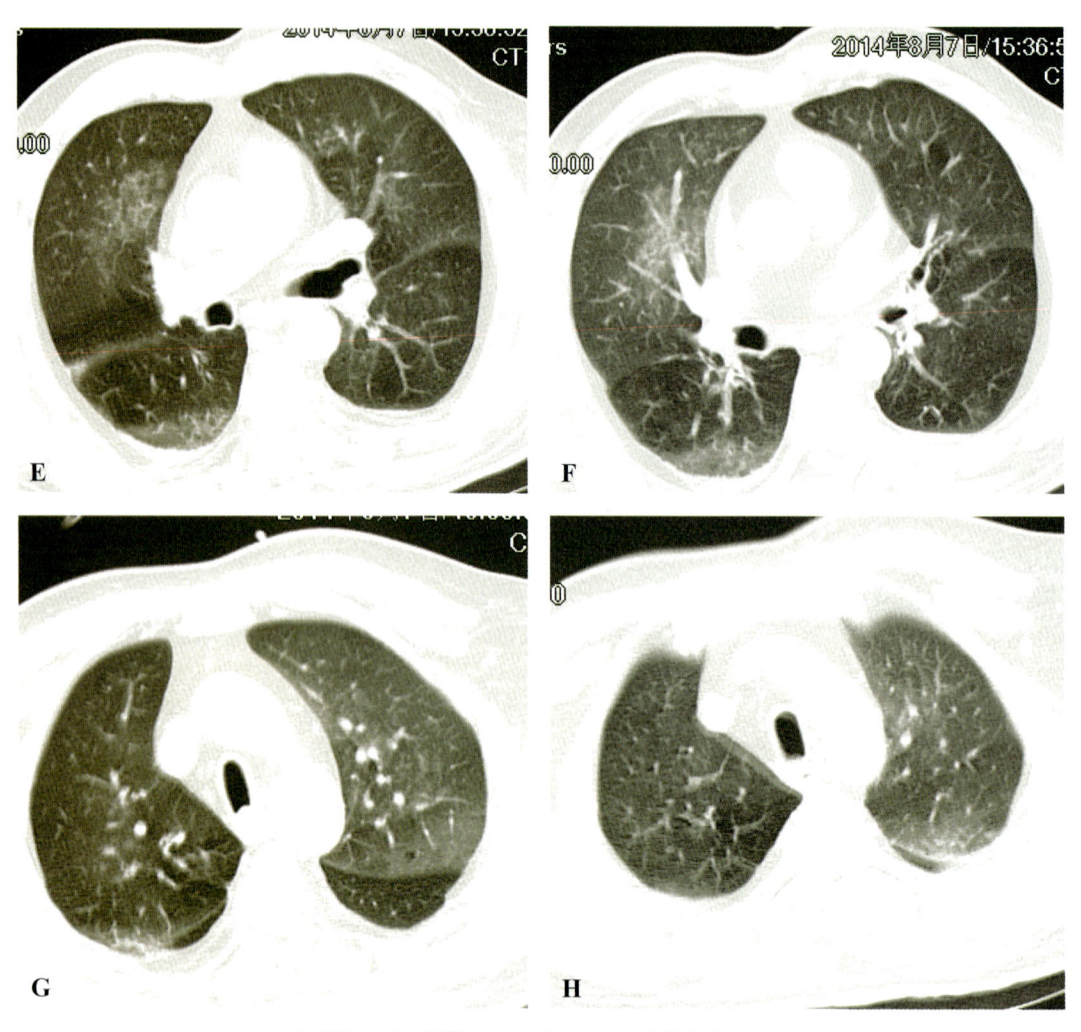

▲ 图 16-83（续） 2014 年 8 月 7 日葛某胸部 CT

能回答简单问题，GCS 评分 15 分，有间断性烦躁不安，生命征平稳，双侧瞳孔等大等圆，直径 3mm，对光反射灵敏，口唇颜面无发绀，双肺呼吸音粗，未闻及干湿啰音，心率每分钟 68 次，律齐，各瓣膜未闻及病理性杂音，腹平软，肝脾未触及，双下肢无浮肿。痰培养提示产气肠杆菌感染，给予左氧氟沙星。继续给予高压氧治疗。

2014 年 8 月 11 日复查胸部 X 线片：提示双肺纹理清晰，双肺未见明显实变影，与前片相比，双肺中上野大片状致密模糊影和右肺中下肺野见斑片状高密度模糊影基本吸收，右侧肋膈角变钝，右侧少量胸腔积液（图 16-84）。

2014 年 8 月 11 日头颅 CT：提示双侧大脑

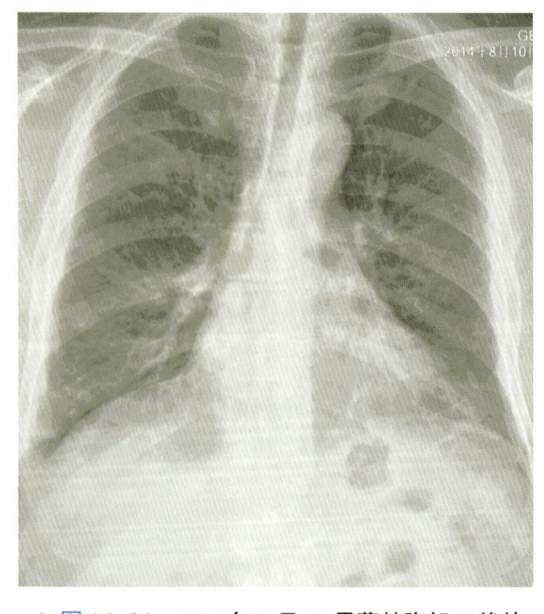

▲ 图 16-84 2014 年 8 月 11 日葛某胸部 X 线片

半球脑白质范围扩大密度减低较前明显减轻，脑室池受压明显减轻，双侧额顶叶脑沟基本恢复正常，大脑镰密度增高，中线结构居中。诊断为高原脑水肿基本吸收（图16-85）。

2014年8月12日：患者神志清，精神可，能正确回答问题，饮食可，二便正常，夜间睡眠可，血压130/80mmHg，双侧瞳孔等大等圆，对光反射灵敏，口唇颜面无发绀，双肺呼吸音粗，肺底可闻及散在湿啰音，心率每分钟72次，律齐，各瓣膜未闻及病理性杂音，腹平软，肝脾未触及，双下肢无浮肿，生理反射存在，病理反射未引出。患者病情好转，要求出院。建议院外继续巩固治疗，办理出院。

(二)病例讨论

患者男性，51岁，急进高原，因精神萎靡2

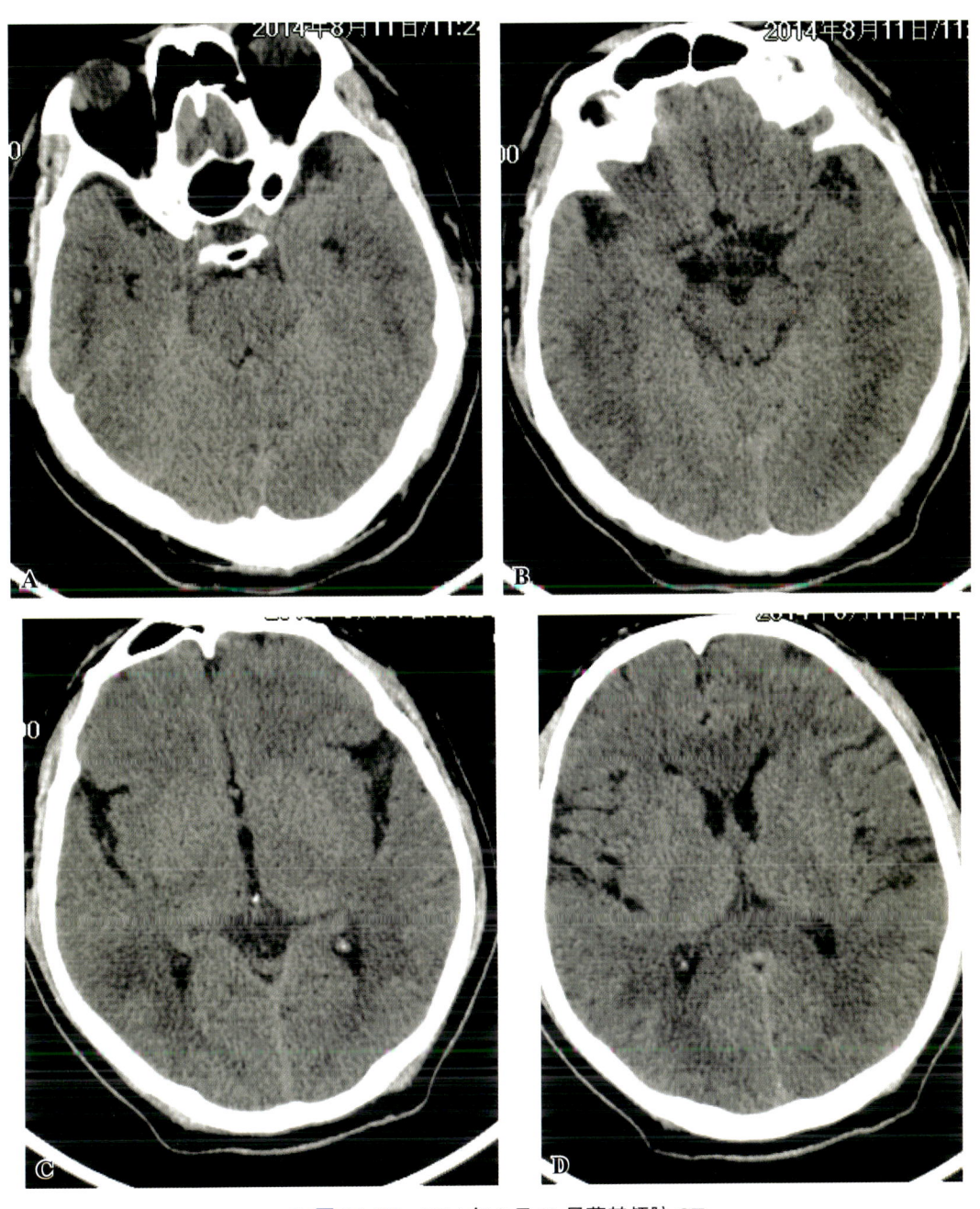

▲ 图16-85 2014年8月11日葛某颅脑CT

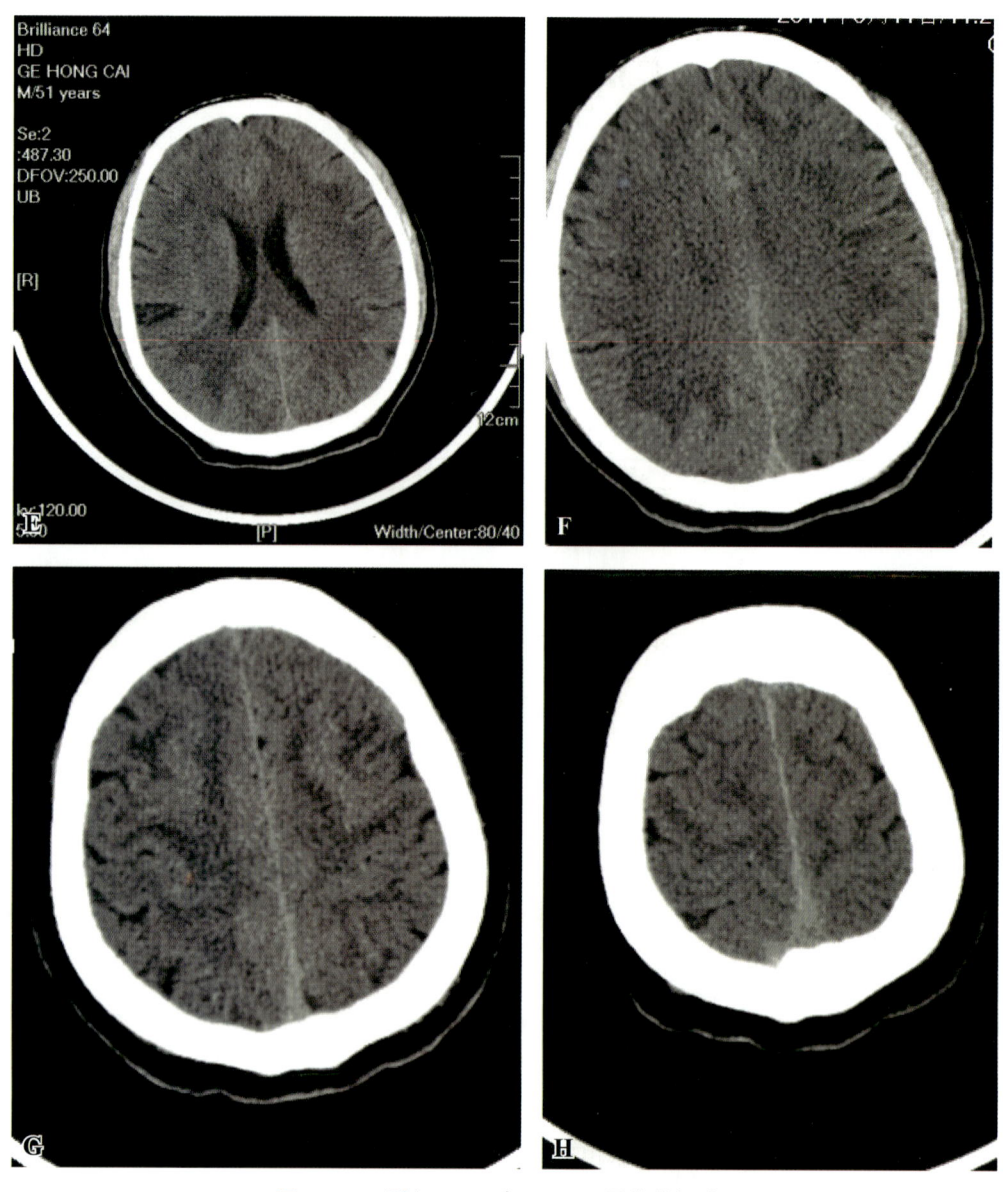

▲ 图 16-85（续） 2014 年 8 月 11 日葛某颅脑 CT

天，意识障碍伴抽搐 1 天，以四肢抽搐、口吐白沫、大小便失禁为首发症状，并逐渐加重，抽搐约 30 余次，每次抽搐持续 10～30min，入院血压为 190/100mmHg，诊断为高原高血压，GCS 评分 6 分，入院头颅 CT 及胸部 X 线片提示高原肺水肿、高原脑水肿。肌酐 198.7μmol/L，尿素氮 13.3mmol/L，尿酸 476μmol/L，考虑为高原肾损害。血糖 15.4mmol/L，内分泌代谢紊乱，持续抽搐 1 天，可诊断癫痫持续状态，并且酸碱平衡紊乱、代谢性酸中毒、呼吸性碱中毒为（代偿性）、低氧血症，经积极治疗、护理，及时有创机械通气，患者痊愈出院。

癫痫持续状态又称癫痫状态，即癫痫发作频繁出现，以至于患者在 1 次发作后意识尚不能完全恢复的情况下，又进入了下一次发作。通常将 1 次癫痫发作或一系列的癫痫发作超过 30min 称为癫痫持续状态，但临床上对超过 5min 的全面强直 - 阵挛发作也视为癫痫持续状态。

癫痫持续状态病因，成人癫痫持续状态以脑卒中、脑缺氧、代谢障碍性疾病和抗癫痫药物用量不足为主要病因，代谢障碍性疾病（低血钙、低血钠、低血糖，肝功能或肾功能衰竭等）、睡眠剥夺、急性新发生的大脑损伤事件（脑损伤、脑水肿、脑膜炎、脑炎、脑卒中或创伤等）及药物中毒等也可导致其发生。遇到癫痫持续状态时，必须积极查找促发因素，采取利于控制癫痫发作的保护或治疗措施，确保任何引起脑功能失常的可逆性病因得到及时治疗，以免导致不可逆性脑损害。临床上一旦发现癫痫持续状态就应尽早启动治疗，救治患者。癫痫持续状态预后不良的因素包括患者的年龄、病因、基础疾病的严重程度和癫痫持续状态的持续时间。

1. 癫痫持续状态的分类

根据癫痫发作的类型，可将癫痫持续状态分为几种形式：强直-阵挛（大发作）、简单部分（局灶性）、复杂部分（精神运动）和失神发作（小发作）性癫痫持续状态。临床上可将癫痫持续状态分为惊厥性和非惊厥性癫痫持续状态，还有将其进一步分为成人惊厥性癫痫持续状态、儿童惊厥性癫痫持续状态、复杂部分发作癫痫持续状态和失神发作癫痫持续状态、局灶性癫痫持续状态和连续部分性癫痫。连续强直-阵挛所引起的癫痫持续状态是最严重的类型，常危及患者的生命，致残率和致死率很高。

2. 治疗原则

(1) 迅速终止癫痫发作：选用奏效快、作用强、不良反应小的药物静脉给药。

(2) 防治并发症：维持生命功能。

(3) 预防再发：发作控制后应给予适当抗癫痫药物，足够剂量维持治疗，防止复发。

(4) 病因治疗：积极寻找病因，治疗原发疾病，避免诱发因素。

一经确定为癫痫持续状态，应尽快控制发作。尤其是全身强直-阵挛性发作持续状态、选用奏效快、作用强、不良反应小的药物静脉给药。通常首选安定或氯硝西泮静脉注射，亦可开始用起效快的短效药物，同时并用起效慢而长效的药物。首剂药要足量，力争在最短期内控制发作。反复多次使用一种或多种小剂量药物，不但不易迅速控制发作，还会造成药物积蓄中毒。当用药量达相当大仍不能控制发作时，接诊医生会不敢用药，使持续状态仍在继续。

选用有效的药物。静脉给药安定是治疗癫痫持续状态最有效的药物，成人以每分钟2mg的速度静脉匀速注射，直至发作停止或总量达20～30mg为止。安定能迅速进入脑部，药物浓度水平很快升高，但10～20min后脑及血浆浓度迅速下降，惊厥可再次出现。此时可重复应用。为了防止癫痫发作再次出现，可在静脉注射后，将安定100～200mg加入5%葡萄糖30ml，持续泵入。安定有抑制呼吸、降低血压及增加呼吸道分泌物的不良反应，使用中应加深注意。

异戊巴比妥为快速作用的巴比妥类药物。成人每次剂量为0.25～0.5g，或5mg/kg。用注射用水稀释成5%溶液，成人以每分钟50mg的速度缓慢静脉注射，直至发作控制为止，一般在0.5g以内多可控制发作，未注完的剩余药物可予肌内注射。

苯妥英钠是起效慢（30～60min）后、作用时间长（半衰期为10～15h）的抗癫痫药。其主要优点是对全身强直-阵挛发作持续状态较好，且不影响意识和抑制呼吸。目前多主张与安定联合用药，以取长补短。使用剂量成人为15～18mg/kg，经生理盐水溶解后静脉注射，成人注射速度为每分钟50mg。因可引起心律失常、血压降低，故在注射过程中需要密切观察心律、血压，有条件时做心电监护。对原有心功能不全、心律失常、冠心病及高龄者应慎用或不用。

苯巴比妥起效慢，肌内注射后20～30min才起作用，需1～12h后方达最高血药浓度，主要用于安定控制后作为长效抗癫痫药使用。成人每次0.2g，肌内注射，每4～6小时1次，24h总剂量小于35mg/kg；静脉给药时用生理盐水稀释，5mg/kg，每小时1～4mg/kg，静脉滴注。本药可使脑电图成爆发-抑制状态，并持续24h。本药对脑水肿、脑缺氧有保护作用，但剂量过大时影响觉醒，并对肝肾功能可能有影响。

3. 癫痫持续状态的4个治疗时期

（1）癫痫持续状态启动治疗：推荐劳拉西泮0.1mg/kg，2mg/min。替换药物为地西泮，成人10～20mg，2～5mg/min；氯硝西泮可达0.025mg/kg，1mg/5min。

（2）癫痫持续状态仍持续：推荐苯妥因，成人15～20mg/kg，<50mg/min；如发生低血压，减慢滴速。替换药物为丙戊酸20～25mg/kg，给药时间应超过5min，之后按2mg/（kg·h），静脉维持。

（3）难治性癫痫持续状态：推荐苯巴比妥1～2mg/kg，100mg/min。替换药物为咪达唑仑负荷量0.12～0.2mg/kg，维持量0.1～0.4mg/（kg·h）；异丙酚负荷量2mg/kg，维持量6～12mg/（kg·h）。

（4）癫痫持续状态超过1h：推荐苯巴比妥，负荷量12mg/kg，维持量5mg/（kg·h），或根据脑电图调整；硫喷妥钠，成人100～250mg，静脉注射，>20s，继之每2～3分钟静脉注射50mg，直至抽搐被控制，然后静脉滴注维持。

病例19

患者诊断为高原脑水肿（急进型）、高原肺水肿。

（一）病例介绍

1. 病史

患者郭某，男性，38岁，汉族，甘肃籍，主因"意识障碍5h"入院。患者于2014年4月22日由格尔木到乌龙沟地区（海拔4780m）打工，到达目的地后因高原低氧出现头痛、头晕、咳嗽、咳痰、恶心未呕吐，未予重视。2014年4月27日，入院5h前被同事发现意识不清，呼之不应，呼吸困难，颜面口唇青紫，四肢抽搐，口吐白沫，二便失禁，立即送往我中心。查胸部X线片提示高原肺水肿（图16-86），CT提示高原脑水肿并收入院（图16-87）。

患者既往体健，出生甘肃，在格尔木居住20余年，气候基本适应。

2. 入院查体

体温38.4℃，脉搏每分钟110次，呼吸每分钟25次，血压110/70mmHg，GCS评分6分，神志不清，中度昏迷，全身皮肤及口唇黏膜重度发绀，双侧瞳孔等大等圆，直径约2.5mm，对光反射迟钝，颈软，双肺呼吸音粗，双肺叩诊呈浊音，双肺可闻及大量湿啰音，心率每分钟110次，各瓣膜未闻及病理性杂音，腹平软，肠鸣音正常，双下肢无浮肿，四肢肌张力增强，生理反射存在，双侧巴宾斯基征阳性。

3. 入院检验检查

2014年4月27日胸部X线片：提示胸廓对称，气管纵隔居中，双肺纹理增多增粗，以右肺中下野纹理模糊较重，右肺中下肺野见斑片状高密度模糊影，心膈未见明显异常改变。X线诊断为高原肺水肿（图16-86）。

2014年4月27日头颅CT：双侧弥漫性大脑半球脑白质密度普遍减低，双侧半卵圆中心扩大，密度减低，灰白质界限不清，周边见"指压征"形成，颅底环池轻度受压，侧脑室、第三和第四脑室轻度受压变小、模糊，双侧额顶叶脑沟变浅、模糊，大脑镰密度增高，中线结构居中。诊断为高原脑水肿、蛛网膜下腔出血（图16-87）。

2014年4月27日血常规：白细胞

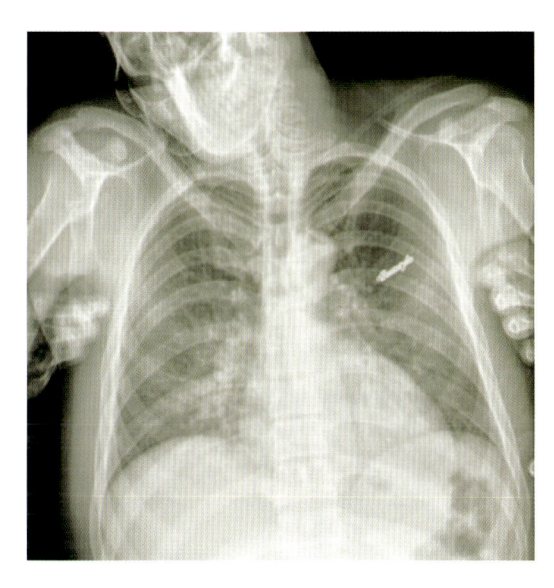

第四篇 典型病例分析
第16章 急性重症高原病病例报道

◀ 图 16-86　2014 年 4 月 27 日郭某胸部 X 线片

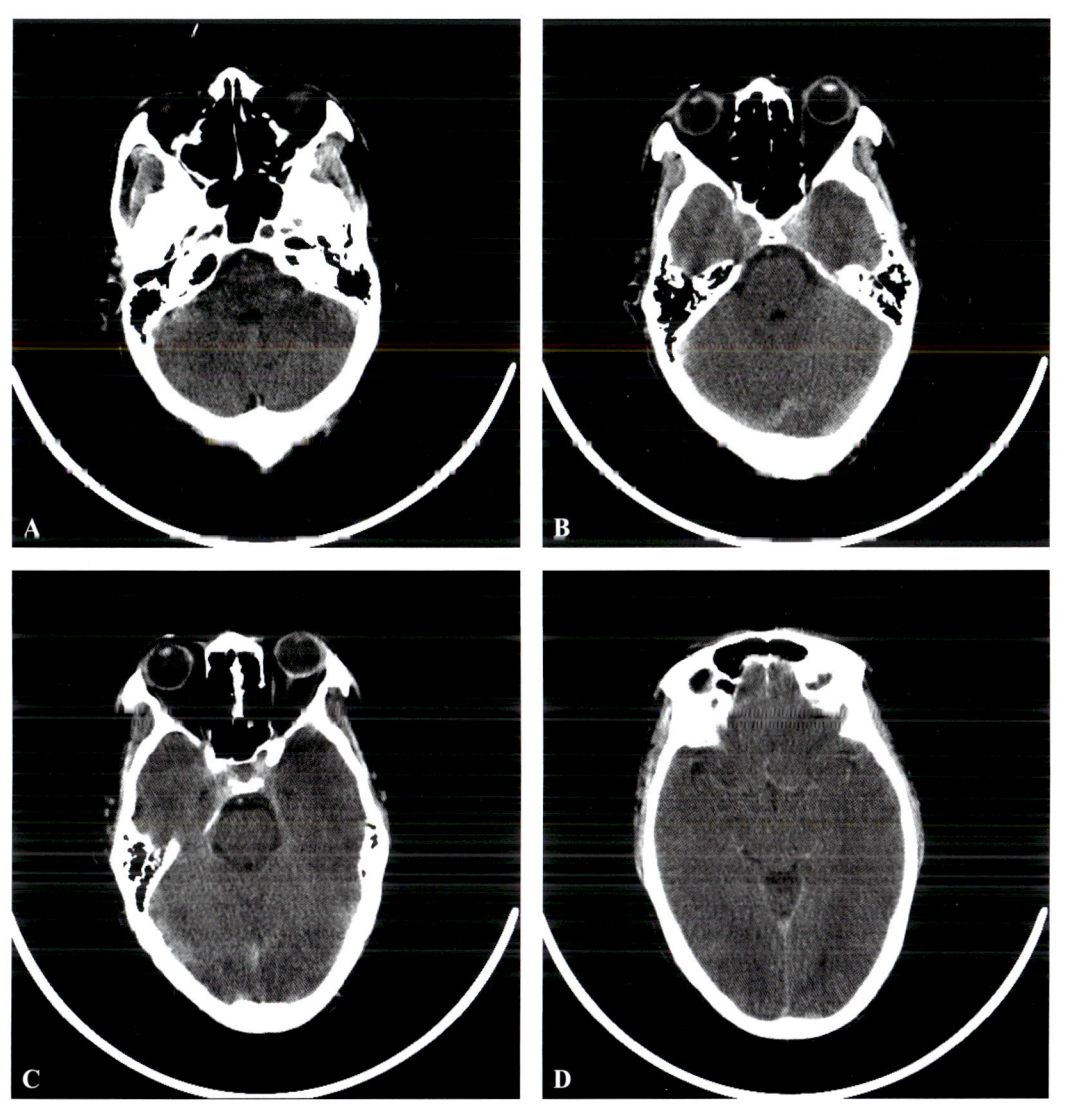

▲ 图 16-87　2014 年 4 月 27 日郭某颅脑 CT

415

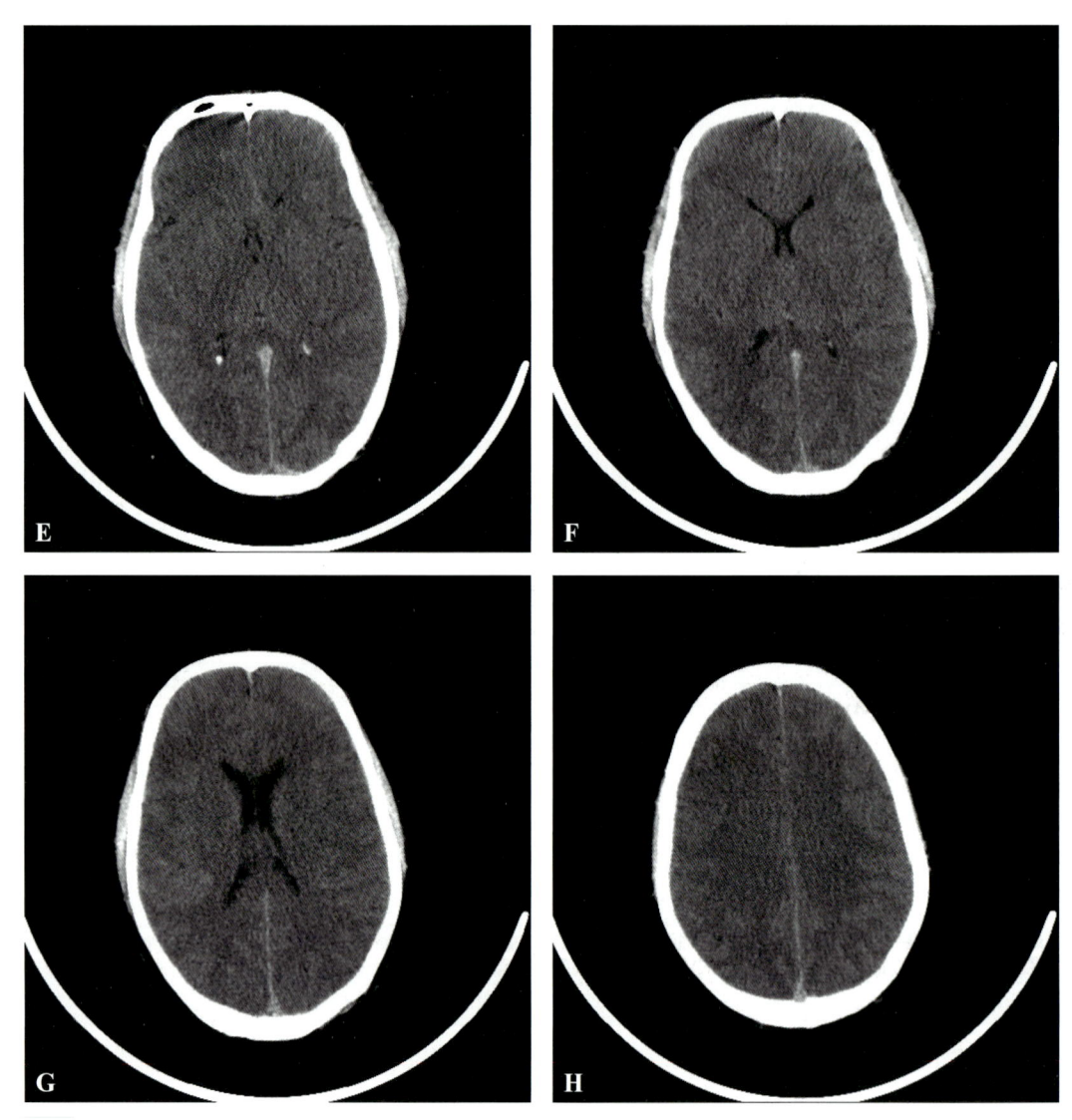

▲ 图 16-87（续） 2014 年 4 月 27 日郭某颅脑 CT

10.27×10⁹/L，红细胞 6.37×10¹²/L，血红蛋白 195.0g/L，红细胞压积 62.4%，血小板计数 191×10⁹/L。

2014 年 4 月 27 日血气分析：酸碱度（pH）7.54，二氧化碳分压（PCO₂）23mmHg，氧分压（PO₂）52mmHg，实际碳酸氢盐（HCO₃⁻）19.6mmol/L，碱剩余（BE）–0.4mmol/L。

2014 年 4 月 27 日电解质：钾 3.26mmol/L，钠 139.5mmol/L，氯 110.7mmol/L。

2014 年 4 月 27 日尿常规：酮体 1.5mmol/L，蛋白阳性（++）。

2014 年 4 月 27 日凝血功能：血浆凝血酶原时间（PT）14.7s，活化部分凝血酶原时间（APTT）21.7s，纤维蛋白原 3.89g/L，血浆 D- 二聚体 0.1μg/ml，基本正常。

2014 年 4 月 27 日生化全套：总胆红素 18.1μmol/L，直接胆红素 3.3μmol/L，间接胆红素 14.8μmol/L，总蛋白 73g/L，白蛋白 43.9g/L，球蛋白 29.1g/L，谷丙转氨酶 31.9U/L，谷草转氨酶 67U/L，乳酸脱氢酶 422U/L，尿素氮 5mmol/L，肌酐 145.5μmol/L，尿酸 760.8μmol/L，血糖 8.3mmol/L，肌酸激酶 1257.6U/L，肌酸激酶同工

酶24.4U/L。

4. 入院诊疗经过

（1）无创正压通气：通气模式为双水平正压通气（BIPAP），初始压力，IPAP12cmH$_2$O，EPAP6cmH$_2$O，FiO$_2$根据SO$_2$进行调整，逐步调整IPAP、EPAP，使患者有足够舒适度，达到充足潮气量和呼吸频率、很好的人机同步性，调整IPAP使VT5～7ml/kg，使其峰值压力不超过30cmH$_2$O。

（2）镇静镇痛：咪达唑仑（力月西）0.04～0.2mg/（kg·h），持续泵入。

（3）常规高压氧治疗：每日2次。

（4）保护脑细胞，减轻脑细胞损害，营养脑细胞，脱水降颅压：甘露醇125ml，每6小时1次；地塞米松20mg，静脉注射，1天后改250ml，每6小时1次；头置冰帽，局部降温。

（5）基础治疗：抗肺泡渗出，经验性应用抗生素防止肺部感染，维持水电解质酸碱平衡，保护肝肾功能，对症支持等。

（6）防止消化道出血，减轻胃肠道损害：应用质子泵抑制剂，如兰索拉唑。

2014年4月28日：凌晨患者意识障碍较前加重，神志不清，重度昏迷，体温38℃，血压100/70mmHg，颈抵抗，双上肢内收屈曲呈大脑强直状，GCS评分4分，全身皮肤及口唇黏膜重度发绀，双侧瞳孔等大等圆，直径约4mm，对光反射消失，潮式呼吸伴呼吸暂停，双肺可闻及大量湿啰音，心率每分钟120～140次，律齐，各瓣膜未闻及明显病理性杂音，腹软，双下肢无浮肿，双侧巴宾斯基征阳性。

立即改为有创机械通气给予气管插管，有创机械通气模式，PCV-SIMV+PSV，频率12次/分，压力20cmH$_2$O，吸气时间3s，PEEP10cmH$_2$O，PSV10cmH$_2$O，吸气触发0.2cmH$_2$O，吸气撤换25%，压力上升时间0.3s。芬太尼镇痛，丙泊酚镇静，维持水电解质酸碱平衡，甘露醇250ml，每6小时1次，降颅压并给予高渗盐水加呋塞米及人血白蛋白。

因CT怀疑蛛网膜下腔出血，为明确诊断行腰椎穿刺，脑脊液外滴，每分钟100滴，脑脊液清亮。

2014年4月28日脑脊液生化：无色透明清亮，血糖6.85mmol/L，蛋白175mg/L，白细胞$3×10^6$/L，红细胞$0.01×10^{12}$/L，氯131.9mmol/L，白蛋白阴性，排除蛛网膜下腔出血。

2014年4月28日血气分析：酸碱度（pH）7.59，二氧化碳分压（PCO$_2$）14mmHg，氧分压（PO$_2$）55mmHg，实际碳酸氢盐（HCO$_3^-$）14.4mmol/L，碱剩余（BE）-10.3mmol/L。

2014年4月28日尿常规：潜血阳性（+++），蛋白阳性（+）。

2014年4月28日心肌酶：谷草转氨酶143U/L，尿素氮6.99mmol/L，肌酐85μmol/L，肌酸激酶1050U/L，肌酸激酶同工酶34U/L，乳酸脱氢酶349U/L，α-羟丁酸脱氢酶301U/L。

2014年4月28日头颅CT：提示双侧弥漫性大脑半球脑白质密度普遍减低，与前片比较明显加重，双侧半卵圆中心扩大，密度减低较前明显加重，灰白质界限不清，周边见"指压征"形成，大脑镰及小脑幕密度相对增高，双侧侧脑室及侧裂池受压变小、模糊、消失，双侧额顶叶脑沟变浅、模糊、消失，中线结构居中。较前片比较，脑水肿明显加重，颅内高压明显加重（图16-88）。

2013年4月28日胸部CT：提示双肺纹理增多、增粗，右肺两肺门增大，双肺下叶见斑片状高密度影，气管、支气管开口通畅，双侧胸腔内见少量弧形水样密度影。X线诊断为双肺肺水肿伴感染、双侧少量胸腔积液（图16-89）。

2013年4月29日：患者病情进一步恶化，

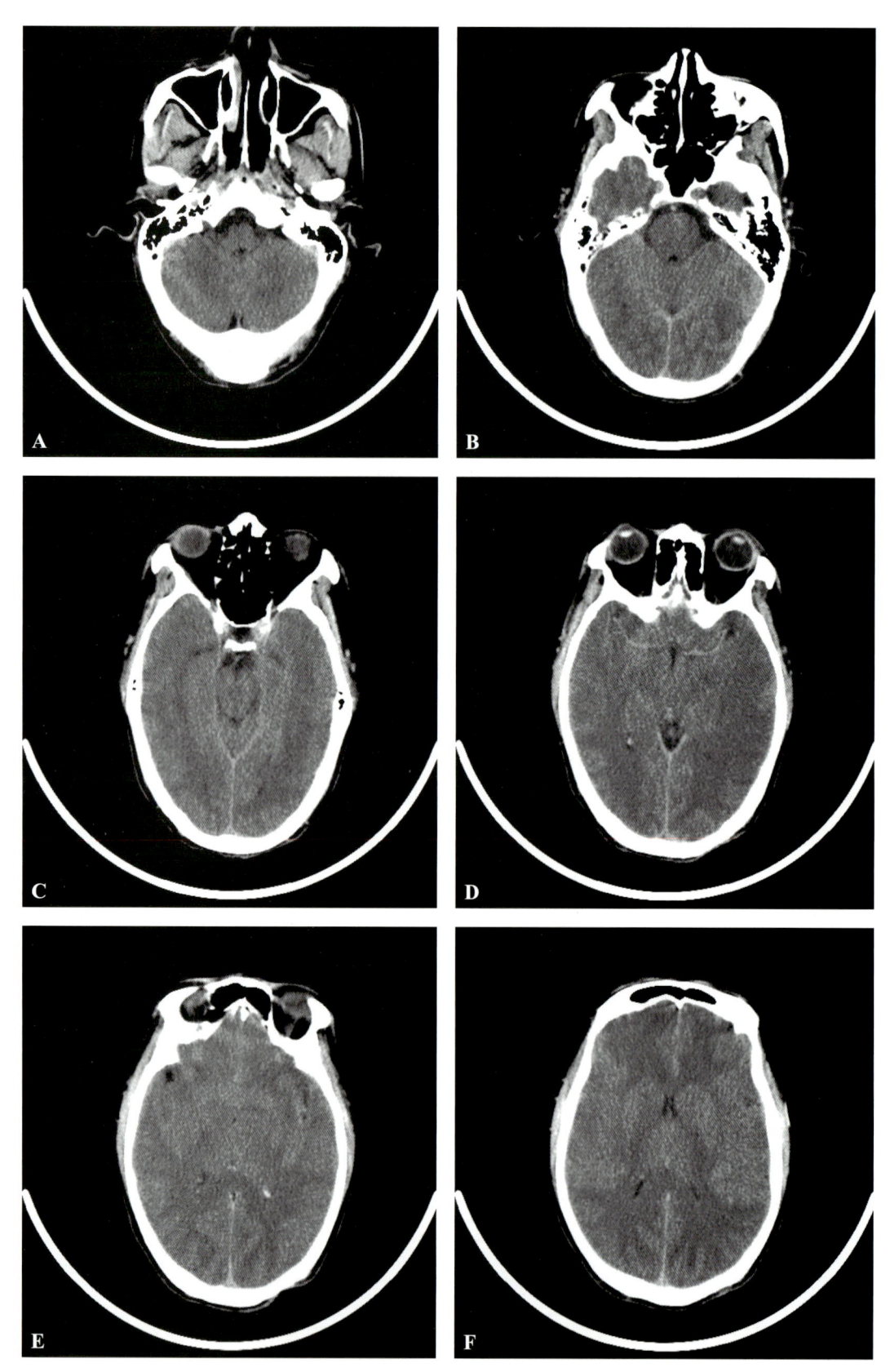

▲ 图 16-88 2014 年 4 月 28 日郭某颅脑 CT

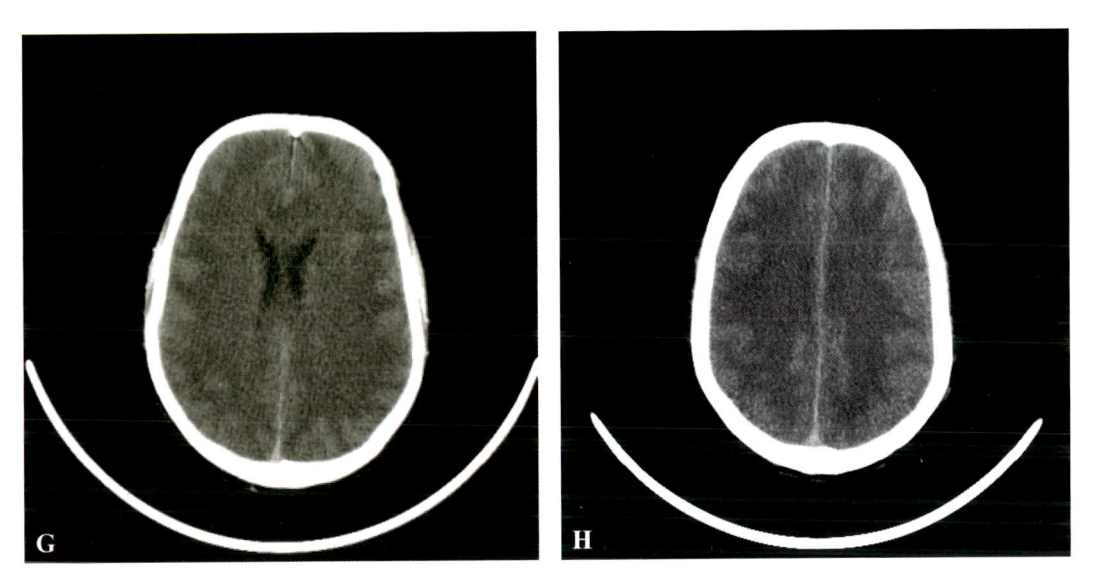

▲ 图 16-88（续） 2014 年 4 月 28 日郭某颅脑 CT

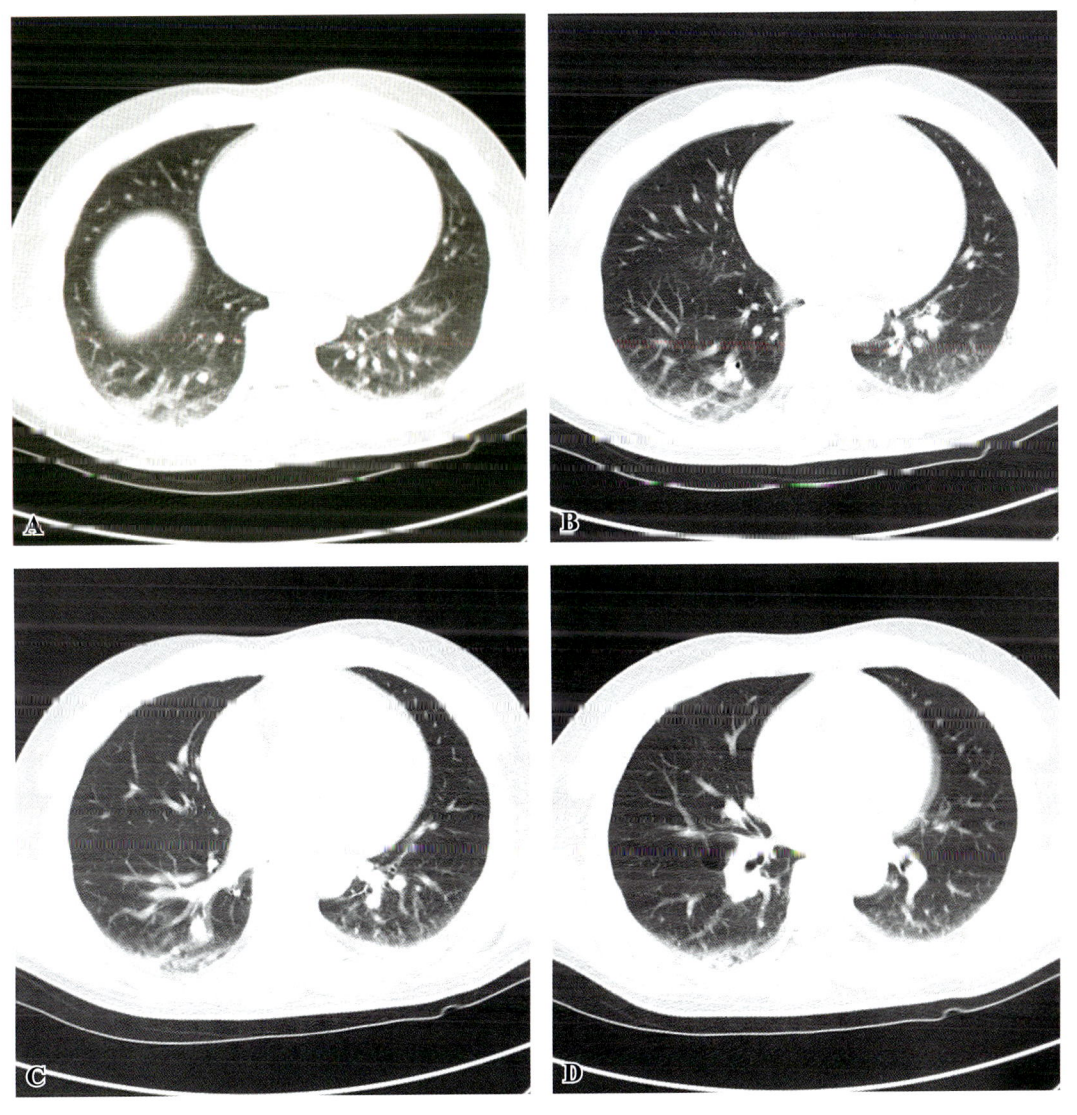

▲ 图 16-89 2014 年 4 月 28 日郭某胸部 CT

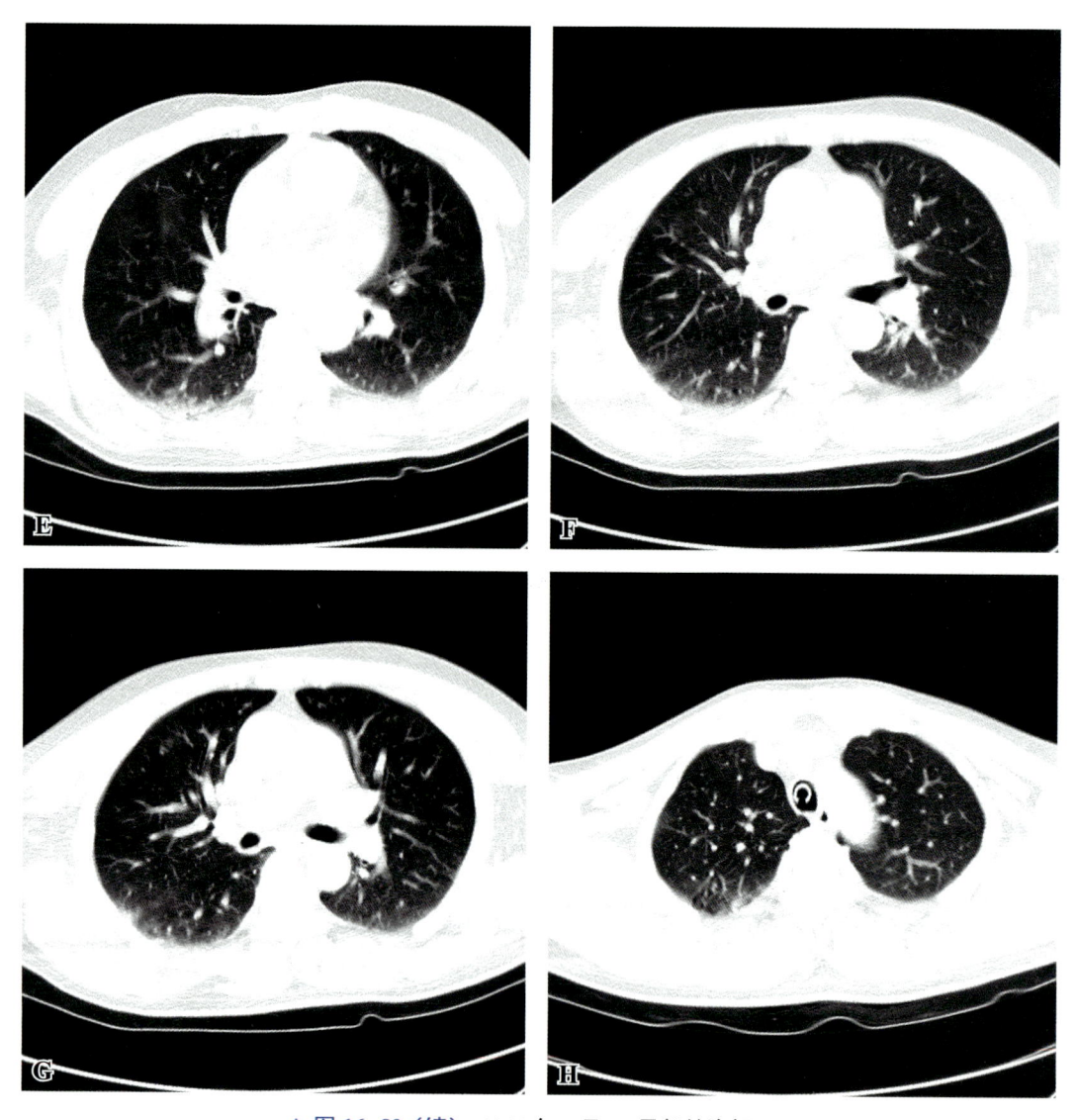

▲ 图 16-89（续） 2014 年 4 月 28 日郭某胸部 CT

神志不清加重，GCS 评分 3 分，处于深昏迷状态，各种反射消失，双侧瞳孔不等大等圆，左侧直径 1.5mm，右侧直径 5mm，对光反射消失，颈强直，四肢强直，病情进行性加重，考虑脑疝形成。于当日下午双侧瞳孔散大，直径 5mm，对光反射消失，自主呼吸消失，改呼吸模式为 A/C 模式，血压下降，给予血管活性药物、多巴胺、去甲肾上腺素等，尿量约 200ml/h，给予 0.9% 氯化钠 50ml，垂体后叶素 18U，5~10ml/h 泵入，加强补液，维持水电解质平衡。

2013 年 4 月 29 日血细胞分析：白细胞 2.917×10⁹/L，红细胞 6.01×10¹²/L，血红蛋白 189g/L，红细胞压积 59.9%，血小板 65×10⁹/L。

2013 年 4 月 29 日血气分析：酸碱度（pH）7.32，二氧化碳分压（PCO₂）16mmHg，氧分压（PO₂）68mmHg，实际碳酸氢盐（HCO₃⁻）8.1mmol/L，碱剩余（BE）−14.5mmol/L。

2013 年 4 月 29 日电解质：钾 6.22mmol/L，钠 134.5mmol/L，氯 119.6mmol/L。

2013 年 4 月 29 日生化全套：谷草转氨酶 172U/L，乳酸脱氢酶 249U/L，尿素氮 3.52mmol/L，肌酐 84μmol/L，尿酸 12μmol/L，血糖 28.3mmol/L，

肌酸激酶1050U/L，肌酸激酶同工酶61U/L。

2013年4月29日：患者24h尿量达25000ml，各种反射消失，呼吸停止，双侧瞳孔散大，直径5mm，对光反射消失，病情进行性加重，脑疝形成，继发性中枢性尿崩症，脑死亡。

（二）病例讨论

患者男性，38岁，急进高原，急性发病，胸部X线片提示高原肺水肿，脑CT提示高原脑水肿。4月27日，GCS评分6分，中度昏迷。4月28日，GCS评分4分，重度昏迷，呈双上肢内收屈曲，头向后仰，去大脑强直，瞳孔较大4mm，对光反射微弱。4月29日，处于深度昏迷，GCS评分3分，双侧瞳孔不等大，左侧直径1.5mm，右侧直径5mm，光反射消失，出现中枢性尿崩症，1h后，瞳孔散大，血压下降，患者脑疝形成，导致死亡。

患者进展性颅内压升高，很快形成脑疝，3天内死亡，本例患者脑水肿呈进展性，给予常规降颅压治疗，无明显效果，病情持续进展。颅内高压控制不理想，最终形成脑疝，导致中枢性尿崩症。内科降低颅内压方法有限，是否应行去外科去骨瓣减压术值得商榷。

持续而难以控制的颅内高压是重型颅脑损伤急性期最主要的致死原因之一，减压手术就成为神经外科经常应用的术式，广泛减压颅骨切除术（国内称大骨瓣减压术）符合这一要求并被大家所接受。采用大骨瓣开颅手术，实施广泛内外减压，有效降低颅内压，缓解脑疝。

病例20

患者诊断为高原肺水肿并发急性呼吸窘迫综合征、高原脑水肿、急性高原肾损伤（急性肾功能衰竭）、急性高原凝血功能障碍（血管内弥漫性凝血）。

（一）病例介绍

1. 病史

患者姜某，男性，30岁，甘肃籍，司机，主因"咳嗽、咳痰，胸闷、气短5天，伴嗜睡1天"入院。患者于2000年9月23日由西宁开汽车经青藏公路唐古拉山至安多段（海拔约5000m）前往拉萨，因受凉后出现咳嗽、咳痰，痰为白色泡沫痰，量多，痰中带有血丝，伴头痛、胸闷、气短，在拉萨市医院治疗2天后，效果不佳。9月27日乘车下送，途经安多时，上述症状加重，咳大量血性痰，呼吸困难，在当地治疗1天，无效，继续赶往格尔木，在私人诊所治疗1天，病情进一步加重，并且出现昏迷，大小便失禁。2000年9月28日凌晨4:50送往我中心，患者咯大量血性泡沫痰，并由口鼻溢出，小便量少。胸部X线片提示高原肺水肿（图16-90），头颅CT提示高原脑水肿（图16-91）。

患者既往体健，否认高血压病、糖尿病、冠心病、慢性肾病及血液系统疾病，生于甘肃原籍，初入高海拔地区。

2. 入院查体

体温36.8℃，脉搏每分钟150次，呼吸每分钟39次，血压160/100mmHg，GCS评分8分，发育正常，急性缺氧貌，中度昏迷，极度呼吸困难，全身皮肤及黏膜重度发绀，双肺呼吸音粗，可闻及大量水泡音，心率每分钟150次，心音低钝，各瓣膜未闻及病理性杂音，腹软，肠鸣音亢进，双下肢无浮肿，生理反射存在，病理反射未引出。

3. 入院检验检查

2000年9月28日入院时胸部X线片：提示胸廓对称，气管居中，双肺纹理增多模糊，双肺门影模糊，双肺可见大片状高密度模糊影，磨玻璃样改变，成"白肺"样改变。心影不大，肋膈角欠清晰。考虑高原肺水肿（急性呼吸窘迫综合征）（图16-90）。

2000年9月28日入院时头颅CT：提示弥漫性大脑白质密度降低，双侧半卵圆中心扩大，密度减低，皮髓质界限不清，周边见"指压征"形成，第三、第四脑室及双侧侧脑室受压变小，双侧顶叶、枕叶脑沟脑回变浅、模糊，中线结构居中。诊断为高原脑水肿（图16-91）。

2000年9月28日入院后急查血气分析：酸碱度（pH）7.24，二氧化碳分压（PCO_2）41mmHg，氧分压（PO_2）29mmHg，实际碳酸氢盐(HCO_3^-)17.3mmol/L，碱剩余(BE)–9.5mmol/L。

2000年9月28日血细胞分析：白细胞$55.2×10^9$/L，红细胞$7.0×10^{12}$/L，血红蛋白214.0g/L，血小板计数$55×10^9$/L。

2000年9月28日尿常规：白细胞阳性（+），尿蛋白（++），隐血阳性（+++），胆红素（++）。

因血液严重凝血，其他检查化验，无法检查。

患者严重低氧血症、代谢性酸中毒、肾功能严重损伤、凝血功能障碍、高原脑水肿、高原肺水肿。

4. 入院后诊疗经过

（1）开始给予无创机械通气：通气模式为双水平正压通气（BIPAP），初始压力，IPAP18cmH_2O，EPAP6cmH_2O，FiO_2根据SO_2进行调整，调整IPAP使VT5～7ml/kg，使其峰值压力不超过30cmH_2O。

（2）镇静镇痛：咪达唑仑（力月西）0.04～0.2mg/（kg·h），持续泵入，考虑高凝状态及血液浓缩，静脉给予0.9%氯化钠注射液800ml。

（3）保护脑细胞，减轻脑细胞损害，营养脑细胞，脱水降颅压：甘露醇250ml，每6小时1次；地塞米松20mg，静脉注射；头置冰帽，局部降温。

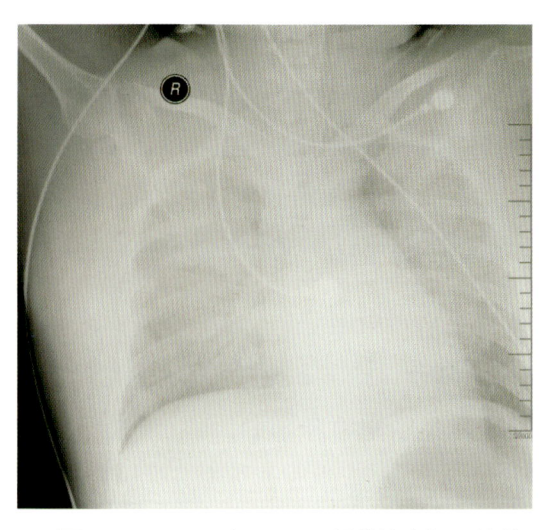

▲ 图16-90 2000年9月28日姜某胸部X线片

（4）基础治疗：①抗肺泡渗出，山莨菪碱10mg，每5分钟1次。②抗渗出利尿，呋塞米20mg，静脉注射，效果不明显。③经验性应用抗生素防止肺部感染。④维持水电解质酸碱平衡，保护肝肾功能，对症支持等治疗。

（5）防止消化道出血，减轻胃肠道损害：应用质子泵抑制剂，如泮托拉唑。

入院2h后患者意识障碍较前加重。GCS评分6分，神志不清，中度昏迷，体温38℃，血压100/70mmHg，颈抵抗，双上肢内收屈曲呈大脑强直状，全身皮肤及口唇黏膜重度发绀，双侧瞳孔等大等圆，约4mm，对光反射消失，潮式呼吸伴呼吸暂停，双肺可闻及大量湿啰音，心率每分钟120～140次，律齐，各瓣膜未闻及明显病理性杂音，腹软，双下肢无浮肿，双侧巴宾斯基征阳性。

立即改为有创机械通气给予气管插管，有创机械通气模式,PCV-SIMV+PSV，频率16次/分，压力20cmH_2O，吸气时间3s，PEEP10cmH_2O，PSV15cmH_2O，吸气触发0.2cmH_2O，吸气撤换25%，压力上升时间0.3s，加用芬太尼镇痛。调整甘露醇250ml，每6小时1次，降颅压，并给予高渗盐水加呋塞米及人血白蛋白。

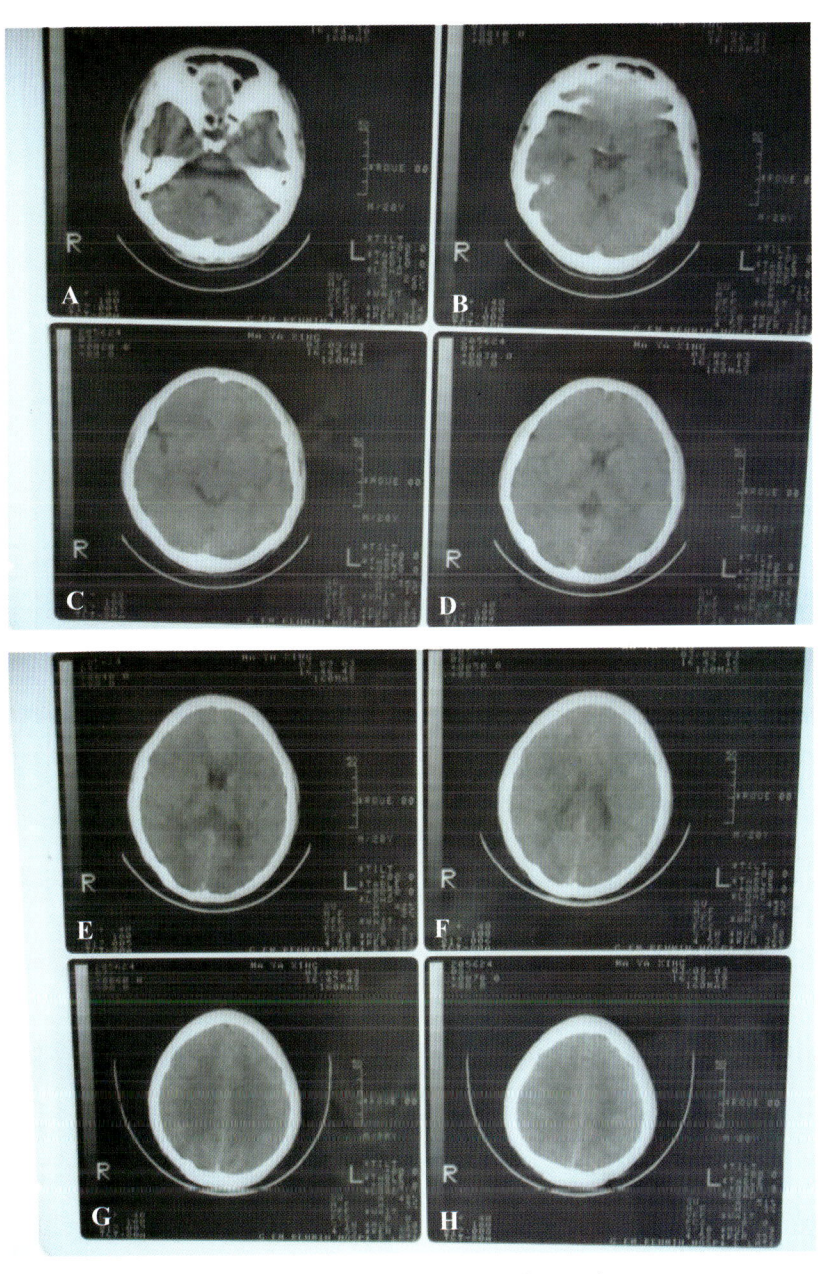

▲ 图 16-91　2000 年 9 月 28 日姜某颅脑 CT

患者入院后尿液共 30ml，呈酱油色，考虑急性肾功能衰竭，立即给予连续性肾脏替代治疗 CRRT 治疗，清除体内过多的水分，调节内环境稳定，模式持续静脉－静脉血液滤过透析（CVVHDF），出水量 300～500ml/h。此时患者气管内涌出大量粉红色液体。患者重度缺氧，应用去甲肾上腺素，血压稳定，100～60/60～40mmHg。之后身体所有穿刺部位渗血，口鼻出血。考虑血管内弥漫性凝血。

2000 年 9 月 28 日 16:40：患者突然出现口鼻及气管导管内涌出大量血性分泌物溢出，随之心率下降至每分钟 30 次，深昏迷状态，双侧瞳孔散大固定，直径 6mm，对光反应消失，经积极抢救，无效死亡。

（二）病例讨论

患者为极重型高原肺水肿（急性呼吸窘迫综

合征）、急性肾功能衰竭、消耗性凝血病，诊疗过程中给予大量输液，体内水分无法排出，肺淤血持续加重，大量粉红色水样痰，每小时达600ml，最终导致病情加重。如果条件成熟，给予 ECMO+CRRT 支持治疗。采用 V-V ECOM，支持呼吸功能，代替肺功能，CRRT 替代肾脏功能，排出体内多余的水，可能会改善患者预后，对于这种高原肺水肿加急性肾功能衰竭的患者可能是唯一的治疗方法。

本例患者病情较重，耽误正规治疗时间太长，长达 8 天。患者于入院 5 天前进入高原，病情开始为单纯性高原肺水肿，在拉萨患病时未前往正规医院治疗，发病后回送时经过海拔 5100m 的高原，在安多海拔 4800m 治疗 1 天。送到格尔木时未到治疗中心诊治，前往私人诊所治疗，入院前一天出现昏迷、大小便失禁，于 4:50 送来我院。入院后，小便量少，1ml/h，咯大量血性泡沫痰，心率每分钟 150 次，双肺大量水泡音，X 线提示双肺大片高密度影，成"白肺"样改变，诊断高原肺水肿、急性呼吸窘迫综合征、高原急性肾损伤、肾功能衰竭，CT 提示高原脑水肿、高原凝血功能障碍、DIC。给予无创、有创呼吸机治疗，CRRT 效果不明显，终因病情延误，导致患者死亡。入院后值班医生未与重视，还给予大量液体治疗，如早期时给予 ECMO、CRRT 联合治疗，直接气管插管给予有创机械通气，对于预后有可能有改善作用。

体外膜肺氧合是一种体外生命支持手段，将血液经体外人工膜肺氧合，氧合后的血液通过静脉或动脉灌注到体内，以维持机体各器官的灌注和氧合，对严重的呼吸、循环衰竭进行长时间的心肺支持，从而为心肺功能的恢复赢得宝贵的时间。

ECMO 基本回路，一路导管将体内血液引流至储血罐，然后由机械泵将血泵入氧合器，经膜肺将血液氧合、排出 CO_2 并加温后再通过另一路管道回输体内。引流体外和泵入体内的管道之间有一备用的短路，其作用是一旦回路或机械故障，可迅速将机体与 ECMO 系统脱离，从而确保临床使用安全。ECMO 的管道回路模式分两种，即静脉-动脉体外氧合和静脉-静脉体外氧合。V-A ECMO 模式经静脉置管到达右心房引流静脉血，通过动脉置管到主动脉弓处将排除了 CO_2 的氧合血回输动脉系统。急性呼吸衰竭、急性呼吸窘迫综合征和急性肺损伤是 ECMO 的适应证，特别适用成人的急性肺损伤。临床上通常在常规呼吸支持和辅助治疗无效后才考虑使用 V-V ECMO。由于 ECMO 只是暂时的替代措施，因此不适用于不可逆的心肺脑疾病和预后不良的患者。另外，ECMO 需肝素化，要求被治疗患者无严重出血性疾病和凝血功能紊乱。ECMO 是治疗重症高原肺水肿最后的救命稻草，但要掌握适应证及禁忌证，及时给予 ECMO 治疗可提高治愈率。

病例 21

患者诊断为高原脑水肿并发尿崩症、高原肺水肿、急性高原肝损伤、急性高原循环（心肌）损伤、急性高原肾损伤

（一）病例介绍

1. 病史

患者辛某，男性，19 岁，甘肃人，主因"头痛 3 天意识障碍 1 天"入院。患者于 2009 年 9 月 29 日由甘肃永靖县至饮马峡（海拔约 3100m）地区打工，刚到达时无明显不适症状。3 天前因进行重体力劳动后出现头痛、头晕，症状进行性加重，头痛不可耐受，饮食睡眠差，伴胸闷、憋气，偶有咳嗽、咳痰，咳白色泡沫痰，无痰中带血。2009 年 10 月 4 日，即入院前 1 天出现意识

障碍，呼之不应，呼吸急促，小便失禁，由120送往我院。查胸部CT提示高原肺水肿（图16-92），头颅CT提示高原脑水肿（图16-93）并收住我中心。

患者生于甘肃，初次来高原，平素身体健康，无高血压病史。

2. 入院查体

体温38.5℃，脉搏每分钟140次，呼吸每分钟29次，血压140/90mmHg，GCS评分6分，发育正常，营养中等，抬入病房，中度昏迷，睑结膜轻度充血，巩膜轻度黄染，颈软，无抵抗，全身皮肤及口唇黏膜重度发绀，双侧瞳孔等大等圆，直径约2.5mm，对光反射迟钝，双肺呼吸音粗，双肺可闻及大量湿啰音，心率每分钟140次，心脏叩诊无扩大，律齐，各瓣膜未闻及病理性杂音，腹平软，无肠形及蠕动波，肠鸣音正常，双下肢无浮肿，四肢肌张力增强，生理反射存在，病理反射未引出。

3. 入院检验检查

2009年10月4日血细胞分析：白细胞21.5×10^9/L，红细胞5.89×10^{12}/L，血红蛋白210g/L，红细胞压积57.3%，血小板331×10^9/L。

2009年10月4日生化全套：总胆红素19.50μmol/L，直接胆红素6μmol/L，间接胆红素13.5mol/L，总蛋白88g/L，白蛋白47.5g/L，球蛋白40.2g/L，谷草转氨酶443U/L，谷丙转氨酶355U/L，尿素氮10.4mmol/L，肌酐87μmol/L，尿酸619μmol/L，葡萄糖6.52mmol/L，磷酸肌酸激酶900U/L，肌酸激酶同工酶160U/L，乳酸脱氢酶863U/L，淀粉酶89U/L，α-羟丁氨酸脱氢酶580U/L，总胆固醇5.15mmol/L，甘油三酯2.51mmol/L，C反应蛋白69.7mg/L，肌钙蛋白2.6ng/ml。

2009年10月4日电解质：钾3.33mmol/L，钠151.2mmol/L，氯115.1mmol/L。

2009年10月4日凝血功能：血浆凝血酶原时间（PT）20.7s，活化部分凝血酶原时间（APTT）21.5s，凝血酶时间（TT）17.2s，纤维蛋白原2.31g/L。

2009年10月4日尿常规：潜血阳性（++），蛋白阳性（++）。

2009年10月4日胸部CT：提示双肺纹理增多、紊乱，双肺肺门结构紊乱，以右侧较重，双肺野可见以肺门为中心片絮状密度增高影，以右侧严重，心影及大血管未见明显异常。X线诊断为高原肺水肿（图16-92）。

2009年10月4日入院查头颅CT：提示弥漫性大脑白质密度降低，双侧半卵圆中心扩大，密度减低，皮髓质界限不清，周边见"指压征"形成，环池轻度受压，第三和第四脑室受压变小，双侧侧脑室受压变小、模糊、消失，双侧顶叶、枕叶脑沟脑回变浅，模糊，中线结构居中。诊断为高原脑水肿（图16-93）。

4. 入院诊疗经过

(1) 纠正低氧血症：立即给予无创呼吸机辅助呼吸，模式S/T，频率10次，IPAP10cmH$_2$O，EPAP5cmH$_2$O，吸气触发0.5LPM，呼气转换25%，FiO$_2$80%。

(2) 保护脑细胞，减轻脑细胞损害，营养脑细胞，脱水降颅压：甘露醇125ml，每6小时1次；地塞米松20mg，静脉注射；头置冰帽，局部降温。

(3) 镇静镇痛：给予咪达唑仑0.06~0.15mg/(kg·h)，注射持续泵入。

(4) 基础治疗：应用抗生素防止感染，氨溴索化痰，保护肝肾功能，维持水电解质酸碱平衡。

(5) 抗肺泡渗出：山莨菪碱10mg，静脉推入，每10分钟1次，共3次；呋塞米20mg，静脉注射。

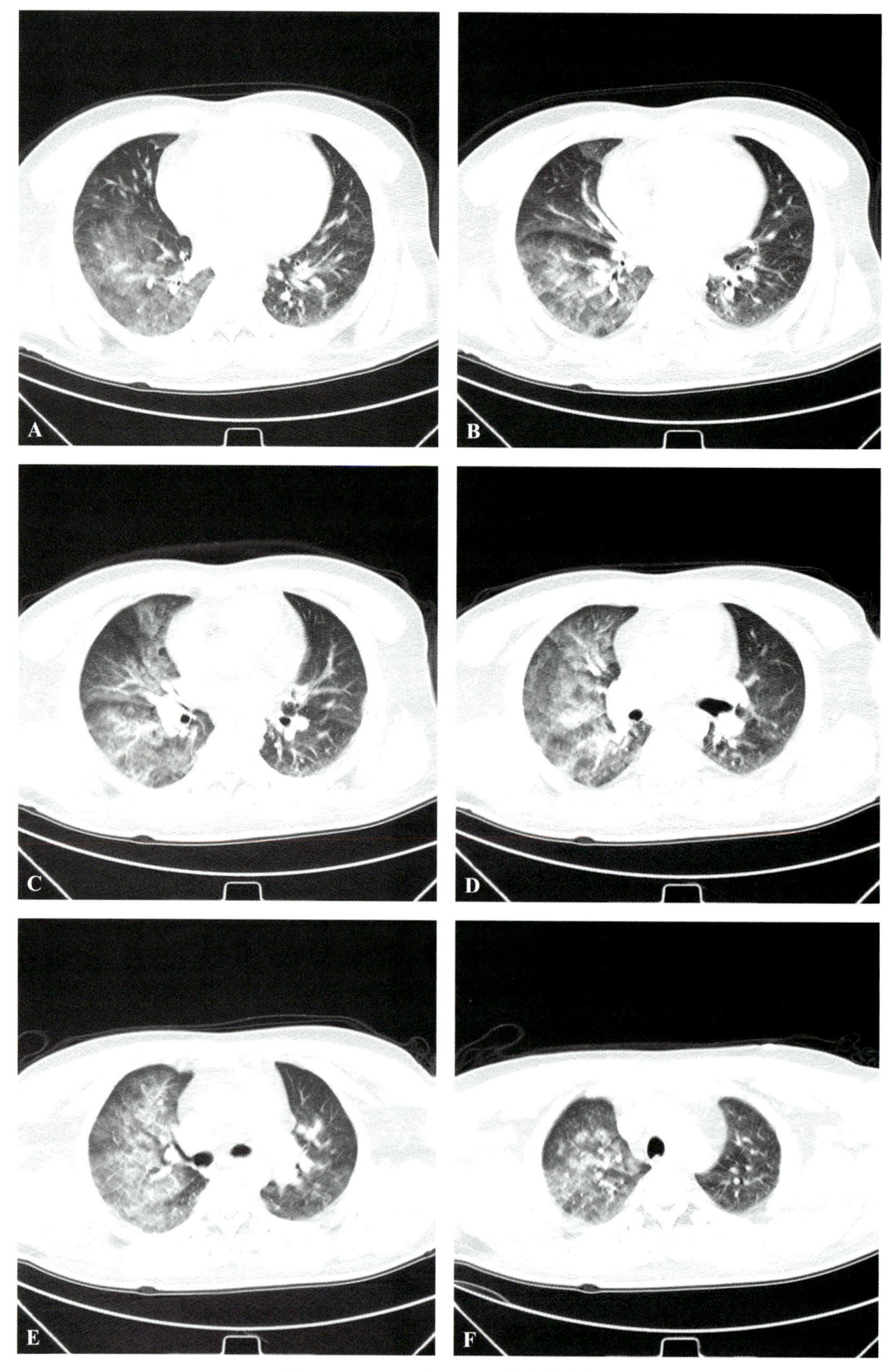

▲ 图 16-92　2009 年 10 月 4 日辛某胸部 CT

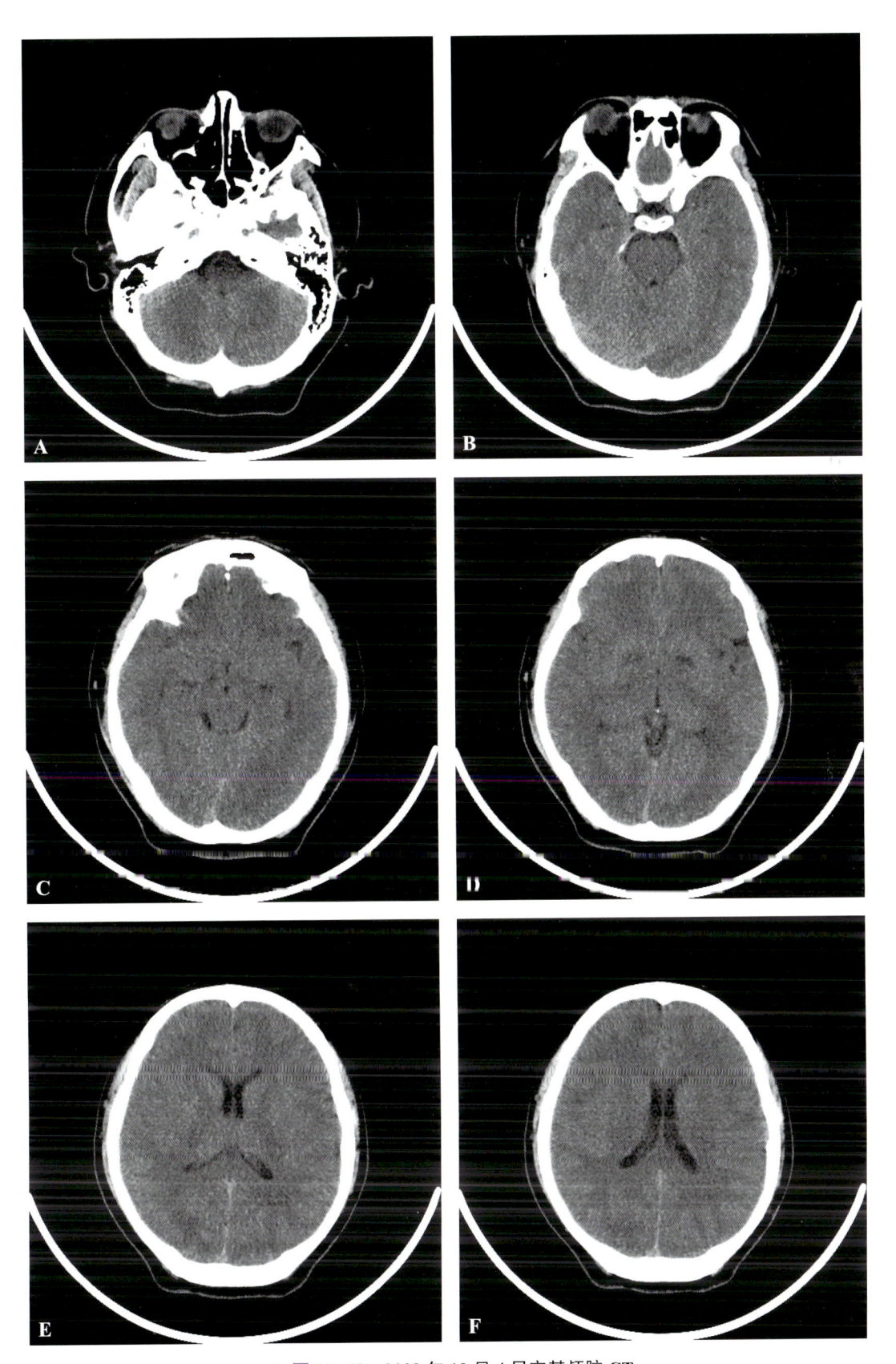

▲ 图 16-93 2009 年 10 月 4 日辛某颅脑 CT

427

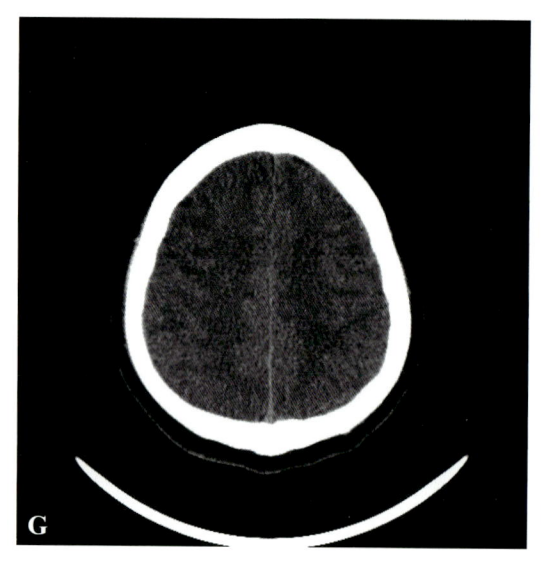

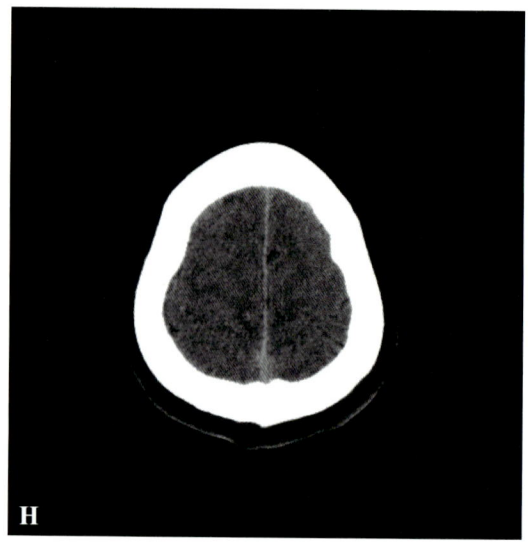

▲ 图 16-93（续） 2009 年 10 月 4 日辛某颅脑 CT

(6) 防止消化道出血，减轻胃肠道损害：应用质子泵抑制剂，如兰索拉唑。

2009 年 10 月 5 日：患者处于中度昏迷状，GCS 评分 8 分，24h 入量 3000ml，出量 2800ml，体温 37.6℃，心率每分钟 120 次，血压 100/70mmHg，呼吸每分钟 20 次，颜面口唇中度发绀，双侧瞳孔不等大等圆，右侧 4.0mm，左侧 1.5mm，对光反射迟钝，吞咽反射存在，颈抵抗，双肺呼吸音清，可闻及大量干湿啰音，心率每分钟 120 次，各瓣膜未闻及病理性杂音，腹软，肝脾未扪及，四肢肌张力增强，双侧巴宾斯基征阴性。目前患者因痰液多不易排出，无创通气氧浓度 100% 时，PO$_2$50mmHg，给予气管插管，有创机械通气。

2009 年 10 月 5 日血气分析：酸碱度（pH）7.47，二氧化碳分压（PCO$_2$）29mmHg，氧分压（PO$_2$）50mmHg，实际碳酸氢盐（HCO$_3^-$）21.2mmol/L，碱剩余（BE）-0.9mmol/L。

有创机械通气模式：PCV-SIMV+PSV，频率 12 次/分，压力 20cmH$_2$O，吸气时间 3s，PEEP10cmH$_2$O，PSV12cmH$_2$O，吸气触发 0.2cmH$_2$O，吸气撤换 25%，压力上升时间 0.3s。

给予丙泊酚镇静和芬太尼镇痛，丙泊酚 2～5ml/h 泵入，芬太尼（稀释）1～5ml/h 泵入。给予依达拉奉注射液及乌司他丁清除自由基治疗，同时给予维生素 C、肌酐及磷酸肌酸等，静脉滴注，营养心肌，注意保护肝肾功能。

2009 年 10 月 6 日：提示复查胸部 CT 双肺纹理增多、紊乱，双肺肺门结构紊乱，左侧肺大片絮状密度增高影较前明显吸收，右侧基底段以肺门为中心片絮状密度增高影吸收欠佳，心影不大。X 线诊断为高原肺水肿，较前明显吸收（图 16-94）。

2009 年 10 月 6 日颅脑 CT：提示弥漫性大脑白质密度轻度降低，双侧半卵圆中心扩大范围减轻，胼胝体及脑白质密度减低，脑室脑池压迫消失较前稍好转，双侧顶叶、枕叶脑沟脑回变浅、模糊，中线结构无移位。诊断为高原脑水肿吸收期（图 16-95）。

2009 年 10 月 8 日：患者仍处于浅昏迷状态，对疼痛刺激反应敏感，GCS 评分 10 分，24h 入量 2900ml，出量 3700ml，体温 36.2℃，脉搏每分钟 80 次，呼吸每分钟 22 次，血压 150/100mmHg，颜面口唇红润，双侧瞳孔等大等

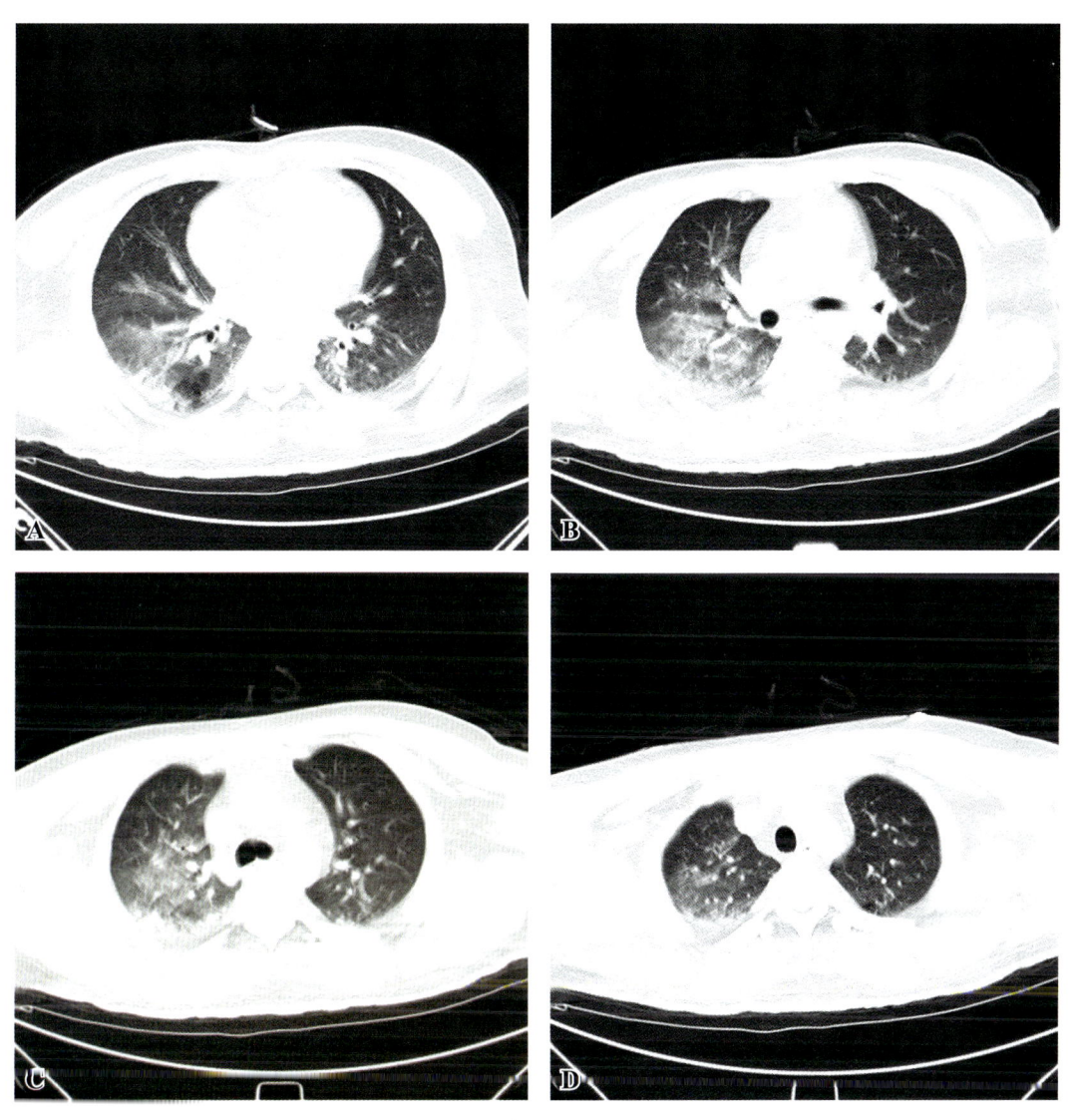

图 16-94 2009 年 10 月 6 日辛某胸部 CT

圆，直径 2.5mm，对光反射迟钝，吞咽反射存在，颈抵抗，双肺呼吸音清，可闻及少量干湿啰音，心率每分钟 120 次，各瓣膜未闻及病理性杂音，四肢肌张力增强，双侧巴宾斯基征阴性。

2009 年 10 月 8 日血细胞分析：白细胞 $18.5×10^9$/L，红细胞 $4.32×10^{12}$/L，血红蛋白 156g/L，红细胞压积 43.3%，血小板 $140×10^9$/L。

2009 年 10 月 8 日生化全套：总胆红素 32.5μmol/L，直接胆红素 16μmol/L，间接胆红素 34mol/L，总蛋白 52g/L，白蛋白 33g/L，球蛋白 19g/L，谷草转氨酶 340U/L，谷丙转氨酶 500U/L，尿素氮 5.69mmol/L，肌酐 42μmol/L，尿酸 123μmol/L，葡萄糖 6.3mmol/L，磷酸肌酸激酶 900U/L，肌酸激酶同工酶 86U/L，乳酸脱氢酶 821U/L，α- 羟丁酸脱氢酶 481U/L，淀粉酶 174U/L。

2009 年 10 月 8 日电解质：钾 5.13mmol/L，钠 139.9mmol/L，氯 98mmol/L。

2009 年 10 月 8 日凝血功能：血浆凝血酶原时间（PT）19.9s，国际标准化比值（INR）1.74，活化部分凝血酶原时间（APTT）47.7s，凝血酶时间（TT）13.7s，纤维蛋白原 4.37g/L，血浆 D-

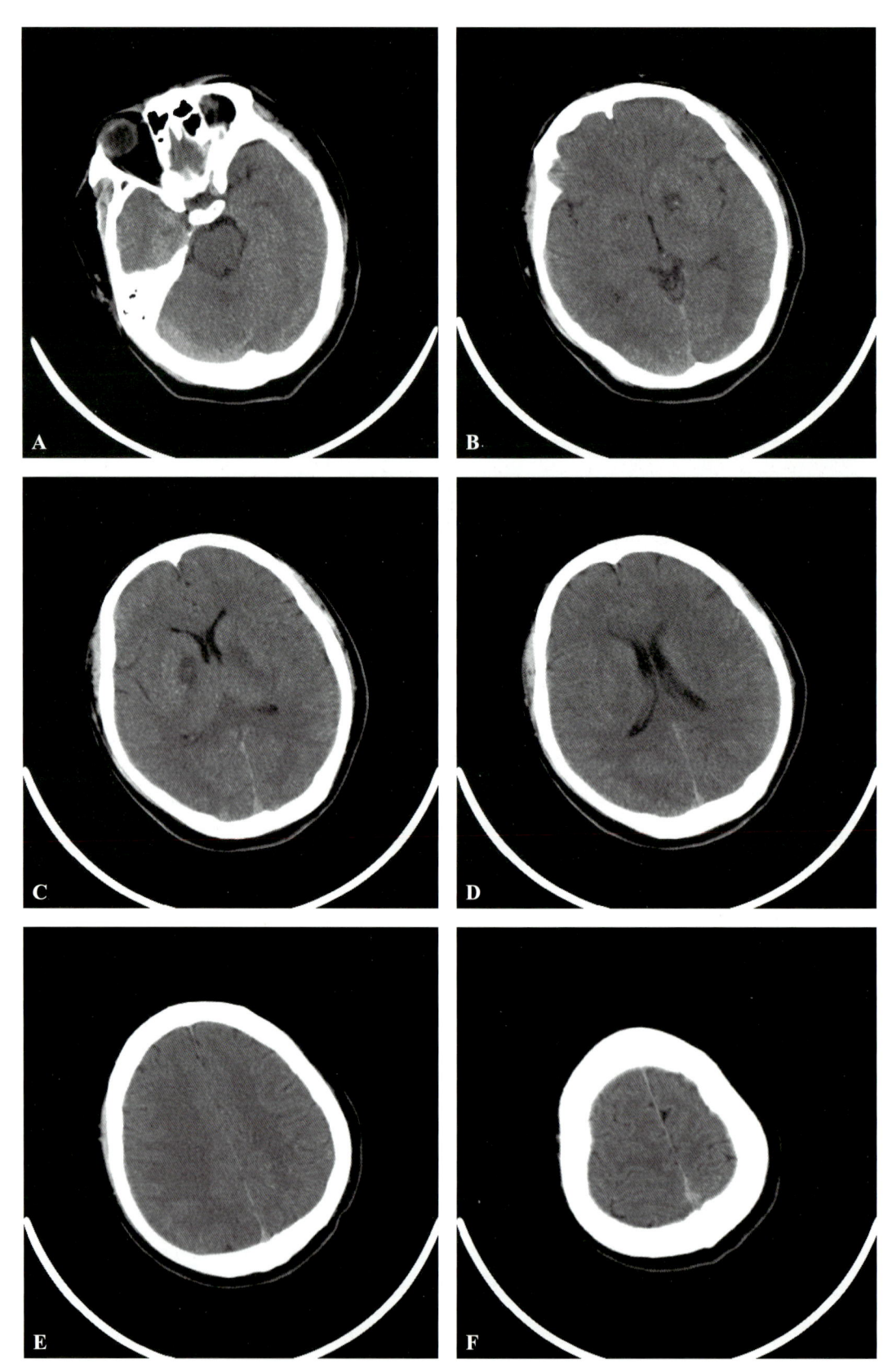

▲ 图 16-95 2009 年 10 月 6 日辛某颅脑 CT

二聚体 1.94μg/ml。

2009年10月8日机械通气后血气分析：酸碱度（pH）7.47，二氧化碳分压（PCO$_2$）31mmHg，氧分压（PO$_2$）117mmHg，实际碳酸氢盐（HCO$_3^-$）22mmol/L，碱剩余（BE）–0.4mmol/L。

患者除高原脑水肿、高原肺水肿以外，还存在高原肝损害、高原心肌损害，给予保肝、营养心肌等治疗。

2009年10月9日复查胸部CT：提示肺纹理增粗、纹乱，双肺肺门结构紊乱，左侧肺大片絮状密度增高影较前明显吸收，右侧基底段以肺门为中心片絮状密度增高影明显吸收，心影不大。考虑高原肺水肿吸收期（图16-96）。

2009年10月9日复查颅脑CT：提示弥漫性大脑白质密度轻度降低，双侧半卵圆中心范围减轻，胼胝体及脑白质密度稍减低，脑室脑池压迫消失较前稍好转，双侧顶叶、枕叶脑沟脑回变浅，模糊较前好转，中线结构无移位。诊断为高原脑水肿吸收期（图16-97）。

2009年10月10日：患者仍处于嗜睡状态，GCS评分13分，对疼痛刺激反应敏感，24h入量6000ml，出量6000ml，血压140/90mmHg，颜面口唇红润，双侧瞳孔等大等圆，直径2.5mm，对光反射欠灵敏，吞咽反射存在，颈软无抵抗，双肺呼吸音清，未闻及干湿啰音，心率每分钟90次，各瓣膜未闻及病理性杂音，四肢肌张力增强，双侧巴宾斯基征阴性。停止有创机械通气，拔出气管插管，给予无创机械通气加高压氧治疗。停镇静镇痛，应用醒脑静及纳洛酮促醒。

2009年10月11日：患者神志清楚，精神欠佳，GCS评分15分，24h出量16 000ml，考虑中枢性尿崩症，给予盐水20ml+垂体后叶素注射液18U，4ml/h泵入；同时快速补液，维持水电解质酸碱平衡。

2009年10月13日：患者神志清楚，精神欠佳，患者尿量减少，24h出量3500ml，中枢性尿崩症控制，继续给予盐水20ml+垂体后叶素注射液18U，1ml/h泵入，注意维持水电解质酸碱平衡。

2009年10月13日血细胞分析：白细胞9.5×10^9/L，红细胞3.02×10^{12}/L，血红蛋白116g/L，红细胞压积29%，血小板153×10^9/L。

2009年10月13日生化全套：总胆红素28.9μmol/L，直接胆红素18.17μmol/L，间接胆红素10.73mol/L，总蛋白51g/L，白蛋白30g/L，球蛋白20.3g/L，谷草转氨酶116U/L，谷丙转氨酶269U/L，尿素氮3.53mmol/L，肌酐38μmol/L，尿酸33μmol/L，葡萄糖7mmol/L，磷酸肌酸激酶900U/L，肌酸激酶同工酶15U/L，乳酸脱氢酶484U/L，α-羟丁酸脱氢酶367U/L，淀粉酶154U/L。

2009年10月13日电解质：钾3.98mmol/L，钠135mmol/L，氯97mmol/L。

2009年10月13日凝血功能：血浆凝血酶原时间（PT）19.9s，凝血酶原时间国际标准化比值（INR）1.74，活化部分凝血酶原时间（APTT）47.7s，凝血酶时间（TT）13.7s，纤维蛋白原4.37g/L，血浆D-二聚体1.94μg/ml。

2009年10月13日血气分析：酸碱度（pH）7.52，二氧化碳分压（PCO$_2$）28mmHg，氧分压（PO$_2$）127mmHg，实际碳酸氢盐（HCO$_3^-$）23mmol/L，碱剩余（BE）2.4mmol/L。

2009年10月15日胸部CT：提示肺纹理清晰，双肺肺门结构正常，双肺未见斑片状高密度影，与前片相比双肺水肿完全吸收，心影不大。考虑高原肺水肿吸收（图16-98）。

2009年10月15日出院复查颅脑CT：提示双侧半卵圆中心，胼胝体及脑白质密度无减低，脑室、脑池无压迫，脑沟脑回显示清晰，中线结

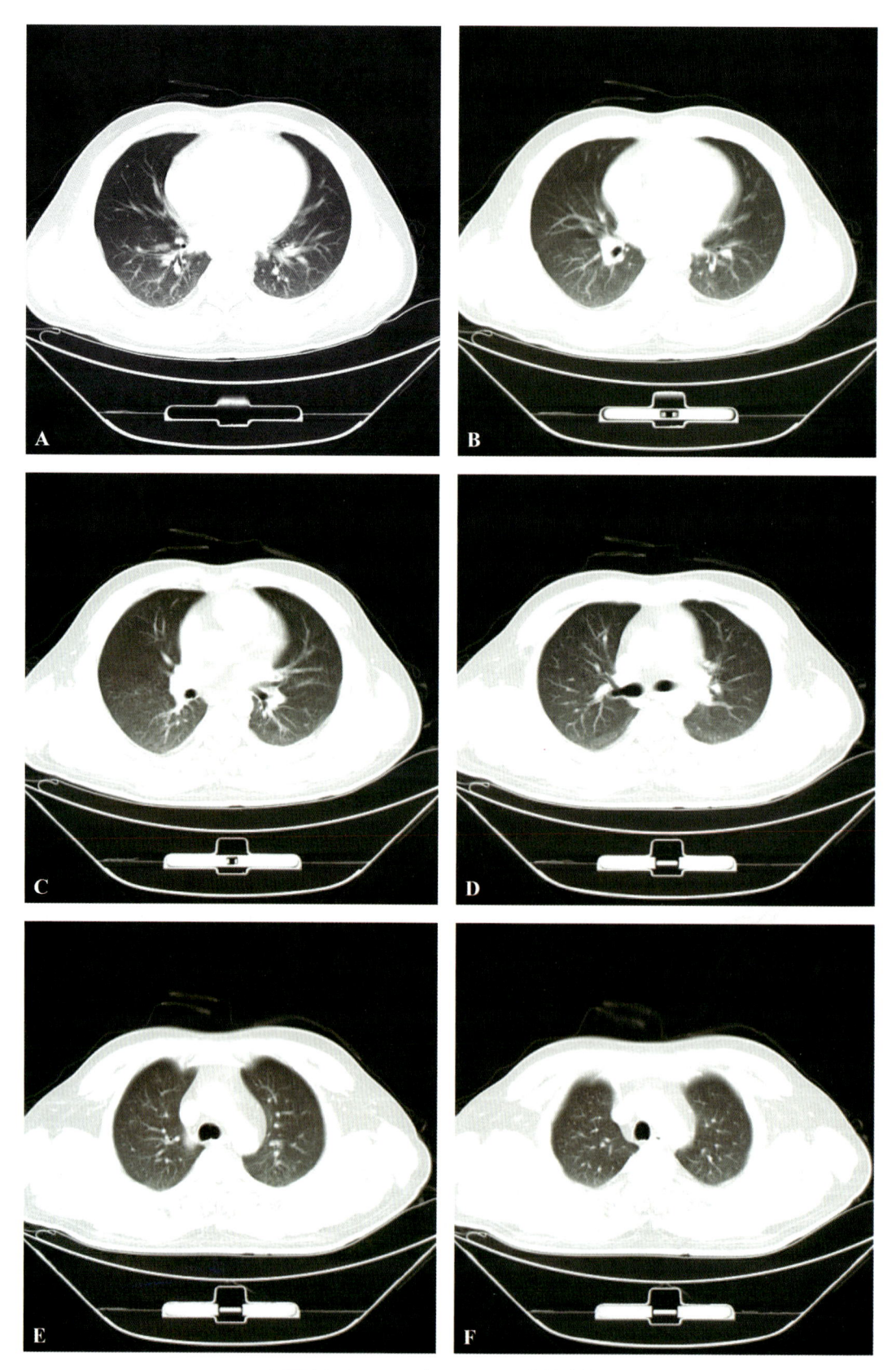

▲ 图 16-96 2009 年 10 月 9 日辛某胸部 CT

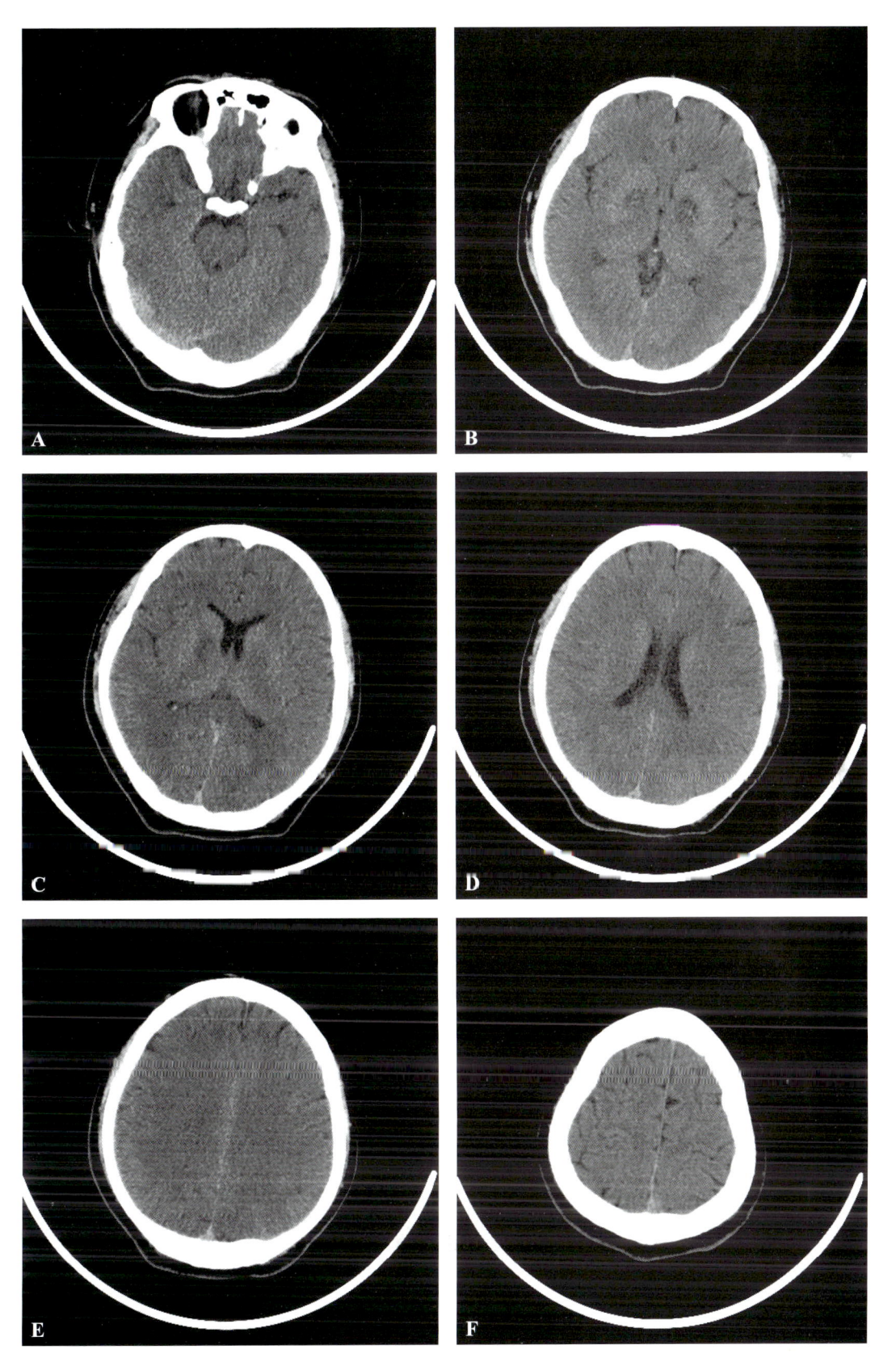

第四篇 典型病例分析
第16章 急性重症高原病病例报道

▲ 图 16-97　2009 年 10 月 9 日辛某颅脑 CT

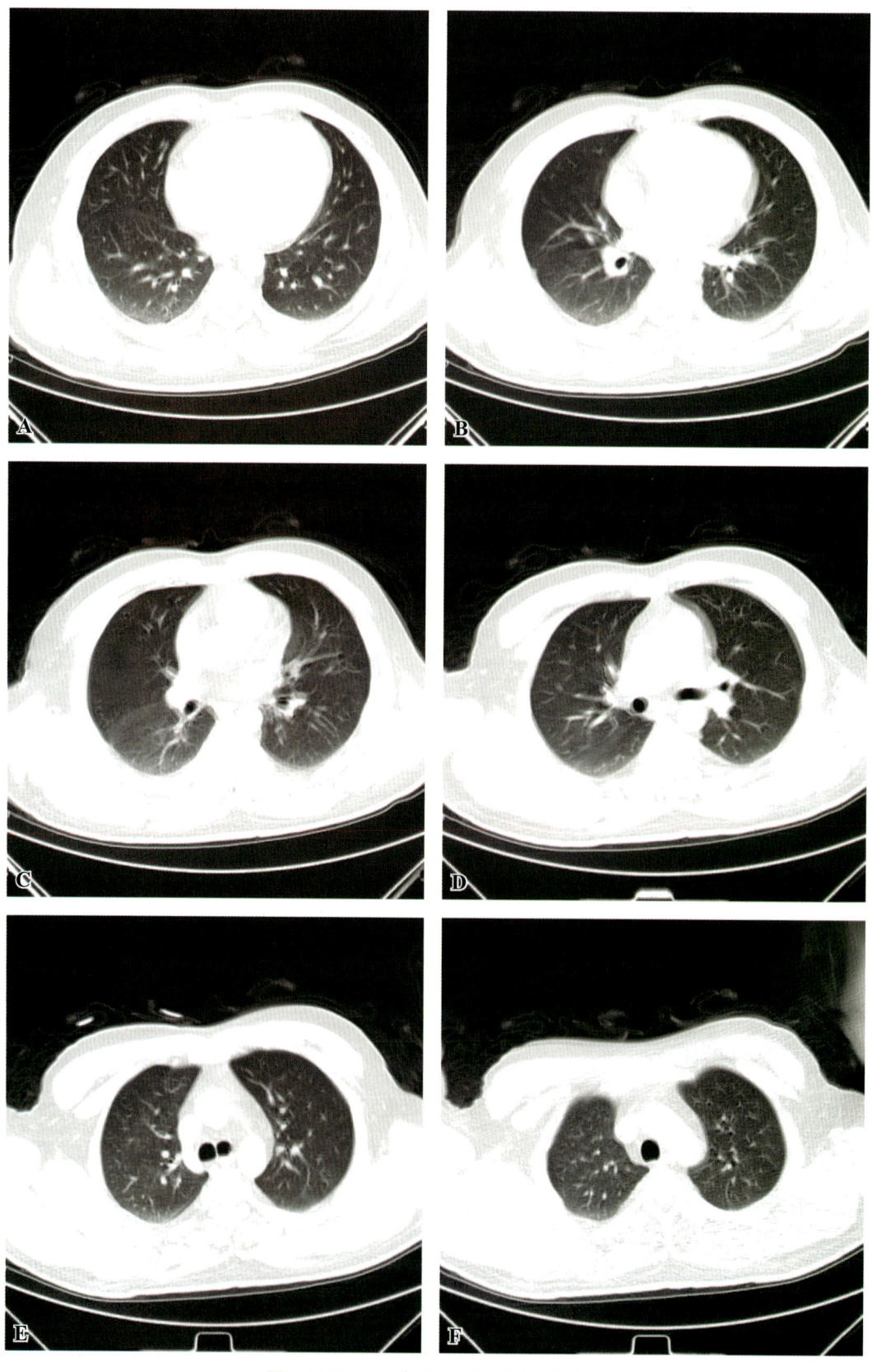

▲ 图 16-98 2009年10月15日辛某胸部CT

构无移位。高原脑水肿已吸收（图 16-99）。

2009 年 10 月 16 日：患者精神好，神志清。无咳嗽、咳痰，无腹胀、腹痛，一般情况好，血压 120/80mmHg，心率每分钟 70 次，口唇无发绀，双肺呼吸音清晰，未闻及干湿性啰音，心律齐，心脏各瓣膜未闻及病理性杂音，腹软，无压痛、反跳痛，双下肢无浮肿。今日痊愈出院。

最后诊断为高原脑水肿并发中枢性尿崩症、高原肺水肿、急性高原性心肌损伤、急性高原肝功能损害。

（二）病例讨论

患者急进高原后立即行重体力劳动而发病，GCS 评分 6 分，中度昏迷，胸部 CT 及颅脑 CT 明确诊为高原肺水肿、高原脑水肿。谷草转氨酶 443U/L、谷丙转氨酶 355U/L，考虑为急性高原肝损伤。肌酸激酶 900U/L，肌酸激酶同工酶 160U/L，肌钙蛋白 2.6ng/ml，考虑高原心肌损害。尿常规潜血阳性（++），蛋白阳性（++），考虑急性高原肾损伤，治疗过程中并发中枢性尿崩症，经过缜密治疗，病情恢复，患者痊愈出院。

中枢性尿崩症是高原肺水肿常见一种并发症，是指由下丘脑上核和室旁受到直接或间接损伤导致抗利尿激素分泌减少，肾小管重吸收水的功能障碍而引起的一种病症，临床表现为多尿、低比重尿、脱水等。

中枢性尿崩症的发病原因，由下丘脑垂体系统出现继发性损害而引起抗利尿激素分泌减少，从而抑制肾小管对水的重吸收，造成水的排泄增多，尿量增多。因此，早期高原脑水肿并发中枢性尿崩症的诊断与治疗，具有十分重要的临床意义。在早期诊断中，可按照以下几个条件做出诊断：高原脑水肿患者出现多饮多尿，24h 尿量≥30ml/kg；尿比重＜1.005，控制入量不能使尿量减少，不含糖及蛋白，血尿素氮正常；排除肝肾功能衰竭、糖尿病及精神性多尿患者；停止使用脱水剂后不能使尿量减少，伴有高热、意识障碍及低血钾等。

尿崩症的治疗主要为控制尿量，在尿崩症治疗中，首先必须是病因治疗；其次补充水分，维持机体水电解质平衡，特别是低钠血症、低钾血症的治疗，应每天对患者的血钾、钙、钠浓度进行监测，并密切观察尿量、尿比重及尿渗透压；再者，应用抗利尿药物，口服双氢克尿噻，早期使用 30～45mg/次，每天 2 次，最大剂量不超过 90mg/d；最后，激素替代疗法，皮下注射垂体后叶素 10～12U，1 次 /8h，速度维持 2～4U/h，记录每小时尿量，可获得满意疗效。

病例 22

患者诊断为高原脑水肿并发脑出血、高原肺水肿。

（一）病例介绍

1. 病史

患者余某，男性，45 岁，江苏人，汉族，主因"意识障碍 27h"入院。患者于 2002 年 5 月 29 日由格尔木进入海拔 4700m 五道梁地区工作，因受凉感冒后继而出现头痛、头晕，恶心、呕吐，呕吐物为胃内容物，非喷射状。咳嗽、咳痰，痰为浆液性黏痰，胸闷、气短。在当地诊所以"感冒、高原反应"诊治（具体用药不详），但上述症状进行性加重。2002 年 5 月 30 日出现意识不清，喷射状呕吐，四肢抽搐，小便失禁，立即送往我院，并以"高原肺水肿"收住我中心。

患者出生于江苏，来格尔木 20 年。既往有高血压病 10 余年，血压控制不详，无糖尿病及冠心病病史。

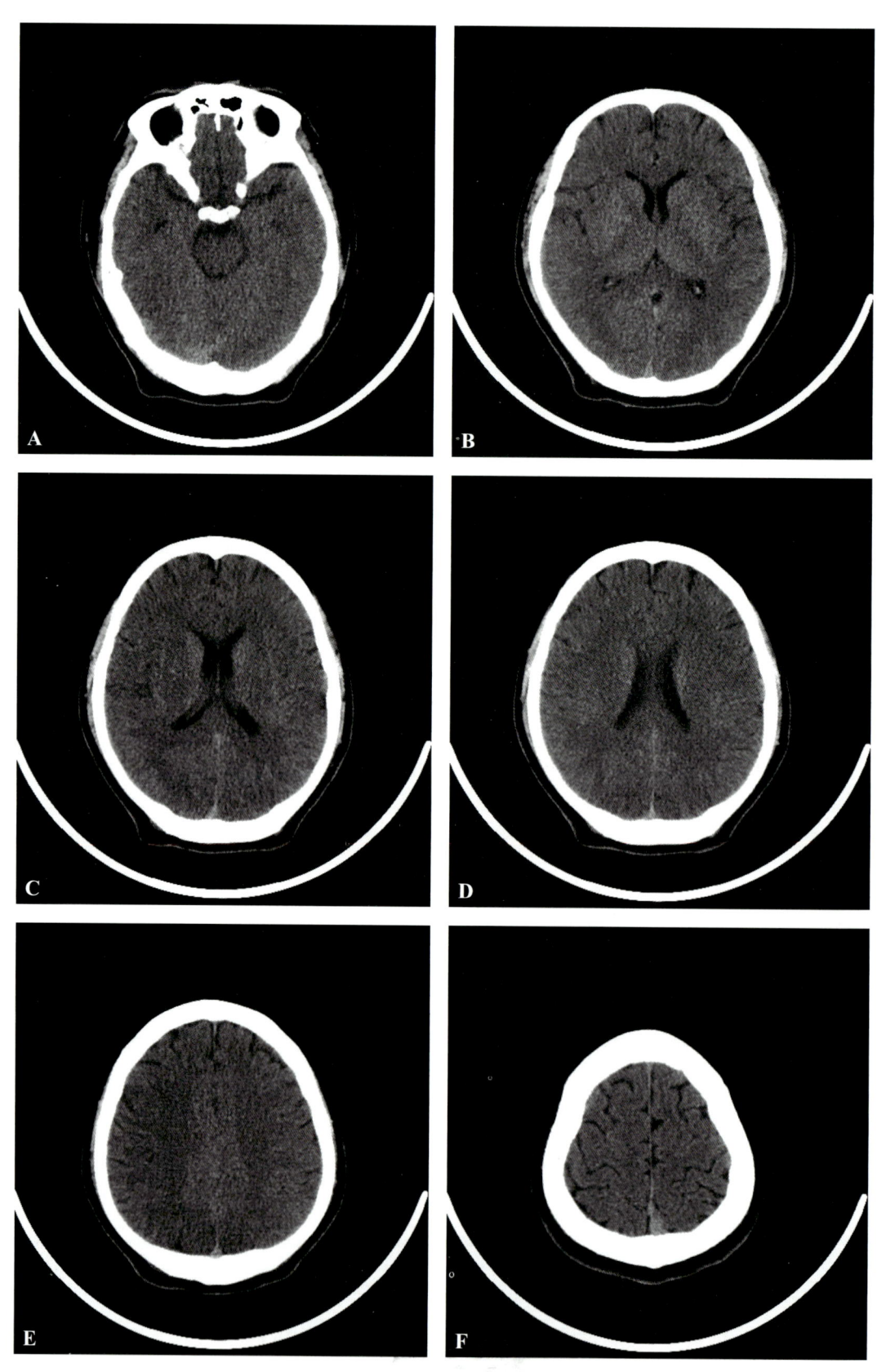

急性重症高原病进展与实践
Progress and Practice of Acute Severe High Altitude Disease

▲ 图 16-99　2009 年 10 月 15 日辛某颅脑 CT

2. 入院查体

体温 38.5℃，脉搏每分钟 130 次，呼吸每分钟 21 次，血压 100/60mmHg，GCS 评分 5 分，发育正常，营养中等，神志不清，处于中度昏迷状态，抬入病房，全身皮肤及口唇黏膜重度发绀，睑结膜充血，双侧瞳孔不等大等圆，左侧瞳孔 5mm，右侧瞳孔 2mm，左侧对光反射消失，右侧对光反射迟钝，颈项强直，头颅向后仰，双肺呼吸音粗，双肺可闻及大量湿啰音，心率每分钟 130 次，各瓣膜未闻及病理性杂音，腹平软，无肠形及蠕动波，肝脾未触及，双下肢无浮肿，四肢肌力正常，上肢肌张力增强，屈曲，生理反射存在，双侧巴宾斯基征阳性。

3. 入院检验检查

2002 年 5 月 31 日入院查血细胞分析：白细胞 15×10^9/L，红细胞 5.5×10^{12}/L，血红蛋白 185g/L，红细胞压积 62.6%，血小板 159×10^9/L。

2002 年 5 月 31 日心功能及肾功能：尿素氮 6.2mmol/L，肌酐 54μmol/L，血糖 7.8mmol/L。

2002 年 5 月 31 日电解质：钾 3.44mmol/L，钠 139mmol/L，氯 104mmol/L。

2002 年 5 月 31 日血气分析：酸碱度（pH）7.49，二氧化碳分压（PCO_2）3.62kPa，氧分压（PO_2）6.8kPa，实际碳酸氢盐（HCO_3^-）21mmol/L，碱剩余（BE）–3mmol/L。

2002 年 5 月 31 日入院时胸部 X 线片：提示胸廓对称，气管纵隔居中，肺纹理紊乱增多、增粗，双肺以肺门为中心可见大片状高密度致密影，成磨玻璃样改变，密度不均，心影大小未见异常，双侧肋膈角锐利。诊断为高原肺水肿（图 16-100）。

2002 年 5 月 31 日头颅 CT 提示：颅内弥漫性大脑白质密度广泛降低，双侧半卵圆中心扩大，密度减低，灰白质界限不清，周边见"指压征"形成，顶叶可见散在多发性斑点状高密度影，

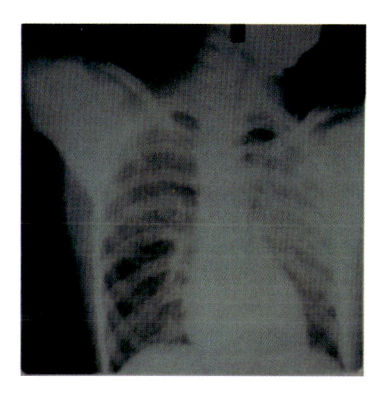

▲ 图 16-100 2002 年 5 月 31 日余某胸部 X 线片

边界稍模糊。脑室、脑池受压，显示欠佳，脑沟脑回受压消失，大脑镰密度轻度增高，中线结构居中。诊断为高原脑水肿、右顶叶多发性斑点状出血（图 16-101）。

4. 入院诊断

(1) 高原脑水肿。

(2) 高原肺水肿。

(3) 右顶叶脑出血。

5. 入院诊疗经过

(1) 纠正低氧血症：立即给予气管插管，有创机械通气模式，PVV-SIMV，频率 12 次/分，潮气量 8～10ml/kg，吸气时间 3s，PEEP5cmH$_2$O，吸气触发 0.1cmH$_2$O，吸呼比 1.5∶1。

(2) 营养脑细胞、减轻脑细胞损害，脱水降颅压：20% 甘露醇改为 250ml + 地塞米松 10mg，每 6 小时 1 次，静脉滴注；头置冰帽，局部降温。

(3) 镇静镇痛：丙泊酚 0.5～2mg/(kg·h)，持续泵入；芬太尼 0.02～0.04μg/(kg·min)，持续泵入。

(4) 基础治疗：应用抗生素防止感染，氨溴索化痰，保护肝肾功能，维持水电解质酸碱平衡。

(5) 清除自由基：给予依达拉奉注射液及维生素 C 注射液。

(6) 局部麻醉下行右侧颈内静脉穿刺术床旁植入 SWAN-GANZ 导管。

血流动力学监测：CVP9/4（5），PAP26/12

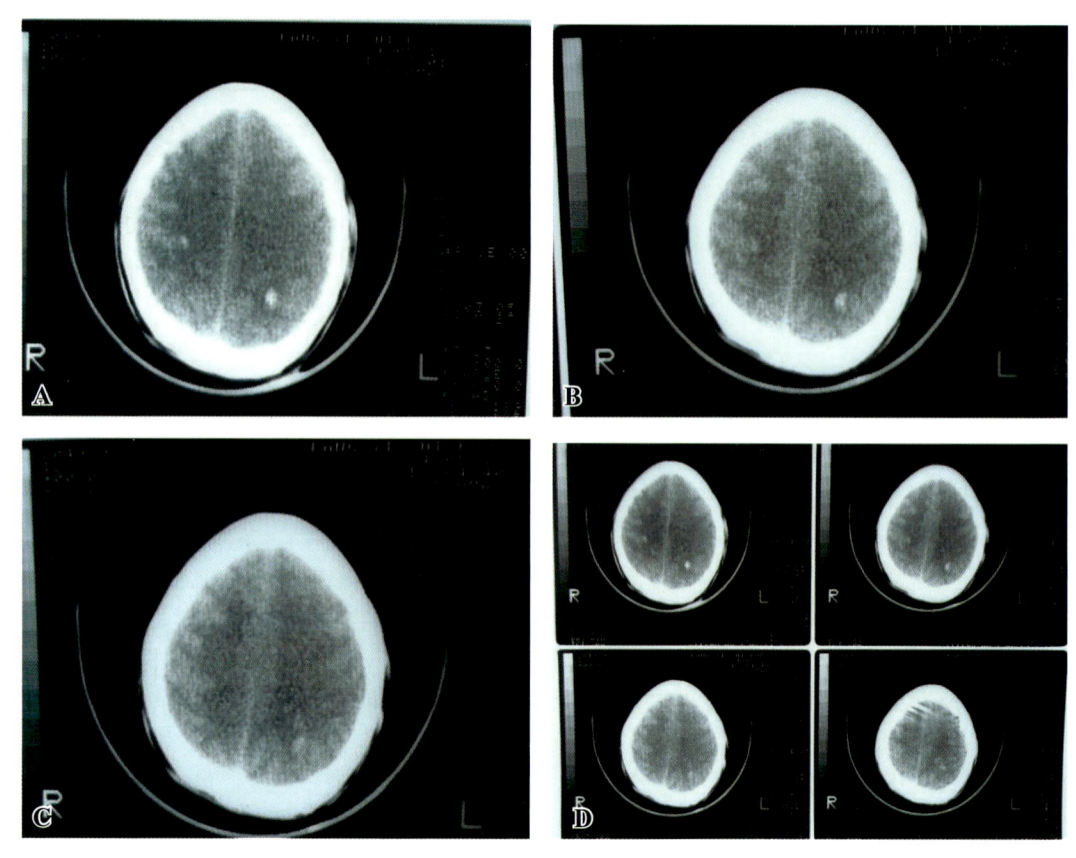

▲ 图 16-101　2002 年 5 月 31 日余某颅脑 CT

（19），PAWP14/11（8），CO5.14，根据以上测得的数值，血容量不足，血液黏稠度较高，预计补液量 2000～2500ml，由于存在脑部斑点状出血，暂不行高压氧舱。

2002 年 6 月 1 日：患者仍呈昏迷状，对强痛刺激有反应，GCS 评分 8 分，有咳嗽反射，呼吸急促，血压波动在 110～120/57～70mmHg，呼吸每分钟 25～34 次，脉搏 110～130 次，体温 36～36.9℃，血氧饱和度 87%，双侧瞳孔不等大，左侧瞳孔 3.5mm，右侧瞳孔 2.5mm，对光反射迟钝，双眼向左侧凝视，结膜充血（++），颈项强直，双肺呼吸音粗，可闻及大量散在湿啰音及痰鸣音，心腹阴性，双侧巴宾斯基征阳性，左侧膝腱反射存在，右侧未引出。

2002 年 6 月 1 日血常规：血红蛋白 185g/L，白细胞 $15.0×10^9$/L，中性粒细胞 84%，淋巴细胞 16%。

2002 年 6 月 1 日尿常规：蛋白 10.5g/L，尿比重 0.115，其余阴性，血糖 7.8mmol/L。

2002 年 6 月 1 日血气分析：酸碱度（pH）7.49，二氧化碳分压（PCO_2）3.62KPa，氧分压（PO_2）6.8KPa，实际碳酸氢盐（HCO_3^-）13mmol/L，碱剩余（BE）–3mmol/L，二氧化碳总量（TCO_2）22mmol/L，血氧饱和度（SaO_2）89%。

2002 年 6 月 2 日：血压波动在 140～160/80～110mmHg，呼吸每分钟 12～38 次，脉搏每分钟 110～121 次，体温 37.2～38℃，昨日 24h 入量 3100ml，出量 4000ml，呈中度昏迷状，GCS 评分 8 分，对强痛刺激有反应，有咳嗽、吞咽反应。面部口唇暗红，无发绀，双侧瞳孔等大等圆，直径 2.5mm，对光反射欠灵敏，颈项强直，双肺呼吸音粗，可闻及大量湿啰音，心率每分钟108次，律齐，未闻及杂音。呼吸机参数，氧浓度30%，潮气量8～10ml/kg，呼吸频率每分钟15次，患者氧饱和度93%。给予尼莫地平片30mg，每日2次，胃管内注入，扩张脑血管。

2002年6月4日：患者试行脱机试验约40min，呼吸频率增快，波动在每分钟28～34次，双肺可闻及痰鸣音、少量湿啰音，气管中可吸出淡黄色黏痰，肺部感染，脱机不成功，继续给予呼吸机辅助呼吸。

患者呈浅昏迷状，高声呼唤、疼痛刺激有反应（转动眼球、躲避），GCS评分9分，双侧瞳孔等大等圆，直径2.5mm，光反射灵敏，结膜略充血，巩膜无黄染，口唇、面色无发绀，颈项强直，双肺呼吸音粗，可闻及少量痰鸣音级干啰音，心率每分钟108次，律齐，未闻及杂音，腹平软，腹胀，肠鸣音存在，每分钟4～6次，双下肢无浮肿，病理征未引出。

2002年6月5日：今日行气管切开术。体温36.5～37.2℃，脉搏每分钟112～130次，呼吸每分钟26～30次，血压120～146/79～98mmHg，血氧饱和度88%～96%；患者呈浅昏迷，GCS评分9分，对疼痛反应较前几日敏感，双侧瞳孔等大等圆，直径2.5mm，光反射灵敏，面部口唇无发绀，颈略抵抗，呼吸机辅助呼吸，双肺呼吸音粗，可闻及少量痰鸣音及散在干啰音，心率每分钟118次，律齐，未闻及病理性杂音，腹平软，肝脾未触及，移动性浊音阴性，肠鸣音存在。

2002年6月5日复查CT：提示右顶叶高密度影吸收明显，颅内可见大片状低密度影，灰白质界限不清，脑室、脑沟脑回受压，显示欠佳，中线结构居中。X线诊断为急性脑水肿恢复期、右顶叶斑片状出血已吸收（图16-102）。

2002年6月6日：患者呈浅昏迷状，GCS评分9分，对疼痛刺激敏感，可以睁眼，双上肢躲避，双侧瞳孔等大等圆，直径2.5mm，光发射敏感，巩膜、皮肤无黄染，颈抵抗，双肺呼吸音粗，未闻及干湿啰音及痰鸣音，心腹阴性，呼吸机辅助呼吸。潜血阳性（+），给予奥美拉唑20mg，每日1次，注入胃内，保护胃黏膜，以防应激性溃疡；给予高压氧治疗，每日2次；给予肠内营养。

2002年6月8日：患者仍呈浅昏迷状，GCS评分10分，对声音、轻度疼痛刺激有反应，有咳嗽、吞咽反射，体温36.4～37.2℃，血压110～133/72～100mmHg之间，脉搏每分钟90～120次，呼吸每分钟26～35次，面部口唇无发绀，双侧瞳孔等大等圆，直径2.5mm，对光反射灵敏，巩膜、皮肤无黄染，颈抵抗，双肺呼吸音粗，可闻及中等量的痰鸣及干啰音。今日停止有创机械通气。

2002年6月12日：患者肺部感染重，呼吸道分泌物多且稠，湿化气道，加强化痰，利于痰液排出，并以胶布遮盖气管套管1/3，逐步遮堵2/3，最后全堵，注意观察患者呼吸情况，如果患者气管套管完全堵塞后无呼吸困难表现，方可拔管，加强肠内营养。

2002年6月12日血常规：血红蛋白170g/L，白细胞9.0×10⁹/L，中性粒细胞77%，淋巴细胞23%，血糖7.1mmol/L。

2002年6月18日：患者神志较前恢复，咳痰量减少，痰仍呈淡黄色，偶带血丝，双肺呼吸音粗，可闻及少量痰鸣音及干啰音，心率每分钟98次，律齐，心音有力，各瓣膜区未闻及病理性杂音，腹平软，无压痛、反跳痛，肝脾未触及，肠鸣音正常。

2002年6月20日：患者今晨神志清楚，GCS评分15分，回答切题，饮食正常，拔出气管套管，双肺呼吸音粗，未闻及干湿啰音，好转出院。

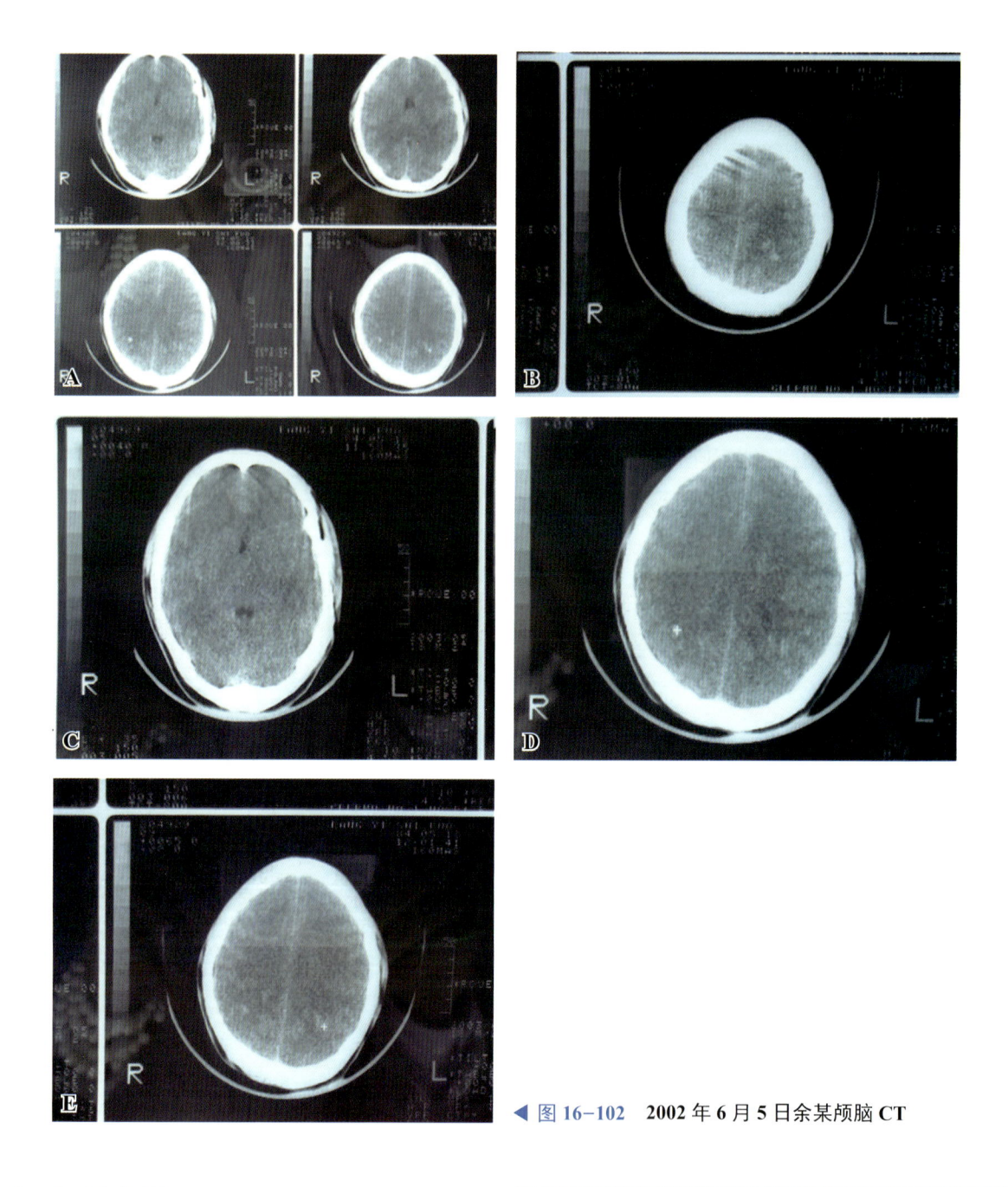

◀ 图 16-102　2002 年 6 月 5 日余某颅脑 CT

（二）病例讨论

患者余某某，"意识障碍 27h" 入院，通过了解病史及 CT 和胸部 X 线片，明确诊断高原肺水肿、高原脑水肿，但患者脑 CT 提示右顶叶散在多发性斑点样脑出血，与报道高原脑水肿病理变化相一致，在非常严重的急性重症高原脑水肿可出现脑出血（点片状），造成昏迷程度的加深及昏迷时间的延长，患者 GCS 评分为 5 分，最终经耐心护理及治疗后，痊愈出院。

病例 23

患者诊断为高原肺水肿、急性高原胃肠损伤（麻痹性肠梗阻、上消化道出血）。

（一）病例介绍

1. 病史

患者李某，男性，30 岁，青海大通人，主因"胸闷、气短、咳嗽、咳痰 7 天，伴恶心、呕吐 3 天"入院。患者于 2007 年 4 月 11 日由青海大通前往西大滩地区（海拔4400m）工作，因受凉感冒后出现胸闷、气短、咳嗽、咳痰，痰为白色黏痰，痰中带有血丝，在当地诊所以"感冒"给予输液治疗（具体不详）。3天前出现视物模糊，恶心、呕吐，共呕吐5次，呕吐物为胃内容物与血相混合，非喷射状，腹胀、腹痛，位于上腹部，咳嗽、咳痰、胸闷、气短较前加重。2007年4月18日来我院就诊，查胸部CT提示高原肺水肿（图16-104），并收住我中心。

患者第一次进入高海拔地区，否认胃肠疾病史，否认肝脏病史，无高血压、糖尿病史，否认肾脏病史，吸烟史10年，每日10~15支，饮酒史每次5~8两，每月3~5次。

2. 入院查体

体温36.5℃，脉搏每分钟130次，呼吸20次，血压80/50mmHg，GCS评分15分，神志清，发育正常，营养中等，全身皮肤及黏膜苍白，双眼睑无浮肿，双侧瞳孔等大、等圆，为2.5mm，对光反射灵敏，口唇发绀，颈软，双肺呼吸音粗，双肺底可闻及少量湿啰音，心率每分钟110次，各瓣膜未闻及病理性杂音，腹部膨隆，无肠型及蠕动波，右上腹压痛及反跳痛阳性，肝脾未触及，移动性浊音阳性，肠鸣音亢进，双下肢轻度浮肿，生理反射存在，病理反射未引出。

3. 入院检验检查

2007年4月18日腹部B超：肝肾间隙及下腹部可探及大量液性暗，最大深度49mm，腹腔积液。

2007年4月18日血细胞分析：白细胞4.8×10^9/L，中性粒细胞百分比74.3%，红细胞2.51×10^{12}/L，血红蛋白70g/L，血小板计数141×10^9/L。

2007年4月18日血气分析：酸碱度（pH）7.36，二氧化碳分压（PCO_2）26mmHg，氧分压（PO_2）59mmHg，实际碳酸氢盐（HCO_3^-）16.3mmol/L，碱剩余（BE）-5.1mmol/L。

2007年4月18日粪常规：柏油便，潜血阳性（+++）。

2007年4月18日生化全套：总胆红素4μmol/L，直接胆红素1μmol/L，间接胆红素2mol/L，总蛋白55g/L，白蛋白38g/L，球蛋白17g/L，尿素氮15.3mmol/L，肌酐129μmol/L，尿酸405.5μmol/L，葡萄糖11.4mmol/L。

2007年4月18日电解质：钾5.63mmol/L，钠139.2mmol/L，氯104mmol/L。

2007年4月18日入院查胸部X线片：提示胸廓对称，气管纵隔居中，双肺纹理增多增粗，双侧肺野可见以肺门为中心布满絮状高密度模糊影，双侧纵隔面模糊，心影大小未见异常，双侧肋膈角模糊。诊断为高原肺水肿（图16-103）。

2007年4月18日胸部CT：提示双下肺纹理增多、增粗，走行迂曲，两肺门增大，双肺可见弥漫分布的大片致密影，部分结节间和周围显示为密度稍高的磨玻璃样变，实变区以外可见明显的代偿性肺气肿，心影及大血管未见异常。诊断为高原肺水肿（图16-104）。

2007年4月18日腹部X线片：提示全腹见多个液气平面，余阴性，可见固定孤立的肠襻，

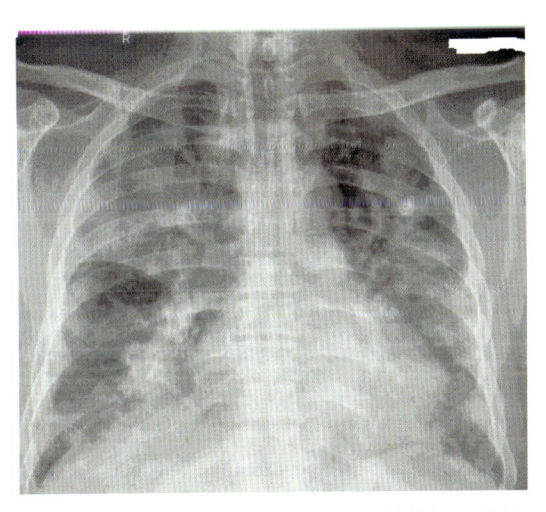

▲ 图16-103　2007年4月18日李某胸部X线片

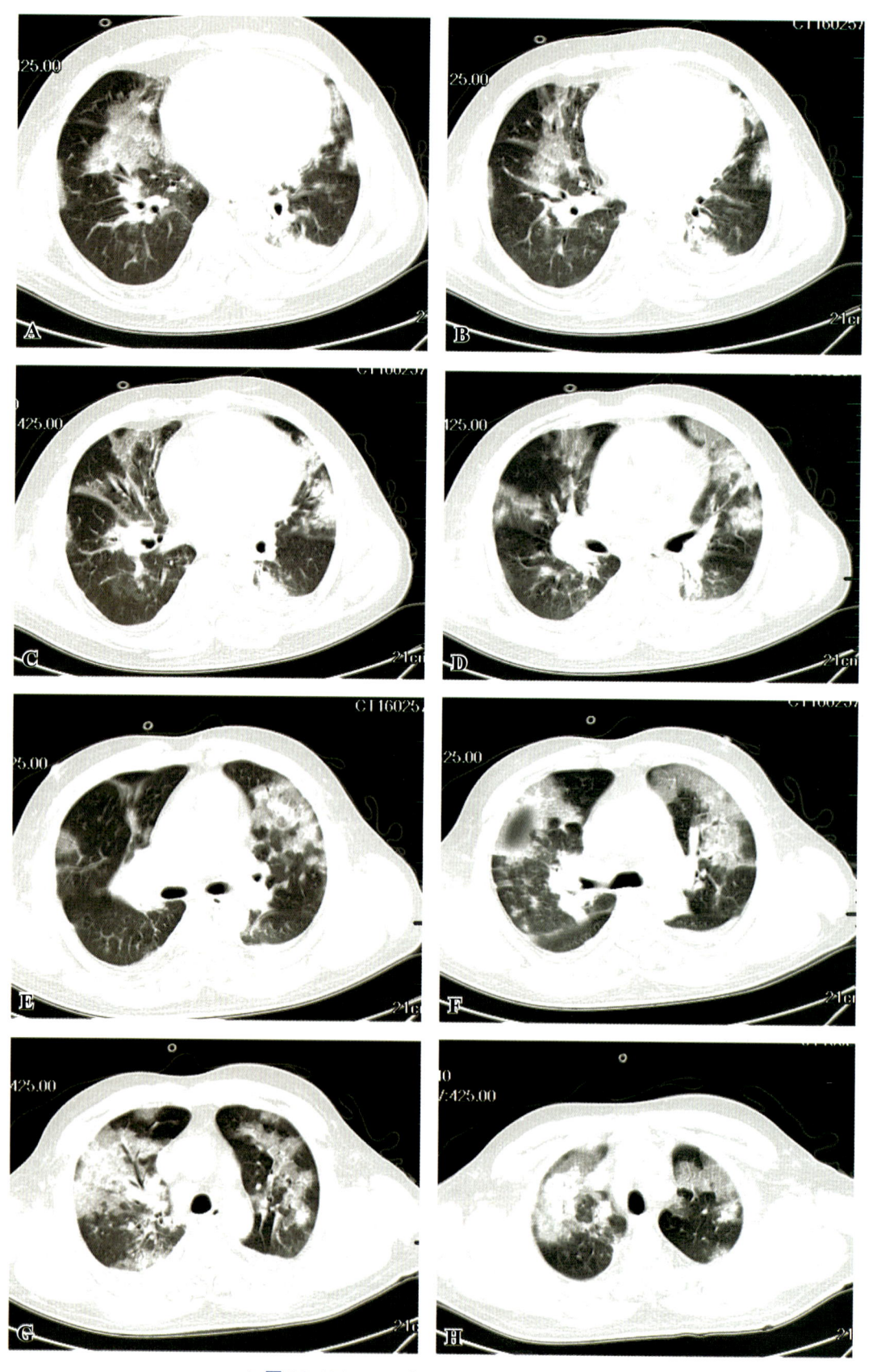

▲ 图 16-104　2007 年 4 月 18 日李某胸部 CT

呈咖啡豆状。考虑肠梗阻（图 16-105）。

4. 入院诊断

(1) 急性高原肺损伤。

(2) 急性高原胃肠功能损伤。

(3) 肠梗阻。

(4) 上消化道出血。

5. 入院诊疗经过

(1) 给予无创呼吸机辅助呼吸：模式 S/T，频率 12 次，IPAP12～18cmH₂O，EPAP5～10cmH₂O，吸气触发 0.5LPM，呼气撤换 25%，FiO₂35%～80%。

(2) 减少肺泡渗出：地塞米松 10mg，静脉注射；山莨菪碱 10mg，每 3～5 分钟 1 次，静脉注射。

(3) 基础治疗：应用抗生素防止感染，氨茶碱扩张支气管，维持水电解质酸碱平衡，保护肝肾功能，对症支持等。

(4) 治疗消化道出血，减轻胃肠道损害：应用质子泵抑制剂，如泮托拉唑；云南白药加去甲肾上腺素，口服。

2007 年 4 月 20 日：患者精神差，神志清，自觉腹胀、腹痛，位于上腹部，恶心，呕血减少，每日 3 次，咳嗽、咳痰较前减轻，饮食差，血压 90/60mmHg，双侧瞳孔等大等圆，对光反射灵敏，口唇发绀减轻，双肺呼吸音粗，湿啰音较前明显减少，心率每分钟 89 次，律齐，各瓣膜未闻及病理性杂音，腹部平软，双下肢无浮肿，生理反射减弱，病理反射未引出。

2007 年 4 月 20 日凝血功能：血浆凝血酶原时间（PT）7.1s，凝血酶原时间国际标准化比值（INR）1.6，活化部分凝血酶原时间（APTT）129.1s，纤维蛋白原 14g/L。

2007 年 4 月 20 日复查胸部 X 线片：提示双肺纹理增多增粗，双下肺野可见少许斑片状模糊影，双侧肺门未见明显异常，心影大小形态位置未见明显异常，双侧纵隔面模糊，双侧肋膈角模糊。X 线诊断为高原肺水肿，较前明显吸收（图 16-106）。今日停无创机械通气，给予高压氧治疗，每日 2 次。

2007 年 4 月 29 日：患者精神好，神志清，无腹胀、腹痛，饮食好，无恶心，无呕血，血压 120/60mmHg，双侧瞳孔等大等圆，对光反射灵敏，口唇无发绀，双肺呼吸音粗，无湿啰音，心率每分钟 78 次，律齐，各瓣膜未闻及病理性杂音，腹部平软，双下肢无浮肿，生理反射减弱，病理反射未引出。痊愈出院。

（二）病例讨论

急性高原胃肠损伤指机体进入高原地区后，由于高原缺氧导致急性胃肠损伤的一组综合征，

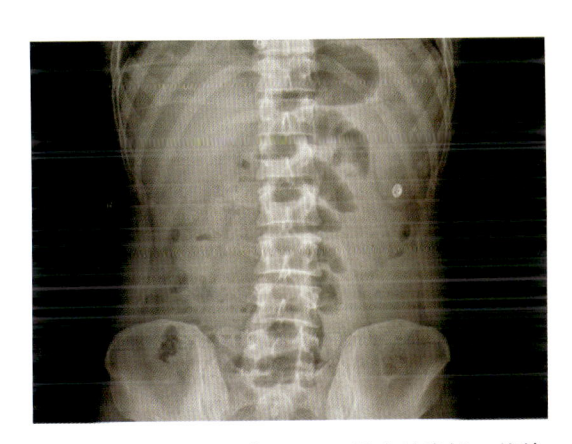

▲ 图 16-105　2007 年 4 月 18 日李某腹部 X 线片

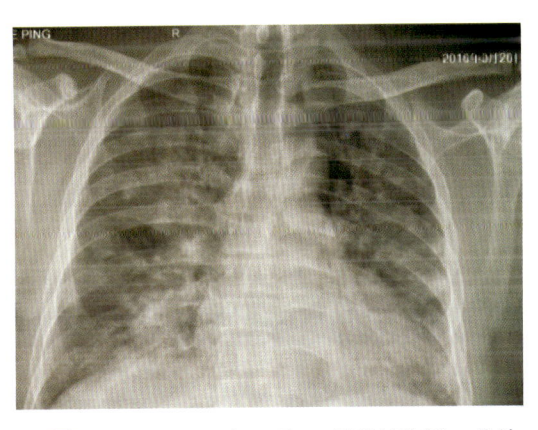

▲ 图 16-106　2007 年 4 月 20 日李某胸部 X 线片

临床表现为严重腹泻、腹胀、恶心、呕吐、上消化道出血、便血或便秘、肠梗阻。严重者可发展成腹腔高压或腹腔间隔室综合征，分急性高原胃损伤（上消化道出血）和急性高原肠损伤（麻痹性肠梗阻）。

高原低压性低氧，缺氧使黏膜能量代谢障碍，代谢产生蓄积，H^+反向弥散增加，结果细胞内pH值下降，溶酶体酶被激活，细胞坏死，低氧刺激肥大细胞和胃窦G细胞释放组胺和胃泌素，使H^+分泌增加。组织胺具有扩张毛细血管，并使其通透性增加，引起血浆外渗，使血液黏稠度增加，再加上缺氧使红细胞增多，血液黏稠，易发生胃肠局部黏膜供血障碍，使血流更趋淤滞。毛细血管淤血、血栓及出血形成，最终导致胃黏膜表层细胞因缺血而糜烂、溃疡、坏死，这可能就是高原缺氧环境下，胃黏膜广泛糜烂出血引起的急性胃出血并发症发生率较高的组织病理学基础。急性胃黏膜病变常为多发糜烂和浅表性溃疡，是危险的并发症，病死率很高。

腹部X线片表现为：①胃、小肠和结肠有充气呈轻度至重度扩张，立位见肝、脾曲结肠处最明显。②腹部立位X线片中，扩张的胃、小肠和结肠内出现宽窄不一的液平面，这些液平面可高低不等，液平面静止不动，一般液平面数量少于机械性肠梗阻。

急性高原胃肠损伤的根本原因是低压性低氧，氧疗可以提高氧合血红蛋白浓度，改善组织氧供，防止组织器官的损伤，是治疗本类疾病的根本方法，包括导管供氧、面罩给氧、高压氧、呼吸机治疗，积极治疗消化道出血、肠梗阻，防止发展为腹腔高压或腹腔间隙室综合征。

病例24

患者诊断为高原脑水肿合并脑疝、高原肺水肿、急性高原胃肠损伤、急性高原循环（心肌）损伤、急性高原肝损伤、急性高原肾损伤。

（一）病例介绍

1. 病史

患者孔某，女性，52岁，陕西人，汉族，主因"意识障碍13h"入院。患者于2016年4月8日由兰州乘汽车到那曲，于4月9日途中随海拔升高出现头晕、头痛，伴恶心、呕吐，呕吐物为胃内容物，自服抗缺氧药物（具体不详），头痛症状稍有好转，2016年4月10日在那曲（海拔4500m）出现头痛、头晕、走路不稳，呈醉酒状，无恶心、呕吐，无大小便失禁，自服"头痛粉"治疗，头痛、头晕症状无明显好转，于入院前13h出现意识障碍，呼之不应，大小便失禁，无恶心、呕吐，无抽搐，由家人乘汽车送往我院，途中（入院前6h）出现潮式呼吸。入院时查头颅CT示脑水肿（图16-107），测血压90/50mmHg，呼吸每分钟35次，心率每分钟150次，瞳孔大小不等，对光反射消失，急诊科给予补液，甘露醇500ml，快速静脉注射，降颅压，控制脑疝，并以"高原脑水肿"收住我中心。

患者生于甘肃平凉，多次进入高海拔地区（最高海拔达5200m）常有头痛、头晕，既往有高血压病2年，血压控制基本理想。

2. 入院查体

体温39.5℃，脉搏每分钟155次，呼吸每分钟32次，血压110/70mmHg，GCS评分4分，发育正常，营养中等，被动体位，神志不清，处于重度昏迷。双侧瞳孔不等大等圆，左侧直径1.5mm，右侧直径5.5mm，左侧对光反射迟钝，右侧对光反射消失，颈抵抗，头颅向后仰，口唇颜面中度发绀，气管居中，双肺呼吸音粗，可闻及少量湿啰音，心浊音界无扩大，心率每分钟124次，律不齐，各瓣膜未闻及病理性杂音，腹平软，肝脾未触及，肠鸣音每分钟约2次，双下肢无浮肿，头颈后仰，四肢强直，躯背过伸，呈角弓反张状，去大脑强直，双侧巴宾斯基征阳性。

3. 入院检验检查

2016年4月11日入院血常规：白细胞 $10.89×10^9$/L，红细胞 $5.4×10^{12}$/L，血红蛋白162g/L，红细胞压积50.4%，血小板计数 $167×10^9$/L。

2016年4月11日入院生化全套：总胆红素24μmol/L，直接胆红素6.7μmol/L，间接胆红素17.1mol/L，总蛋白72.3g/L，白蛋白45.9g/L，球蛋白26.4g/L，谷草转氨酶293.3U/L，谷丙转氨酶294.3U/L，尿素氮19.1mmol/L，肌酐198μmol/L，尿酸604μmol/L，葡萄糖9.8mmol/L，磷酸肌酸激酶1228U/L，肌酸激酶同工酶28.4U/L，乳酸脱氢酶665.9U/L，α-羟丁氨酸脱氢酶443.1U/L，总胆固醇6.13mmol/L，甘油三酯2.16mmol/L，C反应蛋白92mg/L，肌钙蛋白1.5ng/ml。

2016年4月11日入院电解质：钾3.31mmol/L，钠140.4mmol/L，氯101mmol/L。

2016年4月11日入院血气分析：酸碱度（pH）7.39，二氧化碳分压（PCO_2）35mmHg，氧分压（PO_2）68mmHg，实际碳酸氢盐（HCO_3^-）21.2mmol/L，碱剩余（BE）-3.8mmol/L，乳酸1.5mmol/L。

2016年4月11日凝血功能：血浆凝血酶原时间（PT）13.5s，活化部分凝血酶原时间（APTT）27.4s，凝血酶时间（TT）17.2s，纤维蛋白原1.73g/L。

2016年4月11日尿常规：潜血阳性（++），蛋白阳性（++）。

2016年4月11日头颅CT：提示双侧弥漫性大脑半球脑白质密度普遍减低，双侧半卵圆中心扩大，密度减低，灰白质界限不清，周边见"指压征"形成，颅底环池受压、模糊，侧脑室、第三和第四脑室受压变小、模糊，双侧额顶叶脑沟变浅、模糊、消失。大脑镰密度增高，中线结构居中。诊断为高原脑水肿（图16-107）。

2016年4月11日胸部CT：提示肺纹理增多、增粗，走行迂曲，双肺门增大，双肺可见以肺门为中心的斑片状高密度致密影，纵隔居中，胸廓形态及密度未见异常，心影及大血管未见异常，双侧胸腔内见少量液性密度影。CT诊断为高原肺水肿、双侧少量胸腔积液（图16-108）。

4. 入院诊断

(1) 高原脑水肿（脑疝）。

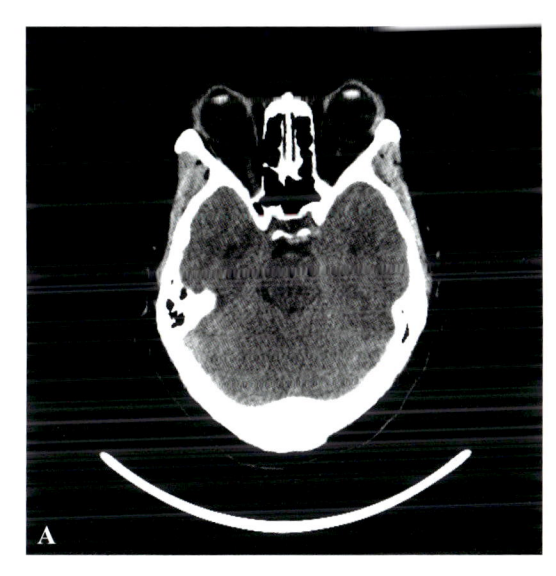

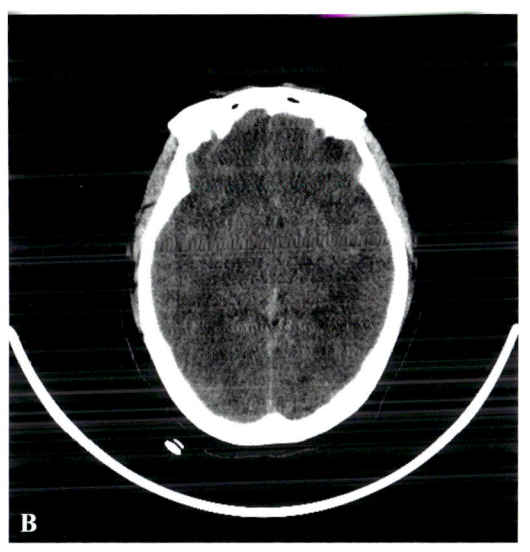

▲ 图16-107　2016年4月11日孔某颅脑CT

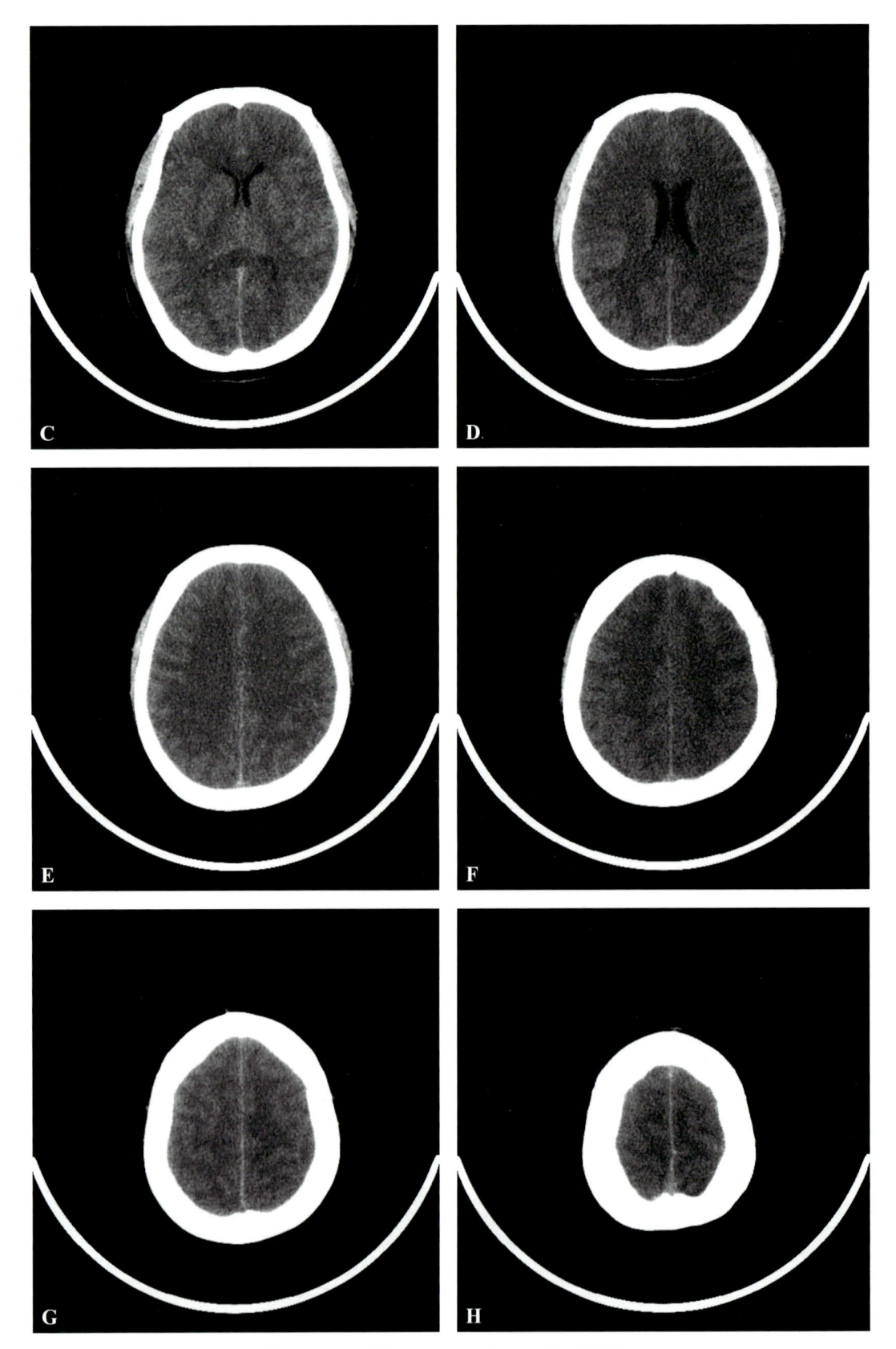

▲ 图 16-107（续） 2016 年 4 月 11 日孔某颅脑 CT

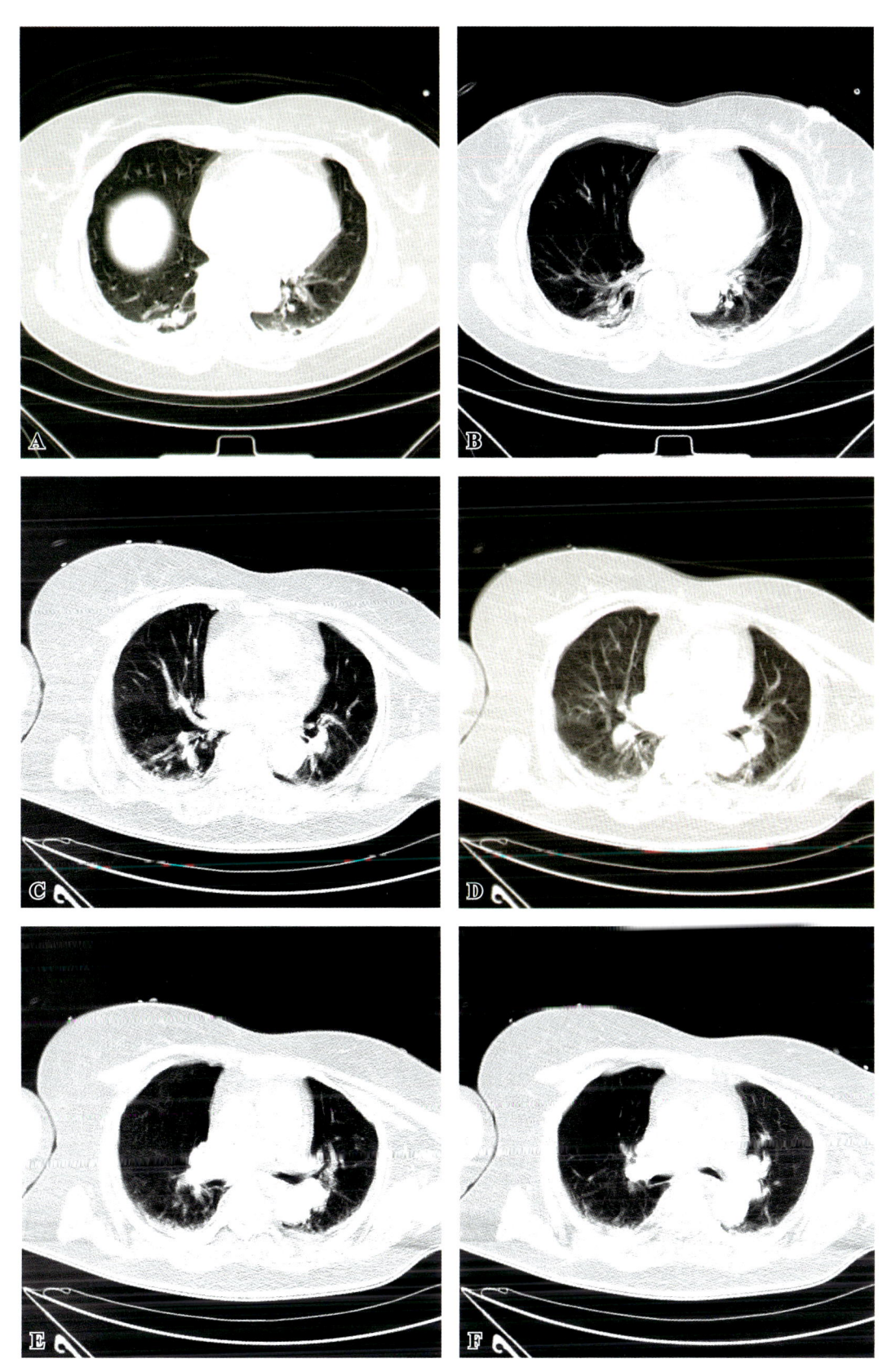

第四篇 典型病例分析
第16章 急性重症高原病病例报道

▲ 图 16-108　2016 年 4 月 11 日孔某胸部 CT

447

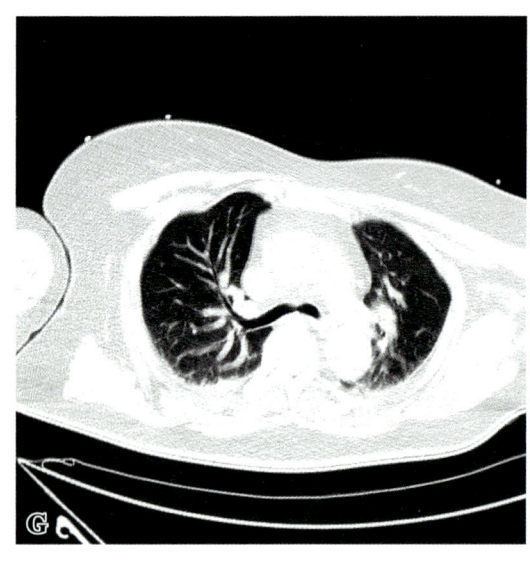

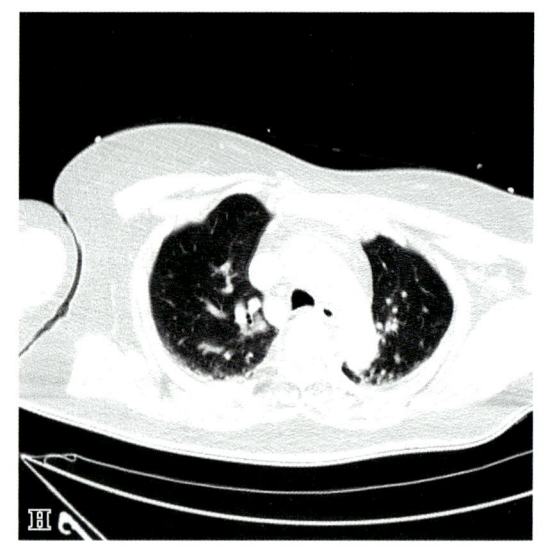

▲ 图 16-108（续） 2016 年 4 月 11 日孔某胸部 CT

(2) 高原肺水肿。
(3) 胸腔积液。

5. 入院诊疗经过

(1) 立即给予气管插管：有创机械通气，模式为 PCV-SIMV+PSV，频率 15 次/分，压力 18cmH$_2$O，吸气时间 3s，PEEP5cmH$_2$O，PSV10cmH$_2$O，吸气触发 0.2cmH$_2$O，吸气撤换 25%，压力上升时间 0.3s。

(2) 留置胃管：持续胃肠减压。

(3) 颅脑局部物理降温，降低颅内压，营养脑细胞：头置冰帽；地塞米松 20mg，静脉注射；甘露醇 250ml，每 8 小时 1 次，加压静脉滴注；人血白蛋白 10g，每日 1 次。

(4) 镇静镇痛：给予咪达唑仑注射 0.06～0.1mg/(kg·h)，持续泵入；芬太尼 0.02～0.04μg/(kg·min)，持续泵入。

(5) 基础治疗：抗感染，经验性应用抗生素，氨溴索化痰，保护肝肾功能，维持水电解质酸碱平衡，对症支持等。

(6) 清除自由基：给予依达拉奉注射液及维生素 C 注射液。

(7) 控制血糖：应用胰岛素 1～3U/h，泵入。

(8) 防止消化道出血，减轻胃肠道损害：应用质子泵抑制剂，如兰索拉唑。

(9) 血流动力学监测：为了更好地进行液体治疗。

2016 年 4 月 13 日：患者神志不清，GCS 评分 5 分，处于重度昏迷，瞳孔不等大等圆，左侧瞳孔直径 2.5mm，右侧瞳孔直径 3.5mm，左侧对光反射欠灵敏，右侧对光反射迟钝，颈抵抗，口唇无明显发绀，气管居中，双肺呼吸音粗，未闻及明显干湿啰音，心浊音界无扩大，心率每分钟 102 次，律不齐，各瓣膜未闻及病理性杂音，腹平软，未见肠型及蠕动波，双下肢无浮肿，四肢肌张力正常，双侧巴宾斯基征阳性。

2016 年 4 月 13 日血气分析：酸碱度（pH）7.41，二氧化碳分压（PCO$_2$）37mmHg，氧分压（PO$_2$）65mmHg，实际碳酸氢盐（HCO$_3^-$）23.5mmol/L，碱剩余（BE）-1.1mmol/L，乳酸 1.1mmol/L。

2016 年 4 月 13 日胃液检查：外观墨绿色，白细胞阳性（++），红细胞阳性（+++），潜血阳性（+++），提示胃出血。

诊断为高原脑水肿、脑疝、高原肺水肿、高

原胃肠损害、高原心肌损害。

患者生化指标异常考虑与缺氧有关，继续给予有创呼吸机辅助呼吸，因胃出血给予氯化钠250ml+去甲肾上腺素8mg+云南白药4g，胃管内注入。余给予营养心、脑细胞，利尿脱水降颅压，保护胃黏膜，维持水电解质酸碱平衡，营养支持，对症等治疗。

2016年4月15日复查头颅CT：提示双侧弥漫性大脑半球脑白质密度减低，双侧半卵圆中心扩大，密度减低，灰白质界限不清，周边见"指压征"形成，较前片略有吸收，颅底环池受压稍减轻，侧脑室、第三和第四脑室受压变较前好转，双侧额顶叶脑沟脑回模糊、消失，大脑镰密度增高，中线结构居中。CT诊断为高原脑水肿（吸收期）（图16-109）。

2016年4月15日胸部CT：提示肺纹理增多、增粗，走行迂曲，双肺高密度致密影略吸收，胸廓形态及密度未见异常，两肺门未见增大，心影及主大血管未见异常。考虑双侧胸腔少量积液（图16-110）。

2016年4月16日：患者处于浅昏迷状态，GCS评分10分，血压121/79mmHg，双侧瞳孔

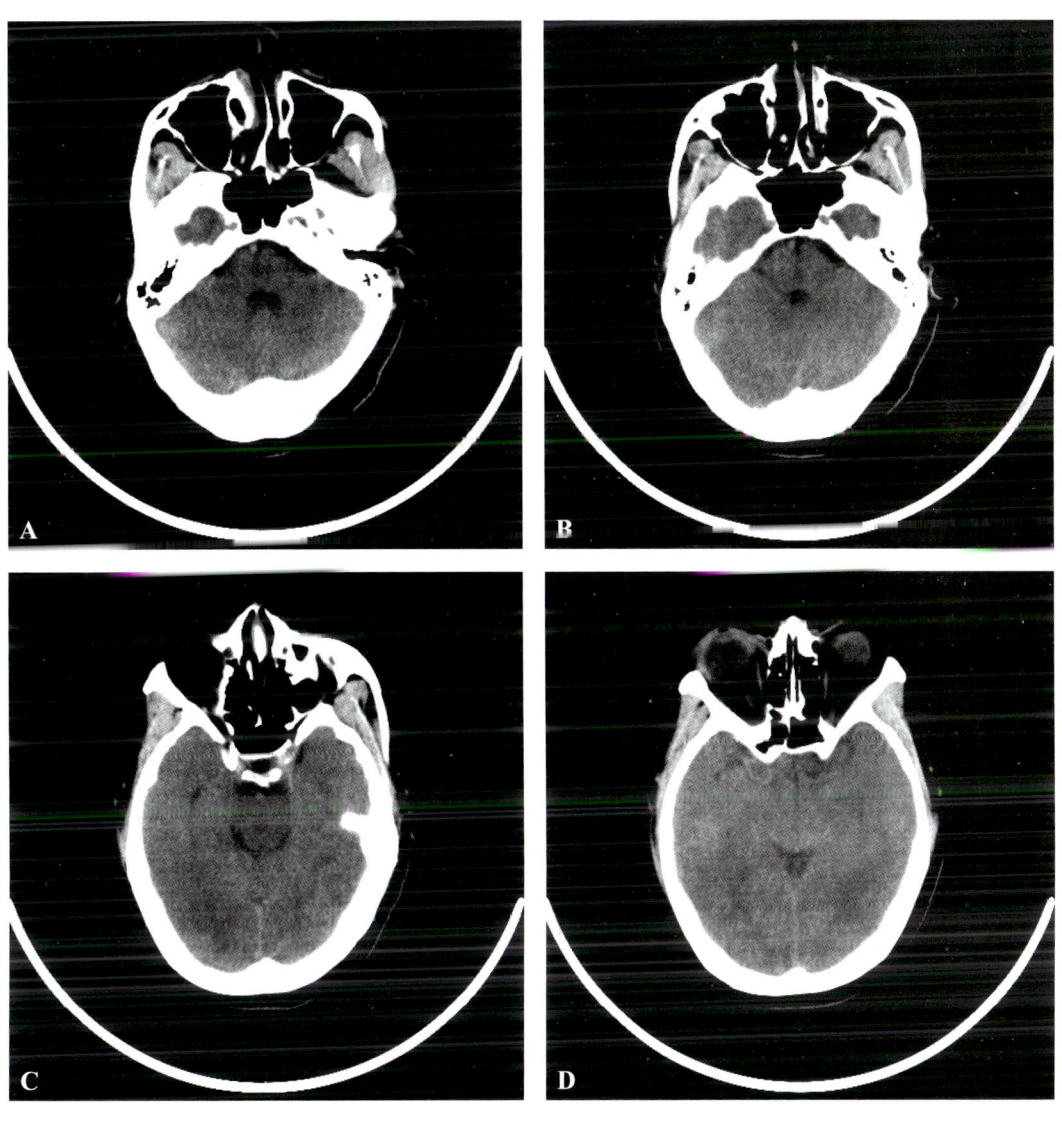

▲ 图16-109　2016年4月15日孔某颅脑CT

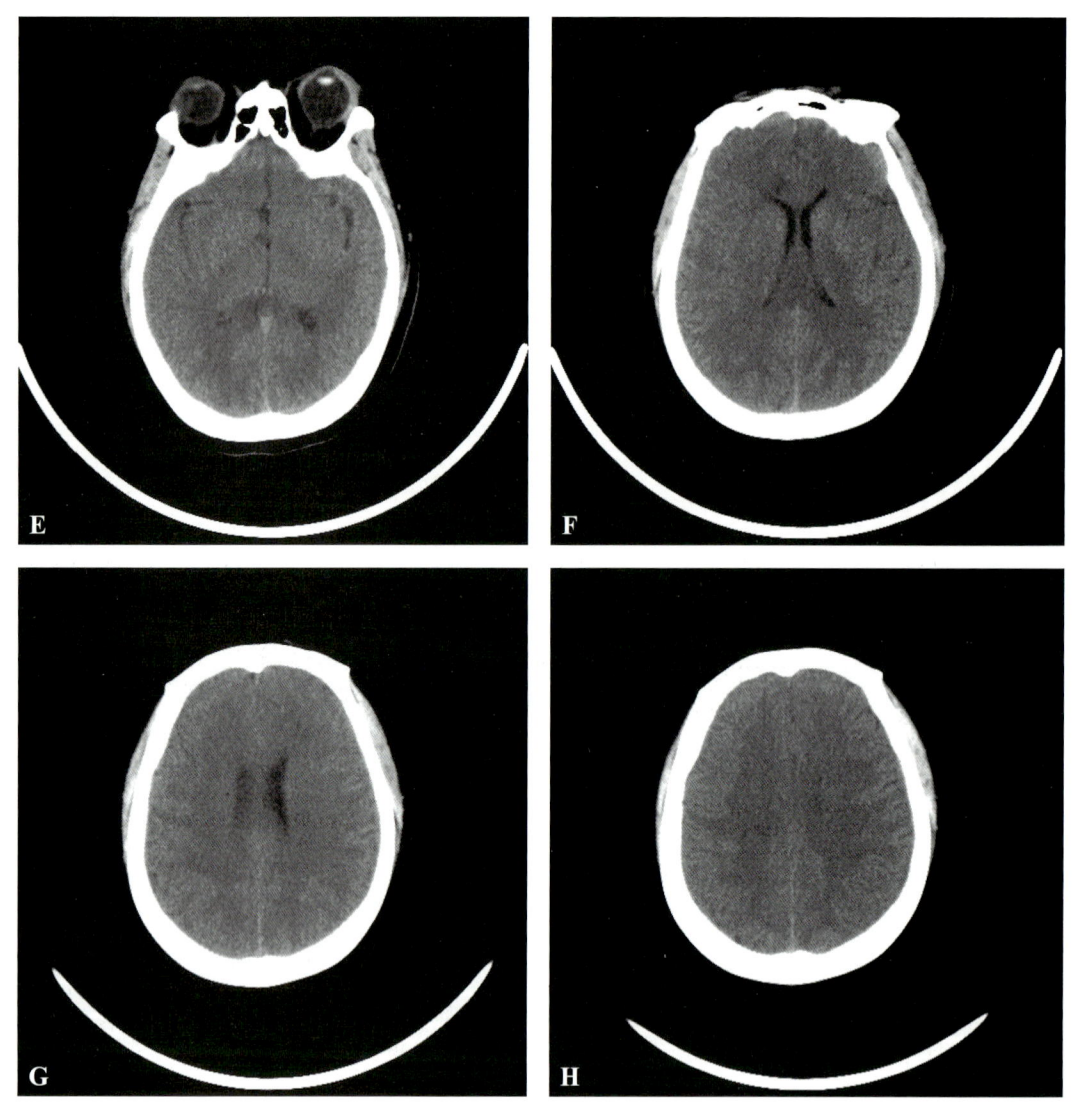

▲ 图 16-109（续） 2016 年 4 月 15 日孔某颅脑 CT

不等大等圆，左侧瞳孔直径 2.0mm，右侧瞳孔直径 2.5mm，左侧对光反射较灵敏，右侧对光反射迟钝，颈抵抗，吸氧状态下口唇无发绀，气管居中，双肺呼吸音粗，未闻及明显干湿啰音，心浊音界无扩大，心率每分钟 115 次，律不齐，各瓣膜未闻及病理性杂音，腹平软，未见肠型及蠕动波，双下肢无浮肿，双侧巴宾斯基征阴性。今日停止有创机械通气，拔出气管插管，给予无创机械通气联合高压氧，每日 2 次，醒脑静促醒治疗。

2016 年 4 月 21 日：患者处于昏睡状态，GCS 评分 13 分，呼之能做简单应答，双侧瞳孔不等大等圆，左侧瞳孔直径 2.0mm，右侧瞳孔直径 2.5mm，左侧对光反射较灵敏，右侧对光反射较迟钝。

2016 年 4 月 21 日复查血常规：白细胞 7.8×10^9/L，红细胞 4.4×10^{12}/L，血红蛋白 138g/L，红细胞压积 41%，血小板 140×10^9/L。

2016 年 4 月 21 日生化全套：总胆红素 27.9μmol/L，直接胆红素 9.4μmol/L，间接胆红素 18.5mol/L，总蛋白 65.6g/L，白蛋白 42.7g/L，球蛋白 22.9g/L，谷草转氨酶 43U/L，谷丙转氨酶 108U/L，尿素氮 8.6mmol/L，肌酐 65μmol/L，

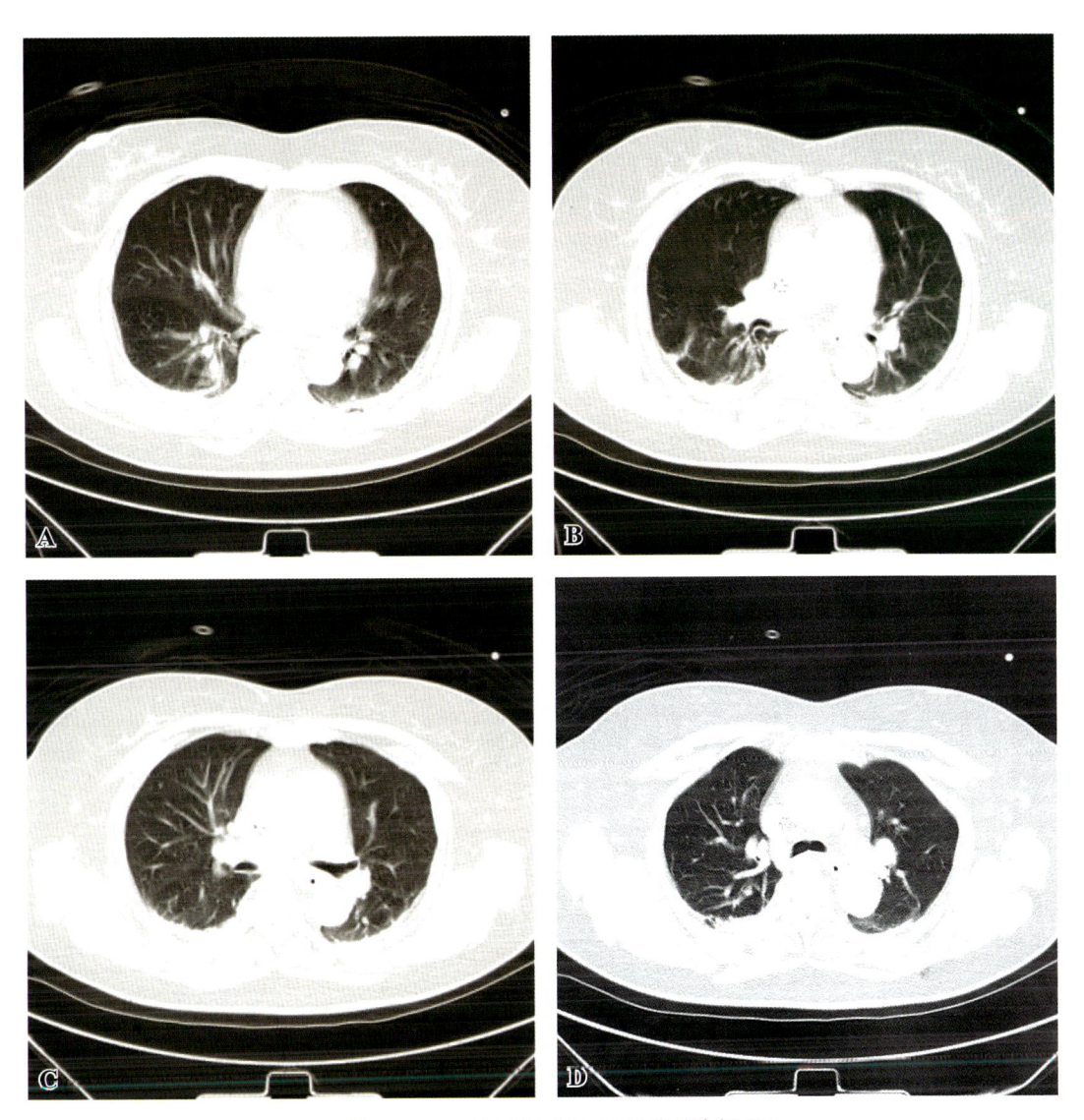

▲ 图 16-110　2016 年 4 月 15 日孔某胸部 CT

尿酸 310μmol/L，葡萄糖 7.1mmol/L，磷酸肌酸激酶，535U/L，肌酸激酶同工酶 17U/L，乳酸脱氢酶 251U/L，α- 羟丁氨酸脱氢酶 284U/L，总胆固醇 6.533mmol/L，甘油三酯 2.26mmol/L，C 反应蛋白 29mg/L，β₂ 微球蛋白 0.73mg/L，半胱氨酸蛋白酶抑制剂 C1.07mg/L，视黄素结合蛋白 77.21mg/L。

2016 年 4 月 21 日电解质：钾 4.16mmol/L，钠 140.6mmol/L，氯 101.9mmol/L。

2016 年 4 月 21 日血气分析：酸碱度（pH）7.47，二氧化碳分压（PCO₂）36.7mmHg，氧分压（PO₂）88mmHg，实际碳酸氢盐（HCO₃）26.6mmol/L，碱剩余（BE）3.2mmol/L，阴离子间隙（AG）15.30mmol/L。

2016 年 4 月 21 日尿常规：潜血阴性，蛋白阴性。

2016 年 4 月 21 日：继续给予无创机械通气加高压氧治疗，脱水降颅压，甘露醇改为 125ml，每 6 小时 1 次，余给予营养心、脑细胞，保护胃黏膜，维持水电解质酸碱平衡，营养支持，对症等治疗。

2016 年 4 月 25 日：患者神志较前明显好

转，神志清，精神可，血压120/70mmHg，双侧瞳孔等大等圆，直径2.5mm，对光反射较灵敏，颈软，无抵抗，双肺呼吸音略粗，未闻及干湿啰音，心率82次/分，律齐，腹部平软，无明显压痛及反跳痛双下肢无浮肿，生理反射存在，病理反射未引出。

2016年4月25日生化全套：总胆红素15.5μmol/L，直接胆红素4.9μmol/L，间接胆红素10.7mol/L，总蛋白57.5g/L，白蛋白40.7g/L，球蛋白16.8g/L，谷草转氨酶27U/L，谷丙转氨酶378U/L，尿素氮4.6mmol/L，肌酐43μmol/L，尿酸137μmol/L，葡萄糖5.5mmol/L，磷酸肌酸激酶，346U/L，肌酸激酶同工酶20U/L，乳酸脱氢酶266U/L，α-羟丁氨酸脱氢酶149U/L，总胆固醇5.27mmol/L，甘油三酯1.79mmol/L，C反应蛋白18mg/L，$β_2$微球蛋白0.86mg/L，半胱氨酸蛋白酶抑制剂C 0.84mg/L，视黄素结合蛋白57.98mg/L。

2016年4月25日电解质：钾4.18mmol/L，钠138.8mmol/L，氯100.1mmol/L。

2016年4月25日血气分析：酸碱度（pH）7.38，二氧化碳分压（PCO_2）32.7mmHg，氧分压（PO_2）99mmHg，实际碳酸氢盐（HCO_3^-）18.8mmol/L，碱剩余（BE）-5.6mmol/L，阴离子间隙（AG）18.8mmol/L。

患者神志清，可自行进食，拔出胃管，拔出锁骨下中心静脉置管，继续给予高压氧等治疗。

2016年4月28日：患者神志较前明显好转，神志清，精神可，偶有胡言乱语，查体欠合作，血压120/70mmHg，双侧瞳孔等大等圆，约2.5mm，对光反射较灵敏，颈软，无抵抗，双肺呼吸音略粗，未闻及干湿啰音，心率每分钟80次，律齐，腹部平软，无明显压痛及反跳痛双下肢无浮肿，生理反射存在，病理反射未引出。

2016年4月28日血常规：白细胞$6.3×10^9$/L，红细胞$4.1×10^{12}$/L，血红蛋白131g/L，红细胞压积37.7%，血小板$225×10^9$/L。

2016年4月28日生化全套：总胆红素15.6μmol/L，直接胆红素3.8μmol/L，间接胆红素11.8mol/L，总蛋白65.6g/L，白蛋白58.6g/L，球蛋白18.1g/L，谷草转氨酶25U/L，谷丙转氨酶38U/L，尿素氮4.3mmol/L，肌酐44μmol/L，尿酸179μmol/L，葡萄糖4.8mmol/L，磷酸肌酸激酶57U/L，肌酸激酶同工酶17U/L，乳酸脱氢酶256U/L，α-羟丁氨酸脱氢酶248U/L，总胆固醇4.05mmol/L，甘油三酯1.23mmol/L，C反应蛋白19mg/L，$β_2$微球蛋白1.06mg/L，半胱氨酸蛋白酶抑制剂C 0.76mg/L，视黄素结合蛋白68.36mg/L。

2016年4月28日电解质：钾4.4mmol/L，钠138.9mmol/L，氯99mmol/L。

2016年4月28日甲状腺功能：促甲状腺素0.089μU/ml，T_3 0.739ng/ml，T_4 5.674μg/dl，FT_3 2.533pmol/L，FT_4 16.099pmol/L。

2016年4月28日复查头颅CT：提示双侧大脑半球脑白质密度正常，颅底环池，侧脑室、第三和第四脑室未见明显异常，双侧额顶叶脑沟脑回正常，大脑镰密度正常，中线结构居中。与前片比较高原脑水肿完全吸收（图16-111）。

胸部CT示双侧少量胸腔积液、肺水肿完全吸收（图16-112）。

2016年4月28日腹部X线片：提示腹部可见多发液平，考虑不完全性肠梗阻（图16-113）。

患者不全性肠梗阻，考虑与卧床胃肠蠕动减慢有关，给予四磨汤、莫沙必利片、红霉素片，增加胃肠动力，对症处理。患者生化指标及病情明显好转，痊愈出院。

（二）病例讨论

本例患者，女性，主因"意识障碍13h"入院，急进高原，急性发病，入院体温39.5℃，

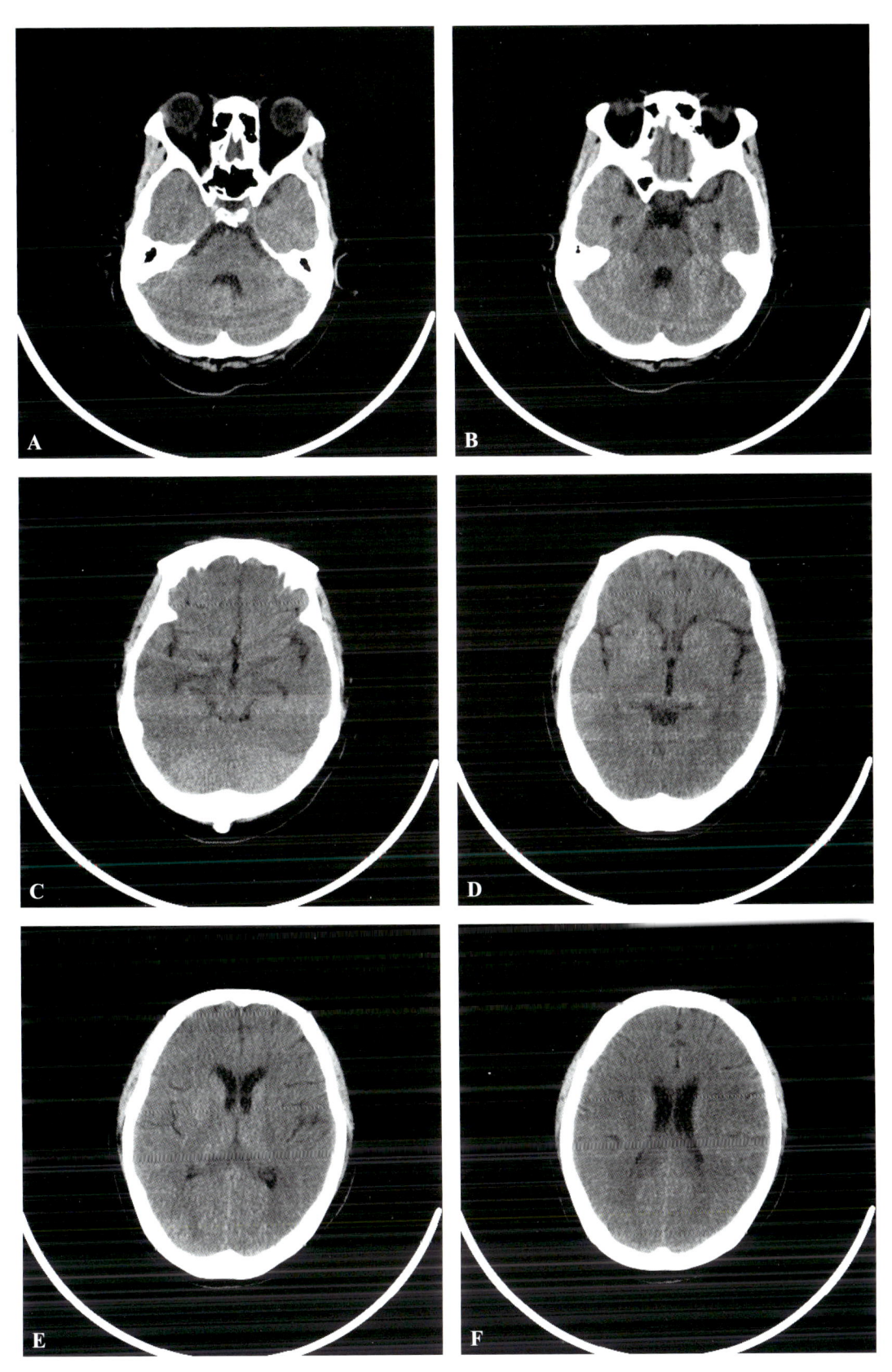

第四篇 典型病例分析
第16章 急性重症高原病病例报道

▲ 图 16-111 2016 年 4 月 28 日孔某颅脑 CT

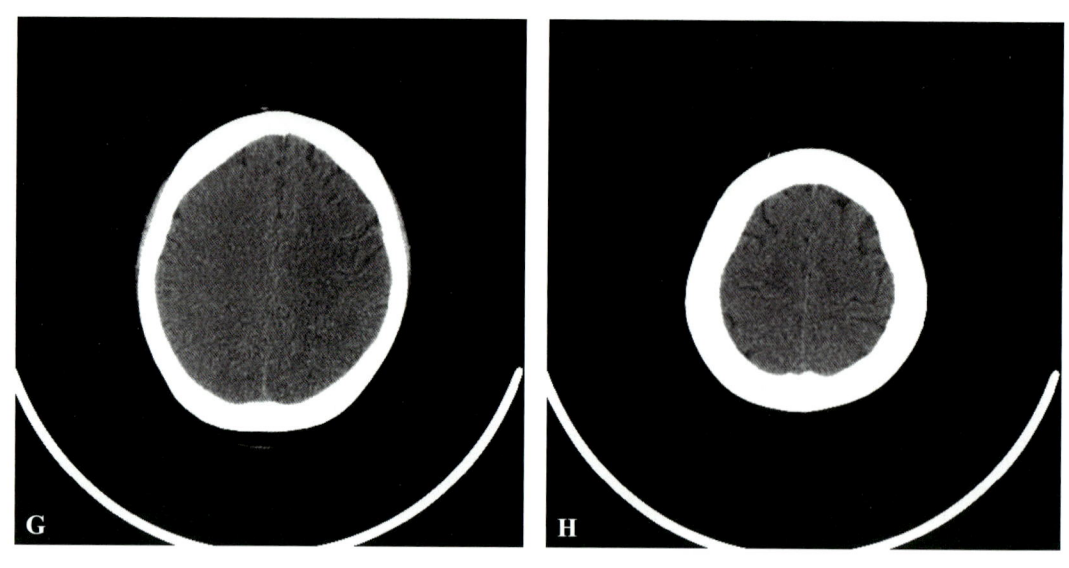

▲ 图 16-111（续） 2016 年 4 月 28 日孔某颅脑 CT

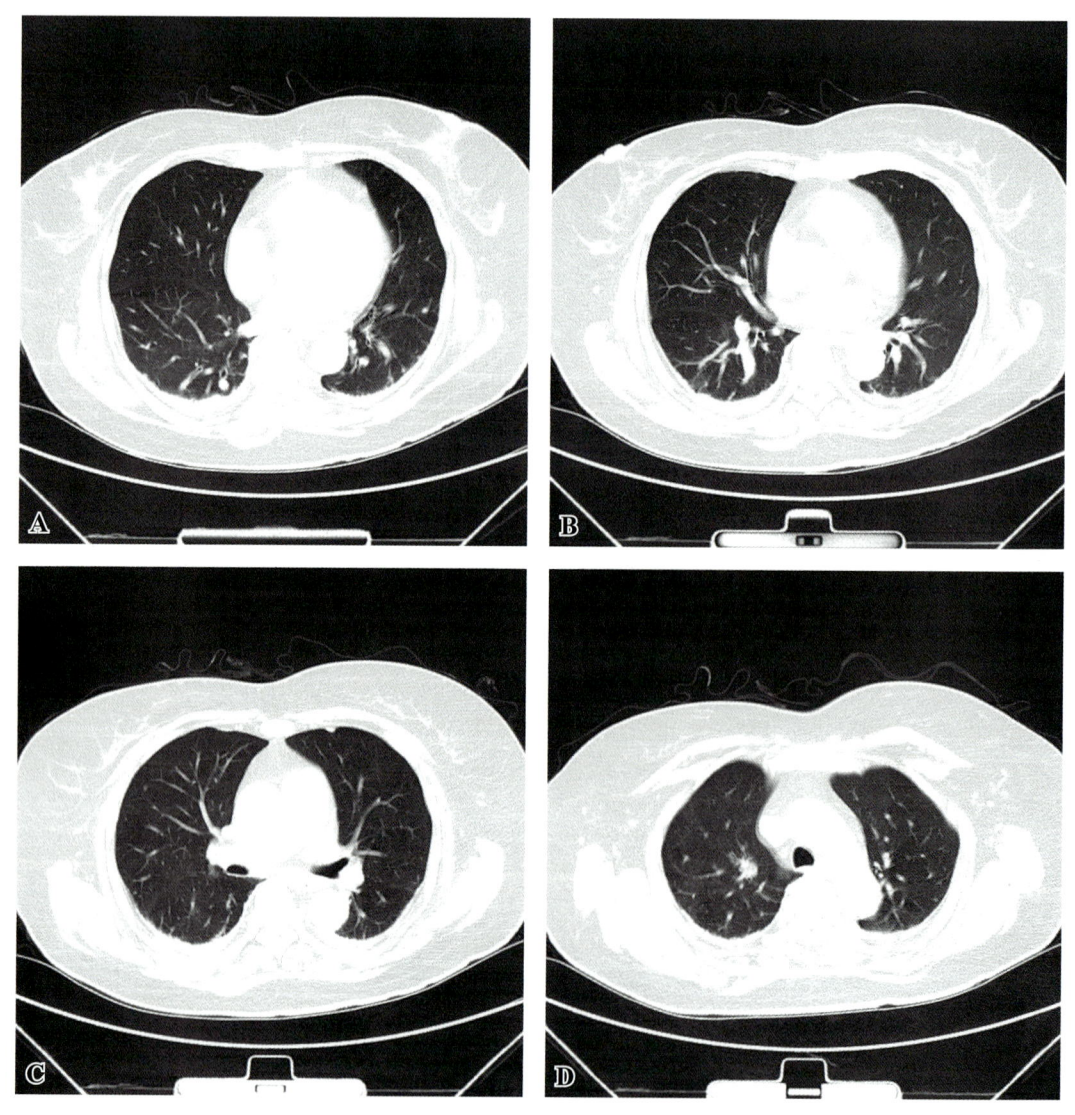

▲ 图 16-112 2016 年 4 月 28 日孔某胸部 CT

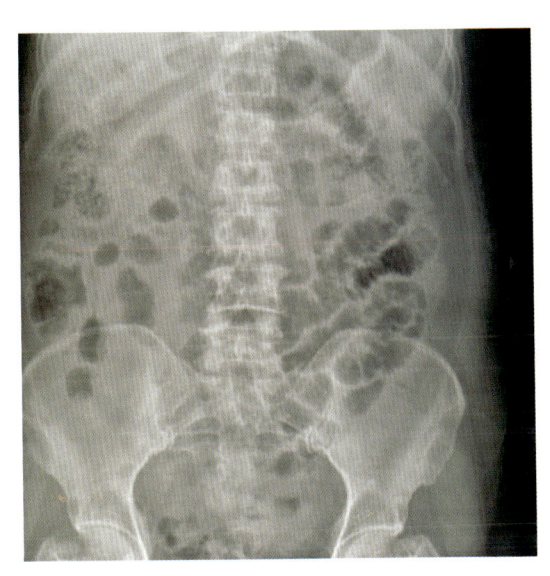

▲ 图 16-113　2016 年 4 月 28 日孔某腹部 X 线片

GCS 评分 4 分，重度昏迷，双侧瞳孔不等大等圆，左侧直径 1.5mm，右侧直径 5.5mm，左侧对光反射迟钝，右侧对光反射消失，颈抵抗，头颈后仰，四肢强直，躯背过伸，呈角弓反张状，去大脑强直，双侧巴宾斯基征阳性，考虑重度脑水肿，小脑幕切迹疝形成，病情极其凶险，一开始就给予强有力的脱水降颅压，气管插管，有创机械通气治疗。入院后，急查尿常规显示蛋白阳性（++），潜血阳性（++），肌酐 198μmol/L，尿素氮 19μmol/L，提示急性高原肾损伤。谷草转氨酶 293.3U/L，谷丙转氨酶 294.3U/L，提示高原肝损伤。CK12226U/L，肌酸激酶同工酶 28.4U/L，乳酸脱氢酶 665.9U/L，肌钙蛋白 1.5ng/ml，提示高原心肌损伤、消化道出血及不完全性肠梗阻，考虑高原急性胃肠损伤。入院后立即给予甘露醇 500ml，每 6 小时 1 次，加压静脉滴注，控制脑疝，气管插管，有创机械通气。病情稳定后改为无创机械通气加高压氧治疗，病情恢复痊愈出院。

脑疝分类如下。

1. 小脑幕切迹疝

小脑幕切迹疝又称海马钩回疝，是由于幕上的脑组织（海马回、钩回）通过小脑幕切迹被挤向幕下。此类脑疝较为多见，尤其是脑创伤及脑出血患者，在脑疝早期进行有效救治尚有望挽救生命。

(1) 颅内压增高症状：颅内占位病变可致颅内压增高，且脑导水管受压变窄后脑脊液循环受阻，加剧颅内压的升高，表现为剧烈头痛及频繁呕吐，其程度较脑疝形成前更加剧烈，并可伴有躁动。

(2) 意识障碍：疝出的脑组织使脑干受压，脑干网状结构受影响，引起患者嗜睡、昏迷等意识障碍，对外界的刺激反应迟钝或消失。

(3) 瞳孔改变：同侧动眼神经在穿过小脑幕裂孔处受压，引起同侧瞳孔一过性缩小，对光反射稍迟钝，继而瞳孔逐渐散大，略不规则，直接及间接对光反射消失，并可有同侧眼睑下垂及眼球外斜，对侧瞳孔仍可正常。脑疝继续发展，脑干内动眼神经核受压，则可出现双侧瞳孔散大，对光反射消失。

(4) 运动障碍：大多发生于瞳孔散大侧的对侧，表现为肢体的自主活动减少或消失。脑疝的继续发展，可引起双侧肌力减退，或出现去大脑强直，表现为头颈后仰，四肢强直，躯背过伸，呈角弓反张状。

(5) 生命体征紊乱：表现为血压、脉搏、呼吸、体温的改变。严重时血压不稳定，呼吸节律不规则，体温可高达 41℃以上，或低至 35℃以下，最终可出现呼吸、心跳停止而导致死亡。

2. 枕骨大孔疝

枕骨大孔疝又称小脑扁桃体疝，是由于颅后窝病变或颅内压增高时，小脑扁桃体被挤入枕骨大孔并嵌顿而产生。枕骨大孔疝发生后，延髓、脑神经及血管被挤压，延髓随小脑扁桃体下移，生命中枢受损，引起中枢性呼吸衰竭和循环衰竭，患者常突然出现呼吸停止，深度昏迷，四肢瘫痪，双侧瞳孔散大等。此类患者常有剧烈头痛，反复呕吐和生命体征紊乱，意识改变出现较晚而呼吸骤停发生较早。由于此类脑疝对生命中枢影响较严重，若抢救不及时，可能很快导致死亡，后果严重。

3. 大脑镰下疝

大脑镰下疝又称扣带回疝，是因一侧大脑半球，特别是额叶、顶叶、颞叶的血肿或肿瘤等占位性病变，引起中线向对侧移位，同侧扣带回从大脑镰的游离缘向对侧膨出而形成，可引起同侧大脑半球内侧面受压部的脑组织软化坏死，出现对侧下肢轻瘫、排尿障碍等症状。

脑疝是颅内压增高引起的严重状况，一旦出现脑疝，病死率极高，因此正确判断脑疝迹象，在脑疝未发生之前采取有效的措施减轻脑组织压迫、降低颅内压，对降低病死率有十分重要的意义。而脑疝发生后，必须做紧急处理，以尽量挽救患者的生命，治疗要点如下：①脱水、降颅压治疗减轻脑水肿是治疗脑疝的关键。②气管插管，机械通气；20% 甘露醇 0.5～1g/kg，静脉注射或快速静脉滴注；地塞米松 20mg，静脉注射。③低温治疗，必要时给予全身亚低温治疗。

病例 25

患者诊断为高原脑水肿、高原肺水肿（动态脑电图监测）。

（一）病例介绍

1. 病史

患者李某，男性，43 岁，主因"意识障碍 7h"入院，患者于 2013 年 8 月 10 日由格尔木乘汽车前往乌图美仁乡打工（海拔约 4500m），到达目的地后自觉胸闷、气短，活动后明显加重，无呼吸困难，无平卧受限，感头疼，恶心、呕吐，呕吐物为胃内容物，喷射状，次日清晨（入院 7h 前）被同事发现意识不清，呼之不应，呼吸急促，大小便失禁，无抽搐，无口吐白沫，由 120 送至我院。查 CT 提示高原脑水肿（图 16-115）并收住中心。

患者出生于青海大柴旦海拔 3200m，长期居住，在格尔木居住 8 年，平素身体健康。

2. 入院查体

体温 37.4℃，脉搏每分钟 120 次，呼吸每分钟 25 次，血压 121/79mmHg，GCS 评分 8 分，处于浅昏迷状态，呼吸急促，全身皮肤及口唇黏膜中度发绀，双侧瞳孔等大等圆，直径约 3mm，对光反射迟钝，双肺呼吸音粗，双肺可闻及大量湿啰音，心率每分钟 120 次，各瓣膜未闻及病理性杂音，腹平软，肝脾未触及，双下肢无浮肿，生理反射存在，病理反射未引出。

3. 入院后检验检查

2013 年 8 月 13 日入院血常规：白细胞 20.8×10^9/L，红细胞 6.3×10^{12}/L，血红蛋白 185.0g/L，红细胞压积 56%。

2013 年 8 月 13 日吸氧后血气分析：酸碱度（pH）7.36，二氧化碳分压（PCO_2）41mmHg，氧分压（PO_2）90mmHg，实际碳酸氢盐（HCO_3^-）22.7mmol/L，碱剩余（BE）-2.4mmol/L，二氧化碳总量（TCO_2）24mmHg。

2013 年 8 月 13 日生化全套：总胆红素 15.3μmol/L，直接胆红素 5.6μmol/L，间接胆红素 9.7mol/L，总蛋白 51.3g/L，白蛋白 34.2g/L，球蛋白 17.1g/L，谷草转氨酶 37U/L，谷丙转氨酶 13U/L，尿素氮 13.2mmol/L，肌酐 71.1μmol/L，尿酸 409μmol/L，葡萄糖 5.9mmol/L，磷酸肌酸激酶 2213U/L，肌酸激酶同工酶 52U/L，乳酸脱氢酶 334U/L，α-羟丁氨酸脱氢酶 244U/L，总胆固醇 3.72mmol/L，甘油三酯 1.61mmol/L，C 反应蛋白 157mg/L，半胱氨酸蛋白酶抑制剂 C10.83mg/L，视黄素结合蛋白 15.58mg/L，同型半胱氨酸 27.14μmol/L，单胺氧化酶 30.22U/L。

2013年8月13日胸部X线片：提示胸廓对称，气管居中，双肺纹理增多模糊，双侧肺门增重模糊，双肺野见斑片状及片絮状高密度模糊影，密度不均，成磨玻璃样改变，心影不大，肋膈角清晰。X线诊断为高原肺水肿（图16-114）。

2013年8月13日头颅CT：提示弥漫性大脑白质密度降低，双侧半卵圆中心扩大，密度减低，灰白质界限不清，周边见"指压征"形成，颅底环池受压，侧脑室、第三和第四脑室受压变小，脑沟脑回受压、模糊、消失，大脑镰密度轻度增高，中线结构居中。诊断为高原脑水肿（图16-115）。

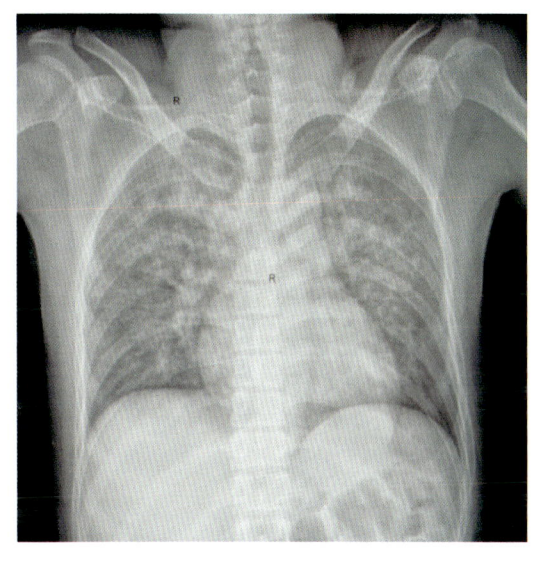

▲ 图 16-114　2013 年 8 月 13 日李某胸部 X 线片

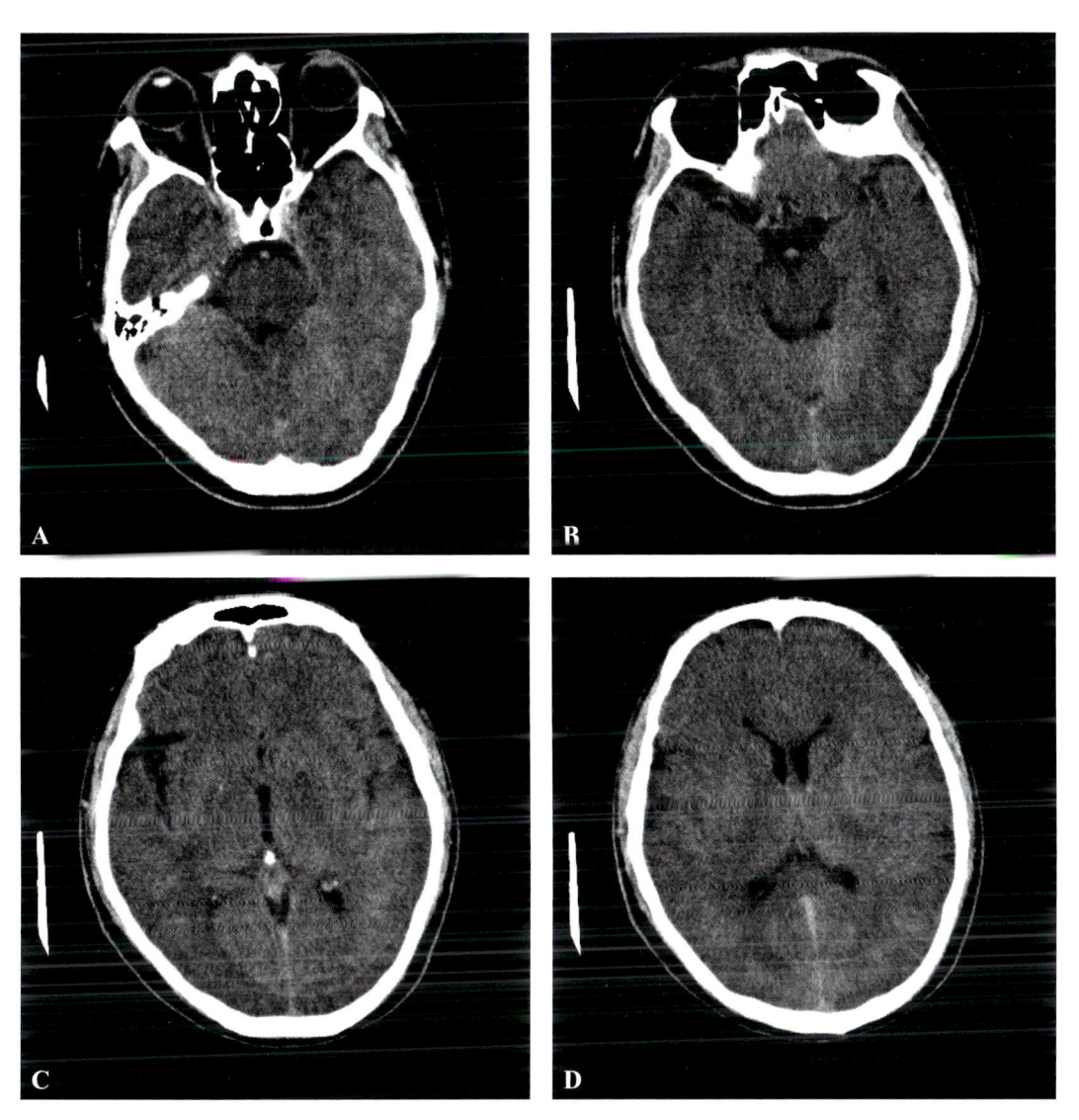

▲ 图 16-115　2013 年 8 月 13 日李某颅脑 CT

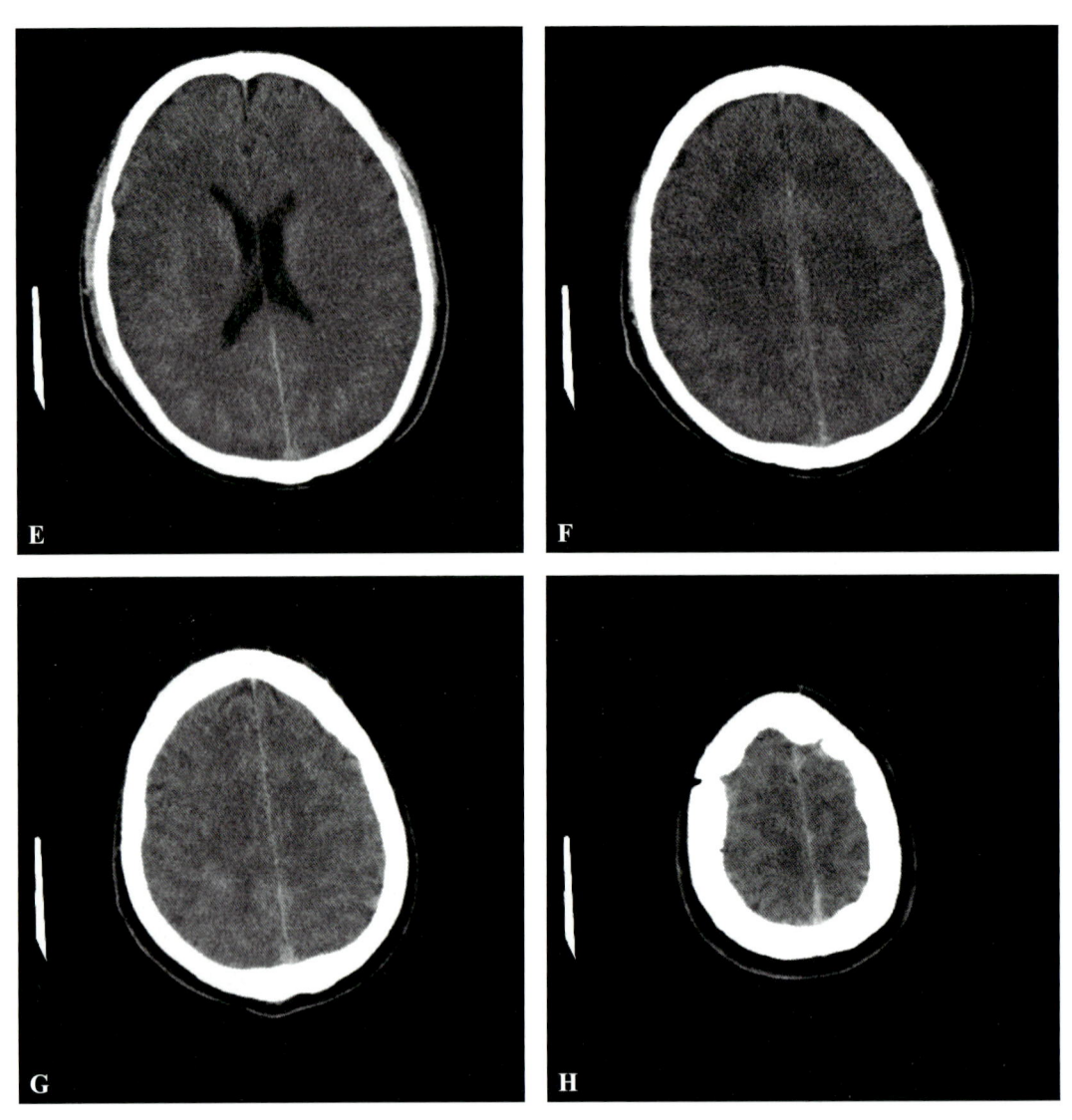

▲ 图 16-115（续）　2013 年 8 月 13 日李某颅脑 CT

24h 动态脑电图：提示弥散性 4~5c/sθ 波，并于全部导联可见散在出现的 3~3.5c/sδ 波，为持续非节律性 δ 活动，是高原脑水肿典型脑电图表现，提示大脑皮层和脑白质广泛性损伤，幅度不规则 δ 活动持续发放，为广泛重度异常脑电图，在 24h 动态脑电图中这种波形出现约占 80% 以上（图 16-116）。

4. 入院诊疗经过

（1）立即给予无创呼吸机辅助呼吸：模式 S/T，频率 12 次，IPAP12cmH$_2$O，EPAP5cmH$_2$O，吸气触发 0.5LPM，呼气转换 25%，FiO$_2$30%~50%。

（2）镇静：丙泊酚 0.5~2mg/（kg·h），持续泵入。

（3）保护脑细胞，减轻脑细胞损害，营养脑细胞，脱水降颅压：甘露醇 125ml，每 6 小时 1 次；头置冰帽，局部降温。

（4）应用抗生素防止感染，利尿，抗渗性：山莨菪碱，10mg 静脉注射，每 15 分钟 1 次，共 4 次；白蛋白 10g，每日 1 次。

（5）防止消化道出血，减轻胃肠道损害：应用质子泵抑制剂，如泮托拉唑。

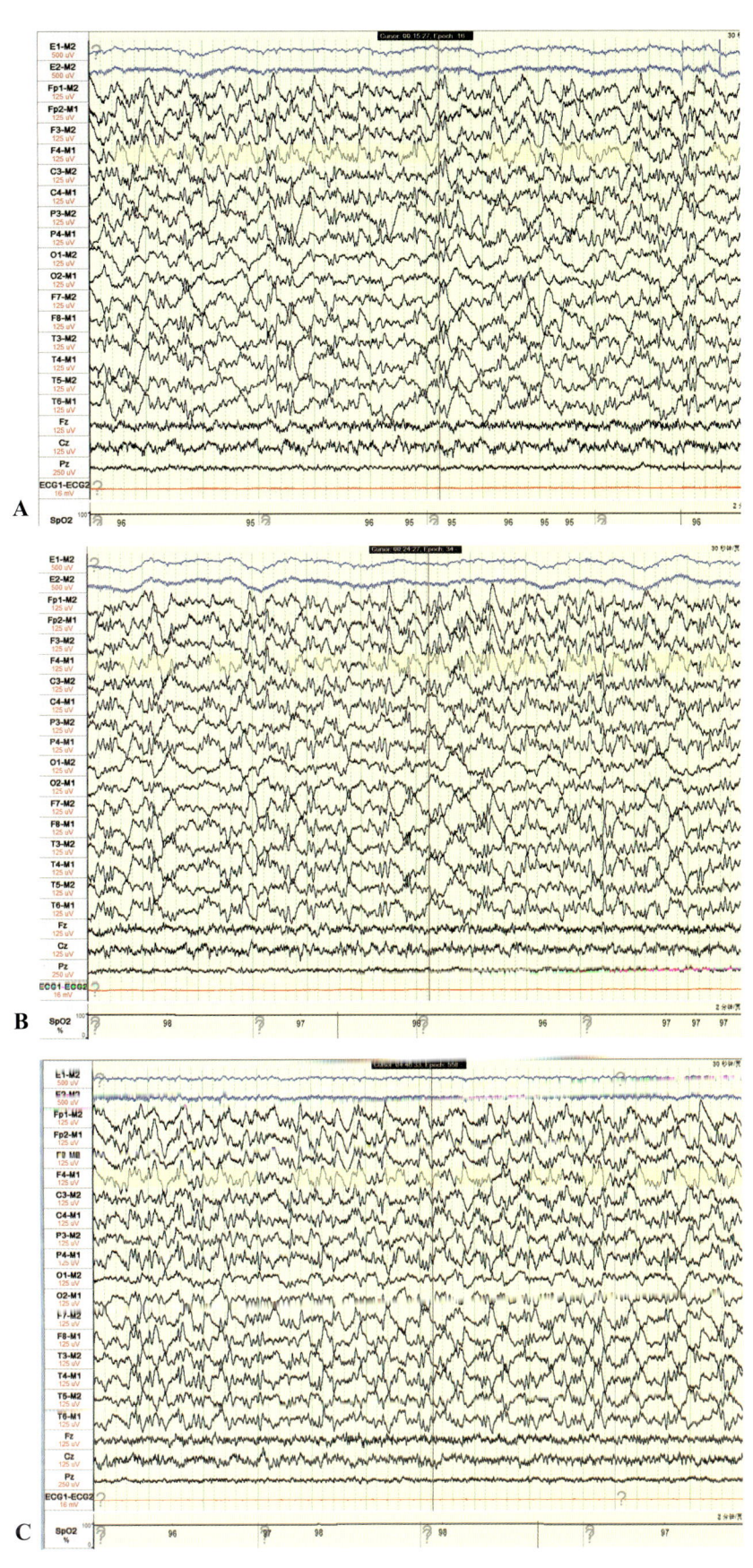

第四篇 典型病例分析
第16章 急性重症高原病病例报道

▲ 图 16-116 2013 年 8 月 13 日李某脑电图

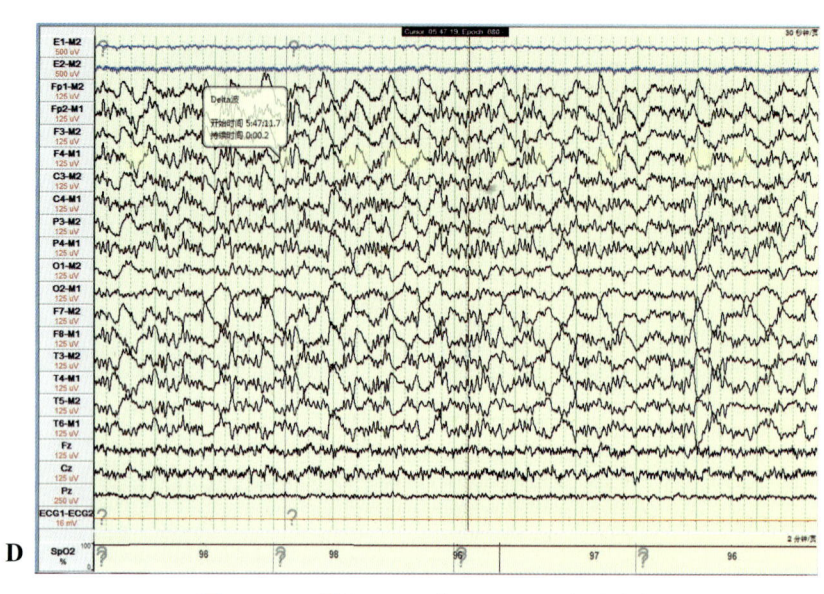

▲ 图 16-116（续） 2013 年 8 月 13 日李某脑电图

(6) 基础治疗：维持水电解质酸碱平衡。

2013 年 8 月 18 日：患者神志较前恢复，处于嗜睡状态，GCS 评分 10 分，反应迟钝，应答不切题，双侧瞳孔等大等圆，直径约 3mm，对光反射欠灵敏，颜面口唇轻度发绀，双肺呼吸音粗，双肺底可闻及少量湿啰音，心率每分钟 90 次，各瓣膜未闻及病理性杂音，腹平软，肝脾未触及，双下肢无浮肿，生理反射存在，病理反射未引出。今日停无创机械通气，给予面罩吸氧及高压氧治疗。

2013 年 8 月 18 日胸部 CT：提示气管、纵隔居中，双肺纹理增多、增粗、紊乱，两肺门结构紊乱，双肺中上叶见散在云絮状稍高密度影，边界不清，密度不均，双肺下叶可见散在点片状稍高密度影，胸廓未见异常，心影不大。CT 诊断为高原肺水肿（图 16-117）。

2013 年 8 月 18 日复查 CT：提示双侧大脑半球脑白质密度较前减低，双侧半卵圆中心扩大，密度较前减低，皮髓质界限不清，"指压征"形成，颅底环池轻度受压，侧脑室、第三和第四脑室受压与前片比较好转，脑沟脑回受压、模糊、消失，较前相比脑水肿略有吸收，大脑镰密度轻度增高，中线结构居中。诊断为高原脑水肿（吸收期）（图 16-118）。

24h 动态脑电图：提示散在出现的 6～7c/sθ 波，为广泛中度异常脑电图，在 24h 动态脑电图中这种波形出现约占 60% 以上（图 16-119A）；全部导联可见较多出现的 14～24c/sβ 波，为广泛轻度异常脑电图，在 24h 动态脑电图中这种波形出现约占 20% 以上（图 16-119B）；全部导联可见的 10～311c/sα 波，为正常脑电图，在 24h 动态脑电图中这种波形出现约占 20% 以上（图 16-119C）。24h 动态脑电图提示脑功能状态较前明显好转（图 16-119）。

2013 年 8 月 22 日：患者神志清楚，反应迟钝，问答不切题，GCS 评分 13 分，体温 36.2℃，脉搏每分钟 70 次，血压 120/70mmHg，口唇轻度发绀，双肺呼吸音清，未闻及干湿啰音，心率每分钟 70 次，律齐，各瓣膜未闻及病理性杂音，双下肢无浮肿。

2013 年 8 月 22 日血常规：白细胞 9.35×10^9/L，红细胞 5.69×10^{12}/L，血红蛋白 171g/L，红细胞压积 51.1%，血小板 175×10^9/L。

2013 年 8 月 22 日生化全套：总胆红素

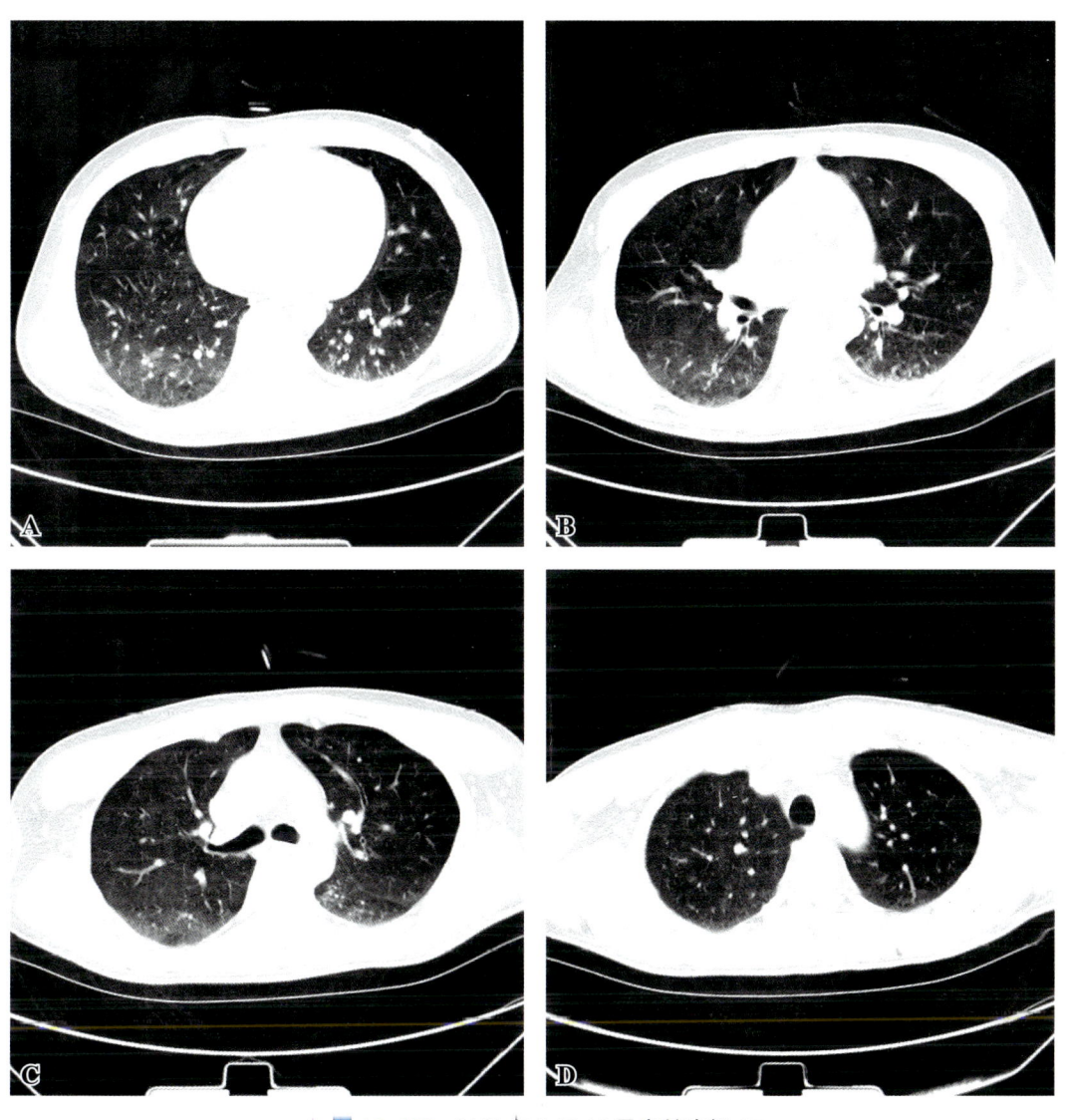

▲ 图 16-117　2013 年 8 月 18 日李某胸部 CT

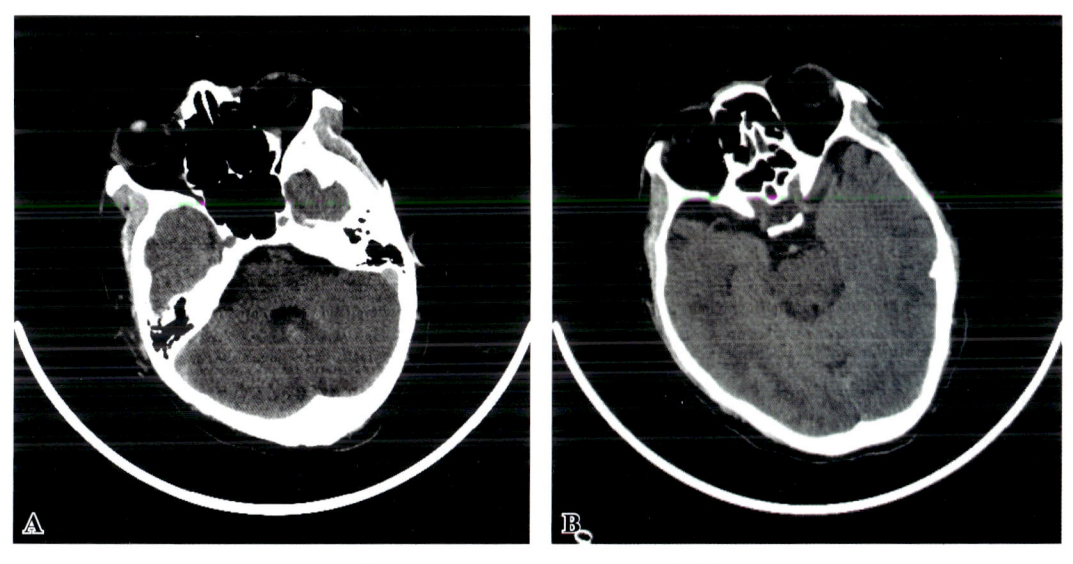

▲ 图 16-118　2013 年 8 月 18 日李某颅脑 CT

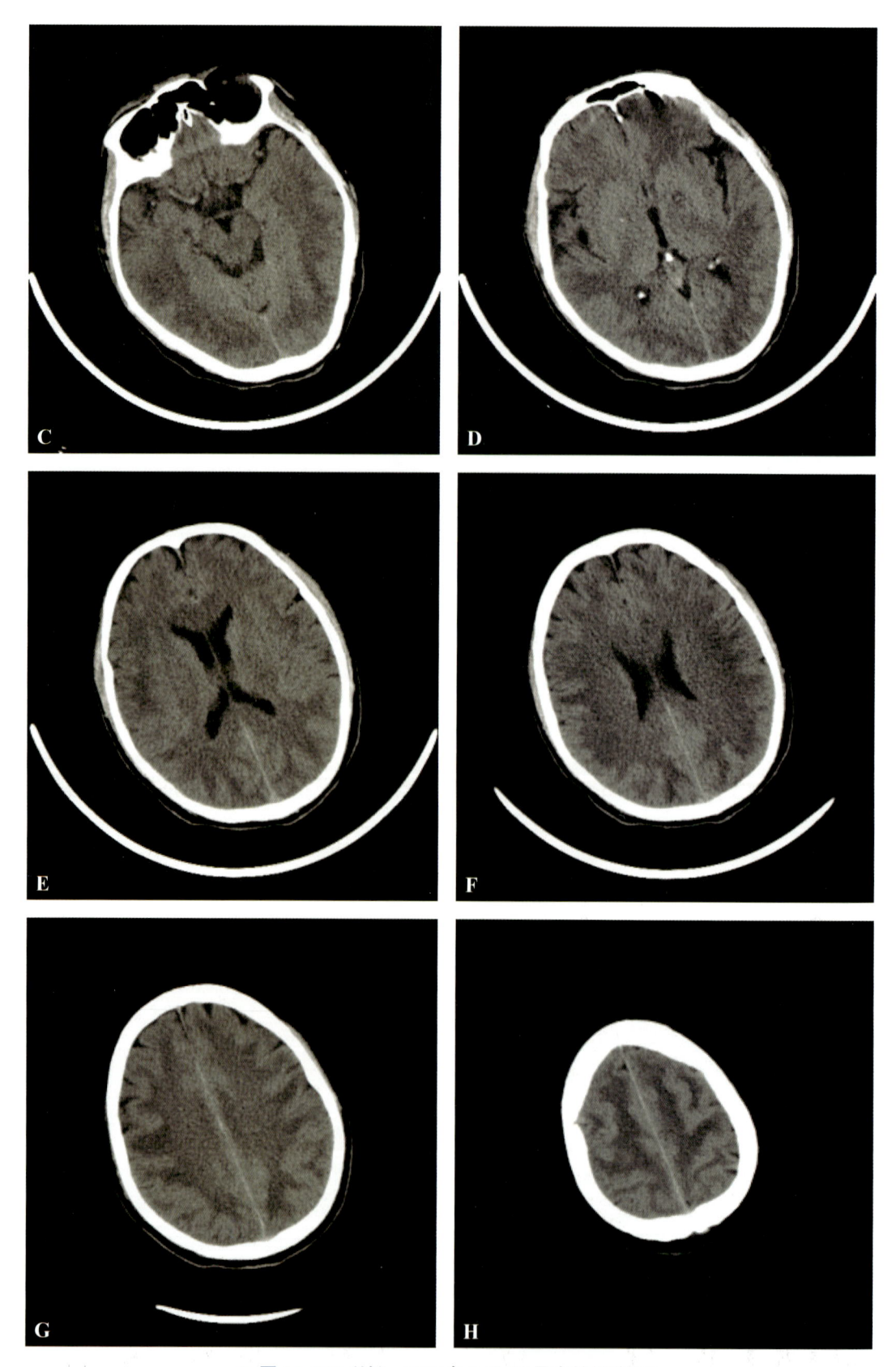

▲ 图 16-118（续） 2013 年 8 月 18 日李某颅脑 CT

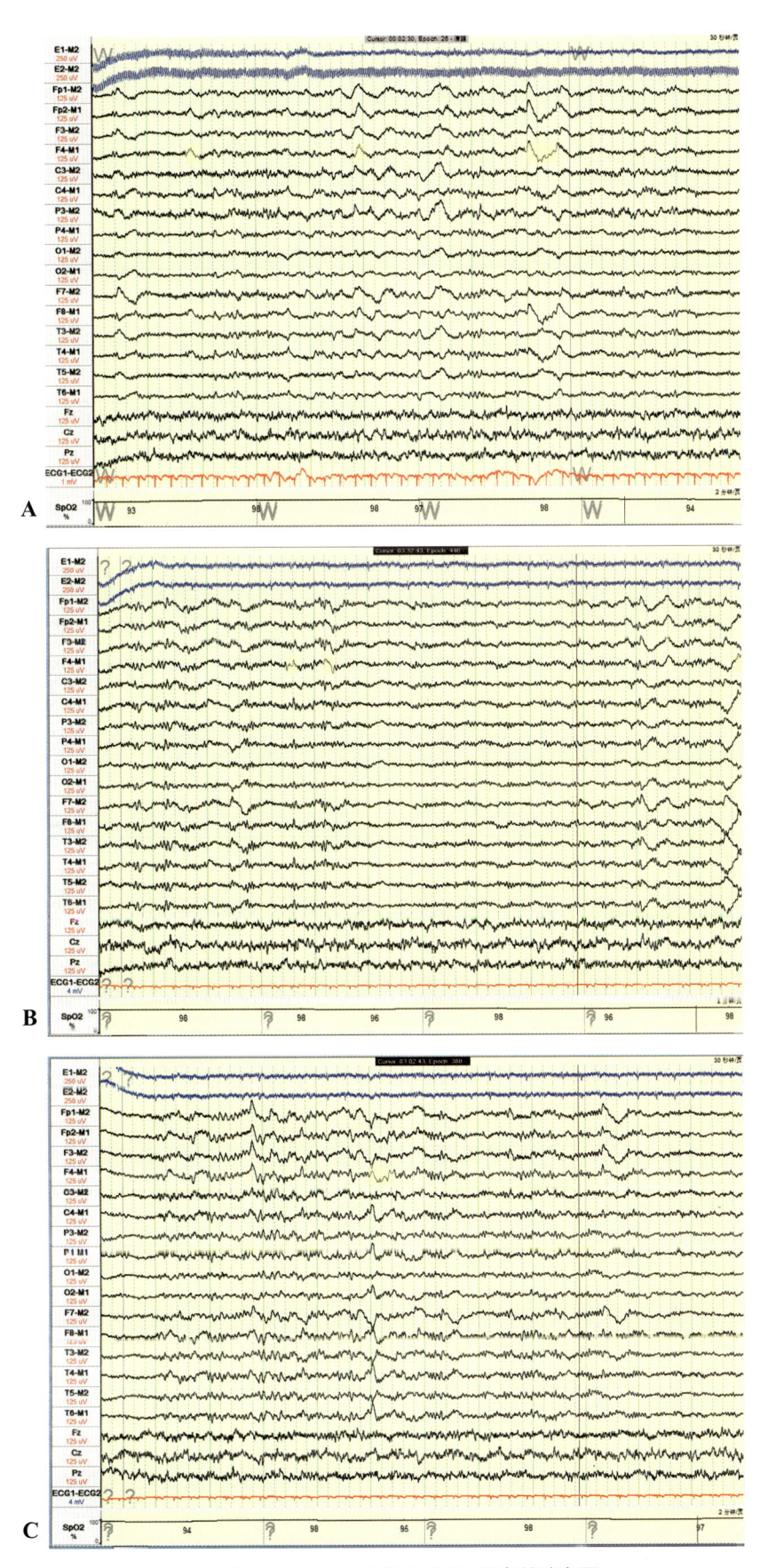

▲ 图 16-119 2013 年 8 月 18 日李某脑电图

55.1μmol/L，直接胆红素 18.6μmol/L，间接胆红素 36.5mol/L，总蛋白 57.1g/L，白蛋白 41.5g/L，球蛋白 15.6g/L，谷草转氨酶 29U/L，谷丙转氨酶 113U/L，尿素氮 8.1mmol/L，肌酐 71.1μmol/L，尿酸 206μmol/L，葡萄糖 6.7mmol/L，磷酸肌酸激酶 366U/L，肌酸激酶同工酶 19U/L，乳酸脱氢酶 159U/L，α-羟丁氨酸脱氢酶 162U/L，总胆固醇 4.54mmol/L，甘油三酯 2.16mmol/L，C反应蛋白 0.5mg/L，半胱氨酸蛋白酶抑制剂 C1.22mg/L，视黄素结合蛋白 73.51mg/L。

2013年8月22日电解质：钾 3.92mmol/L，钠 136.7mmol/L，氯 105.6mmol/L。

2013年8月22日血气分析：酸碱度（pH）7.54，二氧化碳分压（PCO$_2$）27mmHg，氧分压（PO$_2$）85mmHg，实际碳酸氢盐（HCO$_3^-$）22.5mmol/L，碱剩余（BE）1.5mmol/L。

2013年8月22日尿常规：潜血阴性，蛋白阴性。

24h动态脑电图提示：全部导联可见的10～31c/sα波，为正常脑电图，在24h动态脑电图中这种波形出现约占90%以上（图16-120）。

2013年8月25日：患者神志清楚，应答切

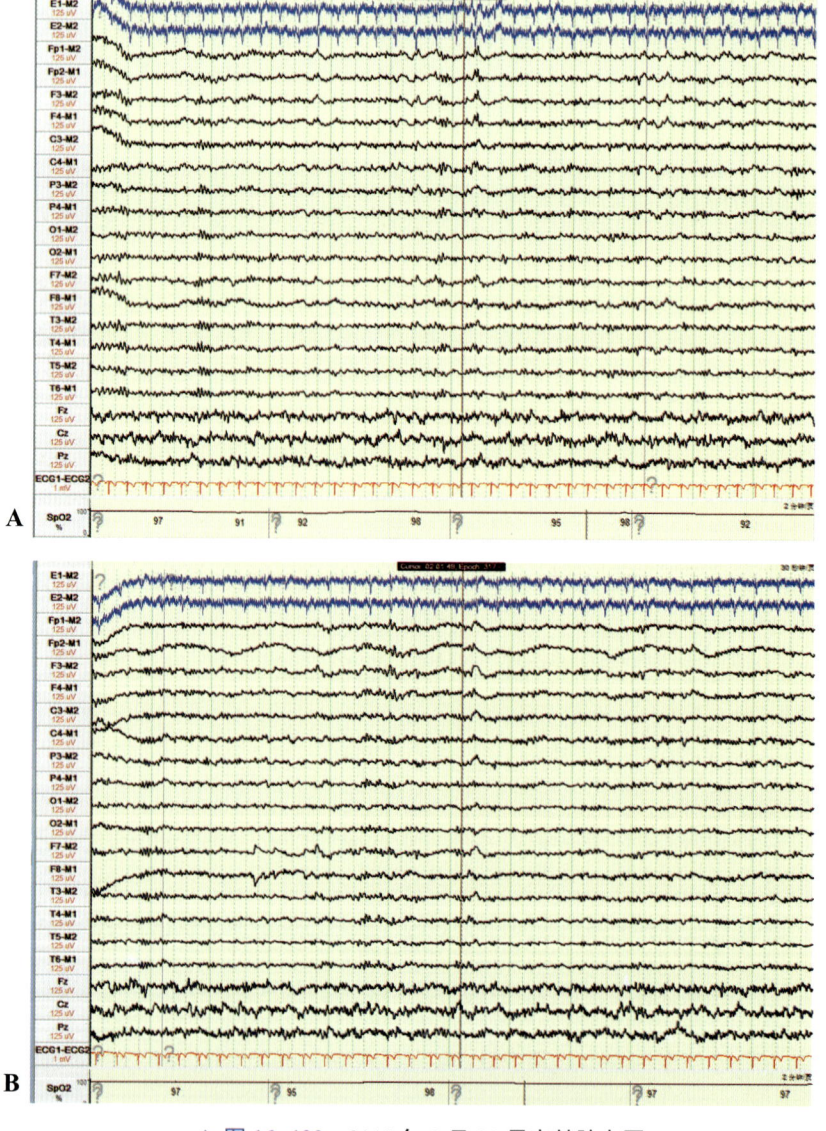

▲ 图 16-120　2013年8月23日李某脑电图

题，GCS 评分 15 分，体温 36.2℃，脉搏每分钟 70 次，血压 120/70mmHg，双侧瞳孔等大等圆，直径 2.5mm，对光反射灵敏，口唇无发绀，双肺呼吸音清，未闻及干湿啰音，心率每分钟 70 次，律齐，各瓣膜未闻及病理性杂音，双下肢无浮肿。今日好转出院。

（二）病例讨论

1. 动态脑电图监测

动态脑电图监测是指患者进行 24h 脑电监测，不干扰患者的正常活动，又称为 24h 脑电监护。动态脑电图监测可反映昏迷的深度及脑功能受损的程度，且脑电图的变化早于临床症状的改善或恶化，动态脑电图可以长时间动态监测脑功能的变化，反映全脑功能指标，并对判断预后有一定价值。此外，动态脑电图监测操作简单、携带方便。

2. 脑电图分级

脑电图分级参照 Young 分类共分为 6 级：①Ⅰ级，δ-θ 多于记录的 50%（没有 θ 昏迷）。②Ⅱ级，三相波。③Ⅲ级，爆发-抑制。④Ⅳ级，α 昏迷、θ 昏迷或纺锤昏迷（无反应）。⑤Ⅴ级，癫痫样活动（不在爆发-抑制图形内）。⑥Ⅵ级，抑制。其中，Ⅰ～Ⅱ级为良好脑电图，Ⅲ～Ⅵ级为不良脑电图。

3. 昏迷患者的脑电图表现

(1) 持续非节律性 δ 活动：是各种病因所致昏迷最常见的脑电图模式，主要见于广泛性脑损伤或痴呆状态，病变主要累及皮质及皮质下白质结构。间断节律性 δ 活动多见于昏迷早期，为间断出现 2～3Hz 节律性正弦样 δ 活动，多见于皮质下深部损伤。

(2) 三相波：为频率 1～2Hz 的中-高波幅慢波，典型的三相波表现为双侧同步，前头部突出，有额-枕区位相差，成组或连续出现。三相波最早被认为是昏迷较轻的脑电图表现，后来越来越多的研究发现很多病因会导致三相波的出现，因此预后很大程度上取决于病因。

(3) α 昏迷脑电图：可见于中毒性脑病和缺氧性脑病，两者引起的昏迷图形相似，但预后却相差很大，前者预后较好。

(4) β 昏迷脑电图：显示以持续广泛的 12～16Hz β 波活动为主的脑电模式，对刺激无反应。最常见的原因是过量服用苯二氮䓬类、巴比妥类镇静催眠药物，预后一般较好。

(5) 纺锤昏迷脑电图：表现为以纺锤图形为主，对刺激无反应，多见于昏迷较浅、时间较短或后脑损伤为主的患者。

然而，有时脑电图不一定能充分体现出患者的病情，因此需要将病史、体格检查、影像学检查、实验室检查及经颅多普勒超声等这些手段结合起来对高原脑水肿昏迷患者的预后进行综合评判。高原脑水肿患者在经过吸氧、脱水等治疗后，脑电图逐渐恢复正常，提示动态脑电图可以作为高原脑水肿的辅助检查手段，动态脑电图尤其有助于对高原脑水肿患者早期诊断，病情变化、昏迷程度的评估及治疗效果的评价有重要意义。

病例 26

患者诊断为高原脑水肿并发蛛网膜下腔出血、高原肺水肿、急性高原胃肠损伤、急性高原循环（心肌）损伤、高原高血压。

（一）病例介绍

1. 病史

患者张某，男性，26 岁，青海人，汉族，工人，主因"咳嗽、咳痰、头痛、头晕 1 周，伴意识障碍 9h"入院。患者在乌龙沟地区（海拔 4800m）工作 2 个月余，1 周前因受凉后出现咳嗽、咳痰，痰为白色泡沫痰，量少，头痛、头晕，自服感冒药（具体不详），未予重视。2003年7月21日晚饮酒（于入院前9h）后，次日晨起被同事发现患者呼吸急促，意识不清，口腔及鼻孔溢出少量红色泡沫样液体，呼之不应，大小便失禁，无四肢抽搐，立即被同事送往我院。路途中出现呕吐，呕吐物为咖啡样，量约400ml。急诊急查胸部X线片提示高原肺水肿（图16-121），头颅CT提示高原脑水肿（图16-122），并以"高原脑水肿、肺水肿、上消化道出血"收住我中心。

患者出生于青海化隆县，在海拔4800m高原地区工作2个月，既往有胃溃疡穿孔病史，并行胃修补术，无高血压、糖尿病史。

2. 入院查体

体温37.4℃，脉搏每分钟150次，呼吸每分钟40次，血压190/110mmHg，GCS评分5分，发育正常，营养中等，神志不清、中度昏迷，呼吸急促，全身皮肤及口唇黏膜中度发绀，双侧瞳孔等大等圆，直径约2.5mm，对光反射迟钝，颈抵抗，双肺呼吸音粗，双肺可闻及大量湿啰音，心率每分钟150次，各瓣膜未闻及病理性杂音，腹平软，无肠形及蠕动波，肝脾未触及，双下肢无浮肿，四肢肌力正常，肌张力增高，生理反射存在，病理反射未引出。

3. 入院检验检查

2003年7月22日入院查血细胞分析：白细胞3.32×10^9/L，红细胞7.18×10^{12}/L，血红蛋白223g/L，红细胞压积69.4%，血小板190×10^9/L。

2003年7月22日尿常规：酮体±5mg/dl，蛋白阳性（+），30mg/dl。

2003年7月22日生化全套：总胆红素8.4μmol/L，直接胆红素3.8μmol/L，间接胆红素4.6mol/L，总蛋白58g/L，白蛋白35.2g/L，球蛋白23.7g/L，谷草转氨酶92U/L，谷丙转氨酶75U/L，尿素氮6.56mmol/L，肌酐119μmol/L，尿酸156μmol/L，葡萄糖8.45mmol/L，磷酸肌酸激酶1015U/L，肌酸激酶同工酶112U/L，乳酸脱氢酶399U/L，α-羟丁氨酸脱氢酶238U/L，总胆固醇3.35mmol/L，甘油三酯4.94mmol/L，肌钙蛋白1.20ng/ml。

2003年7月22日电解质：钾2.9mmol/L，钠143.5mmol/L，氯116.8mmol/L。

2003年7月22日凝血功能：血浆凝血酶原时间（PT）19.8s，凝血酶原时间国际标准化比值（INR）2.47，活化部分凝血酶原时间（APTT）36.5s，纤维蛋白原降解产物（FIB）1.56g/L。

2003年7月22日血气分析：酸碱度(pH)7.3，二氧化碳分压（PCO_2）30.9mmHg，氧分压（PO_2）64.8mmHg，实际碳酸氢盐（HCO_3^-）15.5mmol/L，碱剩余（BE）-8.5mmol/L。

2003年7月22日胃液常规：潜血阳性（++）。

2003年7月22日脑脊液常规：外观血性，无凝块，清晰，白细胞0.3×10^6/L，单核为主，红细胞$5.0.\times10^9$/L，蛋白阳性，氯127mmol/L，血糖6.8mmol/L，脑脊液蛋白0.7g/L，明确蛛网膜下腔出血。

2003年7月22日胸部X线片：提示胸廓对称，气管居中，双肺纹理增多模糊，右侧肺门影模糊，双肺可见大片状高密度絮状模糊影，密度不均，以右肺为著，心影不大，肋膈角清晰。考虑高原肺水肿（图16-121）。

2003年7月22日头颅CT：提示弥漫性大脑

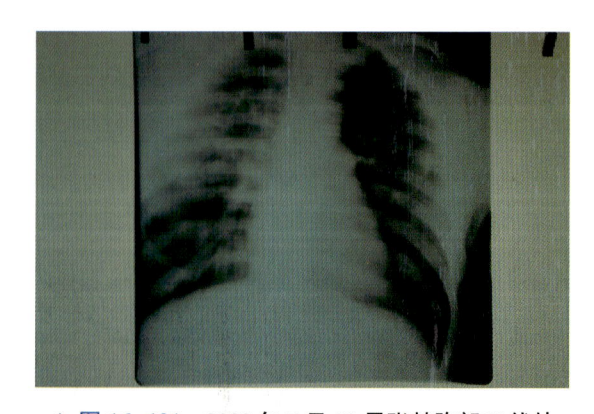

▲ 图16-121 2003年7月22日张某胸部X线片

白质密度轻度降低，双侧半卵圆中心扩大，灰白质界限不清，周边见"指压征"形成，颅底环池受压变小、模糊，脑室池可见大片高密度影，大脑后纵裂密度增高，大脑镰密度增高，脑沟脑回变浅、模糊、消失，中线结构无移位。CT诊断为高原脑水肿、蛛网膜下腔出血、脑出血破入脑室（图16-122）。

4. 入院诊断

(1) 高原脑水肿。

(2) 高原肺水肿。

(3) 高原胃肠道损害。

(4) 继发性蛛网膜下腔出血。

(5) 脑出血破入脑室。

5. 入院诊疗经过

(1) 立即给予气管插管，有创机械通气：初始模式为PCV-SIMV+PSV，频率12次/分，压力15cmH$_2$O，吸气时间3s，PEEP 5cmH$_2$O，PSV 10cmH$_2$O，吸气触发0.2cmH$_2$O，吸气撤换25%，压力上升时间0.3s。

(2) 留置胃管，持续胃肠减压：口服云南白药加去甲肾上腺素，消化道止血。

(3) 头置冰帽，颅脑局部物理降温；脱水降颅压，甘露醇250ml，加地塞米松注射液10mg，每8小时1次，加压静脉滴注；利尿，呋塞米注射液；营养脑细胞，醒脑静促醒，人血白蛋白10g，每日1次。

(4) 镇静镇痛：丙泊酚0.5～2mg/(kg·h)，持续泵入；芬太尼0.02～0.04μg/(kg·min)，持续泵入；苯巴比妥钠100mg，每日2次，肌内注射。

(5) 基础治疗：抗感染，经验性应用抗生素，氨溴索化痰，控制血糖，保护肝肾功能，维持水电解质酸碱平衡，对症支持等。

(6) 清除自由基：给予依达拉奉注射液及维生素C注射液。

(7) 防止消化道出血，减轻胃肠道损害：应用质子泵抑制剂，如奥美拉唑。

(8) 抗渗出：山莨菪碱10mg，静脉注射，每15分钟1次，共4次。

(9) 防止脑血管痉挛：尼莫地平注射液5mg/h，持续泵入；6-氨基己酸，止血。

(10) 脑脊液置换术：每日3次。

(11) 控制血压：乌拉地尔，持续泵入，按血压调整剂量。

2003年7月26日复查头颅CT：提示弥漫性大脑白质密度降低，双侧半卵圆中心扩大，灰白质界限不清，周边见"指压征"形成，脑室池可见大片高密度影，脑沟脑回变浅模糊、消失，大脑后纵裂密度增高，中线结构移位，较前片相比高原脑水肿、蛛网膜下腔出血、脑出血破入脑室较前略有吸收（图16-123）。

2003年8月8日：患者入院18天，患者处于嗜睡迷状态，GCS评分10分，给予持续胃肠内营养，体温37.4℃，脉搏每分钟52次，呼吸每分钟20次，血压130/80mmHg，全身皮肤及口唇黏膜轻度发绀，双侧瞳孔等大等圆，直径约3mm，对光反射欠灵敏，颈轻度抵抗，双肺呼吸音粗，未闻及湿啰音，四肢肌力及肌张力正常，今日停有创机械通气，拔出气管插管，序贯给予无创机械通气，及高压氧舱治疗，每日2次。脑脊液置换术，每日3次，于7月26日停止应用，防止颅内感染。

2003年9月8日：患者入院48天，神志清，精神好，饮食佳，无任何不适，体温36.4℃，脉搏每分钟50次，呼吸每分钟18次，血压120/70mmHg，发育正常，营养中等，全身皮肤及口唇黏膜无发绀，双侧瞳孔等大等圆，直径约2.5mm，对光反射灵敏，双肺呼吸音粗，未闻及湿啰音，心率每分钟50次，各瓣膜未闻及病理性杂音，腹平软，无肠形及蠕动波，肝脾未触

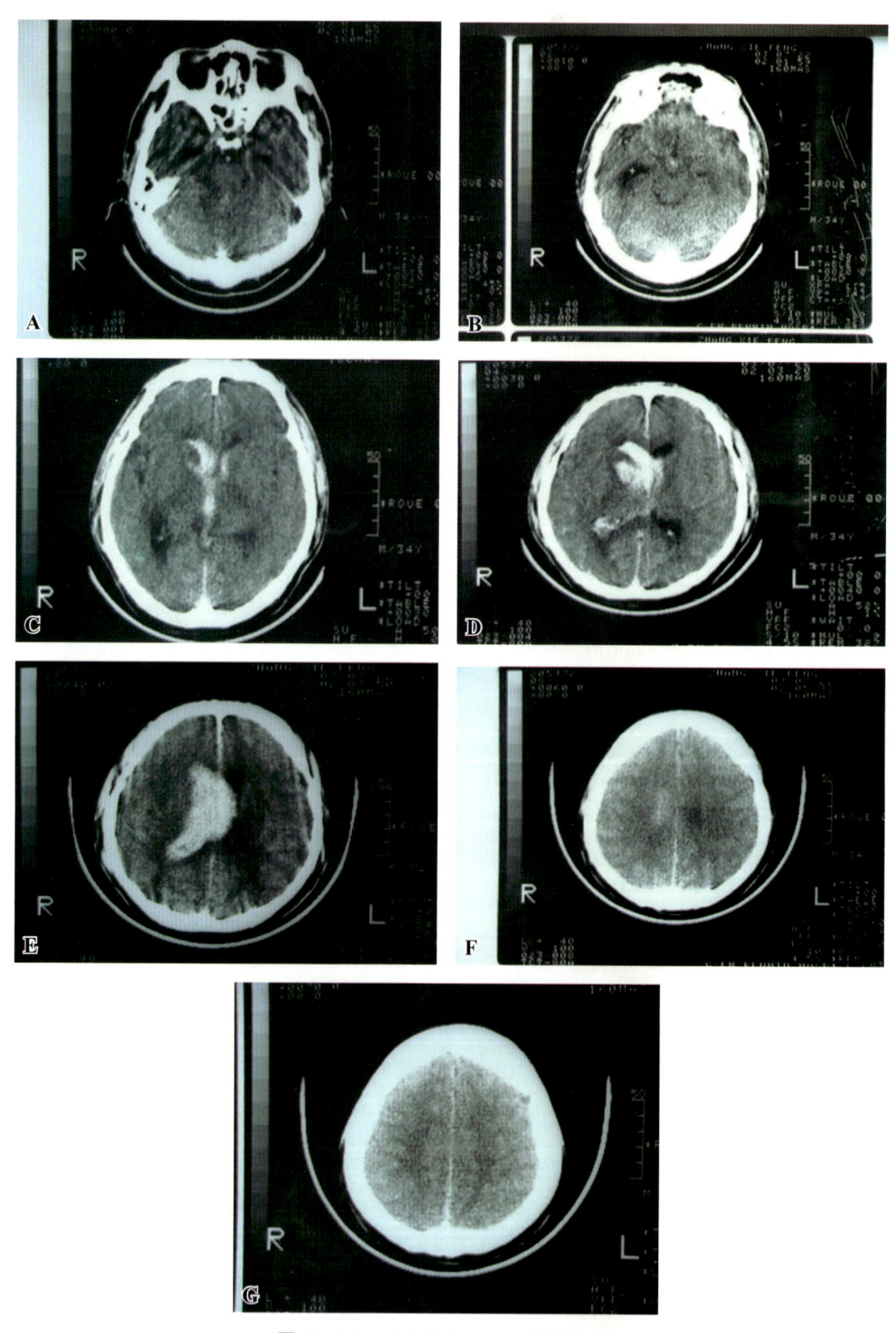

急性重症高原病进展与实践
Progress and Practice of Acute Severe High Altitude Disease

▲ 图 16-122　2003 年 7 月 22 日张某颅脑 CT

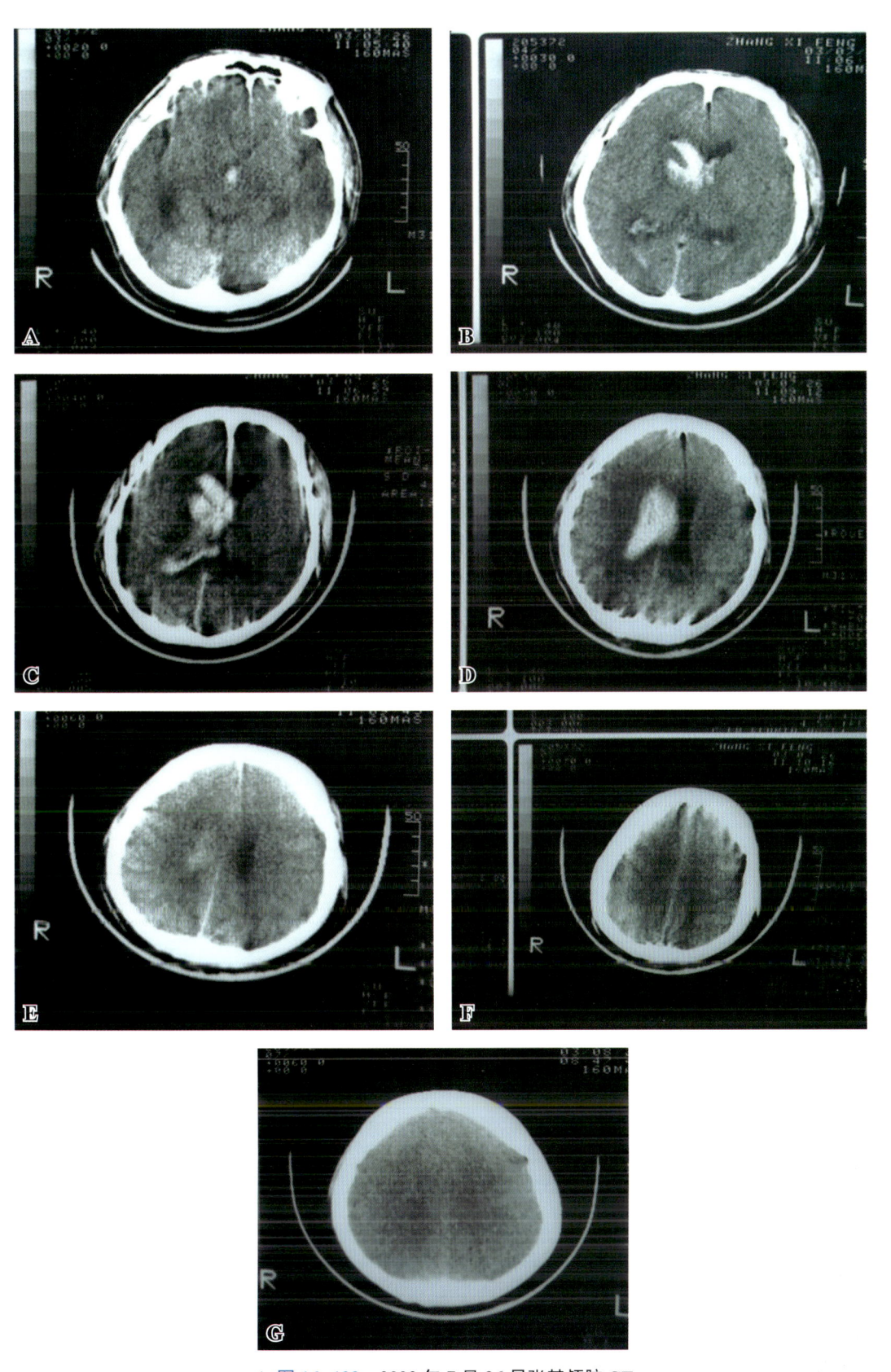

第四篇 典型病例分析
第16章 急性重症高原病病例报道

▲ 图 16-123 2003 年 7 月 26 日张某颅脑 CT

及，双下肢无浮肿，四肢肌力及肌张力正常，生理反射存在，病理反射未引出。

住院 48 天复查头颅 CT：提示双侧大脑半球脑白质区范围正常，脑池、脑沟正常，大脑后纵裂密度无增高，脑沟脑回变浅模糊，中线结构无移位。较前片相比，高原脑水肿、蛛网膜下腔出血、脑出血破入脑室完全吸收（图 16-124）。

2003 年 9 月 9 日电解质：钾 4.39mmol/L，钠 136.3mmol/L，氯 108.8mmol/L。

2003 年 9 月 9 日血常规：白细胞 8.99×10^9/L，红细胞 5.42×10^{12}/L，血红蛋白 168g/L，红细胞压积 53%，血小板 110×10^9/L。

2003 年 9 月 9 日生化全套：总胆红素 21.1μmol/L，直接胆红素 6.6μmol/L，间接胆红素 14.5mol/L，总蛋白 58g/L，白蛋白 41.2g/L，球蛋白 16.8g/L，谷草转氨酶 64U/L，谷丙转氨酶

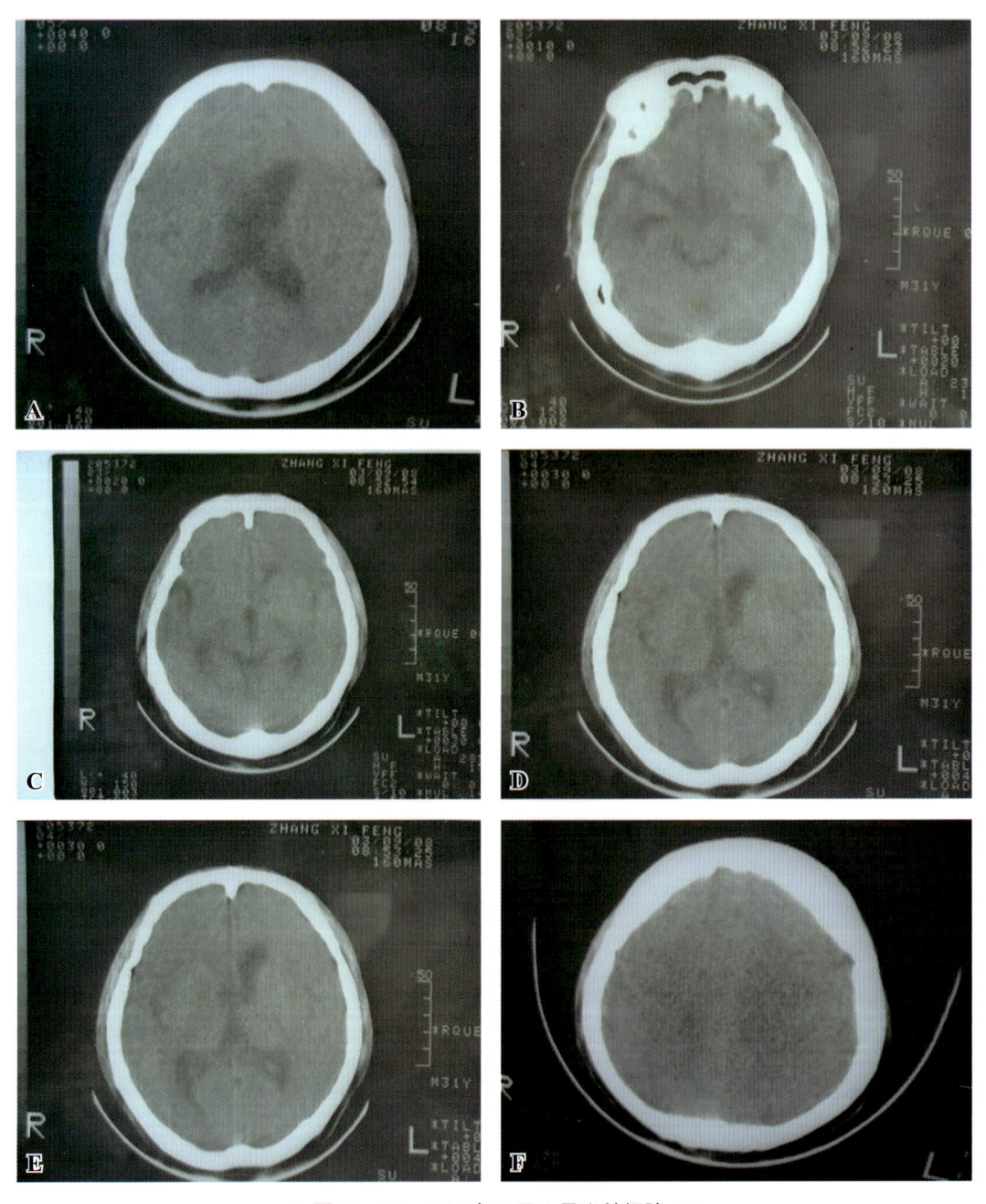

▲ 图 16-124 2003 年 9 月 8 日张某颅脑 CT

62U/L，尿素氮 4.6mmol/L，肌酐 77.9μmol/L，尿酸 315μmol/L，葡萄糖 5.9mmol/L，磷酸肌酸激酶 613U/L，肌酸激酶同工酶 21U/L，乳酸脱氢酶 293U/L，α-羟丁氨酸脱氢酶 275.8U/L，总胆固醇 3.41mmol/L，甘油三酯 2.09mmol/L。

2003 年 9 月 9 日脑脊液常规：外观无色透明液，无凝块，白细胞 0.2×10^6/L，单核为主，红细胞 0.03×10^9/L，蛋白阴性，氯 132mmol/L，血糖 5.7mmol/L，脑脊液蛋白 0.06g/L。

2012 年 9 月 10 日：患者神志清楚，精神好，无不适，GCS 评分 15 分，颜面口唇轻度发绀，双侧瞳孔等大等圆，对光反射灵敏，双肺呼吸音粗，未闻及湿啰音，心率每分钟 80 次，各瓣膜未闻及病理性杂音，生理反射存在，病理反射未引出。患者住院 50 天，今日痊愈出院。

（二）病例讨论

本例特点为持续高原工作 2 个月，无不适，因受凉上呼吸道感染，大量饮酒后，突然发病，既往无高血压、糖尿病史。路途发生消化道大出血。CT 提示高原脑水肿、脑出血（破入脑室），继发性蛛网膜下腔出血。胸部 X 线片提示高原肺水肿。血压 190/110mmHg，肌酸激酶 1015U/L，肌酸激酶同工酶 112U/L，肌钙蛋白 1.20μg/ml，诊断为高原心肌损伤。

急性重症高原病一般进入高原 15 天内为高峰期，本例患者进入高原后 2 个月发病，进入高原后未测血压，既往无高血压病史，因饮酒、感冒后，发生高原脑水肿、高原脑水肿，同时伴有血压升高，导致继发性蛛网膜下腔出血、脑出血，此例患者治疗及时得当，并给予脑脊液置换术，每日 3 次，治疗 18 天后，停有创机械通气，续贯无创机械通气及高压氧舱治疗，治疗 50 天后，痊愈出院。

蛛网膜下腔出血是指各种原因出血，血液流入蛛网膜下腔的统称。临床上可分为自发性与外伤性两大类，自发性又分为原发性与继发性两种。由各种原因引起软脑膜血管破裂血液流入蛛网膜下腔者称原发性蛛网膜下腔出血；因脑实质内出血血液穿破脑组织流入蛛网膜下腔者称继发性蛛网膜下腔出血。蛛网膜下腔出血是加重继发性脑损害的重要因素，需加速蛛网膜下腔血液的廓清，减轻继发性脑损害。丘脑及尾状核部位的脑出血，由于出血部位接近脑室，出血后容易破入脑室。此时血液循脑室系统流入蛛网膜下腔，而使脑脊液染成红色，因此腰椎穿刺可见脑压增高，脑脊液为均匀血性。对脑内血肿而言，破入脑室后可起内引流作用，使血肿周围脑组织受压减轻，损伤范围小，特别是丘脑内侧的出血及尾状核头部的出血，血肿较局限不压迫内囊，临床可不出现对侧肢体偏瘫。对流入脑室的血液而言，它不仅能占据一定的空间，且不同程度地阻碍脑脊液循环，导致梗阻性脑积水，从而使脑压增高。再加上血液对蛛网膜的刺激，早期即出现明显的头痛、恶心呕吐及颈强直，克尼格征、布鲁辛斯基征阳性，根据蛛网膜下腔出血诊断标准，突然发病，剧烈头痛，恶心呕吐，颈项强直，克尼格氏征阳性和程度不等的意识障碍，腰椎穿刺有脑脊液压力增高和血性脑脊液即可确诊。

蛛网膜下腔出血与脑出血治疗上不尽相同，在内科治疗方面，多数人主张应用抗纤溶药（如 EACA），可缓解痉挛，防止再出血和脑膜粘连。对脑出血患者，一般认为应用抗纤溶药是无效的，且可能对脑室的血液吸收有不利的影响，并有致栓子形成的不良反应，而脑出血破入脑室后一般认为应尽早施行脑室引流，清除脑室内积血，因在出血后数小时内由于脑脊液的循环作用，使脑室内积血处于流体状态，易于抽出，从而能缓解急性脑室扩张，降低颅压，挽救患者生命。一旦血液凝固于脑室，即使再行手术引流，效果往往不佳。

治疗脑血管痉挛的首选药物，尼莫地平属于第 2 代双氢吡啶类钙离子通道阻滞剂，其能有效阻断平滑肌细胞膜上的 L 型电压门控性钙离子通道，减少钙离子的内流，而且其还能刺激钙泵活性而促使钙的流出，而后通过提高线粒体、内质网对钙的存储与摄取能力，使得钙离子浓度能维持在正常水平。同时，本品具有较高的脂溶性，进入机体后容易透过血脑屏障，直接作用于脑血管与阻滞，进而起到改善微循环、降低脑血管痉挛的功效。另外，尼莫地平还能有效抑制血小板凝集，降低血液黏稠度，从而起到预防、减少血小板释放血管活性物质，最终达到阻滞血管痉挛的功效。用法为尼莫地平 60mg/6h，连服 2 周或 3 周，如病程已超过 2 周，已度过危险期不必再用。尼莫地平的不良反应是血压下降，可先服 30mg，每 6 小时 1 次，观察血压，血压不受影响再改为 60mg/6h。发生血管痉挛，应静脉滴入尼莫通（尼莫地平）10mg/50ml，每日 2 次，首次必须慢滴，3 滴 /min，观察血压，血压无变化可增到 3～5 滴 /min，静脉滴注 5～7d 后改为口服。

脑脊液置换技术方法为，术前 1h 快速静脉滴注 20% 甘露醇 250ml，常规腰椎穿刺，严格无菌操作。成功后测压力，用针芯控制滴速，以每分钟 8～15 滴的速度缓慢放出 4～6ml 之后，缓慢注入 0.9% 生理盐水 5ml，停留 2～3min 再缓慢放出 5ml，再注入 0.9% 生理盐水 5ml，重复 4～6 次，直至脑脊液变淡为止。

脑脊液置换治疗蛛网膜下腔出血有下列优点：①使脑脊液总量减少，能迅速降低颅内压。②通过放血性脑脊液及早清除积血，减轻对蛛网膜的刺激，再加上注入地塞米松抗炎，可防止蛛网膜下腔的粘连。③防止或减轻脑血管痉挛，所以能迅速起到缓解蛛网膜下腔出血患者的顽固性头痛。方法是神经外科治疗蛛网膜下腔出血的有效手段之一，是直接排除蛛网膜下腔的血液，减少红细胞分解产物等化学因子的刺激及血液本身的机械刺激，尽快加速血液的排除，达到治疗和预防脑血管痉挛、缓解头痛和交通性脑积水发生的目的。

病例 27

患者诊断为高原肺水肿并双侧胸腔积液、高原脑水肿并小脑梗死、急性高原循环（心肌）损伤、急性高原肝损伤。

（一）病例介绍

1. 病史

患者马某，男性，58 岁，汉族，内蒙古人，司机，现居住青海省乐都县，主因"意识障碍 40h"入院。患者 2014 年 12 月 18 日凌晨开汽车从格尔木前往海拔 4750m 地区的治多县，路途中即感头痛、头晕、胸闷、气短、呼吸困难，可耐受，未予重视。随海拔的升高逐步出现步态不稳、眩晕、头痛、呕吐数次，为喷射性，呕吐物为胃内容物，言语不清等症状，当日在雁石坪（海拔 4720m）留宿一夜，次日同伴发现患者意识障碍，大小便失禁，无抽搐，因交通不便，在当地诊所吸氧后稍有好转，神志清醒，于 2014 年 12 月 21 日凌晨患者病情再次加重，呼之不应，昏迷程度加深，紧急送至格尔木，于 23：00 抵达我院。查 CT 及胸部 X 线片提示高原脑水肿、高原肺水肿，并以"高原脑水肿，高原肺水肿"收住我中心。

既往体健，否认高血压、糖尿病、心脑血管病史，久居青海。

2. 入院查体

体温 39℃，脉搏 126 次 / 分，呼吸每分钟

32次，血压130/100mmHg，GCS评分5分，发育正常，急性缺氧貌，神志不清，中度昏迷，烦躁不安，全身皮肤及黏膜重度发绀，双侧瞳孔等大、等圆，直径为0.3cm，对光反射迟钝，呼吸急促，颜面口唇重度发绀，咽无充血，颈软，双肺呼吸音粗，双肺底可闻及少量干湿啰音，心率每分钟126次，各瓣膜未闻及病理性杂音，腹软，肝脾未触及，双下肢中度浮肿，生理反射存在，病理反射未引出。

3. 入院检验检查

2014年12月22日尿液分析：酮体0.5±，胆红素>200，钙阳性（+++），蛋白质阳性（++），红细胞36.53/ml。

2014年12月22日血细胞分析：红细胞6.2×10^{12}/L，白细胞7.8×10^9/L，血红蛋白211.0g/L，血细胞压积0.64，血小板60×10^9/L。

2014年12月22日入院生化全套：总胆红素49.8μmol/L，直接胆红素15.7μmol/L，间接胆红素34.1mol/L，总蛋白64g/L，白蛋白39.6g/L，球蛋白24.4g/L，谷草转氨酶152U/L，谷丙转氨酶259U/L，单胺氧化酶11.42U/L，尿素氮13.7mmol/L，肌酐99.6μmol/L，尿酸604μmol/L，葡萄糖10.9mmol/L，磷酸肌酸激酶3163U/L，肌酸激酶同工酶178U/L，肌钙蛋白5.9ng/ml，乳酸脱氢酶473U/L，α-羟丁氨酸脱氢酶302.16U/L，总胆固醇4.01mmol/L，甘油三酯2.40mmol/L，C反应蛋白45.3mg/L，半胱氨酸蛋白酶抑制剂C 0.62mg/L。

2014年12月22日入院电解质：钾4.45mmol/L，钠146.1mmol/L，氯118.4mmol/L。

2014年12月22日入院血气分析：酸碱度（pH）7.46，二氧化碳分压（PCO_2）26.9mmHg，氧分压（PO_2）156mmHg，实际碳酸氢盐（HCO_3^-）19mmol/L，碱剩余（BE）-2mmol/L。

2014年12月22日凝血功能：血浆凝血酶原时间（PT）15.6s，活化部分凝血酶原时间（APTT）26.4s，凝血酶时间（TT）19.1s，纤维蛋白原1.84g。

2014年12月22日头颅CT：提示双侧弥漫性大脑半球脑白质密度轻度减低，右侧小脑半球区见一片状低密度影，边界清，右侧大脑半球脑沟变浅、模糊，第三脑室及左侧侧脑室扩大，小脑幕、大脑镰密度增高，中线结构居中。诊断为高原脑水肿（轻度）、右侧小脑半球脑梗死（图16-125）。

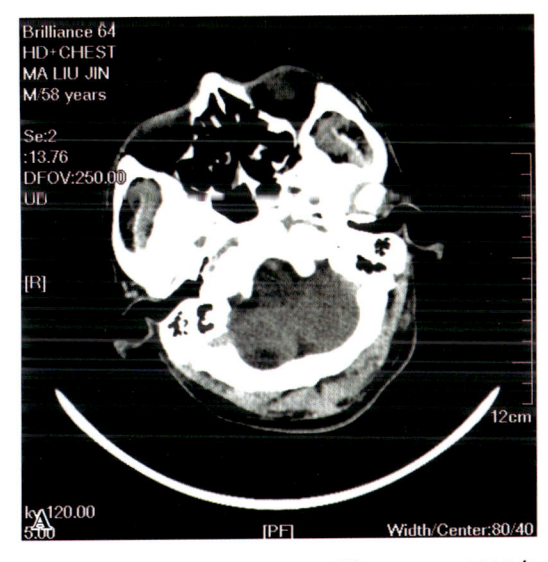

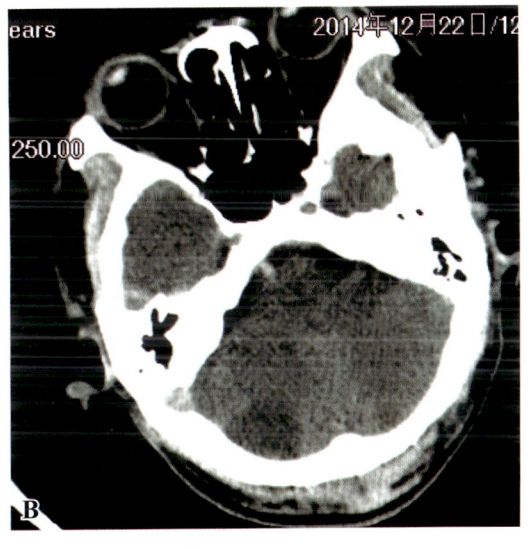

▲ 图16-125 2014年12月22日马某颅脑CT

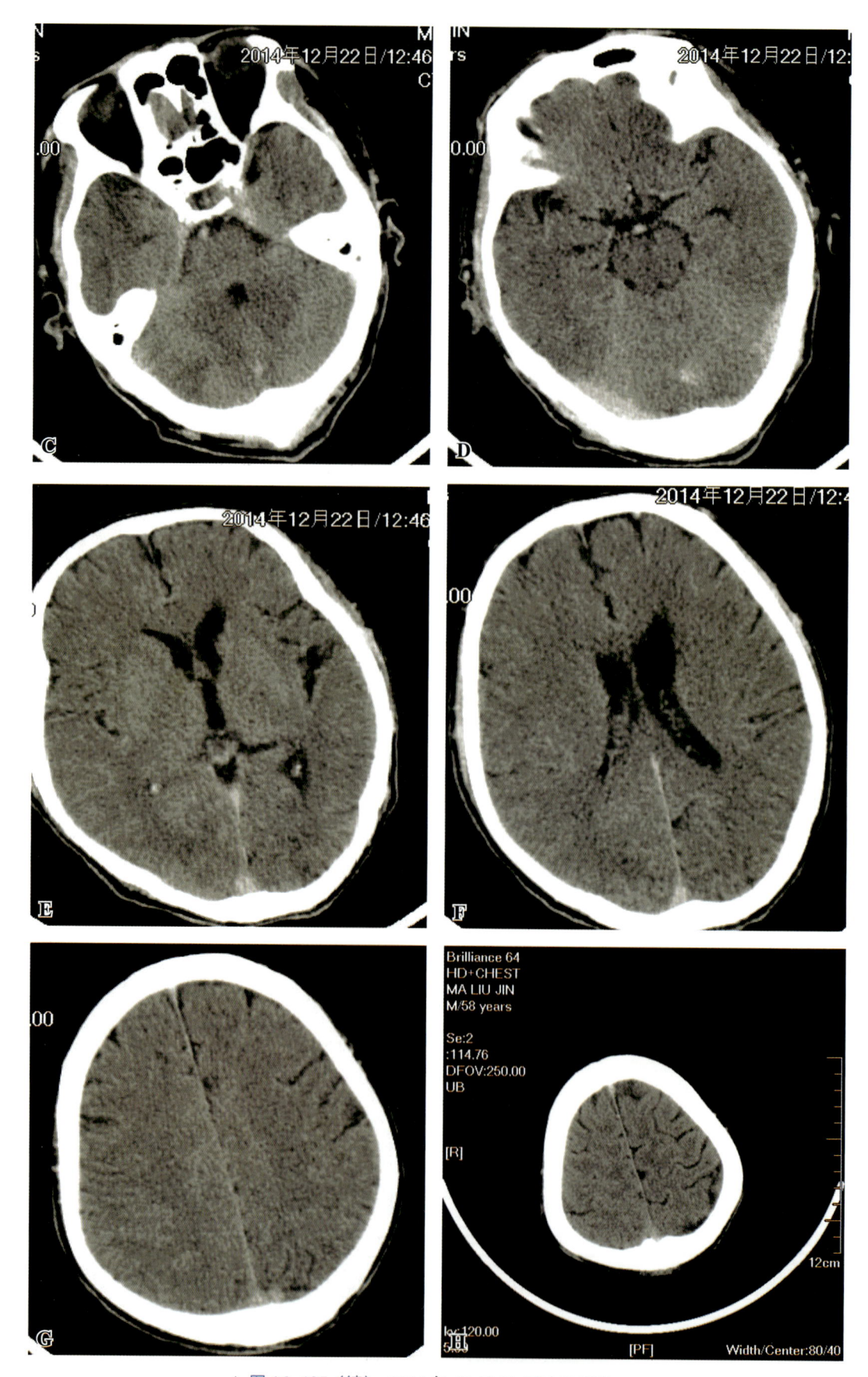

▲ 图 16-125（续） 2014 年 12 月 22 日马某颅脑 CT

2014年12月23日脑脊液常规：外观无色透明液，无凝块，白细胞5×10^6/L，单核为主，红细胞0.01×10^9/L，蛋白阴性，氯130mmol/L，血糖7.9mmol/L，脑脊液蛋白0.05g/L。由于血糖14mmol/L，脑脊液血糖升高，排除蛛网膜下腔出血。

2014年12月22日胸部CT：提示肺纹理增粗、紊乱，双肺中上叶后基底段可见结节状高密度影，边界清楚，以右肺为重，两肺上叶见多发类圆形透亮影，双侧胸腔可见少量液性密度影。CT诊断为高原肺水肿、肺大疱、双侧胸腔积液（图16-126）。

2014年12月22日心电图：Ⅱ、Ⅲ、aVF Q波，T波低置，结合心肌酶升高。诊断为高原心肌损害（图16-127）。

4. 入院诊断

(1) 高原脑水肿。

(2) 高原肺水肿。

(3) 小脑梗死（右侧小脑半球）。

(4) 双侧胸腔积液。

(5) 肺大疱。

(6) 双肺肺炎。

(7) 急性高原心肌损伤。

(8) 急性高原肝损伤。

5. 入院诊疗经过

(1) 立即给予气管插管：有创机械通气模式，PCV-SIMV+PSV，频率12次/分，压力18cmH$_2$O，吸气时间3s，PEEP8cmH$_2$O，PSV12cmH$_2$O，吸气触发0.2cmH$_2$O，吸气撤换25%，压力上升时间0.3s。

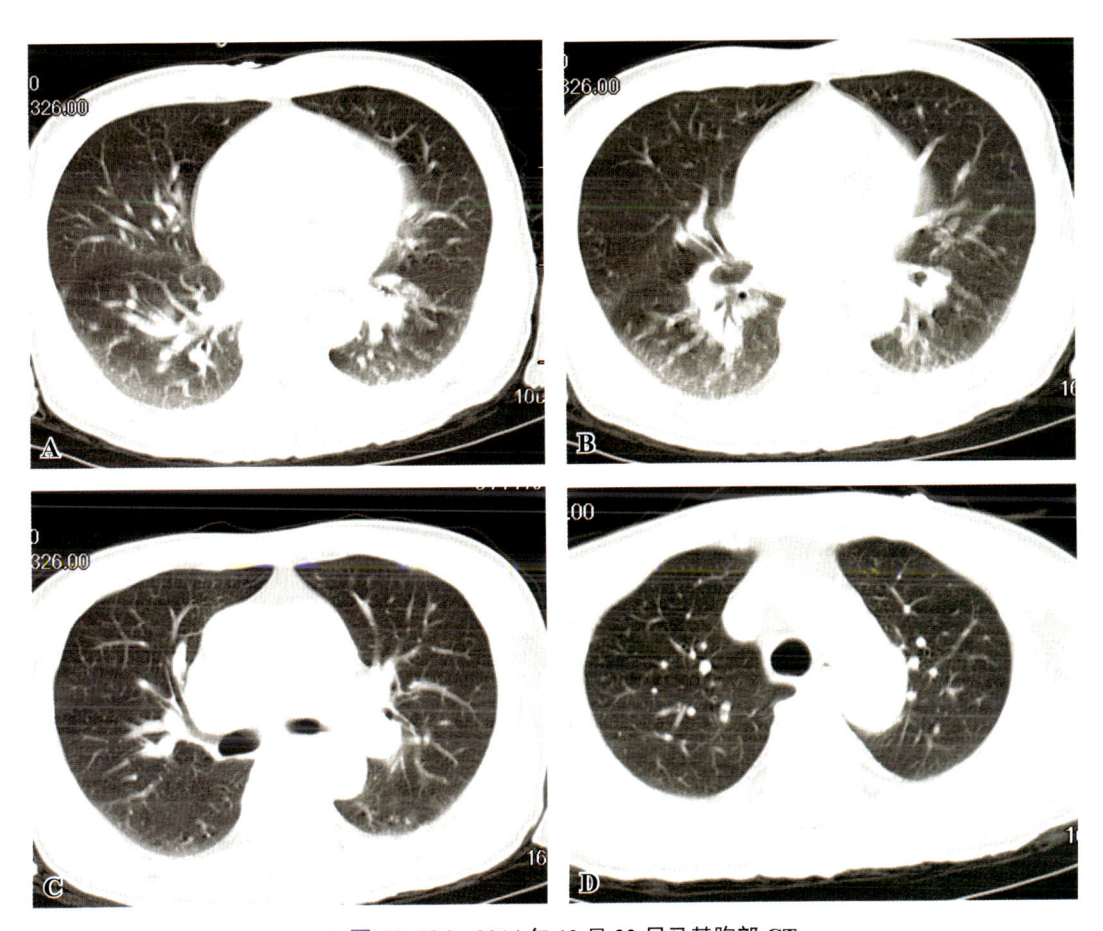

▲ 图16-126 2014年12月22日马某胸部CT

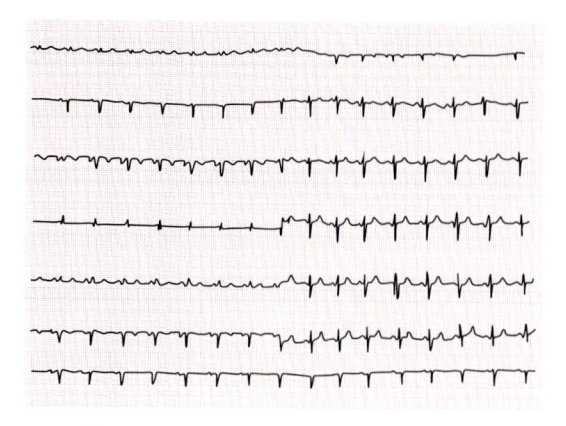

▲ 图 16-127　2014 年 12 月 22 日马某心电图

(2) 镇静镇痛：应用丙泊酚 10μg/（min·ml）；瑞芬太尼 0.1～0.5μg/（kg·min），泵入。

(3) 头置冰帽，局部降温，降低颅内压，脱水：甘露醇 125ml，每 6 小时 1 次；地塞米松 10mg，每日 2 次；营养脑细胞。

(4) 控制感染：头孢替唑 1.5g，每日 2 次。

(5) 防止消化道出血，保护胃黏膜：泮托拉唑 80mg，静脉滴注。

(6) 抗凝：低分子肝素；阿司匹林抗血小板聚集，营养心肌。

(7) 清除自由基，注意保护肝肾功能：给予依达拉奉注射液及维生素 C。

2014 年 12 月 24 日复查 CT 头颅：提示右侧小脑半球低密度影同前，边界清楚，右侧大脑半球脑沟脑回较前显示清晰，第三脑室及右侧侧脑室扩大。诊断为右侧小脑半球脑梗死、右侧大脑半球脑水肿（沟回变浅、模糊）、大脑后纵裂及小脑幕密度减低（图 16-128）。

2014 年 12 月 24 日胸部 X 线片：提示双肺纹理增多增粗，双侧肺门增大，右上肺中外带见片絮状高密度影，密度不均一，肋膈角锐利，气管纵隔居中，心影增大。X 线诊断为高原肺水肿（图 16-129）。

2014 年 12 月 25 日痰培养：皮氏罗尔斯顿菌，对头孢他啶敏感，改用头孢他啶。

2014 年 12 月 26 日：患者处于浅昏迷状态，GCS 评分 9 分，神志较前改善，对疼痛刺激反应较敏感，双侧瞳孔等大等圆，直径 1.5～2mm，对光反应稍迟钝，口唇发绀不明显，双肺干湿啰音较前明显减少，心率每分钟 90 次，各瓣膜未闻及病理性杂音，腹软，肠鸣音正常，双下肢无浮肿。

2014 年 12 月 27 日：患者神志清楚，GCS 评分 14 分，咳嗽、咳痰有力，偶有烦躁不安，血压 100/70mmHg，口唇红润，对疼痛反应敏感，双侧瞳孔等大、等圆，对光反射灵敏，双下肺可闻及少量干湿啰音，腹软，双下肢无浮肿，出现共济失调，眼球震颤。今日停有创机械通气，改无创呼吸机辅助呼吸，模式 S/T，IPAP18mmHg，EPAP5mmHg，加高压氧治疗，每日 2 次，加强雾化吸入及排痰。

2014 年 12 月 27 日电解质：钾 4.07mmol/L，钠 141.2mmol/L，氯 111.6mmol/L。

2014 年 12 月 27 日血常规：白细胞 6.12×10^9/L，红细胞 5.75×10^{12}/L，血红蛋白 196.0g/L，红细胞压积 59.6%，血小板 51×10^9/L。

2014 年 12 月 27 日凝血功能：血浆凝血酶原时间（PT）14s，凝血酶原时间国际标准化指标（INR）1.17，活化部分凝血酶原（APTT）28s，凝血酶时间（TT）16.1s，纤维蛋白原 2.5g/L，血浆 D- 二聚体 0.76。

2014 年 12 月 27 日血气分析：酸碱度（pH）7.49，二氧化碳分压（PCO_2）17.4mmHg，氧分压（PO_2）112mmHg，实际碳酸氢盐（HCO_3^-）13.1mmol/L，碱剩余（BE）-6.9mmol/L。

2014 年 12 月 27 日生化全套：总胆红素 61.6μmol/L，直接胆红素 23.9μmol/L，间接胆红素 37.7μmol/L，总蛋白 49.3g/L，白蛋白 44.3g/L，球蛋白 14.4g/L，谷丙转氨酶 40U/L，谷草转氨酶 42U/L，尿素氮 7.7mmol/L，肌酐 89.8μmol/L，肌

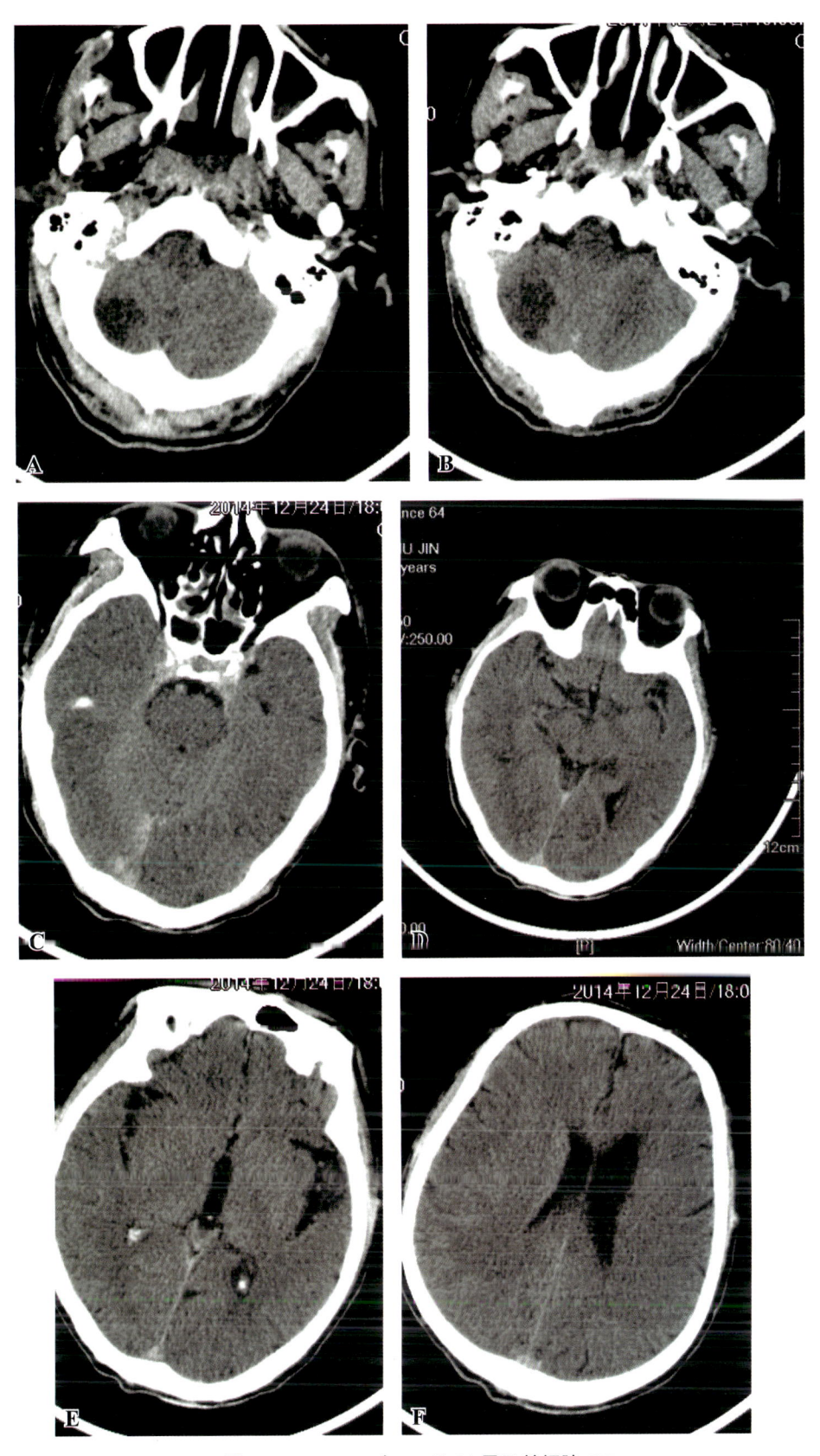

▲ 图 16-128 2014 年 12 月 24 日马某颅脑 CT

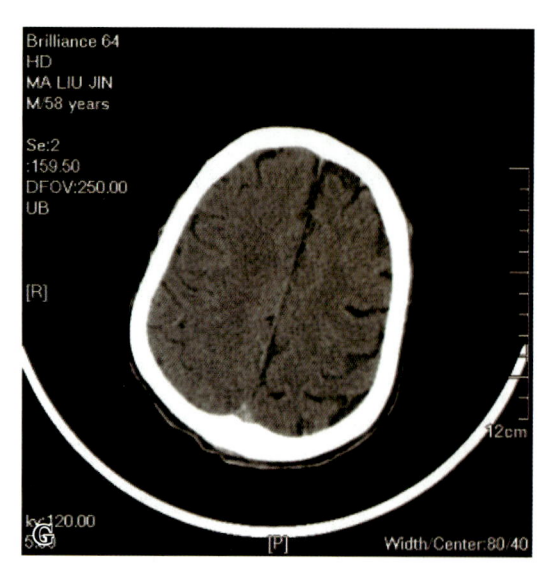

▲ 图 16-128（续） 2014 年 12 月 24 日马某颅脑 CT

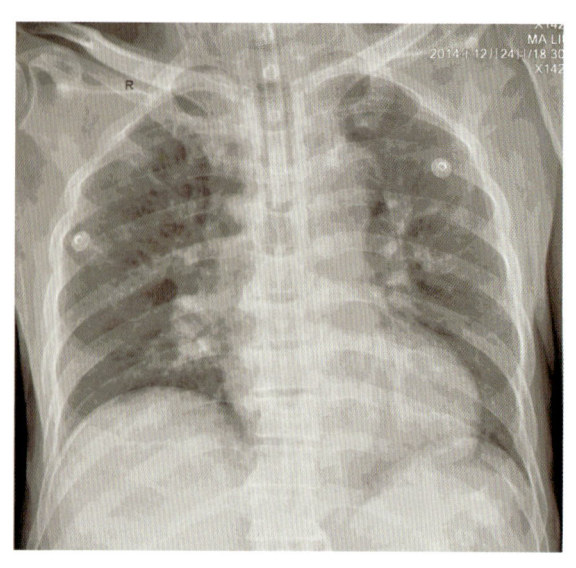

▲ 图 16-129 2014 年 12 月 24 日马某胸部 X 线片

酸激酶 1185U/L，肌酸激酶同工酶 45U/L，乳酸脱氢酶 501U/L，α-羟丁酸 380U/L，C 反应蛋白 10.2mg/L，血糖 6.9mmol/L，肌钙蛋白 0.5ng/ml。

2014 年 12 月 29 日：患者神志清，GCS 评分 15 分，问答切题，偶有咳嗽、咳痰，血压 100/60mmHg，双侧瞳孔等大等圆，对光发射灵敏，直径 2.5mm，口唇无发绀，双肺呼吸音粗，未闻及干湿啰音，心率每分钟 88 次，双下肢无浮肿，生理反射存在，病理反射未引出，好转出院。

（二）病例讨论

本例患者马某，久居青海，既往体健，无高血压、糖尿病及心脑血管疾病。本次由于障碍 40h 以上入院，门诊头颅及胸部 CT 提示高原肺水肿、高原脑水肿、右侧小脑梗死、双侧胸腔积液。入院查肝功能谷丙转氨酶 259U/L，谷草转氨酶 152U/L，心肌酶 3163U/L，肌酸激酶同工酶 78U/L，肌钙蛋白 5.9μg/ml，诊断为急性高原心肌损伤、急性高原肝损伤。

小脑梗死是由于各种原因引起的小脑的供血动脉闭塞，表现出来的一系列神经系统症状及体征。由于小脑供血动脉之间有丰富的侧支循环，小的梗死灶可无症状或仅表现为头晕或眩晕，大

的梗死灶可并发脑水肿可迅速压迫第四脑室，引起脑疝，危及生命。

1. 小脑梗死合并高原脑水肿发病机制

发病机制为：①高原凝血功能障碍引起血液高凝状态。②动脉硬化的原位血栓形成及在动脉粥样硬化狭窄基础上的栓塞所致为最常见。机体进入高原后，动脉硬化斑块变为不稳定性，发生破溃，引起斑块内出血或溃疡形成，加速血小板聚集继发血栓形成。

2. 小脑梗死合并高原脑水肿特点

小脑梗死多为急性或亚急性起病，病灶多为单侧。小脑是神经系统的一个重要的运动调节中枢，主要作用是维持躯体平衡、调节肌张力和协调随意运动。小脑梗死的临床表现与病灶部位、病变大小及供血动脉关系密切。由于小脑供血动脉之间存在着丰富的侧支循环，因此小脑梗死的症状一般都非常复杂且没有特异性，小的梗死灶可无症状，大的梗死灶以眩晕、恶心、呕吐为最常见症状，其次为共济失调、眼震、走路不稳及肌张力减低。

3. 小脑梗死症状和体征

小脑由小脑后下动脉、小脑前下动脉及小脑

上动脉供血,小脑后下动脉闭塞最常见症状为眩晕、头痛及步态不稳,查体可无神经系统体征。

眩晕是小脑梗死的最常见症状,甚至是小脑梗死的唯一的症状。眩晕是患者感到自身或周围环境物体旋转或摇动的一种主观感觉障碍,小脑半球梗死表现为同侧肢体共济失调,眼球震颤多表现为水平性,头痛多为后枕部持续性胀痛,考虑与梗死所致的颅内高压、脑积水或颈部神经根直接刺激有关。

头颅 CT 及 MRI 是诊断小脑梗死的主要检查方法,因小脑位于头颅颅后窝,对于幕下病灶或早期病灶,头部 CT 易产生伪影或病灶不显影,颅后窝 CT 薄扫可明显提高该病的阳性率。临床上对于高度怀疑为小脑梗死的患者,并且有第三脑室扩张或第四脑室变形受压等早期征象,若有条件应尽早行头部 MRI 检查,减少误诊及漏诊。

4. 小脑梗死 CT 表现与临床特点

将小脑梗死分为 4 型。

(1) 无症状型:患者缺乏小脑损害的临床表现,梗死灶直径≤1.0cm,多位于小脑后下动脉供血区。

(2) 轻型:临床表现仅有小脑征候而无颅高压征和意识改变,梗死灶直径在 1.2～3.0cm,常为小脑后下动脉或小脑上动脉正中支供应区,局限于一侧小脑半球内。

(3) 中型:临床上有颅高压征但意识状态尚好,梗死灶直径在 3.1～5.0cm,多有第四脑室受压和(或)脑积水的表现,可为小脑上动脉供血区,也可为几支小脑动脉同时受累。

(4) 重型:发病后短时间内出现意识障碍,梗死灶直径＞5.0cm,均有第四脑室受压及脑干、丘脑梗死,范围较广,多为多支小脑血管供血区或小脑动脉主干受累。

5. 小脑梗死的治疗

小脑梗死合并高原脑水肿的治疗应注意对患者进行整体化综合治疗和个体化治疗相结合。综合性治疗主要为早期应绝对卧床休息,保持呼吸道通畅,避免误吸、出现压疮、肺栓塞及下肢深静脉血栓形成;调整血压、血糖、血脂,改善循环,营养神经,对上消化道出血及电解质紊乱等并发症进行处理。个性化治疗主要根据每个患者的病因及发病机制给予溶栓、抗凝、降纤溶、抗血小板聚集、扩张血容量、降颅压、高压氧等治疗。

高压氧治疗小脑梗死的作用原理是提高血氧含量,改善脑细胞缺氧。其作用机制有以下几方面。

在高压氧下,脑组织吸入氧是常压下的 7 倍,因而开放的毛细血管中的高氧分压与闭塞的毛细血管中的低氧分压之间的梯度可促进氧的弥散,从正常的脑区向缺血、缺氧的脑区供氧,纠正了脑缺氧状态。

在高压氧下,脑血流量减少,液体从血管内外渗情况也随之减少,高压氧治疗缓解了缺氧状态,使乳酸生成减少,脑组织能量代谢恢复,脑神经细胞的肿胀减轻,颅内压降低。因此,高压氧对防治脑组织缺氧后的脑水肿极为有效。

高压氧可使血细胞容积减少,增加红细胞变形能力,使红细胞通过狭窄毛细血管的能力增加。

高压氧可降低血液的黏滞度,减轻血小板的聚集,促进血栓的溶解吸收,改善微循环状态,有利于脑缺氧区血液循环的恢复。

高压氧能促进侧支循环的形成,使脑神经细胞的功能得以恢复。

病例 28

患者诊断为高原脑水肿、高原肺水肿(多导睡眠呼吸监测 PSG)。

（一）病例介绍

1. 病史

患者陆某，男性，36岁，汉族，北京市丰台区人，主因"意识障碍20h"入院。患者于2017年6月28日从北京开车前往西藏拉萨，途经二道沟（海拔4500m）地区，自觉胸闷、气短、头痛、头晕、恶心、呕吐，呕吐物为胃内容物，喷射状，并于二道沟住宿一晚，清晨起床后陪同人员发现其意识不清，四肢抽搐，历时数秒至数分钟不等，口吐白沫，大小便失禁。由陪同人员将其送至火车上，列车医务人员予以甘露醇、吸氧等处理（具体不详），后下送至格尔木市，由120接至我院急诊，行头颅CT提示高原脑水肿（图16-130），胸部X线片提示高原肺水肿（图16-131）。急诊以"高原性脑水肿、高原肺水肿"收住我中心。

患者生于原籍，平素身体健康，初次进入高海拔地区。

2. 入院查体

体温36.8℃，脉搏每分钟95次，呼吸每分钟20次，血压120/70mmHg，GCS评分6分，发育正常，营养中等，被动体位，神志不清，中度昏迷状态，平车推入病房，全身皮肤黏膜中度发绀，双侧睑结膜无充血，巩膜无黄染，双侧瞳孔直径约3.5mm，对光反射迟钝，口唇中度发绀，颈软无抵抗，气管居中，双肺呼吸音粗，右中下肺可闻及少量湿啰音，左肺呼吸音粗，心率每分钟95次，律齐，各瓣膜听诊区未闻及明显杂音，腹平软，移动性浊音阴性，双下肢无水肿，四肢肌力正常，肌张力增高，生理反射存在，病理反射未引出。

3. 入院检验检查

2017年7月1日血细胞分析：红细胞12.5×10^{12}/L，白细胞4.9×10^9/L，血红蛋白147g/L，红细胞比容42.7%，血小板145×10^9/L。

2017年7月1日生化全套：总胆红素23.5μmol/L，直接胆红素6.5μmol/L，间接胆红素17mol/L，总蛋白66.2g/L，白蛋白40.1g/L，球蛋白26.1g/L，谷草转氨酶14U/L，谷丙转氨酶11U/L，单胺氧化酶10.2U/L，尿素氮7.1mmol/L，肌酐80μmol/L，尿酸247μmol/L，葡萄糖4.5mmol/L，磷酸肌酸激酶399U/L，肌酸激酶同工酶11U/L，肌钙蛋白0.01ng/ml，乳酸脱氢酶163U/L，α-羟丁氨酸脱氢酶130U/L，总胆固醇3.61mmol/L，甘油三酯3.08mmol/L，C反应蛋白53mg/L，半胱氨酸蛋白酶抑制剂C 0.96mg/L。

2017年7月1日电解质：钾4.32mmol/L，钠141mmol/L，氯100mmol/L。

2017年7月1日给氧后血气分析：酸碱度（pH）7.39，二氧化碳分压（PCO$_2$）24.1mmHg，氧分压（PO$_2$）135mmHg，实际碳酸氢盐（HCO$_3^-$）18.3mmol/L，碱剩余（BE）-1.2mmol/L。

2017年7月1日凝血功能：血浆凝血酶原时间（PT）11.5s，活化部分凝血酶原时间（APTT）26.5s，凝血酶时间（TT）16.4s，纤维蛋白原降解产物（FIB）2.66g/L。

2017年7月1日尿常规：酮体阳性（++）4.0，潜血阳性（++），尿胆原阳性（+）。

2017年7月1日颅脑CT：提示弥漫性大脑白质密度减低，双侧半卵圆中心扩大，密度减低，灰白质界限不清，周边见"指压征"形成，颅底环池受压变小，侧脑室、第三和第四脑室受压变小、模糊，脑沟脑回受压变窄、模糊，大脑镰密度轻度增高，中线结构居中。诊断为高原脑水肿（图16-130）。

2017年7月1日胸部X线片：提示胸廓对称，气管居中，双肺纹理增多、增粗，右肺中下野可见少许散在斑片状高密度模糊影，密度不均，心影不大，肋膈角清晰。X线诊断为高原肺水肿

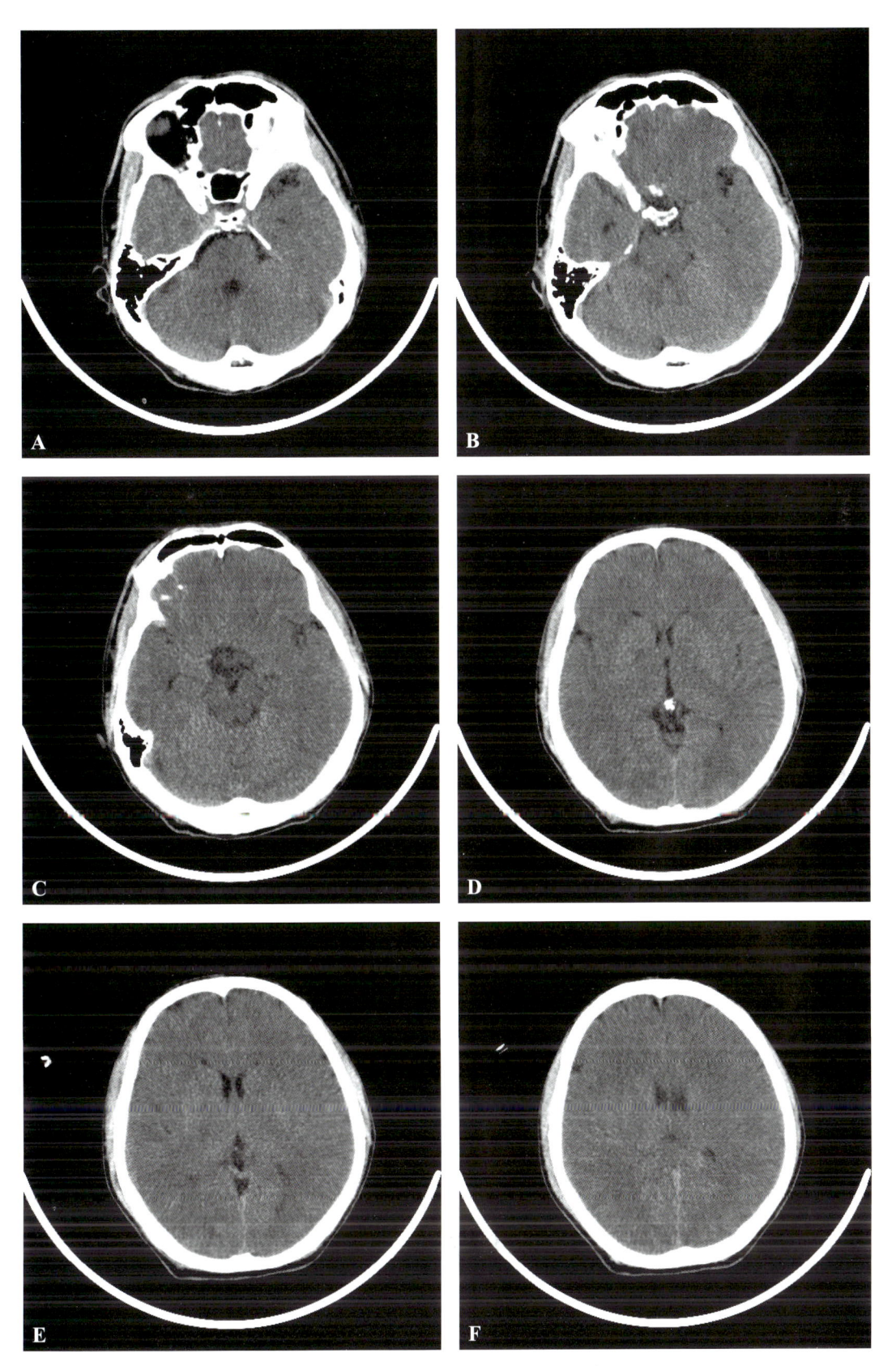

▲ 图 16-130 2017 年 7 月 1 日陆某颅脑 CT

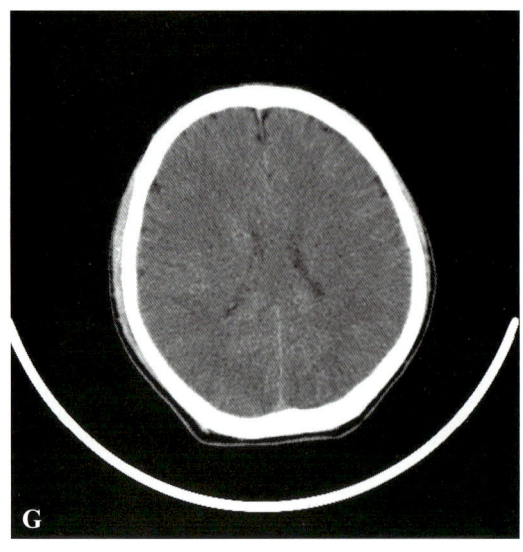

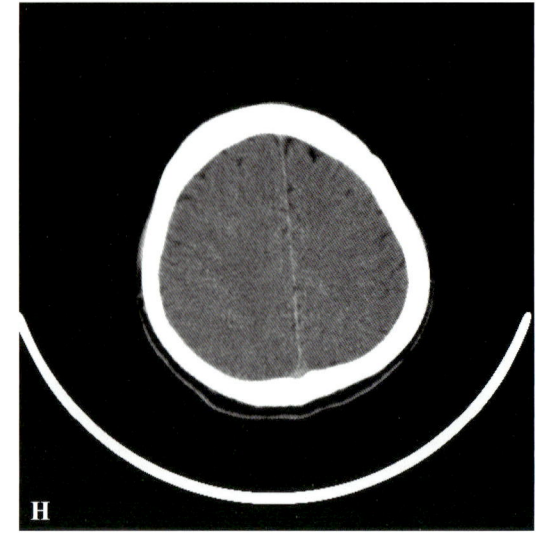

▲ 图 16-130（续） 2017 年 7 月 1 日陆某颅脑 CT

（早期）（图 16-131）。

4. 入院诊疗经过

（1）立即给予无创呼吸机辅助呼吸：模式 S/T，频率 12 次，IPAP16cmH$_2$O，EPAP5cmH$_2$O，吸气触发 0.3LPM，呼气转换 25%，FiO$_2$50%~80%。

（2）镇静：咪达唑仑 0.05~0.1mg/kg，持续泵入。

（3）脱水降颅压：甘露醇 250ml，每 6 小时 1 次；头置冰帽，局部降温；减轻脑细胞损害，营养脑细胞。

（4）应用抗生素防止感染，抗细胞渗出：山莨菪碱，10mg 静脉注射，每 15 分钟 1 次，共 4 次。

（5）解痉平喘：给予氨茶碱注射液。

（5）防止消化道出血，减轻胃肠道损害：应用质子泵抑制剂，如泮托拉唑。

（6）基础治疗：维持水电解质酸碱平衡，保护肝肾功能，对症支持等。

多导睡眠呼吸监测：提示患者 N$_1$ 期睡眠有低通气表现（图 16-132A）；给氧后，提示患者有阻塞性睡眠呼吸暂停，监测显示患者均处于

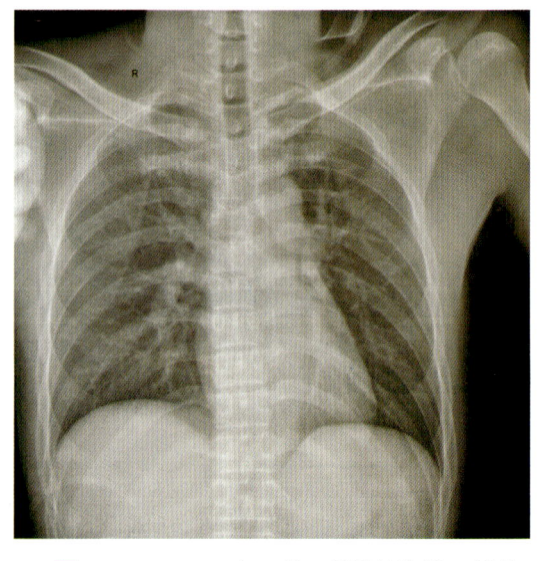

▲ 图 16-131 2017 年 7 月 1 日陆某胸部 X 线片

N$_{1~2}$ 期睡眠，同时睡眠脑电图上阵发性出现慢波（1~2c/sδ 波）（图 16-132B 至 E）。

2017 年 7 月 4 日：患者意识处于中度昏迷状态，GCS 评分 6 分，间断性烦躁不安，24h 入量 2400ml，出量 2800ml，血压 120/80mg，瞳孔对光反射迟钝，口唇轻度发绀，颈软无抵抗，双肺呼吸音略粗，右中下肺可闻及少许湿啰音，心率每分钟 79 次，心律齐，各瓣膜听诊区未闻及明显杂音，腹软，肠鸣音正常，双下肢无浮肿，四

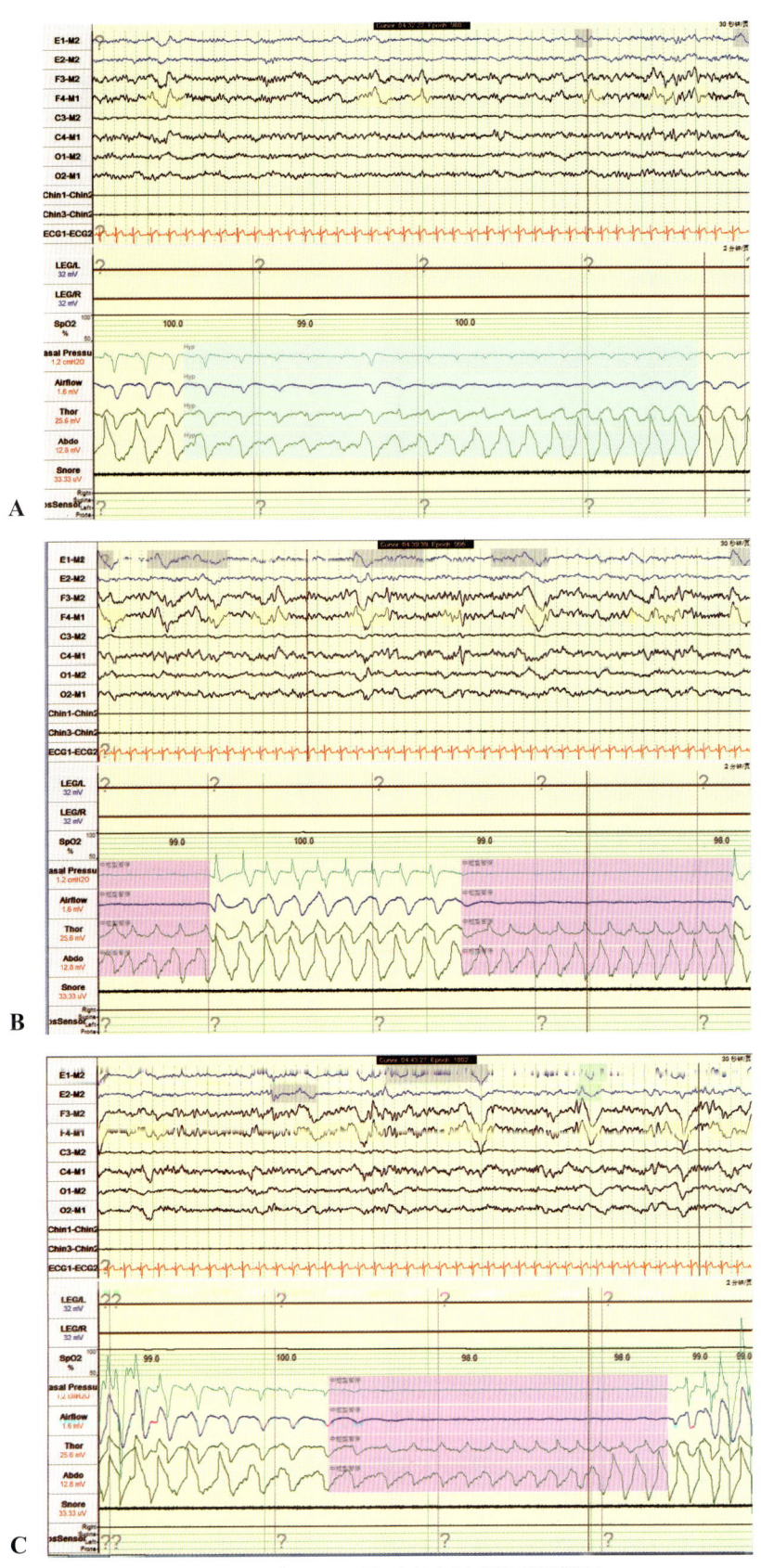

▲ 图 16-132 2017 年 7 月 2 日陆某多导睡眠呼吸监测

A. 多导睡眠呼吸监测提示，患者 N_1 期睡眠有低通气表现；B 至 E. 多导睡眠呼吸给氧后监测提示，患者有阻塞性睡眠呼吸暂停，监测显示患者均处于 $N_{1\sim2}$ 期睡眠，同时睡眠脑电图上阵发性出现慢波（1～2c/sδ 波）

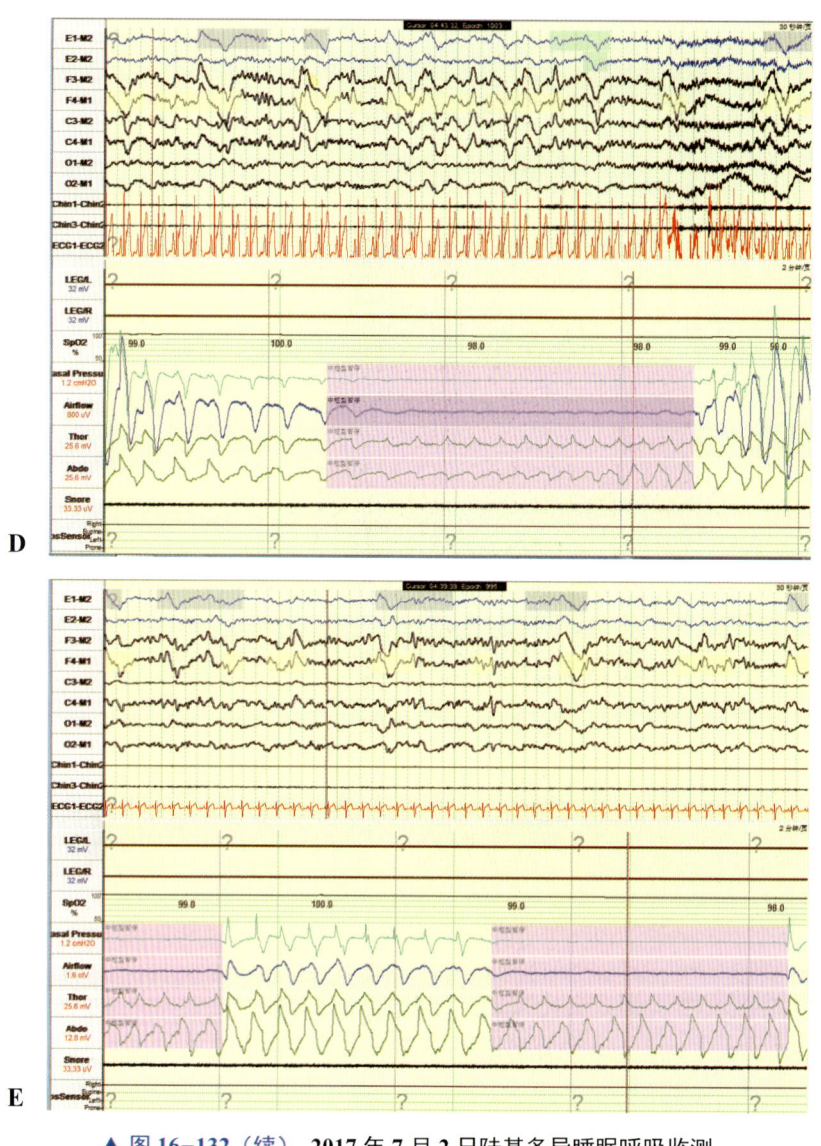

▲ 图 16-132（续） 2017 年 7 月 2 日陆某多导睡眠呼吸监测

肢肌张力增高，病理反射未引出。

2017 年 7 月 5 日复查头颅 CT：提示弥漫性大脑白质密度减低明显，双侧额叶、颞叶、顶叶、内囊、半卵圆中心、胼胝体见大片状低密度影，边界清晰，周边见"指压征"形成，颅底环池明显受压变小，侧脑室、第三和第四脑室受压变小、模糊、消失，双侧侧裂池显示不清，脑沟脑回受压模糊、消失，脑水肿明显加重，考虑高原脑水肿高峰期，中线结构居中。诊断为高原脑水肿（高峰期）（图 16-133）。

2017 年 7 月 7 日：患者一般情况无改善，意识不清，GCS 评分 6 分，中度昏迷状态，对强烈疼痛刺激有反应，血压 120/70mmg，瞳孔等大等圆，对光反射迟钝，口唇无发绀，颈软无抵抗，双肺呼吸音略粗，未闻及湿啰音，心率每分钟 79 次，心律齐，各瓣膜听诊区未闻及明显杂音，腹软，肠鸣音正常，双下肢无浮肿，四肢肌张力偏高，病理反射未引出。今日给予高压氧，每日 2 次，其他治疗同前。

2017 年 7 月 7 日尿常规：红细胞 550.6，白

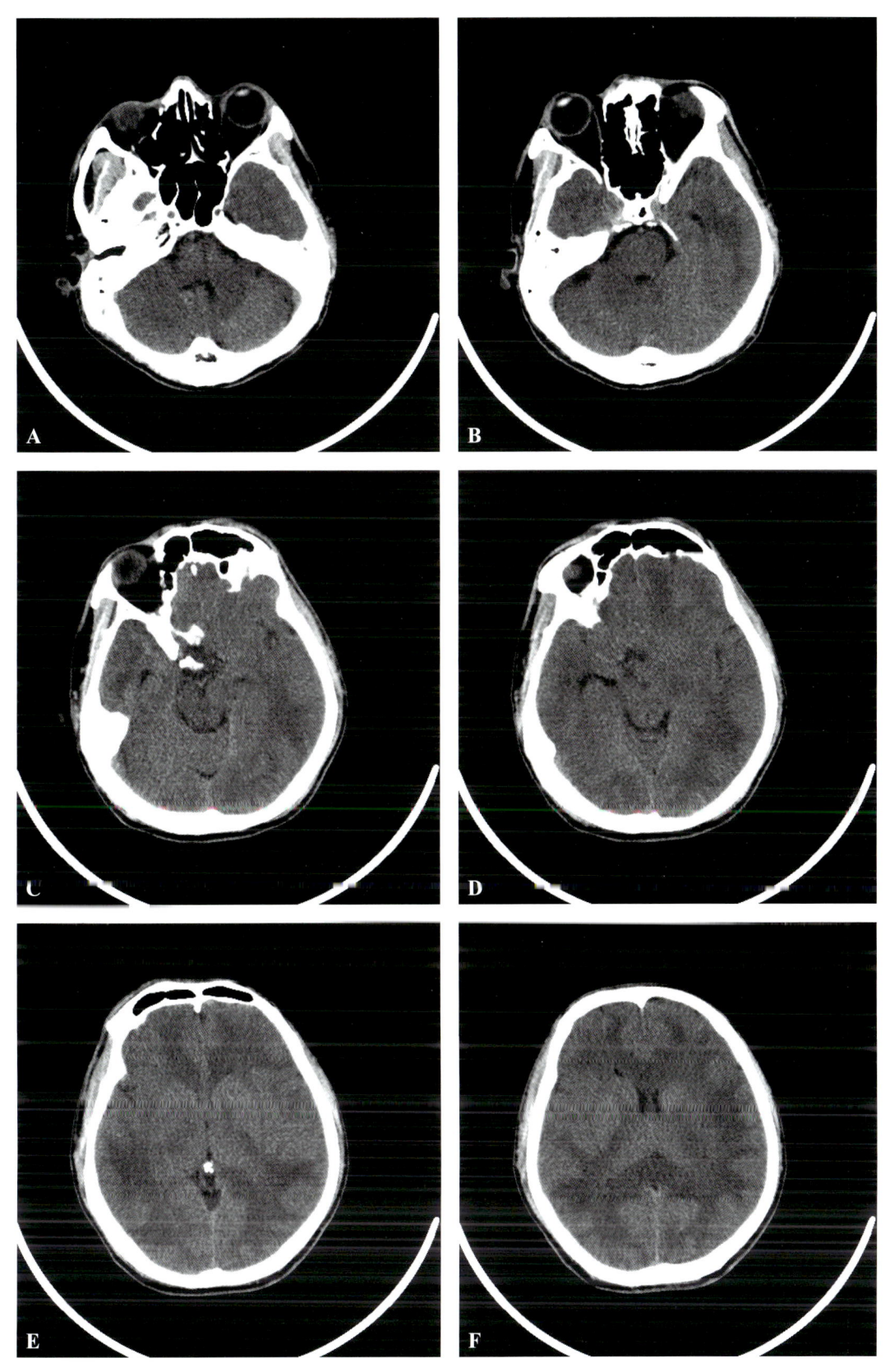

第四篇 典型病例分析
第16章 急性重症高原病病例报道

▲ 图 16-133 2017 年 7 月 5 日陆某颅脑 CT

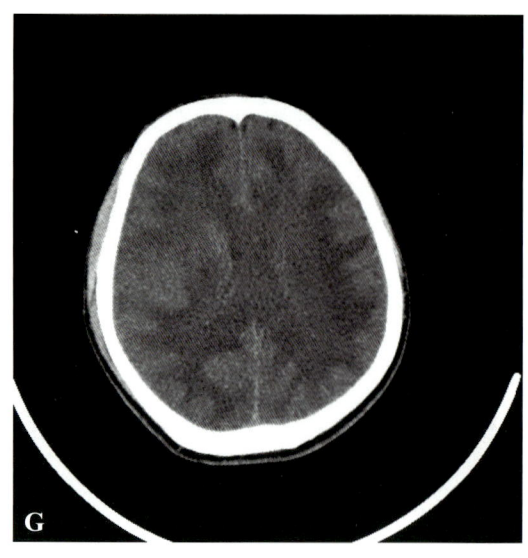

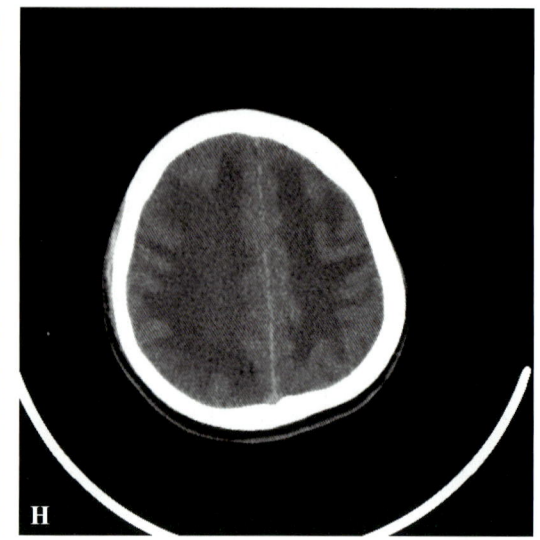

▲ 图 16-133（续） 2017 年 7 月 5 日陆某颅脑 CT

细胞 1.7（高倍视野），红细胞 99.1（高倍视野），酮体阳性（+），尿氮素原阳性（++），潜血阳性（+++），维生素 C 阳性（++），提示血尿，与导尿导致尿道损伤有关。

2017 年 7 月 7 日血细胞分析：红细胞 $11.8×10^{12}$/L，白细胞 $4.9×10^9$/L，血红蛋白 136g/L，红细胞比容 42.3%，血小板 $225×10^9$/L。

2017 年 7 月 7 日生化全套：总胆红素 28.1μmol/L，直接胆红素 12.4μmol/L，间接胆红素 15.7mol/L，总蛋白 74.1g/L，白蛋白 43g/L，球蛋白 31.1g/L，谷草转氨酶 18.8U/L，谷丙转氨酶 27U/L，单胺氧化酶 4.83U/L，尿素氮 4.9mmol/L，肌酐 65μmol/L，尿酸 192μmol/L，葡萄糖 9.5mmol/L，磷酸肌酸激酶 201U/L，肌酸激酶同工酶 15.8U/L，肌钙蛋白 0.0ng/ml。乳酸脱氢酶 220U/L，α-羟丁氨酸脱氢酶 192U/L，总胆固醇 3.92mmol/L，甘油三酯 1.86mmol/L，C 反应蛋白 18mg/L，半胱氨酸蛋白酶抑制剂 C1.46mg/L。

2017 年 7 月 7 日电解质：钾 3.92mmol/L，钠 130mmol/L，氯 103.2mmol/L。

2017 年 7 月 7 日血气分析：酸碱度（pH）7.47，二氧化碳分压（PCO_2）24.8mmHg，氧分压（PO_2）174mmHg，实际碳酸氢盐（HCO_3^-）18mmol/L，碱剩余（BE）-5mmol/L。

2017 年 7 月 9 日复查头颅 CT：提示双侧额叶、颞叶、顶叶、内囊、半卵圆中心、胼胝体见大片状低密度影较前密度增高，范围明显缩小，指压征较前减轻，脑室系统、双侧侧裂池显示欠佳，双侧大脑半球脑沟变浅模糊，中线结构居中，考虑高原脑水肿较前吸收减轻。诊断为高原脑水肿（吸收期）（图 16-134）。

2017 年 7 月 13 日：患者意识较前明显改善，GCS 评分 11 分，24h 入量 2800ml，出量 3250ml，血压 120/80mmg，瞳孔等大等圆，对光反射较前灵敏，口唇发绀不显，颈软对称，双肺呼吸音略粗，双肺湿啰音不明显，心率每分钟 76 次，心律齐，各瓣膜听诊区未闻及明显杂音，腹软，肠鸣音正常，双下肢无浮肿，右上肢肌张力较前减低，病理反射未引出。

2017 年 7 月 13 日复查颅脑 CT：提示双侧额叶、颞叶、顶叶、内囊、半卵圆中心、胼胝体见大片状低密度影较前密度增高，范围明显缩小，大脑皮层见指压征消失。脑室系统、双侧侧裂室、双侧大脑半球脑沟较前清晰，中线结构居

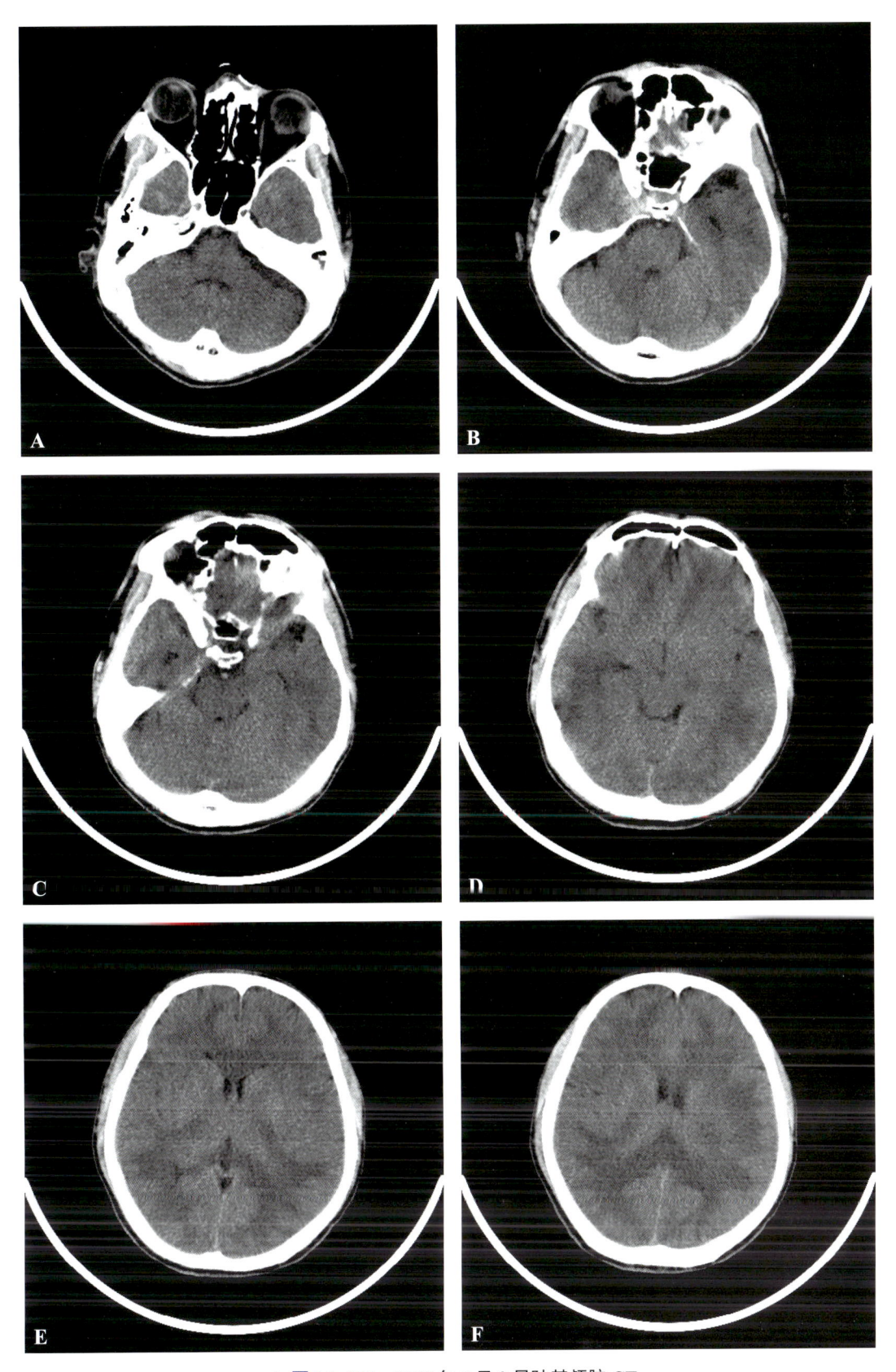

▲ 图 16-134　2017 年 7 月 9 日陆某颅脑 CT

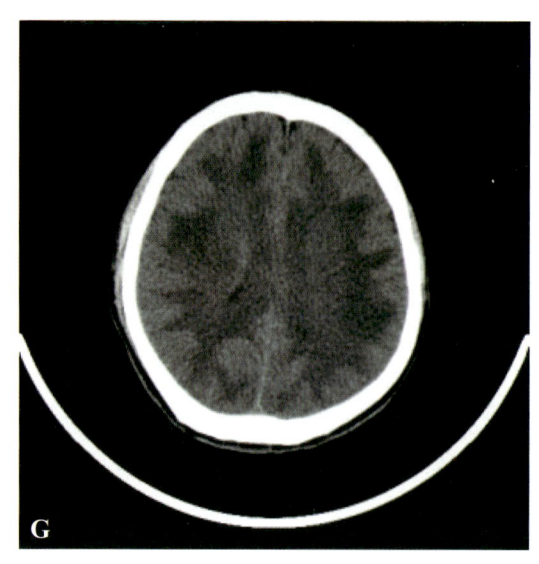

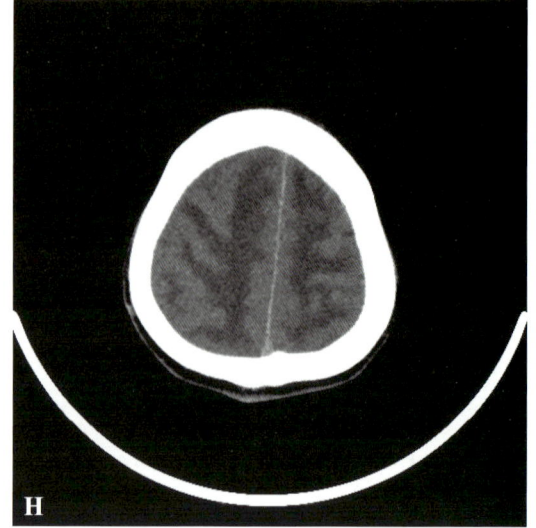

▲ 图 16-134（续） 2017 年 7 月 9 日陆某颅脑 CT

中，高原脑水肿较前明显吸收（图 16-135）。

2017 年 7 月 20 日出院前复查颅脑 CT：提示双侧额叶、颞叶、顶叶、内囊、半卵圆中心、胼胝体见大片状低密度影基本消失，颅底环池、侧脑室、第三和第四脑室无受压、清晰，双侧大脑半球脑沟脑回显示清晰，中线结构居中。诊断为高原脑水肿完全吸收（图 16-136）。

2017 年 7 月 20 日：患者主诉无明显不适，GCS 评分 15 分，神志清，精神好，血压 120/70mmg，瞳孔等大等圆，对光反射灵敏，口唇无发绀，颈软对称，双肺呼吸音略粗，双肺未闻及干湿啰音，心率每分钟 76 次，心律齐，各瓣膜听诊区未闻及明显杂音，腹软，肠鸣音正常，双下肢无浮肿，双侧肢体肌力正常，病理反射未引出，今日痊愈出院。

（二）病例讨论

本例患者，陆某，籍贯北京，主因"意识障碍 20h"入院。CT 及胸部 X 线片提示高原肺水肿、高原脑水肿，通过检查无其他脏器损伤，肺水肿为轻度。入院第 2 天行多导睡眠呼吸监测，因考虑病情变化监测时常规给氧。多导睡眠呼吸监测发现患者广泛的阻塞性呼吸睡眠暂停及低通气综合征，并且阵发性出现慢波（1～2c/sδ 波）。另外，该患者从入院至出院进行了 5 次 CT 检查，并且出现特征性变化，系统记录了影像学变化，包括高原脑水肿发生、颅内压高峰期、高原脑水肿吸收期、高原脑水肿恢复期、高原脑水肿痊愈后，详细说明了高原脑水肿临床变化过程及脑水肿的病理生理变化过程。这为高原脑水肿治疗提供了多导睡眠呼吸监测及 CT 影像学病理生理依据，使对我们对高原脑水肿的病理生理变化有了更加深入的认识。

病例 29

患者诊断为高原肺水肿、高原脑水肿（多导睡眠呼吸监测）。

（一）病例介绍

1. 病例

患者祁某，男性，31 岁，汉族，青海互助人，主因"意识障碍 2 天"入院。患者于 2016 年 7 月 14 日乘车前往安多县（海拔 5100m）地区务工，到达目的地后即感头痛、头晕、胸闷、气短，活动后明显加重，未予重视。2016 年 7 月 24 日受凉后上述症状加重，并出现意识不清，嗜

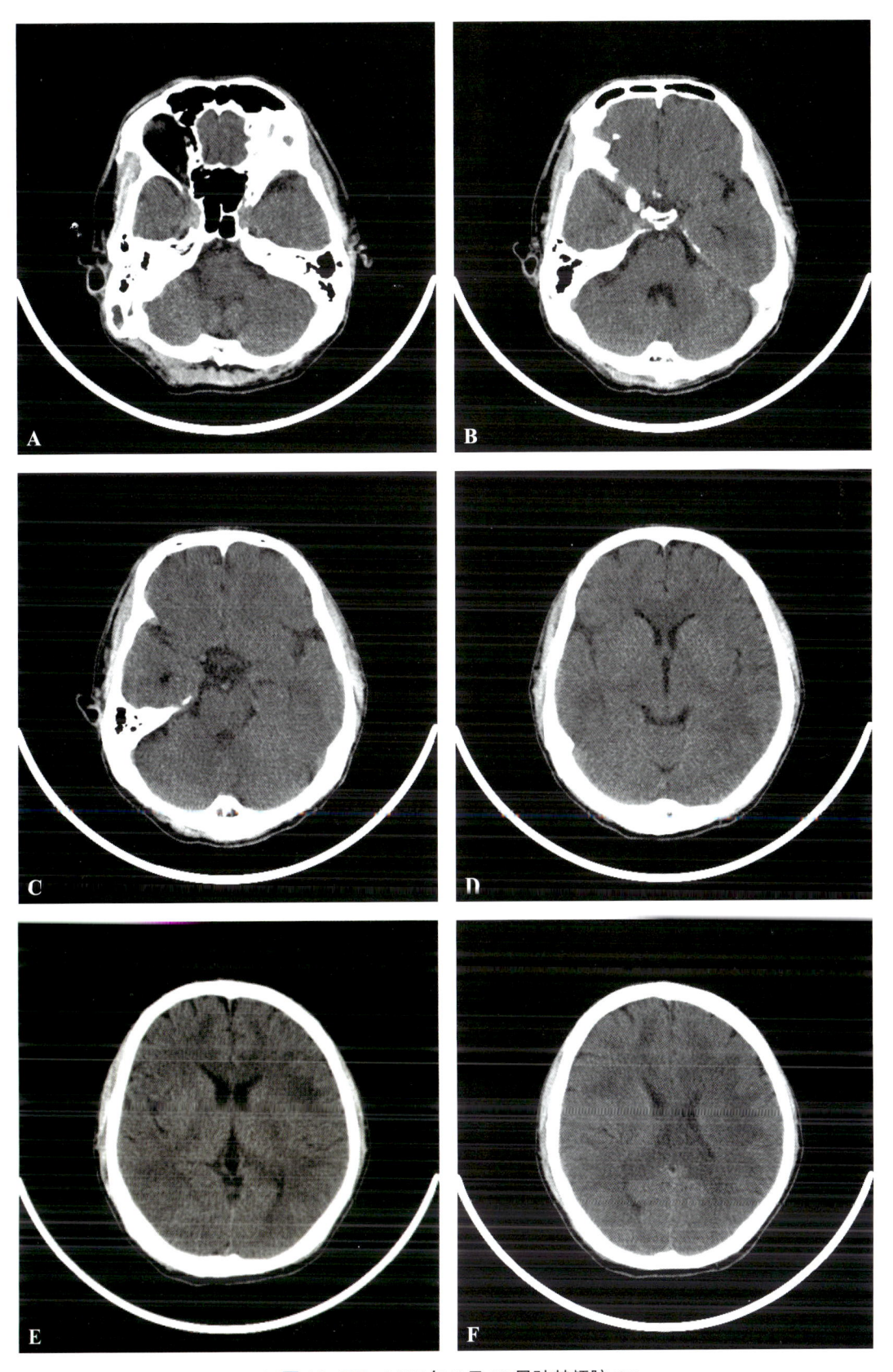

第四篇 典型病例分析
第16章 急性重症高原病病例报道

▲ 图 16-135 2017 年 7 月 13 日陆某颅脑 CT

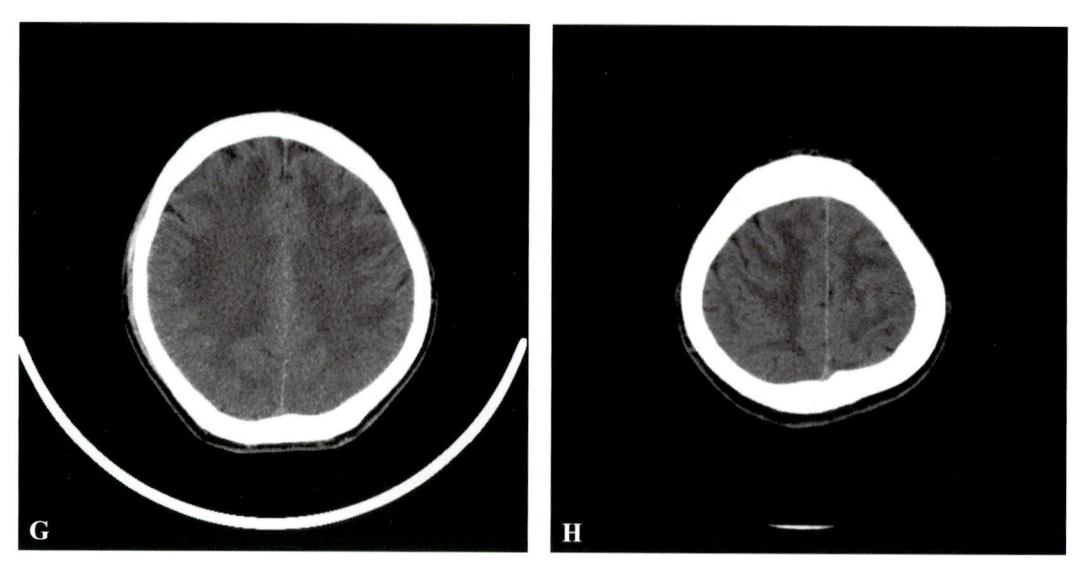

▲ 图 16-135（续） 2017 年 7 月 13 日陆某颅脑 CT

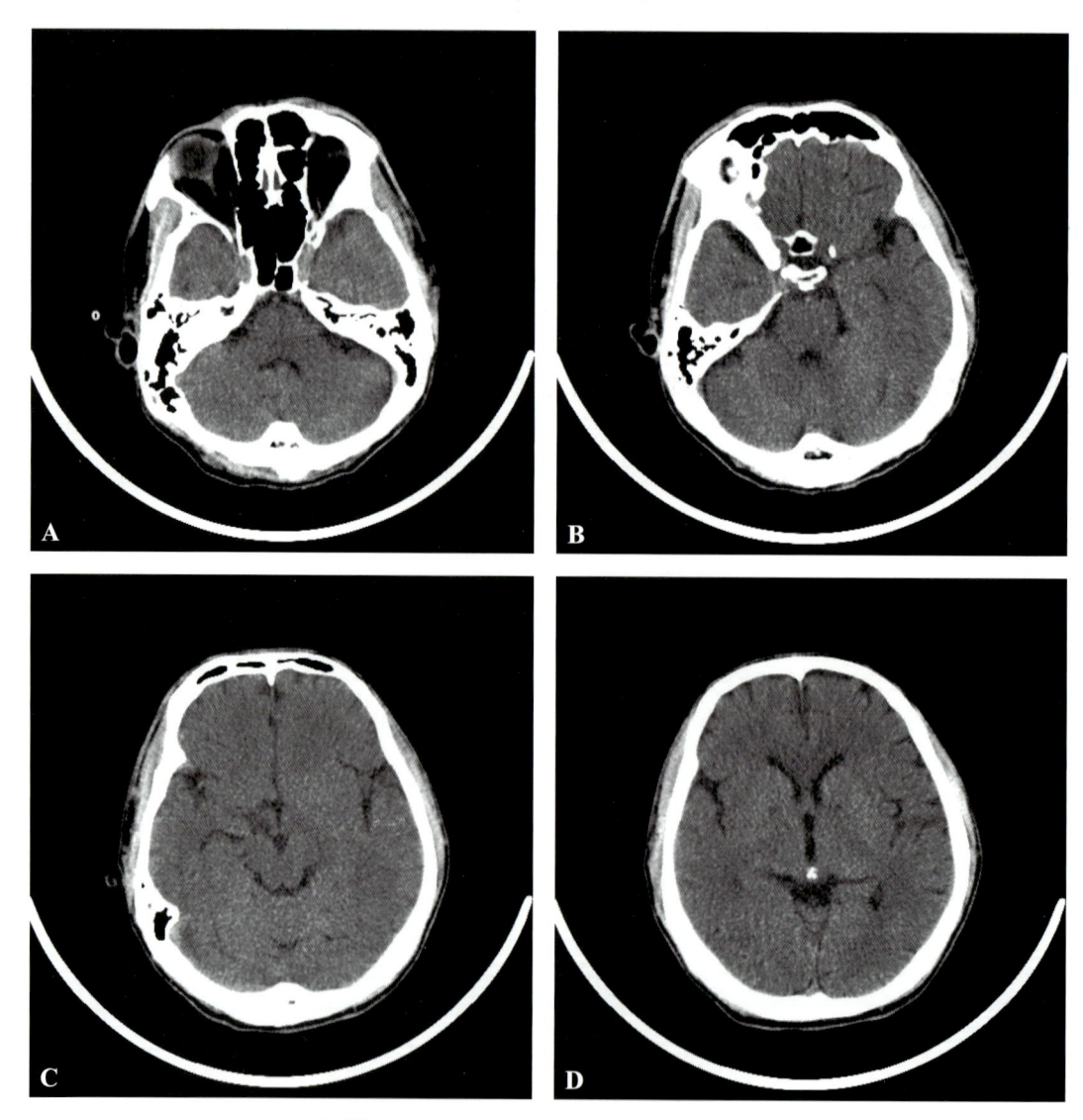

▲ 图 16-136 2017 年 7 月 20 日陆某颅脑 CT

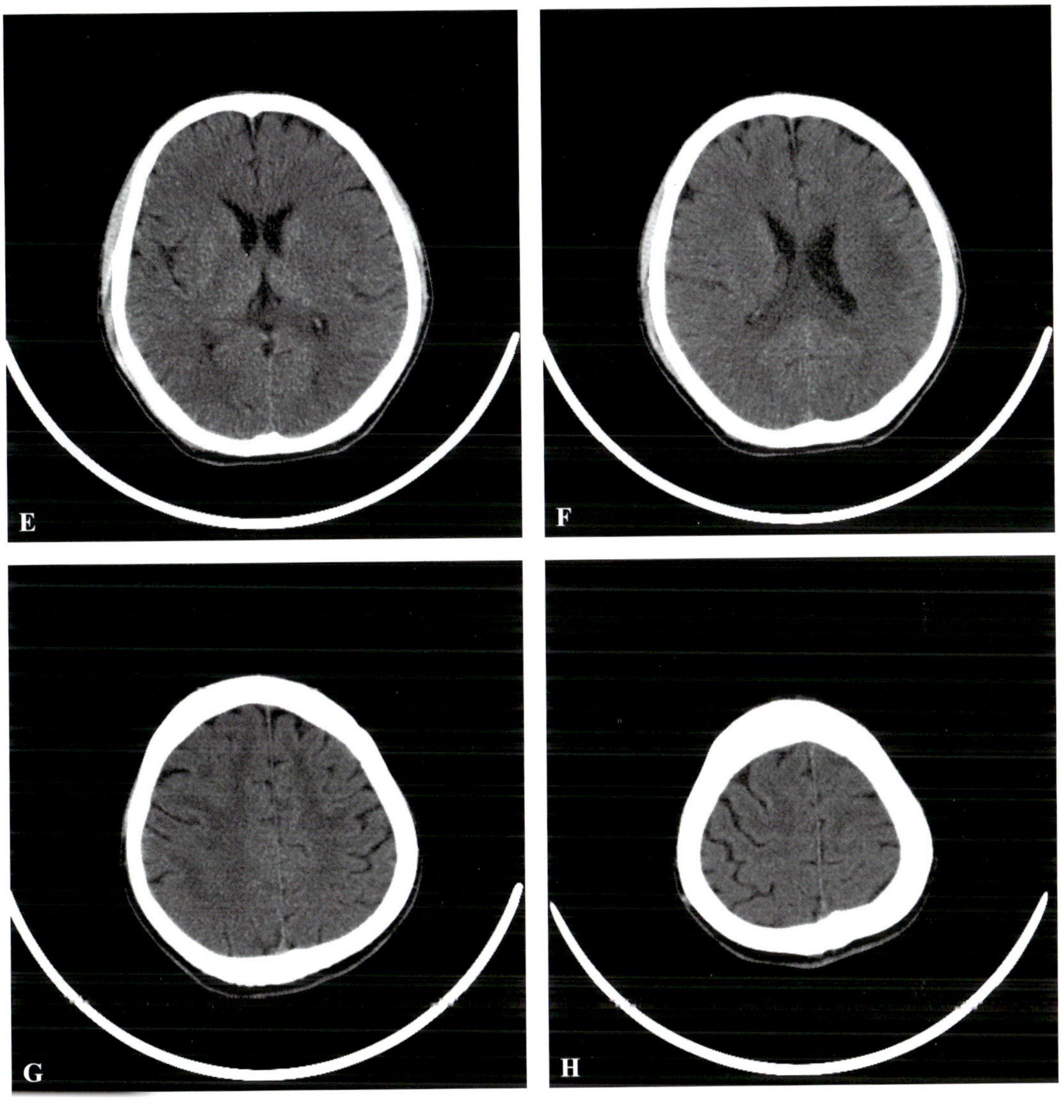

▲ 图16-136（续） 2017年7月20日陆某颅脑CT

睡，伴有烦躁不安，大小便失禁，咳嗽，无咳痰，无畏寒、发热，无腹泻，无四肢抽搐，陪同人员给予吸氧，当地诊所就诊，效果不明显。次日乘车下送至我院急诊（路途10h），查头颅CT及胸部X线片提示高原脑水肿、高原肺水肿（图16-137和图16-138），为求进一步诊治，急诊以"高原脑水肿、高原肺水肿"收住我中心。

既往身体健康，长期生活居住于原籍，初次进入高海拔区。

2. 入院查体

体温36.8℃，脉搏112次/分，呼吸每分钟20次，血压120/70mmHg，神志不清，浅昏迷状，伴有烦躁不安，GCS评分8分，发育正常，营养中等，平车推入病房，全身皮肤黏膜中度发绀，无黄染及出血点瘀斑，双侧眼睑无浮肿，双侧睑结膜无苍白，双侧瞳孔等大等圆，直径约3mm，对光反射迟钝，口唇中度发绀，颈软无抵抗，双肺呼吸音粗，双肺中下部可及大量湿啰音，以右侧为著，心前区无隆起，心率每分钟82次，律齐，各瓣膜听诊区未闻及明显病理性杂音，腹平软，未见胃肠形及蠕动波，全腹无压痛及反跳痛，移动性浊音阴性，肠鸣音正常，双下肢无浮肿，四肢肌力、肌张力正常，生理反射存在，病理反射未引出。

3. 入院检验检查

2016年7月25日血细胞分析：红细胞10.08×10^{12}/L，白细胞5.1×10^9/L，血红蛋白156g/L，红细胞压积51.2%，血小板219×10^9/L。

2016年7月25日生化全套：总胆红素29.9μmol/L，直接胆红素9.7μmol/L，间接胆红素20.2mol/L，总蛋白60g/L，白蛋白41.7g/L，球蛋白18.3g/L，谷草转氨酶21.9U/L，谷丙转氨酶39U/L，单胺氧化酶14.78U/L，尿素氮8.5mmol/L，肌酐119μmol/L，尿酸529μmol/L，葡萄糖6.22mmol/L，磷酸肌酸激酶346U/L，肌酸激酶同工酶16U/L，肌钙蛋白0.01ng/ml，乳酸脱氢酶306U/L，α-羟丁氨酸脱氢酶229U/L，总胆固醇3.26mmol/L，甘油三酯1.2mmol/L，C反应蛋白33mg/L，半胱氨酸蛋白酶抑制剂C1.33mg/L。

2016年7月25日电解质：钾3.61mmol/L，钠144mmol/L，氯102mmol/L。

2016年7月25日血气分析：酸碱度（pH）7.45，二氧化碳分压（PCO_2）37.6mmHg，氧分压（PO_2）62mmHg，实际碳酸氢盐（HCO_3^-）25.6mmol/L，碱剩余（BE）1.9mmol/L。

2016年7月25日凝血功能：血浆凝血酶原时间（PT）13.1s，活化部分凝血酶原时间（APTT）26.3s，凝血酶时间（TT）15.1s，纤维蛋白原1.29g/L。

2016年7月25日胸部X线片：提示胸廓对称，气管居中，双肺纹理增多、模糊，双侧肺门增重，双肺野见斑片状及弥漫性絮状高密度模糊影，密度不均，以右肺为著，肋膈角锐利，心影不大。X线诊断为高原肺水肿（图16-137）。

2016年7月25日颅脑CT：提示弥漫性大脑白质密度降低，双侧半卵圆中心扩大，灰白质界

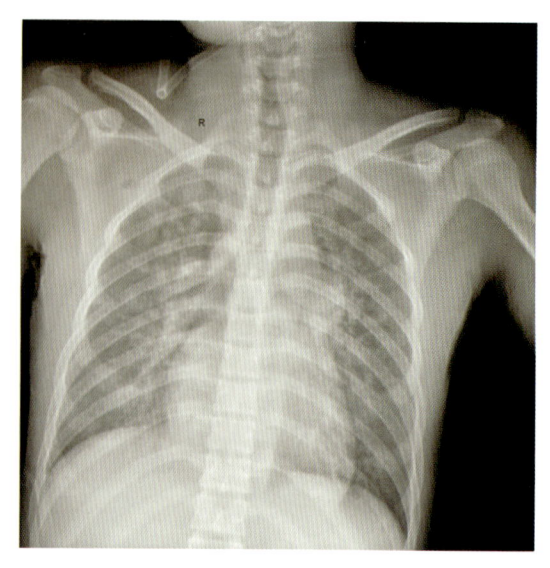

▲ 图16-137 2016年7月25日祁某胸部X线片

限不清，周边见"指压征"形成，脑干见点片状低密度影，颅底环池轻度受压，侧脑室、第三和第四脑室轻度受压变窄，脑沟脑回受压、模糊，大脑镰密度增高，中线结构居中。诊断为高原脑水肿（图16-138）。

4. 入院诊疗经过

（1）立即给予无创呼吸机辅助呼吸：模式S/T，频率13次，IPAP18cmH₂O，EPAP5cmH₂O，吸气触发0.3LPM，呼气转换25%，FiO₂80%。

（2）镇静镇痛：咪达唑仑0.05~0.1mg/kg，持续泵入。

（3）头置冰帽，局部降温，脱水降颅压：甘露醇250ml，每6小时1次；地塞米松20mg，静脉注射；减轻脑细胞损害，营养脑细胞。

（4）应用抗生素防止感染，抗细胞渗出：山莨菪碱10mg，静脉注射，每15分钟1次，共3次。

（5）解痉平喘：给予氨茶碱注射液。

（6）防止消化道出血，减轻胃肠道损害：应用质子泵抑制剂，如泮托拉唑。

（7）基础治疗：维持水电解质酸碱平衡，保护肝肾功能，对症支持等。

492

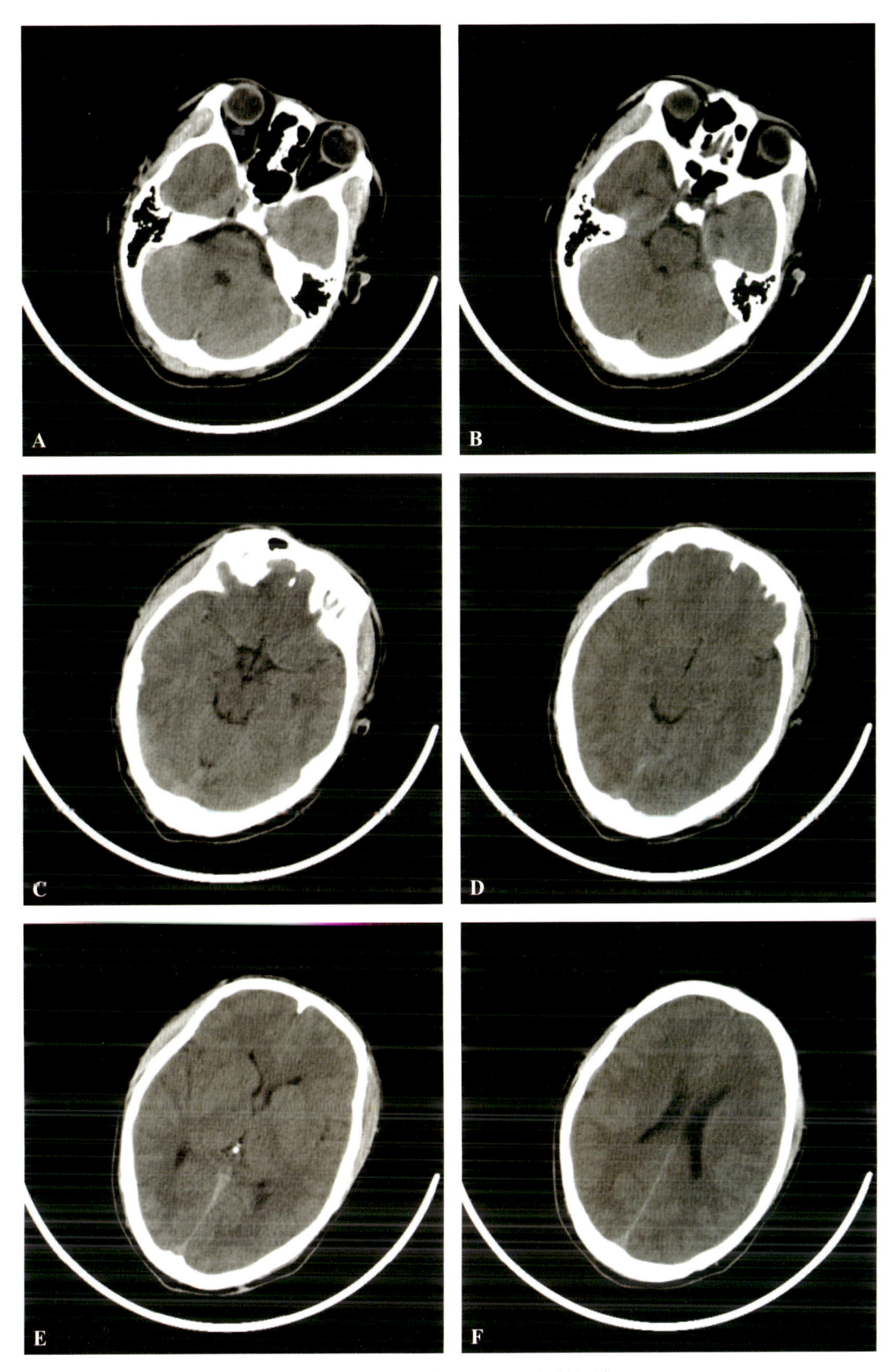

▲ 图 16-138 2016 年 7 月 25 日祁某颅脑 CT

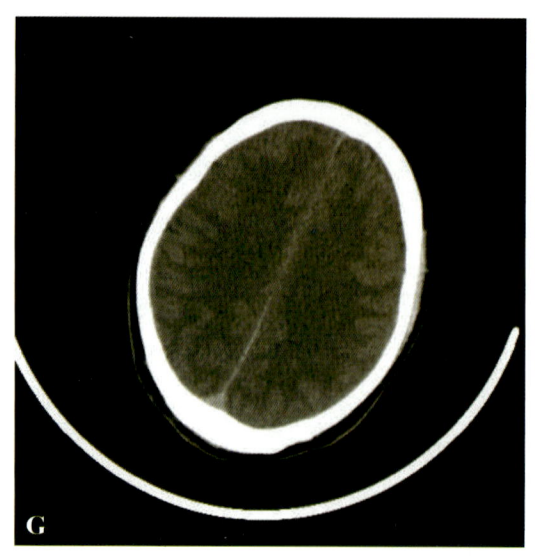

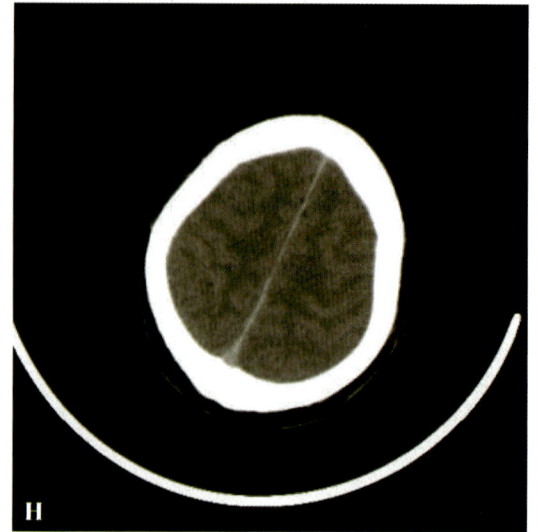

▲ 图 16-138（续） 2016 年 7 月 25 日祁某颅脑 CT

2016 年 7 月 26 日：患者意识不清，处于浅昏迷，GCS 评分 9 分，伴有烦躁不安，血压 110/75mmHg，口唇轻度发绀，双肺呼吸音较粗，双肺中下部可闻及中量湿啰音，以右侧为著，心率每分钟 85 次，律齐，各瓣膜听诊区未闻及明显杂音。

给氧后多导睡眠呼吸监测：提示患者有阻塞性睡眠呼吸暂停（图 16-139）和阻塞性睡眠呼吸低通气综合征（图 16-139B 和 C），同时脑电图出现广泛的纺锤形昏迷波及极快的呼吸频率。

2016 年 7 月 28 日：患者意识状态较前有所改善，GCS 评分 10 分，处于浅昏迷状态，烦躁不安症状较前有所好转，无咳嗽、咳痰，血压 120/75mmHg，双侧瞳孔等大等圆，对光反射欠灵敏，口唇及颜面部发绀较前减轻，双肺呼吸音粗，双肺干湿啰音较前减少，心率每分钟 85 次，律齐，各瓣膜听诊区未闻及杂音，腹软，全腹无压痛及反跳痛，双下肢无浮肿。继续给予无创机械通气及高压氧治疗。

2016 年 7 月 29 日：患者意识清醒，GCS 评分 13 分，血压 110/75mmHg，双侧瞳孔等大等圆，对光反射灵敏，口唇及颜面部发绀不显，双肺呼吸音略粗，双肺未闻及干湿啰音，心率每分钟 82 次，律齐，各瓣膜听诊区未闻及杂音，腹软，全腹无压痛及反跳痛，双下肢无浮肿。

2016 年 7 月 29 日血细胞分析：红细胞 7.46×10^{12}/L，白细胞 5.2×10^9/L，血红蛋白 173g/L，红细胞比容 49%，血小板 175×10^9/L。

2016 年 7 月 29 日肾功能：尿素氮 5.8mmol/L，肌酐 141μmol/L，尿酸 362μmol/L，葡萄糖 4.57mmol/L，半胱氨酸蛋白酶抑制剂 C1.22mg/L。

2016 年 7 月 29 日电解质：钾 4.47mmol/L，钠 141mmol/L，氯 104mmol/L。

2016 年 7 月 28 日复查颅脑 CT：提示双侧大脑脑白质区范围扩大较前略有减小，密度较前增高，皮髓质界线较前清晰，脑室池及各叶脑沟较前清楚，脑干仍可见点片状低密度影。高原脑水肿治疗后好转（图 16-140）。

2016 年 7 月 30 日复查胸部 X 线片：提示胸廓对称，气管居中，双肺纹理增多、增粗，双肺未见片絮状高密度模糊影（高原肺水肿完全吸收），心影不大，肋膈角清晰。X 线诊断为高原肺水肿（吸收期）（图 16-141）。

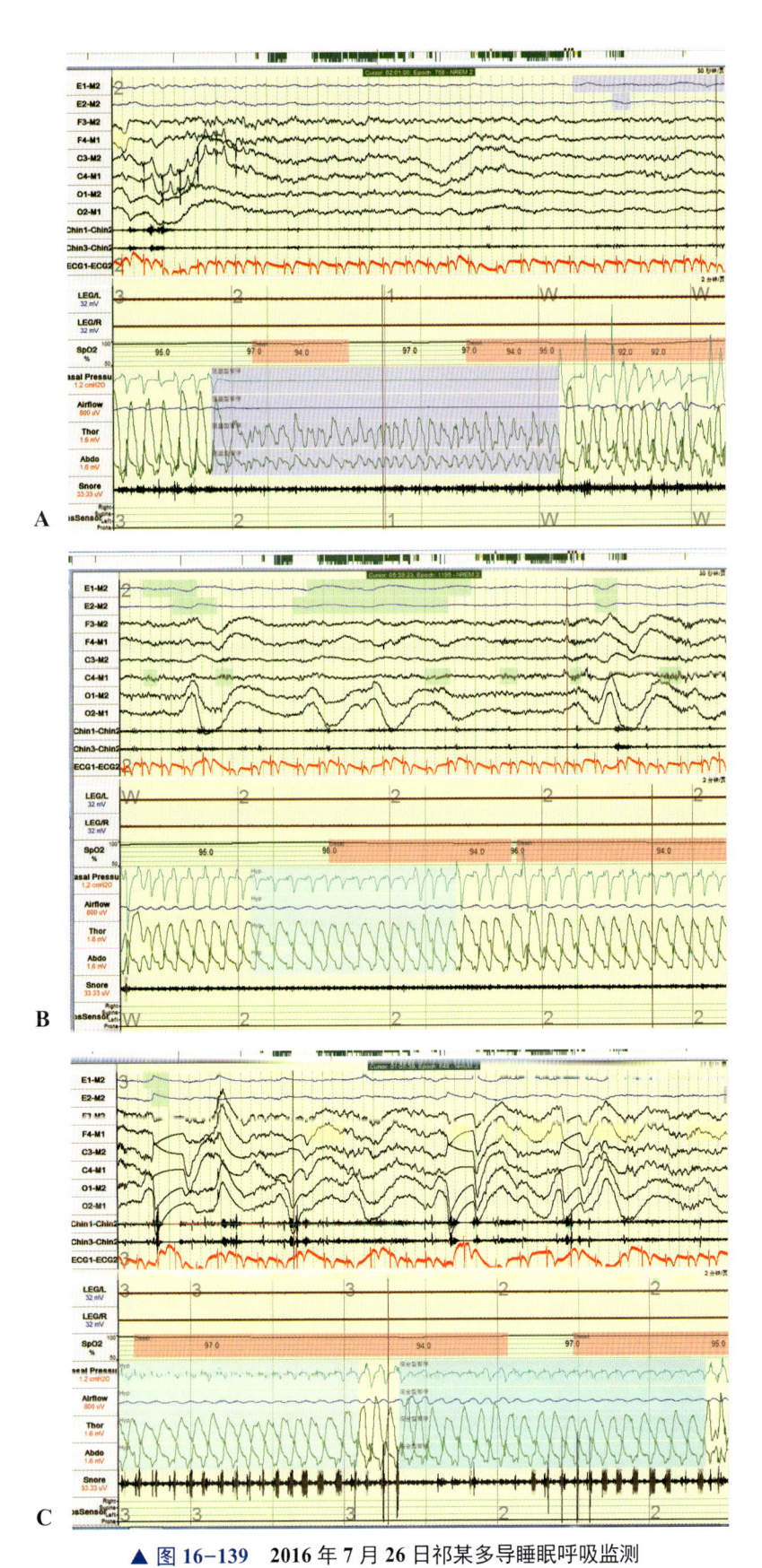

第四篇 典型病例分析
第16章 急性重症高原病病例报道

▲ 图 16-139 2016 年 7 月 26 日祁某多导睡眠呼吸监测

给氧后多导睡眠呼吸监测提示，患者有阻塞性睡眠呼吸暂停和阻塞性睡眠呼吸低通气综合征（B 至 D），同时脑电图出现广泛的纺锤形昏迷波及极快的呼吸频率

495

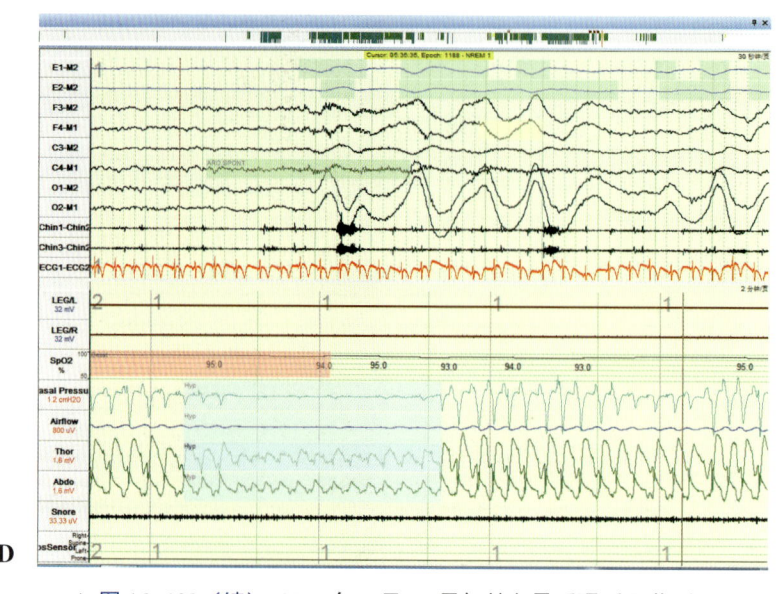

▲ 图 16-139（续） 2016 年 7 月 26 日祁某多导睡眠呼吸监测

2016 年 7 月 30 日复查颅脑 CT：提示双侧大脑脑白质密度较前增高，皮髓质界线清晰，周边"指压征"消失，颅底环池，侧脑室、第三和第四脑室清楚，无受压，脑沟脑回清晰，脑干点片状低密度影吸收。诊断为高原脑水肿治疗后恢复正常（图 16-142）。

2016 年 7 月 30 日：患者神志清，精神好，无不适，GCS 评分 15 分，血压 120/70mmHg，双侧瞳孔等大等圆，对光反射灵敏，口唇及颜面部发绀不显，双肺呼吸音略粗，双肺未闻及干湿啰音，心率每分钟 78 次，律齐，各瓣膜听诊区未闻及杂音，腹软，全腹无压痛及反跳痛，双下肢无浮肿，好转出院。

（二）病例讨论

本例患者，青海人，因"意识障碍 2 天"入院，在高海拔地区 1 周后发病，仅仅肺和脑损伤（高原肺水肿、高原脑水肿）。入院第 2 天，我们行呼吸睡眠监测发现：①阻塞性低通气综合征。②阻塞性呼吸睡眠暂停。③呼吸频率极快。④脑电图出现广泛的纺锤形昏迷波。脑电出现纺锤形昏迷波提示病情预后较好，我们给予积极无创机械通气及高压氧治疗，患者痊愈出院。

病例 30

患者诊断为高原肺水肿、高原脑水肿、急性高原肾损伤、急性高原肝损伤、急性高原内分泌及代谢障碍、急性高原凝血功能障碍、高原高血压。

（一）病例介绍

1. 病史

患者张某，已婚，男性，46 岁，汉族，主因"头痛、头昏 3 天，伴意识障碍 12h"。患者自河南郑州开车前往拉萨送货，2017 年 6 月 16 日途经格尔木至拉萨，途中出现头痛、头昏、食欲下降等，可耐受，自服镇痛片止痛，间断吸氧，到达拉萨留宿 1 宿，次日早晨返回格尔木，途经那曲至沱沱河（海拔 4700m）时出现嗜睡，四肢无力，呼吸困难，后逐渐昏迷，大小便失禁，无抽搐，同事给予吸氧，症状未见缓解。6 月 18 日 23:00 到达我院急诊科就诊，行颅脑 CT 检查提

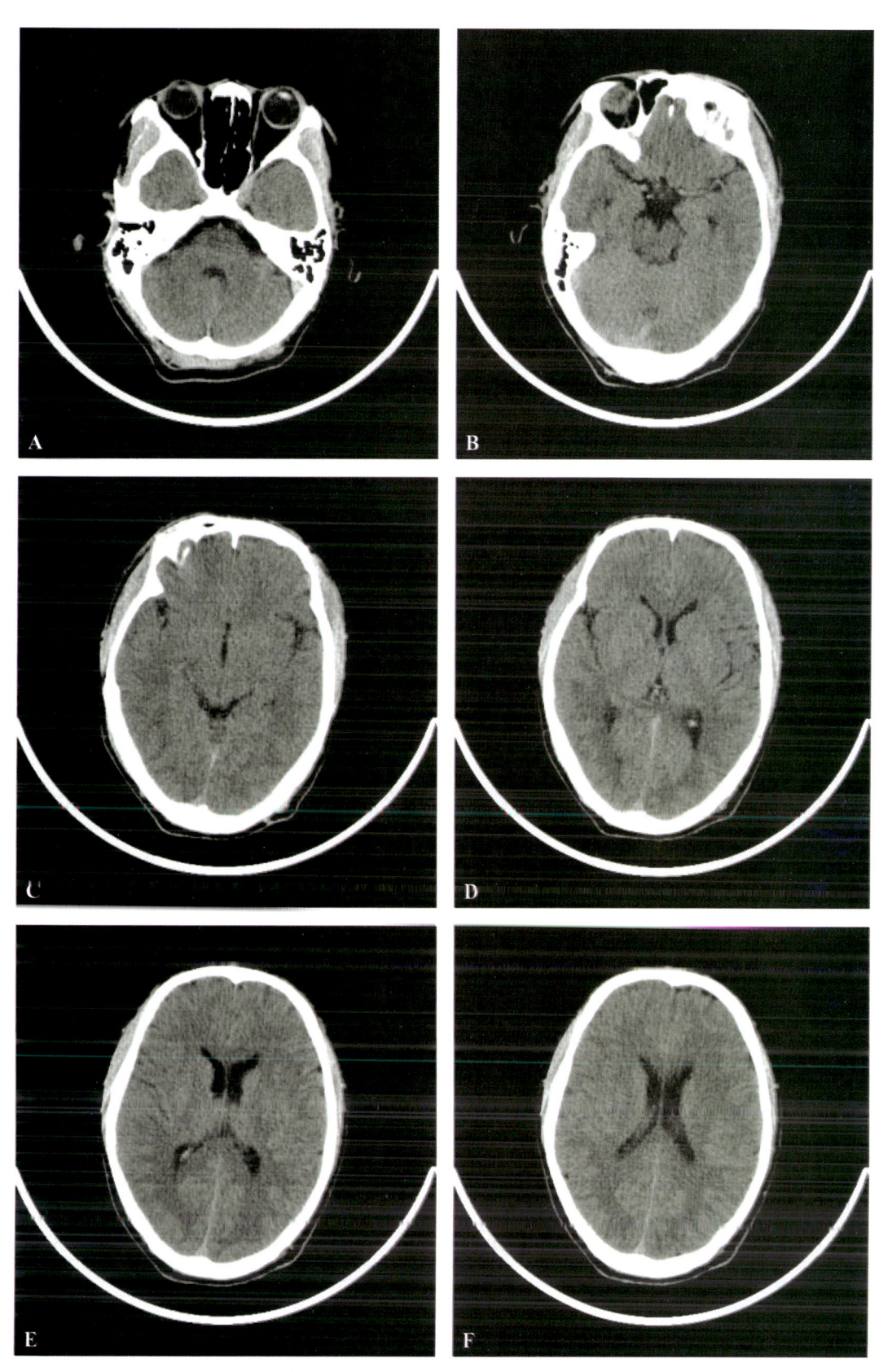

第四篇 典型病例分析
第16章 急性重症高原病病例报道

▲ 图 16-140　2016 年 7 月 28 日祁某颅脑 CT

497

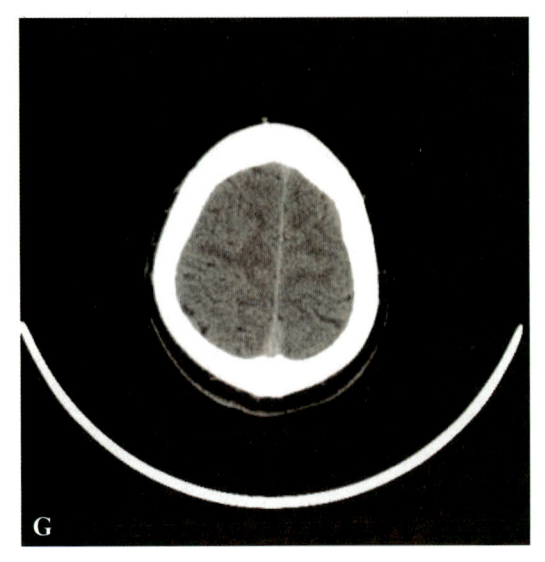

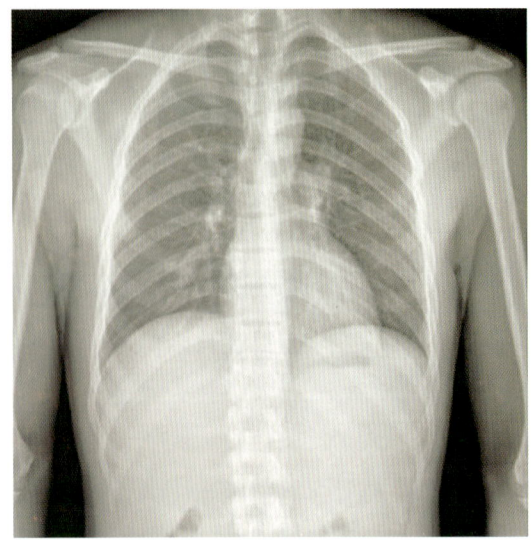

▲ 图 16-140（续） 2016 年 7 月 28 日祁某颅脑 CT　　▲ 图 16-141　2016 年 7 月 30 日祁某胸部 X 线片

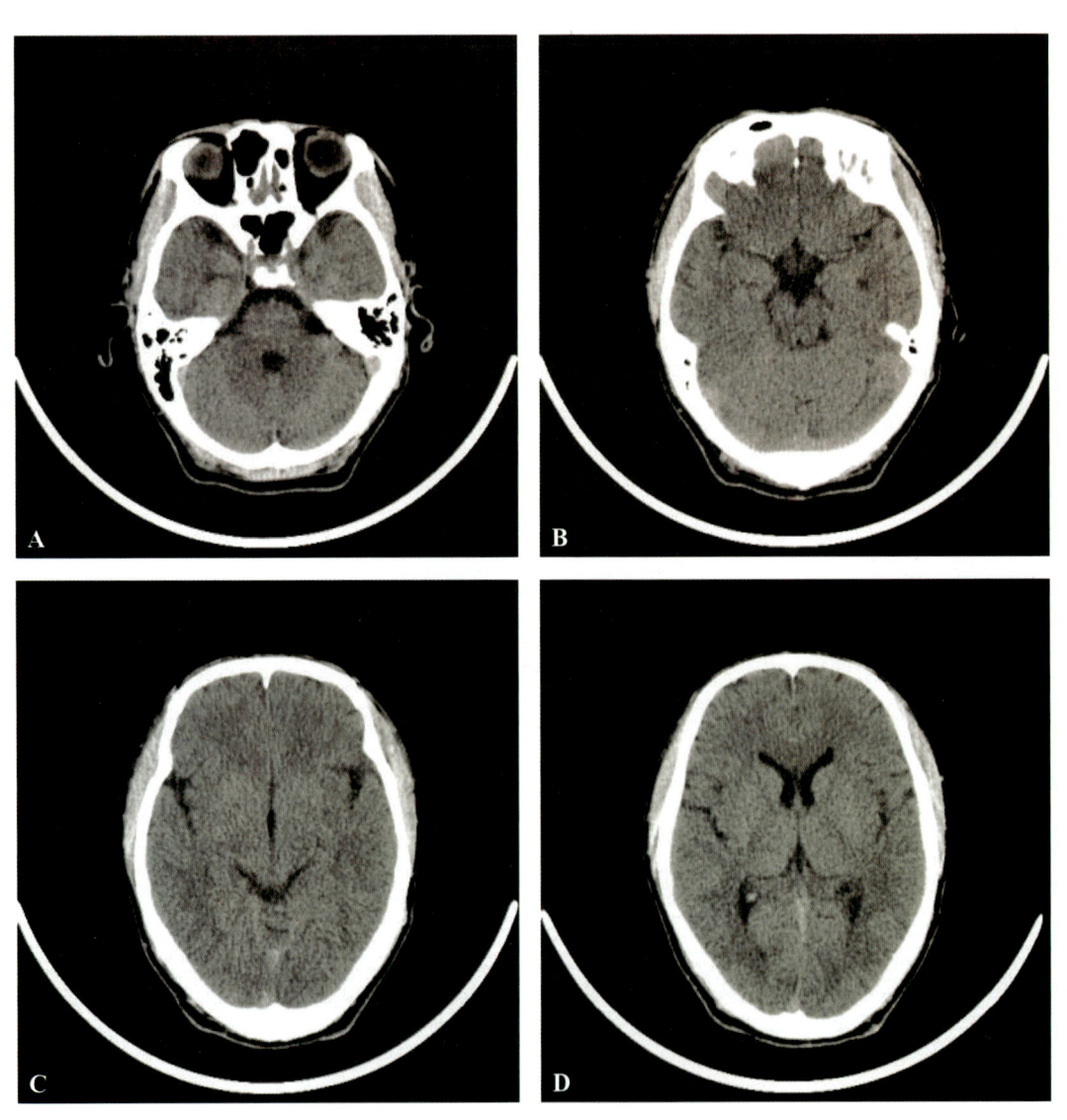

▲ 图 16-142　2016 年 7 月 30 日祁某颅脑 CT

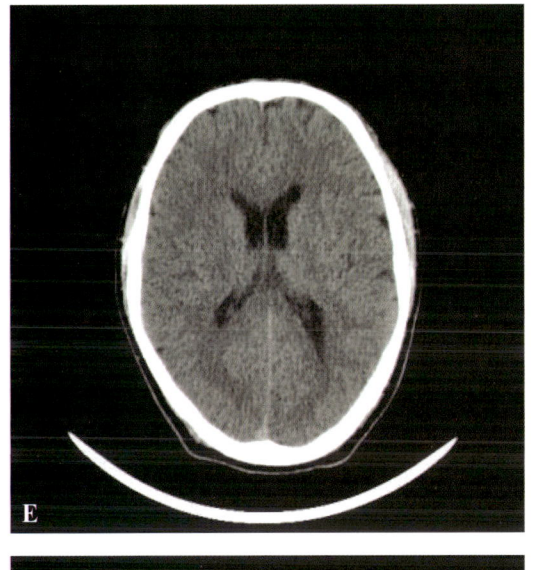

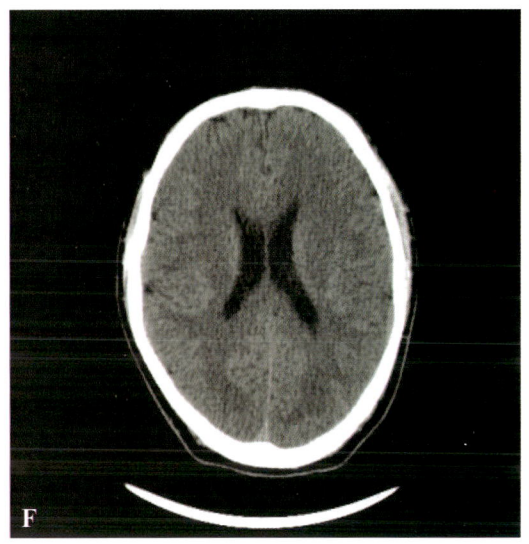

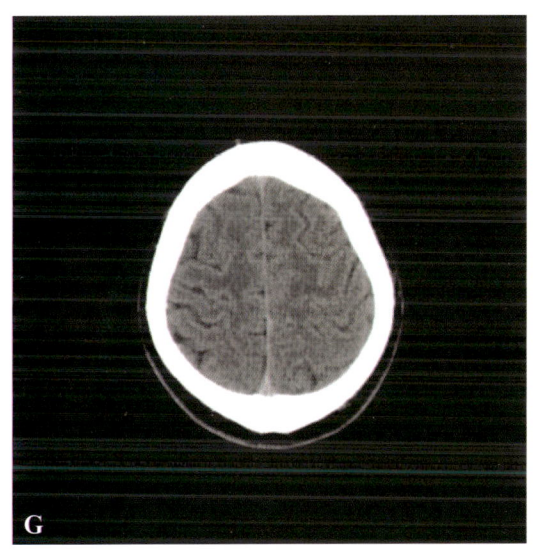

◀ 图16-142（续） 2016年7月30日祁某颅脑CT

示高原脑水肿、蛛网膜下腔出血（图16-143），以"高原脑水肿"收住我中心。

生于河南省南阳市新野县，平素身体健康，无高血压、糖尿病史，第一次进入高海拔地区。

2. 入院查体

体温36.4℃，脉搏每分钟130次，呼吸每分钟20次，血压180/120mmHg，GCS评分6分，发育正常，营养良好，处于中度昏迷状态，烦躁不安，平车推入病房，全身皮肤黏膜及口唇重度发绀，双侧瞳孔等大等圆，直径约2.5mm，对光反射迟钝，咽部充血，颈软无抵抗，双肺呼吸音粗，双肺可闻及中量湿啰音。心率每分钟130次，律齐，各瓣膜听诊区未闻及病理性杂音。腹软，未见胃肠形及蠕动波，移动性浊音阴性，肠鸣音正常，双下肢无浮肿，双上肢肌力、肌张力正常，生理反射存在，病理反射未引出。

3. 入院检验检查

2017年6月18日入院血常规：白细胞17.24×10^9/L，中性粒细胞百分比74.2%，红细胞6.0×10^{12}/L，血红蛋白179g/L，红细胞比容55.2%，血小板128×10^9/L。

2017年6月18日生化全套：总胆红素57.5μmol/L，直接胆红素19.1μmol/L，间接胆红素38.4mol/L，总蛋白68.4g/L，白蛋白42.9g/L，

球蛋白 25.5/L，谷草转氨酶 267U/L，谷丙转氨酶 426U/L，单胺氧化酶 32.78U/L，尿素氮 10.8mmol/L，肌酐 177μmol/L，尿酸 605μmol/L，葡萄糖 18.39mmol/L，$β_2$ 微球蛋白 1.93mg/L，半胱氨酸蛋白酶抑制剂 C1.24mg/L，视黄醇结合蛋白 34.11mg/L，磷酸肌酸激酶 495U/L，肌酸激酶同工酶 15U/L，乳酸脱氢酶 680U/L，淀粉酶 97U/L，同型半胱氨酸 32.37μmol/L，α-羟丁氨酸脱氢酶 508U/L，总胆固醇 3.46mmol/L，甘油三酯 1.49mmol/L。

2017 年 6 月 18 日电解质：钾 4.14mmol/L，钠 143mmol/L，氯 106.5mmol/L。

2017 年 6 月 18 日血气分析：酸碱度（pH）7.43，二氧化碳分压（PCO_2）32.9mmHg，氧分压（PO_2）86mmHg，实际碳酸氢盐（HCO_3^-）21.6mmol/L，碱剩余（BE）-2mmol/L。

2017 年 6 月 18 日凝血功能：凝血酶原时间（PT）14.4s，活化部分凝血酶原时间（APTT）30s，凝血酶时间（TT）16.2s，纤维蛋白原（FIB）2.72g/L，D-二聚体 51.4μg/ml。

2017 年 6 月 18 日尿液分析：蛋白阳性(++)，酮体阳性（++）。

2017 年 6 月 18 日颅脑 CT：提示弥漫性大脑白质密度降低，双侧半卵圆中心扩大，密度减低，灰白质界限不清，周边见"指压征"形成，颅底环池受压变窄，侧脑室、第三和第四脑室受压，形态明显缩小或消失，顶叶、枕叶脑沟脑回受压、模糊、消失，大脑镰密度对称性增高，中线结构居中。考虑高原脑水肿、蛛网膜下腔出血（图 16-143）。

动态脑电图监测：提示全部导联弥漫性 4~6c/sθ 波，为重度异常脑电图（图 16-144）。

2017 年 6 月 18 日胸部 CT：提示双肺纹理增多、增粗，走行迂曲，两肺门增大，双侧中下肺野可见弥漫分布的云絮状、斑片状高密度致密影，实变区以外可见明显的代偿性肺气肿，胸廓形态及密度未见异常，心影及大血管未见异常。CT 诊断为高原肺水肿（图 16-145）。

4. 入院诊断

(1) 急性高原肾损害。

(2) 急性高原肝损害。

(3) 急性高原代谢障碍。

(4) 急性高原凝血功能障碍。

(5) 高原脑水肿。

(6) 高原肺水肿。

(7) 高原高血压。

5. 入院诊疗经过

(1) 立即给予气管插管：有创机械通气模式，PCV-SIMV+PSV，频率 15 次/分，压力 20cmH_2O，吸气时间 3s，PEEP15cmH_2O，PSV20cmH_2O，吸气触发 0.2cmH_2O，吸气撤换 25%，压力上升时间 0.3s。

(2) 降颅压：头置冰帽；甘露醇 250ml，每 6 小时 1 次；地塞米松 20mg，静脉注射；醒脑静 20ml，静脉滴注，营养脑细胞。

(3) 防止消化道出血，保护胃黏膜：兰索拉唑 30mg，每日 2 次，静脉滴注。

(4) 镇静镇痛：给予丙泊酚 1~3mg/（kg·h），泵入；芬太尼 0.006~0.6μg/（kg·min），泵入。

(5) 营养心肌，注意保护肝肾功能，维持水电解质酸碱平衡：白蛋白 10g，每日 1 次，静脉滴注；肌酐，静脉滴注。

(6) 预防感染：头孢美唑钠 1.5g，每 8 小时 3 次，静脉滴注。

(7) 抗肺泡渗出：东莨菪碱 10mg，每 15 分钟 1 次，共 3 次，静脉注射。

(8) 扩张支气管：氨茶碱注射液。

(9) 基础治疗：清除自由基，给予维生素 C；保护肝脏，给予水飞蓟宾胶囊。

(10) 控制血压，防止脑出血及蛛网膜下腔出

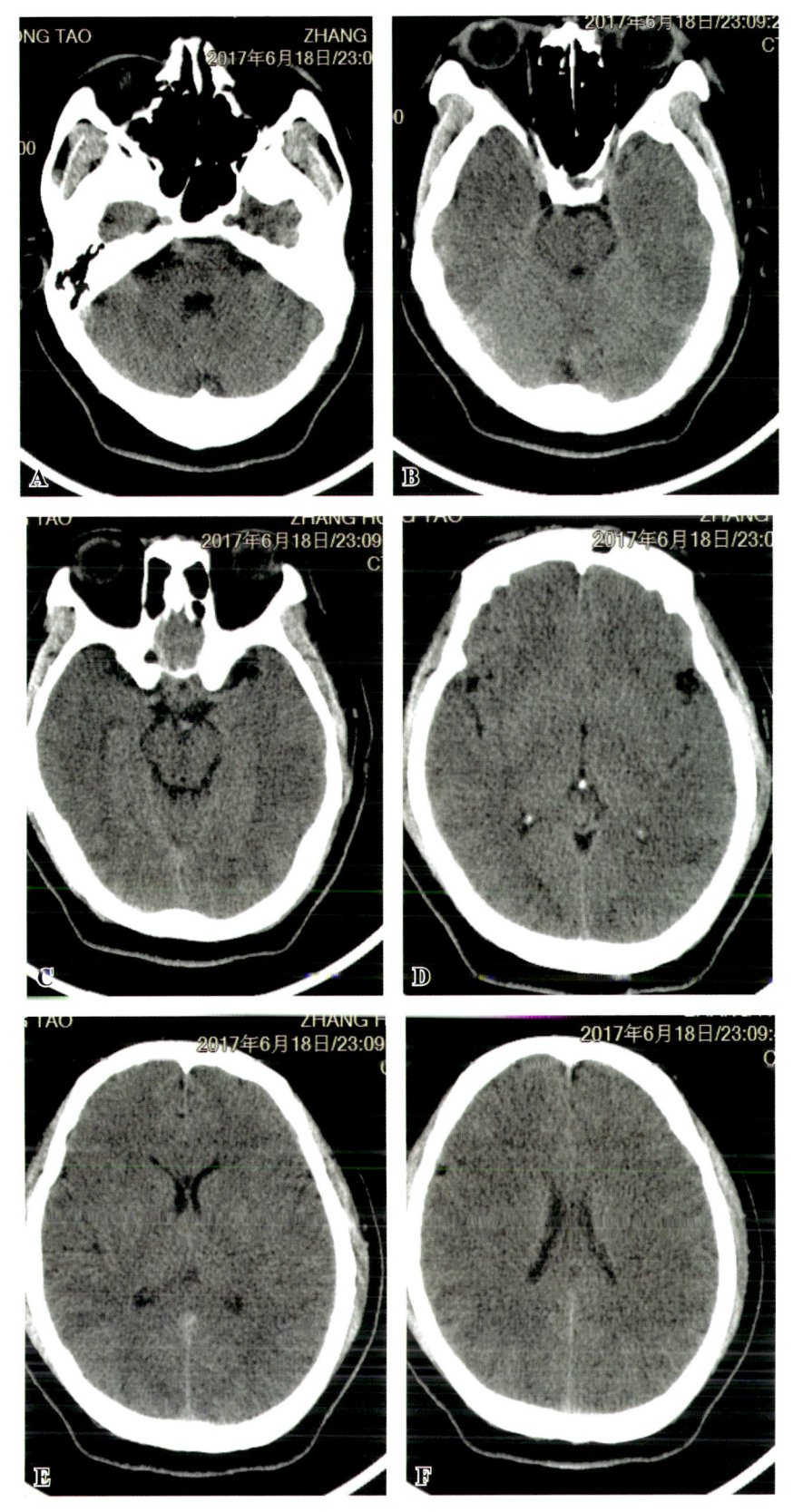

第四篇 典型病例分析
第16章 急性重症高原病病例报道

▲ 图 16-143 **2017 年 6 月 18 日张某颅脑 CT**

501

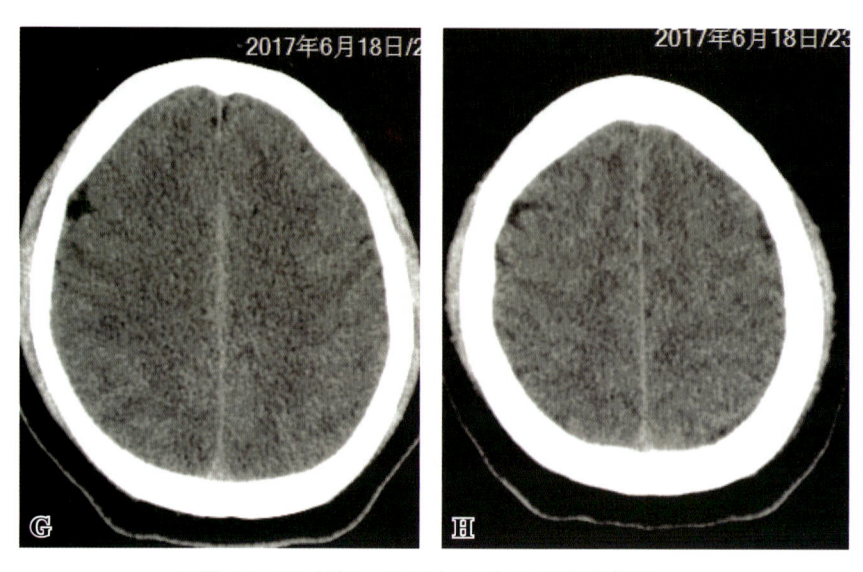

▲ 图 16-143（续） 2017 年 6 月 18 日张某颅脑 CT

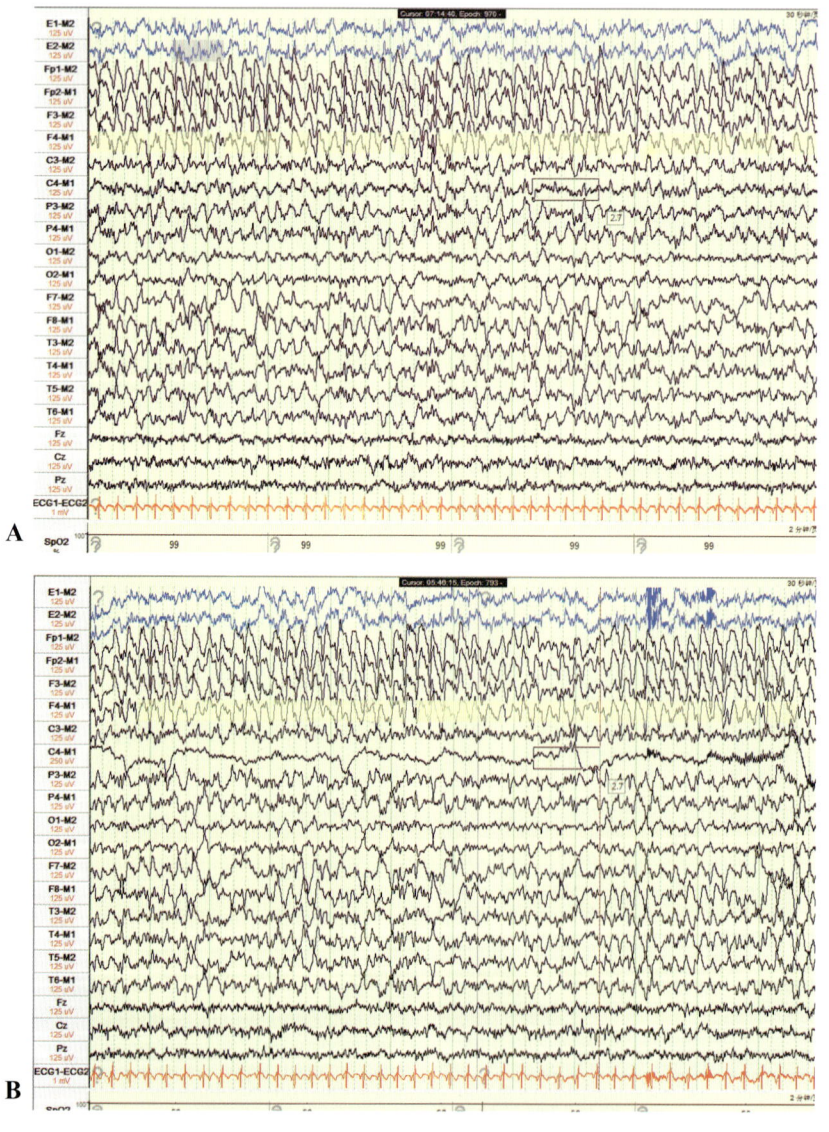

▲ 图 16-144 2017 年 6 月 18 日张某动态脑电图

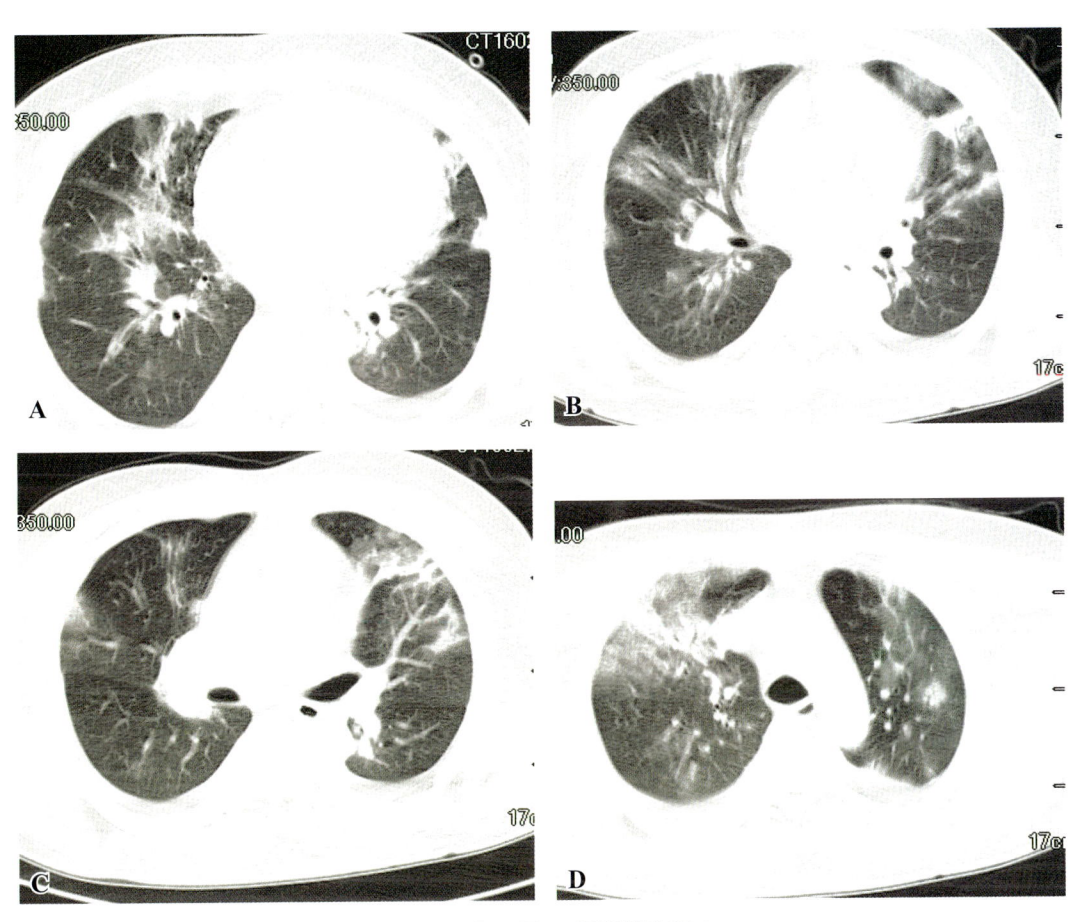

▲ 图 16-145　2017 年 6 月 18 日张某胸部 CT

血：乌拉地尔 9mg/h，血压控制在 140/90mmHg。

（11）控制血糖：胰岛素 50U+50ml 氯化钠注射液，1~3U/h。

2017 年 6 月 23 日：患者神志逐渐恢复，GCS 评分 11 分，无烦躁不安。在乌拉地尔干预下，血压波动在 121~169/76~114mmHg，血氧饱和度维持 90% 以上，双眼无浮肿，听诊双肺呼吸音粗，双肺可闻及中等量湿啰音，心率每分钟 58 次，律齐，心脏各瓣膜听诊区未闻及病理性杂音，腹平软，双下肢无浮肿，双上肢肌力正常，下肢肌力Ⅴ级。现病情逐渐好转，给予拔管，停有创呼吸机，改为无创呼吸机，高压氧舱治疗。

2017 年 6 月 24 日颅脑 CT：提示双侧大脑脑白质范围扩大较前减小，周边"指压征"好转，脑室受压及叶脑沟变窄，明显好转，颅底环池清晰，大脑镰密度无增高，中线结构居中。考虑高原脑水肿吸收期（图 16-146）。

动态脑电图监测（图 16-147）：提示全部导联散在 6~7c/sδ 波，为中度异常脑电图。

2017 年 6 月 24 日胸部 CT：提示双肺纹理增多、紊乱，两肺门无增大，双肺野斑片状高密度致密影完全吸收，与前片相比肺水肿明显吸收，胸廓形态及密度未见异常，心影及大血管未见异常。CT 诊断为高原肺水肿（吸收期）（图 16-148）。

2017 年 6 月 27 日：患者诉头痛、头昏较前明显，GCS 评分 15 分，神志清，精神好，血压 190/118mmHg。给予厄贝沙坦片 0.15g，每日 1 次，加服。双眼无浮肿，听诊双肺呼吸音粗，双肺可闻及少量湿啰音，心率每分钟 60 次，律齐，心脏

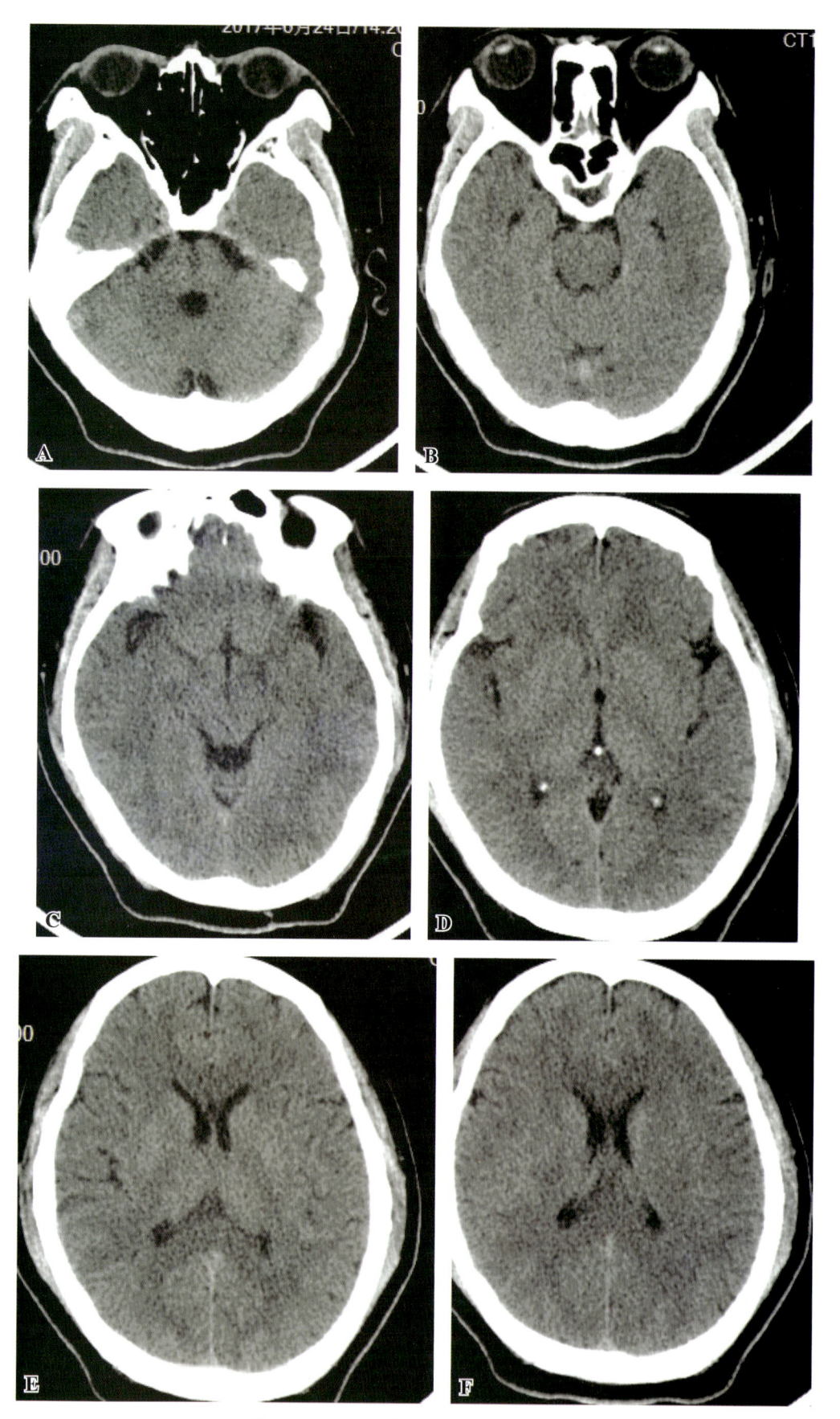

急性重症高原病进展与实践
Progress and Practice of Acute Severe High Altitude Disease

▲ 图 16-146 2017 年 6 月 24 日张某颅脑 CT

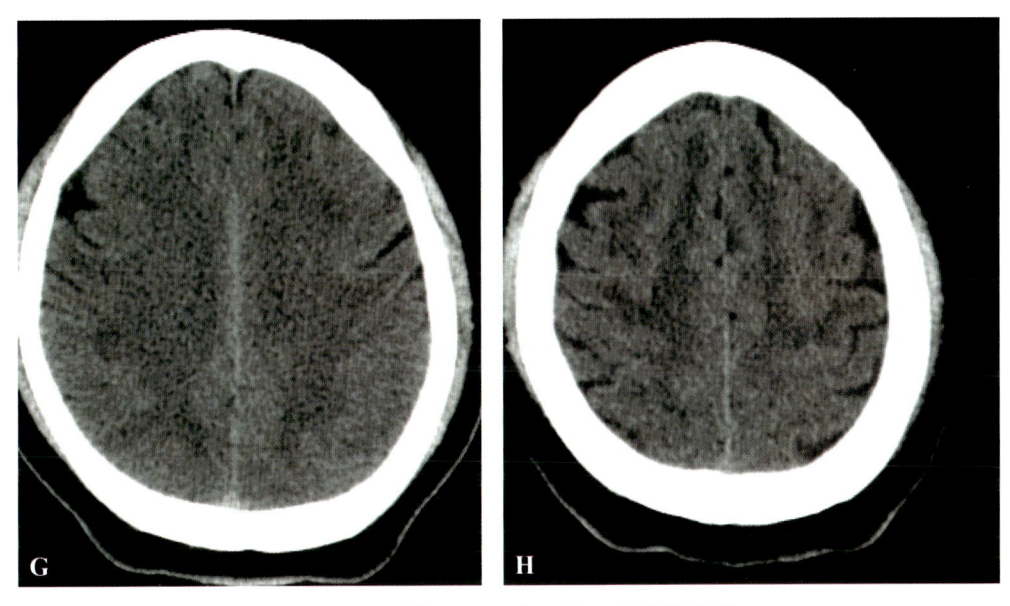

▲ 图 16-146（续） 2017 年 6 月 24 日张某颅脑 CT

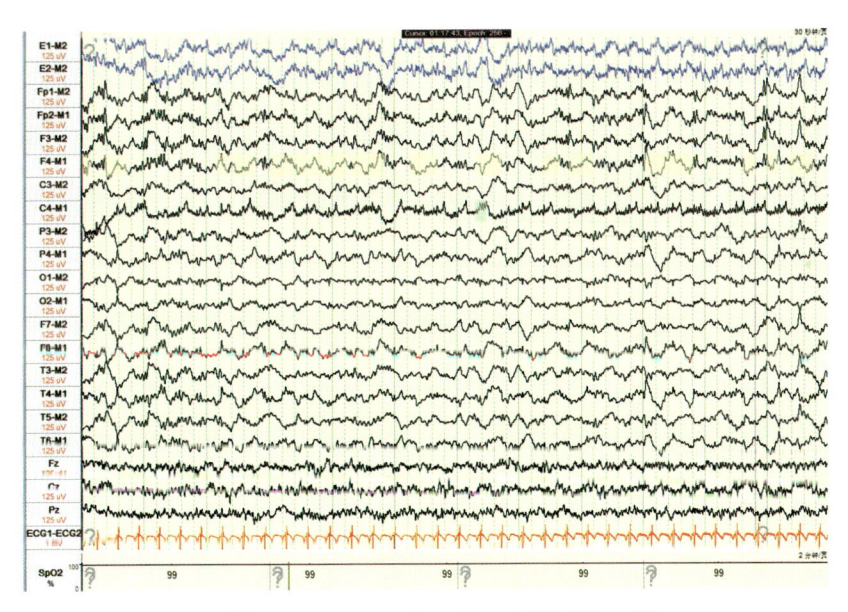

▲ 图 16-147 2017 年 6 月 24 日张某脑电图

各瓣膜听诊区未闻及病理性杂音，腹平软，双下肢无浮肿，双上肢肌力正常，下肢肌力 V 级。

2017 年 6 月 27 日血常规：白细胞 8.54×10^9/L，中性粒细胞百分比 85.7%，红细胞 4.7×10^{12}/L，血红蛋白 144g/L，红细胞压积 44.2%，血小板 88×10^9/L。

2017 年 6 月 27 日生化全套：总胆红素 24μmol/L，直接胆红素 9.1μmol/L，间接胆红素 14.9mol/L，总蛋白 33.9g/L，白蛋白 37.4g/L，球蛋白 16.5/L，谷草转氨酶 20.5U/L，谷丙转氨酶 68U/L，单胺氧化酶 5.9U/L，尿素氮 6.9mmol/L，肌酐 82μmol/L，尿酸 254μmol/L，葡萄糖 5.9mmol/L，β_2 微球蛋白 1.67mg/L，半胱氨酸蛋白酶抑制剂 C 1.02mg/L，视黄醇结合蛋白 37.42mg/L，磷酸肌酸激酶 50U/L，肌酸激酶同工酶 11U/L，乳酸脱氢酶 252U/L，淀粉酶 604U/L，

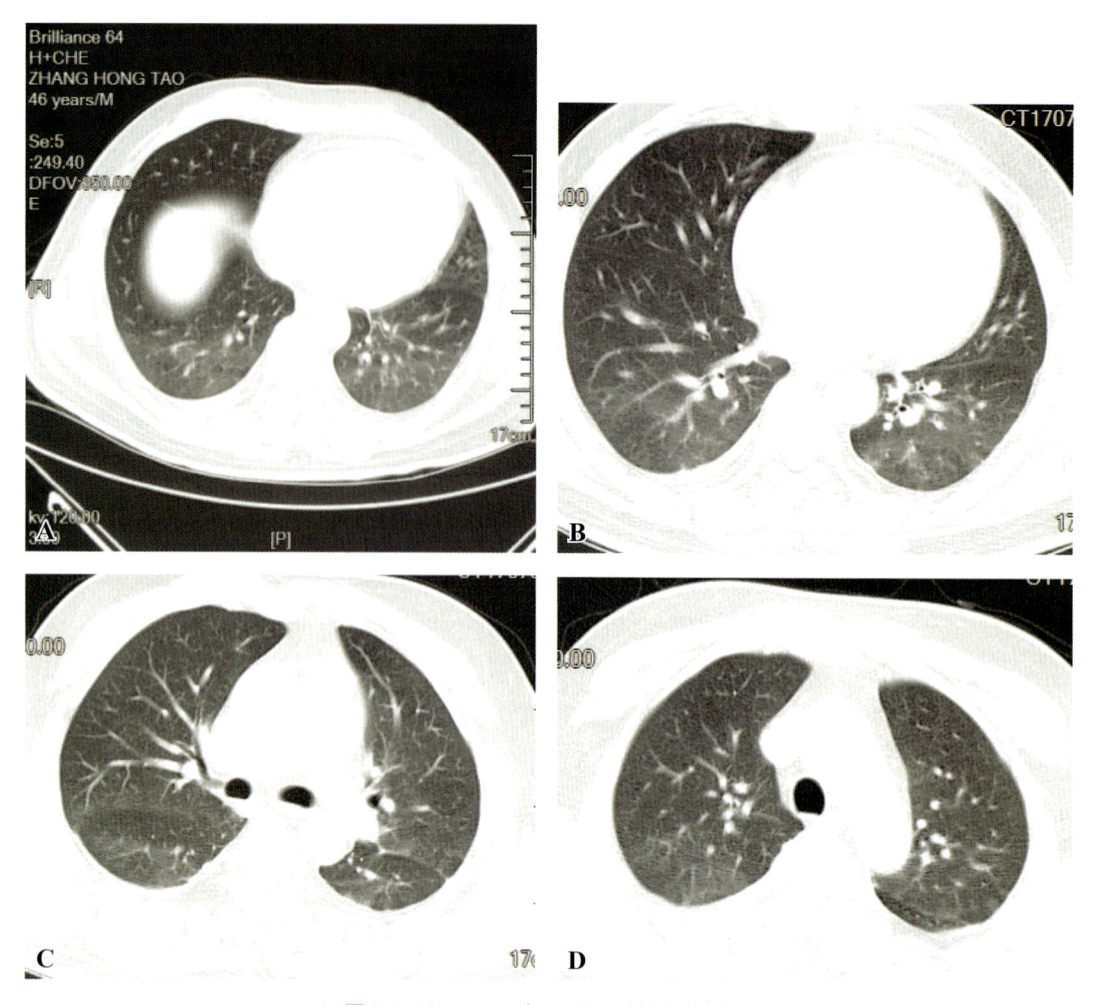

▲ 图 16-148 2017 年 6 月 24 日张某胸部 CT

同型半胱氨酸 10.09μmol/L，α-羟丁氨酸脱氢酶 220U/L，总胆固醇 3.45mmol/L，甘油三酯 1.67mmol/L。

2017 年 6 月 27 日电解质：钾 4.48mmol/L，钠 144mmol/L，氯 109mmol/L。

2017 年 6 月 27 日血气分析：酸碱度（pH）7.37，二氧化碳分压（PCO_2）38mmHg，氧分压（PO_2）98mmHg，实际碳酸氢盐（HCO_3^-）21.6mmol/L，碱剩余（BE）-2.9mmol/L。

2017 年 6 月 27 日凝血功能：凝血酶原时间（PT）12.8s，活化部分凝血活酶时间（APTT）31.5s，凝血酶时间（TT）16.5s，纤维蛋白原（FIB）1.9g/L，血浆 D-二聚体 2.6μg/ml。

2017 年 6 月 28 日复查 CT：提示双侧大脑脑白质范围无扩大，周边无"指压征"，脑室及脑沟无受压，颅底环池清晰，大脑镰密度无增高，中线结构居中。考虑高原脑水肿完全吸收（图 16-149）。

动态脑电图监测：提示全部导联以 10~11c/sα 波，为正常脑电图（图 16-150）。

2017 年 6 月 30 日查房：患者诉无特殊不适，神志清，GCS 评分 15 分，精神尚可，双眼无浮肿，听诊双肺呼吸音清，双肺未闻及湿啰音，心率每分钟 68 次，律齐，心脏各瓣膜听诊区未闻及病理性杂音，腹软，双下肢无浮肿。痊愈出院。

（二）病例讨论

患者急进高原，路途劳累为诱因，急性发病，查血压 180/120mmHg，诊断为高原高血压，

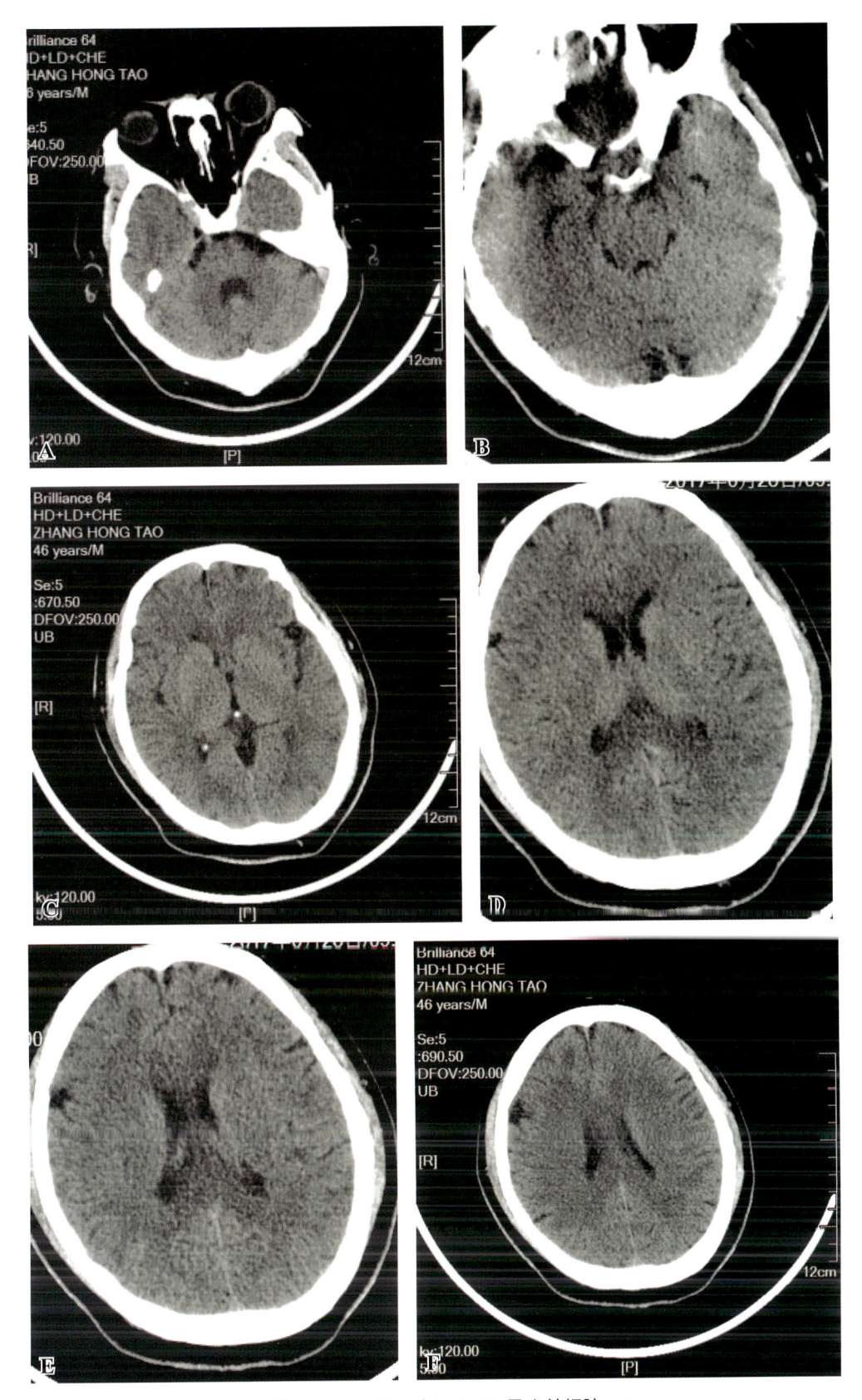

▲ 图 16-149 2017 年 6 月 28 日张某颅脑 CT

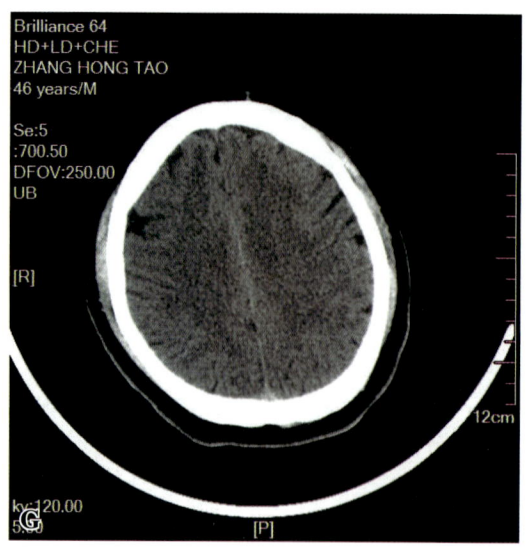

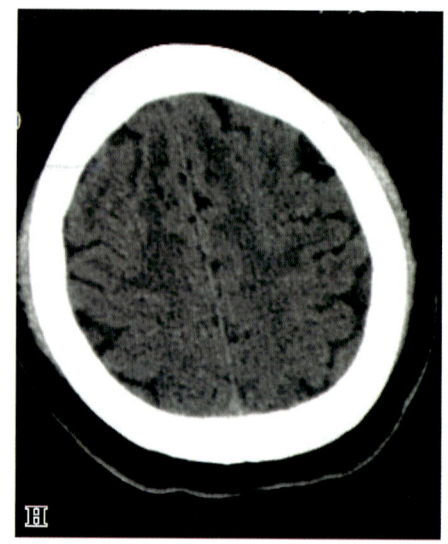

▲ 图 16-149（续） 2017 年 6 月 28 日张某颅脑 CT

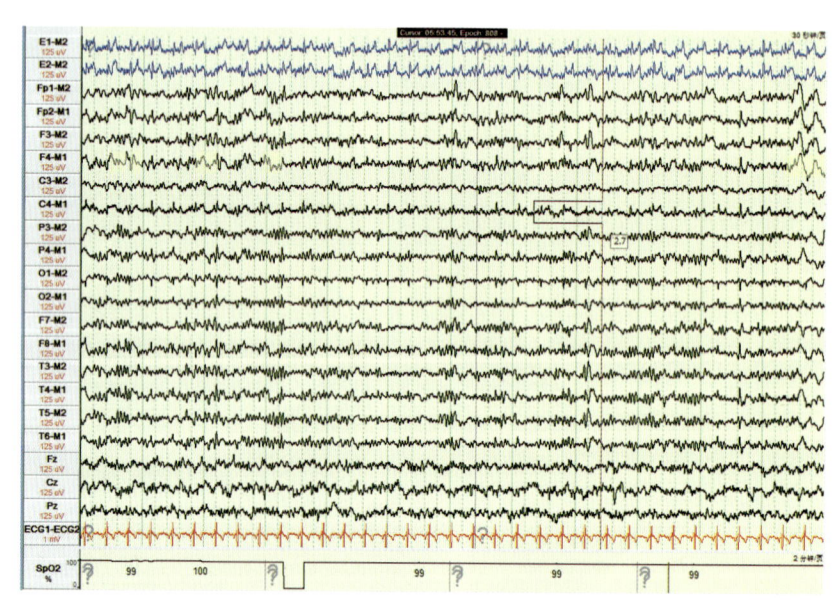

▲ 图 16-150 2017 年 6 月 28 日张某脑电图

CT 提示高原脑水肿、高原肺水肿；查谷草转氨酶 267U/L，谷丙转氨酶 426U/L，诊断为急性高原肝损害；肌酐 177μmol/L，尿素氮 10.8mmol/L，尿蛋白阳性（++），尿酮体阳性（++），诊断为急性高原肾损害，随机血糖 18.39 mmol/L，诊断为急性高原内分泌代谢紊乱；血浆 D- 二聚体 51.4μg/ml，凝血酶原时间 14.4s，活化部分凝血酶原时间 30s，纤维蛋白原降解产物 2.72g/L，考虑为急性高原凝血功能紊乱、高凝状态。每次进行 CT 检查后，给予 16 导脑电图检查，影像学变化结合脑电图变化判断高原脑水肿发展和预后。高原脑水肿高峰期时，脑电图呈重度异常，随病情好转，脑电图也发生好转，直到恢复正常，提示脑电图对高原脑水肿有特异性指导治疗，判断预后有十分重要的意义。

病例 31

患者诊断为高原肺水肿、高原脑水肿、高原

高血压（多导睡眠呼吸监测）。

(一) 病例介绍

1. 病史

患者贺某，男性，38岁，汉族，主因"意识障碍24h入院"。患者于2017年8月20日由格尔木市开车到曲麻莱地区（海拔4200m）送货，到达目的地后，自觉头晕、头疼、心慌、胸闷、气短，次日清晨起床时由同伴发现患者意识不清，大小便失禁，四肢抽搐，口吐白沫，未予特殊治疗，立即由陪同人员用汽车将其送往我院急诊，门诊行头颅CT提示高原脑水肿，胸部X线片提示高原肺水肿，故以"高原脑水肿、高原肺水肿"（图16-151和图16-152）收住我中心。

既往身体健康，无糖尿病、高血压病史，第一次进入高海拔地区。

2. 入院查体

体温36.8℃，脉搏每分钟102次，呼吸每分钟21次，血压210/100mmHg，GCS评分8分，发育正常，营养中等，体形肥胖，平车入病房，急性缺氧貌，神志不清，处于昏迷状态，全身皮肤黏膜口唇及颜面部重度发绀，双侧瞳孔等大等圆，直径约0.3cm，对光反射较迟钝，颈软无抵抗，双肺呼吸音粗，双肺中下叶可闻散在中等量的湿啰音，以右肺为著，心率每分钟102次，律齐，心音有力，各瓣膜听诊区未闻及明显病理性杂音，腹膨隆，未见胃肠形及蠕动波，移动性浊音阴性，双下肢无浮肿，四肢肌力及肌张力减退，生理反射存在，病理反射未引出。

3. 入院检验检查

2017年8月22日入院血细胞分析：白细胞14.72×10^9/L，中性粒细胞百分比86.2%，红细胞5.2×10^{12}/L，血红蛋白156g/L，红细胞压积55.2%，血小板194×10^9/L。

2017年8月22日生化全套：总胆红素25.5μmol/L，直接胆红素9.2μmol/L，间接胆红素16.3mol/L，总蛋白73.9g/L，白蛋白44.8g/L，球蛋白29.1/L，谷草转氨酶27.3U/L，谷丙转氨酶29.2U/L，单胺氧化酶22.82U/L，尿素氮10.9mmol/L，肌酐104μmol/L，尿酸749μmol/L，葡萄糖8.54mmol/L，β_2微球蛋白2.25mg/L，半胱氨酸蛋白酶抑制剂C 1.6mg/L，视黄醇结合蛋白34.37mg/L，磷酸肌酸激酶814U/L，肌酸激酶同工酶18U/L，乳酸脱氢酶273U/L，淀粉酶61U/L，同型半胱氨酸19.56μmol/L，α-羟丁氨酸脱氢酶240U/L，总胆固醇4.61mmol/L，甘油三酯1.59mmol/L，C反应蛋白125.8mg/L。

2017年8月22日电解质：钾3.13mmol/L，钠140.3mmol/L，氯100.1mmol/L。

2017年8月22日血气分析：酸碱度（pH）7.49，二氧化碳分压（PCO_2）34.5mmHg，氧分压（PO_2）88mmHg，实际碳酸氢盐（HCO_3^-）26.2mmol/L，碱剩余（BE）3.1mmol/L。

2017年6月27日凝血功能：凝血酶原时间（PT）14.8s，活化部分凝血活酶时间（APTT）33.1s，凝血酶时间（TT）16.9s，纤维蛋白原（FIB）3.49g/L，D-二聚体0.04μg/ml。

2017年8月22日尿常规：蛋白质阳性（++），潜血阳性（++）。

2017年8月22日颅脑CT：提示弥漫性大脑白质密度降低，双侧半卵圆中心扩大，密度减低，灰白质界限不清，周边见"指压征"形成，颅底环池轻度受压，侧脑室、第三和第四脑室受压变小，顶叶、枕叶脑沟脑回受压、模糊、消失，大脑镰密度轻度增高，中线结构居中。诊断为高原脑水肿（图16-151）。

2017年8月22日胸部CT：提示双下肺纹理增多、增粗，双下肺可见大片致密影，成磨玻璃样改变，两肺门增大，心影及大血管未见异常。诊断为高原肺水肿（图16-152）。

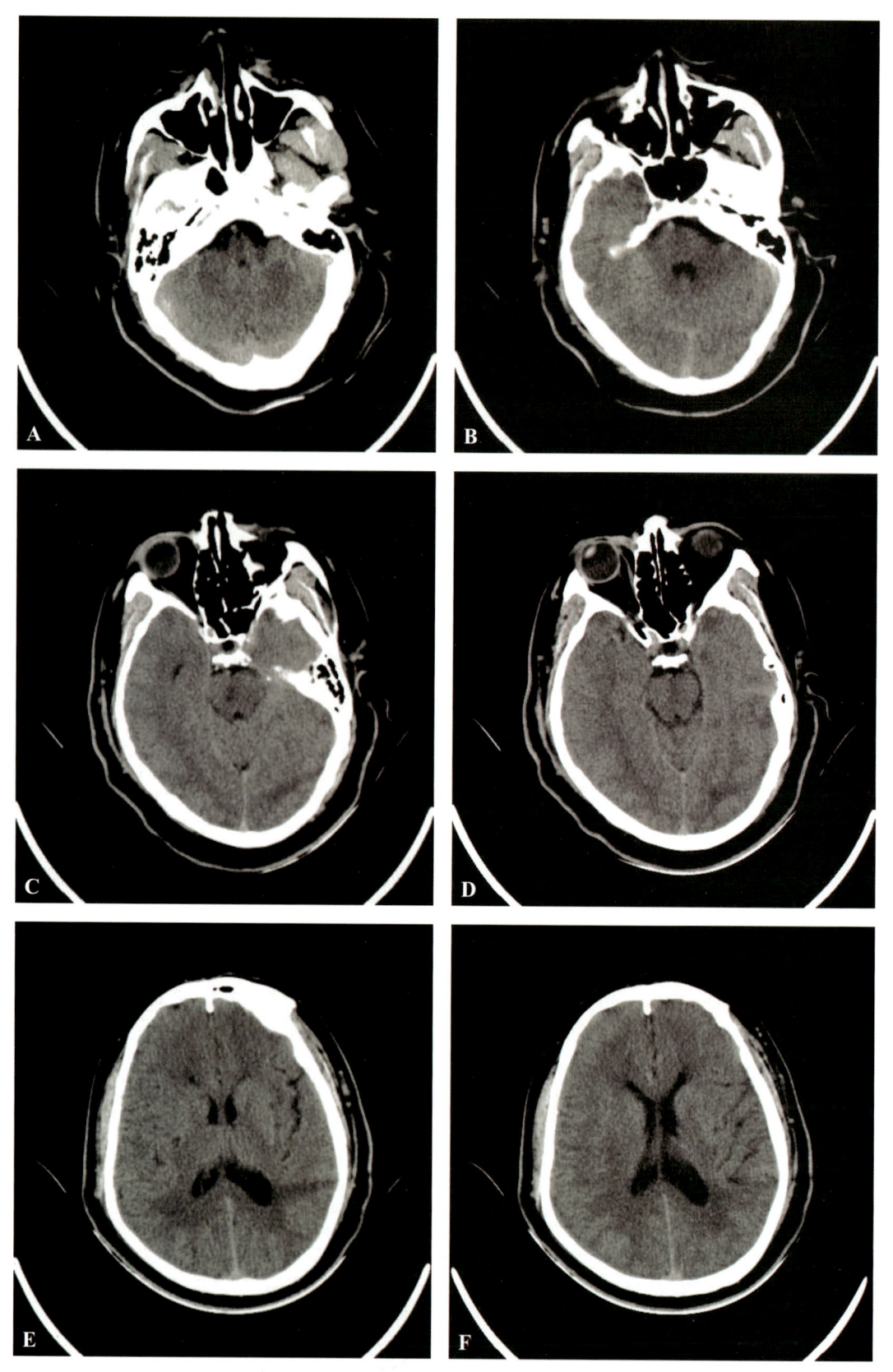

急性重症高原病进展与实践
Progress and Practice of Acute Severe High Altitude Disease

▲ 图 16-151 2017 年 8 月 22 日贺某颅脑 CT

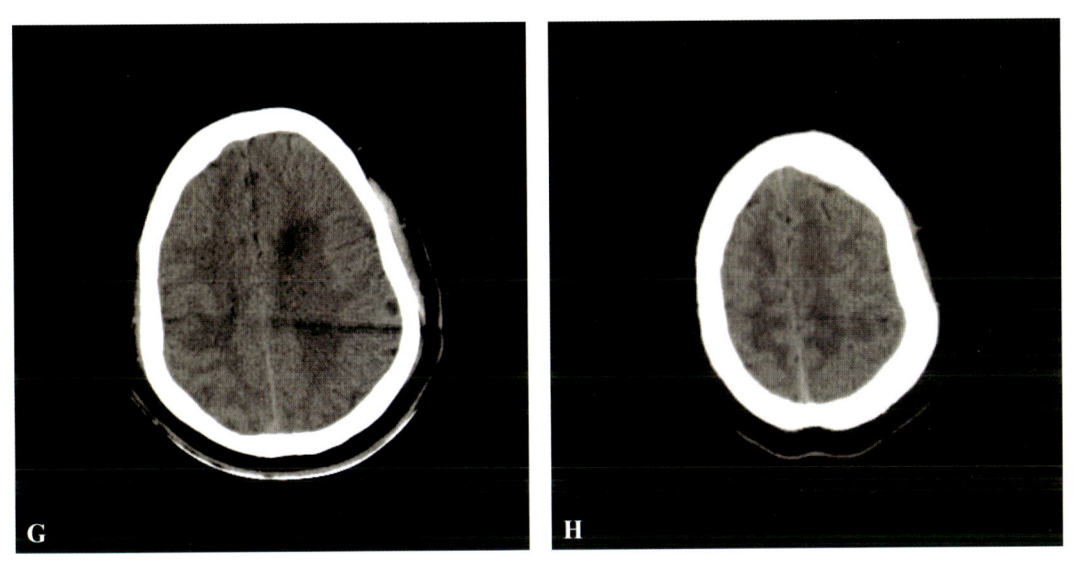

▲ 图 16-151（续） 2017 年 8 月 22 日贺某颅脑 CT

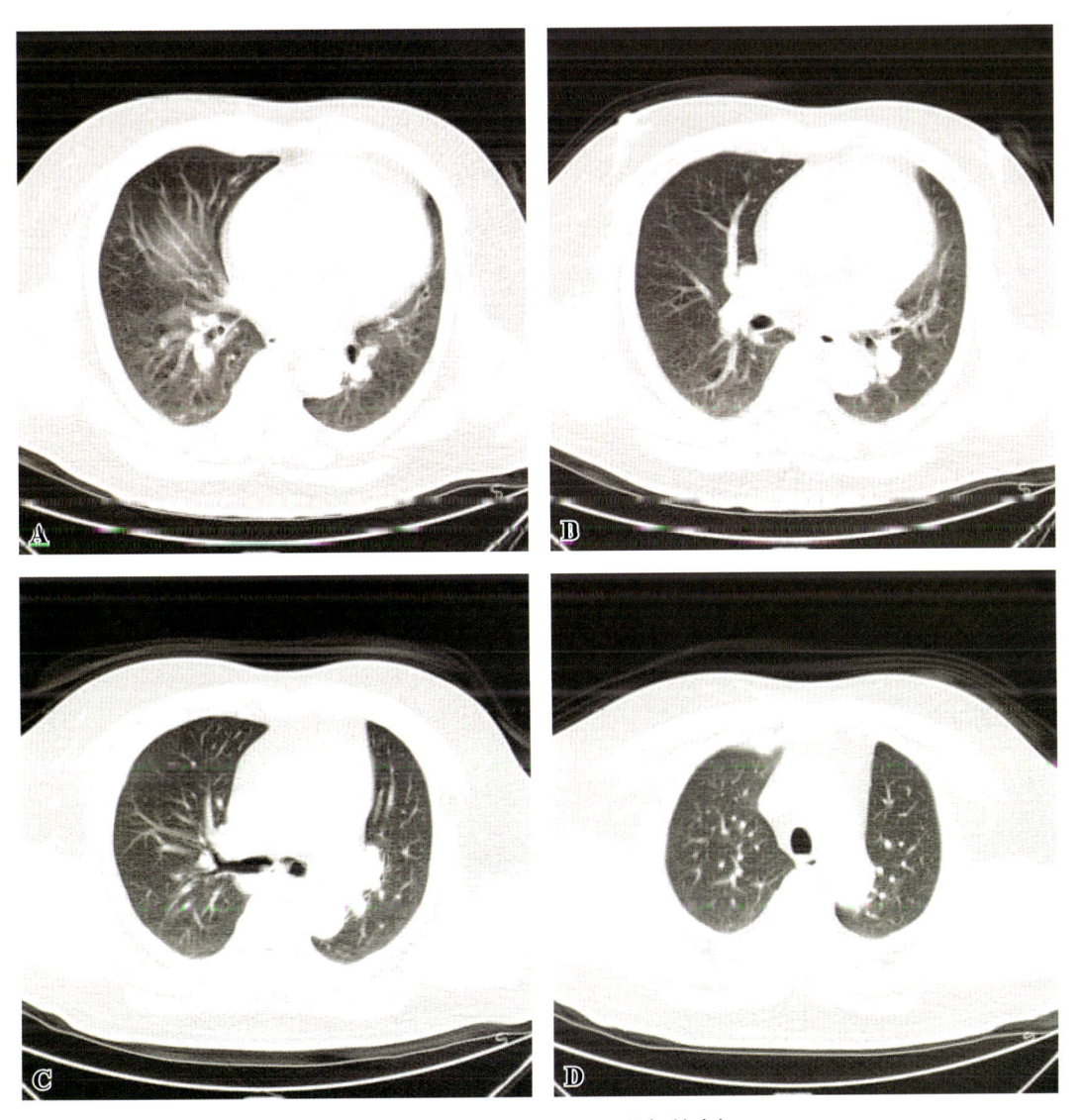

▲ 图 16-152 2017 年 8 月 22 日贺某胸部 CT

4. 入院诊疗经过

(1) 立即给予无创机械通气联合高压氧：每日2次，呼吸机模式S/T，IPAP12mmHg，EPAP5mmHg，频率10次/分。

(2) 降颅压，营养脑细胞：头置冰帽；甘露醇125ml，每6小时1次；地塞米松10mg，静脉注射；醒脑静20ml，静脉滴注。

(3) 防止消化道黏膜损害：泮托拉唑40mg，每日2次，静脉滴注。

(4) 镇静：苯巴比妥100mg，每日2次，肌内注射。

(5) 基础治疗：应用抗生素预防感染；平喘解痉，氨茶碱注射液0.25g，每日1次，静脉滴注；抗渗出，山莨菪碱；清除自由基，给予维生素C；注意保护肝肾功能，维持水电解质酸碱平衡，对症支持等治疗。

(6) 控制血压：乌拉地尔9mg/h，泵入。

多导睡眠呼吸监测提示如下（图16-153）。

2017年8月24日：患者处于嗜睡状态，醒时可回答简单问题，GCS评分11分，咳嗽、咳少量黄色黏痰，易咳出，发热，体温39.5℃，血压147/96mmHg，双侧瞳孔对光反射欠灵敏，口唇及颜面部发绀不明显，双肺呼吸音粗，双肺未闻及湿啰音，心率每分钟89次，律齐，心音有力，各瓣膜听诊区未闻及杂音，腹平软，全腹无压痛及反跳痛，双下肢无浮肿。目前治疗上继续给予氧疗，面罩给氧联合高压氧；给予脱水、降颅内压治疗，甘露醇注射液250ml，每8小时1次，加压静脉滴注；营养脑细胞，胞磷胆碱注射液0.75g，每日1次，静脉滴注；抗炎，头孢哌酮钠舒巴坦钠2.0g，每12小时1次，静脉滴注；控制血压，厄贝沙坦氢氯噻嗪片150mg，每日1次，联合苯磺酸氨氯地平10mg，每日1次，乌拉地尔5ml/h，泵入；平喘解痉，氨茶碱注射液0.25g，每日1次，静脉滴注；抗渗出及对症支持等治疗。

2017年8月25日复查胸部CT：提示双下肺纹理增粗，两肺门无增大，双肺大片状致密影基本吸收。与前片相比肺水肿明显吸收。诊断为高原肺水肿（吸收期）（图16-154）。

2017年8月25日复查颅脑CT：提示双侧大脑脑白质范围扩大较前减小，周边"指压征"好转，脑室受压及叶脑沟变窄，明显好转，颅底环池清晰，大脑镰密度无增高，中线结构居中。CT诊断为高原脑水肿（吸收期）（图16-155）。

2017年8月28日：患者神志清楚，GCS评分15分，问答切题，精神差，无发热，无咳嗽、咳痰，瞳孔对光反射灵敏，血压130/80mmHg，口唇发绀不明显，双肺呼吸音略粗，双肺未闻及明显干湿啰音，心率每分钟78次，律齐，心音有力，各瓣膜听诊区未闻及杂音，腹平软，全腹无压痛及反跳痛，双下肢无浮肿。停止无创呼吸机辅助呼吸，给予面罩高频给氧治疗，其余继续给予高压氧治疗，每日2次；甘露醇注射液125ml，每8小时1次，静脉滴注，以脱水、降颅内压；营养脑细胞，胞磷胆碱注射液0.75g，每日1次，静脉滴注。

2017年8月28日血常规：白细胞7.04×10^9/L，中性粒细胞百分比75.4%，红细胞5.1×10^{12}/L，血红蛋白153g/L，血细胞压积41.7%，血小板221×10^9/L。

2017年8月28日生化全套：总胆红素11.2μmol/L，直接胆红素4.9μmol/L，间接胆红素6.3mol/L，总蛋白67.6g/L，白蛋白38.7g/L，球蛋白28.9/L，谷草转氨酶33.6U/L，谷丙转氨酶85.1U/L，单胺氧化酶15.06U/L，尿素氮4.5mmol/L，肌酐76μmol/L，尿酸416μmol/L，葡萄糖4.9mmol/L，β_2微球蛋白1.65mg/L，半胱氨酸蛋白酶抑制剂C1.06mg/L，视黄醇结合蛋白33.54mg/L，磷酸肌酸激酶82U/L，肌酸激酶同

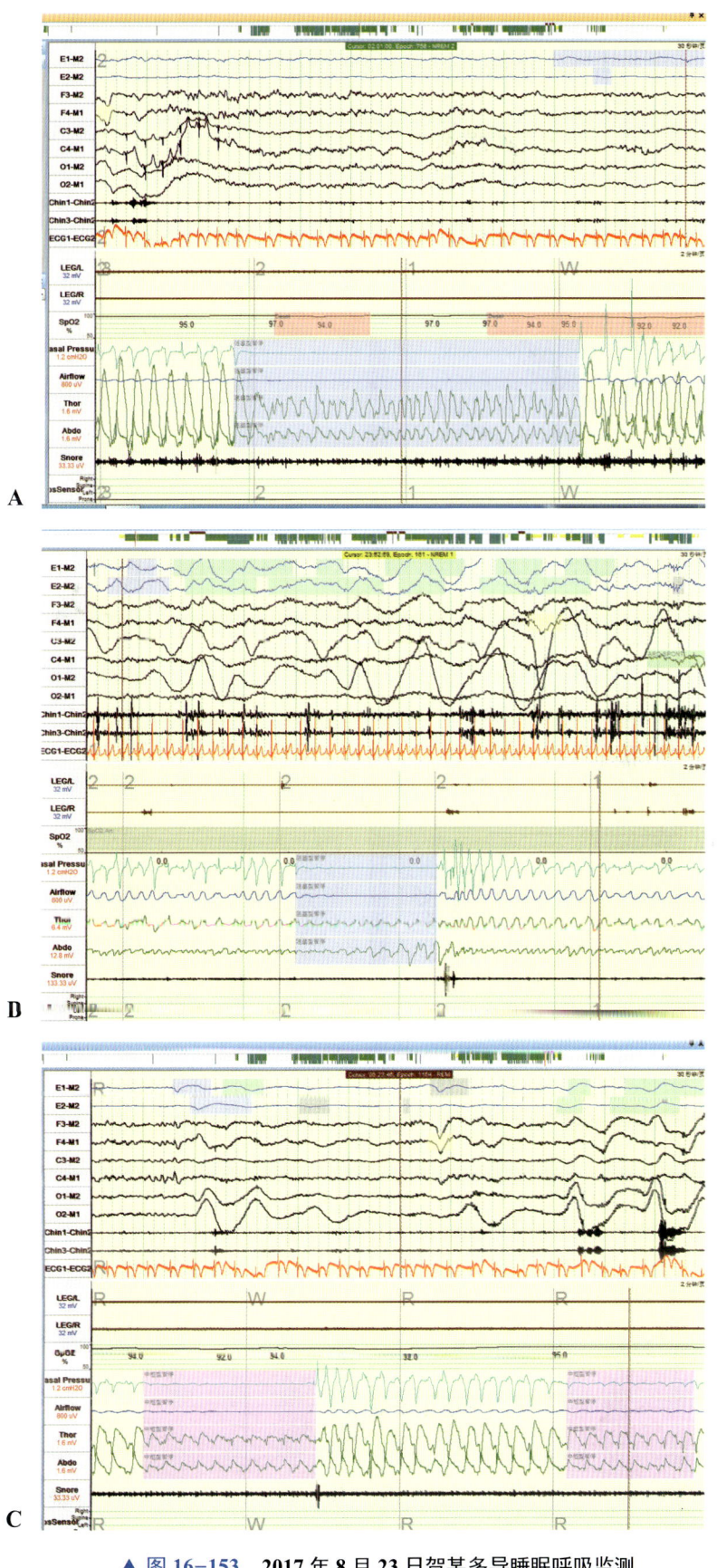

第四篇 典型病例分析
第16章 急性重症高原病病例报道

▲ 图 16-153　2017 年 8 月 23 日贺某多导睡眠呼吸监测
A 至 C. 均为 N_1 期睡眠，阻塞性呼吸睡眠暂停

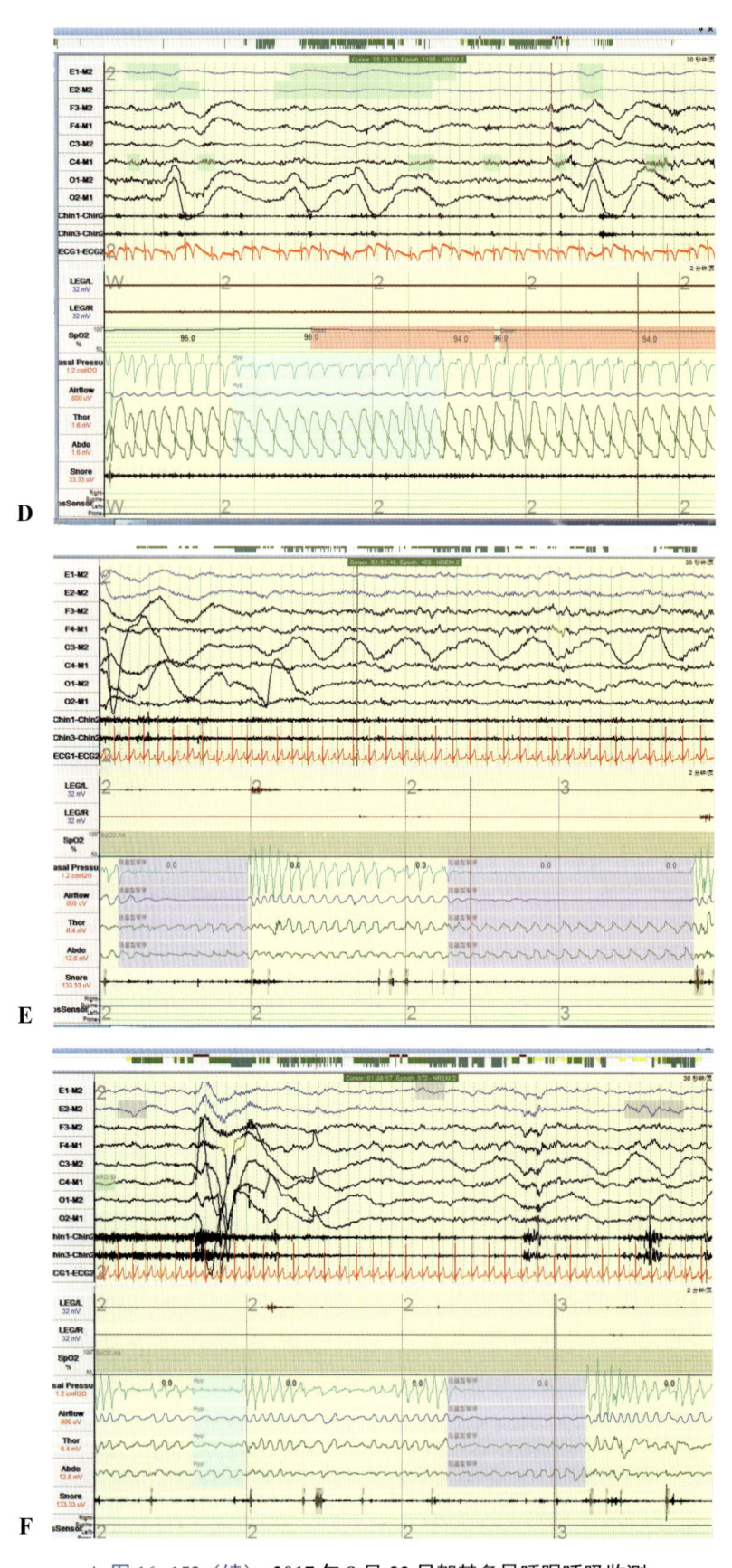

▲ 图 16-153（续） **2017 年 8 月 23 日贺某多导睡眠呼吸监测**
D. N₂ 期睡眠，阻塞性低通气综合征；E 和 F. 均为 N₂ 期睡眠，阻塞性呼吸睡眠暂停

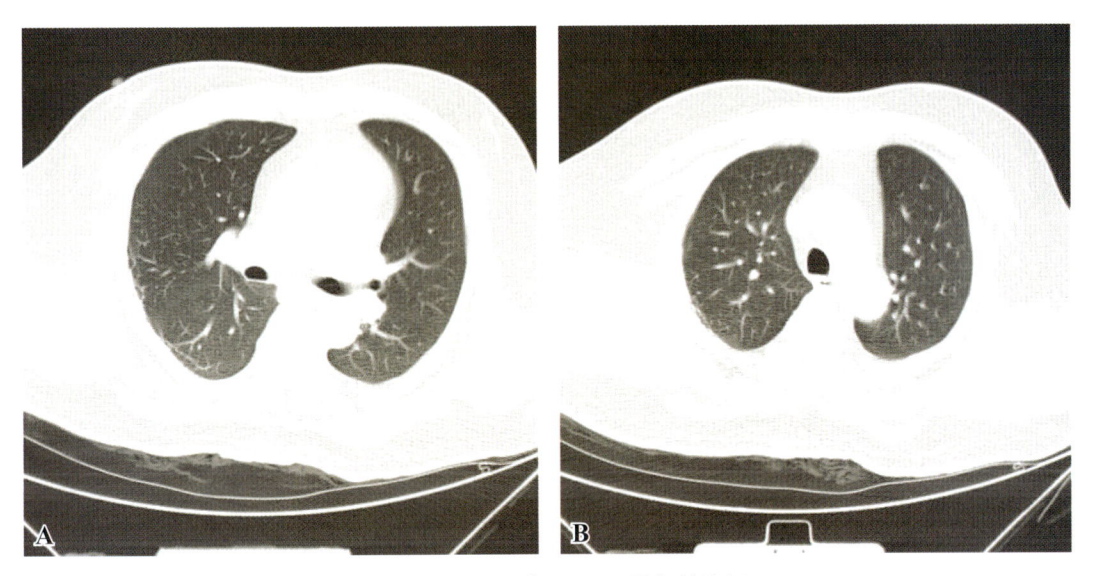

第四篇 典型病例分析
第16章 急性重症高原病病例报道

▲ 图 16-154 2017 年 8 月 25 日贺某胸部 CT

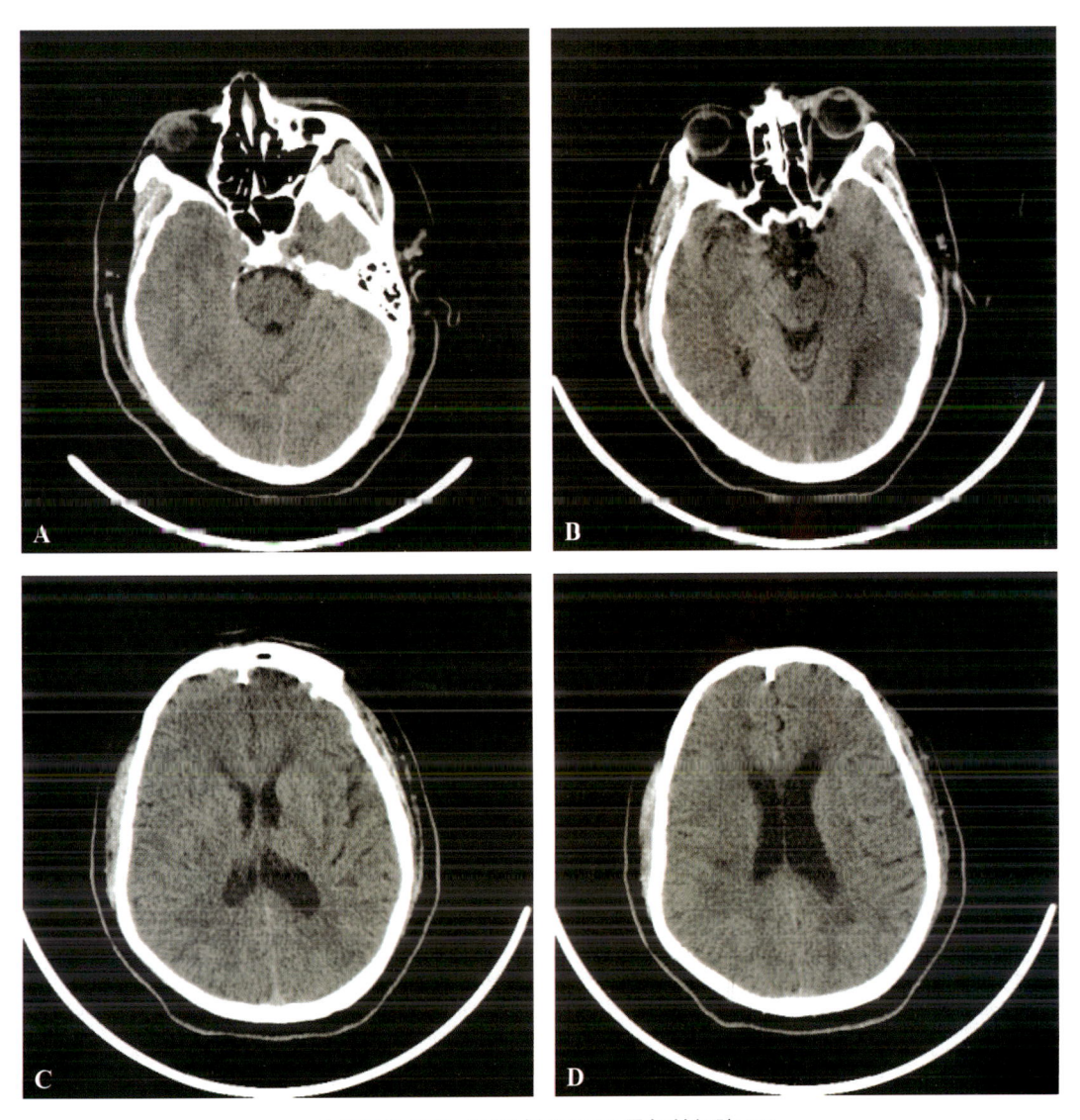

▲ 图 16-155 2017 年 8 月 25 日贺某颅脑 CT

515

工酶 15U/L，乳酸脱氢酶 208U/L，同型半胱氨酸 12.86μmol/L，α- 羟丁氨酸脱氢酶 188U/L。

2017 年 8 月 28 日电解质：钾 4.09mmol/L，钠 136.9mmol/L，氯 98.9mmol/L。

2017 年 8 月 28 日血气分析：酸碱度（pH）7.43，二氧化碳分压（PCO_2）41.1mmHg，氧分压（PO_2）88mmHg，实际碳酸氢盐（HCO_3^-）26.9mmol/L，碱剩余（BE）2mmol/L。

2017 年 9 月 4 日复查颅脑 CT：提示双侧大脑脑白质范围无扩大，周边无"指压征"，脑室及脑沟无受压，颅底环池清晰，大脑镰密度无增高，中线结构居中。考虑高原脑水肿完全吸收（图 16-156）。

2017 年 9 月 4 日：痊愈出院。

（二）病例讨论

本例患者体型肥胖，既往体健，无高血压，入院时血压达 210/100mmHg，诊断为高原高血压、高原肺水肿、高原脑水肿明确，行呼吸睡眠监测，可见阻塞性呼吸睡眠暂停及深而快的呼吸频率，脑电出现纺锤波，提示纺锤性昏迷，给予镇静镇痛及常规无创机械通气，患者病情恢复较快。

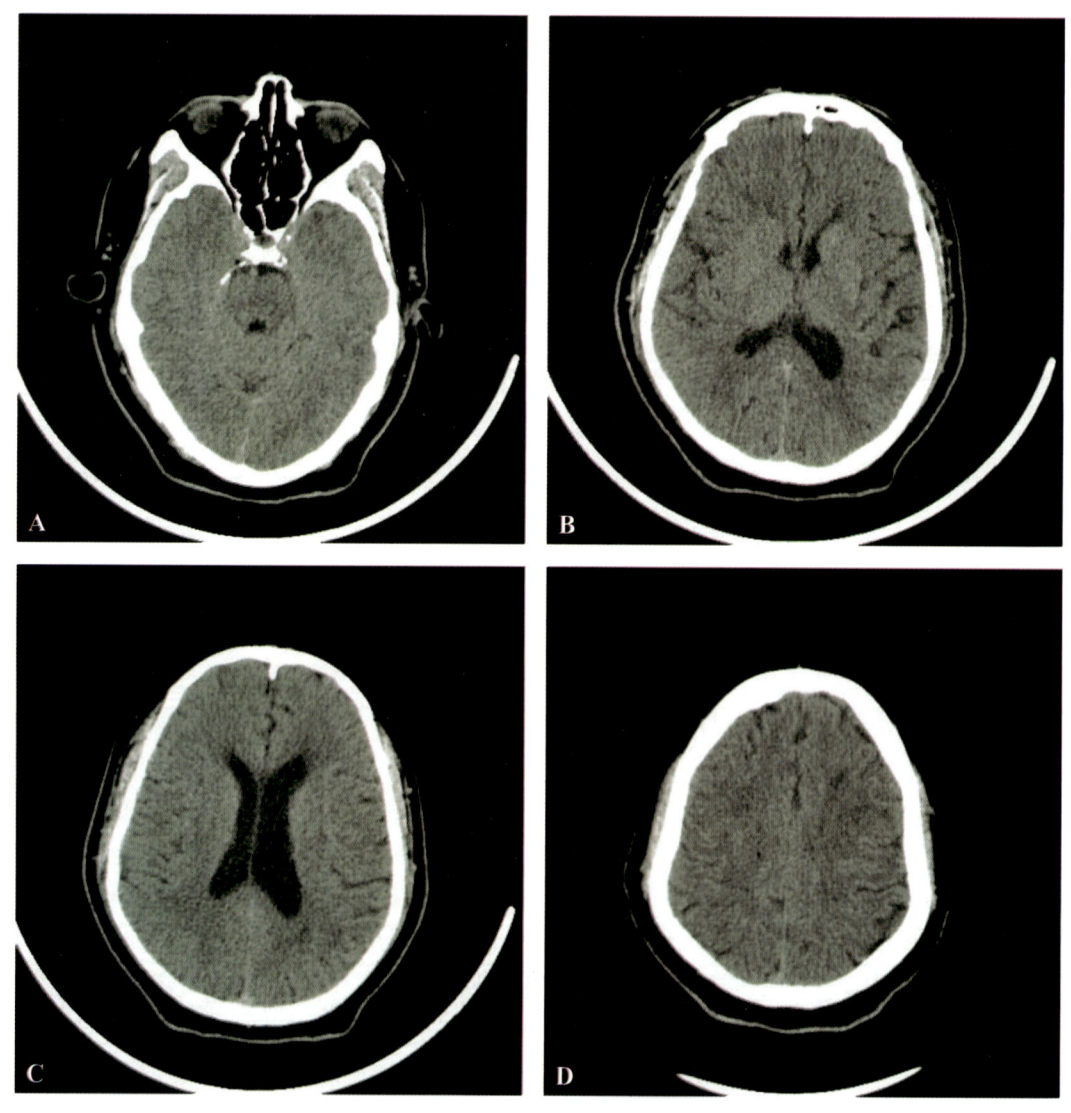

▲ 图 16-156　2017 年 9 月 4 日贺某颅脑 CT

病例 32

患者诊断为高原肺水肿、高原急性肝损伤、高原高血压、高原脑水肿 [预后差（左眼失明 + 右侧轻偏瘫）]。

（一）病例介绍

1. 病史

患者敬某，已婚，女性，四川人，50 岁，汉族，主因"意识障碍 8h 入院"。患者于 2017 年 8 月 17 日由四川自驾车前往拉萨旅游，8 月 20 日到达格尔木，出现胸闷、气短、头疼、恶心。2017 年 8 月 21 日前往拉萨，途径唐古拉山（海拔约 5000m）时，患者突然摔倒在地，呼之不应，大小便失禁，无恶心、呕吐，无咳嗽、咳痰、呼吸困难，无四肢抽搐等。立即下送至我院急诊，急诊立即经口气管插管，导管吸氧。行头颅 CT 后，以"意识障碍待查"收住我中心。患者自发病以来，神志状态逐渐加重，呈中度昏迷状。

患者平素体健，无高血压、糖尿病病史。生于原籍，第一次进入高海拔地区旅游。

2. 入院查体

体温 35.2℃，脉搏每分钟 132 次，呼吸每分钟 18 次，血压 192/123mmHg，发育正常，体型偏胖，平车推入病房，中度昏迷状，GCS 评分 6 分，被动体位，全身皮肤黏膜口唇重度发绀，双侧瞳孔不等大等圆，左侧直径 4.5mm，右侧直径 5.0mm，对光反射迟钝，颈软，双肺呼吸音粗，双肺可闻及大量湿啰音，心率每分钟 132 次，律齐，各瓣膜听诊区未闻及杂音，腹部隆起，未见胃肠形及蠕动波，腹软，移动性浊音阴性，肠鸣音正常，双下肢无浮肿，四肢末梢发绀，四肢肌力及肌张力正常，右侧巴宾斯基征阳性。

3. 入院检验检查

2017 年 8 月 22 日血常规：白细胞 16.82 × 10^9/L，中性粒细胞百分比 83.8%，红细胞 4.2 × 10^{12}/L，血红蛋白 135g/L，红细胞比容 38.1%，血小板 174 × 10^9/L。

2017 年 8 月 22 日生化全套：总胆红素 23.3μmol/L，直接胆红素 7.3μmol/L，间接胆红素 16mol/L，总蛋白 70.7g/L，白蛋白 47.4g/L，球蛋白 24.3/L，谷草转氨酶 210U/L，谷丙转氨酶 269U/L，单胺氧化酶 32.7U/L，尿素氮 5.3mmol/L，肌酐 49μmol/L，尿酸 247μmol/L，葡萄糖 9.89mmol/L，$β_2$ 微球蛋白 0.74mg/L，半胱氨酸蛋白酶抑制剂 C0.54mg/L，视黄醇结合蛋白 18.1mg/L，磷酸肌酸激酶 116U/L，肌酸激酶同工酶 11U/L，乳酸脱氢酶 623U/L，淀粉酶 223U/L，同型半胱氨酸 9.6μmol/L，α- 羟丁氨酸脱氢酶 333U/L，总胆固醇 4.76mmol/L，甘油三酯 1.36mmol/L，C 反应蛋白 29.8mg/L。

2017 年 8 月 22 日电解质：钾 3.31mmol/L，钠 140.8mmol/L，氯 105.7mmol/L。

2017 年 8 月 22 日血气分析：酸碱度（pH）7.48，二氧化碳分压（PCO_2）27.3mmHg，氧分压（PO_2）44mmHg，实际碳酸氢盐（HCO_3^-）19.9mmol/L，碱剩余（BE）–3.1mmol/L。

2017 年 8 月 22 日凝血四项：血浆凝血酶原时间（PT）12.5s，活化部分凝血酶原时间（APTT）20.2s，凝血酶时间（TT）16.2s，纤维蛋白原 2.8g/L，D- 二聚体：0.98μg/ml。

2017 年 8 月 22 日尿常规：蛋白质阳性(++)，潜血阳性（+）。

2017 年 8 月 22 日入院颅脑 CT：提示弥漫性大脑白质密度降低，双侧半卵圆中心扩大，密度减低，灰白质界限不清，周边见"指压征"形成，颅底环池受压，模糊、消失，侧脑室、第三和第四脑室受压变小、模糊，脑沟脑回受压、模糊、消失，大脑镰密度增高，中线结构居中。诊断为高原脑水肿（图 16-157）。

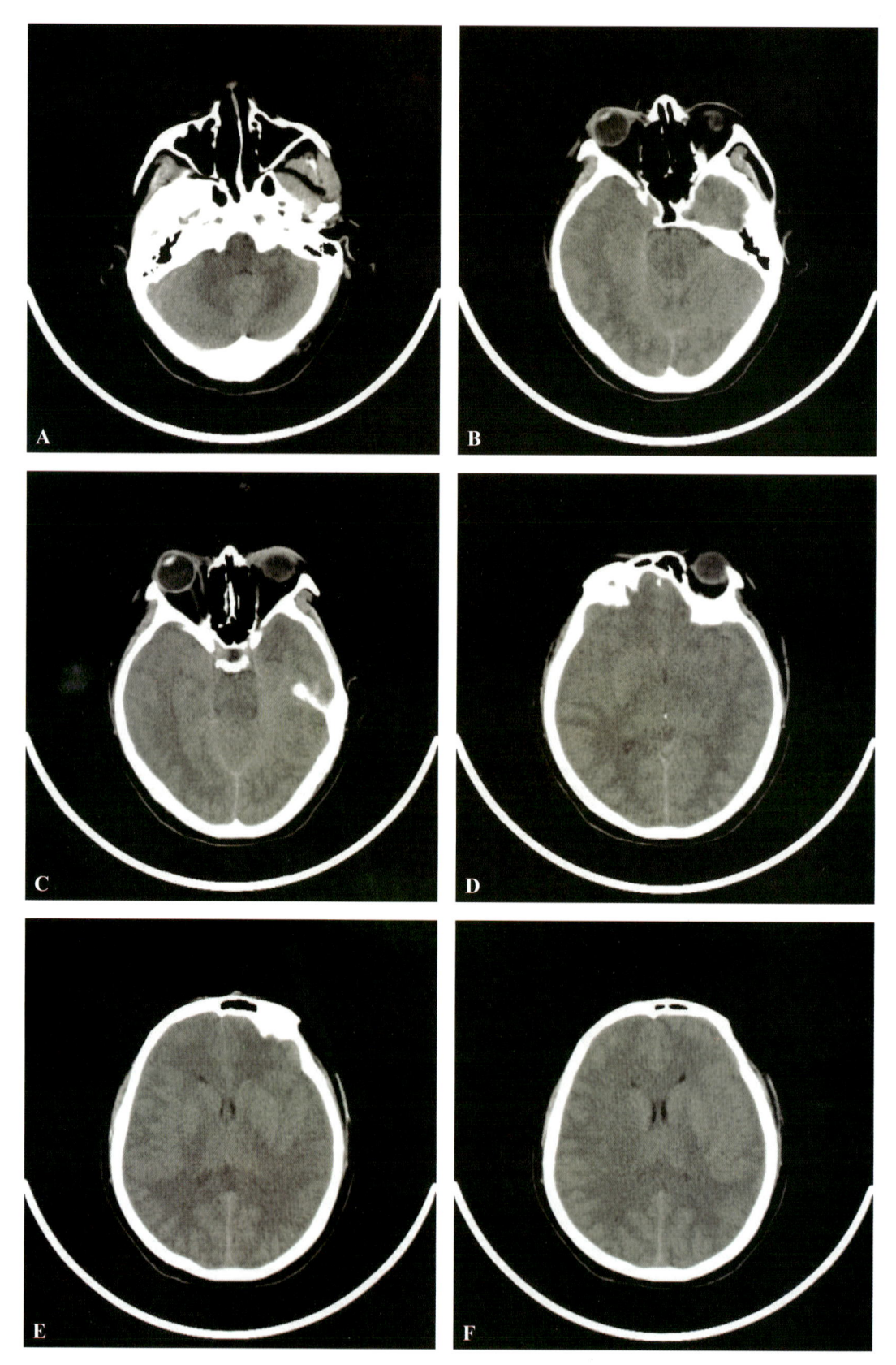

▲ 图 16-157　2017 年 8 月 22 日敬某颅脑 CT

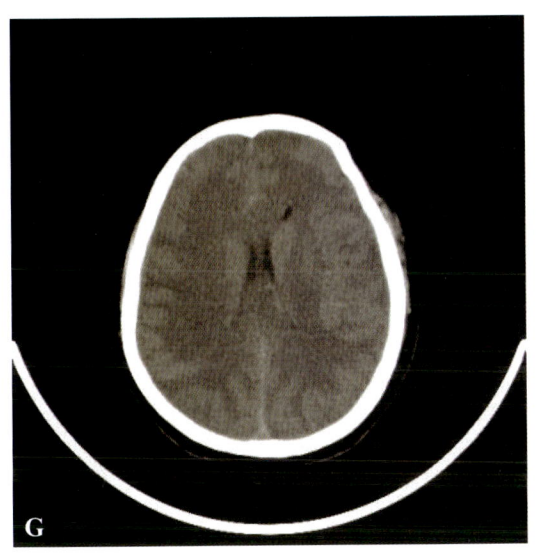

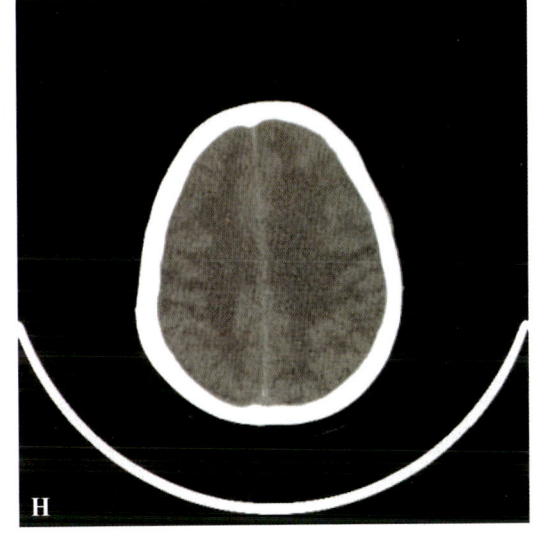

▲ 图16-157（续） 2017年8月22日敬某颅脑CT

2017年8月22日胸部CT：提示双下肺纹理增多、增粗，两肺门增大，双下肺可见大片致密影，成磨玻璃样改变，密度不均，心影及大血管未见异常。诊断为高原肺水肿（图16-158）。

4. 入院诊疗经过

(1) 入院后立即有创机械通气模式：PCV-SIMV+PSV，频率15次/分，压力20cmH₂O，吸气时间3s，PEEP15cmH₂O，PSV20cmH₂O，吸气触发0.2cmH₂O，吸气撤换25%，压力上升时间0.3s。

(2) 给予脱水、降颅内压，营养脑细胞：头置冰帽，局部降温；甘露醇注射液250ml，每6小时1次，静脉滴注；胞磷胆碱注射液0.75g，每日1次，静脉滴注；地塞米松20mg，静脉注射；醒脑静20ml，静脉滴注。

(3) 镇静止痛：丙泊酚1～3mg/(kg·h)，泵入；瑞芬太尼0.006～0.6μg/(kg·h)，泵入。

(4) 基础治疗：清除自由基，给予维生素C，营养心肌，注意保护肝肾功能，维持水电解质酸碱平衡，营养支持治疗。

(5) 预防应激性溃疡，保护胃黏膜：兰索拉唑钠30mg，每日1次，静脉滴注。

(6) 雾化、化痰：氨溴索15mg，每4小时1次，雾化吸入；多索茶碱注射液0.2g，每日1次，静脉滴注。

(7) 降血压：乌拉地尔，初始泵速2mg/min，血压稳定改为9mg/h，泵入。

2017年8月24日：患者入院治疗第4天，神志较前恢复，呼之能应，GCS评分12分，血压136/89mmHg，氧饱和度90%以上，双侧瞳孔等大等圆，左侧瞳孔直径3.0mm，右侧瞳孔直径3.0mm，对光反射欠灵敏，听诊双肺呼吸音粗，可闻及散在痰鸣音，心率每分钟62次，律齐，各瓣膜听诊区未闻及病理性杂音，双下肢无浮肿，四肢末梢发绀较前减轻，四肢肌力及肌张力正常，右侧巴宾斯基征阳性。给予脱机拔管，无创呼吸机序贯通气，予以高压氧舱，每日2次，改善脑组织缺氧。

2017年8月24日多导睡眠呼吸监测：提示REM期睡眠，多发性中枢性呼吸睡眠暂停，低通气综合征（图16-158B至D）；N₂期睡眠，脑电图出现广泛多发性纺锤波脑电图（图16-159）。

2017年8月25日复查颅脑CT提示：双侧大脑脑白质范围扩大较前减小，周边"指压征"

519

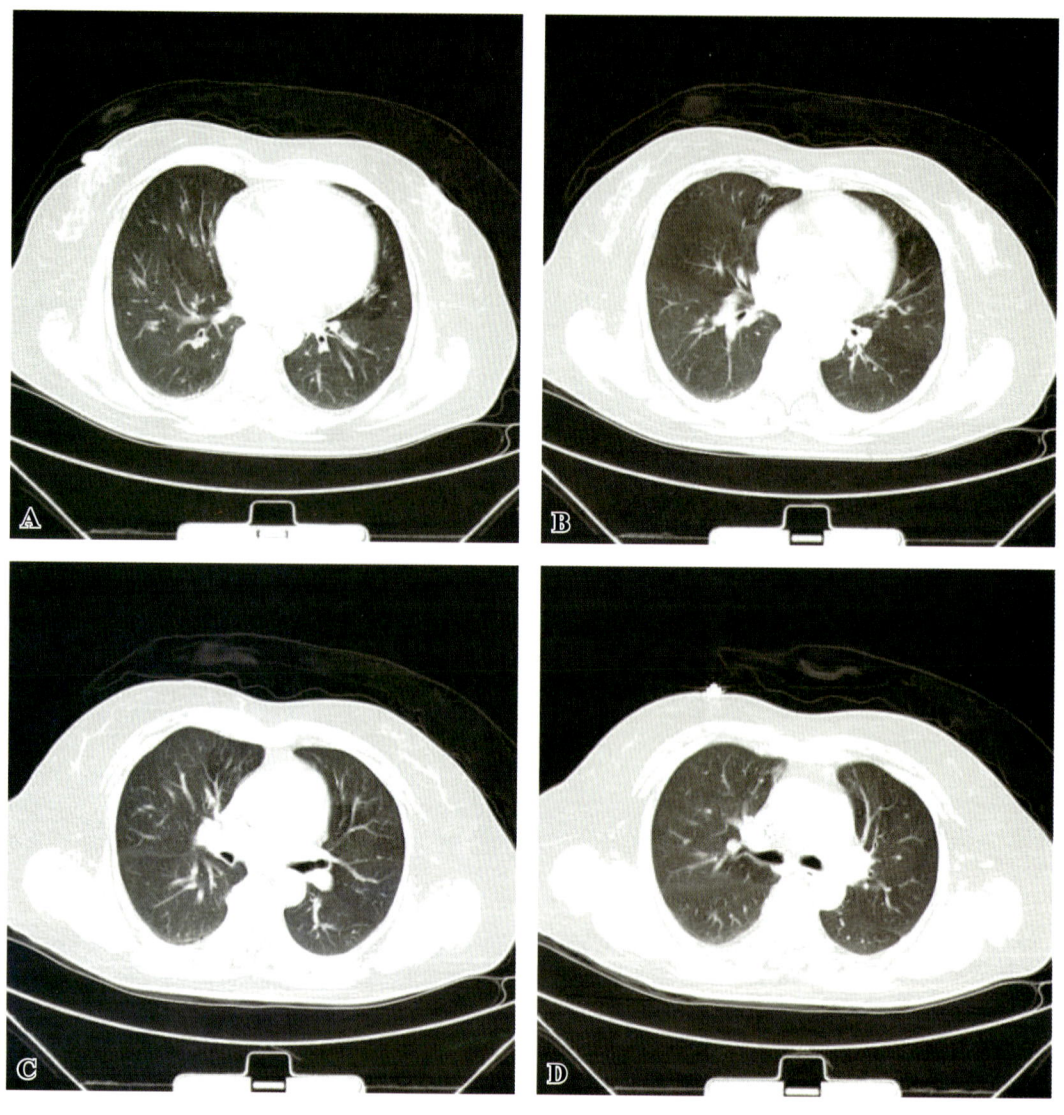

▲ 图 16-158　2017 年 8 月 22 日敬某胸部 CT

好转，脑室受压及叶脑沟变窄、较前明显好转，颅底环池清晰，大脑镰密度无增高，中线结构居中。高原脑水肿吸收期（图 16-160）。

2017 年 8 月 25 日胸部 CT：提示双肺未见高密度影，肺纹理粗乱，肺门无增大，与前片相比肺水肿明显吸收（图 16-161）。

2017 年 8 月 28 日血常规：白细胞 8.64×10^9/L，中性粒细胞百分比 73.5%，红细胞 3.6×10^{12}/L，血红蛋白 127g/L，红细胞比容 36.5%，血小板 140×10^9/L。

2017 年 8 月 28 日生化全套：总胆红素 7.8μmol/L，直接胆红素 2.3μmol/L，间接胆红素 5.5mol/L，总蛋白 56.1g/L，白蛋白 38.7g/L，球蛋白 17.4g/L，谷草转氨酶 11.4U/L，谷丙转氨酶 66.9U/L，单胺氧化酶 13.28U/L，尿素氮 5.8mmol/L，肌酐 44μmol/L，尿酸 190μmol/L，葡萄糖 5.78mmol/L，$β_2$ 微球蛋白 0.85mg/L，半胱氨酸蛋白酶抑制剂 C 0.68mg/L，视黄醇结合蛋白 32.91mg/L，磷酸肌酸激酶 32U/L，肌酸激酶同工酶 7U/L，乳酸脱氢酶 159U/L，淀粉酶 107U/L，同型半胱氨酸 2.37μmol/L，α- 羟丁氨酸脱氢酶 141U/L，总胆固醇 4.52mmol/L，甘油

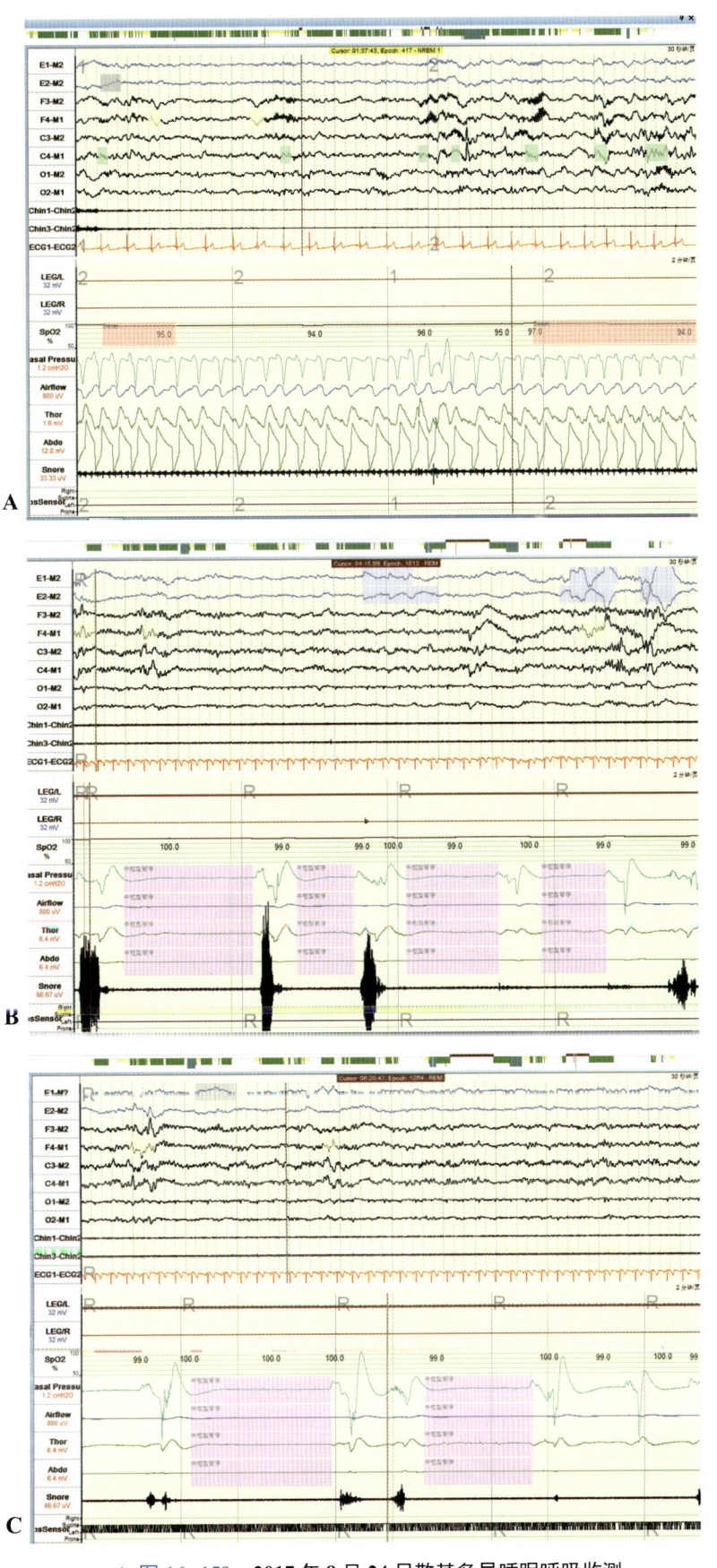

▲ 图 16-159 2017 年 8 月 24 日敬某多导睡眠呼吸监测

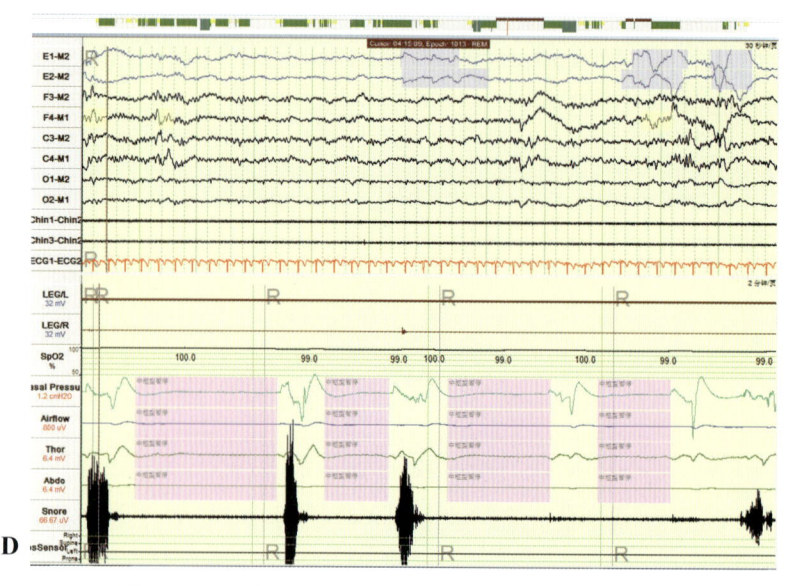

▲ 图 16-159（续） 2017 年 8 月 24 日敬某多导睡眠呼吸监测

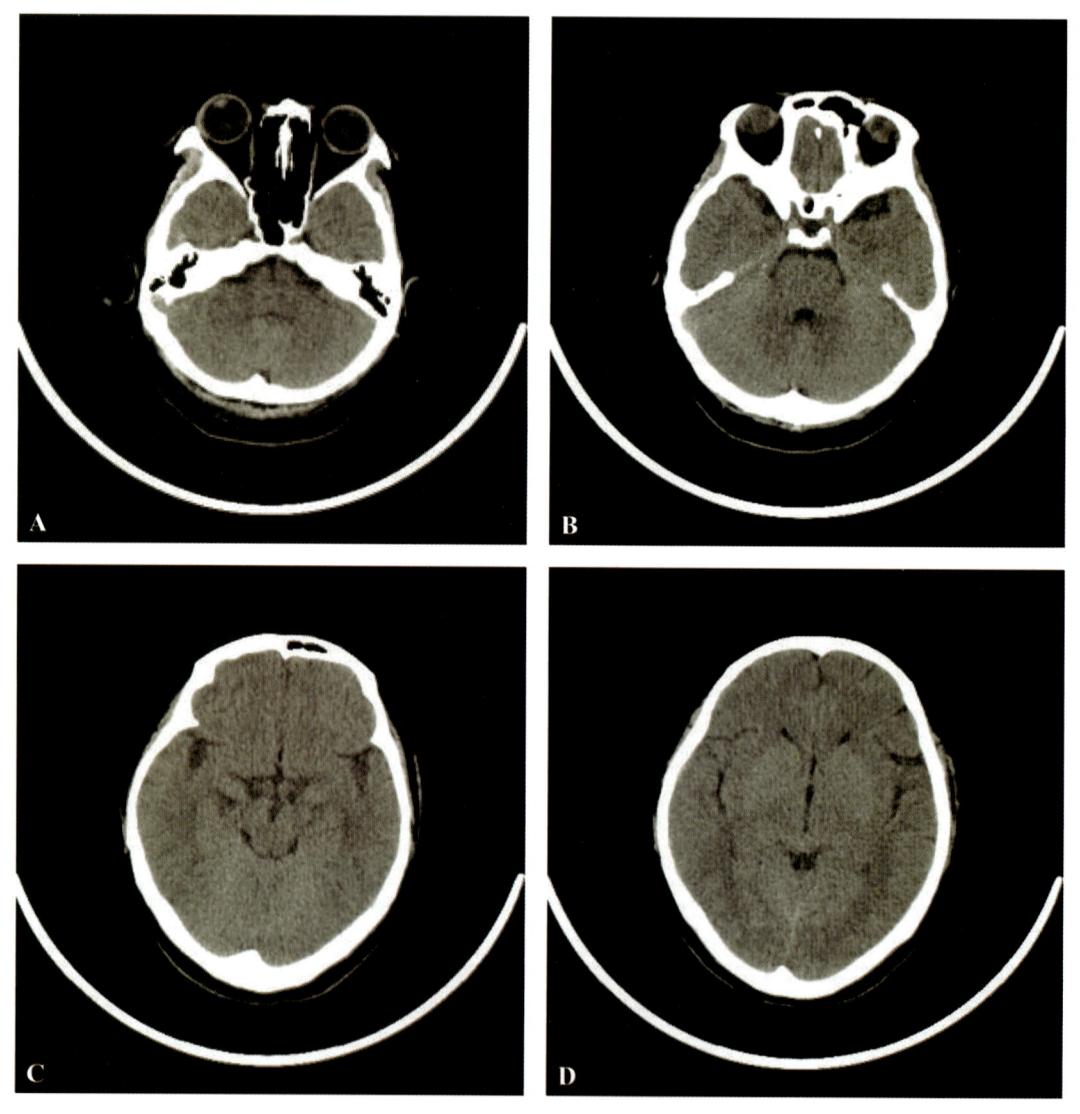

▲ 图 16-160 2017 年 8 月 25 日敬某颅脑 CT

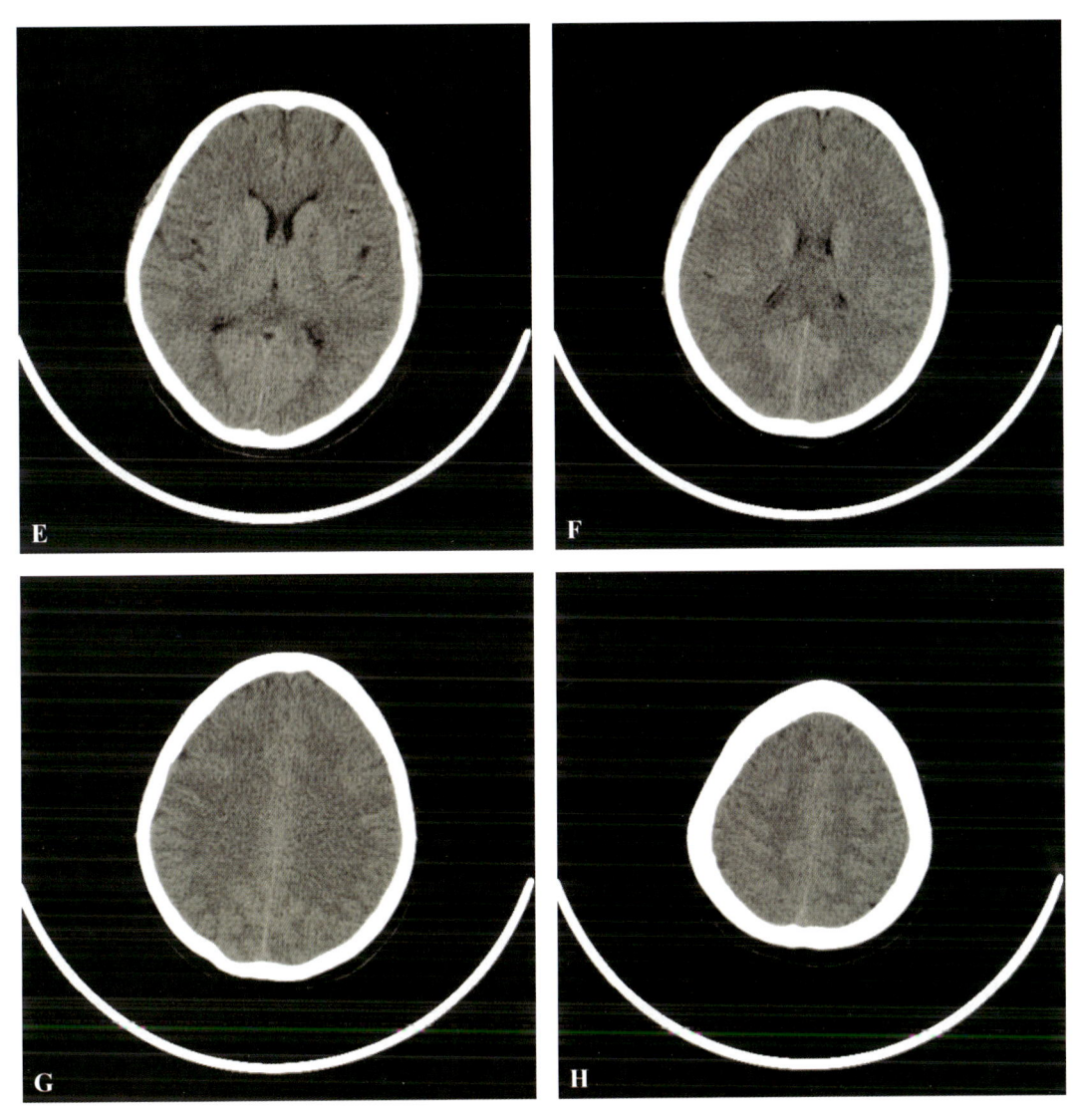

▲ 图 16-160（续） 2017 年 8 月 25 日敬某颅脑 CT

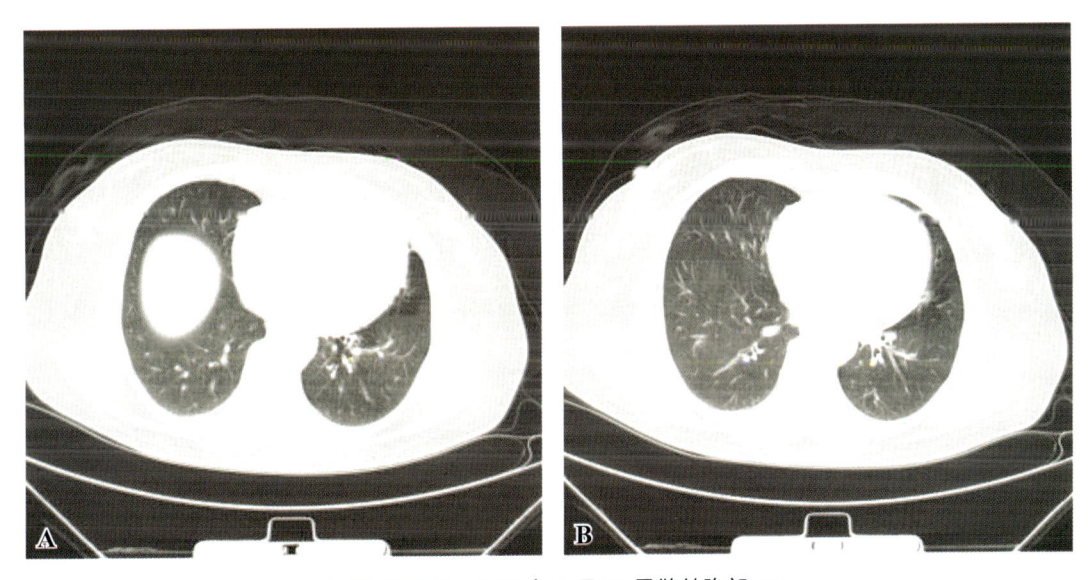

▲ 图 16-161 2017 年 8 月 25 日敬某胸部 CT

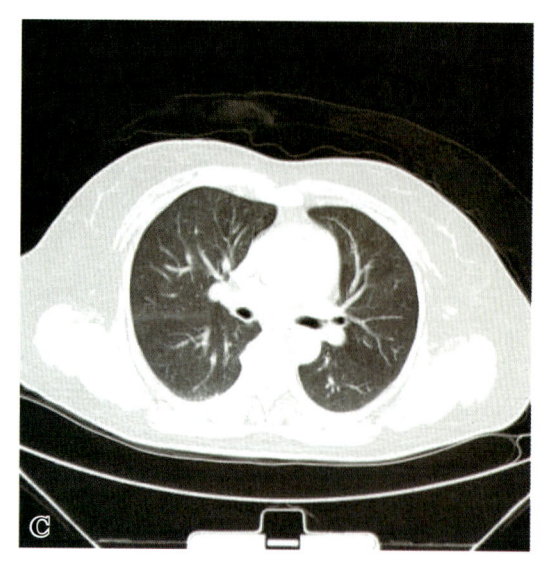

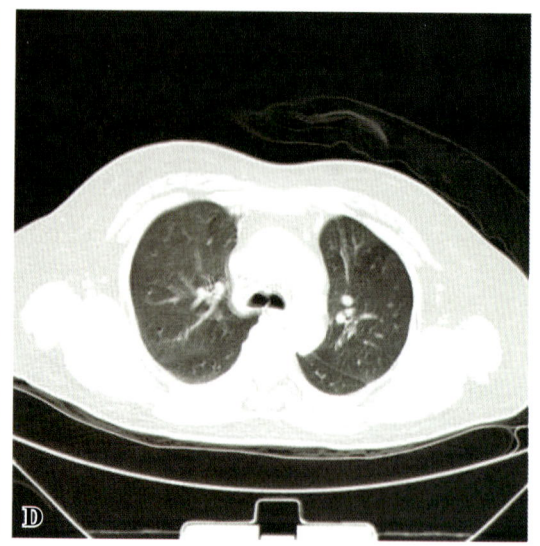

▲ 图 16-161（续） 2017 年 8 月 25 日敬某胸部 CT

三酯 4.62mmol/L，C 反应蛋白 12.2mg/L。

2017 年 8 月 28 日电解质：钾 4.07mmol/L，钠 139.4mmol/L，氯 103mmol/L。

2017 年 8 月 28 日复查颅脑 CT：双侧大脑白质范围无扩大，周边无"指压征"。脑室及脑沟无受压，颅底环池清晰，大脑镰密度无增高，中线结构居中。CT 诊断为高原脑水肿基本吸收（图 16-162）。

2017 年 8 月 28 日：患者诉无特殊不适，GCS 评分 15 分，血压 114/67mmHg，氧饱和度 90% 以上，双侧瞳孔等大等圆，左侧直径 3.0mm，右侧直径 3.0mm，对光反射灵敏，听诊双肺呼吸音粗，未闻及干湿啰音，心率每分钟 62 次，律齐，各瓣膜听诊区未闻及病理性杂音，双下肢无浮肿，四肢末梢无发绀，四肢肌力及肌张力无异常，右侧巴宾斯基征阳性。建议患者继续高压氧治疗，并且进行 MRI 检查，患者拒绝并且要求出院。

2017 年 9 月 28 日电话随访：患者回到四川后即入住当地医院，并且出现左眼视物不清，右侧肢体无力，右侧偏瘫，考虑患者右侧巴宾斯基征阳性，可能与高原脑水肿造成脑细胞损害有关。

2018 年 1 月 12 日电话随访：患者左眼基本失明，右侧肢体无力，右侧偏瘫持续未恢复，此为高原脑水肿导致后遗症。

（二）病例讨论

本例患者女性，50 岁，四川人，第一次进入高原，发病突然，神志进行性加重，入院 GCS 评分 6 分，中度昏迷，血压 192/123mmHg，谷草转氨酶 210U/L，谷丙转氨酶 269U/L，诊断"高原高血压、高原急性肝损害"，立即气管插管，有创机械通气，镇静镇痛。3 天后，病情恢复，停有创及气管插管，给予多导睡眠呼吸呼吸监测出现纺锤波脑电图（广泛多发性）、中枢性呼吸睡眠暂停。

本例患者回到四川后，出现右眼视物不清，右侧肢体无力，右侧轻偏瘫，并且持续未恢复，考虑为脑水肿，脑细胞局灶性缺血坏死，损伤视神经及运动神经元，导致偏瘫及失明。进入高原后，凝血功能变化或斑块的不稳定性，引起血管阻塞，导致脑梗死，引发后遗症。患者住院时间为 6 天，治疗时间较短，脑水肿未完全吸收，

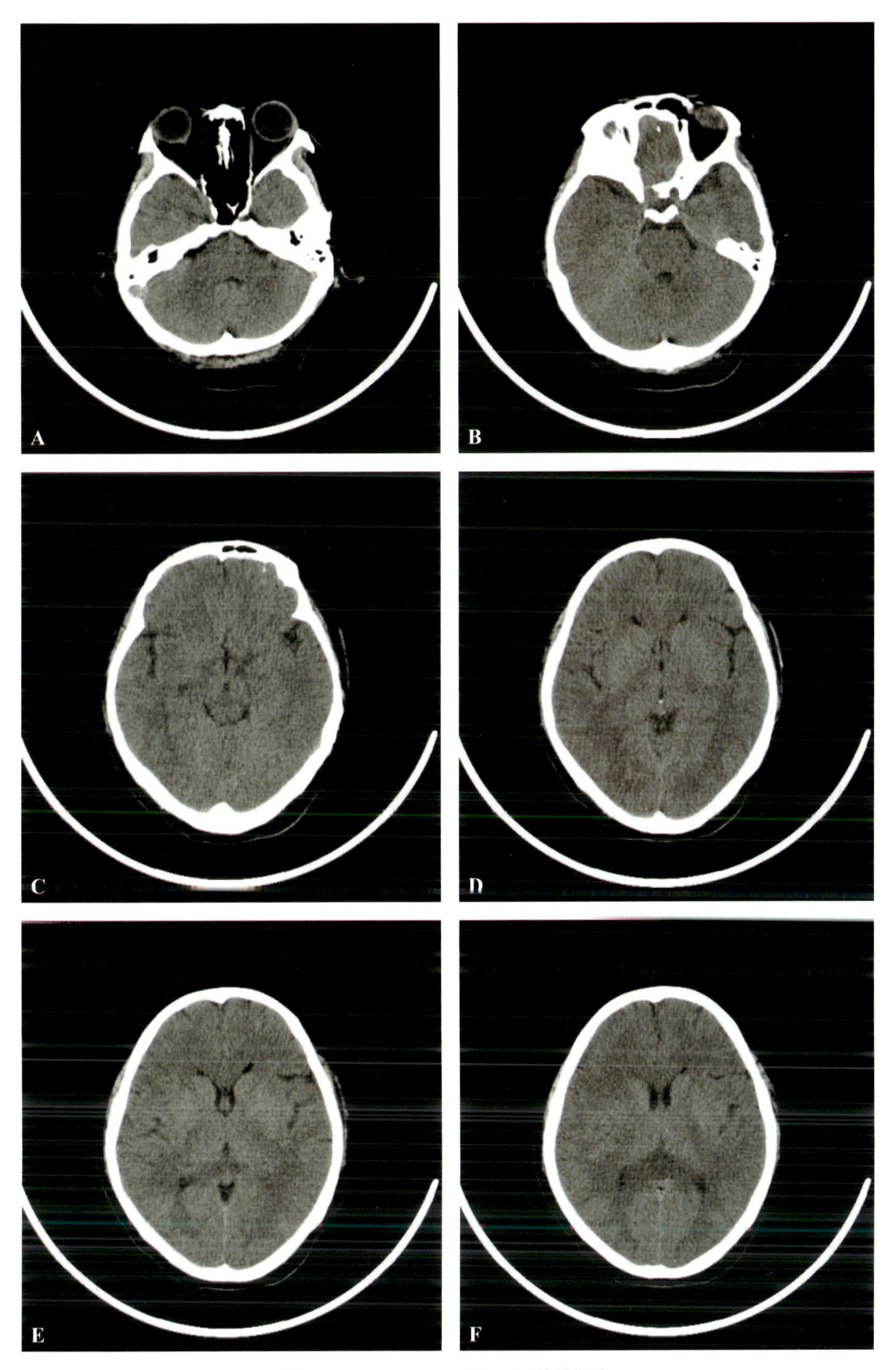

▲ 图 16-162 2017 年 8 月 28 日敬某颅脑 CT

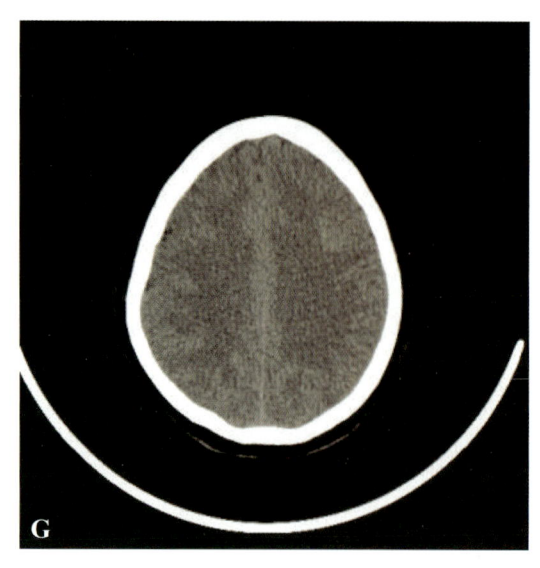

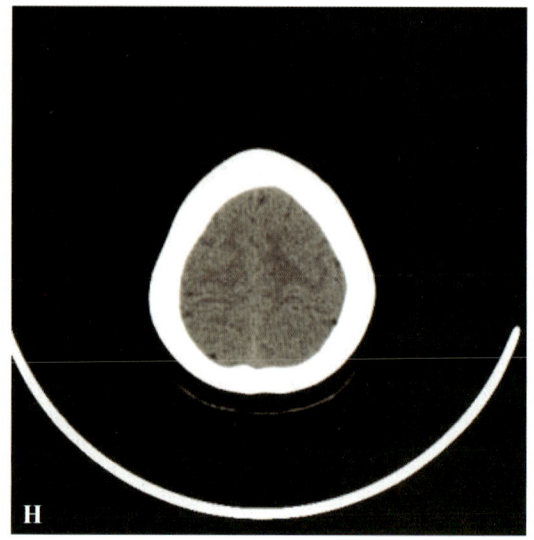

▲ 图 16-162（续） 2017 年 8 月 28 日敬某颅脑 CT

脑细胞功能未完全恢复，应常规给予一个疗程 10～15 天高压氧治疗，可能对减少并发症有益。

我们在对急性重症高原病患者进行多导睡眠呼吸监测过程中，中枢性呼吸睡眠暂停和阻塞性呼吸睡眠暂停均可出现，所以对急性重症高原病的治疗应常规应用无创机械通气，减轻睡眠呼吸暂停的发生，增加氧供，减少氧耗，这为我们在急性重症高原病的预防及治疗提供了理论依据。

纺锤波型昏迷表现为中央区 – 顶区为主的 12～14Hz 纺锤形节律，常伴有顶尖波出现，纺锤波多见于昏迷时期较短，后脑及低位脑干损伤为主所致，可以是可逆性脑功能性损害，也可是严重器官性病变。如昏迷患者出现纺锤波、顶尖波，提示大脑半球保留一定的功能，纺锤型昏迷预后较好。纺锤波见于高原脑水肿昏迷为首次报道。

纺锤波特征为：① 20～50μV，12～24Hz 的规律性纺锤波爆发性出现。②分布于各导联，以前头部或中央 – 顶区波幅最高。③常与 α、δ 波相混，有时与持续性高幅慢波或低幅快波交替出现。④觉醒刺激时，纺锤波可消失，但慢波不改变，患者不觉醒。

病例 33

患者诊断为高原肺水肿、高原脑水肿、急性高原水电解酸碱平衡紊乱、高原内分泌及代谢障碍（低血糖症）、急性高原肾损伤、急性高原肝损伤、急性高原循环（心肌）损伤（高原休克）。

（一）病例介绍

1. 病史

患者王某，女性，49 岁，汉族，主因"性格异常，大小便失禁 9h，伴意识障碍 5h"。患者于 2017 年 7 月中旬由河南来格尔木（海拔 2800m）打工，2017 年 8 月 3 日因受凉，出现咳嗽、咳痰，痰为黄色浓痰，头疼、恶心、呕吐，呕吐物为胃内容物，非喷射状，未予重视。入院 9h 前被人发现时患者情绪兴奋，幻觉、胡言乱语、躁狂，烦躁不安，奔跑，行为异常（骂人、打人），无自知力，性格异常，一会又缄默不语、发呆，伴小便失禁，无四肢抽搐、呼吸困难。立即送往当地卫生院就诊，给予甘露醇 250ml 和复方氯化钠 500ml 静脉滴注后急转往我院就诊，在转运过程中逐渐出现意识障碍，呼之不应及呼吸不规律。来我院急诊科后测血压为 70/30mmHg，氧饱和度

50%左右，立即给予经口气管插管、吸氧及补液（复方氯化钠500ml）等治疗，考虑病情危重，遂以"意识障碍原因待查、高原脑水肿"收住我中心。患者自发病以来神志丧失逐渐加重，呈中度昏迷状，大小便失禁。

既往有睡眠暂停综合征病史，生于原籍，第一次进入高海拔地区。

2. 入院查体

体温36.0℃，脉搏每分钟63次，呼吸每分钟11次，血压80/40mmHg，GCS评分5分，发育正常，营养中等，平车推入病房，中度昏迷状，被动体位，查体欠合作，全身皮肤黏膜口唇中度发绀，双侧瞳孔等大等圆，左侧直径2.0mm，右侧直径2.0mm，对光反射迟钝。经口气管插管，导管吸氧。颈软，无抵抗，双肺呼吸音粗，双肺可闻及少量湿啰音，心率每分钟63次，律齐，各瓣膜听诊区未闻及杂音，腹软，未见胃肠形及蠕动波，移动性浊音阴性，肠鸣音正常，双下肢无浮肿，四肢肌力及肌张力正常，双侧巴宾斯基征阳性。

3. 入院检验检查

2017年8月10日动脉血气：酸碱度（pH）7.10，二氧化碳分压（$PaCO_2$）50mmHg，氧分压（PaO_2）76mmHg，实际碳酸氢盐（HCO_3^-）15.5mmol/L，乳酸7.6mmol/L。

2017年8月10日电解质：钾5.6mmol/L，钠134mmol/L。

初步诊断为高原性脑水肿、左侧额叶低密度影性质待定、脑梗死？水电解质酸碱平衡紊乱、呼吸性酸中毒、代谢性酸中毒、高钾血症、高原内分泌代谢障碍（低血糖）、急性高原肾损伤、急性高原肝损伤、高原低血压（高原休克）。

2017年8月10日入院血常规：白细胞：$18.5×10^9$/L，中性粒细胞百分比91%，红细胞$4.1×10^{12}$/L，血红蛋白155g/L，红细胞压积44.9%，血小板$154×10^9$/L。

2017年8月10日生化全套：总胆红素27.2μmol/L，直接胆红素13.9μmol/L，间接胆红素13.3mol/L，总蛋白51.2g/L，白蛋白36.9g/L，球蛋白14.3/L，谷草转氨酶85.7U/L，谷丙转氨酶278U/L，单胺氧化酶53.52U/L，尿素氮11.7mmol/L，肌酐128μmol/L，尿酸841μmol/L，葡萄糖2.44mmol/L，$β_2$微球蛋白1.79mg/L，半胱氨酸蛋白酶抑制剂C 0.94mg/L，视黄醇结合蛋白32.27mg/L，磷酸肌酸激酶441U/L，肌酸激酶同工酶55U/L，乳酸脱氢酶7764U/L，淀粉酶173U/L，同型半胱氨酸14.41μmol/L，α-羟丁氨酸脱氢酶2810U/L，总胆固醇3.04mmol/L，甘油三酯0.80mmol/L，C反应蛋白6.2mg/L。

2017年8月10日电解质：钾6.05mmol/L，钠134.3mmol/L，氯95.6mmol/L。

2017年8月10日凝血功能：凝血酶原时间（PT）19.3s，活化部分凝血酶原时间（APTT）31.1s，凝血酶时间（TT）18.6s，纤维蛋白原0.87g/L，D-二聚体0.98μg/ml。

2017年8月10日头颅CT：提示弥漫性大脑白质密度降低，双侧半卵圆中心扩大，密度减低，灰白质界限不清，周边见"指压征"形成，左侧额叶可见斑片状低密度影，颅底环池受压、模糊，侧脑室、第三和第四脑室受压变小、模糊、消失，顶叶、枕叶脑沟脑回受压、模糊、消失，大脑镰密度增高，中线结构居中。诊断为高原脑水肿、左侧额叶低密度影性质待定（图16-163）。

2017年8月10日胸部CT：提示双肺纹理增多、增粗、紊乱，两肺门增大，双肺透亮度不均，双侧肺野可见以肺门为中心分布散在结节样高密度致密影，心影增大，胸廓形态及密度未见异常。CT诊断为高原肺水肿（间质性）（图16-164）。

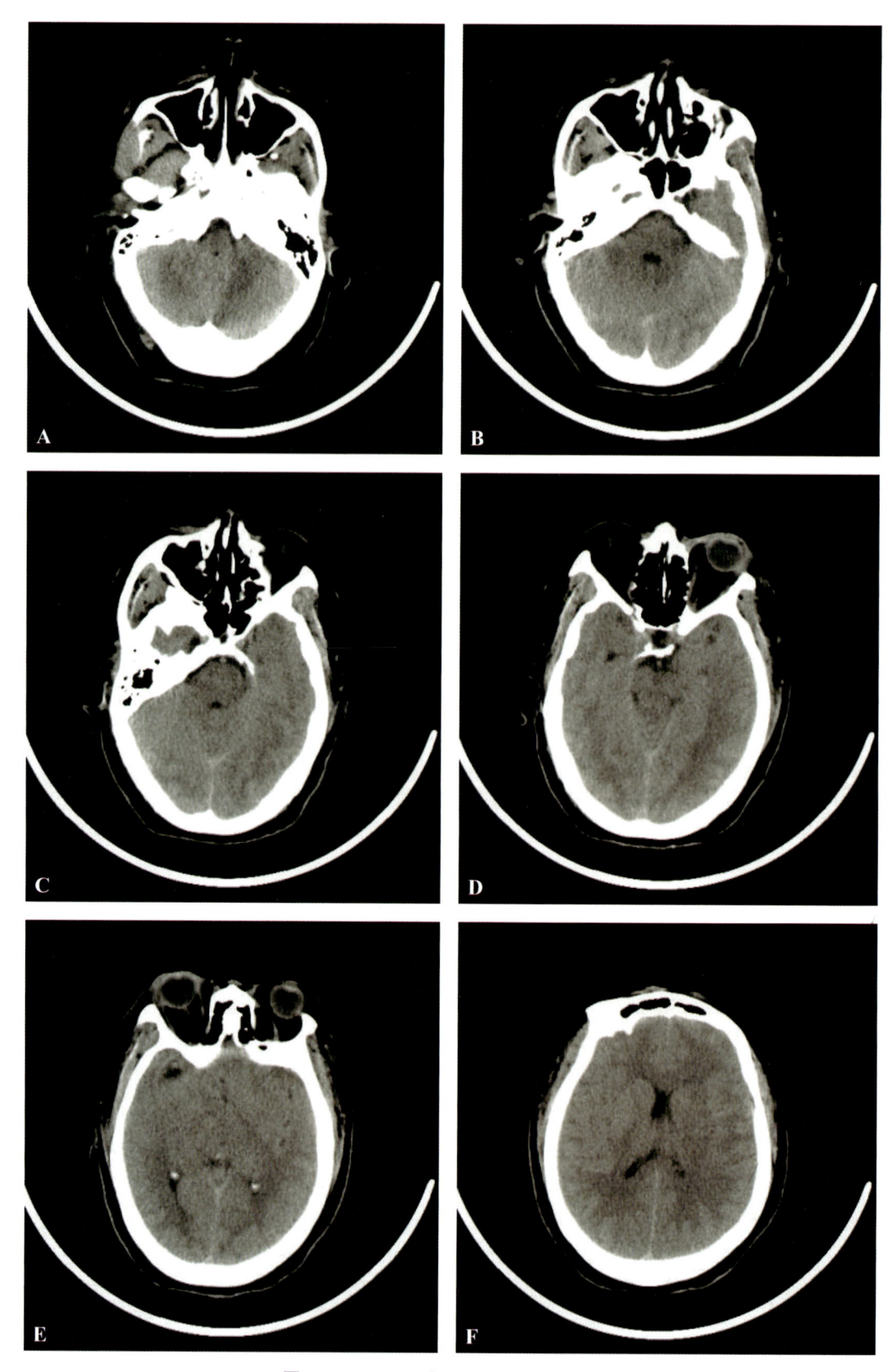

▲ 图 16-163　2017 年 8 月 10 日王某颅脑 CT

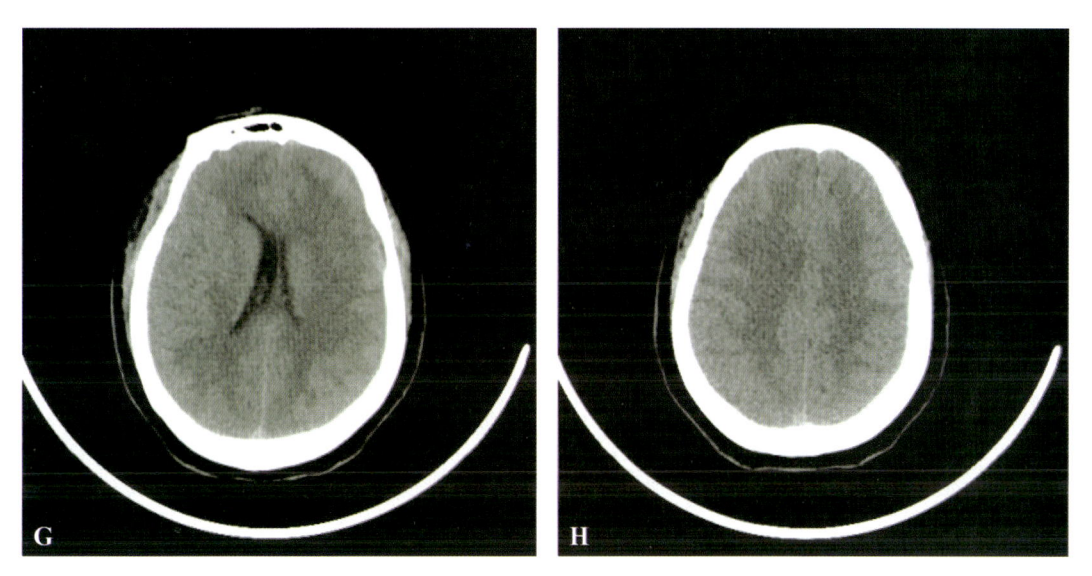

▲ 图 16-163（续） 2017 年 8 月 10 日王某颅脑 CT

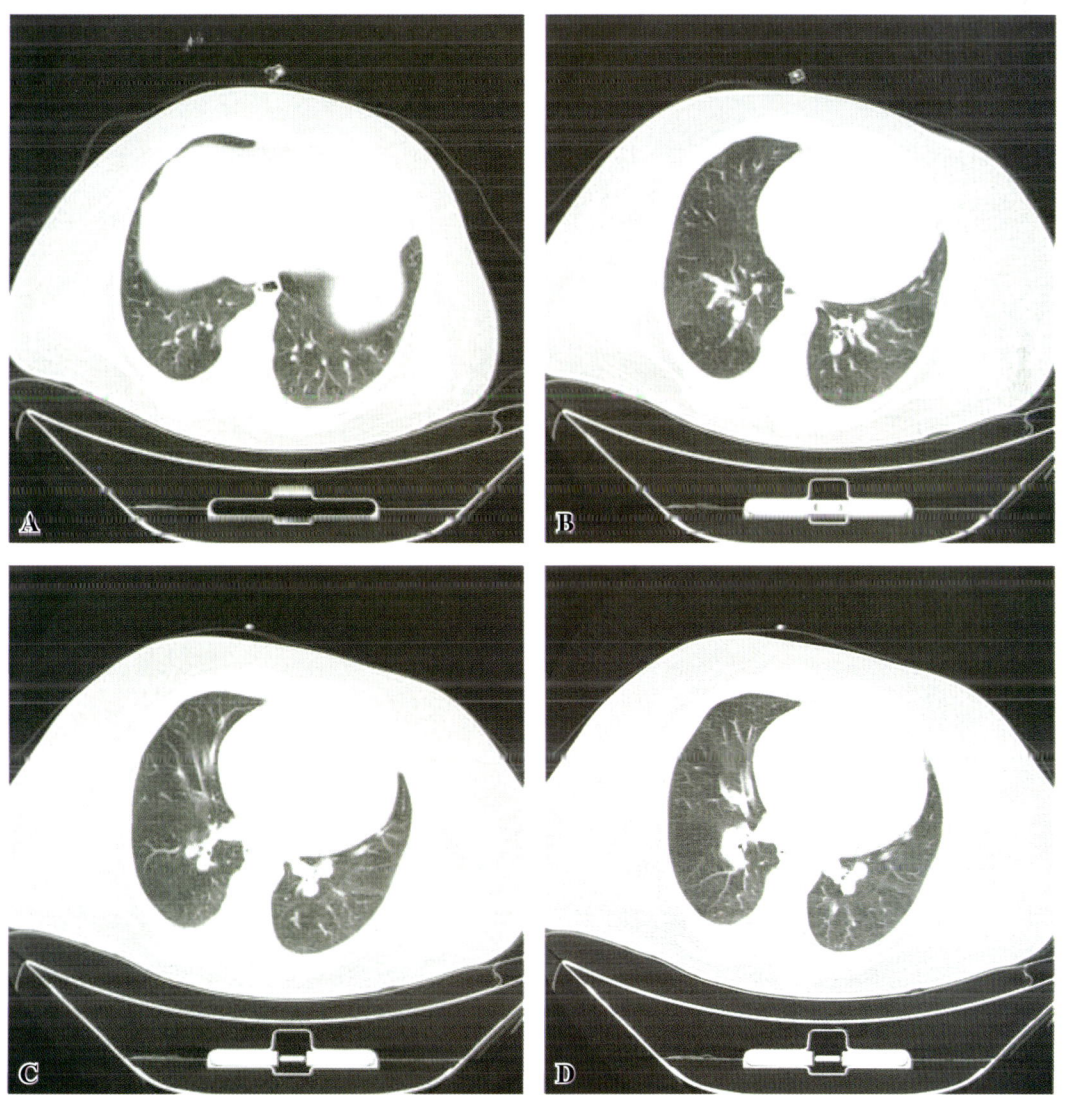

▲ 图 16-164 2017 年 8 月 10 日王某胸部 CT

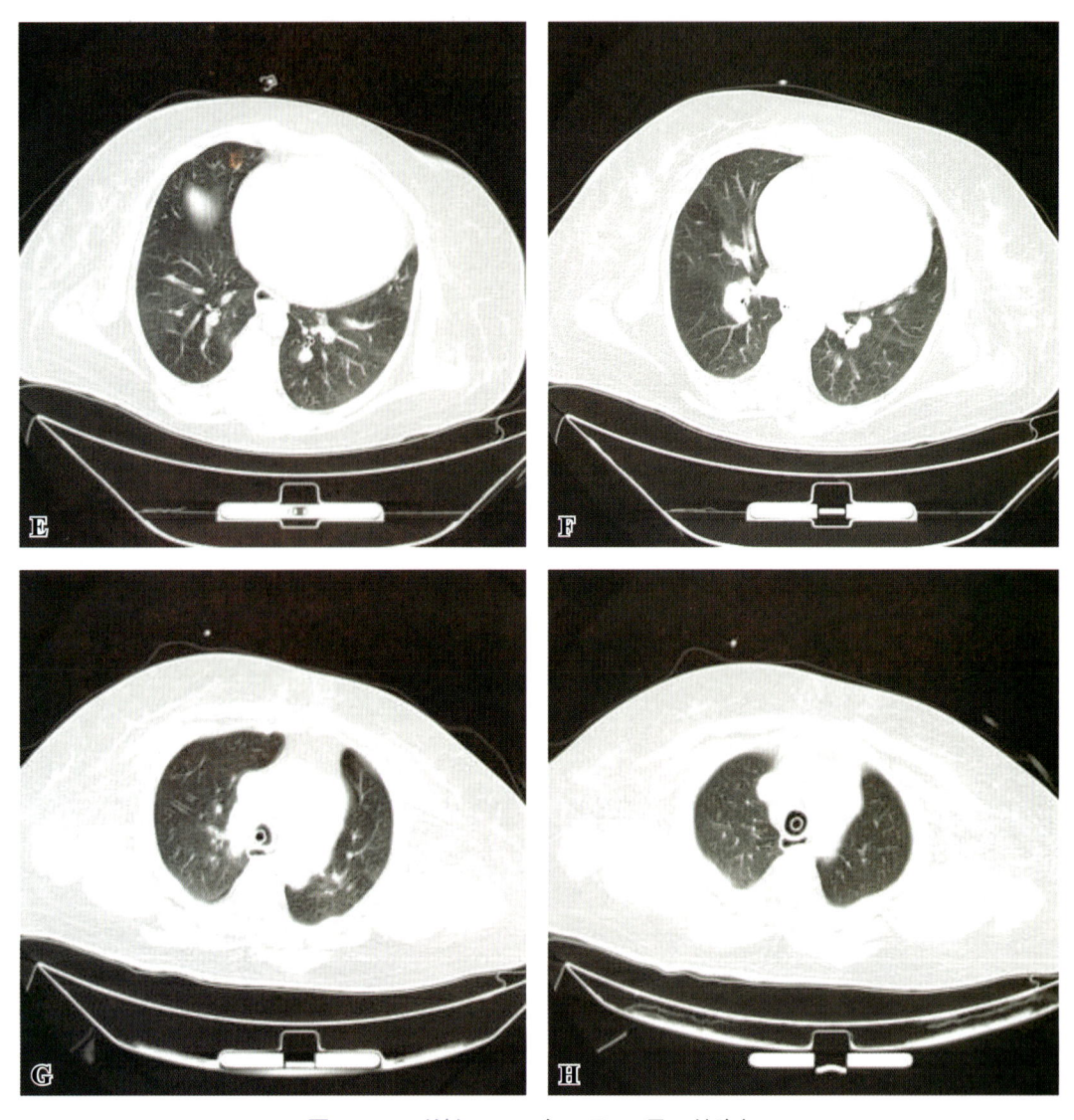

▲ 图 16-164（续） 2017 年 8 月 10 日王某胸部 CT

4. 入院诊疗经过

(1) 立即有创机械通气：模式为 PCV-SIMV+PSV，频率 10 次/分，压力 18cmH₂O，吸气时间 3s，PEEP5cmH₂O，PSV10cmH₂O，吸气触发 0.2cmH₂O，吸气撤换 25%，压力上升时间 0.3s。

(2) 降低颅内压，营养脑细胞：头颅局部降温，头置冰帽；地塞米松 20mg，静脉注射；甘露醇 250ml，每 8 小时 1 次，加压静脉滴注；神经节苷酯 40mg，每日 1 次，静脉滴注。

(3) 镇静镇痛：给予咪达唑仑，持续泵入；芬太尼 0.02～0.04μg/(kg·min)，持续泵入。

(4) 预防应激性溃疡：兰索拉唑钠 30mg，每日 1 次，静脉滴注。

(5) 基础治疗：应用抗生素防止感染，保护肝肾功能，维持水电解质酸碱平衡。

(6) 纠正低血糖和降血钾：葡萄糖 60ml，呋塞米 10mg，静脉注射。

(7) 雾化稀释痰液、扩张支气管：氨溴索 15mg，每 4 小时 1 次，雾化吸入；氨溴索 30mg，每日 2 次，静脉滴注；予氨茶碱，静脉滴注。

(8) 液体治疗：去甲肾上腺素 2～10μg/min，中心静脉泵入。

2017年8月12日：患者神志较前恢复，GCS评分8分，咳嗽有力，停有创机械通气，拔出气管插管，给予高压氧舱，每日2次，无创机械通气序贯治疗。

2017年8月13日：病情相对稳定时，给予多导睡眠呼吸监测，停无创机械通气，面罩给氧（图16-165）。

2017年8月15日：停用镇静药物后，患者呼之能应，能点头回答问题，GCS评分13分，咳嗽、咳痰有力，体温36.4℃，血压132/63mmHg，血氧饱和度91%~95%，双侧瞳孔等大等圆，左侧直径2.0mm，右侧直径2.0mm，对光反射灵敏，听诊双肺呼吸音粗，未闻及明显干湿啰音。心率62次/分，律齐，各瓣膜听诊区未闻及病理性杂音，腹平软，全腹压痛及反跳痛阴性，肠鸣音正常，双下肢无浮肿，生理反射存在，双侧巴宾斯基征阴性。继续高压氧舱，每日2次。

2017年8月15日胸部CT：提示肺纹理增粗，两肺门无增大，与前片相比双肺未见高密度影，双肺肺水肿明显吸收，胸廓形态及密度未见异常，心影及大血管未见异常。CT诊断为高原肺水肿（吸收期）（图16-166）。

2017年8月16日复查颅脑CT：提示双侧大脑脑白质范围扩大较前减小，周边"指压征"好转，脑室受压及叶脑沟变窄明显好转，左侧额叶斑片状低密度影较前减轻，考虑脑水肿，颅底环池清晰，大脑镰密度无增高，中线结构居中。CT诊断为高原脑水肿（吸收期）（图16-167）。

2017年8月17日：患者神志清，GCS评分15分，精神差，咳嗽、咳痰、咳白色黏痰，量多，不易咳出，伴有痰中带血，体温36.0℃，血压134/87mmHg，血氧饱和度95%~98%。双侧瞳孔等大等圆，左侧直径2.0mm，右侧直径2.0mm，对光反射灵敏，右侧舌体可见一溃疡面，听诊双肺呼吸音粗，未闻及明显干湿啰音，心率每分钟58次，律齐，各瓣膜听诊区未闻及病理性杂音，腹平软，肠鸣音正常，双下肢无浮肿，生理反射存在，病理征未引出。调整抗生素治疗，细菌培养，强化化痰，雾化治疗。

2017年8月17日血常规：白细胞9.4×10^9/L，中性粒细胞百分比74.2%，红细胞4.6×10^{12}/L，血红蛋白150g/L，红细胞比容48.1%，血小板117×10^9/L。

2017年8月17日生化全套：总胆红素20.5μmol/L，直接胆红素7.7μmol/L，间接胆红素12.8mol/L，总蛋白60.6g/L，白蛋白38.7g/L，球蛋白21.9/L，谷草转氨酶50U/L，谷丙转氨酶1537U/L，单胺氧化酶14.67U/L，尿素氮3mmol/L，肌酐60μmol/L，尿酸316μmol/L，葡萄糖6mmol/L，$β_2$微球蛋白1.24mg/L，半胱氨酸蛋白酶抑制剂C0.8mg/L，视黄醇结合蛋白39.56mg/L，磷酸肌酸激酶81U/L，肌酸激酶同工酶13U/L，乳酸脱氢酶279U/L，同型半胱氨酸7.1μmol/L，α-羟丁氨酸脱氢酶271U/L，C反应蛋白8.8mg/L。

2017年8月17日电解质：钾3.53mmol/L，钠141.3mmol/L，氯94.1mmol/L。

2017年8月17日血气分析：酸碱度（pH）7.46，二氧化碳分压（PCO_2）35mmHg，氧分压（PO_2）116mmHg，实际碳酸氢盐（HCO_3^-）31.8mmol/L，碱剩余（BE）-5mmol/L。

2017年8月17日凝血功能：血浆凝血酶原时间（PT）12.3s，活化部分凝血酶原时间（APTT）23.9s，凝血酶时间（TT）15.7s，纤维蛋白原3.55g/L，D-二聚体2.48μg/ml。

2017年8月19日：患者仍有咳嗽、咳痰，咳黄色黏痰，量多，易咳出，无痰中带血，活动后心悸、胸闷较重，饮食及睡眠欠佳，血压132/86mmHg，血氧饱和度97%，听诊双肺呼吸音粗，未可闻及干湿啰音，心率每分钟68次，

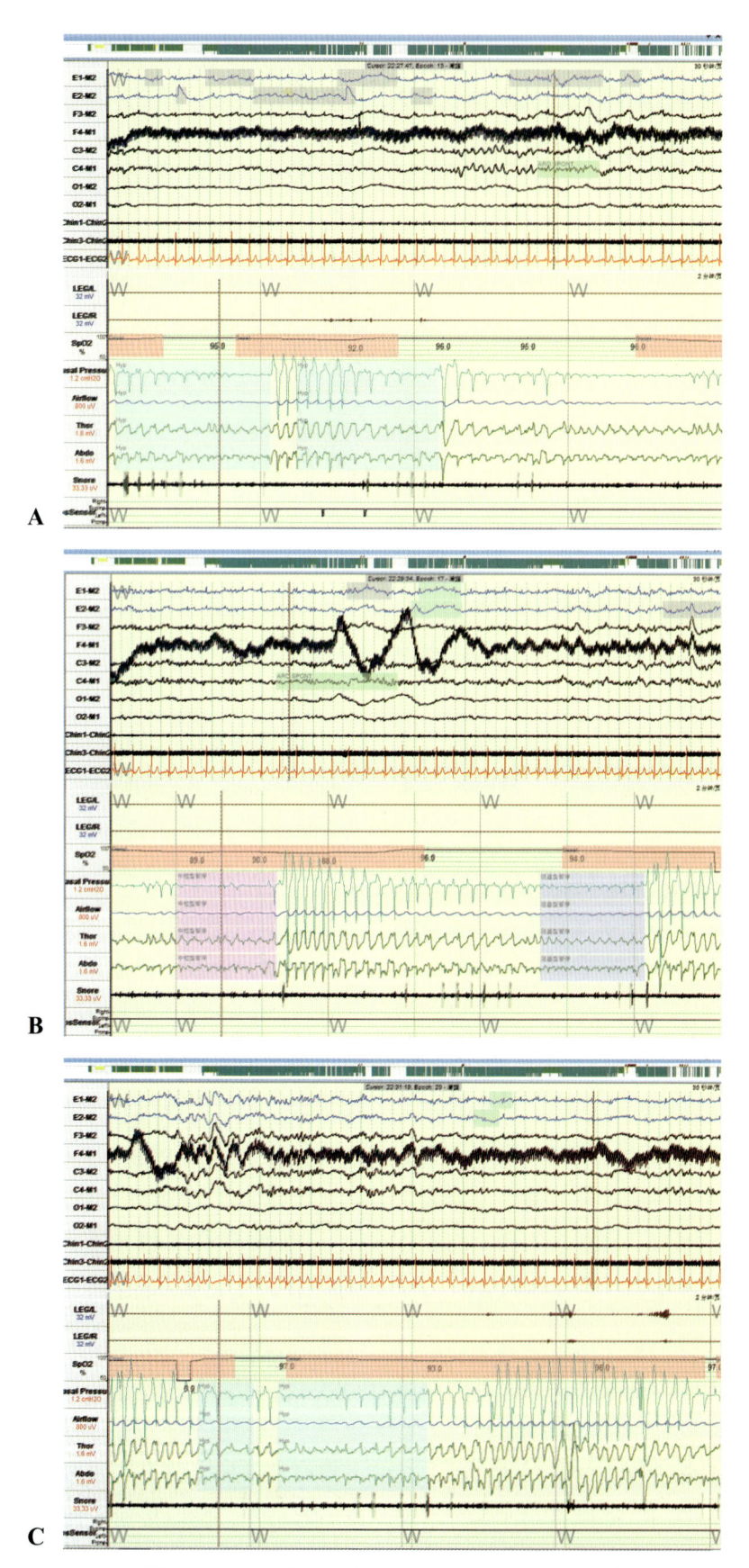

▲ 图 16-165 王某 2017 年 8 月 13 日多导睡眠呼吸监测

A 和 B. N₁ 期睡眠，低通气综合征，反复出现周期性呼吸；C 至 E. N₂ 期睡眠，低通气综合征，反复出现周期性呼吸

▲ 图 16-165（续） 王某 2017 年 8 月 13 日多导睡眠呼吸监测

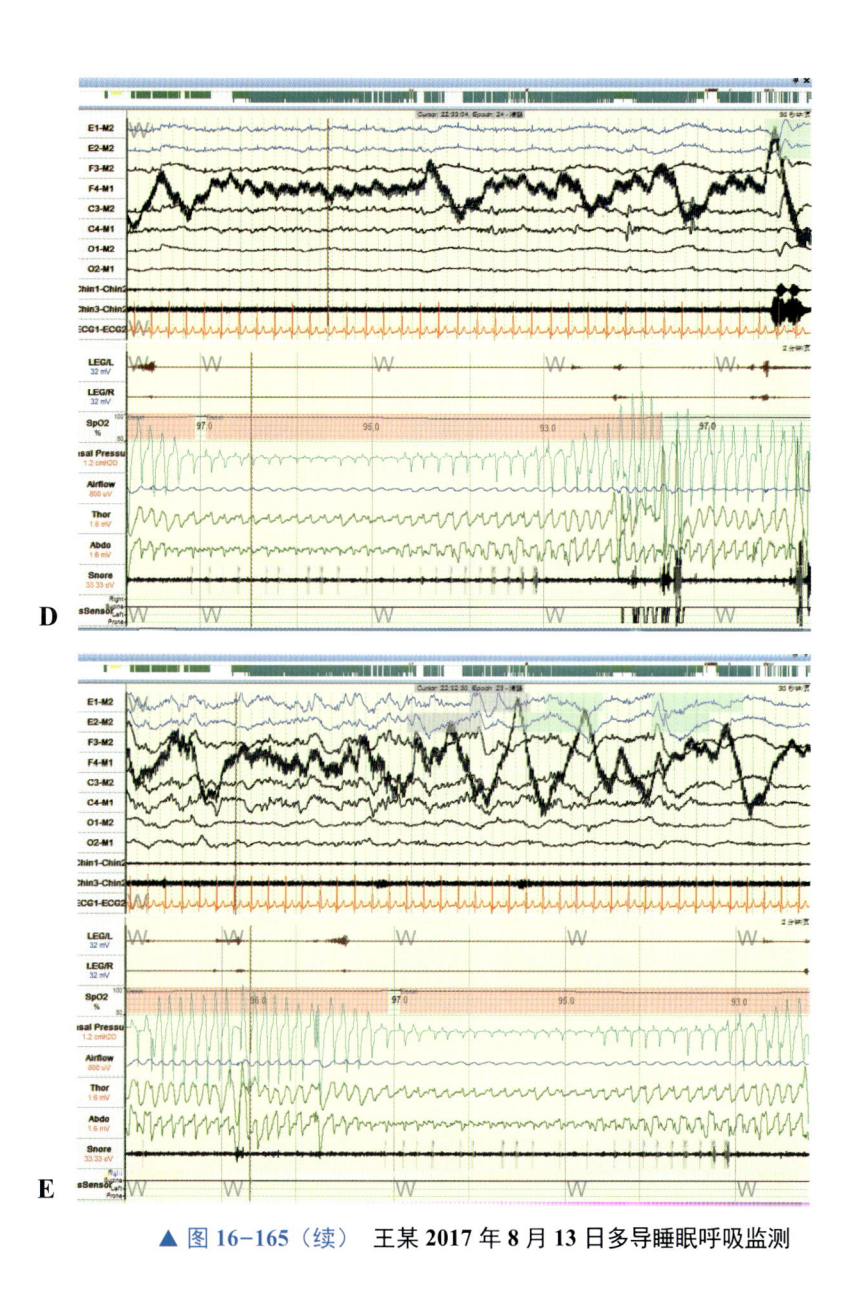

律齐，各瓣膜听诊区未闻及病理性杂音。加用水飞蓟宾口服，保肝治疗。

2017 年 8 月 20 日复查颅脑 CT：提示双侧大脑脑白质范围无扩大，周边无"指压征"形成，左侧额叶未见斑片状低密度影，颅底环池清晰，脑室及无受压变小，脑沟脑回较前清晰，大脑镰密度无增高，中线结构居中。考虑高原脑水肿完全吸收（图 16-168）。

2017 年 8 月 20 日胸部 CT：提示肺纹理清晰，两肺门无增大，双肺未见高密度影，肺水肿完全吸收，胸廓形态及密度未见异常，心影及大血管未见异常。CT 诊断为高原肺水肿（痊愈）（图 16-169）。

2017 年 8 月 23 日：患者无不适、神志清，精神佳，GCS 评分 15 分，查体：听诊双肺呼吸音清，未闻及干湿啰音。心率 65 次/分，律齐，各瓣膜听诊区未闻及病理性杂音，痊愈出院。

（二）病例讨论

本病例为高原脑水肿，临床表现为性格异

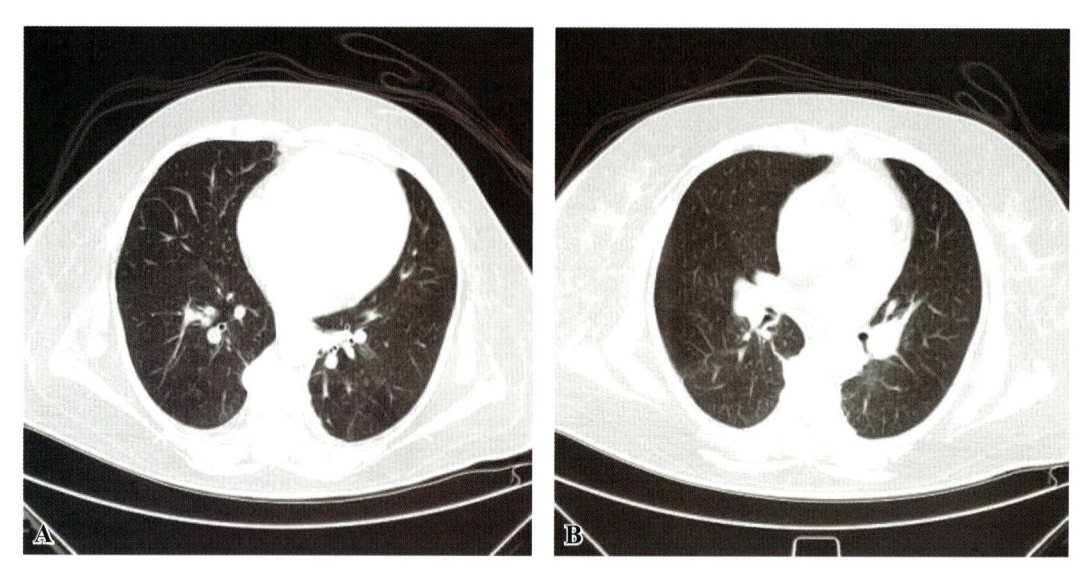

▲ 图 16-166 2017 年 8 月 16 日王某胸部 CT

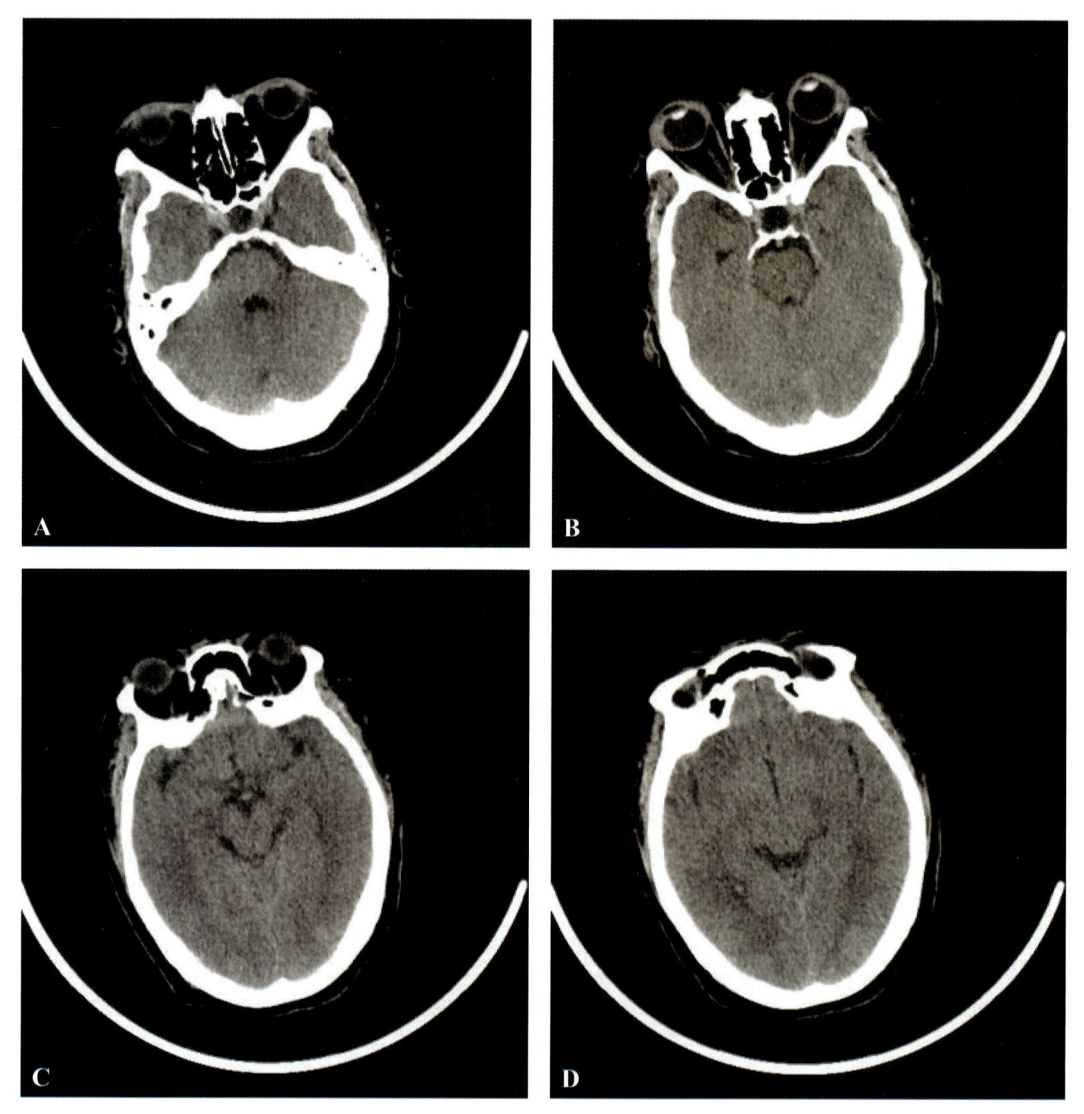

▲ 图 16-167 2017 年 8 月 16 日王某颅脑 CT

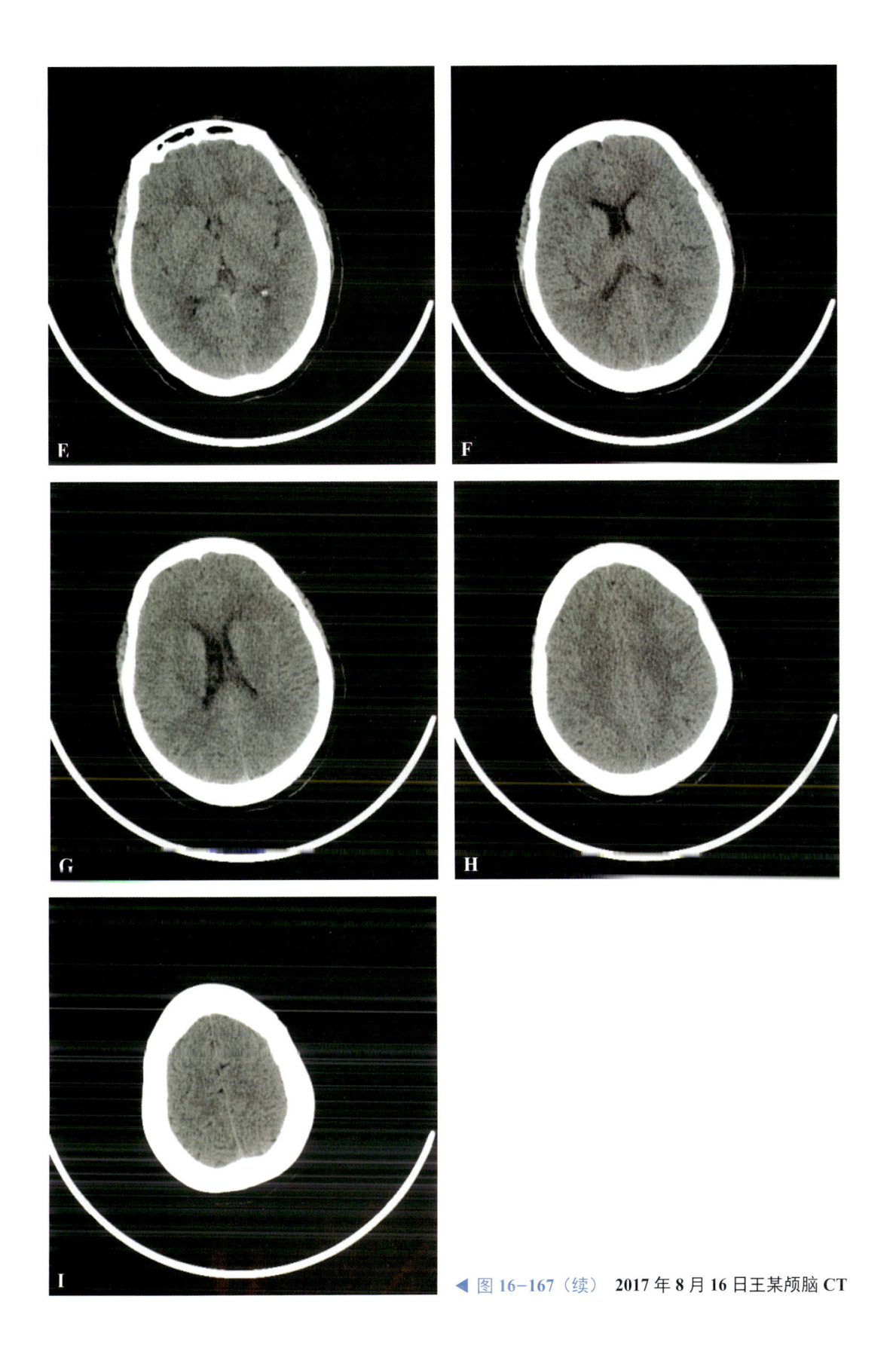

◀ 图 16-167（续） **2017 年 8 月 16 日王某颅脑 CT**

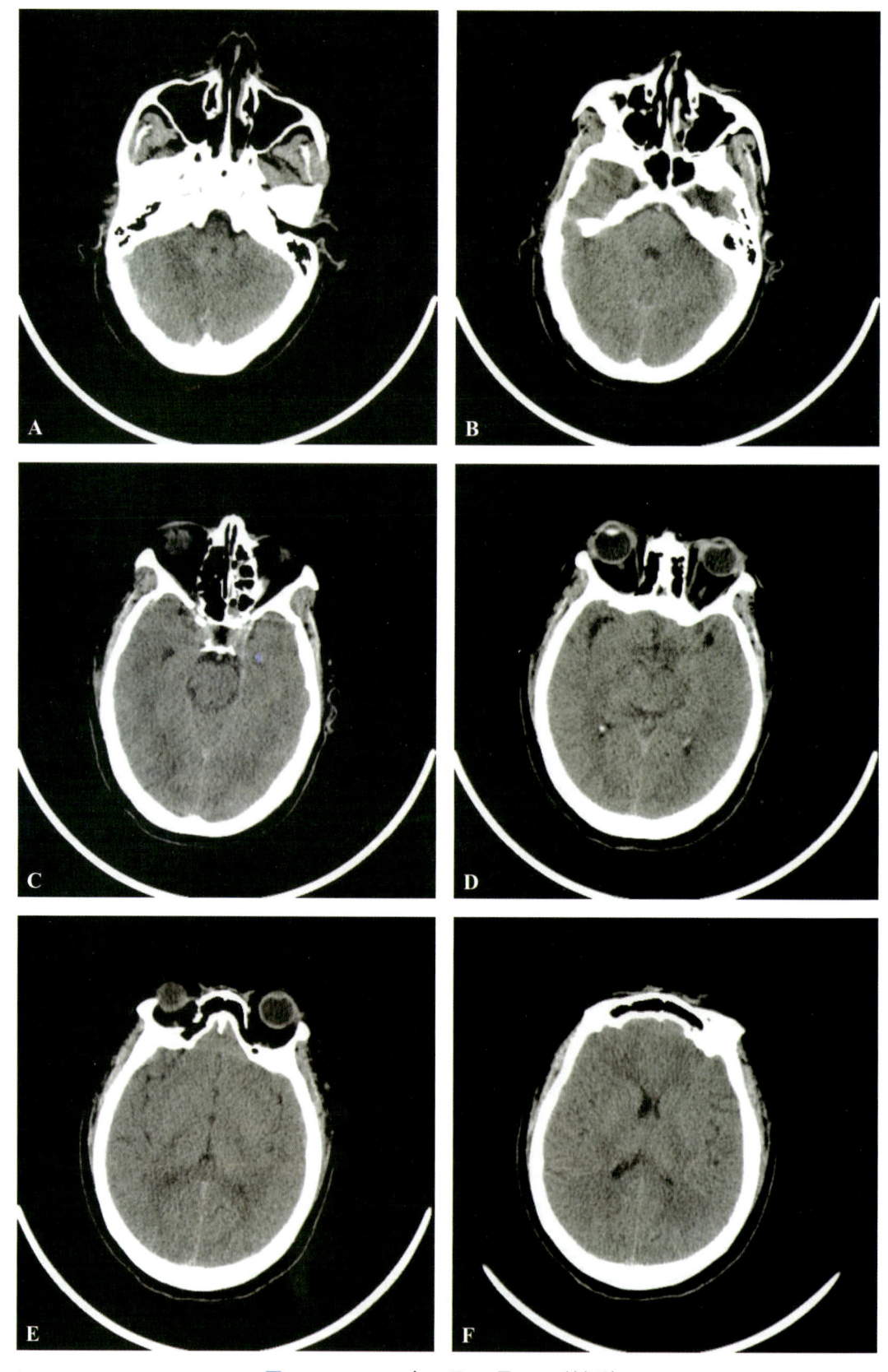

▲ 图 16-168　2017 年 8 月 20 日 22 王某颅脑 CT

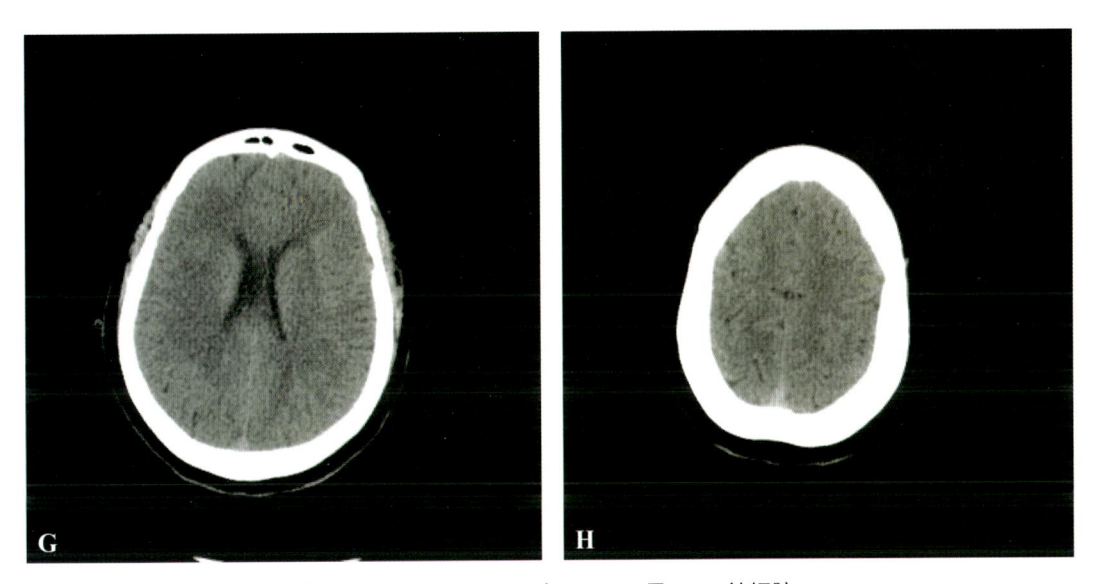

▲ 图 16-168（续） 2017 年 8 月 20 日 22 王某颅脑 CT

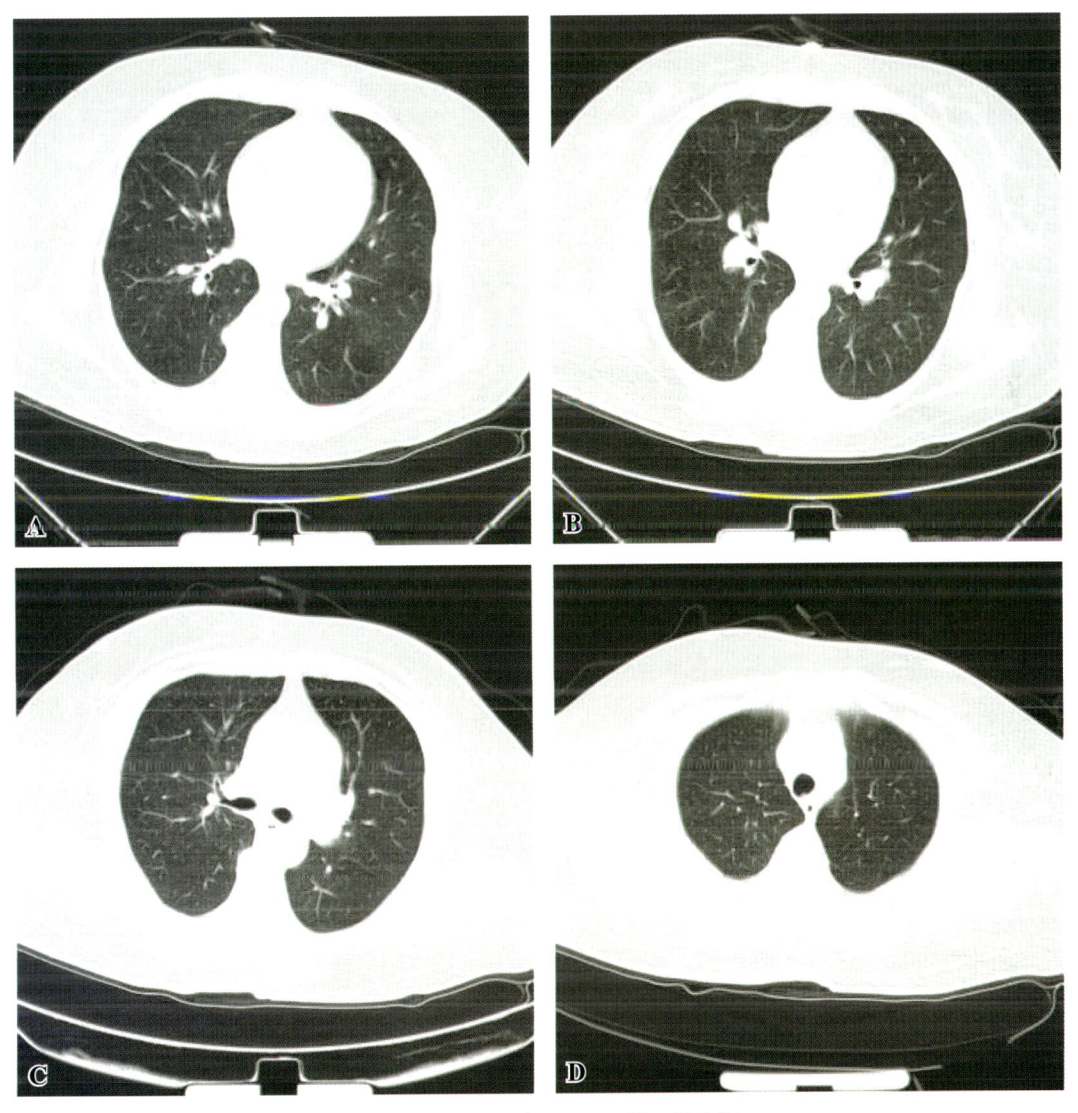

▲ 图 16-169 2017 年 8 月 20 日王某胸部 CT

常，出现幻觉、精神失常、胡言乱语、躁狂，一会儿又缄默不言，伴有小便失禁，随后进行性意识障碍，处于昏迷状态，入院后诊断为高原肺水肿（轻度）、急性高原肾损伤（肌酐128μmol/L，尿酸841μmol/L）、低血糖（2.44mmol/L）、高原低血压（高原休克）[入院时血压（70/30）～（80/40）mmHg，乳酸7.6mmol/L]、高原肝损伤（谷丙转氨酶278U/L，谷草转氨酶84U/L）。CT提示高原脑水肿诊断明确，左侧额叶低密度不符合脑梗死影像学的表现，考虑为脑水肿严重区，这与临床表现相符。水电解质酸碱平衡紊乱导致高钾血症、低钠血症、呼吸性酸中毒、代谢性酸中毒。病情复杂，但解除病因后恢复较快。

我们对此患者于第3天停无创呼吸机，行多导睡眠呼吸监测发现低通气综合征、反复出现周期性呼吸，见于高原脑水肿（重症）。

高原性周期性呼吸在高海拔缺氧环境下，人体循环血液中的氧含量降低导致呼吸不规则，引发的呼吸频率和深度快速交替，并伴随中间呼吸暂停的呼吸，这种呼吸模式称为高原周期性呼吸，并且其间伴随呼吸暂停，甚至低通气等零星呼吸模式的转变。急性高原病的发生与周期性呼吸有相关性，急性高原暴露时，夜间发生周期性呼吸，心脏血管扩张，血容量增加，肺淤血及肺不张刺激反射中枢，肺容积减少并肺部气体交换中氧气储备障碍，进一步加重缺氧，促使肺水肿出现。Nussbaumer-Ochsner等对急性暴露于海拔4559米的急性肺水肿患者的研究结果证实，低氧血症和睡眠相关的周期性呼吸为急性高原病发生、发展的病理生理基础。

病例 34

患者诊断为高原肺水肿、高原脑水肿、急性高原肾损伤、急性高原肝损伤、2型糖尿病、糖尿病高渗性昏迷、急性高原循环（心肌）损伤、高原高血压。

（一）病例介绍

1. 病史

患者高某，男，45岁，青海人，汉族，以"咳嗽、咳痰5天加重，伴意识障碍1天"为主诉入院。患者于2017年12月28日由西宁乘火车至格尔木，途中不慎受凉后出现发热，咳嗽，咽痛，头晕、头疼，无咳痰、咯血，无呼吸困难等，自服药物（药名剂量不详）。2017年12月30日乘汽车到五道梁（海拔4700m）工作，出现咳嗽加重，咳痰，痰呈黄色黏痰，量多，不易咳出，活动后胸闷、心悸、气促，呼吸困难，全身乏力。2018年1月2日清晨起床时发现意识障碍，并伴大小便失禁，无抽搐，未经任何治疗，立即送往我院，急诊行胸部CT、头颅CT等检查（图16-169和图16-170），遂以"高原肺水肿"收住我中心。

既往糖尿病史3年，口服诺和龙及二甲双胍，血糖控制不佳，一般在16～20mmol/L，否认高血压、冠心病病史。

2. 入院查体

血压160/100mmHg，GCS评分5分，神志不清，处于中度昏迷状态，体态偏胖，口唇及颜中度发绀，双侧瞳孔等大等圆，直径5mm，对光反射迟钝，双肺呼吸音粗，双肺可闻及大量湿啰音，心率每分钟140次，律齐，各瓣膜听诊区未闻及病理性杂音，腹平软，肝脾肋缘下未触及肿大，肠鸣音正常，双下肢无明显浮肿，生理反射存在，病理反射未引出。

3. 入院检验检查

2018年1月2日血常规：白细胞:21.4×10⁹/L，红细胞5.7×10¹²/L，血红蛋白194g/L，血小板50×10⁹/L。

2018年1月2日心肌酶：肌酸激酶2471.2U/

L，肌酸激酶同工酶 113.8U/L，乳酸脱氢酶 8368.9U/L，α-羟丁酸脱氢酶 3762.5U/L，同型半胱氨酸 22.67μmol/L，肌钙蛋白 7.2ng/ml。

2018年1月2日肾功能：钙 1.94mmol/L，尿素氮 14.9mmol/L，肌酐 335μmol/L，尿酸 940μmol/L，$β_2$ 微球蛋白 2.63mg/L，半胱氨酸蛋白酶抑制剂 C1.82mg/L，视黄醇结合蛋白 14.86mg/L，血糖 > 33.3mmol/L。

2018年1月2日血气分析：酸碱度(pH)7.36，二氧化碳分压（PCO_2）27mmHg，氧分压（PO_2）53mmHg，标准碳酸氢盐（HCO_3^-）-2.3mmol/L，实际碳酸氢盐（HCO_3^-）18.9mmol/L，实际碱剩余（BE）-2.1mmol/L，阴离子间隙（AG）9mmol/L。

2018年1月2日电解质：钠 137mmol/L，钾 3.51mmol/L，氯 109.1mmol/L，血浆有效渗透压 > 320mmol/L。

2018年1月2日胸部 CT：提示双肺纹理增多、增粗，两肺门增大，双侧中下肺野可见以肺门为中心弥漫分布的结节样、斑片状高密度致密影，部分结节间和周围显示为密度稍高的磨玻璃样变，实变区以外可见明显的代偿性肺气肿，胸廓形态及密度未见异常，心影及大血管未见异常。CT 诊断为高原肺水肿（图 16-170）。

2018年1月2日头颅 CT：提示弥漫性大脑白质密度轻度降低，双侧半卵圆中心扩大，密度减低，灰白质界限不清，周边见"指压征"形成，颅底环池轻度受压，脑室、侧脑室、第三和第四脑室轻度受压变小，顶叶、枕叶脑沟脑回受压变窄、模糊、大脑镰密度增高，中线结构居中。CT 诊断为高原脑水肿（轻度）（图 16-171）。

4. 入院诊断

(1) 急性高原脑损伤。

(2) 急性高原肺损伤。

(3) 急性高原肾损。

(4) 急性高原肝功能损伤。

(5) 糖尿病高渗性昏迷。

(6) 急性高原心肌损伤。

(7) 高原高血压。

5. 入院后治疗经过

(1) 氧疗：面罩吸氧，高压氧治疗，每日 2 次。

(2) 基础治疗：控制肺部感染，经验性应用抗生素；扩张支气管，改善肺的通气功能，多索

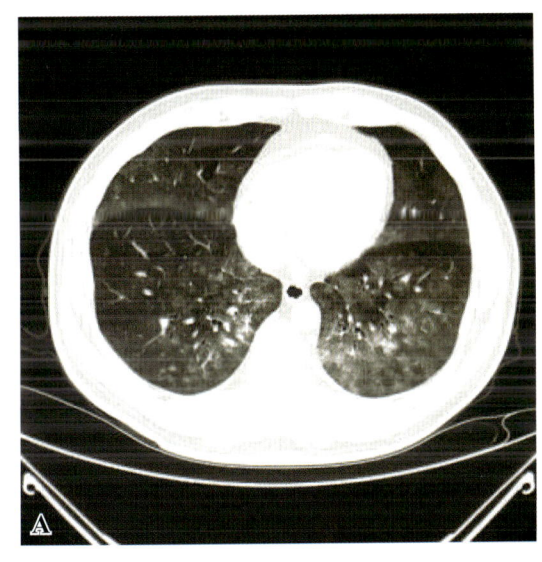

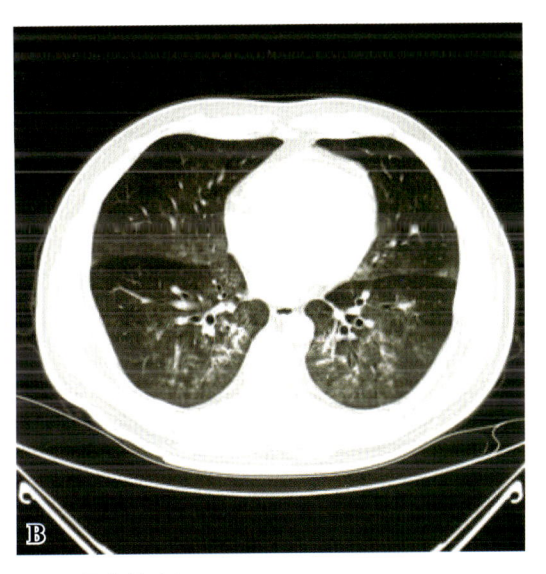

▲ 图 16-170　2018年1月2日高某胸部 CT

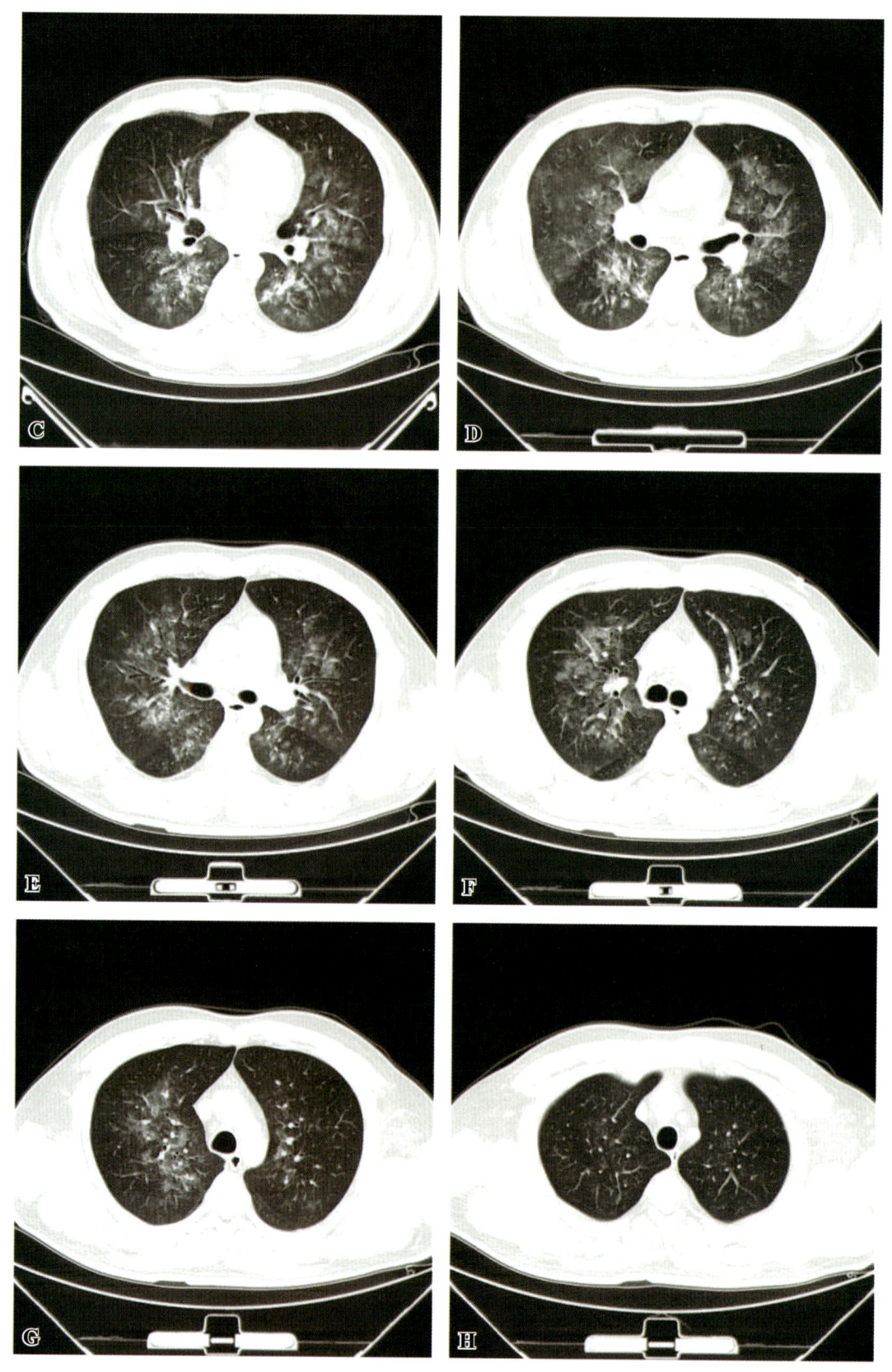

▲ 图 16-170（续） 2018 年 1 月 2 日高某胸部 CT

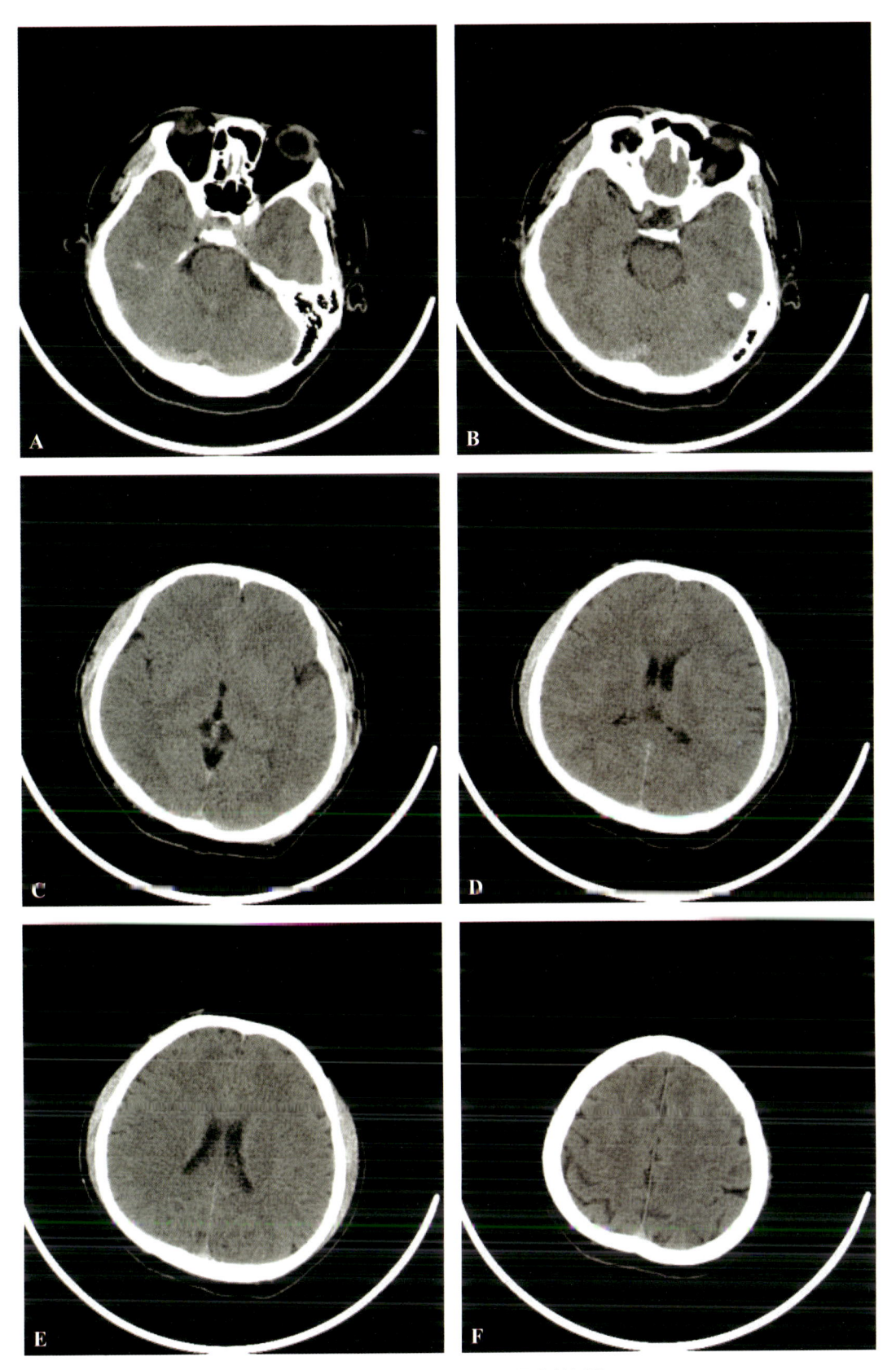

第四篇 典型病例分析
第16章 急性重症高原病病例报道

▲ 图 16-171 2018 年 1 月 2 日高某颅脑 CT

541

茶碱 0.2g；止咳祛痰，注射用氨溴索 30mg。

（3）抗渗出：山莨菪碱注射液 10mg，每 5 分钟 1 次，静脉注射，共 3 次。

（4）控制血糖：0.9% 生理盐水 50ml+ 胰岛素 50U，7U/h，泵入。

（5）中心静脉置管，PICCO 导管监测血流动力学：根据血管外肺水及肺渗透性指数调整液体输入；防止肺水肿、脑水肿加重，并于第一个小时给予生理盐水 1000ml 纠正高渗状态，以后每小时 250ml，补充氯化钾。

（6）应用甘露醇 125ml，每 8 小时 1 次，加压静脉滴注，降低颅内压。

（7）控制血压：应用乌拉地尔。

（8）防止血栓栓塞性并发症：低分子肝素 6000U，每 12 小时 1 次，皮下注射。

患者入院后查 GCS 评分 5 分，CT 检查脑水肿仅仅为轻度，与昏迷程度不符，考虑为糖尿病高渗性昏迷引起；患者于入院后无尿，考虑与低氧引起肾功能损害有关；呼吸每分钟 32 次，血氧饱和度 85%，脉搏每分钟 140 次，患者呈中度昏迷状态，口唇及颜面轻度发绀，双侧瞳孔等大等圆，直径 5mm，对光反射迟钝，听诊双肺呼吸音粗，双肺布满大量湿啰音，以双下肺为著，给予高流量面罩给氧，改善氧供，进行抗肺泡渗出等治疗。

2018 年 1 月 3 日：患者意识障碍，呈中度昏迷状态，GCS 评分 8 分，口唇及颜面轻度发绀，双侧瞳孔等大等圆，直径 4mm，对光反射迟钝，颈静脉无怒张，双肺呼吸音粗，双肺可闻及中等量湿啰音，心率每分钟 97 次，律齐，各瓣膜听诊区未闻及明显病理性杂音，腹平软，无压痛及反跳痛，双下肢无浮肿。

2018 年 1 月 4 日心脏彩超：提示左心室顺应性减低，右心房增大，三尖瓣少量反流，射血分数 63%，肺动脉压 50mmHg。

2018 年 1 月 4 日尿常规：葡萄糖阳性（++），潜血阳性（++），酮体阳性（+）。

2018 年 1 月 4 日心肌酶：肌酸激酶 2785U/L，肌酸激酶同工酶 89U/L，乳酸脱氢酶 7125U/L，α- 羟丁酸脱氢酶 2957U/L，同型半胱氨酸 29.88μmol/L，肌钙蛋白 3.7ng/ml。

2018 年 1 月 4 日肾功能：钙 1.86mmol/L，尿素氮 1.86mmol/L，肌酐 275μmol/L，尿酸 1028μmol/L，$β_2$ 微球蛋白 2.15mg/L，半胱氨酸蛋白酶抑制剂 C 1.71mg/L，视黄醇结合蛋白 13.8mg/L，葡萄糖 15.3mmol/L。

2018 年 1 月 4 日电解质：钾 3.52mmol/L，钠 138.5mmol/L，氯 103.2mmol/L

2018 年 1 月 4 日血气分析：酸碱度(pH)7.46，二氧化碳分压（PCO_2）27mmHg，氧分压（PO_2）61mmHg，标准碳酸氢盐（HCO_3^-）-1.3mmol/L，实际碳酸氢盐（HCO_3^-）18.7mmol/L，实际碱剩余（BE）-1.9mmol/L，阴离子间隙（AG）16.6mmol/L。

2018 年 1 月 4 日血常规：白细胞 $18×10^9$/L，红细胞 $4.6×10^{12}$/L，血红蛋白 164g/L，血小板 $42×10^9$/L。

2018 年 1 月 4 日凝血功能：血浆凝血酶原时间（PT）29.7s（29%），凝血酶原时间比（PTR）2.48，国际标准化比值（INR）2.52，活化部分凝血酶原时间（APTT）44.6s，凝血酶时间（TT）16.5s，纤维蛋白原（FIB）2.63g/L，D- 二聚体 11.59μg/ml。

2018 年 1 月 5 日：患者呈浅昏迷状态，GCS 评分 10 分，口唇及颜面轻度发绀，双侧瞳孔等大等圆，直径 3mm，对光反射欠灵敏，双肺呼吸音粗，双肺可闻及少量湿啰音，心率每分钟 67 次，律齐，各瓣膜听诊区未闻及明显病理性杂音，腹平软，无压痛及反跳痛，双下肢无浮肿，24h 入量 11000ml，24h 出量 7030ml。

2018年1月6日血常规：白细胞19×10^9/L，红细胞5×10^{12}/L，血红蛋白165g/L，血小板31×10^9/L。

2018年1月6日心肌酶：肌酸激酶835.0U/L，肌酸激酶同工酶28U/L，乳酸脱氢酶2203U/L，α-羟丁酸脱氢酶1300U/L，同型半胱氨酸22.92μmol/L，肌钙蛋白0.97ng/ml。

2018年1月6日肾功能：钙1.82mmol/L，尿素氮27.2mmol/L，肌酐218μmol/L，尿酸804μmol/L，半胱氨酸蛋白酶抑制剂C 1.52mg/L，视黄醇结合蛋白20.98mg/L，血糖16.78mmol/L。

2018年1月6日血常规：白细胞15.66×10^9/L，红细胞4.7×10^{12}/L，血红蛋白166g/L，血小板37×10^9/L。

2018年1月7日患者神志清，GCS评分15分，精神差，诉仍咳嗽、咳痰，痰为暗红色血痰，量少，易咳出，头晕，无恶心、呕吐，精神可，饮食差，睡眠可，小便正常。查体：神志清楚，嗜睡状，口唇及颜面中度发绀，双侧瞳孔等大等圆，直径3mm，对光反射灵敏，双肺呼吸音粗，未闻及湿啰音，心率每分钟67次，律齐，各瓣膜听诊区未闻及明显病理性杂音，腹平软，无压痛及反跳痛。双下肢无浮肿。24h入量8300ml，24h出量5000ml。

2018年1月8日尿常规：葡萄糖阳性（+），潜血阴性（-）。

2018年1月8日电解质：钾3.17mmol/L，钠138.3mmol/L，氯99.4mmol/L。

2018年1月8日凝血功能：血浆凝血酶原时间（PT）17.3s（54.5%），凝血酶原时间比（PTR）1.44，国际标准化比值（INR）1.45，活化部分凝血酶原时间（APTT）32s，凝血酶时间（TT）18.6s，纤维蛋白原（FIB）2.25g/L，血浆D-二聚体24.39μg/ml。

2018年1月8日生化全套：总胆红素52.5μmol/L，直接胆红素20.2μmol/L，间接胆红素31.9mol/L总蛋白47.8g/L，白蛋白31.6g/L，球蛋白16.2L，谷草转氨酶140.2U/L，谷丙转氨酶837U/L，单胺氧化酶23.57U/L，尿素氮7.9mmol/L，肌酐99μmol/L，尿酸287μmol/L，葡萄糖5.6mmol/L，β_2微球蛋白1.58mg/L，半胱氨酸蛋白酶抑制剂C 1.15mg/L，视黄醇结合蛋白26.88mg/L，磷酸肌酸激酶49U/L，肌酸激酶同工酶8U/L，乳酸脱氢酶409U/L，同型半胱氨酸17.1μmol/L，α-羟丁氨脱氢酶366U/L，肌钙蛋白0.18mg/L。

2018年1月16日头颅CT：提示弥漫性大脑白质密度无降低，双侧半卵圆中心无扩大，脑室及脑沟无受压，大脑镰密度无增高，中线结构居中，与前片相比脑水肿完全吸收。CT诊断为高原脑水肿（吸收期）（图16-172）。

2018年1月16日复查肺部CT：提示双肺纹理增多、增粗，两肺门无增大，与前片相比双侧肺野点片状高密度致密影完全吸收，胸廓形态及密度未见异常，心影及大血管未见异常。CT诊断为肺水肿治疗后吸收（图16-173）。

2018年1月16日血常规：白细胞8.25×10^9/L，红细胞4.2×10^{12}/L，血红蛋白149g/L，血小板105×10^9/L，空腹葡萄糖5～9mmol/L。

2018年1月16日肝功能：总胆红素25.2μmol/L，直接胆红素7.9μmol/L，间接胆红素17.3μmol/L，总蛋白57.8g/L，白蛋白37.9g/L，球蛋白19.9g/L，γ-谷氨酰转肽酶102.5U/L，谷丙转氨酶125U/L，谷草转氨酶25.5U/L，单胺氧化酶13.7U/L。

2018年1月16日心肌酶：肌酸激酶88U/L，肌酸激酶同工酶6U/L，乳酸脱氢酶185U/L，α-羟丁酸脱氢酶163U/L，同型半胱氨酸7.59μmol/L，肌钙蛋白0.01ng/ml。

2018年1月16日：患者无不适，精神可，

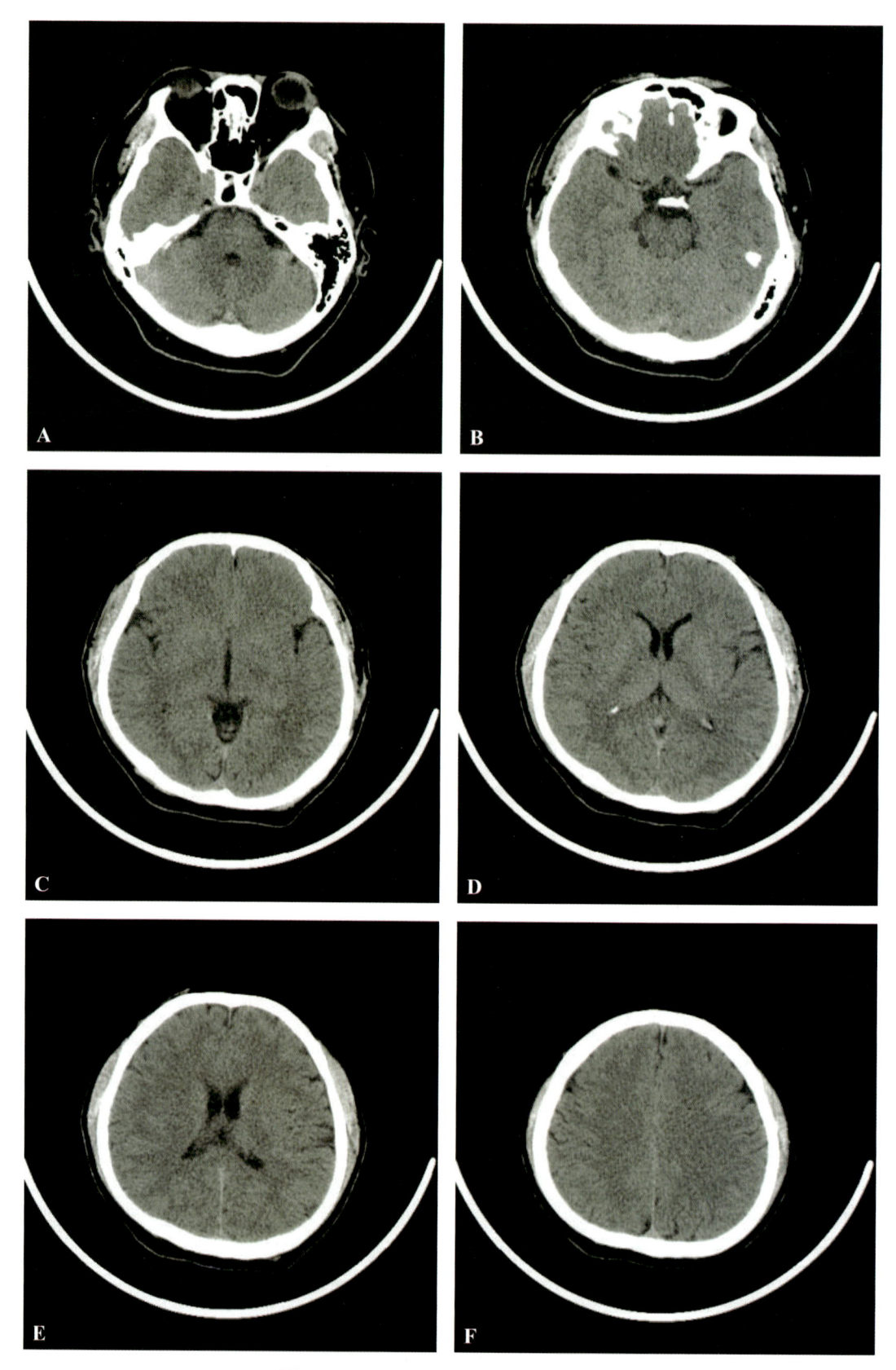

▲ 图 16-172 2018 年 1 月 16 日高某颅脑 CT

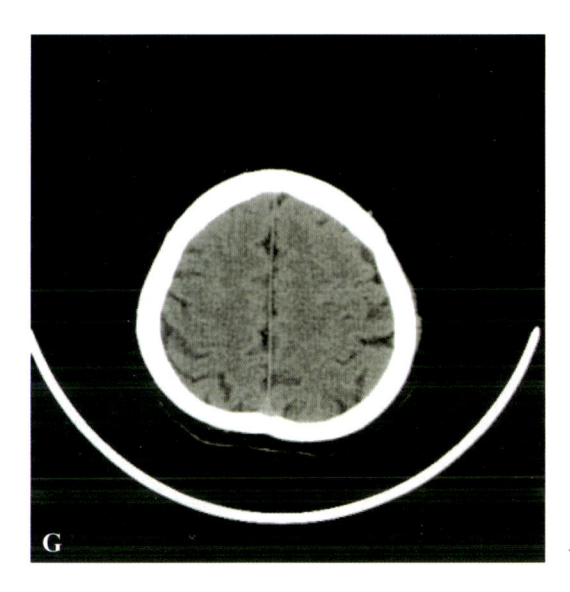

◀ 图 16-172（续） 2018年1月16日高某颅脑 CT

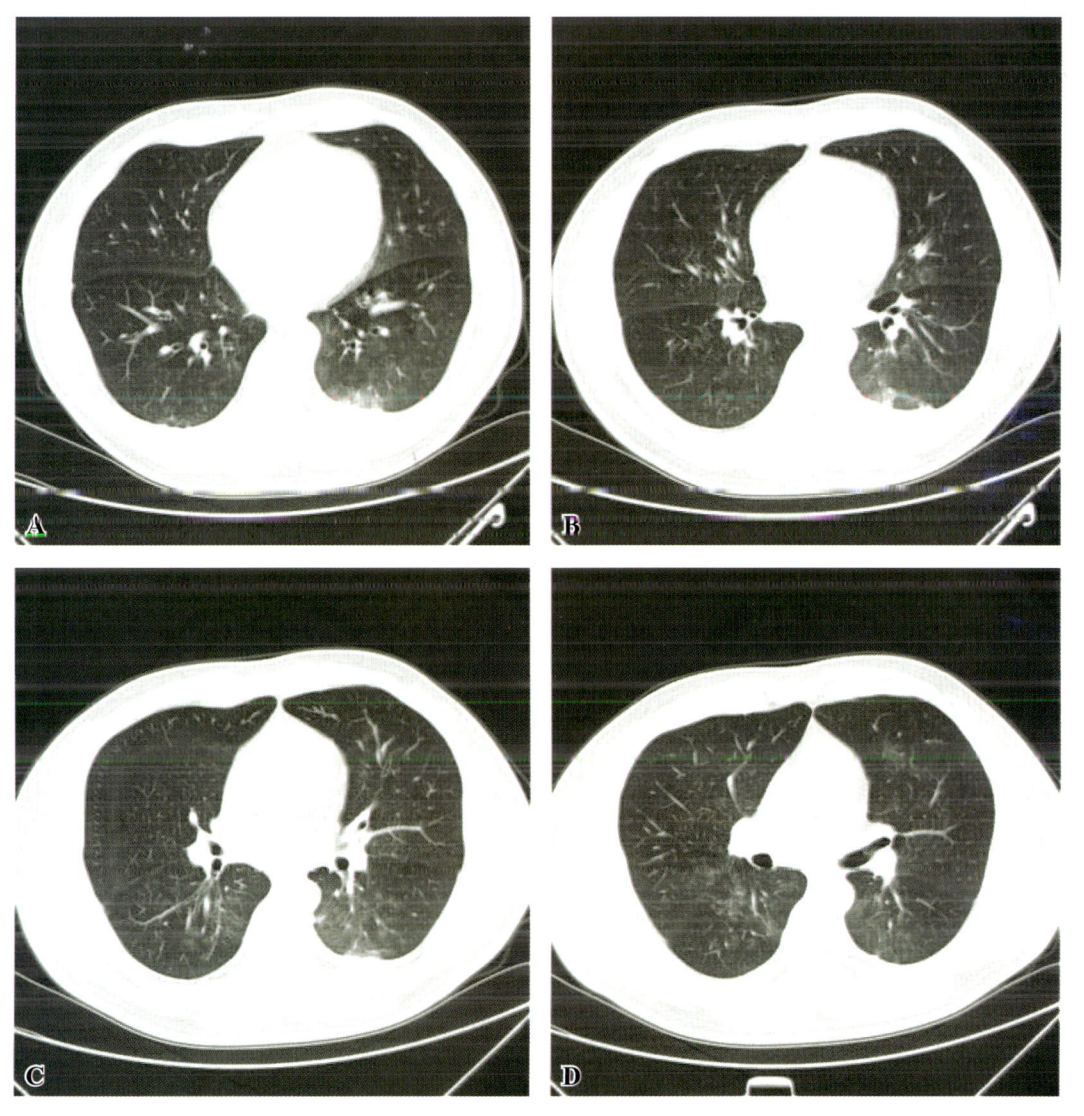

▲ 图 16-173 2018年1月16日高某胸部 CT

图 16-173（续） 2018 年 1 月 16 日高某胸部 CT

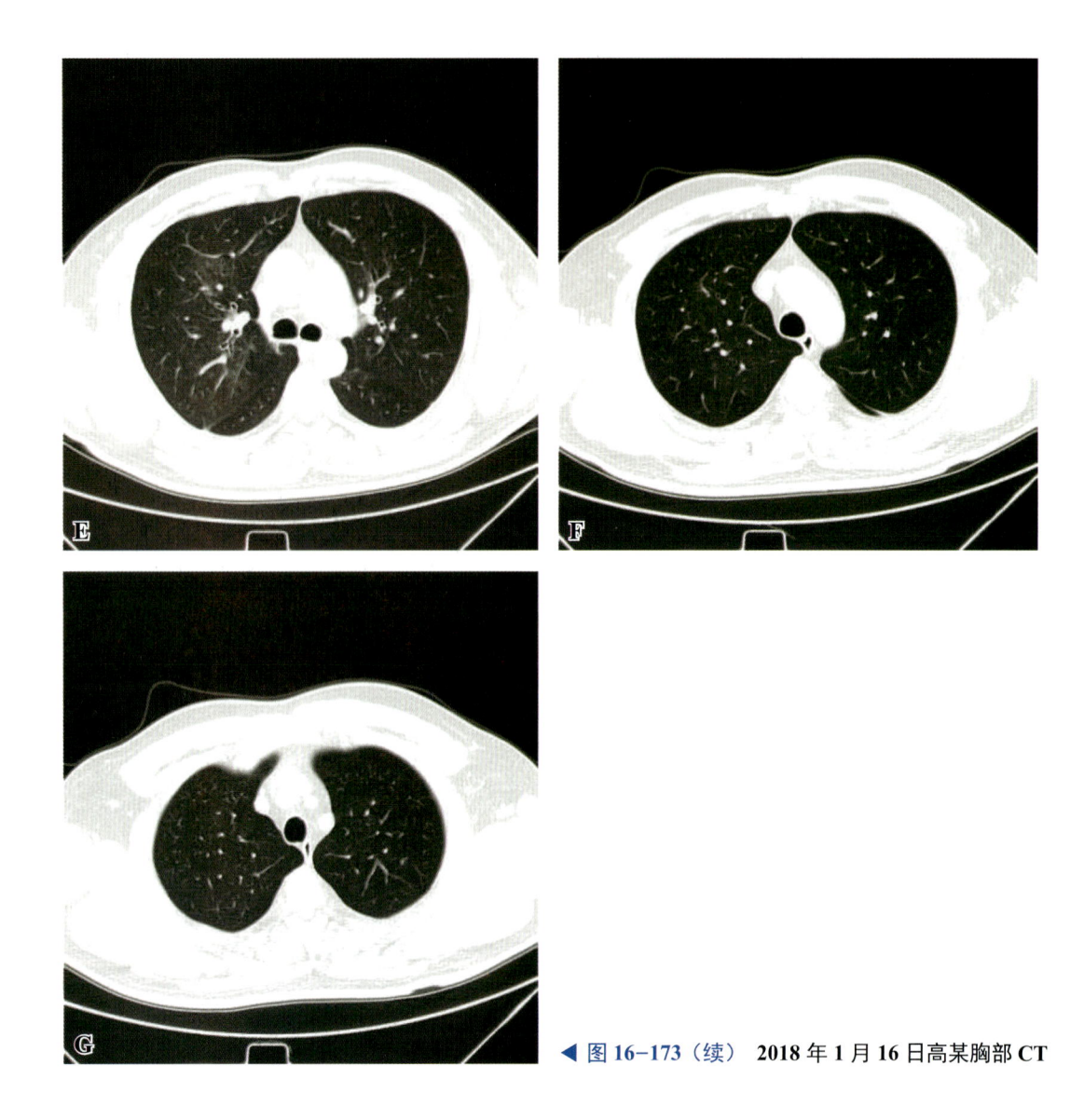

饮食、睡眠可，小便正常，神志清楚，问答切题，口唇及颜面无发绀，双侧瞳孔等大等圆，对光反射灵敏，双肺呼吸音粗，双肺未闻及湿啰音，心率每分钟 70 次，律齐，各瓣膜听诊区未闻及杂音，腹平软，无压痛及反跳痛，移动性浊音阴性，双下肢无浮肿。出院时调整为诺和锐，皮下注射，12U，每日 2 次。今日痊愈出院。

（二）病例讨论

本例患者既往有糖尿病史，血糖控制不佳，患者于 5 天前由西宁 2200m 地区进入海拔 4700m 高原，由于上呼吸道感染而发生高原脑水肿、高原肺水肿、急性高原肾损害（肌酐 335μmol/L，尿酸 940mmol/L）、急性高原心肌损伤及高原高血压。肝功能 8 天后复查生化时，发现谷草转氨酶 142.2U/L，谷丙转氨酶 837U/L，因忽视了肝脏的损害，延误了治疗。入院后化验检查发现与高原脑水肿 CT 不相符的昏迷，血糖＞33.3mmol/L，GCS 评分 5 分，酸碱度（pH）7.36，实际碳酸氢盐（HCO_3^-）18.9mmol/L，阴离子间隙（AG）9mmol/L，诊断 2 型糖尿病、高渗性昏迷，给予胰岛素降低血糖，补充细胞外液，防止低钠血症、低钾血症等电解质紊乱，同时应用甘露醇 125ml，每 8 小时 1 次，降低颅内压，根据血流动力学应用利尿药，保护肝肾功能，高压氧治疗，每日 2 次。治疗 15 天后，病情完全康复出院。

糖尿病合并高渗性昏迷与酮症酸中毒均伴有严重失水，所以对同时伴有高原脑水肿的患者早期利尿药是相对禁用的，会造成更加严重的失水，导致昏迷程度加深。该患者同时伴有高原肺水肿及肾功能损伤，给治疗带来了很大矛盾，应在血流动力学监测下快速补充细胞外容量，既恢复肝和肾脏的有效灌注及氧供，防止器官脏器的损害加重，还要考虑液体过负荷，造成肺水肿的加重。既要考虑全局，也要重点防治，晚期在血流动力学监测下适当应用利尿药，防止液体潴留造成高原肺水肿、高原脑水肿加重。

治疗过程中的注意要点及并发症防治如下。

(1) 低血糖：在胰岛素输注过程中最为常见，高渗性昏迷低血糖较少见，需每小时监测 1 次血糖，当血糖 ≤ 16.7mmol/L 时，可应用 5% 葡萄糖注射液，使血糖在 13.9～16.7mmol/L。

(2) 低血钾：入院时血钾升高，经胰岛素治疗，钾浓度急剧下降。血钾 5.2mmol/L，之后尿量＞40ml/h，即开始补钾。

(3) 脑水肿：如与高原脑水肿合并，死亡率极高 ≥ 70%，防止治疗过程中血浆渗透压下降过快。

(4) 血栓形成：高血糖危象导致炎症及高凝状态，应常规应用低分子肝素，防止血栓形成。

(5) 防止高原肺水肿的病情加重：根据血流动力学、血管外肺水及渗透性指数的变化，进行补液更加安全。

病例 35

患者诊断为高原肺水肿、高原脑水肿、急性高原肾损伤、急性高原肝损伤、急性高原循环（心肌）损伤、2 型糖尿病、糖尿病酮症酸中毒。

(一) 病例介绍

1. 病史

患者张某，男性，48 岁，汉族，已婚，甘肃省武威市人，进城务工人员，主因"咳嗽、咳痰，伴胸闷、气短 2 天"。患者于 2018 年 4 月 9 日由甘肃开车前往唐古拉山地区（海拔约 5000m），因受凉后出现咳嗽、咳痰，痰为白色泡沫样痰，量多，易咳出，伴胸闷、气短，呼吸困难，不能平卧，头痛、头晕，无恶心呕吐，无胸痛，无畏寒及发热，无腹胀、腹痛，无腹泻及黑便，未服任何药物，继而出现烦躁不安，意识障碍，紧急下送（路途 8h）至我院急诊，行胸部 X 线片提示高原肺水肿，头颅 CT 提示高原脑水肿，遂以"高原肺水肿、高原脑水肿"收住我中心，患者患病以来，烦躁不安，饮食、睡眠差，大便正常，小便量少。

既往糖尿病病史 7 年，平素口服格列吡嗪片、二甲双胍肠溶片，血糖控制不佳，否认肝炎、结核等传染病史，否认高血压、冠心病病史。生于原籍，第一次进入高原地区，无吸烟、饮酒史。

2. 入院查体

体温 38.7℃，脉搏每分钟 124 次，呼吸每分钟 23 次，血压 129/68mmHg，GCS 评分 10 分，浅昏迷状，体型肥胖，抬入病房，烦躁不安，查体欠合作，全身皮肤黏膜中度发绀，眼睑无浮肿，双侧瞳孔等大等圆，直径约 0.3cm，对光反射对称灵敏，颜面及口唇中度发绀，颈软无抵抗，双肺呼吸动度对称一致，双肺呼吸音粗，双肺可闻及大量湿啰音，心前区无隆起，心率每分钟 124 次，律齐，各瓣膜听诊区未闻及杂音，腹软饱满，未见胃肠形及蠕动波，肝区无叩痛，移动性浊音阴性，双肾区无叩痛，肠鸣音正常，双下肢无浮肿，生理反射存在，病理反射未引出。

3. 入院检验检查

2018年4月11日血常规：白细胞 16.72×10^9/L，中性粒细胞百分比 85.6%，红细胞 5.8×10^{12}/L，血红蛋白 190g/L，红细胞压积 55.3%，血小板 115×10^9/L，随机血糖 > 33.3mol/L。

2018年4月11日：血酮体 5.6mmol/L。

2018年4月11日尿液分析：葡萄糖阳性（++），酮体（+++）。

2018年4月11日电解质：钠 133.8mmol/L，氯 100.90mmol/L，钾 3.35mmol/L。

2018年4月11日肾功能：葡萄糖 > 33.33mmol/L，尿酸 641μmol/L，钙 1.98mmol/L，肌酐 241μmol/L，尿素氮 17.8mmol/L。

2018年4月11日心肌酶：肌酸激酶 3802.0U/L，乳酸脱氢酶 530.0U/L，α-羟丁酸脱氢酶 389.0U/L，同型半胱氨酸 22.32μmol/L，肌酸激酶同工酶 174U/L，肌钙蛋白 5.1ng/ml。

2018年4月11日凝血功能：血浆凝血酶原时间（PT）16.5s（57.9%），凝血酶原时间比（PTR）1.38，国际标准化比值（INR）1.38，活化部分凝血酶原时间（APTT）30.6s，凝血酶时间（TT）17.1s，纤维蛋白原（FIB）2.27g/L，D-二聚体 0.52μg/ml。

2018年4月11日血气分析：酸碱度（pH）7.22，二氧化碳分压（PCO_2）37.5mmHg，氧分压（PO_2）44mmHg，阴离子间隙（AG）22.3mmol/L，实际碱剩余 -6.6mmol/L，标准碳酸氢盐 -9mmol/L，碳酸氢根 12.6mmol/L。

2018年4月11日胸部 X 线片：提示气管纵隔居中，双肺纹理增多增粗，双肺门结构紊乱，双肺野可见以肺门为中心不规则弥漫性斑片状高密度模糊影，以右肺为著，密度不均一，透亮处呈代偿性过度通气，肋膈角锐利，心膈未见明显异常改变。X 线诊断为高原肺水肿（图16-174）。

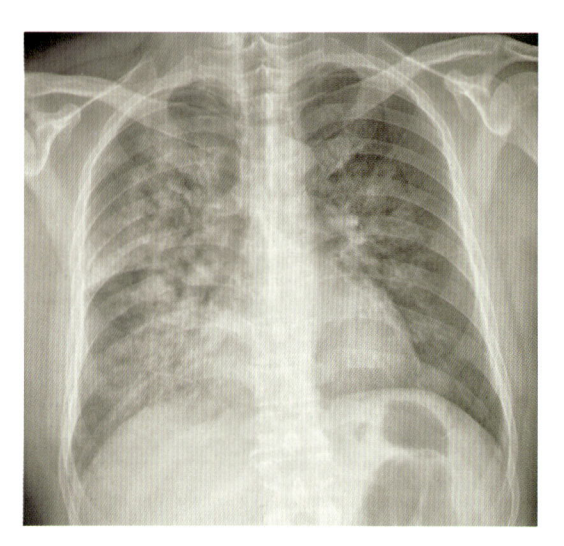

▲ 图 16-174 2018 年 4 月 11 日张某胸部 X 线片

2018年4月11日头颅 CT：双侧弥漫性大脑半球脑白质密度减低，双侧半卵圆中心扩大，密度减低，灰白质界限不清，周边见"指压征"形成，颅底环池无受压，侧脑室、第三和第四脑室轻度受压变小，双侧枕顶叶脑沟脑回轻度变窄、模糊，大脑镰密度增高，中线结构居中。诊断为高原脑水肿（轻度）（图16-175）。

2018年4月11日心电图：心室率每分钟105次，窦性心动过速，ST 段轻度改变（图16-176）。

入院后根据血气结果及相关检查，考虑患者存在低氧血症、糖尿病酮症酸中毒、高原肺水肿、高原脑水肿。

4. 入院诊断

(1) 高原脑水肿。

(2) 高原肺水肿。

(3) 急性高原肾损伤。

(4) 急性高原肝损伤。

(5) 急性高原心肌损害。

(6) 糖尿病。

(7) 糖尿病酮症酸中毒。

(8) 低钾血症。

(9) 低钠血症。

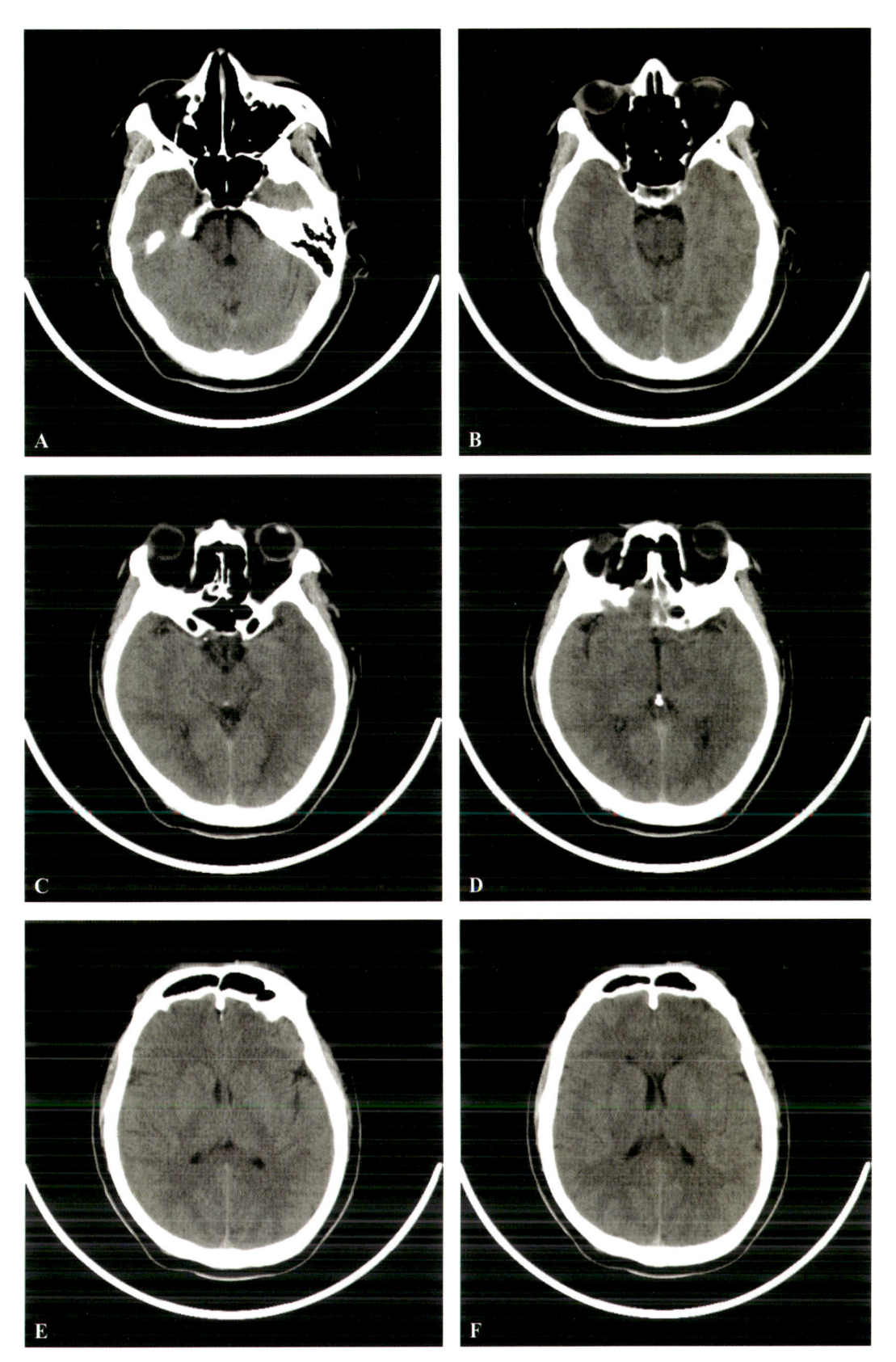

第四篇 典型病例分析
第16章 急性重症高原病病例报道

▲ 图 16-175　2018 年 4 月 11 日张某颅脑 CT

549

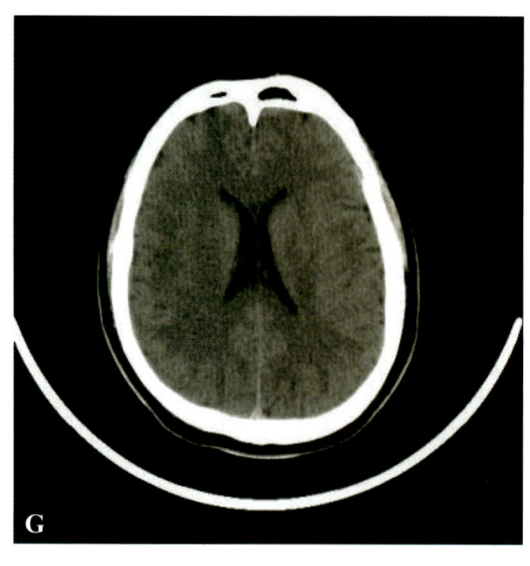

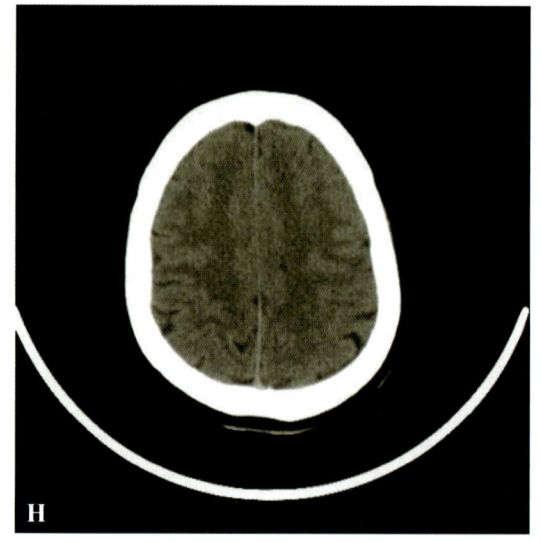

▲ 图 16-175（续） 2018 年 4 月 11 日张某颅脑 CT

5. 入院诊疗经过

(1) 给予纠正氧供：给予面罩氧气吸入 5L/min，高压氧，每日 2 次。

(2) 抗肺泡渗出：盐酸消旋山莨菪碱注射液 10mg，静脉注射，3 次。

(3) 抗炎防止肺部感染：青霉素 480 万，每 12 小时 1 次，静脉滴注。

(4) 扩张支气管，改善通气功能：注射用多索茶碱 0.2g，每日 1 次，静脉滴注。

(5) 脱水降颅压：甘露醇注射液 125ml，12 小时 1 次，静脉滴注。

(6) 防止电解质紊乱，纠正低钾血症，控制血糖：胰岛素泵入治疗，根据血糖调节泵速，使血糖控制在 6.0～10.0mmol/L，静脉滴注；纠正细胞外液丢失，第 1 小时给予氯化钠 1000ml，静脉滴注，以后 300ml/h，血糖下降至 11.1mmol/L，给予 5% 葡萄糖注射液。

(6) 基础治疗：应用低分子肝素，防止血管栓塞，支持对症等。

2018 年 4 月 12 日：患者神志清，GCS 评分 15 分，精神差，仍咳嗽、咳痰，白色黏痰，无胸闷、气短，无头痛，饮食欠佳，大小便正常，血压 120/90mmHg，脉搏每分钟 110 次，颜面及口唇轻度发绀，双肺呼吸音粗，双肺闻及中量干湿啰音，心率每分钟 110 次，律齐，未闻及杂音，腹平软，无压痛及反跳痛，双下肢无浮肿。

2018 年 4 月 12 日生化全套：总蛋白 53.6g/L，白蛋白 34.4g/L，球蛋白 19.2g/L，谷草转氨酶 247.3U/L，谷丙转氨酶 401.0U/L，葡萄糖 17.3mmol/L，尿素氮 19.3mmol/L，尿酸 568μmol/L，甘油三酯 2.14mmol/L，肌酸激酶 1586.2U/L，乳酸脱氢酶 648.9U/L，α- 羟丁酸脱氢酶 393.8U/L，总胆红素 16.2μmol/L，直接胆红素 5.3μmol/L，间接胆红素 10.9mol/L，碱性磷酸酶 72.4U/L，单胺氧化酶 10.82U/L，$β_2$ 微球蛋白 1.28mg/L，半胱

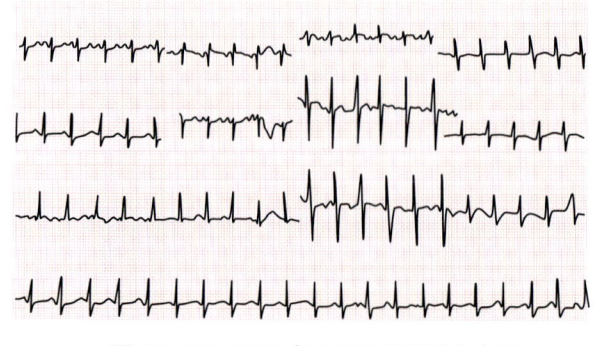

▲ 图 16-176 2018 年 4 月 9 日张某心电图

氨酸蛋白酶抑制剂 C0.82mg/L，视黄醇结合蛋白 20.11mg/L，肌酸激酶同工酶 33.1U/L，同型半胱氨酸 10.59μmol/L，肌钙蛋白 0.22ng/L。

2018 年 4 月 12 日电解质：钠 138.2mmol/L，氯 97.60mmol/L，钾 4.28mmol/L。

2018 年 4 月 13 日尿常规：葡萄糖阳性（+），酮体阳性（+）。

2018 年 4 月 11 日：血酮体 2.6mmol/L。

2018 年 4 月 14 日：患者未诉特殊不适，咳嗽、咳痰，咳少量白色黏痰，无胸闷、气短，无头痛、头晕，饮食、睡眠可，大小便正常，血压 130/80mmHg，神志清，精神欠佳，口唇轻度发绀，双肺呼吸音粗，可闻及散在湿啰音，心率每分钟 81 次，律齐，未闻及杂音，腹平软，无压痛及反跳痛，双下肢无浮肿。治疗上给予保护肝功能，给予水飞蓟宾胶囊 3 粒，每日 3 次，口服。

2018 年 4 月 14 日复查胸部 X 线片：提供气管纵隔居中，双肺纹理增多，双肺野弥漫性絮状高密度模糊影已吸收，肋膈角锐，心膈未见明显异常改变。X 线诊断为高原肺水肿（恢复期）（图 16-177）。

2018 年 4 月 14 日复查颅脑 CT：提示双侧弥漫性大脑半球脑白质密度无减低，双侧半卵圆中心无扩大，脑室无受压，双侧枕顶叶脑沟脑回正常，大脑镰密度正常，中线结构居中。CT 诊断为高原脑水肿完全吸收（图 16-178）。

2018 年 4 月 15 日血常规：白细胞 4.11×10^9/L，中性粒细胞百分比 70.4%，红细胞 4.7×10^{12}/L，血红蛋白 159g/L，红细胞压积 45.3%，血小板 90×10^9/L。

2018 年 4 月 15 日心肾功能：肌酸激酶 254.0.2U/L，肌酸激酶同工酶 12U/L，乳酸脱氢酶 269.0U/L，α-羟丁酸脱氢酶 259.0U/L，肌钙蛋白 0.001μg/L，葡萄糖 11.7mmol/L，肌酐 65μmol/L。

2018 年 4 月 15 日血气分析：酸碱度（pH）

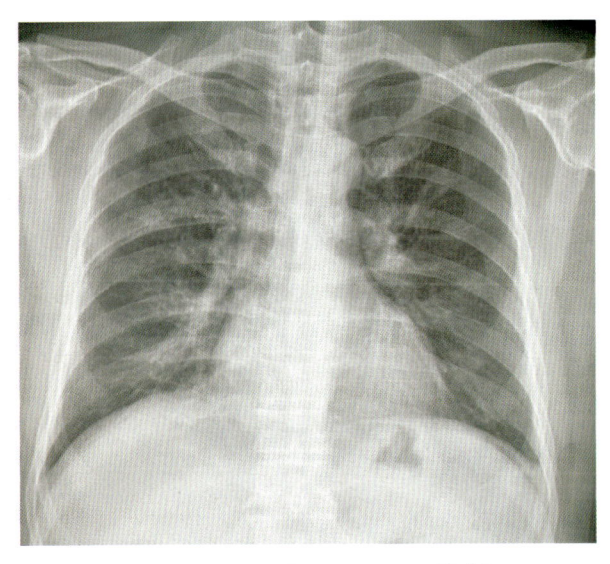

▲ 图 16-177　2018 年 4 月 14 日张某胸部 CT

7.38，二氧化碳分压（PCO_2）25.5mmHg，氧分压（PO_2）97mmHg，阴离子间隙（AG）9.3mmol/L，实际碱剩余（BE）1.6mmol/L，标准碳酸氢盐 2mmol/L，碳酸氢根 19.1mmol/L。

2018 年 4 月 15 日查房：患者未诉特殊不适，咳嗽、咳痰，咳少量白色黏痰，无胸闷、气短，无头痛、头晕，无恶心、呕吐，精神佳，饮食、睡眠可，大小便正常，血压 130/80mmHg，神志清，精神可，口唇无发绀，双肺呼吸音粗，闻及少量湿啰音，心率每分钟 78 次，律齐，未闻及杂音，腹平软，全腹无压痛及跳痛，双下肢无浮肿，生理反射存在，病理反射未引出。好转出院，嘱患者出院低盐低脂糖尿病饮食，不宜再进入高海拔地区。

（二）病例讨论

患者急进高原 2 天，由平原进入高原地区而发病，既往糖尿病史 7 年，血糖控制不佳，急进高原后，发生高原肺水肿、高原脑水肿、2 型糖尿病、酮症酸中毒，患者同时伴有急性高原肾损害（肌酐 241μmol/L，尿素氮 17.8mmol/L，尿酸 641μmol/L）、急性高原心肌损害（肌酸激酶 3802.0U/L，肌酸激酶同工酶 174U/L，肌钙蛋白

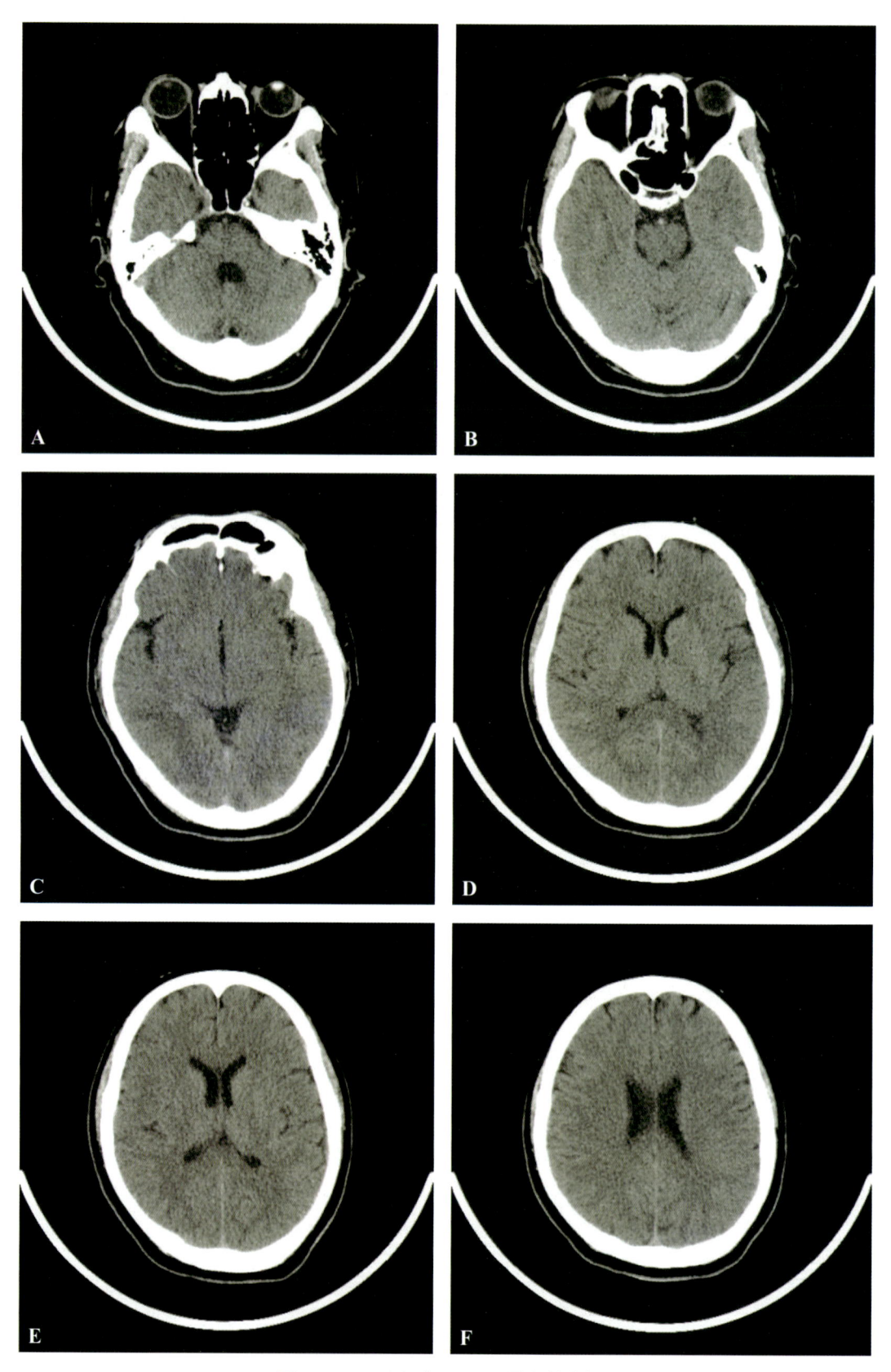

▲ 图 16-178 2018 年 4 月 14 日张某胸部 CT

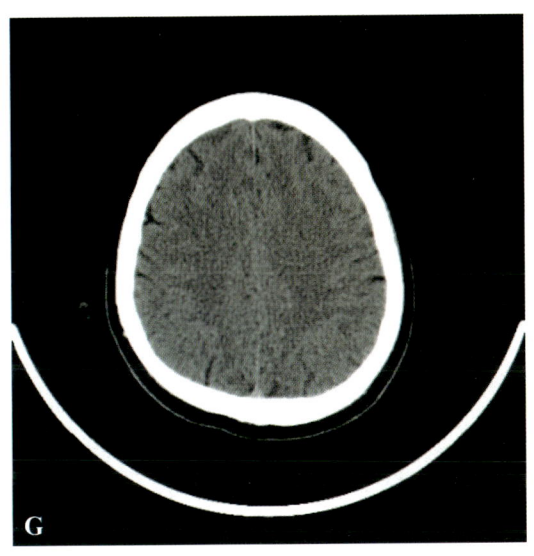

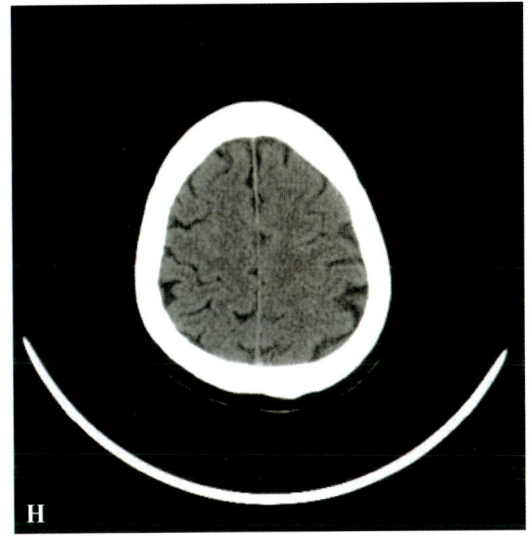

▲ 图 16-178（续） **2018 年 4 月 14 日张某胸部 CT**

5.1mg/ml)、急性肝损害（谷丙转氨酶 410U/L，谷草转氨酶 247.3U/L），诊断明确，下送及时，治疗 4 天，完全康复。

高原对内分泌代谢的影响非常广泛，特别是既往有糖尿病人群极易发生高血糖危象，需调整降糖药物应用。本例患者即发生糖尿病酮症酸中毒，高原低氧及环境变化，机体产生应激反应，可能是导致高血糖的诱因，病理生理机制可能如下。

血中胰岛素有效作用减弱，引起胰岛素抵抗。同时，高原低氧导致反向调节激素水平升高（胰高血糖素、儿茶酚胺、皮质激素），另外由于高原低压性低氧，导致肝和肾葡萄糖生成增加，外周组织对葡萄糖利用降低，血糖升高。

糖尿病酮症酸中毒机制为，高原低氧导致脂肪组织分解为游离脂肪酸，释放入血液循环，产生酮体（β- 羟丁酸、乙酰乙酸和丙酮）。葡萄糖无氧酵解增加，酮体产生增多，由于血糖升高造成尿糖升高，引发渗透性利尿，从而使机体发生 Na^+、K^+ 丢失及代谢性酸中毒。

糖尿病酮症酸中毒治疗原则是尽快补液以恢复血容量，纠正失水状态，降低血糖，纠正电解质及酸碱平衡失调，同时积极消除诱因（低压性低氧），改善氧供。但是患者同时合并有高原肺水肿、高原脑水肿，此时的液体治疗相当重要，我们的经验是边补边脱，并常规血流动力学监测，主要是根据血管外肺水及肺毛细血管通透性指数及其他血流动力学变化调整补液速度，防止脑水肿、肺水肿的恶化，又可快速补充细胞外液。糖尿病酮症酸中毒治疗常规监测 HCO_3^- 浓度，HCO_3^- 上升速应达 ≥ 3mmol/h，如小于目标，应增加胰岛素剂量 1U/h。随机血糖 ≤ 11.1mmol/L，可补充 5% 葡萄糖。糖尿病酮症酸中毒的治疗目标是，维持血糖在 8.3～11.1mmol/L，阴离子间隙 7～9mmol/L，血浆渗透压 285～295mmol/L。

病例 36

患者诊断为高原肺水肿并发肺栓塞、急性高原内分泌及代谢障碍。

（一）病例介绍

1. 病史

患者鄢某，男性，47 岁，汉族，青海人，主因"咳嗽、咳痰、胸闷，气短 2 天"入院。患者于 2018 年 6 月 7 日由拉萨乘汽车返回格尔木，途经海拔5010m唐古拉山地区时，因受凉后出现咳嗽，咳粉红色泡沫痰，并感胸闷、气短，呼吸困难，活动后明显加重，伴头疼、恶心、呕吐，呕吐物为胃内容物，非喷射状，未予特殊治疗。次日下山，路途12h，来我院急诊就诊，行胸部X线片提示高原肺水肿（图16-178），并以"高原肺水肿"收住我中心。患者发病以来，精神欠佳，饮食差、睡眠差，无二便失禁。

3个月前乘火车前往拉萨打工，无不适，平素体健，否认高血压、糖尿病、冠心病等病史，生于原籍，无烟酒等不良嗜好。

2. 入院查体

体温36.4℃，脉搏每分钟124次，呼吸每分钟20次，血压110/71mmHg，GCS评分15分，发育正常，营养中等，体态偏胖，轮椅推入病房，缺氧貌，神志清楚，全身皮肤黏膜重度发绀，无黄染及出血点瘀斑，双侧眼睑无浮肿，双侧瞳孔等大等圆，直径约0.3cm，对光反射灵敏，口唇及颜面部重度发绀，咽腔黏膜无充血，颈软无抵抗，颈静脉无怒张，双侧胸廓对称无畸形，双肺呼吸音粗，双肺可闻大量湿啰音，心前区无隆起，心率每分钟124次，律齐，各瓣膜听诊区未闻及明显病理性杂音，腹平软，全腹无压痛及反跳痛，肝脾肋缘下未触及肿大，肠鸣音正常，双下肢轻度浮肿，四肢末梢发绀，生理反射存在，巴宾斯基征等病理反射未引出。

3. 入院检验检查

2018年6月8日急诊查血细胞分析：白细胞10.78×10^9/L，红细胞6.0×10^{12}/L，血红蛋白197g/L，红细胞比容58.4%，中性粒细胞百分比68.6%，血小板154×10^9/L。

2018年6月8日血气分析：酸碱度（pH）值7.45，二氧化碳分压（PCO_2）27.10mmHg，氧分压（PO_2）65mmHg，标准碳酸氢盐（HCO_3^-）18.4mmol/L，实际碱剩余（ABE）-3.3mmol/L，标准碱剩余（SBE）-4.9mmol/L，阴离子间隙（AG）17.2mmol/L。

2018年6月8日电解质：钾3.93mmol/L，钠136.4mmol/L，氯94.7mmol/L。

2014年4月23日尿常规：蛋白质阴性，葡萄糖阳性（++），28mmol/L，胆红素阳性（+）17μmol/L，潜血阴性。

2018年6月8日心激酶及肝肾功能：总蛋白68g/L，白蛋白46g/L，球蛋白22g/L，尿素氮7.2mmol/L，肌酐100μmol/L，尿酸324μmol/L，葡萄糖23.8mmol/L，$β_2$微球蛋白1.45mg/L，半胱氨酸蛋白酶抑制剂C 0.84mg/L，磷酸肌酸激酶42U/L，肌酸激酶同工酶15U/L，肌钙蛋白CTNT 0.3ng/L。

2018年6月8日凝血功能：血浆凝血酶原时间（PT）15.5s，活化部分凝血酶原时间（APTT）29.3s，凝血酶原时间比（PTR）1.29，国际标准化比值（INR）1.3，凝血酶时间（TT）18.2s，纤维蛋白原（FIB）5.07g/L，血浆D-二聚体3000μg/L。

随机血糖23.88mmol/L，考虑既往无糖尿病史，为缺氧导致内分泌代谢紊乱。

2018年6月8日入院时胸部X线片：提示胸廓对称，骨质结构完整，气管纵隔居中，未见明显增宽及移位，双肺纹理增多增粗，双侧肺野以肺门为中心可见斑点状高密度模糊影，以中下肺为著，心影大小形态位置未见明显异常，双侧肋膈角锐利。诊断为高原肺水肿（图16-179）。

2018年6月8日入院心电图：窦性心动过速，心室率每分钟100次，电轴无偏，ST-T未见明显特异性改变（图16-180）。

4. 入院诊断

(1) 高原肺水肿。

(2) 急性高原内分泌及代谢障碍。

5. 入院诊疗经过

(1) 氧疗：给予持续面罩高流量给氧疗，

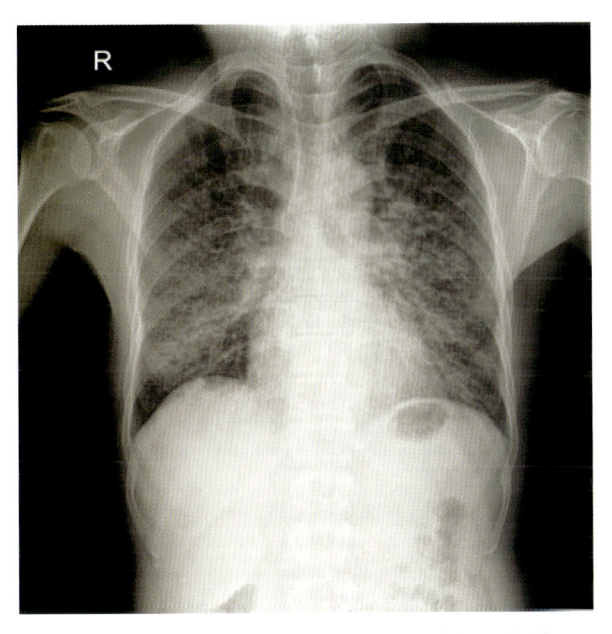

图 16-179　2018 年 6 月 8 日郜某胸部 X 线片

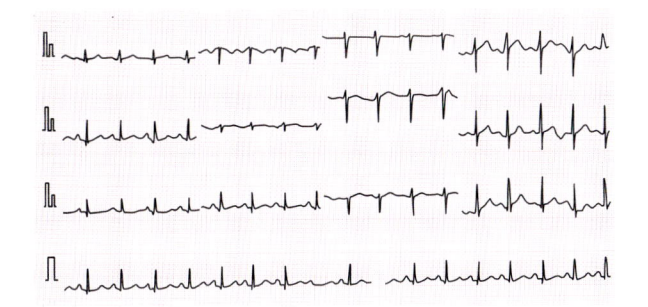

图 16-180　2018 年 6 月 8 日郜某心电图

3~6L/min，以及高压氧，每日 2 次。

(2) 基础治疗：应用抗生素预防肺部感染，对症支持治疗。

(3) 解痉平喘：多索茶碱注射液 0.2g，每日 1 次，静脉滴注。

(4) 抗肺泡渗出：应用山莨菪碱 10mg，静脉注射 3 次；地塞米松 10mg，静脉注射。

(5) 控制血糖：胰岛素注射液 1~3U/h，血糖目标 7~9mmol/L。

2018 年 6 月 9 日查房：患者神志清楚，咳嗽、咳痰、胸闷、气短较前稍减轻，活动后仍感呼吸困难，乏力，饮食差、睡眠欠佳，血压 105/57mmHg，血氧饱和度 81%，心率每分钟 103 次，口唇及颜面部发绀较前稍有缓解，双肺呼吸音粗，双肺湿啰音较前吸收，心律齐，心音有力，各瓣膜听诊区未闻及杂音，腹平软，全腹无压痛及反跳痛，双下肢浮肿消退。

2018 年 6 月 9 日血气分析：酸碱度（pH）7.51，二氧化碳分压（PCO_2）26.10mmHg，氧分压（PO_2）58mmHg，标准碳酸氢盐（HCO_3）20.7mmol/L，实际碱剩余（ABE）0.00mmol/L，标准碱剩余（SBE）–2mmol/L，阴离子间隙（AG）19.1mmol/L，氧饱和度（SO_2）65.4%，提示患者存在呼吸性碱中毒，明显低氧血症，给予加大氧流量面罩给氧。

2018 年 6 月 10 日查房：患者诉咳嗽，痰易咳出，胸闷、呼吸困难、气短较前稍缓解，神志清，氧饱和度 78%，血压 90/58mmHg，口唇及颜面部发绀明显，双肺呼吸音粗，双下肺可闻及少量湿啰音，心率每分钟 122 次，律齐，心音有力，各瓣膜听诊区未闻及杂音，腹无压痛及反跳痛，双下肢无浮肿。治疗给予氧疗，抗炎，抗肺泡渗出，平喘解痉，控制血糖及对症支持治疗。

2018 年 6 月 11 日血细胞分析：白细胞 $10.30×10^9$/L，红细胞 $5.0×10^{12}$/L，血红蛋白 161g/L，红细胞比容 49.2%，中性粒细胞百分比 73.5%，血小板 $220×10^9$/L。

2018 年 6 月 11 日电解质：钾 3.91mmol/L，钠 146.1mmol/L，氯 100.5mmol/L。

2018 年 6 月 11 日尿常规：蛋白质阴性，葡萄糖阳性（++）28mmol/L，胆红素阳性（+）17μmol/L，潜血阴性。

2018 年 6 月 11 日生化全套：总胆红素 39.5μmol/L，直接胆红素 17.5μmol/L，间接胆红素 22mol/L，总蛋白 56.3g/L，白蛋白 36.9g/L，球蛋白 19.4g/L，碱性磷酸酶 87.1U/L，谷草转氨酶 12.1U/L，谷丙转氨酶 37.8U/L，尿素氮 8.7mmol/L，肌酐 117μmol/L，尿酸 337μmol/L，

葡萄糖 9.25mmol/L，磷酸肌酸激酶 26U/L，肌酸激酶同工酶 9U/L，乳酸脱氢酶 279U/L，肌钙蛋白 0.1μg/L，α-羟丁氨酸脱氢酶 246U/L，同型半胱氨酸 26.78μmol/L，总胆固醇 3.06mmol/L，甘油三酯 1.06mmol/L。考虑为缺氧性导致肾功损害，继续给予氧疗、抗炎、抗肺泡渗出、平喘解痉及对症支持等治疗，监测并控制血糖。

2018年6月11日心脏超声：室间隔 11mm，左心室舒末内径 45mm，升主动脉内径 30mm，右心房横径 45mm，右心室前后径 36mm，主肺动脉 36mm，心脏射血分数 81%，肺动脉收缩压力 78mmHg。

2018年6月11日颅脑CT：提示双侧半卵圆中心未见密度减低，皮髓质界限清，脑实质内未见明显异常密度影，脑室系统显示尚可，双侧颅顶叶、枕叶脑沟脑回无变浅、模糊，中线结构居中。颅脑CT未见异常（图16-181）。

2018年6月11日胸部CT：提示双肺纹理增多，肺门不大，双肺下叶及右肺上叶舌段可见片状高密度影，双侧胸膜增厚并粘连，双肺下叶外基底段见斑片状钙化影，支气管通畅，纵隔窗可见肺动脉呈"鼠尾征"，心脏大血管未见异常（图16-182和图16-183）。CT诊断为高原肺水肿，肺动脉栓塞（？）、双肺下叶钙化灶。

2018年6月11日23：00：患者无明显诱因突感呼吸困难，胸闷、气短明显加重，体温38℃，血压88/51mmHg，血氧饱和度61%，口唇及颜面部发绀明显，双肺呼吸音粗，双肺未闻及干湿啰音，心率每分钟131次，律齐，心音有力，各瓣膜听诊区未闻及杂音，腹无压痛及反跳痛，双下肢无浮肿，四肢末梢发绀明显。给予无创机械通气、物理降温等治疗。患者胸闷、气短、乏力稍缓解。治疗给予低分子肝素 4000U，每12小时1次，皮下注射。

2018年6月12日 7：45：患者去卫生间大便时突然出现胸闷、憋气，呼吸困难，颜面部重度发绀，当班医护人员立即扶入病房，心电监护提示血氧饱和度 48%，给予无创机械通气，并给予地塞米松注射液 10mg，盐酸消旋山莨菪碱 10mg，呋塞米注射液 20mg，静脉注射，以平喘、抗肺泡渗出，减轻心脏负荷。患者 8：05 突然意识丧失，呼之不应，继而呼吸、心跳停止，立即给予气管插管呼吸机辅助呼吸及持续性心肺复苏，患者呼吸心跳无恢复，于11：00 死亡。

死亡诊断为高原肺水肿合并肺栓塞，高原内分泌代谢障碍。

（二）病例讨论

急进入高原病史，并在高海拔地区（5010m）发病，胸闷、气短、咳嗽、咯粉红色泡沫痰，双肺可闻及干湿啰音，胸部X线片提示高原肺水肿，入院时血糖达 23.6mmol/L，既往无糖尿病病史。

入院后持续低氧血症，血氧饱和度未改善，病情逐渐加重，进展迅速，血压下降，D-二聚体 3000μg/L，纤维蛋白原降解产物 5.07g/L，心电图及超声心动图提示肺动脉高压，右心系统增大及主肺动脉增宽，肺CT纵隔窗均提示肺栓塞可能。同时，我们对高原肺水肿合并肺栓塞的认识不足、耽误治疗，导致患者在病情恢复的过程中发生猝死。这给我们深刻的教训，提示我们在治疗高原肺水肿过程中应时刻防止肺栓塞的发生。

高原肺水肿合并肺栓塞可能原因为：①肺血管缺氧性收缩，肺动脉高压，肺动脉血浆内渗入肺泡内，肺动脉原位血栓形成。②进入高原后，红细胞及血红蛋白代偿性升高，导致血液高凝状态，血液浓缩。③机体进入高原，凝血功能改变，血液处于高凝状态，易形成肺动脉血栓形成。④血糖升高，导致机体高凝状态，血液浓

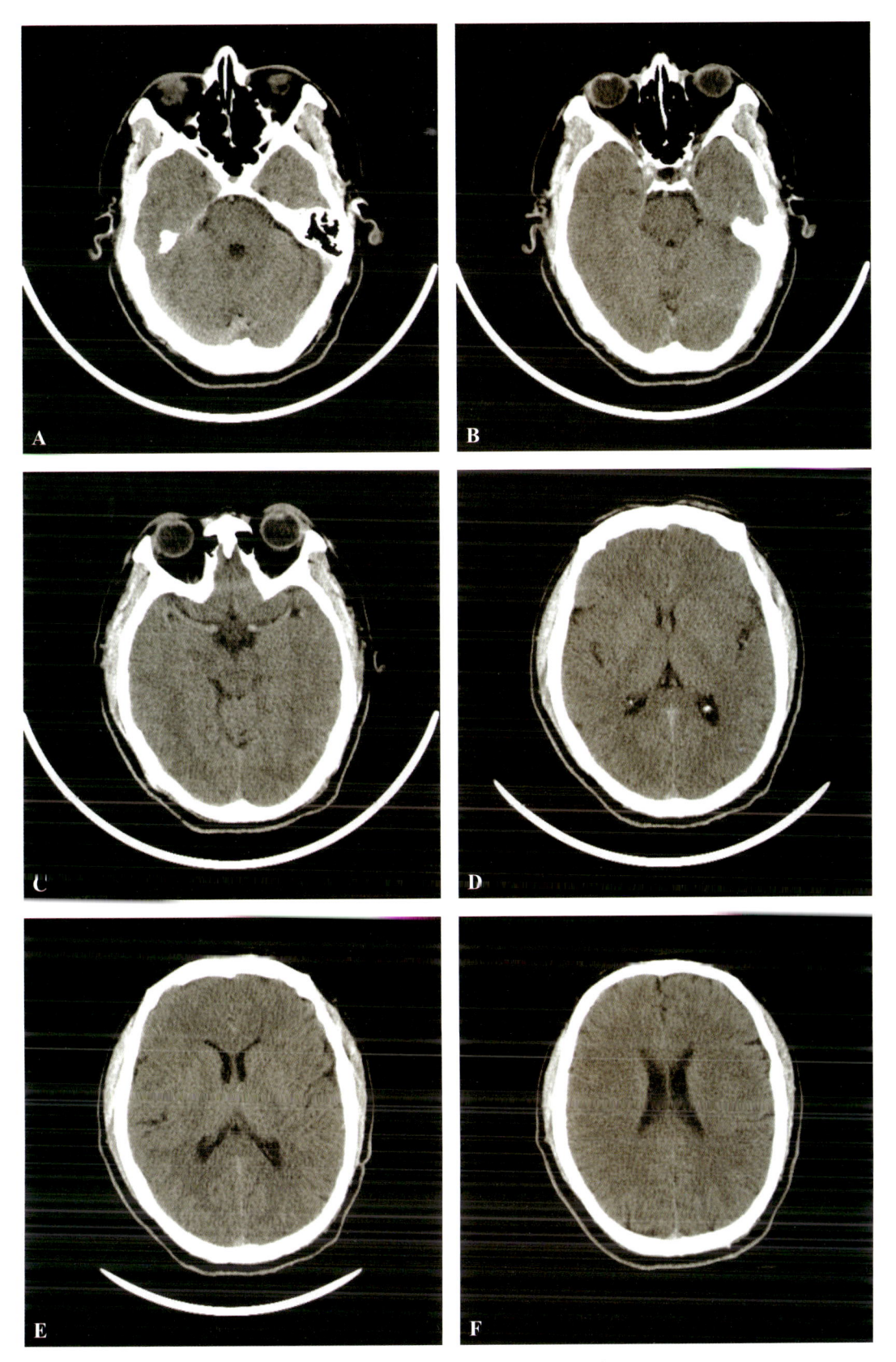

第四篇 典型病例分析
第16章 急性重症高原病病例报道

▲ 图 16-181 2018 年 6 月 11 日鄢某颅脑 CT

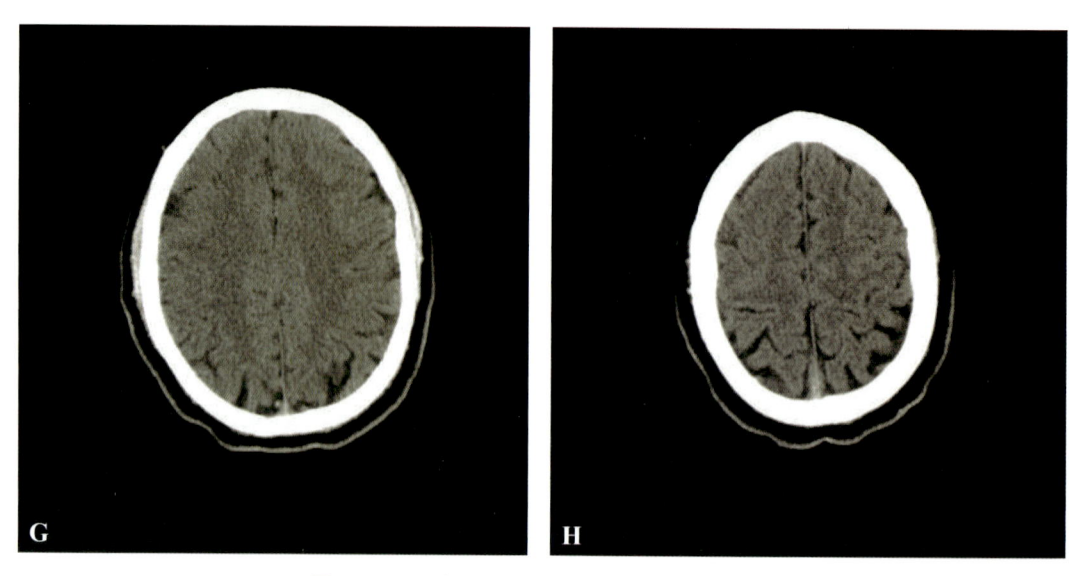

▲ 图 16-181（续） 2018 年 6 月 11 日鄯某颅脑 CT

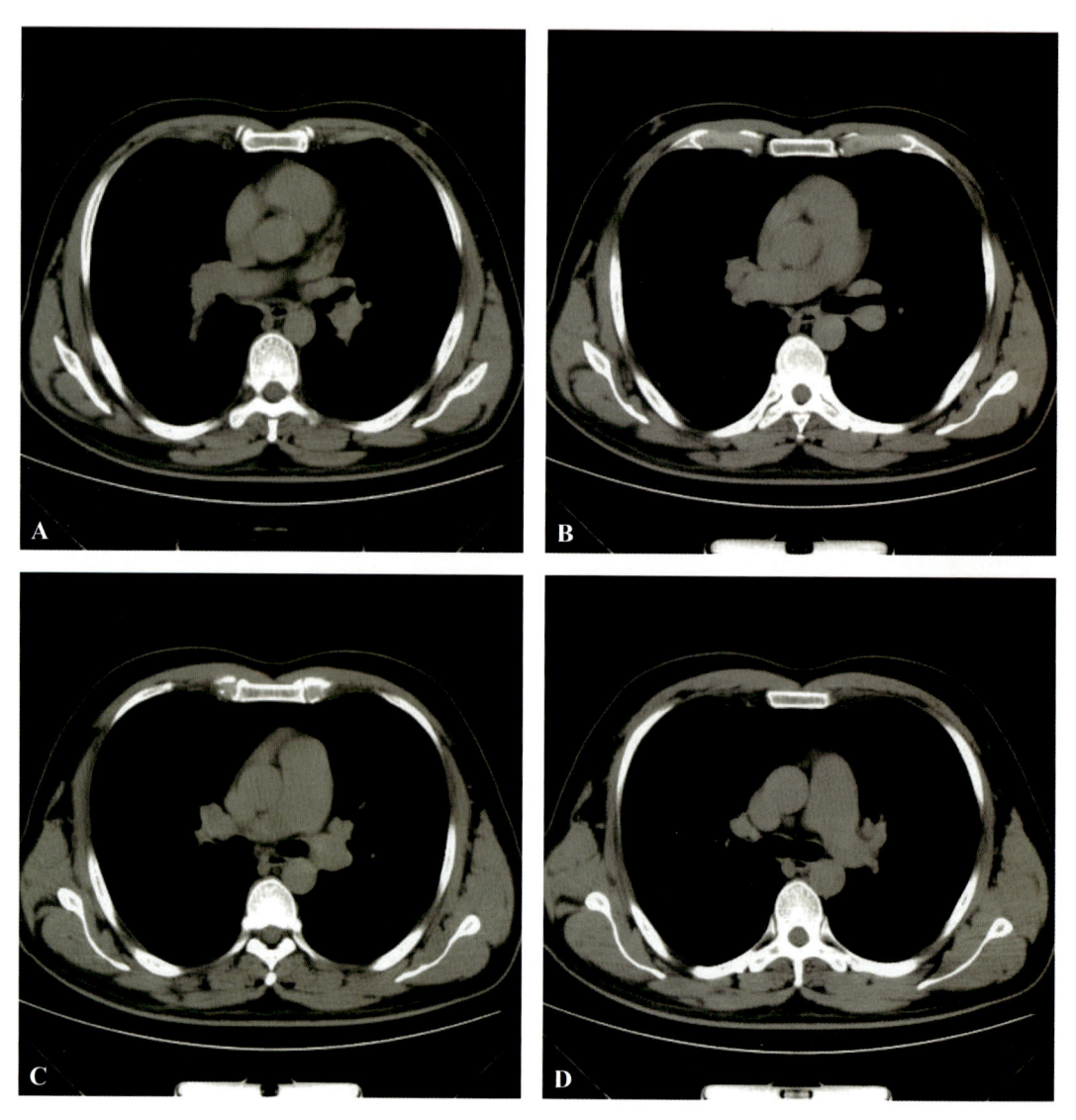

▲ 图 16-182 2018 年 6 月 11 日鄯某胸部 CT

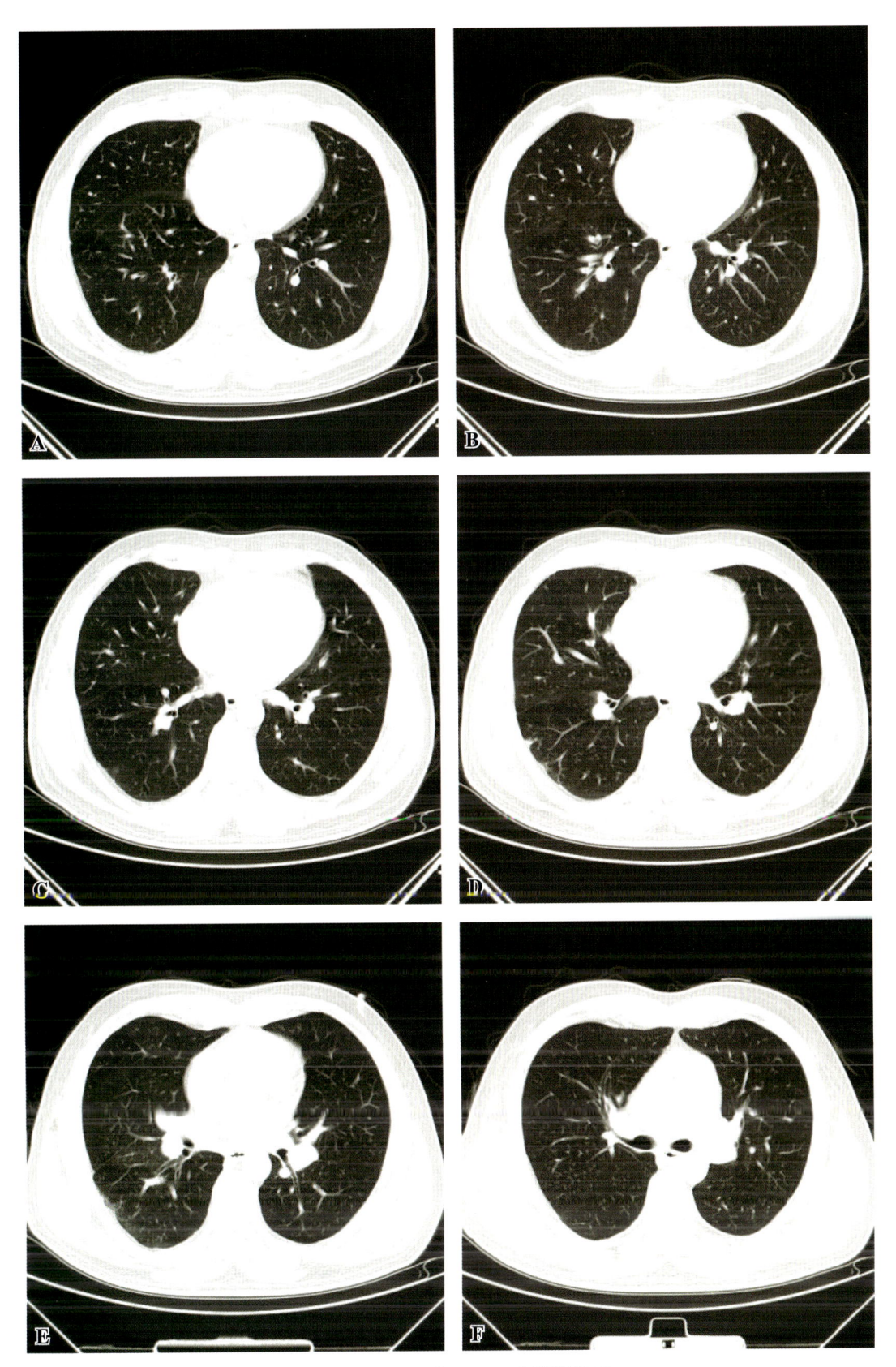

第四篇 典型病例分析
第16章 急性重症高原病病例报道

▲ 图 16-183　2018 年 6 月 11 日鄯某胸部 CT

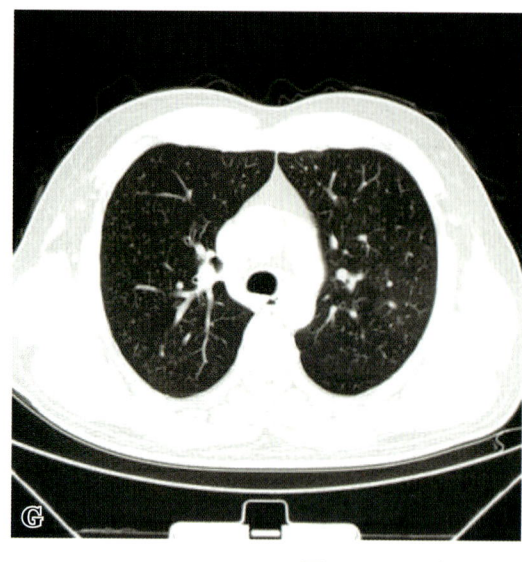

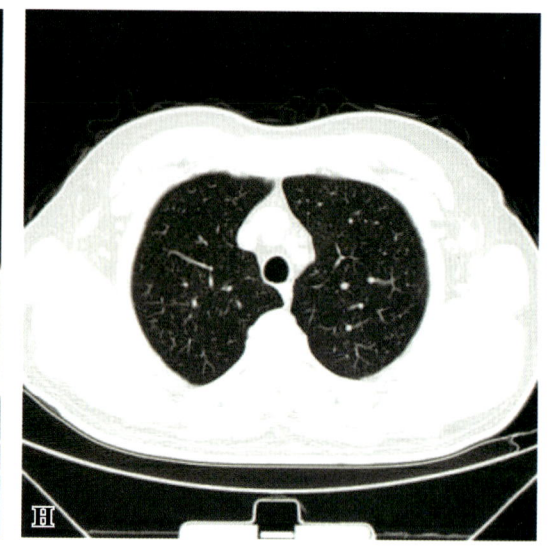

▲ 图16-183（续） 2018年6月11日鄩某胸部CT

缩，内皮功能障碍。⑤高原肺水肿本身导致肺血管收缩，肺动脉局部血液浓缩，肺动脉压力升高。

肺栓塞临床症状为呼吸困难、气促、胸闷、晕厥、咳嗽、咯血、低血压或休克、猝死，体征为呼吸急促、发绀、心动过速、血压下降、休克。

肺栓塞的实验室检查包括：① D-二聚体对急性PTE的诊断敏感性为92%～100%，若D-二聚体<500μg/L，可排除急性PTE。②血气分析表现为低氧血症，低碳酸血症。③肌钙蛋白升高，可能与右心功能不全有关。

肺栓塞心电图表现为$V_{1~4}$导联ST-T改变，部分表现为$S_IQ_{III}T_{III}$。

肺栓塞超声心动图提示，右心室后负荷过重征象，右心扩大，右心室游离壁运动减低。

肺栓塞治疗详细内容见相关章节。根据危险分层，病情危重者可给予尿激酶或瑞替普酶溶栓治疗，病情较轻者以抗凝治疗为主，抗凝过程至少3个月。

参考文献

[1] 周其全,高钰琪.高原脑水肿时脑血管通透性改变与紧密连接蛋白的关系[J].中国微循环,2004,8(1):54.
[2] 吴天一.我国青藏高原慢性高原病研究的最新进展[J].中国实用内科杂志,2012,32(5):321-323.
[3] Niaz A, Nayyar S. Cerebrovascular stroke at high altitude[J]. J Coll Physicians Surg Pak,2003,13(8):446-468.
[4] Pichler Hefti J, Risch L, Hefti U, et al. Changes of coagulation parameters during high altitude expedition[J]. Swiss Med Wkly,2010,140(7-8):111-117.
[5] Bendz B, Rostrup M, Sevre K, et al. Association between acute hypobaric hypoxia and activation of coagulation in human beings[J]. Lancet,2000,356(9242):1657-1658.
[6] 张建勇,周忠焰.急性高原肺水肿合并脑水肿、脑出血1例[J].中华现代临床医学杂志,2008,6(2):167.
[7] 何兵,李素芝,黄学文.急进高原脑梗死与高原脑水肿的临床特征对比分析[J].解放军医学杂志,2013,38(11):944-946.
[8] Nussbaumer-Ochsner Y, Schuepfer N, Ursprung J,et al. Sleep and breathing in high altitude pulmonary edema susceptible subjects at 4,559 meters. SLEEP,2012,135:1413-1421.